physiolehrbuch Praxis

Physiotherapie in der Orthopädie

Herausgegeben von Antje Hüter-Becker
und Mechthild Dölken

Autorin:
Mechthild Dölken

678 Abbildungen
 15 Tabellen

Georg Thieme Verlag
Stuttgart · New York

Bibliografische Information Der Deutschen Bibliothek
Die Deutsche Bibliothek verzeichnet diese Publikation in der Deutschen Nationalbibliographie; detaillierte bibliographische Daten sind im Internet über http://dnb.ddb.de abrufbar

Wichtiger Hinweis: Wie jede Wissenschaft ist die Medizin ständigen Entwicklungen unterworfen. Forschung und klinische Erfahrung erweitern unsere Erkenntnisse, insbesondere was Behandlung und medikamentöse Therapie anbelangt. Soweit in diesem Werk eine Dosierung oder eine Applikation erwähnt wird, darf der Leser zwar darauf vertrauen, dass Autoren, Herausgeber und Verlag große Sorgfalt darauf verwandt haben, dass diese Angabe **dem Wissensstand bei Fertigstellung des Werkes** entspricht.

Für Angaben über Dosierungsanweisungen und Applikationsformen kann vom Verlag jedoch keine Gewähr übernommen werden. Jeder Benutzer ist angehalten, durch sorgfältige Prüfung der Beipackzettel der verwendeten Präparate und gegebenenfalls nach Konsultation eines Spezialisten festzustellen, ob die dort gegebene Empfehlung für Dosierungen oder die Beachtung von Kontraindikationen gegenüber der Angabe in diesem Buch abweicht. Eine solche Prüfung ist besonders wichtig bei selten verwendeten Präparaten oder solchen, die neu auf den Markt gebracht worden sind. **Jede Dosierung oder Applikation erfolgt auf eigene Gefahr des Benutzers.** Autoren und Verlag appellieren an jeden Benutzer, ihm etwa auffallende Ungenauigkeiten dem Verlag mitzuteilen.

1. Auflage 2005

© 2005, 2009 Georg Thieme Verlag KG
Rüdigerstraße 14
D-70469 Stuttgart
Unsere Homepage: http://www.thieme.de

Printed in Germany

Zeichnungen: Martin Hoffman, Neu-Ulm
Umschlaggestaltung: Thieme Verlagsgruppe
Umschlagfoto: Studio Nordbahnhof, Stuttgart
Satz: Mitterweger & Partner, 68723 Plankstadt
Druck: AZ Druck und Datentechnik GmbH, 87437 Kempten

ISBN 978-3-13-129492-0   1 2 3 4 5 6

Geschützte Warennamen (Warenzeichen) werden **nicht** besonders kenntlich gemacht. Aus dem Fehlen eines solchen Hinweises kann also nicht geschlossen werden, dass es sich um einen freien Warennamen handele.

Das Werk, einschließlich aller seiner Teile, ist urheberrechtlich geschützt. Jede Verwertung außerhalb der engen Grenzen des Urheberrechtsgesetzes ist ohne Zustimmung des Verlages unzulässig und strafbar. Das gilt insbesondere für Vervielfältigungen, Übersetzungen, Mikroverfilmungen und die Einspeicherung und Verarbeitung in elektronischen Systemen.

Vorwort

In der Physiotherapie ist einiges in Bewegung geraten – mehr, als es bei diesem Bewegungsberuf ohnehin der Fall ist: Die Tür zu einer akademischen Ausbildung der Physiotherapeutinnen und Physiotherapeuten hat sich einen Spalt breit geöffnet; die ersten Absolventen eines Fachhochstudiums sind als Bachelor of Science oder als Bachelor of Arts ins Berufsfeld ausgeschwärmt. Der Professionalisierungsprozess schreitet voran. Und was bedeutet das alles für die Ausbildung von Physiotherapeuten?

In erster Linie bedeutet es, sich auf die Stärken des Berufs zu besinnen, auf das Charakteristische der deutschen Physiotherapie: die ausgezeichnete praktische Fachkompetenz, die uns auch im weltweiten Vergleich immer wieder bestätigt wird. Nach wie vor gilt, dass das beobachtende Auge – die haltende, aber auch sich wieder lösende Hand – das achtsame Herz zeitlos gültige Merkmale eines Physiotherapeuten, einer Physiotherapeutin sind. Mit dem ‚Bachelor sc. Physiotherapie', der international als „reflektierender Praktiker" definiert wird, können wir einerseits diese praktische Kompetenz bewahren und andererseits den Anschluss finden an die weltweite Akademisierung der Physiotherapie, die notwendig ist, um das wissenschaftliche Fundament zu festigen.

Der hier von meiner ‚Copilotin' in der Herausgeberschaft vorgelegte Band der Reihe ist hierfür ein eindrucksvolles Beispiel.

Die Lehrbuchreihe Physiotherapie begleitet und dokumentiert seit Jahrzehnten die stetige Weiterentwicklung des Berufs. In dieser jüngsten Neukonzeption haben wir der Praxis des Untersuchens und Behandelns in allen Fachgebieten der klinischen Medizin ein noch deutlicheres Gewicht gegeben als vorher; die Gründe sind oben genannt. Die Inhalte repräsentieren klinische Inhalte, die von praktischer Bedeutung sind in der Ausbildung – vor allem aber auch später im Beruf. Auf drei Vertiefungsebenen werden die Kenntnisse angeboten: Stets gewinnen Sie zunächst einen Überblick über ein bestimmtes Thema, gehen dann in die Tiefe und einem Thema auf den Grund, um schließlich in Fallbeispielen konkrete Untersuchungs- und Behandlungssituationen kennen- und verstehen zu lernen. Zusammenfassungen und Hinweise sollen helfen, das Wissen zu strukturieren und in der Wiederholung sich anzueignen.

Leserinnen und Leser, die mit kritischen Fragen oder Anmerkungen dazu beitragen möchten, die Lehrbuchreihe zu optimieren, sind der Autorin und den Herausgeberinnen herzlich willkommen. Dem Thieme Verlag, und hier in erster Linie Rosi Haarer-Becker, sei gedankt für eine wiederum höchst engagierte und ergebnisreiche Zusammenarbeit bei Neukonzeption und Herstellung der physiolehrbücher.

Antje Hüter-Becker

Anschriften

Herausgeberinnen:
Antje Hüter-Becker
Hollmuthstraße 20
69151 Neckargemünd

Mechthild Dölken
Diplom-Physiotherapeutin (FH)
Schule für Physiotherapeuten
Käfertaler Straße 162
68167 Mannheim

Autorin:
Mechthild Dölken
(Adresse s.o.)

Inhaltsverzeichnis

1 Charakteristika der Physiotherapie in der Orthopädie 3

2 Leitsymptome in der Orthopädie 11

- **2.1 Leitsymptom Schmerz** 11
- 2.1.1 Physiotherapeutische Untersuchung bei Patienten mit dem Leitsymptom Schmerz 21
- 2.1.2 Physiotherapeutische Behandlung bei Patienten mit dem Leitsymptom Schmerz 46
- **2.2 Leitsymptom veränderte Bewegungen – verminderte Beweglichkeit** 65
- 2.2.1 Physiotherapeutische Untersuchung bei Patienten mit dem Leitsymptom verminderte Beweglichkeit 78
- 2.2.2 Physiotherapeutische Behandlung bei Patienten mit dem Leitsymptom verminderte Beweglichkeit 93
- **2.3 Leitsymptom veränderte Bewegungen – vermehrte Beweglichkeit** 107
- 2.3.1 Physiotherapeutische Untersuchung bei Patienten mit dem Leitsymptom vermehrte Beweglichkeit 111
- 2.3.2 Physiotherapeutische Behandlung bei Patienten mit dem Leitsymptom vermehrte Beweglichkeit 122
- **2.4 Leitsymptom verändertes Bewegungsverhalten** 132

3 Überwiegend statisch bedingte Syndrome und Funktionskrankheiten 159

- **3.1 Überblick: Statische Syndrome und Funktionskrankheiten** 159
- 3.1.1 Physiotherapeutische Untersuchung bei Patienten mit statischen Syndromen und Funktionskrankheiten 159
- 3.1.2 Physiotherapeutische Behandlung bei Patienten mit statischen Syndromen und Funktionskrankheiten 162
- **3.2 Haltungsabweichungen** 163
- 3.2.1 Physiotherapeutische Untersuchung bei Patienten mit Haltungsabweichungen .. 164
- 3.2.2 Physiotherapeutische Behandlung bei Patienten mit Haltungsabweichungen .. 167
- **3.3 Wirbelsäulensyndrome** 173
- 3.3.1 Physiotherapeutische Untersuchung bei Patienten mit Wirbelsäulensyndromen . 175
- 3.3.2 Physiotherapeutische Behandlung bei Patienten mit Wirbelsäulensyndromen . 194
- **3.4 Tendopathien (Tendinitis, Insertionstendopathie)** 208
- 3.4.1 Physiotherapeutische Untersuchung bei Patienten mit Tendopathien 211
- 3.4.2 Physiotherapeutische Behandlung bei Patienten mit Tendopathien 212
- **3.5 Tendopathien im Bereich der Schulter** 213
- **3.6 Tendopathie des M. supraspinatus** ... 215
- 3.6.1 Physiotherapeutische Untersuchung bei Patienten mit Tendopathie des M. supraspinatus 215
- 3.6.2 Physiotherapeutische Behandlung bei Patienten mit Tendopathie des M. supraspinatus 217
- **3.7 Tendopathie der Handextensoren (Tennisellenbogen)** 221
- 3.7.1 Physiotherapeutische Untersuchung bei Patienten mit Tendopathie der Handextensoren 221
- 3.7.2 Physiotherapeutische Behandlung bei Patienten mit Tendopathie der Handextensoren 223
- **3.8 Tendopathie des M. triceps surae (Achillessehne)** 224
- 3.8.1 Physiotherapeutische Untersuchung bei Patienten mit Tendopathie des M. triceps surae 224
- 3.8.2 Physiotherapeutische Behandlung bei Patienten mit Tendopathie des M. triceps surae 227
- **3.9 Kompressionssyndrome und Neuropathien** 228
- 3.9.1 Physiotherapeutische Untersuchung bei Patienten mit Kompressionssyndromen und Neuropathien 232

3.9.2 Physiotherapeutische Behandlung bei Patienten mit Kompressionssyndromen und Neuropathien 245
3.10 Kompressionssyndrome und Neuropathien der oberen Extremität 247
3.10.1 Physiotherapeutische Untersuchung bei Patienten mit Kompressionssyndromen und Neuropathien der oberen Extremität . . 255
3.10.2 Physiotherapeutische Behandlung bei Patienten mit Kompressionssyndromen und Neuropathien der oberen Extremität . . 257
3.11 Kompressionssyndrome und Neuropathien der unteren Extremität 260
3.11.1 Physiotherapeutische Untersuchung bei Patienten mit Kompressionssyndromen und Neuropathien der unteren Extremität . . 265
3.11.2 Physiotherapeutische Behandlung bei Patienten mit Kompressionssyndromen und Neuropathien der unteren Extremität 267
3.12 Statisch bedingte Schmerzsyndrome im Bereich der Kniescheibe 268
3.12.1 Physiotherapeutische Untersuchung bei Patienten mit statisch bedingten Schmerzsyndromen der Kniescheibe 273
3.12.2 Physiotherapeutische Behandlung bei Patienten mit statisch bedingten Schmerzsyndromen der Kniescheibe 276
3.13 Veränderungen der Fußstatik 278
3.13.1 Physiotherapeutische Untersuchung bei Patienten mit Veränderungen der Fußstatik 286
3.13.2 Physiotherapeutische Behandlung bei Patienten mit Veränderungen der Fußstatik 289

4 Strukturelle Fehlstellungen 297

4.1 Überblick: Strukturelle Fehlstellungen 297
4.1.1 Physiotherapeutische Untersuchung bei Patienten mit strukturellen Fehlstellungen 299
4.1.2 Physiotherapeutische Behandlung bei Patienten mit strukturellen Fehlstellungen 300
4.2 Spondylolyse und Spondylolisthesis . . 302
4.2.1 Physiotherapeutische Untersuchung bei Patienten mit Spondylolyse und Spondylolisthesis 305
4.2.2 Physiotherapeutische Behandlung bei Patienten mit Spondylolyse und Spondylolisthesis 308
4.3 Strukturelle Fehlstellungen im Hüftgelenk 312
4.3.1 Physiotherapeutische Untersuchung bei Patienten mit strukturellen Fehlstellungen im Hüftgelenk 320
4.3.2 Physiotherapeutische Behandlung bei Patienten mit strukturellen Fehlstellungen im Hüftgelenk 324
4.4 Strukturelle Fehlstellungen des Kniegelenks 327
4.4.1 Physiotherapeutische Untersuchung bei Patienten mit strukturellen Fehlstellungen des Kniegelenks 330
4.4.2 Physiotherapeutische Behandlung bei Patienten mit strukturellen Fehlstellungen des Kniegelenks 332
4.5 Skoliose 335
4.5.1 Physiotherapeutische Untersuchung bei Patienten mit Skoliose 339
4.5.2 Physiotherapeutische Behandlung bei Patienten mit Skoliose 345
4.6 Strukturelle Fehlstellungen des Fußes 354
4.6.1 Physiotherapeutische Untersuchung bei Patienten mit strukturellen Fehlstellungen des Fußes 358
4.6.2 Physiotherapeutische Behandlung bei Patienten mit strukturellen Fehlstellungen des Fußes 359

5 Arthrose 363

5.1 Überblick Arthrose 363
5.1.1 Physiotherapeutische Untersuchung bei Patienten mit Arthrose 366
5.1.2 Physiotherapeutische Behandlung bei Patienten mit Arthrose 369
5.2 Spondylarthrose 371
5.2.1 Physiotherapeutische Untersuchung von Patienten mit Spondylarthrose 372
5.2.2 Physiotherapeutische Behandlung von Patienten mit Spondylarthrose 375
5.3 Bandscheibenprotrusion/-prolaps 388
5.3.1 Physiotherapeutische Untersuchung von Patienten mit Bandscheibenprotrusion und -vorfällen 398
5.3.2 Physiotherapeutische Behandlung von Patienten mit Bandscheibenprotrusion und -vorfällen 405
5.4 Gonarthrose 419
5.4.1 Physiotherapeutische Untersuchung bei Patienten mit Gonarthrose 421
5.4.2 Physiotherapeutische Behandlung bei Patienten mit Gonarthrose 424

5.5	**Koxarthrose**	430	5.6.1	Physiotherapeutische Untersuchung bei Patienten mit Arthrose im Bereich der Schultergelenke 452
5.5.1	Physiotherapeutische Untersuchung bei Patienten mit Koxarthrose	433		
5.5.2	Physiotherapeutische Behandlung von Patienten mit Koxarthrose	438	5.6.2	Physiotherapeutische Behandlung bei Patienten mit Arthrose im Bereich der Schultergelenke 457
5.6	**Arthrose im Bereich der Schultergelenke**	449		

6 Erkrankungen, die zu verminderter Belastbarkeit der Strukturen des Bewegungssystems führen 469

6.1	**Überblick**	469	6.3.2	Physiotherapeutische Behandlung bei Patienten mit M. Scheuermann 482
6.1.1	Physiotherapeutische Untersuchung bei Patienten mit Erkrankungen, die zu verminderter Belastbarkeit der Strukturen des Bewegungssystems führen	471	6.4	**M. Perthes (juvenile Hüftkopfnekrose)** 487
			6.4.1	Physiotherapeutische Untersuchung bei Patienten mit M. Perthes 491
6.1.2	Physiotherapeutische Behandlung bei Patienten mit Erkrankungen, die zu verminderter Belastbarkeit der Strukturen des Bewegungssystems führen	473	6.4.2	Physiotherapeutische Behandlung bei Patienten mit M. Perthes 493
			6.5	**Osteoporose** 497
6.2	**Aseptische Osteochondronekrosen** ...	478	6.5.1	Physiotherapeutische Untersuchung bei Patienten mit Osteoporose 506
6.3	**M. Scheuermann**	478		
6.3.1	Physiotherapeutische Untersuchung bei Patienten mit M. Scheuermann	480	6.5.2	Physiotherapeutische Behandlung bei Patienten mit Osteoporose 510

7 Entzündliche rheumatische Erkrankungen. 517

7.1	**Spondylitis ankylosans oder Spondylarthritis ankylopoetica (M. Bechterew)**	518	7.1.2	Physiotherapeutische Behandlung bei Patienten mit Spondylitis ankylosans oder Spondylarthritis ankylopoetica (M. Bechterew) 524
7.1.1	Physiotherapeutische Untersuchung bei Patienten mit Spondylitis ankylosans oder Spondylarthritis ankylopoetica (M. Bechterew)	521		

8 Charakteristika der Physiotherapie in der operativen Orthopädie 531

9 Gelenkerhaltende Operationen. 545

9.1	**Untere Extremität: Gelenkerhaltende und pfannenverbessernde Operationen am Hüftgelenk**	545	9.2.1	Physiotherapeutische Untersuchung bei Patienten mit Korrekturosteotomien bei Genu valgum und Genu varum 558
9.1.1	Physiotherapeutische Untersuchung bei Patienten mit gelenkerhaltenden und pfannenverbessernden Operationen am Hüftgelenk	549	9.2.2	Physiotherapeutische Behandlung bei Patienten mit Korrekturosteotomien bei Genu valgum und Genu varum 559
			9.3	**Untere Extremität: Eingriffe bei habitueller Patellaluxation** 562
9.1.2	Physiotherapeutische Behandlung bei Patienten mit gelenkerhaltenden und pfannenverbessernden Operationen am Hüftgelenk	552	9.3.1	Physiotherapeutische Untersuchung und Behandlung bei Patienten mit Eingriffen bei habitueller Patellaluxation 565
9.2	**Untere Extremität: Gelenkerhaltende Operationen am Kniegelenk: Korrekturosteotomien bei Genu valgum und Genu varum**	557	9.4	**Untere Extremität: Synovektomien** .. 566
			9.4.1	Physiotherapeutische Untersuchung und Behandlung bei Patienten mit Synovektomien 566

9.5	**Untere Extremität: Korrekturen von Fuß- und Zehenfehlstellungen** 568	9.7.2	Physiotherapeutische Behandlung bei Patienten mit Operationen nach Ruptur der Rotatorenmanschette 588
9.5.1	Physiotherapeutische Untersuchung und Behandlung bei Patienten mit Korrekturen von Fuß- und Zehenfehlstellungen 569	9.8	**Dekompression bei Impingement-Syndrom (subakromiale Enge)** 588
9.6	**Obere Extremität: Operative Eingriffe bei rezidivierender Schulterluxation** . 571	9.8.1	Physiotherapeutische Untersuchung bei Patienten mit Dekompression bei Impingement-Syndrom 590
9.6.1	Physiotherapeutische Untersuchung bei Patienten mit operativen Eingriffen bei rezidivierender Schulterluxation 572	9.8.2	Physiotherapeutische Behandlung bei Patienten mit Dekompression bei Impingement-Syndrom 593
9.6.2	Physiotherapeutische Behandlung bei Patienten mit operativen Eingriffen bei rezidivierender Schulterluxation 577	9.9	**Operation nach Hohmann bei Epicondylitis radialis humeri** 594
		9.9.1	Physiotherapeutische Untersuchung bei Patienten mit Operation nach Hohmann bei Epicondylitis radialis humeri 594
9.7	**Obere Extremität: Operationen nach Ruptur der Rotatorenmanschette** 583	9.9.2	Physiotherapeutische Behandlung bei Patienten mit Operation nach Hohmann bei Epicondylitis radialis humeri 595
9.7.1	Physiotherapeutische Untersuchung bei Patienten mit Operationen nach Ruptur der Rotatorenmanschette 586		

10 Gelenkersetzende Operationen 599

10.1	**Totalendoprothese des Hüftgelenks (TEP)** 601	10.2.1	Physiotherapeutische Untersuchung bei Patienten mit uni- und bikondylärem Kniegelenkersatz 624
10.1.1	Physiotherapeutische Untersuchung bei Patienten mit Totalendoprothese des Hüftgelenks (TEP) 605	10.2.2	Physiotherapeutische Behandlung bei Patienten mit uni- und bikondylärem Kniegelenkersatz 626
10.1.2	Physiotherapeutische Behandlung bei Patienten mit Totalendoprothese des Hüftgelenks (TEP) 608	10.3	**Schulterendoprothesen** 631
		10.3.1	Physiotherapeutische Untersuchung bei Patienten mit Schulterendoprothesen .. 635
10.2	**Uni- und bikondylärer Kniegelenkersatz** 618	10.3.2	Physiotherapeutische Behandlung bei Patienten mit Schulterendoprothesen .. 637

11 Gelenkversteifende Operationen 643

11.1	**Spondylodesen** 644	11.2.2	Physiotherapeutische Behandlung bei Patienten mit Arthrodese des Hüftgelenks 657
11.1.1	Physiotherapeutische Untersuchung bei Patienten mit Spondylodesen 649	11.3	**Arthrodese der Sprunggelenke** 658
11.1.2	Physiotherapeutische Behandlung bei Patienten mit Spondylodesen 649	11.3.1	Physiotherapeutische Untersuchung bei Patienten mit Arthrodese der Sprunggelenke 660
11.2	**Arthrodese des Hüftgelenks** 656	11.3.2	Physiotherapeutische Behandlung bei Patienten mit Arthrodese der Sprunggelenke 660
11.2.1	Physiotherapeutische Untersuchung bei Patienten mit Arthrodese des Hüftgelenks 657		

12 Gelenkresezierende Operationen 663

12.1	**Girdlestone-Operation am Hüftgelenk** 663	12.1.2	Physiotherapeutische Behandlung bei Patienten mit Girdlestone-Operation am Hüftgelenk 665
12.1.1	Physiotherapeutische Untersuchung bei Patienten mit Girdlestone-Operation am Hüftgelenk 664		

Literatur 668

Sachverzeichnis 679

Viele orthopädische Erkrankungen sind chronisch

1 Charakteristika der Physiotherapie in der Orthopädie

Ein Schwerpunkt der Physiotherapie ist das Vermitteln von Selbsthilfestrategien!

Leitsymptome der Patienten in der Orthopädie
- *Schmerz*
- *Veränderte Beweglichkeit*
- *Verändertes Bewegungsverhalten*

1 Charakteristika der Physiotherapie in der Orthopädie

In der Orthopädie sind viele Erkrankungen chronisch und haben häufig einen langsam zunehmenden, stetigen Verlauf. Den Schwerpunkt der physiotherapeutischen Untersuchung und Behandlung bietet der Wirkort Bewegungssystem. Die dabei untersuchten und behandelten einzelnen Körperstrukturen, bestehen zum größten Teil aus Bindegewebe (z.B. Kapsel, Ligamente, Muskulatur, Neuralstrukturen, Faszien).

Alle Lebewesen sind der Erdanziehungskraft ausgesetzt. Sie gibt einem Körper erst sein Gewicht, das ihn unweigerlich zu Boden zieht, wenn ihn nicht andere Kräfte davon abhalten. Damit der Mensch seine aufrechte Haltung beibehalten kann, muss er ständig (außer im Liegen) Kräfte gegen die Erdanziehung mobilisieren. Auch bei nahezu allen Arten von Bewegung, die der Mensch gegen die Anziehung der Masse zum Boden durchführt, werden Kräfte mobilisiert. Durch diese Kräfte erhalten die Körperstrukturen Reize, wie z.B. Druck- und Zugbelastungen. Diese Reize sind für Ernährung und Organisation der Bindegewebe unbedingt erforderlich.

Bei angeborenen anatomischen Fehlstellungen des Bewegungssystems (z.B. Fehlstellungen im Bereich des Hüftgelenks – Hüftdysplasie) wirken die Kräfte anders als an einem gesunden Gelenk. Der Körper besitzt viele Kompensationsstrategien, um mit der veränderten Belastung zurechtzukommen und toleriert sie oft sehr lange ohne Symptome. Auf Dauer kann die veränderte Belastung jedoch zur Überlastung der Körperstrukturen führen. Viele Schmerzsyndrome in der Orthopädie sind Folgen einer veränderten Belastung von Körperstrukturen. Überlastung durch Veränderung der biomechanischen Verhältnisse kann Schmerzen auslösen.

Aber auch eine zu geringe Belastung von Körperstrukturen über einen langen Zeitraum kann auf Dauer Schmerzsyndrome zur Folge haben. Da dem Bindegewebe der Körperstrukturen die Bildungsreize fehlen, die durch Bewegung im Schwerefeld der Erde auf sie einwirken, degenerieren sie. Dadurch reduziert sich die Belastbarkeit noch mehr, und ein Circulus vitiosus (Teufelskreis) beginnt.

Physiotherapeuten in der Orthopädie benötigen genaue Kenntnisse zur Anatomie, Funktion, Biomechanik, Aufbau und Ernährung verschiedener Körperstrukturen, um Kompensationsmechanismen des Körpers auf veränderte Bewegung und Belastung erkennen und entscheiden zu können, ob sie sinnvoll sind oder nicht.

Sehr häufig haben Physiotherapeuten die Aufgabe, Bewegungsverhalten des Patienten zu beurteilen und gegebenenfalls eine ökonomische Belastung der Körperstrukturen mit den Patienten zu erarbeiten. Bei den gut gemeinten Ratschlägen muss die Therapeutin aber immer daran denken, dass der Körper zum Leben Belastung durch Bewegung benötigt. Das Bewegungsverhalten des Patienten in der Art zu verändern, dass er zukünftig möglichst konsequent an einer vermeintlich wenig belastenden Position festhält, bedeuten eine massive Einschränkung der Leistungs- und Ausdrucksmöglichkeiten des Patienten. Im Allgemeinen sind diese auf Dauer kontraproduktiv.

Beispiel: Ein Patient mit einer Bandscheibenoperation in der LWS erlernt in der Physiotherapie „rückengerechtes" Bücken mit dem Auftrag, sich lebenslang so zu bücken. Er ist von Beruf Automechaniker und möchte in 3 Wochen wieder zu arbeiten beginnen. Ihm gehen alle Arbeitssituationen in seinem Betrieb durch den Kopf, bei denen er sich bücken muss. Dabei stellt er fest, dass es in den wenigsten Situationen möglich sein wird, sich wie verlangt zu bücken. Außerdem stellt er sich seine Kollegen vor, die ihn dann vermutlich belächeln werden. Die Therapeutin bemerkt die zunehmende Lustlosigkeit des Patienten bei den „rückengerechten" Übungen und denkt, er ist von seiner Compliance her unmotiviert. An diesem Beispiel wird deutlich, dass bei der Untersuchung und Behandlung neben dem Bewegungssystem noch andere Wirkorte eine wesentliche Rolle spielen. Das Verhalten und Erleben von Patient und Therapeutin prägen wesentlich die Behandlungssituation: In diesem Fall hat die Therapeutin nur schematisch an die verletzte Bandscheibe gedacht und versucht, dem Patienten ein Bewegungsverhalten überzustülpen, mit dem dieser sich nicht identifizieren konnte.

Sie hat den Patienten nicht nach seinen Bedürfnissen gefragt, und das Bewegungsverhalten nicht an dessen individuelle Arbeitssituationen angepasst. Da der Patient keine Informationen zu den Wundheilungsphasen des verletzten Bindegewebes erhalten hatte, war ihm nicht klar, dass er sich nicht lebenslang so bücken muss, sondern nur solange die verletzten Strukturen eine reduzierte Belastbarkeit aufweisen. Danach müssen die erforderlichen alltagsspezifischen Bewegungsabläufe mit Bewegung der Wirbelsäule erarbeitet werden. Das normale motorische Bewegungsmuster des Körpers benötigt eine bewegte und keine starre, steife Wirbelsäule. Der Wirkort Bewegungsentwicklung und Bewegungskontrolle steuert jeden Bewegungsablauf, weshalb er bei der Untersuchung und Behandlung des Bewegungssystems nicht wegzudenken ist.

Der Patient hat von sich aus seine Bedenken nicht geäußert, weil er dachte, das müsse jetzt so sein. Durch die leicht autoritäre Art der Physiotherapeutin wurde er zusätzlich eingeschüchtert.

Das Verhältnis zwischen Therapeutin und Patient ist sehr entscheidend für die Motivation des Patienten und den Erfolg der Behandlungssequenz. Im therapeutischen Prozess ist das Konzept der *Compliance* relevant. Dieser Begriff wird definiert als „das Maß, worin das Verhalten einer Person mit den Empfehlungen der behandelnden Kliniker übereinstimmt" (Hengeveld 2003). Allerdings birgt er manchmal die Gefahr, dass dahinter wie im Fallbeispiel ein eindimensionales autoritäres Patient-Therapeutin-Verhältnis steckt (Kleinmann 1997). Die Therapiesituation soll aber durch eine aktive Partnerrolle zwischen Patient und Therapeutin geprägt sein.

Zur Optimierung der Compliance müssen Therapeuten bewusste Informationsstrategien entwickeln und zusammen mit dem Patienten neben einem Behandlungs- auch einen Informationsplan aufstellen. Die Informationen vermitteln Verständnis über die pathomechanischen Prozesse, die eine Veränderung der Belastung und des Bewegungsverhaltens erfordern. Nur dadurch lässt sich eine dauerhafte Verhaltensänderung beim Patienten erzielen.

Patienten erwarten auch während der aktiven Interventionen einer physiotherapeutischen Behandlung die Vermittlung von Selbsthilfestrategien (z.B. zum Beeinflussen von Schmerzen), wodurch sie ihr eigenes Wohlbefinden kontrollieren können. In einer qualitativen Studie gaben die Teilnehmer an, dass die Vermittlung von Strategien zum Selbstmanagement die Zufriedenheit mit dem therapeutischen Prozess erhöht (May 2001).

Vor allem Patienten mit chronischen Erkrankungen und somit anhaltender Einschränkung der körperlichen Leistungsfähigkeit neigen dazu, sich zunehmend aus dem alltäglichen sozialen Leben zurückzuziehen und immer weniger zu belasten. Häufig fühlen sie sich minderwertig, was schließlich zu Depressionen führen kann (Ich kann gar nichts mehr, seitdem mich mein Kniegelenk so plagt.).

Selbst die Belastungsmöglichkeiten bis zur Grenze werden nicht mehr ausgeschöpft, was natürlich nicht nur den Trainingszustand, sondern auch die Belastbarkeit und das Schmerzempfinden negativ beeinflusst. Die Belastungsgrenze sinkt stetig weiter ab. Das körperliche Problem rückt in den Mittelpunkt des gedanklichen Tuns und Handelns. Daher muss der Patient in der Therapie das Gefühl vermittelt bekommen, dass er trotz des körperlichen Schwachpunkts durchaus noch leistungsfähig ist. Außerdem erlernt er, seine eigene Belastbarkeit einzuschätzen und zu erhalten bzw. zu verbessern.

Beispiel: Eine adipöse Patientin mit einer Gonarthrose (Kniegelenkarthrose) vermeidet wegen der Schmerzen im Kniegelenk das Treppensteigen. Da sie im 1. Stock wohnt, kommt sie dadurch kaum noch aus dem Haus und fühlt sich zunehmend einsam und traurig. Zur vom Hausarzt verordneten Physiotherapie kommt die Therapeutin zu ihr nach Hause. Sie geht mit ihr an die Treppe und beginnt zunächst mit dem Steigen eines Treppenabsatzes. Die Patientin ist überrascht, wie gut es geht. Nach 10 Stufen wird sie kurzatmig und bekommt leichte Schmerzen im Kniegelenk. Sie ruht sich auf einem Stuhl aus. Während der Erholungsphase erlernt sie eine Atemübung zur Entspannung. Anschließend nimmt sie den Abstieg in Angriff. Durch den Erfolg verliert sie ihre Angst vor dem Treppensteigen. Sie erhält den Auftrag, bis zur nächsten Behandlung jeden Tag 10 Stufen zu gehen. In der nächsten Behandlung kann die Belastung leicht gesteigert werden. Die Patientin hat ihre eigene Belastungsgrenze kennen und nutzen gelernt. Der Erfolg steigert die Motivation, ihr Ziel zu erreichen. Das Steigen eines Stockwerks fördert ihre Selbstständigkeit. Damit bekommt sie Strategien an die Hand, ihre eigene Belastbarkeit zu beeinflussen und sich nicht mehr so nutzlos zu fühlen.

Wirkorte

Die Physiotherapie hat Einfluss auf die 4 Wirkorte:
- Bewegungssystem;
- Bewegungsentwicklung und Kontrolle;
- Innere Organe;
- Erleben und Verhalten.

Leitsymptome

Die veränderte Belastung und Belastbarkeit von Körperstrukturen des Bewegungssystems fördern unabhängig vom spezifischen Erkrankungsbild immer wieder dieselben Leitsymptome:
- Schmerz;
- Veränderte Beweglichkeit;
- Verändertes Bewegungsverhalten/-qualität.

Die Leitsymptome führen wiederum zur Reduzierung der Belastung und Belastbarkeit. Dieser Teufelskreis ist charakteristisch für Patienten in der Orthopädie.

Die physiotherapeutische Untersuchung ist auf die Suche nach diesen Leitsymptomen ausgerichtet, um sie später in der physiotherapeutischen Behandlung angepasst an den spezifischen Patienten zu beeinflussen.

Die Leitsymptome beeinflussen alle 4 Wirkorte der Physiotherapie. Therapeuten, die die Vernetzungen zwischen den Wirkorten erkennen und in ihrer Untersuchung und Behandlung berücksichtigen, beherrschen klinisches logisches Denken und Argumentieren. Dabei wird von der rein krankheitsbildbezogenen oder gar auf Methoden beruhenden Definition von Physiotherapie Abschied genommen. Sie wird durch einen integrativen Ansatz ersetzt, der die Gesamtsituation des Patienten nie aus dem Auge verliert.

Einfluss der Leitsymptome auf die Wirkorte der Physiotherapie (Tab. 1.1, Tab. 1.2, Tab. 1.3)

Tabelle 1.1 Leitsymptom Schmerz im Bewegungssystem

Bewegungssystem	Innere Organe	Verhalten und Erleben	Bewegungsentwicklung/ -kontrolle

Schmerz verursachende Strukturen:
- Gelenk:
  – Kapsel
  – Bänder
  – subchondrale Knorpelzone
  – Knochen/Periost
  – Schleimbeutel
- Muskel:
  – Sehne (Ansatzreiz, Tenderpoint)
  – Muskelbauch (Triggerpunkt, Muskelfaser nach Trauma)
- Faszien
- Haut und Unterhaut (BGM-Zonen)
- Neurale Strukturen (Dura, Spinalnerv, periphere Nerven)
	Schmerzursachen:
	- Arterien (z.B. ischämischer Schmerz im Muskel durch Kompression der kleinen Gefäße bei Tonuserhöhung): arterielle Durchblutungsstörungen verändern die Trophik des Bindegewebes der Strukturen des Bewegungssystems und damit deren Belastbarkeit
	  – Venen: Stauungsproblematik bei Tonuserhöhung der Muskulatur (z.B. vordere Skalenuslücke)
	  – fasziale Spannungserhöhung
	- Lymphsystem (siehe venöses System, s.o.)
	- Sympathische Versorgung der inneren Organe kann zu Schmerzprojektion ins Bewegungssystem (z.B. Funktionsstörungen in der BWS) und zu lokalen Stoffwechselveränderungen in Haut und Unterhaut führen (BGM-Zonen)
		- Schmerzen haben Einfluss auf Erleben und Verhalten
		- Schmerzen im Bewegungssystem werden wiederum durch bestimmte Verhaltensstrategien beeinflusst:
		  – Angst
		  – Stress (Steigerung der Sympathikusaktivität führt z.B. zur Tonuserhöhung der Muskeln und zu erhöhter Empfindlichkeit der Nozizeptoren)
		- Bagatellisierung einer Verletzung führt zu chronischer Entzündung durch Überlastung
		- Chronischer Schmerz hat nicht mehr die Funktion eines sinnvollen Warnsignals und steht nicht mehr im Zusammenhang mit dem Gewebeschaden, wodurch Lokalisation und Qualität des Schmerzes beeinflusst werden
		- Schmerz beschäftigt den Patienten den ganzen Tag (er entwickelt ein Vermeidungsverhalten, unterfordert sich, Teufelskreis für das Bindegewebe)
		- In der Therapie müssen Patienten lernen, Eigenverantwortung zur Beeinflussung der Schmerzen zu übernehmen
			- Zum Erkennen von Schmerzphänomenen benötigt die Therapeutin Verständnis über die Entstehung von Schmerzen
			- Neurophysiologische Zusammenhänge zur Entstehung von Schmerz in den genannten Strukturen des Bewegungssystems (z.B. ist es nach einem Bandscheibenvorfall wichtig, die Versorgungsgebiete des R. dorsalis und ventralis zu kennen – Dermatome, Kennmuskeln)
			- Unterschiede *Referred pain* – Schmerz durch radikuläre Kompression
			- Veränderte Schmerzverarbeitung bei chronischem Schmerz verändert die Beeinflussbarkeit des Schmerzes durch physiotherapeutische Maßnahmen
			- Dauernde Schmerzen führen zum Nichtgebrauch bestimmter Bewegungen und Bewegungsmuster
			- Schonung reduziert die kortikale Repräsentanz

1 Charakteristika der Physiotherapie in der Orthopädie

Tabelle 1.2 Leitsymptom veränderte Beweglichkeit

Bewegungssystem	Innere Organe	Verhalten und Erleben	Bewegungsentwicklung/-kontrolle

Ursachen verminderter Beweglichkeit
• Gelenk:
  – Kapsel (Kapselmuster – festes Endgefühl, reduziertes Joint play, v.a. Traktion)
  – reduzierte Gleitbewegung der Gelenkflächen (z.B. durch Fettbrücken) führt zum Überwiegen der Rollkomponente im Gelenk – Dezentrierung (festes Endgefühl, Gleiten kann auch unter Kompression eingeschränkt sein)
• Muskelverkürzung: Unterschied zwischen reflektorischer und struktureller Muskelverkürzung
• Faszien: Verklebungen durch Narben, Hämatome – Eiweiße fördern Verklebungen
• Haut, Unterhaut (z.B. durch Narben)
• Neuralstrukturen: reduzierte intra- und extraneurale Beweglichkeit
• Vermehrte Beweglichkeit: Unterschied zwischen Hypermobilität und Instabilität
  – Hypermobilität: Bewegungsleitsystem ist intakt
  – Instabilität: Bewegungsleitsystem ist nicht intakt (z.B. Strukturzerstörung des Ligaments)
	• Verminderte Beweglichkeit des Bewegungssystems führt zu reduzierter Organbewegung, die Einfluss auf den lokalen Stoffwechsel des Organs hat (arteriell, venös, lymphatisch)
	• Veränderte Bewegung hat Einfluss auf die Durchblutung der Strukturen des Bewegungssystems
	• Verklebungen der Bindegewebsschichten der inneren Organe beeinflusst die Beweglichkeit des Bewegungssystems (z.B. Atemwegserkrankungen beeinflussen die Thoraxmobilität, Verklebungen der Pleurablätter)
		• Reduzierte Beweglichkeit kann den Patienten in seiner Selbstständigkeit im Alltag beeinträchtigen – Frustration
		• Instabilität kann Ängste vor bestimmten Bewegungen auslösen (z.B. habituelle Schulterluxation)
		• Bewegung ist auch Körpersprache
		• Gefühle werden durch Bewegung ausgedrückt
		• Verminderte Bewegungsfähigkeit behindert den Patienten in seinem Bewegungsausdruck
		• Bewegungserleben ist auch Körpererleben
			• Immobilität eines Gelenks verändert die Arthrozeption (z.B. Gelenk- und Muskelrezeptoren registrieren weniger Bewegung und Spannungsveränderungen: die Funktionsstörung eines Facettengelenks verändert den Tonus der autochthonen Muskulatur)
			• Intra- und intermuskuläre Koordination verändern sich durch Schonung und Nichtgebrauch
			• Schonung und Nichtgebrauch führen zur Abnahme der kortikalen Repräsentanz (Kandel et al. 1996) Hypermobilität und Instabilität verändern ebenfalls die Propiozeption (z.B.: bei Ruptur eines Ligaments fehlt die Meldung der Rezeptoren über die Stellung des Gelenks im Raum)

Tabelle 1.3 Leitsymptom verändertes Bewegungsverhalten

Bewegungssystem	Innere Organe	Verhalten und Erleben	Bewegungsentwicklung/-kontrolle
• Veränderte Belastbarkeit von Körperstrukturen beeinflusst das Bewegungsverhalten • Der Körper entwickelt eigenständig Strategien, die Einfluss auf die Belastung haben • Bewegungsarmut wiederum führt zur Veränderung der Belastbarkeit, fehlende Belastungsreize lassen Körperstrukturen schneller degenerieren • Veränderte Beweglichkeit und Schmerz von Strukturen des Bewegungssystems haben Veränderung des Bewegungsverhaltens im Sinne der Schonung des Störherdes zur Folge (z.B. Leitsymptome Schmerz und veränderte Beweglichkeit im Bereich der unteren Extremität führen zu Veränderungen des Ganges, Treppensteigen, Aufstehen/Hinsetzen, Anziehen von Schuhen und Strümpfen) • Schmerz und veränderte Beweglichkeit der oberen Extremität führen zur Veränderung von Greifbewegungen und Überkopfarbeiten (z.B. *Painful arc* bei subakromialen Schmerzsyndromen) • Feinmotorische Tätigkeiten (v.a. bei Störungen im Bereich der Hand) • Schmerz und veränderte Beweglichkeit in LWS und thorakolumbalem Übergang beeinflussen v.a. die gleichen Tätigkeiten wie die untere Extremität • BWS und HWS beeinflussen v.a. Arm- und Kopfbewegungen • Kopfgelenke beeinflussen auch das Gleichgewicht • Leitsymptome Schmerz und veränderte Beweglichkeit können den Einsatz von Hilfsmitteln erforderlich machen (z.B. Gehen an Unterarmgehstützen) • Biomechanische Hintergründe fördern das Verständnis für die Entstehung von Kompensationsmechanismen zur Schonung bestimmter Körperstrukturen (z.B. Duchenne führt zur Lastarmverkürzung und reduziert damit die Belastung des Hüftgelenks) • Reduzierte Beweglichkeit und Schmerz führen zu vorzeitig weiterlaufenden Bewegungen und können damit benachbarte Körperregionen überlasten	• Schmerzen und veränderte Beweglichkeit der inneren Organe haben Schonhaltungen zur Folge (z.B. Tonuserhöhungen des Diaphragmas führen zur Lateralflexion zur gestörten Seite) • Mangelnde Thoraxmobilität durch Atemwegserkrankungen hat Einfluss auf Armbewegungen und Gang	• Schmerzen im Bewegungssystem können zu Vermeidungsstrategien führen – der Patient traut sich aus Angst vor Schmerz nicht mehr, endgradig zu bewegen und entwickelt Kompensationsmechanismen • Hinkmechanismen beim Gehen sind dem Patienten eventuell peinlich • Der Patient lehnt Hilfsmittel ab, weil er sich „behindert" fühlt • Gefühle haben Einfluss auf das Bewegungsverhalten (z.B. erhöht Angst den Muskeltonus, Bewegungen wirken starr, Patient zieht die Schultern hoch) • Depressive Menschen zeigen Bewegungsarmut, die Körperhaltung verändert sich	Bewegungsverhalten im Sinne der Schonung des Störherdes wird subkortikal gesteuert, daher besteht der Kompensationsmechanismus häufig noch nach der Beseitigung des Gewebsschadens (z.B. Patient mit Totalendoprothese nach Koxarthrose geht weiterhin mit den gleichen Hinkmechanismen wie präoperativ – „den Basalganglien hat niemand gesagt, dass das zerstörte durch ein neues Hüftgelenk ersetzt wurde")

Physiotherapeuten behandeln Patienten mit akutem und mit chronischem Schmerz

2 Leitsymptome in der Orthopädie

2.1 Leitsymptom Schmerz · *11*
2.2 Leitsymptom veränderte Bewegungen – verminderte Beweglichkeit · *65*
2.3 Leitsymptom veränderte Bewegungen – vermehrte Beweglichkeit · *107*
2.4 Leitsymptom verändertes Bewegungsverhalten · *132*

Nozizeptoren sind Schadensmelder!

Ein Patient mit chronischem Schmerz bildet sich diesen nicht ein

Patienten mit Schmerz entwickeln häufig Angst vor Bewegung

2 Leitsymptome in der Orthopädie

2.1 Leitsymptom Schmerz

Definitionen

- Bei Schmerz handelt es sich um eine unangenehme sensorische und emotionale Empfindung, die mit tatsächlicher oder potenzieller Gewebeschädigung verbunden ist oder im Sinne einer solchen Beschädigung beschrieben wird (Merskey u. Bogduk 1994).
- Schmerz ist die Perzeption eines körperlichen Ereignisses mit folgenden Merkmalen:
  - Körperliche Wahrnehmung, die während gewebeschädigender oder potenziell gewebeschädigender Reize (nozizeptive Wahrnehmung) auftritt.
  - Die Erfahrung einer Bedrohung des Körpers, die diese nozizeptive Wahrnehmung begleitet.
  - Ein unangenehmes Gefühl, das die nozizeptive Wahrnehmung und die Erfahrung der Bedrohung des Körpers begleitet (modifizierte Definition Price 1999).

In dieser neuen Definition wird die Annahme vermieden, dass Schmerz immer durch ein aktuelles oder potenziell gewebeschädigendes Ereignis gebunden ist.

Das Leitsymptom vieler orthopädischer Erkrankungen ist der Schmerz, der den Patienten zum Arzt und anschließend zum Physiotherapeuten führt. Die Lebensqualität wird durch einen dauerhaft bestehenden Schmerz massiv beeinträchtigt. Die Erwartung des Patienten an den Arzt und den Physiotherapeuten ist meistens die möglichst schnelle Reduzierung des Schmerzes. Neuere Schmerzerkenntnisse lassen diese Erwartungen an Bedeutung gewinnen.

Die schnelle Beseitigung des Schmerzes vermeidet zentrale Hypersensibilisierung. Wiederholte und lang andauernde Schmerzen haben eine Veränderung der zentralen Schmerzumschaltstellen im Sinne einer Hypersensibilisierung zur Folge. Dadurch werden physiologische Afferenzen derart verändert, dass sie als Schmerz wahrgenommen werden. Der Patient empfindet Schmerz, obwohl keine Gewebeschädigung mehr vorliegt. Dies ist die Besonderheit des chronischen Schmerzes.

Die Schmerzwahrnehmung ist subjektiv und kann bei einzelnen Patienten sehr differieren. Es besteht eine enge Verflechtung zwischen Schmerzwahrnehmung und -verarbeitung. Psychosoziale Faktoren bestimmen die Schmerzwahrnehmung. Der Schmerz wird von unseren Gedanken und Gefühlen beeinflusst. Die Nervenbahnen, die Informationen über Komponenten wie Lokalisation und Intensität eines schädlichen Reizes weiterleiten, unterscheiden sich von denjenigen, die affektive oder emotionale Reize transportieren. Unsere Reaktion auf einen schädlichen Reiz spiegelt die Aktivitäten beider Systeme wider.

Physiotherapeuten behandeln in der Orthopädie sowohl Patienten mit akutem als auch chronischem Schmerz.

Akuter Schmerz
Ihm gehen eine Gewebeschädigung oder ein mehr oder weniger bedrohlicher Reiz voraus. Dieser nützliche Schmerz macht den Organismus darauf aufmerksam. Die Gewebeschädigung muss nicht immer mit einem akuten Trauma verbunden sein, sondern kann auch aus einer Überlastung von Körperstrukturen resultieren. Akuter Schmerz entsteht durch gewebeschädigende chemische, mechanische oder thermische Reize. Bleibt der Reizherd bestehen, kann sich die akute Symptomatik über unbegrenzte Zeit erstrecken.

> *Besteht der Schmerz über einen langen Zeitraum, manifestiert sich der zunächst sinnvolle und nützliche Schmerz durch fehlerhafte Anpassungsprozesse des Nervensystems möglicherweise körperlich. Das bedeutet, er kann bestehen bleiben, ohne dass er weiter benötigt wird!*

Wird die Schmerzwahrnehmung zu sensibel (Hypersensibilisierung), werden auch unschädliche Reize (z.B. mechanische) als Schmerz weitergeleitet. Dieser unnütze Schmerz wird auch *chronifizierter* oder *neuropathischer* Schmerz genannt.

Chronischer Schmerz
Für chronischen Schmerz existieren unterschiedliche Definitionen. Die International Association for the Study of Pain (IASP) definiert chronischen Schmerz als einen Schmerz, der entweder dauernd

oder intermittierend schon 6 Monate auftritt (IASP 2004).

Günstiger ist es, den Aspekt der Gewebeheilung in die Definition mit einzubeziehen. Die Bezeichnung *chronische Schmerzen* sollte auf jene Fälle begrenzt werden, in denen Schmerzen über einen Zeitraum von 6 Monaten andauern, obwohl sie durch normale Heilungsprozesse hätten beseitigt sein müssen (Linton 1996). Dadurch werden Patienten mit Krankheitsbildern wie beispielsweise chronischer Polyarthritis nicht in den Kreis chronischer unnützer Schmerzen eingereiht. Der Nachteil der Definition besteht darin, dass sie von vornherein von einer vorausgegangenen Gewebeschädigung ausgeht, die sich aber nur bei einer Minderheit chronifizierter Schmerzpatienten feststellen lässt.

Die Auffassung von chronischem Schmerz hat sich in letzter Zeit insofern verändert, als für die Definition nicht primär die Dauer, sondern mehr die Art des Schmerzes verantwortlich ist. Es wurde erkannt, dass der Schmerz in vielen Fällen nicht mehr nozizeptive Vorgänge widerspiegelt, sondern ein „Eigenleben" entwickelt. Dabei stehen psychologische Aspekte im Vordergrund, denn der Schmerz ist nicht nur Ausdruck einer Gewebeschädigung, sondern auch dessen, was er in positiver oder negativer Hinsicht für den Patienten bedeutet. Die positiven Erfahrungen dienen als positive Verstärker der Chronifizierung.

Beispiele:
- Positiv:
  - Erfahrung körperlicher Zuwendung (z.B. durch Hands-on-Therapien);
  - Nicht mehr arbeiten müssen.
- Negativ:
  - Soziale Isolation;
  - Schlaflosigkeit.

Linton (1999) sieht das primäre Ziel aller sich mit muskuloskelettalen Schmerzen befassenden Therapeuten darin, Risikopatienten zu identifizieren, bei denen die Gefahr der Chronifizierung von Schmerzen und Behinderungen besteht. Er hebt die Tatsache hervor, dass bei vielen Patienten mit akuten muskuloskelettalen Schmerzen die Gefahr einer Chronifizierung droht.

Physiotherapeuten müssen ein klinisch nützliches Verständnis von Schmerz entwickeln. Dabei reicht die nüchterne Betrachtung von Schmerzzentren und -bahnen sowie beteiligten Neuronen und chemischen Interaktionen nicht aus. Schmerz muss in einem größeren, vielschichtigen, mehrdimensionalen Kontext untersucht werden. Das soziale Umfeld des Patienten wie die Familie und die Arbeit wird genauso berücksichtigt, wie seine Art der Auffassung und Bedeutung des Schmerzes. Ebenso muss Schmerz auf forschende, diagnostische Art betrachtet werden, mit dem Ziel dem Patienten, adäquate Erklärungen und Prognosen abzugeben und die bestmögliche Grundlage für die Behandlung zu erarbeiten. Das Geschick des Therapeuten besteht in der Fähigkeit, aus vielen Ebenen mehrdimensionale Informationen für seine Behandlung heranzuziehen (Giffords Mature Organism Model – MOM, van den Berg 2000 u. 2001).

Dimensionen von Schmerzwahrnehmung
Nach Melzack und Wall (1996) lassen sich die 3 folgenden Dimensionen unterscheiden:
- *Sensorisch-diskriminierende Schmerzdimension:* Bereich, Intensität und Verhalten des Schmerzes werden wahrgenommen.
- *Kognitiv-evaluierende Schmerzdimension:* Die Einstellung des Patienten zum Schmerz wird durch vorangegangene Erfahrungen und Kenntnisse beeinflusst (z.B.: hat eine physiotherapeutische Maßnahme Schmerzen verursacht, signalisiert der Patient beim nächsten Mal früher eine Schmerzauslösung).
- *Affektiv-motivationale Schmerzdimension:* Gedanken des Patienten über und emotionale Reaktion auf den Schmerz (z.B. Wut, Angst, Furcht, Besorgnis).

Alle Dimensionen sind essenzielle Teile der Schmerzerfahrungen und arbeiten zusammen, um physiologische Outputs zu ändern und damit schließlich auch das Schmerzverhalten des Patienten zu beeinflussen. Negative Gedanken über Verletzung und Schmerz können das autonome und neuro-endokrine System stimulieren. Diese belasten wahrscheinlich wiederum das sensorische System. Gleichzeitig werden geänderte Bewegungsmuster unter Einfluss unbewusster Verarbeitungsprozesse des Schmerzes benutzt.

Schmerz ist Teil der Wahrnehmungssysteme für schädigende Reize. Der Organismus verfügt über verschiedene Mechanismen, die an der Wahrnehmung von und Reaktion auf potenzielle Reize beteiligt sind (Wall 1997):
- Fluchtreflexe;
- Schmerzempfindung;
- Verhalten, Lernen und Gedächtnis (z.B.: Wie muss ich mich beim nächsten Mal verhalten, damit ich mir nicht das Knie anstoße?)
- Affektive Reaktion;
- Autonome, respiratorische, endokrine und Immunreaktionen (z.B. Patienten, die schon lange Schmerzen haben, neigen eher zu Infektionen).

Einfluss psychosozialer Faktoren auf die Schmerzwahrnehmung
Psychosoziale Risikofaktoren beziehen sich sowohl auf Emotionen und Erwartungen der Patienten als auch auf Wechselwirkungen zwischen Patienten und ihrer Umgebung (Kendall 1997). Zufriedenheit am Arbeitspatz, Erwartungen einer Entschädigungssumme, Depressivität oder ein extrem fürsorglicher Partner können weitreichende Bedeutung für das Ausmaß der Beschwerden und das Schmerzverhalten des Patienten haben (Flor et al. 1990, Nicholas u. Sharp 1999).

Der sekundäre Gewinn, den der Patient bewusst oder unbewusst aus seinem Schmerzproblem zieht, kann ein potenzielles Hindernis für eine Verbesserung der Symptome darstellen (Kendall et al. 1997, Nicholas u. Sharp 1999). Lang andauernde Beschwerden, für die sich keine Diagnose finden lässt, verstärken möglicherweise Unsicherheit und Besorgnis des Patienten. Er fokussiert seine Aufmerksamkeit auf seinen Körper und richtet seine Tagespläne nach der jeweiligen Schmerzintensität. Die Folge ist eine übertriebene Wachsamkeit gegen jedes sensorisches Signal. Hierbei besteht eine erhöhte Aufmerksamkeit für potenzielle Gefahrenquellen, die den Schmerz verstärken könnten, wie z.B. Bewegung. Die Patienten entwickeln ein Angst-Vermeidungs-Verhalten, das sie zu Schonhaltungen und Bewegungseinschränkungen zwingt, die wiederum zu einer erhöhten Schmerzwahrnehmung und einer reduzierten Schmerztoleranz führen. In der Literatur wird die Angst vor Bewegung mittlerweile als das entscheidende Merkmal für die Entwicklung chronischer muskuloskeletaler Probleme diskutiert (Zusman 1998, Vlaeyen u. Linton 2000).

Schmerzklassifikationen

Schmerzen können sowohl aus zeitlicher als auch physiologischer Sicht klassifiziert werden. Bei der zeitlichen Klassifikation variieren die Angaben der Autoren (S. 11–12).

Zeitliche Klassifikation nach Waddell (1998)
- Akuter Schmerz: weniger als 6 Wochen;
- Subakuter Schmerz: 6–12 Wochen;
- Chronischer Schmerz: länger als 3 Monate.

Dabei stellt sich die Frage, ob der Schmerz mit einer Gewebeschädigung in direktem Zusammenhang steht (akuter Schmerz) oder nicht (chronischer Schmerz besteht trotz Ausheilung andauernd bzw. in Einzelfällen auch ohne Gewebeläsion besteht; Gifford u. Butler 1999).

Durch Wiederholung der Gewebeschädigung oder Stören der Wundheilung kann ein Schmerz jedoch auch nach den 6 Wochen der akuten Phase noch mit der peripheren Gewebeschädigung in Zusammenhang stehen. Dies ist bei orthopädischen Krankheitsbildern sehr häufig der Fall. Alle degenerativen Erkrankungen senken beispielsweise die Belastbarkeit der Körperstrukturen dauerhaft, sodass ständig die Gefahr einer erneuten Gewebeschädigung besteht. Daher gehört zur Dokumentation des zeitlichen Verlaufs der Schmerzen das Schmerzverhalten: Tritt der Schmerz kontinuierlich, intermittierend täglich oder in seltenen bzw. häufigen Episoden auf (Waddell 1998)?

> *Intermittierende Schmerzen verlangen die Erforschung der Umstände, die Schmerzen auslösen (z.B. mechanische Einflüsse wie Haltungen und Bewegungen). Kontinuierliche Schmerzen deuten eher auf eine Entzündung oder Chronifizierung mit Hypersensibilisierung des ZNS hin.*

Physiologische Klassifikation
Der Schmerz kann in 3 Phasen eingeteilt werden:
1. Schmerzphase
Der Schmerz entsteht zeitgleich mit dem auslösenden Reiz. Gewöhnlich wird er an der Körperoberfläche hell und umschrieben empfunden, hört mit dem Reiz auf und steht direkt mit dem drohenden oder eintretendem Gewebeschaden in Zusammenhang. Er wird auch *schneller Schmerz* und A-delta-Schmerz genannt, da ihn vorwiegend die schnellen A-delta-Fasern leiten. Mittels AMPA-(Alphaaminohydroxymethylisoxazolepropionsäure)-Rezeptoren erfolgt die Weiterleitung zum Hinterhorn. Ziel ist die umgehende Vermeidung der Verletzung, weshalb der Schmerz im Allgemeinen den Wegziehreflex (z.B. beim Fassen auf eine heiße Herdplatte) auslöst. Er hat also eine Warn- und Schutzfunktion und dauert nur so lange an, wie der Reiz einwirkt.

Diese 1. Schmerzbahn wird aus den A-delta-Fasern mit einer Leitgeschwindigkeit von 30 m/sec gebildet. Sie ist für den 1. Schmerz verantwortlich und dem 2. Schmerz im Empfinden vorgeschaltet. Es handelt sich um dünne myelinisierte Fasern, die sehr schnell auf Reize reagieren, vorwiegend in der Haut liegen und einen hellen, sehr gut lokalisierbaren, stechenden, schneidenden Schmerz vermitteln.

Die Zellkörper der ersten peripheren Schmerzneuronen sind von Bindegewebe umgeben und bilden mit anderen sensiblen Neuronen das Spinalganglion in der Hinterwurzel des Spinalnervs. Ihre Axone enden im Hinterhorn am 2. Neuron, dessen Axone im gleichen Rückenmarksegment auf die Gegenseite des Rückenmarks kreuzen, um in der neothalamischen Bahn (lateraler Teil des Tractus spinothalamicus) zum 3. Neuron im Thalamus zu ziehen.

Der Thalamus gehört zum Zwischenhirn. Über ihn gelangen alle sensiblen Bahnen (mit Ausnahme der Riechbahn) zur Großhirnrinde, deren Axone vor allem zum sensiblen Areal ziehen, wo die Schmerzempfindung erfolgt.

2. Schmerzphase

Hier tritt ein lang andauernder Schmerz auf. Für ihn sind wahrscheinlich vor allem die unmyelinisierten C-Fasern verantwortlich, die N-Methyl-D-Aspartat-Rezeptoren (NMDA) im Hinterhorn aktivieren. Daher wird er auch *C-Schmerz* genannt und entsteht zeitlich versetzt mit dem Reizbeginn. Er wird dumpf und weniger gut lokalisiert empfunden. Den traumatisierenden Reiz überdauert er. Hervorgerufen wird er vor allem durch die chemischen Stoffe der Gewebeschädigung sowie die Entzündung. Der C-Schmerz sorgt dafür, dass die verletzten Gewebe weniger belastet werden, weshalb er eine Schonfunktion für eine ungestörte Wundheilung besitzt (Cervero u. Laird 1991).

Der lang andauernde, sich ausbreitende Schmerz wird am deutlichsten von den Gelenken verursacht. Danach folgen in abnehmender Intensität die periartikulären Gewebe, die Eingeweide, die Muskeln und tiefen Faszien bis zur Haut, die ihn am wenigsten deutlich auslöst (Melzack u. Wall 1996).

Dieser 2. Teil der Schmerzbahn wird aus den C-Fasern mit einer Leitgeschwindigkeit von 3 m/sec gebildet. Sie sind für den 2. Schmerz verantwortlich, da sie den ersten Bahnen nachgeschaltet sind. Es handelt sich um dünne, marklose Fasern, die verzögert einen dumpfen, diffusen, brennenden, bohrenden Schmerz auslösen. Sie werden in der älteren paläothalamischen Bahn geleitet (medialer Teil des Tractus spinothalamicus und Tractus spinoreticularis).

Bei den Schmerzen in Phase 1 und 2 handelt es sich um nützlichen Schmerz im Sinne der Schonung von verletzten Gewebe (adaptiver Schmerz). Die Afferenzen des A-delta- oder des C-Schmerzes stammen aus Rezeptoren der Körpergewebe, weshalb auch von Rezeptorenschmerz gesprochen wird. Bei den Rezeptoren handelt es sich um Nozizeptoren *(nozizeptiver Schmerz)*.

Nozizeptiver Schmerz ist hauptsächlich mit akutem Schmerz verbunden, kann aber auch bei adaptiven chronischen Schmerzzuständen vorkommen. Dies tritt vor allem auf, wenn das Gewebe in schlechter Verfassung und die Belastbarkeit reduziert ist. Krankheitszustände, die eine abnormale Gewebebiologie beinhalten (z.B. Entzündung, rheumatoide Arthritis und degenerative Erkrankungen wie Arthrosen), produzieren nozizeptiven Schmerz in muskuloskeletalen Geweben.

3. Schmerzphase

In dieser Phase kann ein Schmerz aus der subakuten Phase in einen chronifizierten Schmerz übergehen.

Seit einigen Jahren gibt es Hinweise darauf, dass das ZNS unter dem Einfluss einer länger bestehenden Gewebeläsion seine Funktion in vielen Aspekten verändert (Mense 1999). Von der Verletzung in der Körperperipherie gelangen anscheinend Signale zum Rückenmark, die die Verarbeitung der einlaufenden Sinnesinformationen umgestalten. Im Extremfall kann das dazu führen, dass der Patient noch Schmerz fühlt, obwohl die Verletzung nachweislich geheilt ist (Mense 1999).

Es kann zu einer Veränderung der Umschaltstellen im Sinne einer Hypersensibilisierung kommen. Damit beginnt die 3. Phase des Schmerzes. Der Schmerz ist nicht mehr nützlich im Sinne der Schonung verletzten Gewebes (maladaptiver Schmerz). Dadurch werden physiologische Afferenzen derart verändert, dass sie als Schmerz wahrgenommen werden. In dieser Phase steigert sich der akute Schmerz durch die Mechanismen der peripheren und zentralen Sensibilisierung.

Periphere Sensibilisierung

Nach der Verletzung von Gewebe setzt die schnelle Erzeugung entzündungsfördernder Substanzen eine Reihe von Ereignissen in Gang, die zu peripherer Sensibilisierung führen. Am Verletzungsort bildet sich eine „sensibilisierende Suppe".

Periphere Sensibilisierung dient dazu, die normalerweise hochschwelligen Nozizeptoren zu sensibilisieren, sodass sie sich auf Reize entladen, die gewöhnlich zu schwach wären, um Reaktionen auszulösen. Außerdem entladen sich die sensibilisierten Nozizeptoren häufiger, und die schlafenden Nozizeptoren werden geweckt. Letztere werden nur bei einer Entzündung eingeschaltet. Zur Modulierung der entzündlichen Reaktion bilden sich Opioid-Rezeptoren, deren Aufgabe es ist, die Erregbarkeit der Zelle zu senken oder die entzündungsfördernden Neuropeptide zu hemmen. Durch physiotherapeutische Maßnahmen (z.B. weiche Massagen, vorsichtiges Bewegen im schmerzfreien Bereich, Lymphdrainage) lässt sich die Opioidproduktion steigern. Damit kann in dieser subakuten Phase einer Chronifizierung noch positiv entgegengewirkt werden.

Chronische Schmerzen, die bestehen bleiben, obwohl die Verletzung längst verheilt ist, gehen auf unerwünschte Lernprozesse der Nervenzellen im Rückenmark zurück. Das Phänomen der Schmerzausstrahlung basiert dabei auf einer Fehlinterpretation von Nervensignalen.

Ein wesentliches Merkmal von Lernvorgängen auf der Ebene einzelner Nervenzellen ist, dass ein externer Reiz die Funktion der Zelle anhaltend verändert. Derartiges Verhalten wird als plastisch bezeichnet. Das Konzept der Neuroplastizität ist für die Schmerzforschung von Bedeutung. Seit einiger Zeit werden plastische Veränderungen von Nervenzellen als mögliche Erklärung für die Chronifizierung von Schmerzen diskutiert (Mense 1999).

Zentrale Sensibilisierung

Die Schmerzafferenzen werden über das Hinterhorn umgeschaltet. Das Milieu des Hinterhorns ist ein Gedränge von primär afferenten exzitatorischen Entladungen, Erregung und Inhibition von Neuronen innerhalb des Rückenmarks und absteigender Modulation. Wie in einem Raum mit lärmenden Kindern kommen nur die lautesten Signale durch.

Die periphere Sensibilisierung im Bereich der sensibilisierenden Suppe verstärkt die Botschaften aus der Peripherie. Dadurch beginnt ein zeitweiliger Anstieg der synaptischen Stärke und die Aktivierung schlafender rezeptiver Neuronen im Hinterhorn. Als Folge der Verstärkung nehmen rezeptive Felder peripherer Neuronen zu, und manche normalerweise harmlosen Empfindungen werden nun als Schmerz interpretiert. Das Resultat ist eine wirksamere Stimme zum Gehirn.

Ein wesentlicher Aspekt beim Mechanismus der zentralen Sensibilisierung ist die Aktivierung von Glutamat-Rezeptoren N-Methyl-D-Aspartat (NMDA) in den Hinterhornzellen des Rückenmarks, deren Empfindlichkeit sich erhöht. Die Hyperaktivität wird durch Glutamat, Stickstoffoxide und Substanz P ausgelöst (Ren 1994). NMDA-Rezeptoren befinden sich auf der Zellmembran von Neuronen des Rückenmarks und der Gehirnzellen. Ihre Funktion ist die Aktivierung der Neuronen, auf denen sie sich befinden. Sie spielen bei vielen Lern- bzw. Gedächtnisaufgaben eine Rolle und helfen beim Abspeichern im Langzeitgedächtnis. Damit lässt sich die Entwicklung eines Schmerzgedächtnisses bei chronischem Schmerz erklären.

Die zentrale Sensibilisierung auf der Ebene des Hinterhorns führt dazu, dass Berührungen und Vibrationen der Körpergewebe ebenso wie Informationen der nieder schwelligen sensiblen A-Beta-Fasern, die normalerweise Berührung- und Vibrationsreize weiterleiten, als Schmerz wahrgenommen werden. In dieser Phase empfinden die Patienten physiotherapeutische Hands-on-Therapien (z.B. Massagen, Manuelle Therapie) nicht mehr als angenehm.

Für die Entstehung eines maladaptiven Schmerzes spielen viele Faktoren eine Rolle, z.B. die kognitiv-evaluierenden und affektiv-motivationalen Dimensionen der Schmerzwahrnehmung (S. 12). Auch eine Verletzung im Bereich der Neuralstrukturen kann einen maladaptiven Schmerz auslösen. Dabei ruft die Verletzung der bindegewebigen Hüllen der Neuralstrukturen zuerst Schmerzen der Phase 1 und 2 hervor. Die eigentliche Läsion des Axons kann jedoch Impulse im Axon selbst provozieren. Dadurch löst das Axon Impulse an einem Ort aus, an dem sonst keine entstehen. Normalerweise werden die Schmerzen am Rezeptor bzw. der Nervenendigung erzeugt.

Das Axolem der peripheren Nerven ist für die Übermittlung und nicht für die Erzeugung der Schmerzimpulse vorgesehen. Diese Impulse des Axons werden im ZNS verschaltet und irgendwann als Schmerz empfunden, wobei es sich um einen neuropathischen Schmerz handelt. Entzündungsmediatoren und in manchen Fällen Fasern des Sympathikus können Nervenfasern an verletzten und damit nicht mehr isolierten Stellen pathologisch erregen. Gesunde Nervenfasern besitzen keine adrenergen Rezeptoren, wohingegen geschädigte Nerven diese bilden können. Dadurch werden sie für sympathische Reize empfänglich, und der Sympathikus kann Schmerzen mit aufrechterhalten.

Beispiel: Im Vergleich zum Auslösen der Alarmanlage durch das Öffnen eines Fensters, erfolgt beim nozizeptiven Rezeptorenschmerz die Aktivierung der Alarmanlage durch einen Kurzschluss in den Kabeln, die zum Fenster führen.

> *Die 3 Schmerzphasen können – müssen aber nicht – zeitlich nacheinander ablaufen. Der Schmerz kann nach der 1. Phase aufhören oder in einen Schmerz der 2. Phase übergehen und schließlich durch Sensibilisierung der zentralen Umschaltstellen in einen chronischen Schmerz der 3. Phase münden. Phase 3 kann jedoch auch ohne vorangegangene Phase 1 und 2 entstehen!*

Ebenen der Entstehung, Leitung und Verarbeitung von Schmerz

Schmerzen können in allen Körpergeweben entstehen, die Nozizeptoren besitzen. Letztere kommen in allen Geweben außer dem Knorpel und im Gehirn vor. Bei Nozizeptoren handelt es sich um Nervenzellen, die noxische Reize kodieren und verarbeiten. Das nozizeptive System besteht aus dem peripheren und zentralen System. Seine Aktivierung erzeugt im bewussten Zustand die subjektive Sinnesempfindung Schmerz.

Unter ätiopathogenetischen Gesichtspunkten lassen sich physiologische (Warnschmerz bei noxischer Reizung gesunden Gewebes), pathophysiologische (bei Erkrankung eines Organs) und neuropathische Schmerzen (bei Schädigung von Nervenzellen/Nervenfasern) unterscheiden.

Ursachen von Schmerz

- Mechanische Gewebeschädigung: Zug- und Druckbelastungen der Körpergewebe.
- Thermische Reize: > + 45°C,
- Chemische Reize: z.B. Kaliumionen, die aus zerstörten Zellen frei werden; Milchsäure; Substanzen, die beim Gewebezerfall sowie der Entzündungsreaktion entstehen (z.B. senkt Prostaglandin die Reizschwelle der Nozizeptoren).
- Psychische Verfassung: Die persönliche Verfassung des Patienten (z.B. Stress, Kummer) kann die Schmerzwahrnehmung und -verarbeitung in hohem Maße beeinflussen (siehe Kognitivevaluierende und affektiv-motivationale Dimensionen der Schmerzwahrnehmung, S. 12).
- Nozizeptoren befinden sich oft neben den Arteriolen in den Körpergeweben, wo auch Efferenzen des Sympathikus liegen, die durch Freisetzung chemischer Stoffe (z.B. Noradrenalin) eine Veränderung der Reizschwelle der Nozizeptoren bewirken können (Gifford 2002 u. 2003).
- Alle Vorgänge, die zur Absenkung der Reizschwelle der Nozizeptoren führen, bewirken eine erhöhte Gewebeempfindlichkeit (periphere Sensibilisierung) und gegebenenfalls Schmerz (C-Schmerz). Die Absenkung der Reizschwelle dient somit der Schonung der Körpergewebe, sodass eine ungestörte Wundheilung ablaufen kann.

Nozizeptoren

Sie sind die auslösenden Meldeeinrichtungen des Schmerzes (Schadensmelder).

Lokalisation und Aufbau der Nozizeptoren

Nozizeptoren befinden sich in folgenden Körperstrukturen (außer im Knorpel – hier besitzt nur die subchondrale Schicht Nozizeptoren – und im Gehirn):

- Knochen;
- Muskeln;
- Sehnen mit Sehnenscheiden;
- Schleimbeutel;
- Nerven;
- Gefäße;
- Haut und Unterhaut.

Reizung der Nozizeptoren

Nozizeptoren sind Primärafferenzen mit freien Nervenendigungen und langsam leitenden Axonen. Eine freie Nervenendigung ist dünn und unmyelinisiert. Teilweise werden die Endigungen von Schwann-Zellen bedeckt oder enden direkt im umliegenden Gewebe. Neben der Aufnahme von Reizen haben freie Nervenendigungen noch die Funktion, Mediatoren (z.B. Substanz P und Glutamat) aus der Nervenfaser freizusetzen.

Der Zellkörper eines Nozizeptors ist das Spinalganglion. Durch den axoplasmatischen Transport werden vom intrazellulären System Substanzen vom Zellkörper zur Endigung und umgekehrt transportiert. Der Zellkörper zeigt ähnliche Rezeptoreigenschaften wie die Nervenendigung. Nozizeptoren werden danach unterschieden, ob sie Mediatoren herstellen oder nicht. Hierbei handelt es sich um Neuropeptide, wie z.B. Substanz P.

Die Nozizeptoren sind die Schadensmelder des Körpers, die über alle Gewebeschädigungen informieren. Jede Schmerzwahrnehmung hat ihre „Initialzündung" in der überschwelligen Reizung der Nozizeptoren. Normalerweise haben Nozizeptoren eine hohe Reizschwelle, d.h. sie benötigen starke Reize zur Stimulation.

Je nach Organ und Körperstruktur ist die Reizschwelle unterschiedlich. Sie hängt davon ab, welche mechanischen, thermischen oder chemischen Intensitäten für das jeweilige Organ oder Körperstruktur gefährlich sind. Wie bei allen Rezeptoren erfolgt ihre Aktivierung durch ein Absenken des Membranpotenzials. Dies geschieht durch die Öffnung von Ionenkanälchen, die in großer Zahl auf den Nozizeptoren vorkommen und auf unterschiedliche Reize reagieren. Die Erregungsschwelle der Nozizeptoren ist stark veränderbar und kann durch verschiedene Einflüsse gesenkt werden. Im Laufe eines Sensibilisierungsprozesses lässt sich die Reizschwelle bis in den nichtnoxischen Bereich herabsetzen.

Neben den afferenten sensorischen besitzen viele Nozizeptoren auch efferente Funktionen, die Vorgänge im Gewebe beeinflussen. Die efferente Wirkung kommt durch die Freisetzung der Neuropeptide aus den Nervenendigungen zustande. Die Neuropeptide reizen Rezeptoren auf anderen Zellen, wodurch z.B. an den Gefäßen eine Vasodilatation und eine Permeabilitätssteigerung entstehen.

Außerdem können sie zur Degranulation von Mastzellen führen, sodass diese wiederum Entzündungsmediatoren freisetzen und somit die Sensibilität der Nozizeptoren steigern. Insgesamt bewirkt die Freisetzung der Mediatoren aus den Nervenendigungen eine neurogene Entzündung. Diese trägt zum Gesamtbild der Entzündung bei.

Funktionen der Nozizeptoren
- Auslösen von Schmerzempfindungen;
- Einfluss auf Motoneuronen der Muskulatur von Rumpf, der Extremitäten, Augen und Kauapparat;
- Einfluss auf das Gamma-System der Muskelfunktionssteuerung;
- Einfluss auf das kardiovaskuläre und respiratorische System.

Der Begriff *Schadensmelder* beschreibt die eigentliche Aufgabe dieser Rezeptoren. Zwar werden sie auch häufig als *Schmerzrezeptoren* bezeichnet, dieser Begriff gibt aber nicht die ganze Vielfalt ihrer Funktionen wieder.

Unterscheidung der Nozizeptoren nach ihrem Antwortverhalten
1. Uni- und polymodale Nozizeptoren
Unimodale Nozizeptoren:
- Sie reagieren nur auf eine Qualität (mechanisch, chemisch, thermisch) störender Reize.
- Die Erregung erfolgt bereits bei nur einer Reizqualität.
- Sie erhöhen ihre Impulsrate auf folgende Reize:
  – noxisch-mechanisch (extreme Druck- oder Zugbelastung der Körpergewebe, z.B. Meniskusschädigung);
  – noxisch-thermisch (z.B. Hitze über +45° C, z.B. bei Berühren einer heißen Herdplatte);
  – noxisch-chemisch (z.B. Reizung durch Entzündungsmediatoren).

Polymodale Nozizeptoren
- Sie reagieren auf mehrere Qualitäten.
- Die Erregung erfolgt nur bei kombinierter Reizung.
- Sie erhöhen ihre Impulsrate auf folgende Reize:
  – noxisch-mechanisch + thermisch;
  – noxisch-mechanisch + thermisch + chemisch.

> Polymodale Rezeptoren sind sinnvoll, weil die Schmerz auslösenden Reize sehr verschieden sind und kombiniert auftreten können.

2. Primär mechanoinsensitive (stumme) Nozizeptoren
Diese reagieren normalerweise nicht auf noxische Reize. Sie werden allerdings im Laufe von Entzündungsprozessen sensibilisiert, sodass sie wie polymodale Nozizeptoren antworten. Werden bei der Entzündung stumme Nozizeptoren aktiviert, reagieren sie auch auf mechanische und thermische Reize. Untersuchungen von stummen Nozizeptoren zeigen, dass gerade diese nach ihrer Sensibilisierung ein Entladungsverhalten zeigen, das der Schmerzempfindung entspricht (Weiß Schaible 2003).

Die Sensibilisierung des Nozizeptors erfolgt durch die Entzündungsmediatoren im Gewebe (z.B. Prostaglandin, Bradykinin, Serotonin, Histamin).
3. Nichtnozizeptive Neuronen
Hierbei handelt es sich nicht um Nozizeptoren, sondern um Neuronen, die Schmerz weiterleiten und ebenfalls auf noxische Reize antworten können.

Änderung des Antwortverhaltens der Nozizeptoren
Das Antwortverhalten der Nozizeptoren kann sich verändern. So führt z.B. eine Entzündung im Gewebe durch vermehrte Synthese und Freisetzung von Entzündungsmediatoren (Histamin, Bradykinin, Serotonin, Prostaglandine) zur Sensibilisierung von Nozizeptoren auf folgende Weise:
- Die Erregungsschwelle für mechanische und thermische Reize wird durch die Entzündung so weit gesenkt, dass bereits normalerweise schadlose Reize Impulse auslösen.
- Die Impulsfrequenz von Nozizeptoren erhöht sich.
- In „stummen" Nozizeptoren werden bereits bei mechanischer Reizung Impulse ausgelöst.
- Wurden afferente Nervenfasern geschädigt, können diese durch Transmitter des sympathischen Nervensystems (z.B. Adrenalin und ähnliche Substanzen) aktiviert werden, da sie adrenerge Rezeptoren bilden.

Weiterleitung der Schmerzimpulse

Der nozizeptive Prozess besteht in der Weiterleitung der Nozizeptorenimpulse über die Axone der Nozizeptoren zum Rückenmark und von dort weiter über den Hirnstamm zum Kortex. Die bewusste Wahrnehmung ist die subjektive Schmerzempfindung in höheren Hirnstrukturen.

Axone der Nozizeptoren
- A-delta-Fasern: Dünne myelinisierte Fasern, die sehr schnell auf Reize reagieren und vorwiegend in der Haut liegen. Sie lösen einen hellen, sehr gut lokalisierbaren, stechenden, schneidenden Schmerz aus (Primärschmerz).

- C-Fasern: Dünne marklose Fasern, die verzögert einen dumpfen, diffusen brennenden, bohrenden Schmerz bewirken (Sekundärschmerz).

Spinale Ebene
Im Bereich der segmentalen Verschaltung im Hinterhorn können verschiedene Phänomene zur Modifizierung der afferenten Impulse auftreten und somit zu einer Veränderung des Schmerzes führen. Der Gewebeschaden wird präzise lokalisierbar über die schnell leitenden A-delta-Nervenfasern und schlechter lokalisierbar über die marklosen, langsam leitenden C-Fasern an das Hinterhorn des Rückenmarks zur 1. Umschaltstelle geleitet (Wolff 1996).

Die afferenten Fasern münden in den Laminae (Schichten) des Rückenmarkhinterhorns, die der Schwede Bror Rexed 1952 von I–VI nummerierte (Fruhstorfer 1996, Melzack u. Wall 1996). Die A-delta- und die C-Fasern münden in der zellreichen Laminae I und II, der Substantia gelatinosa Rolandi. Melzack und Wall (1996) vermuten, dass sich hier auch inhibitorische Interneurone für die Schmerzumschaltung befinden (**Abb. 2.1**).

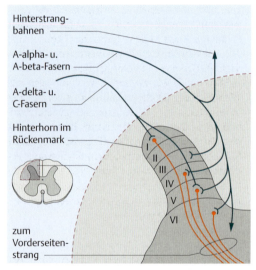

Abb. 2.1 Aufbau des Hinterhorns im Rückenmark mit den Laminae nach Rexed.

Einige A-delta-Fasern münden in die Laminae V. In den Laminae III und IV liegen Zellen, die auf niedrig schwellige Afferenzen der dicken A-beta-Fasern antworten können. In der Lamina VI enden die niedrig schwelligen Afferenzen aus Muskeln und Gelenken (Fruhstorfer 1996, Melzack u. Wall 1996).

Im Hinterhorn kommen 3 verschiedene Zelltypen vor (Melzack u. Wall 1996):
- Zellen, die nur auf niedrig schwellige Afferenzen der A-beta-Fasern reagieren, liegen in den Laminae 3 und 4.
- Zellen, die nur auf hoch schwellige Afferenzen dünner A-delta- und C-Fasern antworten (spezifische nozizeptive Neuronen).
- Zellen, die auf beide Afferenzen antworten können und daher multireceptive Zellen oder *Wide-dynamic-range-Zellen* (WDR-Zellen) genannt werden. Sie antworten mit niedriger Entladungsfrequenz auf nichtnoxische und mit hoher Entladungsfrequenz auf noxische Reize. Die Zellen besitzen eine niedrige Reizschwelle, da sie auch auf nichtnoxische Reize reagieren und sind dadurch leicht reizbar.

Die Sensibilisierung der nozizeptiven Neuronen und der WDR-Zellen spielt eine große Rolle bei der zentralen Sensibilisierung. Lange einströmende nozizeptive Reize führen zur Ausweitung der Rezeptoren, die auf Nozizeption reagieren und setzen im Bereich des Hinterhorns Substanzen wie Aminosäuren, Glutamat und Prostaglandine und Peptide wie Substanz P frei. Die Substanzen führen zu einer Übersäuerung des Hinterhorns.

Als Hypothese zur zentralen Hypersensibilisierung werden außerdem ein Absterben inhibitorischer Interneuronen im Hinterhorn (Dark cells) sowie die Aussprossung mechanoreceptiver Afferenzen im Hinterhorn zu Fasern des Tractus spinothalamicus genannt (Zusman 1998). Beides führt zu einer Potenzierung der Schmerzafferenzen (Zusman 1998).

Die Übersäuerung des Hinterhorns hat ein Absterben Schmerz hemmender Interneurone zur Folge. Nozizeptiv spezifische Neuronen werden aktiviert. Dabei handelt es sich um Interneurone, die WDR-Zellen anregen und für Schmerzreize empfänglich machen und somit in Richtung Kortex „die Tür öffnen" (Butler 2000).

Noxische Reize im Hinterhorn führen zur Stimulierung spinaler Motoneurone und vegetativer Neuronen des Seitenhorns. Dies erklärt die motorischen und vegetativen Begleitreaktionen des Schmerzes (Tonuserhöhung der Muskulatur) und vegetative Reaktionen (veränderte Durchblutung und Schweißsekretion).

Die Weiterleitung der Schmerzafferenzen geschieht nach klassischer neurologischer Auffassung im Vorderseitenstrang (Tractus spinothalamicus lateralis, Tractus spinomesencephalicus und Tractus spinoreticularis). Diese Bahnen enthalten nicht nur nozizeptive sondern auch nichtnozizeptive Fa-

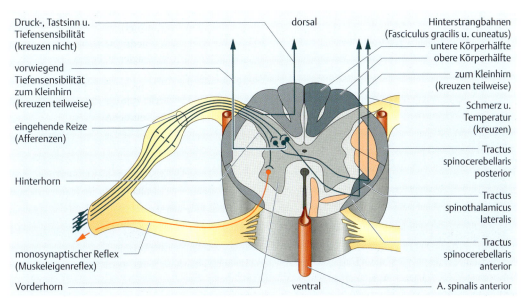

Abb. 2.2 Querschnitt des Rückenmarks mit Leitungsbahnen.

sern. Weiterhin sind ein dorsolateraleraler Teil des Tractus spinothalamicus sowie der *Lissauer Trakt* bedeutsam.

Nach Gifford (2000) gibt es keine typischen Schmerzbahnen. Das bedeutet, der Schmerzreiz kann auf vielen verschiedenen Wegen zum Gehirn gelangen (**Abb. 2.2**).

Zentrale Steuerungsebenen
Hirnstamm
Hier spielt die Formatio reticularis eine Rolle, die für die Vermittlung motorischer, autonomer und affektiver Funktionen auf noxische Reize mitverantwortlich ist. Sie besteht aus einem Netz von Neuronen im Hirnstamm mit vielen chemischen Neuronensystemen und Reflexzentren und ist z.B. für den Wachheitsgrad zuständig.

Wesentlich scheinen die Neuronen, die in der Medulla und im Mesenzephalon zur Formatio reticularis und dem periaquäduktalen Grau im Hirnstamm Beziehung gewinnen. Sie können körpereigene Substanzen mit morphinartiger Wirkung produzieren und dadurch hemmend auf die Schmerzreize reagieren. Wahrscheinlich werden sie in der Hypophyse produziert (Benedetti 1997). Die Stimulierung dieser Gebiete wirkt hemmend auf die Übertragung noxischer Reize im Hinterhorn.

- Thalamus: In diesem wichtigen Zentrum werden die ankommenden nozizeptiven Reize mit den sensorischen, motorischen und visceromotorischen Zentren verknüpft. Die Thalamusregion verbindet die somatische Afferenz auch mit dem Großhirn, da erst dann der Schmerz wahrgenommen wird. Damit stellt sie das „Tor zum Bewusstsein" dar.
Teile der Kerngebiete im Thalamus sind Ausgangspunkt des lateralen thalamokortikalen Schmerzverarbeitungssystems, das somatosensorische Aspekte der Schmerzverarbeitung, Lokalisation, Dauer und Intensität analysiert.
- Großhirn (Neokortex und limbisches System): Während die Großhirnrinde vor allem für die Wahrnehmung, Unterscheidung, Lokalisation und Wertung sowie die aktive Beantwortung des Schmerzes verantwortlich ist (kognitive Komponente), fügt das limbische System den Leidenscharakter hinzu (affektive und emotionale Komponente). Die Kerne im Thalamus erhalten Feedback-Projektionen aus den somatosensorischen Kortexarealen.

Plastizität
Wiederholter starker Schmerz kann zu einer Art Schmerzgedächtnis im ZNS führen. Bei neu ankommenden Schmerzimpulsen werden frühere ähnliche „erinnert" und dadurch die aktuellen potenziert wahrgenommen (Gifford 1999). Sowohl das supraspinale System (Rückenmark, Hirnstamm, Thalamus) der Schmerzverarbeitung als auch große Anteile der somatosensorischen Kortex weisen Plastizität auf.

Mechanismen der Plastizität
- Desinhibitionsvorgänge: Schmerzhemmung reduziert sich;

- Langzeitpotenzierung (Lernprozesse): somatosensorische Rezeptionsfelder vergrößern sich bei wiederholter Reizung;
- Aussprossen dendritischer und axonaler Endigungen.

> *Ein Patient mit chronischem Schmerz bildet sich diesen nicht ein. Manche Therapeuten reagieren mit Erstaunen und Ungläubigkeit bei den Schmerzangaben während der physiotherapeutischen Untersuchung. Der Schmerz ist nicht mehr klar mechanisch zuzuordnen. Die komplexen Anpassungsprozesse im ZNS bewirken die veränderte Schmerzverarbeitung. Die Veränderungen sind häufig nur zum Teil reversibel, sodass bei den Betroffenen mit anhaltenden Schmerzen zu rechnen ist!*

Gate-control-Theorie (Melzack u. Wall 1996)
Abzweigungen der Nervenfasern für Druck und Berührung (myelinisierte Fasern=A-alpha-Fasern, A-beta-Fasern und nichtnozizeptiver Teil der A-delta-Fasern) ziehen zu den zweiten Schmerzneuronen im Hinterhorn des Rückenmarksegments und bilden an ihnen eine hemmende Synapse (afferente, segmentale Hemmung).

Mechanische Reize (z.B. Massage und TENS) stimulieren die oben genannten Fasern und reduzieren so die Aktivität der Schmerzneuronen. Dieses Prinzip kann bei nozizeptivem Rezeptorenschmerz zur Schmerzhemmung angewendet werden. Bei chronifiziertem Schmerz mit Veränderungen im ZNS zeigt es keine Wirkung bzw. verstärkt den Schmerz unter Umständen, da bei diesen Patienten auch mechanische Reize als Schmerzreize interpretiert werden.

Erkrankungen, die dicke Fasern für Druck und Berührung demyelinisieren (z.B. Polyneuropathien) reduzieren deren Aktivität und somit den hemmenden Effekt an den zweiten Schmerzneuronen im Hinterhorn des Rückenmarksegments. So lässt sich der spontane Schmerz bei diesen Erkrankungen erklären.

Verhaltensstrategien auf der Beziehungsebene Therapeut – Patient

Schmerzerleben ist nicht nur das Resultat aufsteigender nozizeptiver Prozesse aus peripheren Strukturen, sondern wird auch über absteigende Bahnen des ZNS beeinflusst. Bei der Integration sensorischer und affektiver Aspekte der Schmerzen spielen kortikale Prozesse eine Rolle. Schmerzen können das Ergebnis von Prozessen in neuronalen Netzwerken sein und somit auch in Abwesenheit einer Gewebepathologie auftreten. Daher werden in zunehmenden Maße kognitive, emotionale, soziale, kulturelle und Verhaltensaspekte als wichtige Faktoren des Schmerzerlebens betrachtet (Hengeveld 2003).

Diese neuen Erkenntnisse führen zur Entwicklung neuer Denkmodelle für Forschung und klinische Praxis. Dabei handelt es sich um biopsychosoziale Modelle, die auch für die Physiotherapie von Bedeutung sind.

Das bedeutsamste Modell ist das *Mature-Organism-Modell* (MOM-Modell, Gifford 1998 u. 2000), das den Menschen als biologisches Wesen mit einem dynamischen und plastischen Nervensystem zeigt, in dem ständig Input- und Outputmechanismen Einfluss nehmen. Fortdauernd werden Informationen aus der Umgebung und dem Körper aufgenommen und in Abhängigkeit von physiologischen, affektiven, kognitiven und soziokulturellen Einflüssen verarbeitet (Input). Das Ganze kommt in physiologischen Prozessen (z.B. Veränderung des Muskeltonus und vegetativen Reaktionen) sowie im Verhalten des Menschen (z.B. Vermeiden von Aktivitäten, Rückzug) zum Ausdruck (Output). Das Besondere an diesem Modell ist, dass der Output des Systems wiederum den Input ins System mitbeeinflusst. Damit wird das Schmerzerleben zu einem dynamischen Geschehen, sodass eine Behinderung durch Schmerzen direkt als Folge kognitiver, affektiver oder Verhaltensfaktoren auftreten kann.

Diese Betrachtungsweise verdeutlicht, dass Schmerzpatienten nie nur auf der rein biomedizinischen Ebene der Körperstrukturen behandelt werden dürfen. Die kognitive Verarbeitungsebene hat einen hohen Stellenwert. Schmerzpatienten brauchen Aufklärung über Schmerzursache, Belastbarkeit und Faktoren, die Schmerz beeinflussen können. Hierfür benötigen Physiotherapeuten gutes klinisches Wissen über Schmerz. Zusätzlich wird die Outputebene beeinflusst, z.B. durch Körperwahrnehmungsstrategien oder Beeinflussung des Vermeidungsverhaltens mittels stufenweisem Heranführen an Aktivitäten und Training.

Mit der Einführung der biopsychosozialen Perspektive bei der Behandlung von Schmerzpatienten wird eine vertiefte Konzeptionalisierung einiger psychosozialer Aspekte notwendig, mit denen Physiotherapeuten täglich konfrontiert werden. Meist geschieht dieses noch unbewusst (Hengeveld 2000).

Bei Schmerzpatienten müssen Behandlungsziele neben der Ebene Impairment (Körperstrukturen und -funktionen) schwerpunktmäßig auf den Ebenen Aktivitäten und Partizipation (Teilnahme an der Gesellschaft) definiert werden. Der Wirkort Verhalten und Erleben wird bei Untersuchung und Behandlung genauso berücksichtigt wie das Bewegungssystem.

Physiotherapeuten sollten bewusst strukturorientiert Gewebeprozesse, Schmerzen, Leiden, Behinderung sowie Krankheitserleben und -verhalten aus einer biopsychosozialen Perspektive analysieren und dementsprechend in der Behandlung berücksichtigen (Hengeveld 2000). Dadurch beginnt ein Clincal-reasoning-Prozess, der sich von eindimensionalen Vorgehensweisen verabschiedet, bei denen immer zuerst der Schmerz gelindert wird und sich dadurch die Behinderung automatisch gibt. Diese unidimensionale Vorgehensweise ist gerade bei Schmerzpatienten unproduktiv.

Die spezifische physiotherapeutische Untersuchung der Körperstrukturen und -funktionen sowie der Aktivitäten des Patienten und deren gezielte Behandlung darf dabei aber nie außer Acht gelassen werden. Neben Behandlungstechniken, die Rezeptorenschmerz auf der Ebene der Körperstrukturen beeinflussen (z.B. Manuelle Therapie, Massagen, Elektrotherapie), müssen mit dem Patienten so genannte *Coping-Strategien* entwickelt werden.

Coping nimmt Bezug auf die Art, wie Menschen mit Schwierigkeiten des täglichen Lebens umgehen (Waddell 1998). Der Physiotherapeut muss dem Patienten frühzeitig Coping-Strategien vermitteln, mit denen er in verschiedenen Alltagssituationen seinen Schmerz und sein Wohlbefinden beeinflussen kann. Richtige derartige Strategien in der Akutphase wirken einer Chronifizierung des Schmerzes entgegen (z.B. fördern Bewegungen im schmerzfreien Bereich die Wundheilung und die Ausschüttung von Schmerz hemmenden Substanzen wie Opioiden).

Viele Schmerzpatienten benutzen nur passive Coping-Strategien (z.B. Medikamenteneinnahme, Bettruhe), die eine Chronifizierung weiter fördern (Wittink u. Hoskins 1997). Auch die Anwendung ausschließlich passiver physiotherapeutischer Maßnahmen (z.B. Massagen) kann eine Chronifizierung unterstützen. Zuwendung fördert passive Coping-Strategien des Patienten.

Lernt der Patient, seine Schmerzen zu beeinflussen, verliert er vielleicht zunehmend die Angst vor Bewegung. Auf diese Weise lassen sich Strategien der Bewegungsvermeidung abbauen, die durch Angst vor Schmerz häufig auch schon bei akuten Schmerzen vorhanden sind und die Wundheilung negativ beeinflussen.

Die Angst, sich zu bewegen verringert sich außerdem aufgrund von Kenntnissen der Patienten zur Wundheilung und dem pathobiologischen Geschehen in den Geweben. Sie brauchen Informations- und Schulungsstrategien über das Regenerationspotenzial (z.B. von Bandscheiben) zum Einfluss von Bewegung auf diese Prozesse und über die verschiedenen neurophysiologischen Schmerzmechanismen. Dabei muss kontrolliert werden, ob der Patient die Informationen aufgenommen und verstanden hat.

> *In der Therapie müssen also auch die Vorstellungen des Patienten über Schmerzursachen und wie er in Zukunft damit umgehen will, untersucht werden.*

Biopsychosoziales Denken ist neu in der Physiotherapie. Daher besteht die Gefahr einer Überbetonung dieser Aspekte, während pathobiologische Prozesse vergessen oder eine fundierte manualtherapeutische Untersuchung unterlassen werden.

Beim Beruf der Physiotherapeutin stellt die Hands-on-Therapie etwas Spezifisches dar. Dies darf zwar auch bei chronischen Schmerzpatienten nicht vergessen werden, obwohl die reine Hands-on-Therapie nicht die richtige Wahl ist. Eine professionelle Therapeuten-Patienten-Ebene zeichnet sich durch Clinical-reasoning-Strategien aus, die das Gesamtbild des Patienten berücksichtigen und die richtige Therapie zum richtigen Zeitpunkt auswählen.

2.1.1 Physiotherapeutische Untersuchung bei Patienten mit dem Leitsymptom Schmerz

> *Dieser Teil des Kapitels beschreibt die spezifische Untersuchung des Leitsymptoms Schmerz. Zwar wird die Untersuchung der Beweglichkeit und des Bewegungsverhaltens diesen Leitsymptomen zugeordnet, selbstverständlich aber auch bei Schmerzpatienten angewendet.*

Zur Erfassung der Schmerzsituation des Patienten ist eine umfangreiche Anamnese notwendig. Die Schwierigkeit, seine Schmerzwahrnehmung voll zu erfassen und zu dokumentieren, liegt in der Tatsache, dass Schmerz nicht wie Temperatur, Gewicht oder Bewegungsausmaß messbar ist. Für ihn gibt es keine physikalische Größe.

Weiterhin erschwerend sind die vielen Einfluss nehmenden Faktoren, durch die Schmerzwahrnehmung und -verhalten des Patienten geprägt werden. Neben den körperlichen Symptomen des Schmerzes fallen häufig psychosoziale Faktoren ins Gewicht, die den Prozess mit bestimmen und unterhalten. Beide Komponenten müssen bei der physiotherapeutischen Untersuchung von Schmerzen erfasst werden, um dann einen adäquaten Behandlungsansatz zu entwickeln.

Die Behandlungskonzepte bei akutem nozizeptiven Rezeptorenschmerz beinhalten vor allem physiotherapeutische Techniken, die auf der Ebene der Mechanorezeptoren wirken. Hier handelt es sich häufig um Hands-on-Techniken (z.B. Manuelle Therapie, Massagen). Bei maladaptiven chronifizierten Schmerzen müssen Physiotherapeuten andere Behandlungsstrategien entwickeln. Dabei spielt das Patientenmanagement eine wesentliche Rolle, und häufig kommen Hands-off-Therapien zum Einsatz. Beispielsweise müssen die Patienten ihre Angst vor Bewegung überwinden.

Eine gute und umfangreiche Untersuchung sichert beim Patienten das Gefühl *„Ich werde mit meinem Problem ernst genommen"*. Dies ist eine wichtige Voraussetzung für die vertrauensvolle Zusammenarbeit zwischen Therapeutin und Patient. Viele Schmerzpatienten haben erlebt, dass sie für Simulanten gehalten werden. Da die Symptome gerade bei chronischen Schmerzpatienten sehr häufig wechseln und nicht auf der rein mechanischen Ebene erklärbar sind, stoßen sie oft auf Unverständnis und Frust bei Ärzten und Therapeuten, da die therapeutischen Interventionen häufig nicht den raschen Erfolg bringen.

Am Ende der Erstuntersuchung muss die Physiotherapeutin durch den Clinical-reasoning-Prozess Hypothesen über die pathobiologischen Prozesse und Quellen der Bewegungsdysfunktionen bilden und zusätzlich Prognosen entwickeln sowie Gefahrensituationen erkennen *(Red flags)*.

Außerdem werden Hypothesen zum individuellen Krankheitserleben des Patienten aufgestellt. Hierbei sind psychosoziale Faktoren *(Yellow flags)* in der Anamnese mit aufzunehmen. Sie beziehen sich sowohl auf Emotionen und Erwartungen des Patienten als auch auf Wechselwirkungen zwischen ihm und seiner Umgebung (Kendall et al. 1997).

Beispiele:

1. Red Flags

Red Flags sind Symptome, die auf ernsthafte Erkrankungen hinweisen können. Sie sollten die Physiotherapeutin veranlassen, den Patienten zu einer erweiterten Diagnostik zum behandelnden Arzt zurückzuschicken und direkt mit diesem Kontakt aufzunehmen.

Bei folgenden Symptomen ist erhöhte Vorsicht geboten, da sie Anzeichen für schwerwiegende Wirbelsäulenerkrankungen darstellen können:

- Alter zu Beginn der Beschwerden < 20 Jahre oder > 50 Jahre (weitere Nebenerkrankungen beachten!);
- Fieber;
- Gewichtsverlust in kurzer Zeit;
- Progressiver, nicht durch mechanische Ursachen hervorgerufener Schmerz;
- Signifikantes Trauma, Sturz;
- Starker nächtlicher Schmerz (Hinweis für Entzündung);
- Schmerz, der sich im Liegen verschlimmert;
- Weit reichende neurologische Beschwerden (Sensibilitäts- und Kraftverlust);
- Frühere Krebserkrankung;
- Thorakaler Schmerz ohne mechanische Ursache und Veränderung durch mechanische Einflüsse.

2. Yellow Flags

Sie beschreiben psychosoziale Faktoren und Nebenerkrankungen, die Einfluss auf das Schmerzverhalten des Patienten haben und die Gefahr einer Chronifizierung des Schmerzes verstärken:

- Angst vor den Folgen;
- Zukunftsangst;
- Unzufriedenheit am Arbeitsplatz;
- Extrem fürsorglicher Partner;
- Erwartung einer Entschädigungssumme (z.B. nach einem Autounfall);
- Depressivität;
- Unruhe;
- Nebendiagnosen (z.B. Diabetes mellitus) beeinflussen das neurale System und die Wundheilung negativ;
- Bewegungsangst;
- Passive Lösungsstrategien (z.B. Doctor-hopping).

Anamnese

Schmerzcharakteristika

Schmerzort

Schmerz- und Entstehungsort können identisch sein, häufig ist dies jedoch nicht der Fall. Schmerz ist auch entfernt vom Ort der Gewebeschädigung wahrnehmbar. Das Schmerzbild kann oft mehreren Strukturen zugeordnet werden. Die Schmerzausstrahlung ist oft abhängig von der Schmerz auslösenden Struktur unterschiedlich breit gefächert.

Beispiele:

1. Kompression der Spinalnervenwurzel

Bei Schädigung einer Spinalnervenwurzel strahlt der Schmerz in das zugehörige Hautareal (Dermatom) aus (Kap. 5.3).

2. Übertragener Schmerz

Schmerzfasern innerer Organe bilden Synapsen an den gleichen Schaltneuronen im Hinterhorn des Rückenmarks wie Schmerzfasern aus Hautarealen. Bei Schädigung eines inneren Organs empfindet der Patient den Schmerz aber hauptsächlich in der Haut, weil das ZNS die Ursache des Schmerzes eher als Trauma von außen kennt und als solches interpretiert (z.B. werden bei ischämischer noxischer Reizung des Herzmuskels die Schmerzen häufig in den linken Arm projiziert). Er empfindet den Schmerz in Hautarealen, deren Afferenzen in dieselben Segmente projizieren wie die Primärafferenzen aus den inneren Organen. Solche Zonen werden nach dem gleichnamigen Neurologen als *Head-Zonen* bezeichnet (Head 1848). Physiotherapeutische Maßnahmen wie Bindegewebsmassage nehmen auf diese Weise über die Hautzonen Einfluss auf innere Organe.

3. Fortgeleiteter Schmerz (Referred pain)
Bei Funktionsstörung eines Facettengelenks in der Wirbelsäule kann ein fortgeleiteter Schmerz im Versorgungsgebiet in der Schulter-Arm- (HWS) oder der Becken-Bein-Region (LWS) dieses Bewegungssegments auftreten.

Untersuchung von Fukui et al. (1996) im Bereich der HWS (**Abb. 2.3**):

Bei symptomatischen Patienten wurde ein Kontrastmittel in das Facettengelenk infiltriert, das verstärkt die Schmerzen provozierte. Durch lokale Anästhesie wurden sie wieder eliminiert und das Anästhetikum erneut in das Facettengelenk gespritzt. Bei den auf die Untersuchung ansprechenden Patienten wurde der mediale Ast des R. dorsalis elektrisch stimuliert. Sie mussten ihre Schmerzlokalisationen anschließend in ein Bodychart einzeichnen.

Durch diese Vorgehensweise konnten Fukui et al. (1996) die Ausstrahlungsmuster des Facettengelenks und des R. dorsalis getrennt voneinander herausfinden.

Schmerzqualität
- Stechender und schneller Schmerz mit exakter Lokalisierbarkeit, wenn er über schnelle Fasern geleitet wird (A-delta-Fasern, 30 m/sec).
- Dumpfer, bohrender und andauernder Schmerz mit ungenauer Lokalisierbarkeit, wenn er über langsame Fasern geleitet wird (C-Fasern, 3 m/sec).
- Brennender Schmerz nach Myelinschädigungen der Umhüllung peripherer Nerven, z.B. bei Neuropathie.
- Pulsierender Schmerz kann auf eine Entzündung hindeuten.
- Hyperalgesie: gesteigerte Schmerzempfindlichkeit.
- Allodynie: bei normalerweise nicht schmerzhaften Berührungsreizen treten Schmerzen auf.

Schmerzart
- Neuropathischer Schmerz: Schmerz bei Schädigung von Nervenfasern/-zellen.
- Physiologischer Nozizeptorenschmerz:
  – Oberflächenschmerz: Ursprung liegt in der Haut;
  – Tiefenschmerz: Ursprung liegt in Gelenken, Knochen, Bindegewebe oder Muskeln.
- Viszeraler Schmerz (pathophysiologischer Nozizeptorenschmerz): Ursprung liegt in den inneren Organen, wird aber manchmal an die Oberfläche projiziert (vgl. übertragener Schmerz).
- Psychogener Schmerz: Ursprung liegt im ZNS. Nicht jeder empfundene Schmerz muss durch Reizung von Nozizeptoren und deren Weiterleitung in Schmerzbahnen bedingt sein.

Zeitlicher Verlauf des Schmerzes
- Akut: Plötzlich aufgetreten, besteht erst seit kurzer Zeit.
- Chronisch: Hier ist nicht nur der Zeitfaktor entscheidend, sondern auch, ob der Schmerz mit einer Gewebeschädigung im Zusammenhang steht oder nicht.
- Intermittierend: Der Schmerz tritt in Intervallen auf, nimmt zu und wieder ab.

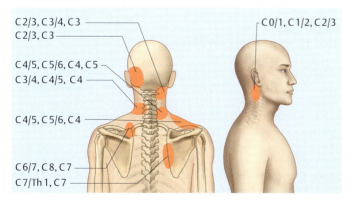

Abb. 2.3 Schmerzquelle Facettengelenk: Schmerzareale nach Fukui et al. (1996; C2/C3 = Facettengelenk, C3 = medialer Ast des R. dorsalis des entsprechenden Segments).

- Physiologisch (adaptativ): Dieser Schmerz hat einen Sinn, z.B. schützt er nach einem akuten Trauma das geschädigte Gewebe vor zu hoher Belastung. Er soll durch Schonung der verletzten Körperstruktur die Gewebeheilung begünstigen.
- Pathologisch (maladaptativ): Der Schmerz hat keine Funktion mehr. Er tritt häufig als konstanter Dauerschmerz auf und ist mechanisch nicht beeinflussbar. Obwohl das Gewebe schon lange verheilt ist, bestehen noch Schmerzen. Für die Entstehung eines maladaptativen Schmerzes spielen viele Faktoren eine Rolle, wie z.B. die emotionale Reaktion auf den Schmerz.

Durch Angst, Depression oder Ärger kommt es zu einer erhöhten Adrenalinausschüttung im Nebennierenmark. Diese führt im peripheren Gewebe zu einer Freisetzung von Neurotransmittern, wie z.B. Prostaglandinen, Katecholaminen, Noradrenalin. Die Neurotransmitter verursachen eine neurogene Entzündung im Gewebe der Peripherie, wodurch ein Teufelskreis in Gang kommt: Die Neurotransmitter bewirken wiederum eine Gewebeschädigung, die einen nozizeptiven Reiz in der Peripherie auslöst und wodurch die emotionale Reaktion des Patienten eine Adrenalinausschüttung zur Folge hat. Durch diesen Mechanismus kann sich ein Schmerzkreislauf über lange Zeit selbst erhalten (siehe *Chronifizierung bei Schmerzverarbeitung*).

Bedingungen des Auftretens (24-Stunden-Schmerzverhalten)
- Überwiegend unter Belastung;
- Vor allem in Ruhe, Nachtschmerz;
- Bevorzugt bei bestimmten Tätigkeiten.

Während einer Schmerztherapie dokumentieren chronische Schmerzpatienten das Schmerzverhalten für einen gewissen Zeitraum in einem Tagebuch, wodurch auch kleine Veränderungen im Schmerzverhalten deutlich werden. Dabei dokumentieren die Patienten in einer Tabelle im Abstand von ca. 2 Stunden ihre Schmerzintensität und Begleitsymptome. Außerdem geben sie den Zeitpunkt der Physiotherapie an, damit auch der behandelnde Arzt deren Einflüsse erkennt.

Begleiterscheinungen
- Veränderungen der Hautdurchblutung und Schweißdrüsensekretion: Sie entstehen durch Sympathikusreflexe. Nach Erreichen der Schmerzimpulse im ZNS werden sie auf rücklaufende Bahnen umgeschaltet. Diese ziehen zu den sympathischen Neuronen im Seitenhorn es Rückenmarks und weiter mit den Spinalnerven zu den Hautgefäßen, Schweißdrüsen und glatten Muskeln der Hauthaare.
- Tonusveränderungen der Muskulatur.
- Muskelatrophie und regionale Osteoporose (objektivierbare Schonungszeichen): Durch die Schonung des schmerzhaften Körperabschnitts können Muskelatrophien und regionale Osteoporosen auftreten.

Dokumentation der Schmerzanamnese

Zur Dokumentation der Schmerzcharakteristika dienen *Bodycharts*. Die Patienten zeichnen die Schmerzlokalisation ein. Bei mehreren Schmerzorten können sie die Hierarchie der Schmerzen durch Nummerierung kennzeichnen, um den Hauptschmerz zu verdeutlichen (siehe *Schmerzfragebögen*).

Die Patienten beschreiben die Schmerzqualität mit eigenen Worten, wie z.B. „Ich habe das Gefühl, Ameisen laufen über die Beine" (Hinweis Parästhesie – Beteiligung Neuralstrukturen?). Es gibt aber auch vorgegebene Adjektivlisten, z.B. im McGill-Schmerzfragebogen (siehe *Schmerzmessung*). Zur Angabe der Schmerzintensität eignen sich Skalen, auf denen die Patienten ihre Schmerzstärke einschätzen können, z.B. die Visuelle Analogskala (VAS-Skala; siehe *Schmerzmessung*).

Für die Hypothesenbildung über das individuelle Krankheitserleben des Patienten stellt die Physiotherapeutin spezifische Fragen:
- Was weiß der Patient über sein Problem?
- Welche Erwartungen hat der Patient an die Therapie?
- Wie kann der Patient den Schmerz beeinflussen (liefert Informationen, ob der Patient eher passive oder aktive Coping-Strategien verwendet; S. 21)?
- Welche Zukunftsperspektive hat der Patient?
- Wie reagiert der Partner auf die Erkrankung?

Die Anamnese ist gerade bei Schmerzpatienten ein sehr wesentlicher Befundbestandteil. Sie ermöglicht der Therapeutin eine erste Hypothesenbildung und welche weiteren Strategien bei der Untersuchung und Behandlung erforderlich sind. Die Physiotherapeutin muss lernen, schon während der Begrüßungsphase und bei der Anamnese eine gewisse Hellhörigkeit und feine Beobachtungsgabe zu entwickeln, um Hinweise auf das Schmerzerleben und -verhalten des Patienten zu erhalten.

Bewegungsverhalten

Hier stellt sich vor allem die Frage, ob spontanes Bewegungsverhalten und Beschreibung des Schmerzverhaltens übereinstimmen.

Beispiel: Eine Patientin beklagt einen Dauerschmerz mit der Schmerzintensität 9 auf der VAS-Skala im Bereich der LWS und des Gesäßes. Beim An- und Ausziehen zeigt sie keinerlei Schonmechanismen.

Diese auf den 1. Blick nicht zusammenpassenden Parameter finden sich vor allem bei chronifiziertem Schmerz. Die Komplexität der Schmerzverarbeitung und -chronifizierung lässt die Patientin den Schmerz in ihrer subjektiven Wahrnehmung immer wieder mit dieser starken Intensität angeben. Positive Erlebnisse und Eindrücke lassen ihn vielleicht kurzzeitig geringer erscheinen (siehe Schmerzverarbeitung).

Während der Befragung und der weiteren Untersuchung muss die Therapeutin auf Gestik und Mimik sowie Reaktionen (z.B. starkes Aufschreien beim Berühren ohne Druck) achten. Je akuter und heftiger ein Schmerz erscheint, desto behutsamer ist die Vorgehensweise. Aber auch übersteigerte Reaktionen müssen herausgefiltert werden. Dieser Schritt ist gerade für Berufsanfänger und Schüler sehr schwierig. Sie haben noch nicht viele klinische Muster gespeichert und können dadurch übersteigerte Reaktionen nicht unbedingt erkennen.

Bei Verdacht auf übersteigerte Reaktionen können bei der weiteren Untersuchung so genannte *Scheinmanöver* eingesetzt werden, um objektive und subjektive Parameter zu differenzieren.

Beispiel: Ein Patient gibt beim Anheben des gestreckten Beines (Straight leg raise, SLR) schon bei einem Flexionswinkel des Hüftgelenks von 20° einen Schmerz an, kann sich aber mühelos in den Langsitz setzen. In dieser Ausgangsstellung befindet sich das Hüftgelenk ebenfalls in Flexion und das Kniegelenk in Extension, sodass die Neuralstrukturen genauso gespannt wie beim SLR-Test gespannt werden. Wäre der Nerv derart gereizt, dass er bei 20° reagiert, wäre die Ausgangsstellung Langsitz nicht möglich.

Für die Prognose zur Genesung und Wiedereingliederung in den Arbeitsprozess wurden verschiedene Tests entwickelt, die Hinweise auf Schmerzverhalten und -ursache geben. Bestehen organische Ursachen oder dominieren psychogene Faktoren? Die Tests werden von Ärzten zur Einschätzung z.B. eines Rentenbegehrens, aber auch in der Diagnostik und Therapie von Schmerzpatienten eingesetzt. Sie eignen sich außerdem für die physiotherapeutische Untersuchung bei Hinweisen auf übersteigerte Schmerzreaktionen ohne organische Zuordnung.

Mithilfe verschiedener Tests lässt sich am Beispiel Rückenschmerz prüfen, ob er psychogene Ursachen hat und damit erhöhte Gefahr einer Chronifizierung besteht bzw. die Prognose zur Beseitigung des Schmerzes sinkt. Bei allen Tests wird der Rücken nicht stark belastet, sodass mechanisch bedingt keine Schmerzverstärkung erfolgen kann. Geben die Patienten dabei starke Schmerzverstärkungen auf der VAS-Skala an oder zeigen übersteigerte Schmerzreaktionen, spricht dies für ein psychogenes Schmerzverhalten des Patienten, weshalb andere Behandlungsstrategien gewählt werden müssen als bei akuten mechanischen Schmerzen (S. 46).

Tests zur Prognose von Rückenschmerzen

Zeigen 2 der folgenden 4 Tests ein positives Ergebnis, reduzieren sich die Chancen, dass der Patient wieder arbeitsfähig wird. Eine Therapie, die nur auf der Ebene der Körperstrukturen und -funktionen arbeitet, hat wenig Aussicht auf Erfolg.

- *Stufentest:* Der Patient steigt für einen Zeitraum von 3 Minuten Stufen in einer Höhe von 30 cm hinauf und wieder herunter und schätzt anschließend die Schmerzintensität auf der VAS-Skala ein.
- *Armhaltetest:* Der Patient wird aufgefordert, zwei 3 kg schwere Gewichte in Rückenlage mit senkrecht zur Decke ausgestreckten Armen zu halten. Anschließend schätzt er seine Schmerzintensität ein.
- *Schmerzskala* (1–10).
- *Waddell-Zeichen* (Tab. 2.1): Der Waddell-Test gilt als positiv, wenn mindestens 3 der 5 Kategorien zutreffen:
  - Dem Rückenschmerz liegt kein eindeutiges organisches Schmerzbild zugrunde.
  - Bei der Untersuchung und Behandlung müssen psychosoziale Risikofaktoren (Yellow flags) berücksichtigt werden.
  - Häufig besteht Angst vor Schmerzen und der weiteren Prognose.

Einzelne Zeichen nicht überinterpretieren!
Der Test ist keine Ausschlussdiagnostik für organische Faktoren!
Durch den Test darf keine psychologische Diagnose getroffen werden!

Tabelle 2.1 Waddell-Test

5 Kategorien	Symptome
Druckempfindlichkeit	• Oberflächliche starke Berührungsempfindlichkeit im Bereich des Rückens auch außerhalb des Ausbreitungsgebietes des R. dorsalis (Kap. 5) • Tiefer Druckschmerz über ein weit verbreitetes Gebiet in der gesamten Wirbelsäule
Scheinmanöver	• Stauchung: Kreuzschmerz bei leichtem Druck auf den Schädel im Stehen • Rumpfdrehung: Kreuzschmerz bei gleichzeitiger Drehung von Schultergürtel und Becken
Ablenkungsmanöver	Im Sitzen ist der SLR nicht positiv, obwohl er in Rückenlage deutlich positiv war (siehe *Beispiel Rückenlage, Langsitz*) (S. 25)
Neuroanatomisch	Sensibilitätsstörungen, die sich keinem Dermatom und Kraftverluste, die sich keinem Segment zuordnen lassen
Überreaktion	Übertriebene Reaktionen bei der Untersuchung wie Gesicht verziehen, Stöhnen, Muskelverspannung, Tremor, Kollaps oder Schwitzen (*Beachte:* Gefahr der Überinterpretation!)

Auswirkung einer nozizeptiven Meldung auf den Bewegungsablauf
Jede von den Nozizeptoren gemeldete Störung führt zu einer reflektorischen Veränderung des Bewegungsablaufs. Sie geschieht bereits, bevor die Nozizeption vom Patienten wahrgenommen wird. Der Tonus der Muskulatur verändert sich. Alle Muskeln, deren Tätigkeit die Störung verstärken, werden hypoton geschaltet. Die Muskeln, die den Störherd vor weiterem Schaden schützen können, indem sie z.B. das Gelenk in einer bestimmten Position halten, werden hyperton geschaltet. Die Ursache des Störherds ist für diesen neurovegetativen Reflexmechanismus zur Schonung eines Krankheitsherdes zunächst unerheblich.

Symptome der tonusveränderten Muskulatur

Hypotone Muskeln
- Druckschmerz des Muskels nimmt bei Kontraktion zu;
- Kontraktionsschmerz;
- Schmerzhafte muskuläre Müdigkeit;
- Faszikuläre Zuckungen bei Ermüdung des Muskels.

Hypertone Muskeln
- Druckschmerz des Muskels nimmt bei Dehnung zu;
- Dehnungsschmerz;
- Schmerzhafte muskuläre Steifigkeit;
- Zahnradphänomen bei passiver Dehnung, d.h. ruckhaftes Nachlassen des Muskels.

Beide Muskelgruppen sind geringer belastbar, ermüden sehr schnell, und die Kraftentfaltung ist deutlich vermindert. Diese muskulären Symptome werden bei vielen Störungen im Bewegungssystem zuerst vom Patienten wahrgenommen.

Beispiel: Ein Patient mit beginnender Hüftarthrose verspürt vor allem morgens nach dem Aufstehen ein zunehmendes Steifigkeitsgefühl innerhalb der hüftumgebenden Muskulatur. Nach einer Gehzeit von ca. 15 Minuten hat er das Gefühl, die Beine werden müde und lahm. Zwar verspürt er noch keinen typischen Gelenkschmerz, wird aber von seinen Mitmenschen auf seinen „schaukelnden" Gang angesprochen, der sich in den letzten Wochen verstärkt haben soll. Er selbst hat noch nicht bemerkt, dass sein Körper zur Schonung des Krankheitsherdes ein Entlastungshinken entwickelt hat.

Patienten mit Schmerz entwickeln häufig Angst vor Bewegung
Angst vor Schmerzen führt zu Vermeidungsstrategien, d.h. die Patienten verhindern Bewegungen, die nach ihrer Erfahrung den Schmerz negativ beeinflussen. Dies stellt eine vernünftige Strategie in der Akutphase dar, in der Schmerz die Funktion eines Warnsignals hat. Die reduzierte Belastbarkeit der Körperstrukturen braucht bis zum Ende der Wundheilung Ruhe. Das bedeutet aber nicht, dass gar nicht bewegt werden sollte. In diesem Fall ist es Aufgabe der Physiotherapeutin, den Patienten über die Wundheilung sowie die Regeneration der Körperstrukturen zu informieren und mit ihm die verletzten Körperstrukturen schonendes Bewegungsverhalten zu erarbeiten. Dadurch gewinnt er wieder Vertrauen in die Bewegungsfunktionen.

Fallbeispiel: Ein Patient mit einem akuten Bandscheibenvorfall im Bereich der LWS erlitt eine extreme Schmerzverstärkung, nachdem er aus der Rückenlage schnell aufgestanden ist. Dabei fuhr der Schmerz blitzartig ins rechte Bein. Seit diesem Vorfall traut er sich kaum noch zu bewegen, weil er Angst vor einer neuen Attacke hat. Er hält die Wirbelsäule beim Gehen extrem steif und zeigt eine Schonhaltung mit Entlordosierung und Lateralflexion der LWS zur Gegenseite.

In entlasteten Ausgangsstellungen erarbeitet die Physiotherapeutin hubfreie Bewegungen der LWS. Im

Moment sind nur die Flexion und die Lateralflexion zur schmerzfreien Seite ohne Schmerzzunahme möglich. Der Patient traut sich erst die Bewegungen durchzuführen, nachdem die Therapeutin ihm Bedingungen zur Wundheilung der Bandscheibe erklärt hat. Er lernt, wie wichtig es ist, auch in der Akutphase in Form von Eigenübungen zu bewegen (Kap. 5.3, *Phasen der Wundheilung*).

Außerdem erlernt er das Aufstehen von der Rücken- über die Seitenlage und erlebt dabei, dass dies weniger schmerzhaft als seine vorherige Strategie des Aufstehens ist. Durch die Eigenübungen wird seine durch die Schonhaltung extrem verspannte Muskulatur lockerer, und er fühlt sich zunehmend wohler. Die ökonomische Art des Aufstehens verbessert seine Selbstständigkeit. Er gewinnt immer mehr Vertrauen zu diesen Bewegungen. Unter Anleitung der Physiotherapeutin traut er sich allmählich immer mehr Bewegungen zu und variiert seine Lagerungen, da er verschiedene Entlastungslagerungen und -stellungen kennen lernt.

> Während der Untersuchung wird das spontane Bewegungsverhalten eines Patienten unauffällig in Augenschein genommen. Fühlt sich der Patient nämlich beobachtet, zeigt er häufig andere Strategien als spontan im Alltag.

Fallbeispiel: Eine Patientin bekommt Schmerzen im Bereich der LWS, wenn sie in Rückenlage ein Bein gestreckt abhebt, z.B. beim Aufstehen. Der Bauch wölbt sich stark nach vorne, außerdem zeigt sie eine Rektusdiastase.

Die Therapeutin erklärt ihr die funktionellen Zusammenhänge (mangelnde ventrale Anbindung, Zug des M. iliopsoas verstärkt Hyperlordosierung). Bei der erneuten Bewegungsdurchführung erfährt die Patientin diese Zusammenhänge durch Wahrnehmen der Bauchabstände und der Auflagefläche der LWS.

Therapeutin und Patientin entwickeln zusammen Strategien zur Schmerzvermeidung. Dabei lernt die Patientin, sich vor dem Aufstehen erst auf die Seite zu rollen und zuvor im Hüft- und Kniegelenk zu flektieren, damit sich der Hebel für die LWS verkürzt.

Außerdem erhält sie eine Eigenübung zur reaktiven Bauchaktivierung bei angehängtem Beingewicht (**Abb. 2.4 a–b**): Beide Beine werden in maximaler Hüft- und Knieflexion in Rückenlage am Bauch mit den Händen fixiert, sodass sie die Auflage der LWS auf der Unterlage wahrnimmt. Aus dieser Ausgangsstellung lernt sie, ein Bein langsam in Richtung Unterlage abzustellen, ohne dass die LWS den Kontakt zur Unterlage verliert. Die Bewegungsamplitude kann langsam gesteigert werden.

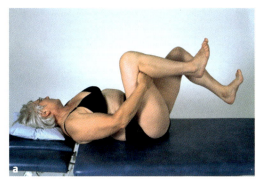 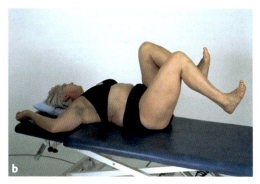

Abb. 2.4 Eigenübung zur reaktiven Bauchmuskelaktivierung in Rückenlage. **a** Erleichterung durch Unterstützung des Beines mit der Hand. **b** Steigerung.

Schmerz auslösende Bewegungen gemeinsam mit dem Patienten analysieren
Da sie eine wichtige Information für den Patienten darstellen, werden Schmerzen provozierende Tätigkeiten und Bewegungsabläufe gemeinsam mit dem Patienten analysiert. Er muss aktiv mit einbezogen werden. Nachdem der Patient Informationen zu Schmerzauslösung und reduzierter Belastbarkeit der Körperstruktur erhalten hat, lässt ihn die Therapeutin an ihren Überlegungen teilhaben, warum ein bestimmter Bewegungsablauf den Schmerz verstärkt.

Vermeidungsstrategien und Angst fördern die Chronifizierung von Schmerzen
Starke Angst vor Bewegung und dadurch entwickelte Vermeidungsstrategien führen auf Dauer zur Unterbelastung der Körperstrukturen. Dies setzt einen Teufelskreis in Gang. Körperstrukturen benötigen Bewegungen zum Leben, und fehlende Bewegung begünstigt die Degeneration der Strukturen.

Durch die ständig sinkende Belastbarkeit sinkt die Grenze zur Überlastung immer weiter. Das Auslösen von Reizzuständen fördert ständig neue Schmerzprozesse. Infolge der reduzierten Bewegungsfähigkeit verlieren die Patienten zunehmend ihre Selbstständigkeit im Alltag und Teilnahme am sozialen Leben. Dies fördert depressive Verstimmungen und die Chronifizierung von Schmerzen.

Nozizeptiver Rezeptorenschmerz aus den Körperstrukturen des Bewegungssystems

Folgende Strukturen des Bewegungssystems können Schmerzen auslösen:

1. Gelenke
Hier sind degenerative und entzündliche Schmerz auslösende Ursachen zu unterscheiden. Folgende Gelenkstrukturen können die Nozizeption bewirken:
- Subchondrale Schichten der Gelenkfläche;
- Periost;
- Bänder;
- Gelenkkapsel;
- Synovialmembran;
- Schleimbeutel.

Degenerative Gelenkschmerzen
Ursachen
- Folge eines Traumas;
- Ständiger Aufenthalt in feuchter Witterung.

Lokalisation
Gelenk- oder Wirbelsäulenschmerzen mit Ausstrahlung in die zum Gelenk gehörenden Weichteilstrukturen (Muskeln, Sehnen, Bänder).

Schmerzqualität
- Dumpf und bohrend, eher in der Tiefe;
- Akut und scharf bei Einklemmung (Menisken oder Gelenkmaus).

Auftreten des Schmerzes
- Morgendlicher Anlaufschmerz;
- Schmerzzunahme unter Belastung;
- Rasche Ermüdung;
- Später auch Nacht- und Ruheschmerz.

Spezifische Untersuchung
- Zu beobachten sind Schwellungen des Gelenks (bei aktivierter Arthrose), Entlastungsstellungen, -haltungen und eventuell -hinken.
- Bei der Palpation reagieren die Gelenke mit einem lokalem Druckschmerz, und im Bereich der umgebenden Muskeln sind Tonusveränderungen tastbar.
- Beim Prüfen der Bewegung sind Bewegungsschmerzen und zunehmende Bewegungseinschränkungen vorhanden, wobei nicht alle Bewegungsrichtungen gleich stark eingeschränkt sind (Kapselmuster).
- Durch den Schmerz kommt es zu rascher Kraftminderung, der Tonus der Muskulatur verändert sich hyperton bzw. hypoton. Es findet sich ein Kontraktions- bzw. Dehnungsschmerz der Muskulatur (siehe *Symptome bei reflektorisch veränderter Muskulatur*).

> Die Beeinträchtigung von Alltagsfunktionen hängt vom Stadium der Arthrose ab (Kap. 5.1).

Schmerzprovokation
- Bei Beteiligung des subchondralen Bereichs reagiert das Gelenk auf Kompression mit Schmerz. Die Kompression erfolgt durch die Therapeutin senkrecht zur Behandlungsebene (siehe *Veränderte Beweglichkeit, Gelenktechniken*).
- Bei Patienten, die nur unter Belastung Schmerzen bekommen, erfolgt die Kompression durch die Gewichtskraft.

Beispiel: Der Patient belastet das Hüftgelenk im Einbeinstand. Er wird aufgefordert, sich aus dem Zehenstand auf die Ferse fallen zu lassen. Die Durchstoßkraft belastet den gewichttragenden Teil des Hüftgelenks und reproduziert eventuell den Schmerz, den der Patient beim Gehen äußert.

Entzündliche Gelenkschmerzen
Ursachen
- Entzündliche Knochenerkrankungen und Tumoren;
- Gelenkergüsse.

Lokalisation
- Gelenk- oder Wirbelsäulenschmerzen mit diffuser Ausstrahlung in die Umgebung;
- Bei Knochenprozessen lokaler Periostschmerz.

Schmerzqualität
Es besteht ein heftiger, scharfer, pulsierender, bohrender Entzündungsschmerz.

Auftreten des Schmerzes
- Heftiger Dauerschmerz;
- Ruhe- und vor allem Nachtschmerz mit Verstärkung in den frühen Morgenstunden.

Spezifische Untersuchung
- Massive Schwellungen mit verstrichenen Gelenkkonturen sind zu beobachten. Die Patienten nehmen Entlastungsstellungen bzw. -haltungen ein und klagen über ein starkes Krankheitsgefühl. Sie sind sehr schnell müde, und oft ist die Körpertemperatur erhöht.
- Bei der Palpation finden sich eine Temperaturerhöhung und ein massiver lokaler Druckschmerz im Bereich des entzündeten Gelenks.
- Die Selbstständigkeit der Patienten ist stark beeinträchtigt, da das schmerzende Gelenk keine Belastung und Bewegung toleriert.
- Bei der Prüfung der Bewegung treten massive schmerzhafte Einschränkungen in allen Bewe-

gungsrichtungen auf. Entzündliche Veränderungen im Bereich der Gelenkkapsel führen zur Schmerzverstärkung, wenn die Kapsel unter Spannung gerät (z.B. durch Traktion).
- Durch den Schmerz ist die Kraft stark gemindert. Alle umgebenden Muskeln werden hypoton geschaltet, da jede Bewegung zu einer Schmerzverstärkung führen würde.
- Der dauernde Schmerz lässt die Patienten auch in der Nacht keine Ruhe finden.
- Sie wirken oft traurig, manchmal entwickeln sie auch Zorn auf den dauernden Schmerz.

Schmerzprovokation
Das Gelenk reagiert sowohl auf Druck- (Kompression) als auch Zugbelastung (Traktion, anhängende Körpergewichte) mit starkem Schmerz.

2. Bänder
Ursache
Vor allem im Bereich hypermobiler Gelenke führen vermehrte Dehnungs-, Druck- und Zugbelastungen durch Veränderungen der Umdrehungsachsen zu Überlastungen der Bandstrukturen.

Lokalisation
An den Insertionsstellen der Sehnen und Bänder tritt ein lokaler Rezeptorenschmerz oft mit Ausstrahlung in die zugehörige Muskulatur auf.

Schmerzqualität
- Es handelt sich um einen diffusen, dumpfen, ziehenden, bohrenden Schmerz.
- Im Bereich der Wirbelsäule geben die Patienten häufig ein „Abbrechgefühl" an.

Auftreten des Schmerzes
Bei längerem dauerhaften Verharren in einer Position nimmt der Schmerz stetig zu.

Spezifische Untersuchung
- Gelenkstellungsveränderungen (z.B. Genu recurvatum – Kniegelenke sind im Stand und beim Gehen überstreckt, Achsabweichungen an den Kniegelenken im Sinne einer verstärkten Valgisierung, verstärkte LWS-Lordose). Patienten mit Schmerzen in der unteren LWS stehen häufig mit breiter Spur.
- Ungünstige Konstitutionen können die Gelenkstellungsveränderungen verstärken und die Bänder vermehrt provozieren (z.B. verstärken große Bauchgewichte die Lordose).
- Die Trophik der Haut ist verändert.
- Im Bereich der Wirbelsäule sind teigig aussehende Querstreifen vorhanden. Die Falten sind eingezogen, Haut und Unterhaut sind verbacken. Im Bereich hypermobiler Wirbelsäulenabschnitte sind die Hautschichten verbacken und grobporig. Hyperalgetische Zonen reagieren nach der Palpation mit einer massiven lokalen Rötung.
- Die Patienten vermeiden lange einseitige Positionen (z.B. langes Stehen auf einer Stelle).
- Die passive Bewegung im Bereich der hypermobilen Gelenke ebenso wie das translatorische Gelenkspiel sind vergrößert.

Schmerzprovokation
- Werden die Bänder durch Stabilitätstests unter Dehnungsstress gesetzt, reagieren sie nach ca. 30 Sekunden mit vermehrtem Schmerz mit Ausstrahlung in die zugehörige Muskulatur.
- Bei der Palpation findet sich ein lokaler Druckschmerz an der Insertion oder im Bandverlauf.
- Bei länger anhaltendem Druck strahlt der Schmerz aus.

3. Gleitlager (Schleimbeutel, Sehnenscheiden)
Ursachen
- Rheumatische und Stoffwechselerkrankungen (z. B. primär chronische Polyarthritis [PCP], Gicht);
- Störungen des Hormon- und Vitaminhaushalts (z.B. in Zeiten massiver Hormonumstellung, Wechseljahre, bei Vitamin-E-Mangel).
- Einmalige oder wiederholte Mikrotraumen.

Lokalisation
Lokal über Schleimbeuteln und Sehnenscheiden.

Schmerzqualität
Es handelt sich um einen ziehenden, reißenden Schmerz.

Auftreten des Schmerzes
Der Schmerz tritt oft nach Überlastung oder gleichförmiger Arbeit auf.

Spezifische Untersuchung
- Lokale Schwellungen im Bereich der Schleimbeutel sind zu beobachten.
- Bei der Palpation sind die Schleimbeutel durch die Schwellungen plötzlich tastbar, durch Druck verstärkt sich der Schmerz. Im Bereich der Sehnenscheiden kommt es bei Bewegung zu Krepitation.
- Die Bewegung ist schmerzhaft und meistens in bestimmte Richtungen eingeschränkt (z.B. ist bei Bursitis subacromialis die Abduktion der Schulter am stärksten eingeschränkt).
- Unter Entlastung ist der Bewegungsschmerz geringer (z.B. ist bei Bursitis subacromialis die Abduktion unter Zug am Humerus weniger schmerzhaft, da dadurch der subakromiale Raum entlastet wird).

Schmerzprovokation
- Die Schleimbeutel werden durch Kompression provoziert.

Beispiel: Die Bursa subacromialis wird durch Kranialisation des Humeruskopfes provoziert. Eine Kompression über den Humerus in Richtung Akromion löst Schmerzen aus.
- Die Sehnenscheiden reagieren auf lokalen Druck durch Palpation ebenso wie auf Zugbelastungen mit Schmerz.

Beispiel: Die Sehnenscheiden der Fingerflexoren provozieren Schmerzen bei passiver dorsaler Fingerextension. Eine weitere Steigerung ist durch Ellenbogenextension möglich.

4. Muskeln als Schmerzursache
Ursachen
- Reflektorische Veränderungen des Muskeltonus zur Schonung eines Krankheitsherdes (z.B. bei degenerierten Gelenken oder Gelenkblockierungen);
- Über- und Fehlbelastung, häufig durch Statik- und Konstitutionsabweichungen;
- Nach Traumen (z.B. Muskelfaserriss).

Lokalisation
- Lokaler Schmerz im Bereich des Muskels, der bei Kontraktion oder Dehnung zunimmt. Bei Kontraktion zeigt der Muskel oft eine erhöhte Krampfneigung. Die Dehnungsempfindlichkeit ist deutlich erhöht.
- Schmerz im Bereich der gesamten Muskelsynergie, d.h. in allen Muskeln, die eine funktionelle Einheit bilden. Es kommt zu so genannten *Kettenreaktionen*.

Schmerzqualität
- Diffuser, dumpfer, bohrender Schmerz;
- Hell und scharf im Bereich von Triggerpunkten (lokal umschriebene Muskelverhärtungen);
- Aktivierte Triggerpunkte zeigen eine ausstrahlende Schmerzsymptomatik in ein für sie typisches Referenzgebiet;
- Latente Triggerpunkte reagieren auf Druck mit lokalem dumpfen Schmerz.

Auftreten des Schmerzes
- Anlaufschmerz nach längerer Ruhigstellung (z.B. Morgenschmerz) und längerem Verharren in einer Stellung;
- Der Schmerz nimmt bei Kontraktion oder Dehnung zu.
- Ischämischer Schmerz bei statischer Kontraktion.

Spezifische Untersuchung
- Nach längerem Bestehen sind Muskelatrophien oder verstärkte Muskelkonturen bei massivem Hartspann vorhanden.
- Beim Prüfen der Bewegung zeigt sich eine veränderte Bewegungsqualität. Der Widerstand kann erhöht sein, und oft ist ein Zahnradphänomen spürbar. Die Bewegung kann eingeschränkt sein.
- Aktive Bewegung (vor allem exzentrische Muskelarbeit) löst Schmerzen aus.
- Die passive Bewegung ist schmerzfrei. Am Bewegungsende tritt eine Dehnungsempfindlichkeit auf.
- Die betroffenen Muskeln sind druckschmerzhaft. Der Druckschmerz kann bei Kontraktion und Dehnung zunehmen. Lokale Verhärtungen im Muskel reagieren auf Druck mit Schmerzausstrahlung bei aktiven Triggerpunkten.

Schmerzprovokation
- Druckpalpation des Muskelbauchs, des Muskelsehnenübergangs und des tendoperiostalen Übergangs löst Schmerzen aus. Im Bereich des Muskelbauchs finden sich häufig aktivierte Triggerpunkte, die auf Druck mit Schmerzausstrahlung reagieren.
- Statische Kontraktion aus der Mittelstellung und dynamisch konzentrische und exzentrische Kontraktion lösen Schmerzen aus. Die Kraft ist reduziert.
- Muskelselektionstest: Häufig haben in einer Muskelgruppe mehrere Muskeln die gleiche Funktion. Durch Testen der einzelnen Muskeln lässt sich der betroffene Muskel herausfinden.
- Vorab sind folgende Fragen zu klären:
  – Aus welchen Einzelmuskeln besteht die Gruppe?
  – Wie unterscheiden sie sich im Verlauf und Funktion? Gibt es Nebenfunktionen anderer Muskeln der Gruppe?
  – Welche antagonistischen Funktionen können zur Differenzierung genutzt werden?

Beispiel: Muskelselektion im Bereich der Handextensoren (Abb. 2.5 a–b)
Die aktive Handgelenkextension ist gegen Widerstand im gesamten Verlauf der Muskelgruppe schmerzhaft. Druckschmerzhafte Punkte finden sich im Muskelbauch und am Ursprung im Bereich des Epicondylus lateralis. Der M. extensor carpi radialis brevis und der M. extensor digitorum entspringen beide am Epikondylus und sind bei der Extension des Handgelenks aktiv. Sie können durch die Nebenfunktion des M. extensor digitorum (der Fingerextension) voneinander differenziert werden.

Beim Test des M. extensor carpi radialis brevis wird der M. extensor digitorum durch das Festhalten eines Gegenstands gehemmt.

Der Test des M. extensor digitorum prüft die Fingerextension gegen Widerstand, während der Patient die Handfläche auf den Tisch drückt. Dabei

wird durch die Aktivität der Antagonisten der M. extensor carpi radialis brevis reziprok gehemmt.
- Statischer Widerstand aus vorgedehnter Position: Bei Anspannung aus der Mittelstellung reagieren leichtere Muskelreizzustände noch nicht. Die Provokation wird durch die Einnahme einer vorgedehnten Position deutlich erhöht. Zuerst erfolgt die Anspannung statisch. Reagiert der Patient dann immer noch nicht, lässt sich die Provokation durch dynamisch exzentrische und konzentrische Kontraktion gegen Widerstand aus vorgedehnter Position maximal steigern.

Die Muskelselektion wird hier genauso verwendet wie beim Testen aus der Mittelstellung. Die Ausgangsstellung für den M. extensor carpi radialis brevis ist die Volarflexion bei Ellenbogenextension und Pronation des Unterarmes, die Finger bleiben entspannt. Aus dieser Stellung aktiviert der Patient in Dorsalextension, während die Finger entspannt bleiben.

Die Ausgangsstellung für den M. extensor digitorum ist die Fingerflexion mit Volarflexion bei gleichzeitiger Ellenbogenextension und -pronation. Aus dieser Stellung aktiviert der Patient in die Fingerextension.

5. Nerven
Ursachen
Direkte Reizung der Nervenbahn löst Schmerzen aus:
- Mechanische Reizung durch Druck auf die Nervenwurzel bei Bandscheibenvorfällen;
- Druck auf den peripheren Nerv durch Engpasssyndrome (z.B. Karpaltunnelsyndrom=Einengung des N. medianus durch z.B. Schwellung der Sehnenscheiden im Karpaltunnel);
- Bei Druck auf den Nerv verstärkt dessen Spannungszunahme die Schmerzsymptomatik. Das Gleiten des Nervs in seinem Gleitlager kann behindert sein.

Lokalisation
- Lokaler oder projizierter Schmerz im Ausstrahlungsgebiet des Nervs oder der Nervenwurzel;
- Scharfe Begrenzung.

Schmerzqualität
- Hell, stechend, schneidend, scharf, kribbelnd und blitzartig, bei Beteiligung des vegetativen Nervensystem häufig pulsierender Charakter;
- Bei Einengung der Nervenwurzel plötzlich in das Ausstrahlungsgebiet einschießend.

Auftreten des Schmerzes
- Bei Kompression der Nervenwurzel (radikulärer Schmerz) tritt der Schmerz zuerst in belastenden Positionen auf. Die Ausstrahlung erfolgt im Dermatom. Bewegungen, die das Foramen intervertebrale verengen, provozieren den Schmerz (z. B. Extension und Rotation).
- Ist der Schmerz sehr akut, tritt er auch in entlastenden Positionen auf.
- Bewegung sowie Husten, Pressen und Niesen verschlimmern den Schmerz.
- Bei Kompression des peripheren Nervs kommt es zu Schmerzen in dessen sensiblem Ausstrahlungsgebiet. Diese können dauerhaft vorhanden sein und verstärken sich bei Spannungszunahme des Nervs oder bei Druck auf die Engpassstelle.

Spezifische neurologische Untersuchung
- Bei radikulärer Kompression zeigt sich im Sichtbefund eine Entlastungshaltung, bei peripherer Kompression atrophiert die zugehörige Muskulatur.

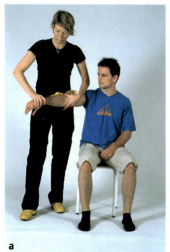 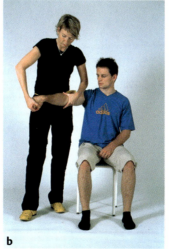

Abb. 2.5 Schmerzprovokation der Handextensoren. **a** M. extensor carpi radialis. **b** M. extensor digitorum.

- Ist das vegetative Nervensystem beteiligt, treten häufig Schwellungen der Extremitäten auf. Infolge der veränderten Durchblutung färbt sich die Haut häufig bläulich, manchmal ist sie gespannt und glänzend.
- Aktive und passive Bewegungen lösen Schmerzen aus. Bei starker Irritierbarkeit hält der Schmerz auch nach der Bewegung an (Kap. 3).
- Die Beweglichkeit des Nervensystems kann durch die Spannungstests geprüft werden (z.B. Straight leg raise) (Kap. 3).
- Die neurologische Untersuchung zeigt Reflex- und Sensibilitätsstörungen (Hypästhesie, Hyperalgesie, Parästhesie) im Dermatom oder im Areal des peripheren Nervs. Es finden sich motorische Ausfälle der Kennmuskeln oder der Muskeln des peripheren Nervs. Eine Störung der Schweißsekretion liegt nur bei Läsion eines peripheren Nervs vor.

Grundlagen der neurologischen Untersuchung
Schädigungen der peripheren Nervenbahn können auch in der Orthopädie auftreten. Meist ist eine Kompression die Ursache, z.B. durch Bandscheibenprolaps, Spinalkanalstenose oder periphere Kompressionsneuropathien.

In diesem Untersuchungsteil werden die Tests zur Differenzierung der einzelnen peripheren Störungen beschrieben (weitere Differenzierung, vor allem zur Beweglichkeit des Nervensystems siehe Kap. 3.9). Schädigungen der peripheren Nervenbahn treten in folgenden Bereichen auf:
- N. spinalis/Radix spinalis (Nervenwurzel);
- Peripherer Nerv.

Je nach Läsionshöhe dominieren unterschiedliche Symptome, die es in der neurologischen Untersuchung zu erfassen gilt. Für das Verständnis der Symptome ist ein kurzer Überblick über die Neuroanatomie hilfreich.

Neuroanatomie der peripheren und Spinalnerven

Die Zahl der Rückenmarksegmente entspricht der der austretenden Spinalnerven (**Abb. 2.6**). Im Bereich der HWS werden 8 Segmente unterschieden (C1–C8), da 8 Spinalnerven austreten. Der 1. Spinalnerv entspringt zwischen Okziput und Atlas. Daraus ergibt sich, dass bei der HWS der austretende Spinalnerv immer nach dem Wirbel bezeichnet wird, über dem er austritt.
- Aus der BWS treten die Spinalnerven Th1–Th12 aus, die nach dem Wirbel bezeichnet werden, unter dem sie austreten.

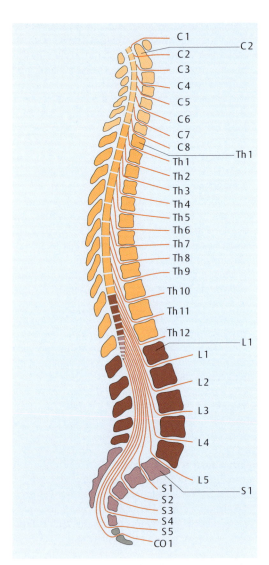

Abb. 2.6 Die Beziehungen zwischen den Bewegungs- und Rückenmarksegmenten sowie die Austrittsstellen der Spinalnerven.

- Aus der LWS treten die Spinalnerven L1–L5 aus, die ebenfalls nach dem Wirbel bezeichnet werden, unter dem sie austreten.
- Die Spinalnerven S1–S5 treten durch die Foramina intervertebralia aus dem Sakralkanal aus.

Die Verschiebung der Rückenmarksegmente in Relation zum Bewegungssegment, aus dem der Spinalnerv austritt, nimmt von kranial nach kaudal zu. Im Bereich der HWS stimmen Höhe des Rückenmark- und des Bewegungssegments überein.

Die Verschiebung. beginnt in der BWS. Auf Höhe des Bewegungssegments Th1–Th6 beträgt sie 2 und auf Höhe Th7–Th9 3 Rückenmarksegmente. Im Bereich von Th9–Th10 befinden sich die lumbalen und bei Th11–L1 die sakralen Rückenmarksegmente. Auf Höhe von L1–L2 endet das Rückenmark, darunter verlaufen die Spinalnerven im Spinalkanal als Cauda equina.

Die peripheren motorischen Nervenfasern verlassen das Rückenmark durch die Radix ventralis (Vorderwurzel). In jedem Segment vereinigen sich eine gewisse Anzahl an Nervenfasern und bilden auf diese Weise den motorischen Teil des Spinalnervs.

Die peripheren sensiblen Fasern treten mit den Hinterwurzeln in das Rückenmark ein. Ihre Zellkörper liegen im Spinalganglion, das sich außerhalb des ZNS befindet. Sie sind für die Impulsfortleitung von Sensoren (z.B. aus Haut, Muskeln, Sehnen und Gelenkkapseln) verantwortlich.

Noch immer gilt als allgemeines Prinzip, dass alle *sensiblen* Fasern (auch die nozizeptiven) das Rückenmark über die Hinterwurzel erreichen, während es alle *motorischen* Fasern über die Vorderwurzel verlassen. Die These einer so strengen Trennung erweist sich aufgrund klinischer Untersuchungen zunehmend als unhaltbar.

Nach Angaben von Coggeshall (1973) sind 30% der Fasern der Radix ventralis unmyelinisiert, und ein großer Teil von ihnen auf allen Höhen des Spinalnervs ist nozizeptiver Natur. Dies ist ein wichtiger neuroanatomischer Befund im Hinblick auf das Verständnis der Symptome bei einer Kompression der Vorderwurzel. Die Symptome sind keineswegs ausschließlich motorischer, sondern auch nozizeptiver Natur.

Klinische Befunde rechtfertigen die Annahme, dass die ventrale Wurzel einen Anteil an der Erregungsleitung nozisensibler Impulse hat (Winkel et al. 1985). Der Spinalnerv vereinigt sich vor dem Austritt aus der Wirbelsäule durch das Foramen intervertebrale zur Spinalwurzel. Diese verlässt das Foramen intervertebrale – umhüllt von einem „Ärmel", der Dura mater (harte Haut des Rückenmarks) – distal vom Spinalganglion und geht ins Epineurium (äußerste Schicht des peripheren Nerven) über.

Gegenüber dem peripheren Nerv weist der Spinalnerv eine wesentlich empfindlichere Struktur auf. Die Nervenfasern verlaufen deutlich parallel, nicht so wellenartig wie die des peripheren Nervs (Kap. 3). Dadurch ist der Spinalnerv viel anfälliger für äußeren Druck und Zug und leichter verletzbar.

Jeder Spinalnerv verzweigt sich außerhalb der Foramina intervertebralia in einen R. dorsalis und einen R. ventralis. Beide führen sowohl somatomotorische als auch somatosensible Fasern. Der Spinalnerv führt auch vegetative Fasern (afferent und efferent), z.B. für die Innervation der Blutgefäße des Bewegungssystems. Eine Kompression würde somit auch die Durchblutung im segmentalen Zuordnungsgebiet verändern.

Der R. meningeus (N. recurrens) führt somatisch afferente, vegetativ afferente und efferente Fasern (Kap. 5.3). Bei Schädigung der Spinalnervenwurzel können die motorische vordere Wurzel, die sensible hintere Wurzel oder beide betroffen sein. Bei Kompression der Vorderwurzeln Th2–L2 können gleichzeitig sympathische Fasern komprimiert werden. Oberhalb von Th2 (Armbereich) und unterhalb von L2 (Beinbereich) lagern sich die sympathischen Fasern erst distal der Wurzeln den Spinalnerven an. Daher besteht in diesen Regionen bei Wurzelschädigung keine sympathische Symptomatik. Dies ist ein wichtiger Unterschied bei der Differenzialdiagnostik von Schädigungen der Wurzel und peripherer Nerven.

Innervationsgebiete der verschiedenen Anteile der Spinalnerven

1. R. dorsalis

Er ist ein monosegmentaler (auf ein Segment beschränkter) Nerv und innerviert *sensibel* die Gelenkkapsel der Intervertebralgelenke (Wirbelgelenke). Allerdings innervieren mehrere Abzweigungen verschiedener Rr. dorsales ein Wirbelgelenk, es wird nicht monosegmental innerviert. Dadurch breitet sich die Schmerzausstrahlung eines Intervertebralgelenks über mehrere Segmente aus.

Motorisch innerviert er die autochthone Rückenmuskulatur und *sensibel* das Dermatom (segmental zugeordnetes Hautareal) im dorsalen Bereich. Die Haut und Unterhautzonen, die von den Rr. dorsales der Spinalnerven sensibel und vegetativ innerviert werden, erstrecken sich vom Scheitel über das Okziput, dann mehr oder weniger handbreit paramedian bis in die Region des Hiatus sacralis. Sie endet mit einer Raute, deren untere Schenkel schräg über die Regio glutaea laufen und deren distale Enden in etwa durch die Rima ani markiert werden.

2. R. meningeus (N. sinuvertebralis oder N. recurrens)

Er besteht vor allem aus vegetativ afferenten (z.B. nozisensible Fasern) und postganglionären Fasern aus dem Truncus sympathicus. Der Ramus verläuft monosegmental durch das Foramen intervertebrale ins Rückenmark zurück und schickt kollaterale Äste in den Wirbelkanal, die verschiedene Segmente in kaudaler und kranialer Richtung überbrücken. Er innerviert folgende Gewebe:

- Lig. longitudinale posterius;
- Anulus fibrosus der Bandscheibe;

- Wirbelkörper und –bogen;
- Vorderer Anteil der Dura mater;
- Radix ventralis.

> Daraus ergibt sich, dass die Symptome bei Kompression der Dura mater (z.B. durch eine Bandscheibenprotrusion) niemals in segmentaler Gesetzmäßigkeit ablaufen, sondern sich multisegmental, oft sogar bilateral ausbreiten.

3. R. ventralis

Die Rr. ventrales der zervikalen, lumbalen und sakralen Spinalnerven vermengen sich untereinander und bilden jeweils einen Plexus (Plexus cervicalis, brachialis, lumbalis und sacralis). Aus diesem entstehen schließlich die peripheren Nerven, die Fasern aus mehreren Spinalnerven erhalten.

Der R. ventralis innerviert motorisch, sensibel und sympathisch die vordere Körperregion (Rumpf) sowie die Extremitäten. Eine Kompression löst die klassischen radikulären Symptome mit Schmerzausstrahlung und Abschwächung der Sensibilität in den Dermatomen (Hautareal, das einem Rückenmarksegment über seine sensible Hinterwurzel sensible Impulse zuleitet) sowie Abschwächung oder Ausfall der Kennmuskeln aus.

Haut, Muskeln und Gelenke erhalten ihre periphere Innervation durch den Zusammenschluss der peripheren Nerven im Plexus immer aus mehreren Segmenten des Rückenmarks. Bei klinischen Untersuchungen wurde festgestellt, dass bestimmte Muskeln mehr oder weniger charakteristisch für ein bestimmtes Segment sind *(Kennmuskeln)* Ein Ausfall der Kennmuskeln liefert Hinweise auf das betroffene Segment.

Beispiel: Der M. extensor hallucis longus wird monosegmental aus L5 innerviert. Eine Kompression der L5-Wurzel führt zur Parese/Schwäche des Muskels, sodass die aktive Großzehenextension nicht mehr möglich oder deutlich eingeschränkt ist. Im thorakalen Bereich verlaufen die Rr. ventrales monosegmental und werden dort N. intercostales genannt.

Erst nach Austritt aus dem Foramen intervertebrale teilt sich der Spinalnerv in den R. dorsalis und den R. ventralis. Noch vor dieser Aufteilung entspringt der R. meningeus. Eine Kompression des Spinalnervs erfolgt (z.B. durch einen Bandscheibenvorfall) vor seiner Aufteilung. Daher kommen Mischbefunde aller 3 Anteile des Spinalnervs vor.

Bei Schädigung eines peripheren Nervs treten die Symptome nicht in den Dermatomen, sondern im sensiblen Hautareal des peripheren Nervs auf. Das Hautareal weicht von den Dermatomen ab. Ein peripherer Nerv erhält sensible Fasern aus mehreren Rückenmarksegmenten. Dieser wichtige Unterschied hilft, die Schädigung auf Wurzelebene von einer Schädigung auf Nervenebene zu unterscheiden.

Bestandteile der neurologischen Untersuchung

> Durch die neurologischen Untersuchungen lassen sich die Höhe des betroffenen Segments oder eine periphere Nervenschädigung bestimmen.

- *Prüfung der Sensibilität in den Dermatomen* (**Abb. 2.7a–b**): Eine Hypoqualität (z.B. Taubheit) spricht für eine Kompressionssymptomatik. Eine Hyperqualität (z.B. Berührungsempfindlichkeit) kann auch ein fortgeleiteter Schmerz (Referred pain) aus dem Segment durch Herabsetzung der nozizeptiven Hemmschwelle im zugehörigen Hinterhornkomplex sein, der z.B. bei Funktionsstörungen in diesem Bewegungssegment auftritt (Kap. 3.3).
  - Bei Allodynie reagieren die Patienten bei Berührung mit Schmerz, allerdings nicht dermatomgebunden, sondern generalisiert.
  - Bei Verdacht auf periphere Nervenschädigung wird die Sensibilität im peripher zugeordneten Hautareal geprüft (**Abb. 2.8**).

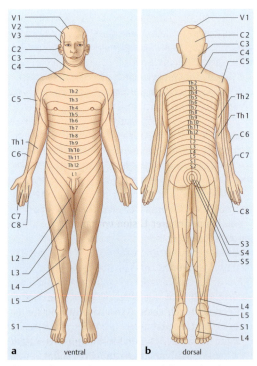

Abb. 2.7a–b Dermatome. **a** Von ventral. **b** Von dorsal.

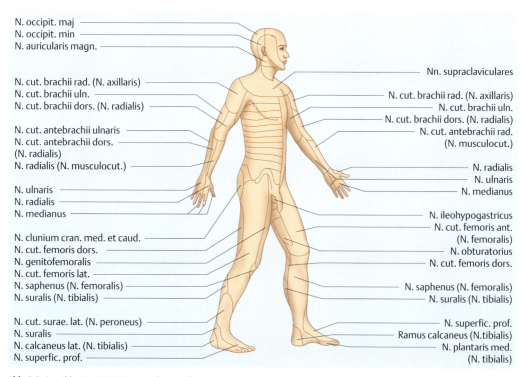

Abb. 2.8 Sensible Innervationszonen der peripheren Nerven.

- *Prüfung der Kraft der Kennmuskeln:* Bei Ausfall bestehen eine schlaffe periphere Lähmung, Muskelatrophie, eventuell Muskelfaszikulation (Muskelzucken ohne Bewegungseffekt) und Hypotonus des betroffenen Muskels (Kennmuskeln der HWS- und LWS-Segmente siehe Kap. 5). Bei peripherer Läsion fallen alle Muskeln aus, die von diesem Nerv innerviert werden.
- Prüfung der Reflexe: Ist die motorische vordere Wurzel betroffen, sind die Reflexe abgeschwächt. Auch bei peripherer Läsion ist der Reflex abgeschwächt bzw. ausgefallen.
- Prüfung sympathischer Ausfälle: Sympathische Ausfälle kommen nur bei Wurzelkompression in der BWS, nicht in der HWS und LWS vor. Sie sind bei peripherer Läsion vorhanden.

Sympathische Ausfälle
- Verminderte Sekretion der Hautschweißdrüsen, woraus trockene Haut resultiert.
- Die glatte Muskulatur der Hauthaare lässt sich durch Kneifen in die Haut nicht provozieren, d. h. es bildet sich keine Gänsehaut mit Aufstellen der Haare (Piloreaktion).
- Durch Ausfall der glatten Muskulatur in der Haut ist keine Gefäßverengung möglich, sodass es zu einer Gefäßerweiterung (Vasodilatation) kommt.

Zwischen Reaktionen des sympathischen Nervensystems während Schmerzauftretens und der Rolle des sympathischen Nervensystems bei der Erzeugung von Schmerzen muss unterschieden werden. In der Regel sind Schmerzen immer von vegetativen Reaktionen begleitet, wie z.B. veränderte Durchblutung, Schweißneigung, veränderte Temperatur im schmerzenden Gebiet und Veränderung der Herzfrequenz und des Blutdrucks.

Auch das sympathische Ursprungsgebiet kann Einfluss auf Schmerz nehmen. Werden dort mechanische Reize appliziert, führt dies zur Absenkung der sympathischen Aktivität (Sato u. Schmidt 1973).

Eine Senkung der sympathischen Aktivität kann Schmerzen reduzieren.

- Sympathische Versorgung von Kopf und Hals: C8–Th2;
- Sympathische Versorgung der Arme: Th3–Th7 (Th9);
- Sympathische Versorgung von Becken und Beine: Th 10–L2.

Daneben kann auch das efferente sympathische Nervensystem an der Erzeugung von Schmerzen beteiligt sein. Komplexe regionale Schmerzsyndrome (Complex regional pain syndrome, CRPS) entstehen nach Traumen an den Extremitäten oder nach Verletzungen im Bereich des Nervenssystems. Bei CRPS werden Typ 1 (früher Reflexdystrophie, z.B. Sudeck-Dystrophie) und Typ 2 (früher Kausalgie) unterschieden. Neben häufig heftigen spontanen evozierten Schmerzen sind diese Erkrankungen durch Veränderungen der Hautdurchblutung, des Schwitzens und trophische Abweichungen der Haut, der subkutanen Schichten und des Knochens charakterisiert. Ein ausgeprägtes Ödem in den ersten Monaten und eine Hyperalgesie (Berührung ruft starke Schmerzen hervor) sind typisch. Weiterhin kommen komplexe motorische Störungen wie Paresen, Tremor und Dystonie vor (Baron et al. 1996, Stanton-Hicks et al. 1995).

Bei Beteiligung des Nervensystems als Schmerzursache werden die nachfolgend dargestellten Untersuchungen durchgeführt.

1. Schmerzprovokationstests der neuralen Strukturen

Die Spannungstests der neuralen Strukturen sind positiv, wenn die Beweglichkeit der Nerven und des Rückenmarks durch mechanische Hindernisse (z.B. Kompressionen) eingeschränkt sind (Prinzipien und Durchführung siehe Kap. 3). Dabei wird der Nerv über seinen gesamten Verlauf zunehmend unter Spannung gebracht, um seine Beweglichkeit zu seinen Grenzflächen (Knochen, Muskel, Ligamente) und die des intraneuralen Bindegewebes zu prüfen. Bei reduzierter Beweglichkeit kommt es durch die mit der Spannung verbundenen Ischämie des Nervs zur Schmerzreproduktion.

Diese Tests prüfen das Gleitverhalten der neuralen Strukturen (Nerven und Dura) und ihre Reaktion auf Kompression. Ein mechanisches Hindernis (z.B. Bandscheibenvorfall) schränkt die Gleitfähigkeit ein und reproduziert bzw. verstärkt Schmerzen.

Beispiele Schmerzprovokationstests:
- *Kompressionstest:* Bei Verdacht auf Irritation der zervikalen Wurzeln.
  - *Spurling-Test* (Kap. 5.3.1): Die HWS wird lateralflektiert und zur gleichen Seite rotiert. Durch zusätzliche Extension verkleinern sich die Foramina intervertebralia maximal. Dabei wirkt alleine das Kopfgewicht, es darf kein Druck auf den Kopf ausgeübt werden! Nun wird beobachtet, ob die Kopfeinstellung die Schmerzen reproduziert bzw. verstärkt: Bei Kompression des Nervs tritt ein plötzlich einschießender Schmerz in den Arm auf. Ein langsam nach distal wandernder oder lokaler Schmerz in der HWS spricht eher für einen Kompressionsschmerz des Wirbelgelenks durch die maximale Konvergenzbewegung.

Beispiele Spannungstests:

1. Bei Irritation der Wurzeln L4–S1 (N. ischiadicus)
- Lasègue-Test mit Bragard-Zeichen (Straight leg raise, SLR): Der Patient liegt auf dem Rücken. Sein im Knie gestrecktes Bein wird vom Untersucher im Hüftgelenk passiv gebeugt. Pathologisch sind einschießende Schmerzen im Bein oder Gesäß bei Hüftflexion.
  Zur Differenzialdiagnostik eines Muskeldehnschmerzes der Ischiokruralmuskulatur oder eines Nervenschmerzes wird der Bragard-Test angeschlossen: Dabei wird das Bein in der Hüfte so weit extendiert, bis der Schmerz abnimmt. Zusätzliche Dorsalextension setzt den N. tibialis unter Spannung. Kommt es zur Reproduktion des Schmerzes, sind Lasègue und Bragard positiv.

> *Es wird immer im Seitenvergleich getestet. Einschießende Schmerzen bei geringer Hüftflexion deuten auf eine akute Symptomatik hin. Der Bragard-Test ist vor allem im oberen Flexionsbereich als Differenzialdiagnostik bedeutsam.*

- Gekreuzter Lasègue-Test (SLR): Die Ausführung erfolgt wie beim Lasègue-Test. Treten beim Bewegen des schmerzfreien Beines Schmerzen im kontralateralen Bein oder Rücken auf, ist der Test positiv.

> *Dies ist häufig ein Hinweis auf einen stark ausgeprägten lumbosakralen Bandscheibenvorfall.*

2. Bei Irritation der Wurzeln L2–L4 (N. femoralis)
- Umgekehrter Lasègue-Test (Prone knee bend, PKB): Das Bein wird aus der Bauchlage passiv im Hüftgelenk extendiert und im Knie flektiert, was den N. femoralis (L2-L4) unter Spannung setzt. Pathologisch ist ein einschießender Schmerz in die Leiste und/oder den ventralen Oberschenkel.
  Schmerzursache kann auch eine Arthrose des Sakroiliakal- oder Hüftgelenks sein. In diesem Fall ist die Schmerzqualität anders. Durch Hinzunahme der Nackenflexion wird das Nervensystem über die Dura mehr gespannt und lässt sich dadurch von Gelenk und Muskeln differenzieren.

(Weitere Tests siehe Kap. 3.9 u. 5.3).

2. Prüfen der Sensibilität

Bei der Sensibilitätsprüfung werden folgende Kriterien beurteilt:

- Welche Wahrnehmungen sind verändert?
  - Oberflächensensibilität: Schmerz und Temperatur; Druck und Berührung;
  - Tiefensensibilität: Lage-, Bewegungs- und Vibrationsempfinden.
- Lokalisation der Sensibilitätsstörung:
  - Dermatomgebunden (z.B. bei Bandscheibenvorfall)?;
  - Sensibles Hautareal eines peripheren Nervs (z. B. bei lagerungsbedingter Läsion des N. peronaeus);
  - Strumpfförmige Areale am Bein oder handschuhförmige Areale am Arm können Hinweise auf eine Polyneuropathie liefern.

Der Ausfall verschiedener Sensibilitätsqualitäten lässt Rückschlüsse auf die Läsionshöhe zu:

Oberflächensensibilität

Sie wird in 2 Hauptbahnen geleitet: eine für Schmerz und Temperatur und eine für Druck und Berührung. Die Rezeptoren dieser Wahrnehmungen liegen vor allem an der Körperoberfläche. In Muskeln, Sehnen, Gelenkkapseln und Knochen gibt es ausschließlich Schmerz- und Druckrezeptoren.

Bahn für Schmerz- und Temperatur: Die Nervenfasern kreuzen direkt nach Eintritt über die Hinterwurzel im vorderen Bereich des Rückenmarks zur Gegenseite. Bei zentralen Läsionen im Rückenmark fallen deshalb Schmerz und Temperatur auf der Gegenseite aus.

- *Prüfen des Schmerzempfindens:* Durch Hautreizung (z.B. Kneifen) lässt sich die Schmerzempfindlichkeit prüfen. Sie kann verstärkt oder abgeschwächt sein. Es wird immer im Seitenvergleich getestet.
- *Prüfen des Temperaturempfindens:* Dabei wird die Reaktion auf einen Kälte- und Wärmereiz im Seitenvergleich geprüft.
- *Bahn für Druck und Berührung:* Ihre Nervenfasern ziehen nach Eintritt über die Hinterwurzel zunächst auf der gleichen Seite im Hinterstrang des Rückenmarks zum Hirnstamm. Erst dort kreuzen sie zur Gegenseite bis zum sensiblen Areal der Großhirnrinde. Daher fallen bei zentralen Läsionen des Rückenmarks Druck und Berührung auf der geschädigten Seite aus.
- *Prüfen des Druck- und Berührungsempfindens:* Der Untersucher setzt sensible Reize durch Berührung mit einem Wattebausch, den Fingerspitzen oder einem Pinsel, bei denen der Patient die Sensibilitätsqualitäten im Seitenvergleich angeben soll.

> *„Ameisenlaufen", Brennen, Elektrisieren und Kribbeln sind typische Missempfindungen und werden als Hyperqualitäten gewertet. Sie treten oft bei chronifiziertem Schmerz auf (Berührungsreize werden als Schmerzreiz interpretiert).*
> *Hypoqualitäten bestehen bei Kompression der Neuralstruktur und werden von den Patienten häufig als pelziges Gefühl beschrieben.*

Tiefensensibilität

Das Kleinhirn ist das Koordinationszentrum für Motorik. Hier werden alle Informationen der Propriozeptoren verarbeitet, die sich in Gelenken, Sehnen und Muskeln befinden. Das Lage- und Bewegungsempfinden ist das Resultat dieser Informationen.

Die Prüfung der Tiefensensibilität erfolgt über den Lagesinn (Lage-Nachahmung und Bewegungsempfinden) sowie über das Vibrationsverhalten.

- Prüfung des Lagesinns: Der Untersucher bringt die betroffene Extremität des Patienten in eine bestimmte Position. Der Patient soll die Position bei geschlossenen Augen mit der Gegenseite nachahmen.
- Prüfung des Bewegungsempfindens: Der Untersucher bringt ein Gelenk (z.B. Großzehengelenk) in eine bestimmte Position. Der Patient muss die Position des Gelenks mit geschlossenen Augen verbal wiedergeben. Voraussetzung ist die Klärung der Begrifflichkeit. Für die Bewegungsrichtung sollten Orientierungen im Raum und am Körper benutzt werden (z.B. Der Großzeh bewegt in Richtung Nase). Der Test wird mehrmals durchgeführt.
- Prüfung des Vibrationsempfindens (Teil der ärztlichen neurologischen Untersuchung): Der Test gilt als empfindliches Frühsymptom bei Tiefensensibilitätsstörungen. Eine schwingende Stimmgabel wird auf einen nicht von Weichteilen bedeckten Körperabschnitt des Armes oder des Beines aufgesetzt. Wichtig für die Beurteilung ist die Angabe des Patienten, ob bzw. ab wann er das Schwingen der Stimmgabel nicht mehr wahrnimmt. Die Messskala reicht von 8/8 – 1/8. Pathologisch ist ein niedrigerer Wert als 6/8.

3. Prüfen der Reflexe

- Mit dem Reflexhammer wird ein kurzer Schlag auf die entspannte Sehne gesetzt. Eine kurze Kontraktion des Muskels erfolgt auf den Dehnungsreiz der Sehne.
- Reflexe werden immer im Seitenvergleich geprüft, da nur ein Unterschied pathologisch ist.
- Die Reflexauslösung sollte mehrmals wiederholt werden.

- Bei zu schwachem Reflexerfolg lässt sich dieser mithilfe des Patienten bahnen (verstärken). Ein Eigenreflex kann durch die Aktivität anderer Muskelgruppen verstärkt werden (z.B. durch Auf-die-Zähne-beißen).
- Mögliche Dokumentation der Reflexstärke: 0=fehlend; 1=schwach; 2=mittellebhaft; 3=sehr lebhaft; VRZ=verbreiterte Reflexauslösezone.

Beispiele Reflexe:

Exemplarisch werden nur 3 wichtige Reflexe dargestellt.

- Bizepssehnenreflex (BSR), M. biceps brachii; C5–C6; N. musculocutaneus: Der Unterarm des Patienten befindet sich in Pronations- und Supinations-Neutral-Null-Stellung. Der Untersucher legt seinen Zeigefinger auf die Bizepssehne in der Ellenbeuge. Mit dem Reflexhammer klopft er auf seinen Finger und löst damit eine Kontraktion des M. biceps brachii aus.
- Patellarsehnenreflex (PSR), M. quadriceps femoris; L2–L4; N. femoralis: Bei leichter Knieflexion löst ein Schlag mit dem Reflexhammer auf die Patellarsehne eine Kontraktion des M. quadriceps femoris aus.
- Achillessehnenreflex (ASR) M. triceps surae; S1–S2; N. tibialis: Ein Schlag auf die Achillessehne führt zur Plantarflexion des Fußes.

4. Prüfen der Muskelkraft bei motorischer Läsion
- siehe *Physiotherapeutische Untersuchung, Prüfung der Muskelkraft*;
- Kennmuskeln der LWS- und HWS-Segmente: siehe Kap. 5 aufgeführt.

Schmerzmessung (Algesimetrie)

Schmerz ist mit keinem objektivem Messverfahren quantifizierbar, d.h. es gibt keine Methode und keinen Apparat, mit dessen Hilfe sich der durch die Person empfundene Schmerz in Form eines Parameters festhalten lässt.

In erster Linie dient die Schmerzmessung den Physioptherapeuten zur Verlaufskontrolle innerhalb der Therapie. Dies ist mit einfacheren Verfahren möglich als die Diagnostik des Schmerzgeschehens. Bei der Diagnostik werden objektive und subjektive Messverfahren eingesetzt. Die objektive Algesimetrie nutzt Verfahren, die physiologische Antwortreaktionen der Patienten auf noxische Reize messen. Sie sind objektiv, weil sie sich nicht an der subjektiven Schmerzwahrnehmung des Patienten ausrichten. Die Bewertung erfolgt durch den Vergleich von Kenngrößen bei unterschiedlichen Reizintensitäten sowie deren Normdaten. Als noxische Reize kommen mechanische, thermische, chemische und elektrische Reize zum Einsatz. Mittels bestimmter Apparaturen werden fest definierte Reize (z.B. Druckreize) auf die Körperstrukturen appliziert. Die Patienten geben Schmerzintensitäten an, die mit Normdaten verglichen werden. Die Applikation dieser standardisierten Reize dient der Untersuchung der durch dieses Verfahren hervorgerufenen Schmerzwahrnehmung und ihrer physiologischen Begleitreaktionen (z.B. Hyperämie der Haut, Schwitzen).

In der Physiotherapie hat die klinische Algesimetrie einen höheren Stellenwert. Sie beschäftigt sich mit der subjektiven Schmerzwahrnehmung und der Beeinträchtigung des Patienten im Alltag sowie dem Erkennen des Schmerzverhaltens.

Zur Erfassung dieser Qualitäten stehen verschiedenen Methoden zur Verfügung.

Erfassung der Schmerzlokalisation durch Schmerzzeichnungen (Pain draw)

Die unterschiedlichen Lokalisationen des Schmerzes werden in Schmerzzeichnungen (Pain draw) dokumentiert (*Pain Disability Index*, S. 44). Diese Zeichnungen werden zunächst ohne Bezug zur jeweiligen Schmerzursache gewertet. Interessant ist, ob der Patient die schmerzende Region genau eingrenzen kann oder nicht und ob der Schmerz tiefgehend oder oberflächlich lokalisiert ist. Hieraus ergeben sich mögliche Ursachengefüge, z.B. werden chronische Schmerzen häufig diffus und wenig abgegrenzt und sehr ausgedehnt angegeben während sich akuter Rezeptorenschmerz häufig klarer lokalisieren lässt.

Für den Therapieverlauf ist die Erfassung der Schmerzlokalisation bedeutsam, da sie verdeutlicht, ob sich die Lokalisation durch die Therapie verändert.
Allerdings ist die Quantifizierung dieser Angaben genauso schwierig wie die Einschätzung des Schmerzcharakters.

Erfassung des Schmerzcharakters durch Adjektivlisten

Der Schmerzcharakter kann differenzialdiagnostische Hinweise geben (siehe Schmerzcharakter der einzelnen Körperstrukturen). Die hierfür vorgeschlagenen zahlreichen qualitativen Umschreibungen versuchen, verschiedene Schmerzkomponenten (z.B. sensorische oder affektive) zu beurteilen. Sie eignen sich jedoch weniger zur unmittelbaren

Beurteilung des Therapieverlaufs (*Pain Disability Index*, S. 44).

Der McGill Schmerzfragebogen (McGill Pain Questionnaire, MPQ) wurde 1975 von Melzack vorgestellt. Der Fragebogen besteht aus unterschiedlichen Teilen und enthält z.B. Adjektivlisten, die Schmerz in aufsteigender Intensität beschreiben. Nach Melzack (1975) lassen sich somatosensorisch-diskrimitative (z.B. heiß, brennend, glühend, siedend), effektiv-emotionale (z.B. plagend, quälend, marternd) und evaluative Blöcke (z.B. umschrieben, ausstrahlend, ausbreitend) unterscheiden. Mittlerweile liegen auch viele deutsche Fassungen vor, die allerdings schlechter evaluiert sind als die englischen Fassungen (Weiß u. Schaible in Scherfer 2003).

Erfassung der Schmerzintensität durch eindimensionale Skalen

Die Erfassung der Schmerzwahrnehmung erfolgt durch verschiedene Skalen, auf denen die Patienten ihre Schmerzintensität einschätzen. Diese Skalen werden auch zur Verlaufskontrolle innerhalb der Therapie eingesetzt.

Visuelle Analogskala (VAS; Abb. 2.9)
Am bekanntesten ist die Visuelle Analogskala (VAS). Dabei handelt es sich um ein einfaches, aber sehr geeignetes Mittel, um knapp und ausreichend präzise ein Therapieergebnis zu dokumentieren. Die VAS erfüllt alle Anforderungen, die an einem standardisierten Test gestellt werden, einschließlich der Praktikabilität.

Zahlreiche Arbeiten zu den Testgütekriterien der VAS zeigen, dass dieses klinische „Messinstrument" außerordentlich reliabel und valide ist (Schreiber u. Winkelmann 1997). Im Allgemeinen ist die Schmerzbefragung mittels VAS für die Patienten gut verständlich und nachvollziehbar, setzt jedoch deren konstruktive Mitarbeit voraus. Die VAS-Skala bietet sich in der Praxis zur Einschätzung von Soforteffekten der Therapie (ein- und ausgangs der Behandlung) ebenso wie zur Verlaufskontrolle von Therapieserien an. Sie kommt sowohl bei Patienten mit akutem als auch chronischem Schmerz zum Einsatz.

Die VAS besteht aus einer Linie mit vorgegebener Länge (üblicherweise 10 cm), deren Anfangspunkt mit *kein Schmerz* und Endpunkt mit *maximal vorstellbarer Schmerz* bezeichnet ist. Weitere Schmerzbezeichnungen sind nicht vorgegeben. Der Patient soll die Stärke des Schmerzes zwischen beiden Punkten markieren. Der Abstand dieser Markierung zum Anfangspunkt lässt sich in Millimetern abmessen. Auf diese Weise wird ein numerischer Wert ermittelt, der sich protokollieren und vergleichend auswerten lässt.

Für diesen Zweck wurden verschiedene Instrumentarien unterschiedlichen Designs entwickelt. Die meisten sind als Messschieber zur problemlosen Anwendung in der Praxis gestaltet und auch bei Kindern ab etwa 6 Jahren einsetzbar. Diese sind allerdings mit *Smilies* gestaltet. Deren verschiedene Gesichtsausdrücke bieten eine kindgerechte Gestaltung, sind aber auch bei Patienten anwendbar, die keine numerischen Skalen verstehen.

Die Ausrichtung der Skala sollte der gewohnten Schreibweise entsprechen, also horizontal mit Angaben von links nach rechts. Beim direkten Vergleich tendieren die horizontalen im Vergleich zu vertikalen Ausrichtungen bei den Schmerzintensitäten zu niedrigeren Werten (Schreiber u. Winkelmann 1997).

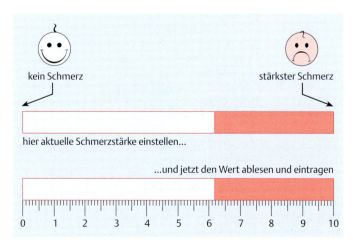

Abb. 2.9 Visuelle Analogskala.

Die horizontale Line sollte zwischen Anfangs- und Endpunkt keine Markierung enthalten und nicht kürzer als 10 cm sein. Auch die Wortwahl auf der Skala ist entscheidend, da sie die Angabe der Patienten beeinflusst. Bei Begriffen wie *unerträglicher Schmerz* oder *stärkster vorstellbarer Schmerz* erfolgt die Eintragung mehr links; während sie bei der Angabe *erheblicher Schmerz* mehr rechts stattfand.

Hinweise für die Anwendung der VAS in der Praxis

> *Der Informationsgehalt der VAS hängt entscheidend davon ab, wie nach dem Schmerz gefragt wird. Durch unterschiedliche Fragestellungen können der momentane Schmerz oder weitere zeitliche Bezüge hergestellt werden.*

Beispiele Fragestellungen:
- Aussage momentan: Wie ist Ihr derzeitiger Schmerz?
- 24-Stunden-Verhalten: Wie war Ihr Schmerz in den letzten 24 Stunden?
- 1 Woche: „Wie war Ihr Schmerz in der letzten Woche?"
- Bezug zum Schmerzmaximum und -minimum:
  - Wie war Ihr stärkster Schmerz in …. (Zeitdauer)?
  - Wie war Ihr geringster Schmerz in … (Zeitdauer)?
- Bezug zur Schmerzregion: Wie war Ihr Schmerz in der ….. (Region – Bezug zu Pain draw)?
- Bezug zur beeinträchtigten Funktion: ADL (Activities of daily living): Wie sehr sind Sie durch Ihre Schmerzen in bestimmten Funktionen (Gehfähigkeit, Beruf, Hausarbeit, Kontakte, Schlaf, Lebensfreude) eingeschränkt?

Das Erfragen mittels Visueller Analogskala sollte vor Therapiebeginn erfolgen und dokumentiert werden. Dies ermöglicht den unmittelbaren Vergleich der Schmerzintensität nach einer Therapieeinheit. Die Ergebnisse unmittelbar nach einer Therapie müssen allerdings insgesamt zurückhaltend gewertet werden, da die Schmerzempfindung zu diesem Zeitpunkt stark von psychologischen Begleitumständen der Therapie geprägt sein kann oder ein starker Reiz eventuell vorübergehend zu einer vorübergehenden Schmerzzunahme führt. Für die Verlaufsdokumentation ist es jeweils sinnvoll, die Ergebnisse der VAS jeweils vor der Therapie zu registrieren.

Gerade ältere und Patienten, die Schmerzen in vielen Körperregionen haben, sind oft nicht in der Lage, auf die Fragestellung mit einer summarischen Schmerzintensität zu antworten oder den Messschieber richtig zu handhaben. Sie benötigen eine geduldige Einweisung und eindeutige Anweisungen. Sinnvoll ist die Gegenprobe mit einer anderen Kategorieskala, wie z.B. der numerischen Ratingskala.

Damit die Therapeutin die Ergebnisse richtig werten kann, benötigt sie Kenntnisse über Einflüsse zusätzlicher Therapien (z.B. Schmerzmittel, Akupunktur), die sie in der Anamnese gezielt erfragen muss. Auch veränderte Lebensumstände und Gewohnheiten sind zu beachten.

Gestaltungsmerkmale der VAS sollten berücksichtigt werden. Ungünstige Varianten können zu gravierenden Messfehlern führen. Zur Therapieverlaufsdokumentation wird am besten immer dieselbe Ausführung der VAS-Skala verwendet.

Weitere eindimensionale Skalen zur Beurteilung der Schmerzintensität

Numerische Ratingskala (NRS)
Dem Patienten wird eine Zahlenreihe von 0–10 oder 0–100 vorgelegt, in deren Bereich er die Schmerzstärke beurteilen soll.

Verbale Ratingskala (VRS)
Hierbei wird der Schmerz durch Adjektive bewertet, die in der Intensität ansteigend geordnet sind. Der Patient wählt aus den vorgegebenen Adjektiven eines aus, das seine Schmerzintensität im Moment am besten beschreibt.

> *Verbale Ratingskalen werden oft besser verstanden als numerische, sie eignen sich aber weniger für Verlaufsdokumentationen und statistische Auswertungen.*

Assessments

Zur Erfassung von Schmerz kommen neben standardisierten Tests (z.B. Skalen) auch Assessments (Beurteilung, Bewertung, Einschätzung) zum Einsatz, die die Wahrnehmung und das Erleben der Patienten im Rahmen von Selbsteinschätzung bzw. Beurteilungen zum Ausdruck bringen. Wenn sie die entsprechenden Untersuchungen hinsichtlich ihrer Gütekriterien erfolgreich durchlaufen haben, stellen sie wissenschaftlich fundierte Instrumente dar. Häufig lassen sich durch sie Therapieverläufe und -erfolge genauso belegen wie durch vermeintlich objektive Messungen äußerlich sichtbarer Veränderungen (z.B. Messung einer veränderten Beweglichkeit).

Datum: ______ Uhrzeit: ______

Nachname: ______ Vorname: ______

Geburtsdatum: ______ Geschlecht: ☐ männlich ☐ weiblich

1 Familienstand:
1 ☐ alleinstehend
2 ☐ verheiratet
3 ☐ verwitwet
4 ☐ getrennt/geschieden

2 Ihre eigene Ausbildung (bitte geben Sie die Anzahl der Jahre an, die Sie in Ihrer Ausbildung in Schule/Berufsausbildung/Studium standen)

Jahre 4 5 6 7 8 9 10 11 12 13 14 15 16 17 18 19 20

Bezeichnung des Abschlusses: ______

3 Derzeitige Beschäftigung (bitte erklären Sie die Bezeichnung; falls Sie nicht arbeiten, als was haben Sie vorher gearbeitet?): ______

4 Beschäftigung des Partners, der Partnerin: ______

5 Wie ist Ihre jetzige Beschäftigungsart am besten zu beschreiben?
1 ☐ außerhalb des Hauses beschäftigt, Vollzeit
2 ☐ außerhalb des Hauses beschäftigt, Teilzeit
3 ☐ Hausfrau/Hausmann
4 ☐ berentet
5 ☐ nicht beschäftigt
6 ☐ Anderes

6 Wie lange ist es her, dass Ihnen Ihre Diagnose bekannt wurde? ______ Monate

7 Hatten Sie jemals Schmerzen, die auf Ihre jetzige Erkrankung zurückzuführen sind?
1 ☐ ja 2 ☐ nein 3 ☐ weiß ich nicht genau

8 Als Sie das erste Mal Ihre Diagnose erfuhren, war Schmerz eines der Symptome?
1 ☐ ja 2 ☐ nein 3 ☐ weiß ich nicht genau

9 Wurden Sie im letzten Monat operiert?
1 ☐ ja 2 ☐ nein

10 Die meisten von uns haben von Zeit zu Zeit Schmerzen (z.B. Kopfschmerzen, Zahnschmerzen, bei Verstauchungen). Hatten Sie **in der letzten Woche andere** als diese Alltagsschmerzen?
1 ☐ ja 2 ☐ nein

Heute: 1 ☐ ja 2 ☐ nein

Falls Sie eine der beiden letzten Fragen mit **ja** beantwortet haben, füllen Sie diesen Bogen bitte weiter aus. Falls Sie beide Fragen mit **nein** beantwortet haben, sind Sie mit diesem Fragebogen fertig. Danke.

11 Bitte schraffieren Sie in der nachstehenden Zeichnung die Gebiete, in denen Sie Schmerzen haben. Markieren Sie mit „x" die Stelle, die Sie am meisten schmerzt:

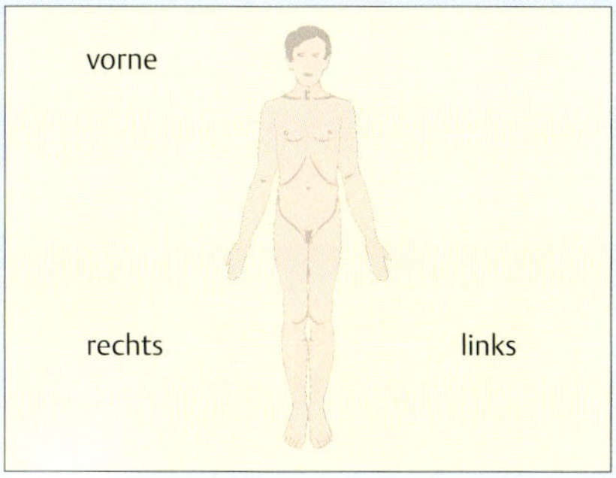

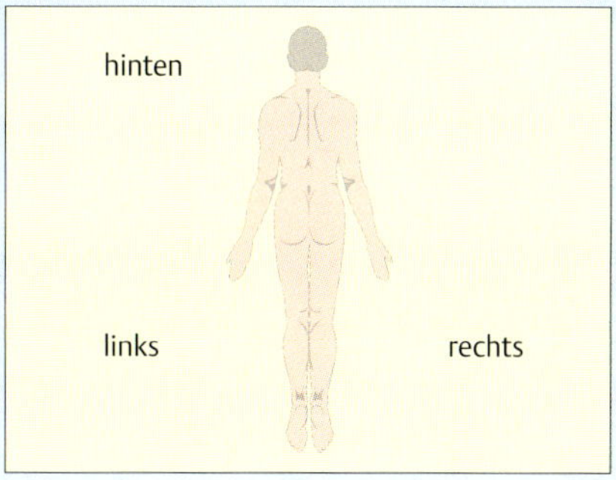

Abb. 2.10 Schmerzfragebogen.

12 Kreisen Sie die Zahl ein, die Ihre **stärksten** Schmerzen in der letzten Woche am besten beschreibt:

0	1	2	3	4	5	6	7	8	9	10
kein Schmerz										stärkste vorstellbare Schmerzen

13 Kreisen Sie die Zahl ein, die Ihre **geringsten** Schmerzen in der letzten Woche am besten beschreibt:

0	1	2	3	4	5	6	7	8	9	10
kein Schmerz										stärkste vorstellbare Schmerzen

14 Kreisen Sie die Zahl ein, die Ihre **durchschnittlichen** Schmerzen in der letzten Woche am besten beschreibt:

0	1	2	3	4	5	6	7	8	9	10
kein Schmerz										stärkste vorstellbare Schmerzen

15 Kreisen Sie die Zahl ein, die aussagt, welche Schmerzen Sie **in diesem Moment** haben:

0	1	2	3	4	5	6	7	8	9	10
kein Schmerz										stärkste vorstellbare Schmerzen

16 Welche Dinge und Tätigkeiten **lindern** Ihre Schmerzen (z.B. Wärme, Medikamente, Ausruhen):

17 Welche Dinge und Tätigkeiten **verstärken** Ihre Schmerzen (z.B. gehen, stehen, etwas heben):

18 Welche Behandlungen oder Medikamente erhalten Sie gegen Ihre Schmerzen?

19 Bitte denken Sie an die letzte Woche. Wie viel Schmerzlinderung haben Sie durch Behandlungen oder Medikamente erfahren? Bitte kreisen Sie die Prozentzahl ein, die am besten die Schmerzlinderung beschreibt:

0	10	20	30	40	50	60	70	80	90	100%
keine Linderung										vollständige Linderung

20 Falls Sie Schmerzmedikamente einnehmen: Wie viele Stunden dauert es, bis Ihre Schmerzen wieder auftreten?

1		Schmerzmedikamente helfen gar nicht	5		4 Stunden
2		1 Stunde	6		5–12 Stunden
3		2 Stunden	7		mehr als 12 Stunden
4		3 Stunden	8		Ich nehme keine Schmerzmedikamente

21 Worauf führen Sie Ihre Schmerzen zurück? Bitte markieren Sie die Antwort, die am besten zutrifft:

1. Folge der Behandlung (z.B. Medikamente, Operation, Bestrahlung, Prothesen)   1 ☐ **ja**   2 ☐ **nein**
2. Primärerkrankung (das ist die Erkrankung, die z.Zt. behandelt und bewertet wird)   1 ☐ **ja**   2 ☐ **nein**
3. Eine medizinische Ursache ohne Bezug zur Primärerkrankung (z.B. Arthritis)   1 ☐ **ja**   2 ☐ **nein**

(22) Schmerzempfindung: Bitte geben Sie für jedes der nachstehenden Wörter an, ob es für Ihre Schmerzen zutrifft:

dumpf, drückend	gar nicht	0	1	2	3	extrem
pochend, klopfend	gar nicht	0	1	2	3	extrem
brennend, heiß	gar nicht	0	1	2	3	extrem
elektrisierend, einschießend	gar nicht	0	1	2	3	extrem
stechend, bohrend	gar nicht	0	1	2	3	extrem
krampfartig, kolikartig	gar nicht	0	1	2	3	extrem
ziehend, reißend	gar nicht	0	1	2	3	extrem
Schmerz bei leichter Berührung	gar nicht	0	1	2	3	extrem
unerträglich	gar nicht	0	1	2	3	extrem
erschöpfend, ermüdend	gar nicht	0	1	2	3	extrem
schrecklich	gar nicht	0	1	2	3	extrem

(22) Bitte kreisen Sie die Zahl ein, die angibt, wie stark Ihre Schmerzen Sie in der letzten Woche beeinträchtigt haben:

A Allgemeine Aktivität
0 1 2 3 4 5 6 7 8 9 10
keine Beeinträchtigung — stärkste Beeinträchtigung

B Stimmung
0 1 2 3 4 5 6 7 8 9 10
keine Beeinträchtigung — stärkste Beeinträchtigung

C Gehvermögen
0 1 2 3 4 5 6 7 8 9 10
keine Beeinträchtigung — stärkste Beeinträchtigung

D Normale Arbeit (außerhalb und Haushalt), Belastbarkeit
0 1 2 3 4 5 6 7 8 9 10
keine Beeinträchtigung — stärkste Beeinträchtigung

E Beziehung zu anderen Menschen
0 1 2 3 4 5 6 7 8 9 10
keine Beeinträchtigung — stärkste Beeinträchtigung

F Schlaf
0 1 2 3 4 5 6 7 8 9 10
keine Beeinträchtigung — stärkste Beeinträchtigung

G Lebensfreude
0 1 2 3 4 5 6 7 8 9 10
keine Beeinträchtigung — stärkste Beeinträchtigung

Definition Assessment
Der Begriff bezeichnet in der Regel Verfahren, die etwas zu messen versuchen, was sich nicht unmittelbar beobachten oder durch eine einfache Methode quantifizieren lässt (Biefang et al. 1999, Hasenbein u. Wallesch 2001).

Der Vorteil dieser Verfahren liegt darin, dass sie den Patienten die Möglichkeit bieten, sich selber zu äußern und ihre Einschätzung des Therapieverlaufs zu dokumentieren. Mit ihrer Hilfe können sowohl Patient als auch Therapeutin darstellen, wie sich die gesundheitliche Einschränkung bzw. der Therapie- oder Rehabilitationsverlauf auf das tägliche Leben und somit auf der Ebene der Aktivitäten und der Partizipation auswirken.

Die Anwendung standardisierter Tests und Assessments – insbesondere von Instrumenten zur Selbstbeurteilung – führt somit nicht nur zu einer wissenschaftlichen Fundierung und Evaluierung der Physiotherapie, sondern hilft ihr auch, die Ganzheitlichkeit in der Wahrnehmung von Patienten als Teil ihrer professionellen Identität zu entwickeln, auszuprägen und nach außen darzustellen.

Assessmentverfahren versuchen, komplexe Konstrukte zu erfassen. Dabei handelt es sich um abstrakte Begriffe, die gezielt formuliert wurden, um etwas nicht unmittelbar Beobachtbares in wissenschaftliche Diskussionen, aber auch im therapeutischen Alltag „begreifbar" bzw. messbar zu machen (Dornholdt 2000). Im Vergleich zu *Gelenkbeweglichkeit* sind *Patientenzufriedenheit, gesundheitsbezogene Lebensqualität bei chronischem Schmerz* oder *Beeinträchtigungen des täglichen Lebens* abstraktere Begriffe, die sich einer einfachen operationalen Definition entziehen.

Ein Beispiel für ein Selbstbeurteilungsverfahren von Patienten mit dem Leitsymptom Schmerz ist der *Pain Disability Index* (PDI; Schmerz-Behinderungs-Index). Dieser gibt Patienten mit chronischem Schmerz die Möglichkeit, die durch ihre Schmerzen bedingten Einschränkungen im täglichen Leben darzustellen (Dillmann et al. 1994). Das diesem Index zugrunde liegende Konstrukt *schmerzbedingte Einschränkungen im täglichen Leben* wird über 7 Items gemessen, die das abstrakte Konstrukt in Unterpunkte und Kriterien zerlegen, um möglichst alle wichtigen Aspekte zu berücksichtigen:
- Familiäre und häusliche Verpflichtungen;
- Erholung;
- Soziale Aktivitäten;
- Beruf;
- Sexualleben;
- Selbstversorgung;
- Elementare lebensnotwendige Tätigkeiten.

Mithilfe einer numerischen Ratingskala von 0–10 geben Patienten an, inwieweit sie in verschiedenen Bereichen durch die Schmerzen beeinträchtigt werden. Neben den Punktwerten (Scores) für die einzelnen Items wird mit dem PDI ein Summenscore für alle Items errechnet. Er ist so erstellt, dass ihn Patienten ohne großen Zeitaufwand außerhalb der eigentlichen Behandlungszeit in wenigen Minuten ausfüllen können.

Neben den oben genannten Items erfasst er noch Angaben zur Einschätzung der Schmerzintensität, -lokalisation, -beeinflussung und Kenntnisse zur Schmerzursache. Für die Einschätzung der Schmerzqualität stehen vorgegebene Verben zur Verfügung, bei denen der Patient angibt, ob diese Bezeichnung der Qualität auf seinen Schmerz zutrifft oder nicht.

Der PDI wurde in der englischen Originalversion von der Pain Research Group; Department of Neurology; University of Wisconsin, Madison Medical School erarbeitet. Die deutsche Übersetzung lieferten Loick, Radbruch, Kiencke und Sabatowski, die auf der Webseite des DRK Schmerzzentrums Mainz (http://www.schmerz-zentrum.de) herunter geladen und bei Angabe der Autoren gebührenfrei verwendet werden kann (**Abb. 2.10**).

Der PDI kann krankheitsübergreifend beim Leitsymptom Schmerz eingesetzt werden. Diese Assessments finden vor allem bei Patienten mit chronischem Schmerz Verwendung, können aber auch bei der Einschätzung helfen, ob die Gefahr einer chronischen Schmerzerkrankung besteht. Sie sind sowohl zur Diagnostik von Schmerz als auch in der Physiotherapie von Bedeutung.

Daneben gibt es spezifische Instrumente, die nur für bestimmte Krankheitsbilder entwickelt wurden. Im Hinblick auf das Bewegungssystem ist der Funktionsfragebogen Hannover (FFbH) zur Selbstbeurteilung der Funktionskapazität bei Rückenschmerzen (FFbH-R) oder bei Arthrosen (FFbH-OA; **Abb. 2.11**) interessant (Raspe u. Kohlmann 1989, Raspe et. al. 1996; http://www.schmerz-zentrum.de).

Bei diesen Fragen geht es um Tätigkeiten aus dem täglichen Leben.
Wir würden gerne erfahren, wie gut Sie die folgenden Tätigkeiten ausführen können.
Bitte beantworten Sie jede Frage so, wie es für Sie im Moment (wir meinen in Bezug auf die letzten 7 Tage) zutrifft.

Sie haben **drei** Antwortmöglichkeiten:

1	**ja**	d.h. Sie können die Tätigkeit ohne Schwierigkeiten ausführen
2	**ja**, aber mit Mühe	d.h. Sie haben dabei Schwierigkeiten, z. B. Schwäche, Steifheit, es dauert länger als früher oder Sie müssen sich dabei abstützen
3	**nein** oder nur mit fremder Hilfe	d.h. Sie können es gar nicht oder nur, wenn eine andere Person Ihnen dabei hilft

	ja	ja, aber mit Mühe	nein oder nur mit fremder Hilfe
Können Sie 1 Stunde auf ebenen Wegen (z. B. Gehsteig) spazieren gehen?	1	2	3
Können Sie draußen auf unebenen Wegen (z. B. im Wald oder auf Feldwegen) 1 Stunde spazieren gehen?	1	2	3
Können Sie eine Treppe von einem Stockwerk zum anderen **hinauf**gehen?	1	2	3
Können Sie eine Treppe von einem Stockwerk zum anderen **hinunter**gehen?	1	2	3
Können Sie 100 Meter schnell laufen (nicht gehen), etwa um einen Bus noch zu erreichen?	1	2	3
Können Sie 30 Minuten ohne Unterbrechung stehen (z. B. in einer Warteschlange)?	1	2	3
Können Sie in ein Auto einsteigen und aus dem Auto aussteigen?	1	2	3
Können Sie öffentliche Verkehrsmittel (Bus, Bahn usw.) benutzen?	1	2	3
Können Sie sich aus dem Stand bücken und einen leichten Gegenstand (z. B. Geldstück oder zerknülltes Papier) vom Fußboden aufheben?	1	2	3
Können Sie im Sitzen einen kleinen heruntergefallenen Gegenstand (z. B. eine Münze) neben Ihrem Stuhl aufheben?	1	2	3
Können Sie einen schweren Gegenstand (z. B. einen gefüllten Kasten Mineralwasser) vom Boden auf den Tisch stellen?	1	2	3
Können Sie einen schweren Gegenstand (z. B. einen vollen Wassereimer oder Koffer) hochheben und 10 Meter weit tragen?	1	2	3
Können Sie von einem Stuhl mit normaler Sitzhöhe aufstehen?	1	2	3
Können Sie Strümpfe oder Socken an- und ausziehen?	1	2	3
Können Sie in eine normale Badewanne einsteigen und aus der Badewanne wieder aussteigen?	1	2	3
Können Sie sich von Kopf bis Fuß waschen und abtrocknen?	1	2	3
Können Sie eine normale Toilette (übliche Sitzhöhe, ohne Haltegriffe) benutzen?	1	2	3
Können Sie aus einem normal hohen Bett aufstehen?	1	2	3

Abb. 2.11 Funktionsfragebogen bei Arthrose.

Zusammenfassung: Physiotherapeutische Untersuchung bei Patienten mit dem Leitsymptom Schmerz

- Die Untersuchung von Patienten mit Schmerzen ist für Ärzte und Physiotherapeuten sehr anspruchsvoll. Bei chronischen Schmerzpatienten wird in der Therapie häufig die Zusammenarbeit mit anderen medizinischen Berufsgruppen (z.B. Psychotherapeuten) notwendig.
- Die emotionale Situation des Patienten ist extrem verändert. Je akuter und intensiver ein Schmerz, desto vorsichtiger und behutsamer muss die Vorgehensweise sein. Der Schmerz bestimmt den Lebensrhythmus der Betroffenen. So richten vor allem Patienten mit chronischem Schmerz ihren Tagesablauf auf den Schmerz aus. Die Kontrolle über den Schmerz und die Verantwortung für dessen Beeinflussung liegt oft nicht mehr bei ihnen selbst. Sie gehen von Arzt zu Arzt, von Therapeutin zu Therapeutin und erhoffen sich bei jedem Hilfe (passive Coping-Strategie). Der Patient muss wieder lernen, selbst die Verantwortung für die Beeinflussung des Schmerzes zu übernehmen. Dies setzt verschiedene Schritte in der Untersuchung und Behandlung voraus.
- Gute umfangreiche Untersuchung: Die Patienten brauchen das Gefühl, dass ihnen geglaubt und sie mit ihrem Schmerz ernst genommen werden, da sich viele als Simulanten eingeschätzt meinen. Aber auch ein maladaptativer Schmerz lässt sich funktionell und physiologisch erklären (siehe *Schmerzverarbeitung* und *Charakteristika des Schmerzes*).
- Neben einer umfangreichen Schmerzanamnese hat die Untersuchung der Beweglichkeit und des Bewegungsverhaltens einen hohen Stellenwert und darf auch bei Verdacht auf Schmerz ohne organische Ursache (psychogener Schmerz) nicht vergessen werden. Bei der Erfragung der individuellen Symptome wird gezielt nach Veränderungen der Symptome und nicht nach Schmerzzunahme gefragt. Dies beeinträchtigt die Wahrnehmung der Patienten, die sich nur auf den Schmerz fokussiert. Spezielle Scheinmanöver helfen bei der Differenzierung, ob eine organische Schmerzursache vorliegt (z.B. Waddell-Zeichen).
- Es werden Fragen gestellt, die das individuelle Krankheitserleben und Schmerzverhalten des Patienten verdeutlichen (Yellow flags berücksichtigen!).
- Spezifische Schmerzprovokationstests für die einzelnen Körperstrukturen bestätigen die Schmerzursache bei nozizeptivem Rezeptorenschmerz (organische Ursache).
- Da Schmerz nicht objektiv messbar ist, handelt es ich immer um eine subjektive Empfindung. Zur Dokumentation von Schmerzen dienen Bodycharts, Skalen zur Einschätzung der Intensität und Schmerzfragebögen. Eine eindeutige Dokumentation gilt als Effektivitätsnachweis der Therapie.

2.1.2 Physiotherapeutische Behandlung bei Patienten mit dem Leitsymptom Schmerz

Die Behandlung von Schmerzen greift an den verschiedenen Ebenen der Schmerzentstehung, -leitung und -verarbeitung an. In der Regel wird die physiotherapeutische von der ärztlichen Therapie begleitet, z.B. in Form der Schmerzmedikation.

> *Die komplexe Wirkungsweise von Schmerzmedikamenten wird an dieser Stelle nicht erläutert. Es sei jedoch betont, dass ihre Effektivität groß und ihre Behandlung in der akuten und subakuten Phase häufig unerlässlich ist.*

Zur Reduzierung des Schmerzes können geeignete physiotherapeutische Maßnahmen genutzt werden, die die Erregbarkeit peripherer Rezeptoren senken und im ZNS sowohl Gate-control-Mechanismen fördern als auch die absteigende Hemmung stimulieren. Die positive Beeinflussung der kognitiv-emotionalen Verarbeitung der Schmerzwahrnehmung kann ebenfalls zu einer Linderung führen. Dazu gehört sowohl die sachliche Instruktion zum Umgang mit dem Schmerz als auch die positive Beeinflussung des emotionalen Empfindens.

Die Therapieansätze müssen regelmäßig auf ihre Effektivität geprüft und ineffektive Ansätze frühzeitig erkannt und geändert werden. Lang andauernde Schmerzen fördern die Hypersensibilisierung der peripheren Rezeptoren und des ZNS und begünstigen damit die Entstehung eines chronischen Schmerzes. Jede Therapeutin muss die Grenzen ihrer eigenen therapeutischen Interventionen erkennen, um gegebenenfalls konsequent und möglichst schnell Hilfe anderer Personen des Behandlungsteams in Anspruch zu nehmen.

Am Anfang einer akuten Schmerzphase erlernt der Patient Selbstmanagementstrategien, die vermehrt auf die Schmerzkontrolle ausgerichtet sind. In der subakuten oder schon chronischen Phase müssen die Interventionen mehr darauf zielen, dass der Patient die Aktivitäten des täglichen Lebens zurückerlangt. In diesem Prozess der Analyse und Behandlung sind neben passiven physiotherapeutischen Interventionen verschiedene Übungen, Ratschläge und Körperwahrnehmungsstrategien nötig.

Häufig erleben Physiotherapeuten, dass Patienten ihre Ratschläge und Übungen nicht in ausreichendem Maße befolgen. Dies trifft auf alle zu, hat aber vor allem bei Schmerzpatienten einen sehr hohen Stellenwert. Je chronischer der Schmerz, desto schwieriger ist die aktive Mitarbeit der Patienten, da sie häufig nur über passive Coping-Strategien verfügen. Sie lieben alle passiven Zuwendungen, wie z.B. Massagen und Behandlungen im Schlingentisch.

Oft wird die unzureichende Mitarbeit einer mangelnden Motivation und Disziplin zugeschrieben. Allerdings scheint es unterschiedliche Gesichtspunkte über die Ursachen zu geben, warum ein Patient die Ratschläge, Instruktionen und Übungen seiner Therapeutin nicht befolgt. Bestimmte Verhaltensstrategien der Therapeutin fördern die Non-Compliance der Patienten. Aus der Sicht der Patienten können dafür folgende Gründe verantwortlich sein (Sluys 1991):
- Einschränkungen, die Patienten bei der Umsetzung der Empfehlungen erfahren.
- Mangelnde positive Rückmeldung der Therapeutin, d.h. die Patienten nehmen nicht wahr, ob die Übung richtig ist und hilft.
- Maß der Hilflosigkeit, wenn der Patient erlebt, dass der Schmerz durch die Maßnahmen doch nicht selbst beeinflusst werden kann.
- Zeitmangel des Patienten, d.h. die Übungen sind nicht alltagsnah genug.
- Autoritative statt kollaborative Zielformulierung der Therapeutin.
- Oft werden die Patienten zuwenig nach ihren Vorstellungen, Ideen und Erwartungen und Anregungen gefragt (Chin et al. 1993).

Neben einem Behandlungs- muss auch ein Informationsplan erstellt werden. Die Informationen sollten einerseits auf die Verständnisverbesserung der Dysfunktion und Pathologie ausgerichtet sein und andererseits eine Verhaltensänderung in der Bewegungsfunktion beinhalten.

Bei Patienten mit akuten Schmerzen umfassen die Informationen Angaben zur Wundheilung, Einschätzung der reduzierten Belastbarkeit der Körperstrukturen und vermitteln Sicherheit z.B. beim Durchführen aktiver Bewegungen im erlaubten Bewegungsmaß. Reduzierung von Angst vermeidet den Übergang zu chronischem Schmerz.

Patienten mit subakutem und chronischem Schmerz müssen ihre Angst vor Bewegung verlieren. Dazu benötigen sie Kenntnisse zur Schmerzverarbeitung und -weiterleitung, um daraus abzuleiten, warum Bewegung wichtig ist.

Oft wählen Therapeuten einen eindimensionalen Zugang zur Therapie, der keine verhaltenstherapeutischen Aspekte verfolgt. Sie nehmen an, die Behandlung von Schmerzen und Impairments (Schädigung auf der Ebene der Körperstrukturen und -funktionen, WHO 2001) habe automatisch eine Verbesserung der Aktivitäten- und Partizipationsebene zur Folge. Dadurch verbleiben die Behandlungsansätze häufig auf der Ebene, auf der vor allem ein akuter nozizeptiver Rezeptorenschmerz beeinflusst wird.

Therapeuten müssen kontrollieren, ob die Übungen dem Patienten wirklich etwas nutzen und ein bleibendes Wohlbefinden über den Schmerz vermitteln. Dabei wird oft versäumt, die Patienten zu fragen, ob sie auch in der Lage waren, die Empfehlungen tatsächlich in ihren Alltag zu integrieren. Es ist kaum zu erwarten, dass der Patient nach einmaliger Instruktion sein Bewegungsverhalten dauerhaft verändert (Kap. 1, Fallbeispiele S. 3).

> *Am besten erfahren die Patienten selbst, wie sich ein verändertes Bewegungsverhalten auf die Symptomatik auswirkt. Gerade durch das Erleben alltäglicher Bewegungsfunktionen lässt sich eher das Vertrauen in die eigene Leistungsfähigkeit zurückgewinnen (Treves 1998).*

Angewandte Therapieformen dürfen eigentlich keinen Schmerz verursachen. Dies ist vor allem bei Patienten wichtig, die eine Abneigung und Angst vor Schmerzen haben. Im Falle von Patienten, die der Meinung sind, dass nur erneute Schmerzen in der Therapie eine Veränderung erzeugen und daher wirksam sind, kommen Verfahren zum Einsatz, die durchaus auch leichte Schmerzen auslösen (z.B. bestimmte Maßnahmen aus der Elektrotherapie, Behandlung von Triggerpunkten, Querfriktion). Hier führen schmerzhafte Therapien meist zur Schmerzlinderung und Symptomverbesserung.

> *Bei allen Therapien ist wichtig, dass der Patient den ausgelösten Schmerz als therapeutisch sinnvoll ansieht und akzeptiert. Daher muss er über Sinn und Ziel des Schmerzes während der Therapie informiert werden, um zu verstehen, dass der verursachte Schmerz gewollt ist und das therapeutische Ziel nur auf diesem Weg erreicht wird.*

Aus der spezifischen Untersuchung mit Berücksichtigung des Krankheitserlebens und Schmerzverhaltens des Patienten leiten sich Konsequenzen für die Therapie ab.

Therapiebestandteile

Neben den Wirkorten *Bewegungssystem* und *Bewegungsentwicklung und -kontrolle* beeinflussen die therapeutischen Interventionen ganz stark den Wirkort *Verhalten und Erleben*. Die Bestandteile der Therapie können außer dem Einfluss auf die Wirkorte den Klassifikationsebenen der WHO zugeordnet werden. Diese Ansätze einer Strukturierung therapeutischer Interventionen verdeutlichen die Ganzheitlichkeit der Behandlung von Patienten mit dem Leitsymptom Schmerz.

Angepasste Behandlungssituation schaffen
- Ein grundsätzliches Ziel bei der Schmerzbehandlung ist das Schaffen einer angst- und stressfreien Behandlungssituation.
- Der Patient muss über die geplanten Maßnahmen aufgeklärt werden. Es wird vorher verabredet, wie bei zu- oder abnehmenden Schmerzen zu verfahren ist.
- Schmerzprovokationstests werden angekündigt und der Patient am Ende gefragt, ob der Schmerz wieder verschwunden ist.
- Die Therapeutin strahlt Ruhe aus und nimmt sich Zeit für den Patienten. Bei Hektik und Zeitdruck kann kein Patient entspannen.

Dem Patienten die Schmerzentstehung erklären (Aktivitäts- und Partizipationsebene)
Schon nach der 1. Untersuchung werden dem Patienten die Zusammenhänge seiner Erkrankung erklärt. Je besser er informiert ist, desto aktiver kann er am Therapieprozess teilhaben und aktive Coping-Strategien entwickeln.
Beispiele:
- Am Anfang steht das Trauma, z.B. ein HWS-Schleudertrauma.
- Die Gewebeschädigung löst Schmerzen aus, die die Peripherie an das Gehirn meldet. Die Schmerzinformationen werden im Hirnstamm gesammelt und von dort sympathische und emotionale Reaktionen ausgelöst.
- Ein lange bestehender Schmerz führt zu Veränderungen im Hinterhorn, wodurch sich die Schmerzverarbeitung verändert (siehe *Schmerzverarbeitung*). Die emotionale Reaktion hat eine Ausschüttung von Entzündungsmediatoren im Gewebe zur Folge (siehe *Schmerzverarbeitung*).
- Allmählich kommen durch diese Abläufe andere Schmerzsyndrome im Körper hinzu, z.B. Schulter- und Ellenbogenschmerzen als Folge der HWS-Gefügestörung.
- Während dieser Zeit passiert noch mehr: Die Unzufriedenheit des Patienten nimmt zu, Ängste entstehen (z.B. wie es beruflich weitergeht, Partnerschaft, Ärzte und Therapeuten nehmen ihn nicht mehr ernst), Belastbarkeit sinkt rapide, Schmerz behindert Freizeitaktivitäten (z.B. Sport). Unzufriedenheit und Ängste haben wiederum einen negativen Effekt auf die Gewebeheilung. Adrenalin wird frei gesetzt, und Hormone, die den Schmerz hemmen können (Glückshormone bzw. Opiate) werden nicht mehr ausgeschüttet.
- Der ganze Mechanismus hält den Schmerzkreislauf dauerhaft in Gang.
- Informationen zur Wundheilung und zunehmenden Belastbarkeit der Körperstrukturen ist bei akuten Schmerzen nach Verletzungen sehr wichtig!

In der Therapie für gute „Gewebegesundheit" sorgen (Impairmentebene)
- Muskeln, Gelenke und neurales System behandeln: z.B. schmerzlindernd arbeiten, Verbesserung der Beweglichkeit, Anregung des Stoffwechsels (Anregung der Durchblutung, des Lymphflusses);
- Überwiegend im schmerzarmen Bereich arbeiten.
- Der Schmerz darf nicht zunehmen! Hier kommen physiotherapeutische Behandlungstechniken zum Einsatz, die auf der Rezeptorenebene wirken (Manuelle Therapie, Weichteiltechniken, Mobilisation der Neuralstrukturen, Lymphdrainage).

Die Patienten erlernen Strategien zur Beeinflussung der Schmerzen (Aktivitäts- und Impairmentebene)
- Einnahme von Entlastungsstellungen und -lagerungen sowie selbstständige Anwendung physikalischer Maßnahmen (z.B. feuchte Wärme);
- Bewegungen, die sympathikusdämpfend wirken (z.B. hubfreie Bewegung der BWS).

Der Patient muss lernen, dass er sich zunehmend belasten kann (Aktivitäts- und Partizipationsebene)
- Pacing: Aktivität auf einer Basis ohne Schmerz anwenden, d.h. eine bestimmte Bewegung löst nach 8 Wiederholungen Schmerzen aus. Als Hausaufgabe soll der Patient die Bewegung 7-mal durchführen. Allmählich wird die Wiederholungszahl gesteigert. Dabei erfährt der Patient, dass er ohne Schmerz oder ohne Schmerzverstärkung bewegen kann.
- Der Patient lernt, im Alltag Schmerz auslösende Faktoren zu erkennen und zu vermeiden. Dabei kann es sich um spezifische Bewegungsabläufe handeln, aber auch um psychische Faktoren wie z.B. Stress auslösende Faktoren.

Die Aufmerksamkeit des Patienten vom Schmerz weglenken (Aktivitäts- und Partizipationsebene)
- Den Patienten etwas üben lassen, was er ohne Schmerzen ausführen kann;
- Entspannungsfähigkeit verbessern;
- Spielerisch arbeiten, den ganzen Körper einbeziehen, nicht den „Schmerzort" in den Mittelpunkt der Behandlung stellen (z.B. Konzentrative Bewegungstherapie oder Teile aus der Tanztherapie, Psychomotorik).
- Gerade bei Patienten mit chronischen Schmerzen wird deutlich, wie wichtig es ist, das Verhalten und Erleben zu beeinflussen und nicht nur „strukturell" zu denken. Hierzu eignen sich alle ganzheitlichen Verfahren, um dem Patienten eine positive Einstellung zu seinem Körper zu vermitteln und ihn Bewegung als lustvoll – nicht schmerzhaft! – erleben zu lassen.

In der Physiotherapie eingesetzte Reize
- *Thermische Reize:* Kälte, Wärme (äußerlich appliziert oder durch Aktivität);
- *Mechanische Reize:* Druck, Berührung, Reibung, Vibration, Entlastung, Belastung und Kompression.

Durch die Physiotherapie beeinflussbare Rezeptoren und ihre Lokalisation
- *Haut und Unterhaut:*
  - Hier finden sich Sensoren (Merkel-Zellen, Meißner-Tastkörperchen, Vater-Pacini-Körperchen, Ruffini-Körperchen), die auf Druck und Berührung reagieren.
  - Freie Nervenendigungen reagieren auf Kälte.
- *Muskelgewebe:*
  - In den Faszien, Retinacula, Aponeurosen und Sehnen kommen die Vater-Pacini-Körperchen vor, die auf Druck, Dehnung und Vibration reagieren.
  - In allen oben genannten Strukturen und zusätzlich in den Sehnenscheiden befinden sich die Ruffini-Körperchen, die auf Wärme reagieren.
- *Gelenkkapsel:* Hier sind Mechanorezeptoren vom Typ I und II vorhanden, die Stellungsveränderungen des Gelenks registrieren. Sie reagieren bei Bewegungen des Gelenks, auch bei passiven, z.B. translatorischen Bewegungen (Traktion, Kompression und Gleiten).

Isolierte translatorische Bewegungen in einem Gelenk sind nicht willkürlich, sondern nur durch die Therapeutenhände möglich. Es sind kleine parallele und senkrechte Bewegungen der Gelenkpartner, deren Richtung sich am konkaven Gelenkpartner orientiert (Behandlungsebene; **Abb. 2.12**)

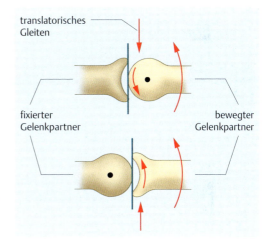

Abb. 2.12 Zusammenhang zwischen der Form des bewegten Gelenkpartners und der Gleitrichtung.

- *Bandstrukturen:*
  - Die hier vorkommenden Mechanorezeptoren vom Typ III sind für die Therapie nicht so gut geeignet, da ihre Reizschwelle zu hoch liegt.
  - Ruffini-Sensoren reagieren auf Wärme, Vater-Pacini-ähnliche Körperchen auf Druck und Vibration.
  - Periost,
  - Vater-Pacini-ähnliche Körperchen sind zwar selten, reagieren aber gut auf Druck und Vibration.

Maßnahmen

Schmerzlinderung durch Entlastung der schmerzhaften Körperstrukturen

Entlastung durch Abnahme von Gewichten

- Entlastungsstellungen: Patienten mit Abduktionssyndrom können z.B. ihre Schultergürtelgewichte reduzieren, indem sie die Hände in die Hosentaschen stecken; die verminderte Haltearbeit entlastet die Nackenmuskulatur.
  (Abduktionssyndrom: der frontale Thoraxdurchmesser auf Achselhöhe ist in Relation zum Schultergelenkabstand zu groß, sodass die Arme ständig gehalten werden und eine Überlastung der Abduktoren und der Nackenmuskulatur die Folge ist.)

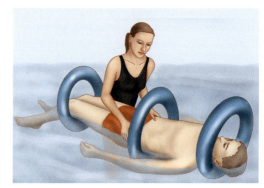

Abb. 2.15 Reduzierung des Körpergewichts durch die Auftriebskraft des Wassers und Auftriebskörper.

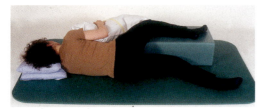

Abb. 2.13 Entlastungslagerung: Fall verhindernde Aktivitäten der Extremitäten werden ausgeschaltet.

- Bewegungsbad: Im Wasser sind die Gewichte durch die Auftriebskraft reduziert. Zusätzliche Auftriebskörper können die Wirkung noch verstärken. Ein Körper verliert so viel an Gewicht, wie die von ihm verdrängte Wassermenge wiegt (Archimedisches Gesetz; **Abb. 2.15**).
- Schlingentisch: Verschiedene Aufhängungen nehmen die Gewichte der Extremitäten und des Rumpfes ab. Zusätzlich angehängte Expander oder Federn können die Entlastung noch verstärken (**Abb. 2.16a–b**). Die verminderte Haltearbeit

- Entlastungslagerungen (**Abb. 2.13**): Die Lagerungen schalten alle gegen die Schwerkraft gerichteten Fall verhindernden Aktivitäten aus. Durch die verminderte Muskelaktivität wird die schmerzhafte Struktur entlastet.
  Durch die Unterlagerung des oben liegenden Armes und Beines wird kein Rotationsimpuls ausgelöst. Mithilfe der Lagerungen können die Strukturen gezielt in Positionen gebracht werden, in denen sie weniger Schmerz auslösen.
  Beispiel: Bei Kompression einer Nervenwurzel in der LWS wirkt die Stufenbettlagerung oft schmerzlindernd, da die Entlordosierung die komprimierte Wurzel entlastet (**Abb. 2.14**).

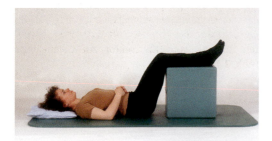

Abb. 2.14 Stufenbettlagerung: Schmerzlinderung durch Entlordosierung der LWS.

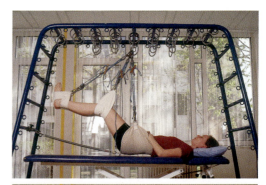

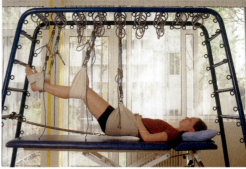

Abb. 2.16a–b Entlastungslagerung durch Abnahme des Extremitäten- und Rumpfgewichts im Schlingentisch. a Halbsteile Einpunktaufhängung. b Flache Mehrpunktaufhängung.

lässt die Muskeln entspannen und die Gelenke mit einer deutlich verminderten Belastung bewegen.

Entlastung der Gelenkfläche durch Traktion und Verbessern der Belastbarkeit des Knorpels durch Kompression
Die Traktion führt zur Entlastung der Gelenkfläche, des Knorpels und des subchondralen Bereichs. Diese entlastende Maßnahme kommt bei starker Degeneration der Gelenke zum Einsatz. Dabei sollte nicht vergessen werden, dass Knorpel zur Ernährung auch Kompression benötigt. Zum Erhalt einer bestmöglichen Knorpelfunktion wird daher mit Kompression gearbeitet. Bei aktivierten schmerzhaften Arthrosen steht die Entlastung durch Traktion im Vordergrund. Wenn keine Entzündung dominiert, wird die Knorpelernährung und Belastbarkeit durch Kompression gefördert.

Die konkave Gelenkfläche stellt die Behandlungsebene dar, zu der senkrecht die Traktion und Kompression erfolgen. Durch die minimale Entfernung der Gelenkpartner bei der Traktion kommt es zu einer Druckverminderung im Gelenk. Die Gelenkrezeptoren registrieren eine Entlastung, was zur Hemmung der Schmerzrezeptoren führt.

3 Traktionsstufen
- *Lösen:* Aufhebung der Adhäsionsspannung im Gelenk.
- *Straffen:* Die Gelenkkapsel wird entfaltet und der Slack herausgenommen. Auf dieser Stufe ist die Bewegung am größten.
- *Dehnen:* Die kollagenen Fasern der Gelenkkapsel erhalten einen Dehnungsreiz, wobei jedoch keine Gegenspannung auftreten darf.

Der Bewegungsspielraum bei der Traktion ist relativ klein. Da die Bewegung senkrecht zur Behandlungsebene ausgeführt wird, findet keine Winkelveränderung im Gelenk statt.

> Nur mit wenig Kraft arbeiten!

Bei der Traktion als schmerzlindernde Maßnahme wird nur in der 1. und 2. Stufe gearbeitet. Das Gelenk befindet sich in der aktuellen Ruhestellung, d. h. in der Stellung, in der es am wenigsten Schmerzen auslöst. Der Kapsel-Band-Apparat ist entspannt.

Die Kompression wird intermittierend durchgeführt. Das Gelenk befindet sich in dem Bewegungsbereich, in dem der Patient bei Belastung seine Schmerzen angibt. Die Intensität der Kompression richtet sich nach der Schmerzreproduktion. Zur Therapie wird etwa die Hälfte der Kraft angewendet, die bei der Untersuchung Schmerzen auslöste.

Entlastung durch Bewegen mit Kompression
Anguläre oder translatorische Bewegungen unter leichter Kompression entlasten die ligamentären Strukturen eines Gelenks. So reagieren z.B. Patienten mit Schleudertrauma auf eine dosierte Kompressionsbehandlung der HWS häufig besser als auf eine Behandlung mit Traktion. Leichter intermittierender Druck entlastet die ligamentären Strukturen und stimuliert die Mechanorezeptoren des Gelenks.

Wiederherstellung der physiologischen Bewegungstoleranzen
Sobald Körperstrukturen (z.B. ein dehnungsempfindlicher Muskel oder eine verklebte Gelenkkapsel) die Bewegungstoleranz eines Gelenks einschränken oder dessen Beweglichkeit vermehrt ist, kommt es zu einer Verlagerung der Bewegungsachse. Die Folge ist eine Fehlbelastung des Gelenks. Durch dauernde Fehlbelastung wird das Gelenk überlastet, Gelenkstrukturen reagieren mit Schmerz. Die veränderte Beweglichkeit in einer Körperregion führt zu Überlastungen in anderen Körperregionen. Das Beeinflussen der veränderten Beweglichkeit entlastet die Körperstrukturen (Durchführung der Maßnahmen zur Beeinflussung der veränderten Beweglichkeit siehe *Veränderte Beweglichkeit*).

Anbieten eines Hilfsmittels oder Erarbeiten ökonomischer Bewegungsabläufe zur Entlastung der schmerzhaften Struktur
Beispiel: Entlastung des Hüftgelenks durch Veränderung des Gehens
Hier werden die Kräfte beschrieben, die in der Standbeinphase in der Frontalebene auf das Hüftgelenk wirken:
- Äußere Kräfte: Sie setzen sich im Wesentlichen aus der Gewichtskraft und den bei der Bewegung auftretenden Beschleunigungskräften zusammen.
- Innere Kräfte: Dabei handelt es sich um die von den Muskeln und Bändern übertragenen Kräfte.

Bei jeder Standbeinphase entsteht ein Drehmoment, da die einwirkenden Kräfte nicht unmittelbar durch die Bewegungsachse des Hüftgelenks gehen. Die Größe des Drehmoments ergibt sich aus der Summe der einwirkenden Kraft und dem senkrechten Abstand vom Kraftvektor zur Gelenkachse (**Abb. 2.17a–b**).

Drehmoment = Kraft × Kraftarm

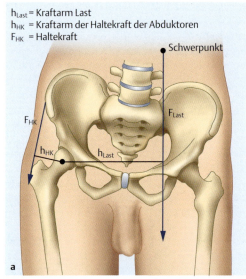

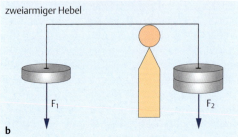

Abb. 2.17a–b Beckenstabilität in der Frontalebene: innere und äußere Kraft wirken als doppelseitiger Hebel.

Der Abstand des Kraftvektors zum Gelenk hängt stark von den Gangbewegungen ab und ist dadurch physiotherapeutisch zur Entlastung eines schmerzhaften Hüftgelenks gut zu beeinflussen. Die Druckbeanspruchung des Hüftgelenks ist das Resultat aus der einwirkenden Kraft geteilt durch die Größe der Fläche, auf die sie einwirkt. Der Druck ist proportional zur Kraft, jedoch umgekehrt proportional zu der Fläche, auf die er einwirkt. Das bedeutet, der Druck verringert sich mit der Zunahme der Fläche.

Durch Veränderung der Beckenneigung in der Standbeinphase können die Überdachung des Hüftkopfes beeinflusst und die Größe der Fläche, auf die der Druck einwirkt, vergrößert werden.

Das Becken ist in der Standbeinphase stabil, wenn sich das durch äußere Kräfte bewirkte Drehmoment (Lastmoment) mit dem durch Muskelkraft der Hüftabduktoren bewirkte innere Drehmoment im Gleichgewicht befindet. Die beim Gehen erforderliche Muskelkraft hängt von der Größe des äußeren Lastmoments ab.

Das Maß der äußeren einwirkenden Kraft ist vom Körpergewicht abhängig, also nicht beeinflussbar. Das äußere Lastmoment wird aus dem Abstand zwischen dem jeweiligen Drehpunkt und dem Verlauf der Wirkungslinie der einwirkenden Gewichtskraft gebildet. Je geringer der Abstand zum Drehpunkt, umso leichter ist es für die innere Kraft der Hüftabduktoren, das Becken im Gleichgewicht zu halten.

Die Beckenseitneigung zur Standbeinseite hat folgende Auswirkungen (Abduktion im Hüftgelenk vom proximalen Hebel:
- Die funktionelle Überdachung des Hüftgelenks wird verbessert.
- Die Hebelarme der Muskeln werden beeinflusst (besonders des M. tensor fasciae latae; der wirksame Hebel=Kraftarm wird länger, was seine Funktion als Beckenstabilisator verstärkt).

> *Entlastungshinken kann durchaus sinnvoll sein und muss den betroffenen Patienten manchmal gezielt angeboten werden!*

Positives Duchenne-Hinken
Hier lassen sich 3 Formen unterscheiden, von denen 2 sehr sinnvoll sein können, eine jedoch zur Überlastung der LWS führt (**Abb. 2.18a–c**):
- Die Seitwärtsbewegung des Rumpfes zur Standbeinseite erfolgt durch eine Lateralflexion in der unteren LWS. Das Becken sinkt auf der Spielbeinseite ab – das Duchenne-Hinken ist mit einem positiven Trendelenburg-Zeichen kombiniert. Es kommt zur Adduktion im Hüftgelenk vom proximalen Hebel, wodurch sich die Überdachung des Hüftkopfes reduziert. Der Druck von Gewichts- und Bodenreaktionskraft trifft auf eine kleinere Fläche. Der Drehpunkt der Bewegung ist der lumbosakrale Übergang.

> *Bei dieser Form des Entlastungshinkens ist eine Überlastung der unteren LWS die Folge. Das Hüftgelenk wird durch Reduzierung der Tragfläche mehr belastet. Aus diesem Grund muss das Hinken in der Therapie korrigiert werden!*

- Rumpf und Becken werden gleichsinnig über das Standbein geneigt, es findet eine Abduktion von proximal auf dem Standbein statt. Die der Entlastung dienende Verschiebung der Schwerelinie ist viel wirksamer als bei der 1. Form. Die Tragfläche des Hüftgelenks wird deutlich vergrößert, sodass es zur Druckentlastung kommt. Die Entfernung der Wirkungslinie der Abduktoren vom Dreh-

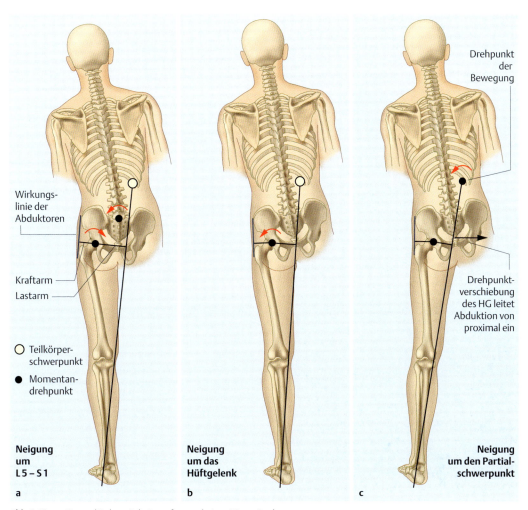

Abb. 2.18 a–c 3 verschiedene Belastungsformen bei positivem Duchenne.

punkt verlängert den wirksamen Hebel der Hüftabduktoren. Der Drehpunkt dieser Bewegung ist das Hüftgelenk.

> Die Bewegungsbelastung der unteren LWS erhöht sich nicht, da die LWS stabil bleibt.

- Der Rumpf dreht sich um seinen Schwerpunkt, sodass sich der Schultergürtel zur Standbeinseite neigt. Das Becken wird zur Spielbeinseite verschoben. Dadurch wandert der Drehpunkt Hüftgelenk und damit die Gelenkachse in Richtung des Kraftvektors und verkleinert das einwirkende Drehmoment. Die inneren entgegengerichteten Muskelkräfte der Abduktoren können geringer sein, weshalb die einwirkende Druckkraft sinkt. Auch die Überdachung wird durch die Drehpunktverschiebung verbessert. Der Drehpunkt liegt etwa auf Höhe des thorakolumbalen Übergangs.

> Die Bewegung ist eine Lateralflexion zur Standbeinseite, die sich allerdings durch die Translation des Beckens von kaudal her wieder reduziert. Dadurch hält sich die Belastung der Wirbelsäule in Grenzen.

Die beiden letzten Formen des Duchenne-Hinkens sind nur bei einer freien Abduktionstoleranz möglich, eine vermehrte Adduktion von proximal auf dem Standbein erhöht die Belastung. Bei einer Arthrose im Hüftgelenk muss die Abduktion solange wie möglich frei gehalten werden! Reichen die Entlastungsmechanismen nicht aus oder sind nicht möglich, da dem Patienten z.B. die Abduktionstoleranz fehlt, kann eine Gehstütze auf der kontralateralen Seite der schmerzhaften Hüfte angeboten werden

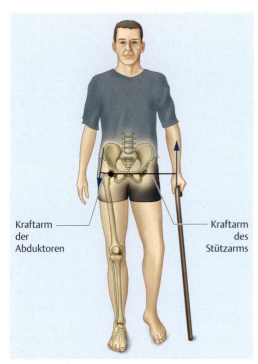

Abb. 2.19 Entlastung des rechten Hüftgelenks durch einen Gehstock.

(**Abb. 2.19**). Die Gehstütze wirkt in die gleiche Richtung wie das Kraftmoment der Abduktoren. Durch ihren langen Kraftmomentarm erzeugt eine verhältnismäßig kleine Kraft eine deutliche Reduktion der Abduktorenkräfte und damit verminderte Druckkräfte auf das schmerzhafte Hüftgelenk. Der Kraftarm des Stützarmes ist etwa 10-mal so lang wie der Kraftarm der Hüftabduktoren. Daher wird für dieselbe Leistung nur 1//10 der Kraft erforderlich.

Schmerzlinderung durch verminderte Erregbarkeit peripherer Rezeptoren

Mechanische Reize stimulieren schnell leitende Afferenzen, wodurch es zur Hemmung der langsam leitenden Schmerzafferenzen kommt. Die physiotherapeutischen Maßnahmen, die auf der Rezeptorenebene zur Schmerzlinderung führen, basieren oft auf dem Mechanismus der Gate-control-Theorie (Melzack u. Wall 1996, Melzack 1991). Diese besagt im Wesentlichen, dass die selektive Stimulation von Afferenzen mit großem Durchmesser und niedrigem Schwellenwert Neuronen inhibiert, die an der ersten Synapse im Rückenmark Verletzungssignale übermitteln.

Zwar wird der Gate-control-Mechanismus im Allgemeinen als segmental wirkend beschrieben, die Urheber bestehen aber darauf, dass auch eine Inhibition von Hinterhornneuronen durch supraspinal entspringende Bahnen dazu gehört (Melzack 1991).

Heute wird unter der Gate-control-Theorie eher das Phänomen verstanden, dass Regulationsmechanismen (neuronale Plastizität) im Rückenmark eintreffende Schmerzimpulse in vielfältiger Weise modulieren. Dabei kann das Hinterhornneuron als zentrale Relaisstation für die Weiterverarbeitung aller eintreffenden Neuronen aus der Peripherie, dem Hirnstamm und den Interneuronen betrachtet werden. Erst die Summe aller erregenden und hemmenden Einflüsse ergibt letztendlich die Schmerzschwelle, nach deren Überschreiten ein Schmerz in höhere Zentren weitergeleitet wird (Waldvogel 2001).

Die Maßnahmen auf Rezeptorenebene haben bei akutem nozizeptiven Rezeptorenschmerz einen hohen Stellenwert. Bei chronischen Schmerzen sind sie oft nicht mehr wirksam, vor allem nicht als alleinige Therapieansätze, da mechanische Reize oft als Schmerzreize interpretiert werden.

Elektrotherapie

Transkutane Nervenstimulation (TENS)

Dieser niederfrequente Impulsstrom stimuliert schnell leitende A-delta-Fasern, was wiederum die Schmerzrezeptoren hemmt. Die TENS-Geräte sind sehr kleine handliche Apparate, die die Patienten häufig auch leihweise für zu Hause zur Verfügung gestellt bekommen. Da sie in der Handhabung sehr einfach sind, können die Patienten diese Form der Schmerzbehandlung sehr gut alleine durchführen.

Ultraschall

Die Schallwellen lösen im Gewebe mechanische und thermische Reize aus. Durch die eintreffenden Wellen kommt es zu Reibungsbewegungen in den einzelnen Gewebeschichten, besonders an den Grenzschichten. Dies erzeugt sekundär Wärme und über das Gefäßnervensystem eine aktive Hyperämie. Der mechanische Reiz stimuliert Sensoren, die auf Druck, Dehnung und Vibration reagieren. Die Impulse gehen über dickkalibrige, afferente Bahnen nach zentral.

Diadynamische Ströme

Die Schmerzdämpfung kann durch eine Kopplung von Ultraschall mit diadynamischen Strömen verstärkt werden. Diadynamische Ströme sind gleich gerichtete Wechselströme von 50–100 Hz, die in 4 unterschiedlichen Modulationen zur Anwendung kommen. Diese haben unterschiedliche Wirkweisen, sie können den Sympathikus dämpfen oder durchblutungsfördernd wirken.

Galvanischer Strom
Hierbei handelt es sich um einen nieder frequenten Gleichstrom, bei dem positiv geladene Ionen in Richtung Kathode (negativer Pol) und negativ geladene Ionen in Richtung Anode (positiver Pol) fließen. Unter der Kathode wird die Erregbarkeit der motorischen Nervenfasern erhöht, unter der Anode die Erregbarkeit der sensiblen Nervenfasern gesenkt. Die vegetativen Fasern reagieren mit einer Durchblutungsverbesserung, unabhängig von den Polen. Während einer Quer- oder Längsdurchflutung können noch zusätzlich schmerzlindernde Medikamente eingeschleust werden *(Iontophorese)*.

Thermische Reize
In der Physiotherapie werden thermische Reize in Form von Kälte, Wärme oder Hitze angewendet.

- Kältereize: Vorübergehende Mechanismen der Schmerzlinderung durch Kälte lassen sich nachweisen. Es kommt zur Schmerzunterdrückung sowohl im peripheren Nervensystem (Desensibilisierung der Rezeptoren) als auch im ZNS (Inhibition/Schließen der Tore gegen Input von C-Fasern durch die Aktivierung von A-delta-Afferenzen).
- Wärmereize: Die neurologischen Mechanismen der schmerzlindernden Auswirkungen von Wärmebehandlungen sind bisher noch wenig erforscht (Melzack u. Wall 1991). Einerseits besteht ein direkter zentraler hemmender Einfluss auf die Weiterleitung nozizeptiver Informationen. Andererseits bewirkt Wärme eine sensorisch vermittelte, reflektorische Entspannung von Muskeln und Blutgefäßen.

Kälte
Kurzfristige kräftige Kältereize wirken durch Überlastung der zentralen Schmerzrezeptoren vermutlich im Sinne eines Verdeckungseffekts schmerzlindernd. Auf die motorischen Nerven haben sie anregende Wirkung, sodass sich der Tonus der Muskeln erhöht.

Bei längerfristigen Kälteeinwirkungen (über mehrere Minuten) kommt es zur Schmerzlinderung durch Blockierung der peripheren Rezeptoren infolge der Temperatursenkung, wodurch der Tonus der Muskeln gesenkt wird. Es wird auch angenommen, dass Kälte einen biochemischen Schmerzmediator (Substanz P) durch Inaktivierung reduzieren kann. Die oft genannte Senkung der Nervenleitgeschwindigkeit als Erklärung der schmerzlindernden Wirkung von Kälte erscheint dagegen angesichts der langsamen Leitgeschwindigkeit der C-Fasern eher unbedeutend.

Beispiele Kältereize:
- Eiswasser (Wasser mit Eiswürfeln; Vorteil: Anpassung an die Körperkontur);
- Eislollis;
- Crasheis in einer Tüte (Vorteil: sehr gute Anpassung an die Körperkontur);
- Eispackungen (Nachteil: die Temperatur ist mit bis zu −18°C extrem niedrig, sodass bei langfristiger Anwendung oberflächliche Lymphbahnen zerstört werden können);
- Kältespray (Nachteil: siehe Eispackungen);
- Kaltluft (Nachteil: siehe Eispackungen);

Bei längeren Eisanwendungen (über 30 Sekunden) sollte die applizierte Form auf der Haut einen flächigen und keinen punktuellen Kontakt haben, da sonst die lokale Erfrierungsgefahr viel höher ist.

Langanhaltende Kältereize unter 4°C dürfen nicht im Bereich frischer Wunden angewendet werden, da sie die Wundheilung negativ beeinflussen. Durch die Vasokonstriktion wird die Anlieferung wundheilender Substanzen gestört.

Lange Eisanwendungen werden oft zur Resorptionsförderung angewendet. Durch die Störung der Wundheilung und den negativen Einfluss auf die Lymphbahnen bewirken sie eher das Gegenteil.

Wärme
Milde Wärme wirkt auf die Muskulatur durchblutungsfördernd und tonussenkend. Sie wird häufig als vorbereitende Maßnahme vor der Übungsbehandlung und als Langzeittherapie (bis zu 20 Minuten) angewendet.

Beispiele Wärmetherapie:
- Heißluft;
- Warme Bäder: Vollbäder mit z.B. Wasser oder Moor;
- Lokale Applikation durch Packungen (Moor oder Fango).

Hitze
Hitzeanwendungen werden bei Temperaturen von 45°C und mehr und als Kurzzeittherapie (nur im Sekundenrhythmus) durchgeführt.

Wirkungen:
- Auslösung des Axonreflexes: Vasodilatation während der Hitzeanwendung, Vasokonstriktion beim Entfernen der Hitze. Die Muskelpumpe wird angeregt.
- Muskeltonuserhöhung während der Hitzeanwendung, Muskeltonussenkung beim Entfernen der Hitze.
- Die Gewebespannung wird durch erleichterte Lymphbildung und Anregung des Lymphflusses gesenkt (Ödem wird gemindert), und der

Schmerz durch diese resorptionsfördernde Wirkung gesenkt.

Beispiele Hitzetherapie:
- Heiße Tücher;
- Heiße Rolle.

Durchführung:

Je nach Größe des Behandlungsgebiets werden 2–4 Handtücher fest zu einem Trichter gerollt, in den ca. 1 Liter kochendes Wasser gefüllt wird. Durch allmähliches Abrollen des äußeren Handtuchs kann die entweichende Wärme auf das zu behandelnde Gebiet appliziert werden.

Ist ein Ödem die Schmerzursache, wird zunächst der proximale Abfluss angeregt: So beginnt bei einem Ödem im Knie die Hitzeanwendung in der Leiste, dann wird im Verlauf der Lymphgefäße distalwärts bis ins Zentrum der Schwellung gearbeitet. Auch frisch genähte Wunden werden nicht ausgespart, sofern eine primäre Wundheilung abläuft. Da nur heißer Dampf und keine Nässe zur Anwendung kommt, besteht keine Gefahr für das Wundgebiet.

- Ablauf untere Extremität: Leiste > Oberschenkelinnenseite > Kniekehle/Patellabereich > Unterschenkel > Sprunggelenk > Fuß;
- Ablauf obere Extremität: Achselhöhle > Oberarminnenseite > Ellenbeuge > Unterarm > Hand.

> Ist der Rumpf mit betroffen, muss er ebenfalls behandelt werden!

Massage

Massagen stimulieren einen gewissen Bereich nieder- und hoch schwelliger mechanorezeptiver Afferenzen. Daher haben sie vermutlich die Fähigkeit, in ihren vielen Formen die ganze Skala neurologisch begründeter Mechanismen mechanisch vermittelter Schmerzhemmung zu aktivieren.

Die Verbesserung der Durchblutung im Bereich der Muskulatur bewirkt die Ausschwemmung übersäuernder Substanzen, die ein verspannter Muskel durch Ischämie einlagert. Bei nur oberflächlich durchgeführten Massagen (Streichmassagen) kommt es zur Ausschüttung von Oxytozin (Hormon des Hypothalamus), das Stressreaktionen reduziert.

Die Zielsetzung einer Bindegewebsmassage ist, im Sinne einer Senkung der sympathischen Reflexaktivität einen beruhigenden Einfluss auf das vegetative Nervensystem auszuüben. Obwohl dabei ein Schmerz auftritt, kommt es zur Sympathikusdämpfung. Die Schmerzreize sollen über die A-delta-Fasern erfolgen, wobei der Patient einen scharfen schneidenden Schmerz beschreibt. Auf keinen Fall darf ein dumpfer und drückender Schmerz auftreten, da dieser über die C-Fasern als dünn afferenter Schmerz geleitet wird. Dabei kommt es zur Steigerung der sympathischen Reflexaktivität.

Da die Reize direkt im Ursprungsgebiet des Sympathikus im Bereich der BWS einen intensiveren Einfluss als in anderen Bereichen haben, wird bei der Bindegewebsmassage zunächst außerhalb des sympathischen Ursprungsgebiets begonnen, um später abhängig von der Reaktion des Patienten in diesem Bereich zu arbeiten. In diesem Zusammenhang wird bei der Bindegewebsmassage vom kleinen und großen Aufbau gesprochen.

Weichteiltechniken im Bereich Muskulatur, Sehnen und Bänder

Dem durch Muskelverspannung ausgelösten Schmerz liegt als Hauptursache vermutlich eine Muskelischämie zugrunde, bei der Schmerz auslösende endogene Substanzen (z.B. Bradykinin) freigesetzt werden. Die Kontraktion komprimiert kleine Blutgefäße. Für eine Ischämie reicht schon eine Kontraktion von 5–30% (je nach Muskel) seiner maximalen Kraft aus (Mense 1999).

Überlastungen des Muskels mit nachfolgender Ischämie fördern die Entstehung von Triggerpunkten. Es besteht die Hypothese, dass durch den Gewebeschaden infolge der Ischämie die neuromuskuläre Endplatte so geschädigt wird, dass sie überschießend Azetylcholin ausschüttet. Die damit verbundene Depolarisation der Muskelzellmembran führt zur Freisetzung von Kalzium aus dem sarkoplasmatischen Retikulum der Muskelzelle. Die erhöhte Kalziumkonzentration löst eine lokale Kontraktion an einem kleinen Teil der Muskelzelle unterhalb der Endplatte in Form eines *Kontraktionsknotens* aus. Die nicht kontrahierbaren Teile der Muskelzelle werden passiv gedehnt.

Ein Triggerpunkt besteht aus einer Ansammlung solcher Kontraktionsknoten, die sich im Bereich der Endplatte des Muskels befinden. Diese steigern wiederum die Ischämie, wodurch wiederum Bradykinin und andere sensibilisierende Substanzen ausgeschüttet werden. Dies erklärt die Druckschmerzhaftigkeit von Triggerpunkten.

> *Weichteiltechniken im Bereich der Muskulatur fördern die Durchblutung und führen zum „Ausspülen" des übersäuerten Muskels. Die Schmerzmediatoren werden abgebaut und das Gewebe besser mit Sauerstoff versorgt.*

Druckinhibition zur Behandlung von Tender- und Triggerpunkten

Sie wird am tendoperiostalen Sehnenansätzen, im Bereich von Tenderpunkten (lokale Schmerzpunkte) in einer Sehne und im Muskelbauch im Bereich von Triggerpunkten angewendet.

Tenderpunkte reagieren auf Druck mit einem lokalen Schmerz. Sehnen, die durch erhöhte Spannung überlastet werden (z.B. als Folge einer dauerhaften Tonuserhöhung des Muskels) entwickeln diese Schmerzpunkte. Die Punkte werden in angenähertem Zustand mit Druckinhibition behandelt. Dabei sucht die Therapeutin über Veränderung der Gelenkstellung den Punkt der maximalen Entspannung der Sehne. In dieser Ausgangsstellung wird der Punkt mit einem lokalen Druck etwa 90 Sekunden lang komprimiert. Die Golgi-Rezeptoren registrieren die Spannungsreduzierung, und der gleichzeitige mechanische Input hemmt den Schmerz.

Im Bereich der tendoperiostalen Sehnenansätze werde direkte und indirekte Ansätze unterschieden. Bei indirekten Sehnenansätzen verläuft die Sehne parallel zum Knochen und ist mittels Sharpey-Fasern am Periost verankert.

> *In diesem Bereich darf keine Querfriktion erfolgen, da es sonst durch die von den Sharpey-Fasern übertragenen Zugkräfte am Periost zur Periostitis kommen kann. Hier wird nur mit Druckinhibition gearbeitet.*
> *Ein lokaler Druck auf die Struktur reduziert den Schmerz am tendoperiostalen Übergang. Dafür reicht häufig ein Druck von ca. 15 Sekunden Dauer aus.*

Bei Triggerpunkten sollte der Druck länger (mindestens 1 Minute) gehalten werden, da erst dann eine lokale Sauerstoffreduzierung mit Abbau des Triggerpunkts stattfindet (ischämische Kompression). Ein lokales Weicherwerden der Struktur sollte tastbar sein. Nach der Druckinhibition werden myofasziale Verklebungen durch Bewegung des Muskels bei gehaltenem Druck gelöst.

Quermassage/Querdehnung
Beide werden im Bereich des Muskelbauchs angewendet.
- Wirkung der Quermassage: Tonussenkung und Durchblutungsverbesserung;
- Wirkung der Querdehnung: Elastizitätsverbesserung des Muskels;
- Durchführung:
  – Die Therapeutin hakt sich mit dem Handballen quer zum Faserverlauf mit Tiefenkontakt am Muskelbauch ein.
  – Bei der Quermassage arbeitet sie in schnellen Intervallen mit Druck in eine Richtung, beim Rückweg mit nachlassendem Druck.
  – Bei der Querdehnung mit Druck wird quer zum Faserverlauf gearbeitet, und die Dehnung für einen längeren Zeitraum (bis es zur Tonussenkung kommt) gehalten.

Querfriktion
Sie wird an Muskel-Sehnen-Übergängen und an den Ligamenten angewendet.

> *Nicht am tendoperiostalen Übergang einsetzen, da sonst das Periost gereizt wird, mit der Folge einer möglichen Periostitis!*

- Wirkungen:
  – Durch vermehrte Afferenzen aus den Golgi-Mazzoni-Körperchen (Sehnenspindeln: dienen als Spannungsmesser des Muskels) kommt es zur Hemmung der Alpha-Motoneuronen und einer Herabsetzung der Muskelspannung.
  – Dämpfung der Nozizeption durch Reizung der Mechanorezeptoren, vor allem an Gelenkkapsel und Bandansätzen.
  – Lösung von Verklebungen und Durchblutungsförderung.
  – Durch „Akutmachen" werden Wundheilungsprozesse in Gang gesetzt. Dies geschieht erst bei langer Dauer von etwa 20 Minuten durch Ausschüttung von Entzündungsmediatoren.
  – Mastzellen (vor allem in der Haut, aber auch in anderen Geweben) werden zur Freisetzung von Histamin aktiviert. Histamin hat eine gefäßerweiternde, die Permeabilität erhöhende Wirkung auf die Wände der Kapillaren. Dies findet schon bei kurzzeitiger Anwendung statt.
- Durchführung:
  – Gearbeitet wird in eine Richtung mit Druck quer zur Struktur.
  – Die Therapeutin achtet auf den Tiefenkontakt, ohne auf der Haut zu rutschen.
  – Meistens wird die Friktion mit 1 Finger durchgeführt und ein 2. Finger zur Verstärkung darüber gelegt.
  – Querfriktionen sind für Patienten in den ersten Minuten zwar unangenehm, jedoch nicht direkt schmerzhaft. Nach mehreren Minuten nimmt die Therapeutin ein Weicherwerden der Struktur wahr.
  – Die Dauer kann unterschiedlich sein. Zur Durchblutungssteigerung reichen 2–3 Minuten. Um Heilungsprozesse bei chronischen Schädigungen in Gang zu bringen, sind 15–20 Minuten nötig. Die erneute Ausschüttung von Entzündungsmediatoren setzt den Wundheilungsprozess in Gang.
  – Diese Form der Querfriktion wird nur einmalig angewendet. Danach kann die Wundheilung

durch die Histaminausschüttung bei kurzzeitigen Querfriktionen unterstützt werden.

Counterirritation
Die Behandlung von Triggerpunkten und Sehnenreizungen durch Querfriktion basiert auf dem Prinzip der Gegenreizung. Diese Therapiemaßnahme bildet eine klassische Ausnahme des Prinzips der schmerzfreien Behandlung. Hierbei wird ein mechanischer oder elektrischer Zweitschmerz (herd- oder segmentnah) provoziert, um den beklagten Schmerz zu lindern. Die therapeutische Reizung durch hoch schwellige dünn myelinisierte periphere Afferenzen löst eine zentrale Hemmung aus.

Vibrationen
Sie können mittels Geräten oder der Hand der Therapeutin appliziert werden und führen zur Erregung mechanorezeptiver dick myelinisierter Afferenzen. Vibration hat das Potenzial, mehrere Arten von nieder schwelliger afferenter Rezeptoren zu stimulieren, die in unterschiedlicher Tiefe der Haut liegen. Die tiefer liegenden Vater-Pacini-Körperchen (vielleicht auch die Ruffini-Endigungen) reagieren empfindlich auf Reize um 200–300 Hz, während die oberflächlich liegenden Meissner-Tastkörperchen und Merkel-Scheiben auf niedrigere Frequenzen reagieren (Bear et al. 2001).

Vibrationen können auch Muskelspindelafferenzen (vom Typ Ia und II) aktivieren. Werden sie auf antagonistische Muskelgruppen angewendet, senken sie durch reziproke Hemmung den Muskeltonus der Antagonisten. Vibrationen über oder unterhalb eines schmerzhaften Dermatoms verändern die Schmerzintensität (Yarnitsky et al. 1997).

Ipsilaterale mechanische Stimulation innerhalb des Dermatoms (oder zweier oder mehrer weiterer Segmente ober- oder unterhalb) bewirkten eine Veränderung der Schmerzintensität. Therapeutische Vibrationen auf der kontralateralen Seite der schmerzenden segmentalen Ebene konnten ebenfalls den Schmerz lindern (Yarnitsky et al. 1997).

Passive Bewegung
Wiederholte mechanische Belastung durch passive Bewegungen der Gelenke und Muskeln kann einen großen Bereich peripherer Afferenzen stimulieren, angefangen von nieder schwelligen mechanorezeptiven Fasern großen Durchmessers (A-beta-, Ia-, Ib-, II-Fasern) bis hin zu hoch schwelligen nozizeptiven (A-delta-/III-, C/IV-Fasern) somatischen Afferenzen. Wiederholte mechanische Stimulation durch passive Bewegung ruft nicht nur zentrale Schmerz hemmende Systeme wach, sie kann auch eine Vergrößerung des vergleichsweise schmerzfreien Bereichs von Gelenkbewegung fazilitieren, indem sie periphere Nozizeptoren direkt ermüdet (Guilbaud et al. 1985).

Die schmerzlindernde Wirkung von passiver Bewegung durch Gelenktechniken der Manuellen Therapie wurde in verschiedenen Studien bewiesen (Wyke 1985, Dubner 1994, Zusmann 1998, Dietzel 2003).

Dubner (1994) wies an Ratten mit entzündetem Sprunggelenk den analgetischen Effekt Manueller Therapie nach. Das Ergebnis der Studie zeigt, dass eine 9- und eine 15-minütige Mobilisation des Kniegelenks die Schmerzempfindlichkeit auf mechanische Reize im Bereich des Sprunggelenks herabsetzen. Die Mobilisation wurde bewusst im Bereich des Kniegelenks durchgeführt, um einen manualtherapeutischen Effekt auf Heilungsmechanismen im Bereich des Sprunggelenks auszuschließen (Dietzel 2003).

Die Schmerz hemmende Wirkung Manueller Therapie wirkt sowohl auf spinaler Ebene als auch im Bereich der absteigenden Schmerzhemmung. Auf spinaler Ebene wirkt durch die Stimulierung von Mechanorezeptoren an Gelenken und im umliegenden Gewebe der Gate-control-Mechanismus (Wyke 1985).

Zusmann (1998) bezweifelt, dass durch passives Bewegen eines entzündeten Gelenks ausschließlich Mechanorezeptoren, sondern vielmehr auch schmalfaserige Nozizeptoren stimuliert werden. Alle Studien belegen, dass Manuelle Therapie die neuronale Aktivität im Hinterhorn beeinflussen kann, wobei die Ergebnisse teilweise aber noch kontrovers sind.

Es wird angenommen, dass dem absteigenden System der Schmerzhemmung ebenso eine große Bedeutung bei der Schmerzlinderung durch Manuelle Therapie zukommt. Die absteigende Kontrolle der Schmerzregulierung wirkt über die Inhibition von Hinterhornneuronen über absteigende Fasern des Hirnstamms.

Für die Aktivierung und Regulierung verhaltensspezifischer, somatomotorischer und vegetativer Funktionen ist vor allem das periaquäduktale Grau (PAG=zentrales Höhlengrau) im Bereich des Mittelhirns verantwortlich, von denen Schmerz nur einen Aspekt darstellt. Das PAG-System erhält Afferenzen aus dem Hirnstamm, dem Hypothalamus, dem Kortex und dem Thalamus.

In Tierversuchen zeigte sich, dass es bei den Reaktionen auf bedrohliche Reize entscheidend ist. Zu diesen zählen die Angleichung des Bewegungssystems und der autonomen Funktionen sowie eine Senkung der Schmerzreizschwelle (Bandler et al. 1991).

Das dorsale PAG-System verwendet Noradrenalin als Transmitter, das die Ausschüttung des Entzündungsmediators Substanz P als Folge eines mechanischen Reizes hemmt. Das ventrale PAG-System benutzt Serotonin als Neurotransmitter und reduziert die Ausschüttung von Mediatoren vor allem bei thermischen Reizen. Wright (1995) nimmt an, dass die schnelle Schmerzhemmung durch Manuelle Therapie auf eine Stimulation des dorsale PAG-Systems zurückzuführen ist.

Bei reduzierter Ausschüttung von Entzündungsmediatoren werden weniger Nozizeptoren gereizt. Eine Stimulation des dorsalen PAG-Systems bewirkt sympathische Symptome, wie z.B. Erhöhung des Blutdrucks, der Herz- und Atemfrequenz sowie der Gefäßdilatation.

Vicenzino (1998) konnte nach einer manualtherapeutischen Gelenktechnik im Bewegungssegment C5/C6 bei Patienten mit Epikondylitis eine signifikant höhere Reizschwelle an der betroffenen Extremität für mechanische, aber nicht für thermische Schmerzreize feststellen. Zusätzlich traten sympathische Symptome im Arm auf (z.B. verbesserte Durchblutung). Da alle diese Symptome bei einer Stimulierung des dorsalen Höhlengraus vorkommen, nahm er an, dass durch Manuelle Therapie der dorsale Anteil des PAG-Systems stimuliert wird. Beim ventralen Anteil hätte sich auch die Reizschwelle für thermische Reize geändert.

Es gibt Hinweise dafür, dass Manuelle Therapie einen schmerzlindernden Effekt auf mechanische Nozizeption ausübt und eine Aktivierung des autonomen Nervensystems bewirken kann. Der dafür verantwortliche neurophysiologische Mechanismus ist jedoch noch unklar. Es gilt noch zu klären, ob das sympathische Nervensystem auf mechanischem Wege aufgrund seiner Nähe zur Wirbelsäule stimuliert wird oder komplexere supraspinale Vorgänge eine Rolle spielen (Dietzel 2003).

Sato u. Schmidt (1973) zeigten, in ihren Untersuchungen, dass mechanische Impulse eine Senkung der sympathischen Reflexaktivität bewirken können. Über die Stimulierung dicker Afferenzen (A-beta- und A-delta-Fasern) lässt sich die Sympathikusaktivität senken. Die Reizung der Fasern führt zu einer kurzfristigen Zunahme mit anschließend starker Absenkung der sympathischen Reflexaktivität.

Teirich-Leube (1970) stellte ähnlich wie Sato und Schmidt fest, dass therapeutische Reize direkt im sympathischen Ursprungsgebiet der BWS einen deutlich größeren und intensiveren Einfluss auf die Sympathikusaktivität haben als Reize, die nicht in diesem Bereich appliziert werden.

Manualtherapeutische Techniken im Bereich der BWS können Schmerzen z.B. in Armen oder Beinen positiv beeinflussen. Die Stimulierung erfolgt im Ursprungsgebiet der sympathischen Versorgung:
- C8–Th2: Kopf und Hals;
- Th3–Th7 (Th9): Arme;
- Th 10–L2: Beine.

Bei Schmerzsyndromen (z.B. Frozen shoulder) kann mechanische Stimulierung der Segmente Th3–Th7 eine Schmerzlinderung und Verbesserung der Durchblutung bewirken.

Aktive Bewegung

Viele Patienten mit dem Leitsymptom Schmerz haben Angst, sich zu bewegen. Daher ist es von Anfang an wichtig, sie an die gefürchtete Bewegung heranzuführen.

Bei akuten Schmerzen und vorangegangenem Trauma muss der Patient gezielte Informationen zur Wundheilung und Belastbarkeit der Körperstrukturen erhalten, um unnötige Ängste abzubauen. Aktive Bewegung im schmerzfreien Bereich unterstützt die Wundheilung und vermeidet die Chronifizierung von Schmerzen.

Heilendes Gewebe benötigt während der Wundheilung physiologische Reize, um sich bestmöglich zu regenerieren. Je optimaler physiologische Reize auf das heilende Gewebe einwirken, desto eher kann eine Heilung mit normalem anstelle von Narbengewebe stattfinden.

Im Rahmen der Wundheilung gewinnt das verletzte Bewegungssystem kontinuierlich an Belastbarkeit. Dies geschieht allerdings nicht automatisch. Die qualitativ hochwertige Wundheilung ist darauf angewiesen, dass der Patient dem Körper die jeweils mögliche Belastung anbietet. Durch Benutzen erhält das Gewebe des Bewegungssystems die spezifischen Reize, die zum Erhalt und zur Weiterentwicklung der Belastbarkeit notwendig sind. Dies gilt im verletzten und unverletzten Gewebezustand. Die Nutzung muss allerdings der aktuellen Belastbarkeit der Körperstrukturen angepasst werden, da es sonst zu Überlastungsreaktionen kommt, die chronische Entzündungsreaktionen und damit chronische Schmerzen provozieren.

Nichtgebrauch und Angst-Vermeidungs-Verhalten behindern die physiologische Wundheilung und die Belastbarkeit der Strukturen. Bei Nichtgebrauch kann sich kein belastbares Gewebe bilden, was die Gefahr einer immer schnelleren Überlastung in sich birgt. Angst fördert die sympathische Reflexaktivität, was wiederum die Wundheilung negativ beeinflusst.

> *Physiotherapeutin und Patient müssen gemeinsam die richtigen, an die Wundheilung angepassten Bewegungsstrategien entwickeln.*

Für eine adäquate Information des Patienten benötigt die Therapeutin Kenntnisse über die verschiedenen Phasen der Wundheilung. Die einzelnen Körperstrukturen des Bewegungssystems bestehen zum größten Teil aus Bindegewebe. Die Wundheilung der meisten Gewebe (außer Knorpel) durchläuft 4 Phasen/Stadien.

Wundheilungsphasen und Belastbarkeit von kollagenem Bindegewebe

1. Phase: Entzündungsphase (0.–5. Tag)
- Vaskuläre bzw. Alarmphase: 0.–2. Tag;
- Zelluläre Phase: 2.–5. Tag.

In den ersten 48 Stunden kommt es zur Invasion von Leukozyten und Makrophagen ins Verletzungsgebiet. In der vaskulären Phase beginnt das Gewebe mit der Verletzung des Gefäßsystems, wodurch sauerstoffreiches Blut ins Interstitium eindringt und den pH-Wert erhöht. Die aktivierten Makrophagen setzen den notwendigen Reiz für die Teilung der Fibroblasten zur Neubildung von Zellen (Myofibroblasten).

Bereits während der Entzündungsphase beginnt die Kollagensynthese, und zwar des Kollagens Typ III. Dabei handelt es sich um ein zartes Narbengewebe, das die Wunde schließen soll. Dieser Kollagentyp stellt eine wichtige Vorstufe für die Bildung des gut organisierten und funktionsfähigen Netzwerks des Kollagen Typs I dar.

Die Bildung der Myofibroblasten und des Kollagens Typ III bestimmen die zelluläre Phase. Zu diesem Zeitpunkt ist das Gewebe nur sehr gering belastbar, weshalb mechanische Reize durch Bewegung sehr vorsichtig zu dosieren sind. Es darf nur im schmerz- und spannungsfreien Bereich bewegt werden (z.B. hubfreies Bewegen im Bereich der LWS nach Bandscheibenvorfall oder vorsichtiges Pendeln nach Verletzungen im Bereich der Schulter).

In der Entzündungsphase bildet sich am Ort der Verletzung eine „sensibilisierende Suppe", die zur peripheren Sensibilisierung der Nozizeptoren führt. Die Sensibilisierung fördert in dieser Phase die Heilung, da sie das Gewebe vor Überlastung durch Bewegung schützt. Der Schmerz ist ein sinnvolles Warnsignal, sodass die Schmerzgrenze des Patienten unbedingt berücksichtigt werden muss.

Dosiertes Bewegen im schmerzfreien Bereich schützt allerdings vor einer überschießenden Entzündungsreaktion. Die A-alpha-Stimulation trägt dazu bei, die periphere Chemie zu modifizieren und die Freisetzung von endogenem Opioid zu fördern. Opioidrezeptoren haben die Fähigkeit, die Erregbarkeit der Zelle und die Freisetzung entzündungsfördernder Neuropeptide zu hemmen.

> *In dieser Phase die Patienten unbedingt zu vorsichtigem Bewegen ermutigen!*

2. Phase: Proliferationsphase (5.–21. Tag)
In dieser Phase sollte die eigentliche Entzündung abgeschlossen sein. Die Zahl der Mono-, Leuko- und Lymphozyten sowie Makrophagen wird langsam abgebaut. Nach etwa 14 Tagen finden sich nur noch Myofibroblasten im neu gebildeten Gewebe. Schont sich der Patient während dieser Phase der Wundheilung nicht, weil er seine Verletzung bagatellisiert und das Gewebe ständig neu schädigt, kann die Entzündungsphase dauerhaft bestehen bleiben. Dann verursachen Bewegungen immer noch Schmerzen und sind stark eingeschränkt.

Die Kollagensynthese ist jetzt stark ausgeprägt. Die Organisation des neu gebildeten Gewebes hängt sehr stark davon ab, ob es während der Wundheilung seine physiologischen Belastungsreize erhält. Diese werden für die Produktion der Kollagenmoleküle benötigt, wodurch sich ein funktionsfähiges Gewebe bilden kann. Die Herstellung von Grundsubstanz (Glykosamino- und Proteoglykanen) ist noch gering. Da diese Bausteine für die Elastizität des Gewebes sorgen, bleibt es auch in der Proliferationsphase noch wenig elastisch und nur gering belastbar. Die Myofibroblasten zeigen eine starke Aktivität, die Wunde zu stabilisieren.

Weiterhin dominieren Bewegungsreize mit geringer Belastung im schmerz- und spannungsfreien Bereich sowie immer noch eine deutliche Bewegungseinschränkung. Leider wird diese sehr häufig zu früh und zu intensiv mit Dehnungen und Mobilisationen attackiert. Noch unter Myofibroblastenaktivität stehendes Gewebe darf nicht forciert gedehnt werden, da dies zur Sympathikusaktivierung mit allen negativen Folgen für die Wundheilung führt.

Die Steigerung der Sympathikusaktivität durch Schmerz oder Angst ist zu vermeiden, da sich beide Faktoren ungünstig auf die Wundheilung auswirken. Durch Stress erhöht sich die periphere Sensibilisierung und Entzündungsreaktion. Aus diesem Grund ist es von erheblicher Bedeutung für den weiteren Verlauf der Wundheilung, einen positiven Zugang zur Psyche des Patienten zu bekommen und eine Vertrauensbasis zu erarbeiten. Der Patient muss über den Behandlungsverlauf informiert werden und das Gefühl bekommen, dass er selbst ein elementarer Bestandteil der Therapie ist und sie selber aktiv mit gestalten kann.

3. Phase: Konsolidierungsphase (21.–60. Tag)
Das neu gebildete Kollagen wird stärker stabilisiert und organisiert. Fibroblasten beginnen vermehrt mit der Synthese von Grundsubstanz, sodass sich die Elastizität des Gewebes kontinuierlich verbessert. Der Schutz der Myofibroblasten im Wundbereich ist nicht mehr notwendig. Daher reduzieren sich die Myofibroblasten, während sich die Fibroblasten vermehren. Die Kollagenfasern werden dicker und belastbarer.

Der Umbau des Kollagens Typ III in Typ I beginnt. Die Belastung des Gewebes kann nun deutlich gesteigert werden. Die Bewegungen finden bis in den endgradigen Bereich statt, zunehmend auch mit Gewichtsbelastung. Das bedeutet, der Patient muss motiviert werden, sich aktiv endgradig bzw. alltagsnah zu bewegen.

Zu Beginn können zusätzliche Hilfsmittel (z.B. Tapeverbände, Bandagen) das Vertrauen der Patienten fördern. Dadurch erlebt das neue Gewebe die geforderte kollagene Belastung dosiert, wird aber in den maximalen Belastungsspitzen und Bewegungsausschlägen vor Überlastung geschützt. Durch die sichere Bewegungserfahrung erwirbt der Patient neues Vertrauen in seinen verletzten Körperabschnitt. Die trainierten Bewegungsabläufe können sich automatisieren und harmonisieren.

Beispiele:
- Ein Patient mit einer Knieoperation erlernt in dieser Phase das reziproke Treppensteigen.
- Ein Patient mit einer Bandscheibenoperation lernt, die Wirbelsäule auch in belasteten Ausgangsstellungen zu bewegen. Das Aufheben von Gegenständen mit zunehmenden Gewicht wird in alltagsnahen Ausgangsstellungen und in der Art und Weise geübt, wie er es bei seiner Arbeit benötigt. Oft ist es nicht möglich, sich mit steifer Wirbelsäule zu bücken. Bewegungen „en bloc" werden kontinuierlich abgebaut.

4. Phase: Organisations- und Umbauphase (ca. 60.– 360. Tag)
Bis ca. zum 120. Tag bleibt die Kollagensynthese hoch, und etwa am 150. Tag sind etwa 85 % des Kollagens Typ III in Typ I umgewandelt. Die Zahl der Fibroblasten geht kontinuierlich zurück. Das überwiegend zelluläre Gewebe des Wundbereichs entwickelt sich in normales belastbares Bindegewebe des Kollagen Typ I. Dies geschieht allerdings nur, wenn das Gewebe seine physiologischen Belastungsreize erhält und nicht immobilisiert wird.

Die Bewegungen werden weiter bis in den endgradigen Bewegungs- und Belastungsbereich gesteigert. Die Therapie ist erst abgeschlossen, wenn das verletzte Gewebe durch Therapie und Training auf alle zukünftigen Anforderungen des beruflichen, privaten und sportlichen Patientenalltag vorbereitet wurde.

> *Die natürliche Bewegung ist die ursprünglichste Form einer gezielten Therapie des Bewegungssystems und fördert bei richtiger Anpassung an die Phasen der Wundheilung die funktionelle und physiologische Heilung. Sie verhindert damit die Chronifizierung von Schmerzen nach Verletzungen oder Operationen.*

Aktive Bewegung kann durch die Stimulierung von mit Bewegung in Verbindung stehenden Hirnstrukturen (motorischer Kortex) schädlich erzeugte Aktivität in Neuronen der Schmerzbahnen des Rückenmarks unterdrücken (Dostrovsky 1988). Daher ist Motivation zu aktiver Bewegung bei Patienten mit chronischen Schmerzen sehr wichtig. Dazu ist unbedingt ein funktionelles Ziel erforderlich, das der Patient erreichen möchte. Die Erwartungen und damit die Zielformulierung darf nicht alleine vom Therapeuten bestimmt werden. Die Aufmerksamkeit des Patienten sollte sich auf das Erreichen des Zieles und nicht mehr nur auf den Schmerz konzentrieren. Er wird stufenweise an die Bewegungen herangeführt (siehe *Aktive Coping-Strategien*).

Emotionen wie Frustration und Angst können dem Erreichen des Therapieziels im Wege stehen und zu einer Schmerzsteigerung führen, was wiederum zur Aktivitätsvermeidung führt. Auch die Unfähigkeit, eine bestimmte Bewegung durchzuführen, kann für den Patienten sehr frustrierend sein und ihn zur Infragestellung von Therapie und Training veranlasst. Diese Faktoren beeinflussen die Festlegung des Therapieziels, das nicht zu hoch gesteckt sein darf.

Bei chronischen Schmerzen ist eine vollständige Schmerzbeseitigung oft nicht absehbar. In diesem Fall besteht das Therapieziel in einer Funktionsverbesserung und damit größerer Selbstständigkeit im Alltag, trotz anhaltender Schmerzintensität.

Opioide hemmen die Schmerzübertragung an den Synapsen. Ausdauertraining senkt nach einiger Zeit die Sympathikusaktivität, während sich die Opioidproduktion erhöht. Dies führt zu einer anhaltenden Blutdrucksenkung und einer Erhöhung der Schmerzschwelle. Daher ist ein dosiertes Ausdauertraining insbesondere bei chronischem Schmerz angezeigt, bei dem die zentrale Hypersensibilisierung im Vordergrund steht (Schomacher 2001a u. b).

Erarbeiten aktiver Coping-Strategien mit dem Patienten

Der Umgang mit Schmerzen wird durch viele Faktoren beeinflusst und ist individuell sehr unterschiedlich. Gerade Patienten mit chronischen Schmerzen neigen dazu, passive Coping-Strategien zu entwickeln, d.h. sie zeigen häufig ein „Hilfesuchverhalten". Dies gilt vor allem, wenn sie immer wieder Physiotherapeuten aufsuchen, obwohl „nichts hilft". Sie wissen sich selbst nicht zu helfen und müssen daher lernen Selbstmanagementstrategien zu entwickeln.

Schon in der Akutphase sollten Patienten frühzeitig direkte Coping-Strategien zur Schmerzkontrolle lernen und ihre Verhaltensweisen den physiologischen Regenerationsphasen des heilenden Gewebes anpassen. Gerade das Angst-Vermeidungs-Verhalten als Folge eines akuten Schmerzerlebens wird als wichtiger Grund für die Entwicklung von Langzeitbehinderungen durch chronischen Schmerz angesehen (Hengeveld 2003). Daher muss dies frühzeitig in der Behandlung akuter nozizeptiver Prozesse angesprochen werden.

Neben Zielen der Bewegungsrehabilitation auf Struktur-, Aktivitäts- und Partizipationsebene (WHO 2001) werden auch kognitive und affektive Ziele festgelegt.

Beispiele kognitive und affektive Ziele:
- Kognitiv: Informationsstrategien zur Regeneration der einzelnen Körperstrukturen und dem Einfluss von Bewegung auf die Regeneration (Kap. 2.1.1, *Aktives Bewegen*);
- Affektiv: Vertrauen in Bewegungsfunktionen zurückgewinnen, indem der Patient in alltagsnahen Situationen erleben kann, wie die Funktionen ablaufen und seine eigenen Körperspannungen und Bewegungsabläufe häufig das Schmerzerleben verstärken.

Stufenweises Heranführen des Patienten an die Bewegungsfunktionen

Fallbeispiel: Eine Patientin mit chronischen Schmerzen im Bereich des Kniegelenks und der LWS hat Angst vor dem Treppensteigen, da sie sich dabei vor einem halben Jahr beim Besuch ihrer Freundin, die im 2. Stock wohnt, übernommen hatte. Das Knie war 2 Wochen dick und heiß und schmerzte nachts stark. Seit diesem Vorfall verlässt sie kaum noch das Haus.

Die Physiotherapeutin kommt zu ihr nach Hause und findet bei der Funktionsprüfung alle Anzeichen einer aktivierten Kniearthrose. Durch die zunehmende Immobilität ist die Belastbarkeit des Kniegelenks vor allem in den letzten 6 Monaten extrem zurückgegangen.

Die Patientin ist der Meinung, dass ihr nur Schonung etwas bringe. Erst die Informationen der Therapeutin zur Ernährung des Knorpels und der Gelenkkapsel, die benötigten physiologischen Belastungsreize und die Auswirkungen dauerhafter Immobilität beeinflussen die Patientin so weit, dass sie zunächst Bewegungen mit geringer Belastung (z.B. intermittierende Traktion und Kompression und hubfreies Bewegen) zulässt. Die Therapeutin lenkt die Wahrnehmung der Patientin auf Veränderungen der Körperspannungen. Sie registriert, dass sie nach der Behandlung leichter aufstehen und sich hinsetzen kann.

Dies nutzt die Therapeutin gleich zum Trainieren der Belastbarkeit. Sie lässt die Patientin spüren, wie oft sie den Bewegungsübergang ohne große Mühe (Schmerz, Anstrengung) durchführen kann. Als Hausaufgabe bekommt sie das Üben des Bewegungsübergangs mit einer Wiederholungszahl unmittelbar unter dieser Grenze. In der nächsten Behandlung wird die Hausaufgabe kontrolliert und die Wiederholungszahl erneut aktualisiert. Auf diese Weise erlebt die Patientin, dass sich Übung durch Erhöhen der Wiederholungszahl positiv auswirkt. Das fördert Vertrauen in Bewegungsfunktionen. In der gleichen Art und Weise verfährt die Therapeutin beim Treppensteigen.

Zusätzlich erhält die Patientin einen Wahrnehmungsauftrag. Sie soll in ihrem Alltag darauf achten, wann sie Tätigkeiten vermeidet, weil sie Angst vor Schmerz hat. Diese Situationen bespricht die Therapeutin in den folgenden Behandlungssequenzen konsequent mit der Patientin. Gemeinsam werden Strategien entwickelt, wie die Bewegungen mit weniger Schmerz möglich sind. Die Patientin lernt dabei zu erkennen, welche Schmerzen und Anstrengungen sie auf jeden Fall vermeiden muss und welche nicht gefährlich sind.

Die Therapieeinheiten sind so zu gestalten, dass Zeit für eine entsprechende Patientenaufklärung bleibt

Patienten mit chronischen Schmerzen müssen die Bereitschaft entwickeln, die Chronizität der Schmerzen zu akzeptieren und die Suche nach einer „Alles-oder-nichts-Lösung" aufgeben. Auch die Therapeutin muss anerkennen, dass der Patient eine schmerzbedingte Behinderung hat, unabhängig davon, ob sich somatische oder psychologische Ursachen für den Schmerz finden. Im Rahmen des Schmerzmanagements übernimmt der Patient die aktive Rolle, während die Physiotherapeutin eher als Coach agiert (Harding u. Williams 1995, Tonkin 1999).

Patient und Therapeutin legen gemeinsam relevante Rehabilitationsziele fest

Bei der Anwendung kognitiv-verhaltenstherapeutischer Strategien erlernt der Patient, Situationen wie ein neutraler Beobachter zu beurteilen, z.B. wie sich psychischer Stress auf sein Wohlbefinden auswirkt. Er nimmt wahr, dass Stress die Muskelspannung heraufsetzt und dadurch der Nackenschmerz zunimmt.

Seine Aufmerksamkeit richtet sich auch auf Auswirkungen von Frustration und Angst vor Bewegung auf den Schmerz und das daraus entwickelte Vermeidungsverhalten bzw. Beeinträchtigungen der Alltagsfunktionen. So könnte er sich bei Schmerzsteigerung während des Trainings beispielsweise fragen, ob tatsächlich eine realistische Möglichkeit einer erneuten Verletzung besteht. Dazu werden Kenntnisse zur z.B. Wundheilung benötigt.

Eine Strategie aus der kognitiven Verhaltenstherapie ist das Pacing, die stufenweise Steigerung alltäglicher und sportlicher Aktivitäten bei gleichzeitigem Vermeiden einer Schmerzverstärkung. Dabei ist es wichtig, den Patienten langsam an die gefürchteten Bewegungen heranzuführen und sie mehrmals erfolgreich zu wiederholen (Dolce et al. 1986). Sobald ein Basisniveau für eine entsprechende Bewegung festzustellen ist, wird die Aufmerksamkeit auf das Erreichen des Tagesziels gelegt.

Pacing richtet sich sowohl an zur Überaktivität mit anschließender Schmerzzunahme als auch zur Unterbelastung neigende Patienten (*Fallbeispiel: Patientin mit Knieschmerzen*). Für Patienten mit Angst-Vermeidungs-Verhalten ist es besonders wichtig, mit den Bewegungen im schmerzfreien Bereich zu beginnen, auch wenn dieser deutlich unter dem Trainingsniveau liegt (Dolce et al. 1986).

Da die Physiotherapeutin eine relativ lange Behandlungszeit mit dem Patienten verbringt, kann sie sein Schmerzverhalten besonders gut beobachten. Um den Teufelskreis Schmerz – Funktionsverlust – psychologischer Stress zu durchbrechen, ist das Entdecken psychosozialer Risikofaktoren und Verstärkermechanismen der erste wichtige Schritt. In manchen Fällen wird die Zusammenarbeit mit klinisch tätigen Psychologen erforderlich.

| *Bei chronischen Schmerzpatienten müssen die physiotherapeutischen Behandlungsansätze systematisch über die Ebene der Nozizeption hinausgehen.*

Zusammenfassung: Physiotherapeutische Behandlung bei Patienten mit dem Leitsymptom Schmerz

Bei der Behandlung von Patienten mit Schmerzen steht oft die Schmerzlinderung im Vordergrund. Da dieses Ziel bei chronifiziertem Schmerz nicht immer erreicht werden kann, strebt die Therapie bei den Betroffenen z.B. die Steigerung der Leistungsfähigkeit und das Zurückgewinnen von Funktionen an. Außerdem lernen die Patienten Strategien, um ihre Aufmerksamkeit nicht nur auf den Schmerz auszurichten, durch z.B. Wahrnehmungsschulung auf andere Dinge und das Erreichen eines selbst festgelegten Rehabilitationsziels.

Die Behandlung geht über die rein biomedizinische Ebene hinaus, die sich mit der klassischen Untersuchung und Behandlung im Hinblick auf eine körperliche Diagnose befasst. Die Schwachstelle des biomedizinischen Ansatzes ist die zu geringe Berücksichtigung der Gesamtsituation des Patienten.

Da Schmerzen immer auch psychische Auswirkungen haben, muss bedacht werden, mit welchen Gefühlen und Gedanken ein Patient auf seine Schmerzen, seine Verletzung und seine Erkrankung reagiert. Diese haben Einfluss auf das Schmerzverhalten und können die Prognose für eine Chronifizierung erhöhen.

Schmerzen lindern durch Entlastung von Körperstrukturen:

- Die Patienten können selbstständig Entlastungsstellungen und -lagerungen einnehmen und bekommen damit Strategien an die Hand, den Schmerz zu beeinflussen.
- Abnahme von Körpergewichten kann auch im Schlingentisch und Bewegungsbad oder durch den Einsatz von Hilfsmitteln (z.B. Handstock) erfolgen.
- Spezifische Be- und Entlastungsreize für die Körperstrukturen (z.B. spezifische Gelenktechniken wie Traktion und Kompression) setzen Stimulationen auf die Körperstrukturen, die den lokalen Stoffwechsel verbessern.

Schmerzen lindern durch verminderte Erregbarkeit der Rezeptoren

Hier werden mechanische, thermische und elektrische Reize genutzt, wobei der Gate-control-Mechanismus (Melzack u. Wall 1996) zur Schmerzlinderung führt. Für die elektrischen und thermischen Reize werden Maßnahmen aus der Elektro- (z.B. TENS) und physikalischen Therapie (z.B. heiße Rolle) eingesetzt.

Das Spektrum der mechanischen Reize ist vielfältig:
- Massagen wirken durch die Stimulierung mechanischer Afferenzen; weiche Streichmassagen können allerdings auch auf das absteigende System der Schmerzhemmung Einfluss nehmen und die Ausschüttung von Oxytozin (Hormon aus dem Hypothalamus) fördern, das Stress reduziert.
- Spezifische Weichteiltechniken beeinflussen die Schmerzsyndrome im Bereich der Muskeln und Sehnen. Bei einigen kommt das Prinzip der *Counterirritation* (Gegenreizung) zum Einsatz (z.B. Querfriktion, Triggerpunktbehandlung). Hier wird vom Prinzip der schmerzfreien Behandlung abgewichen. Es werden dünn myelinisierte Afferenzen stimuliert, die eine zentrale Schmerzhemmung auslösen. Dabei ist die gezielte Information über den Sinn des ausgelösten Schmerzes sehr wichtig. Die Therapieformen eignen sich bei Patienten, die der Meinung sind, eine Therapie ist nur durch das Auslösen eines Schmerzes Erfolg versprechend. Die Indikation sollte aber sorgfältig gestellt werden, da der dauerhafte Schmerzeinstrom eine Chronifizierung fördert. Bei Patienten mit Angst vor Schmerzen ist das Prinzip der Counterirritation nicht sinnvoll.
- Vibrationen fördern durch die Stimulierung mechanorezeptiver dick myelinisierter Afferenzen die Schmerzhemmung. Sie können manuell oder mit Geräten appliziert werden.
- Passive Bewegungen (z.B. Gelenktechniken der Manuellen Therapie) erzielen analgetische Effekte sowohl auf der Basis der Gate-control-Theorie als auch im absteigenden Schmerz hemmenden System. Die Stimulierung des dorsalen periaquäduktalen Grau (Höhlengrau) hemmt die Freisetzung von Entzündungsmediatoren.
Außerdem kann mechanische Stimulierung die Aktivität des Sympathikus senken. Die Stressreduzierung mit gesteigerter Sympathikusaktivität beeinflusst den Schmerz positiv. Die Wirkung ist am größten, wenn die mechanischen Reize im Ursprungsgebiet des Sympathikus in der BWS appliziert werden.
- In der richtigen Dosierung fördert aktive Bewegung die Regeneration von verletztem Gewebe. Daher werden die Bewegungserfahrungen mit kognitiven Informationsstrategien zur Wundheilung untermauert.
- Das Erleben der zunehmenden Leistungsfähigkeit gibt den Patienten Vertrauen in ihre Körperfunktionen und reduziert ihr Angst-Vermeidungs-Verhalten.
- Behandlungsziele zur Funktionsverbesserung werden gemeinsam mit dem Patienten definiert. Angst und Frustrationen durch zu hochgesteckte Ziele sind zu vermeiden.

Erarbeiten aktiver Coping-Strategien
- Aktive Coping-Strategien sind sowohl bei akuten als auch chronischen Schmerzen mit den Patienten zu erarbeiten. Dabei lernen sie, ihr Schmerzverhalten wie ein neutraler Beobachter zu beurteilen.
- Bei der Behandlungsplanung muss immer Zeit für Informationsstrategien und Austausch über aufgetretene Probleme des Patienten (z.B. Durchführung von Eigenübungen) eingeräumt werden.
- Behandlungsziele werden im kognitiven und affektiven Bereich definiert. Die alleinige Behandlung auf den Ebenen der Nozizeption ist häufig nicht ausreichend.
- Bei chronischen Schmerzen dürfen auf keinen Fall nur reine Hands-on-Therapien zum Einsatz kommen, da sie passive Coping-Strategien fördern.
- Patienten mit Schmerzen übernehmen von Anfang an eine aktive Rolle in der Therapie.

In den vorangegangenen Abschnitten wurden ausschließlich Maßnahmen zur Beeinflussung von Schmerzen beschrieben. Daneben muss bei Patienten mit Schmerzen auch der Einfluss der veränderten Beweglichkeit und des Bewegungsverhalten mit berücksichtigt werden. Diese Leitsymptome sind bei der Behandlung der Schmerzursachen neben den psychosozialen Faktoren die häufigsten Schmerzauslöser.

2.2 Leitsymptom veränderte Bewegungen – verminderte Beweglichkeit

In allen Fachgebieten der Medizin treffen untersuchende Physiotherapeuten auf Funktionsstörungen des Wirkorts Bewegungssystem. Deren Untersuchungs- und Behandlungsprinzipien sind von den klinischen Fachgebieten und den klassischen Krankheitsbezeichnungen (Diagnosen) weitestgehend unabhängig. Diagnosen geben Auskunft über zu erwartende veränderte Belastbarkeit von Körperstrukturen, die bei der Durchführung der Untersuchung und Behandlung berücksichtigt werden.

Die nachfolgend beschriebenen Untersuchungs- und Behandlungsmaßnahmen bei veränderter Beweglichkeit und der damit häufig verminderten Bewegungsqualität finden somit nicht nur in der Orthopädie Anwendung. Untersuchung und Therapie von veränderter Beweglichkeit im Wirkort Bewegungssystem ist ein bedeutsamer Teil der präventiven, kurativen und rehabilitativen Physiotherapie.

> *Eine zielgerichtete Physiotherapie ist nur möglich, wenn die Ursache der veränderten Beweglichkeit bekannt ist. Dabei ist eine Einteilung nach Ursache und beteiligten Strukturen unerlässlich.*

Bei der Suche nach der Ursache der Funktionsstörung darf nicht übersehen werden, dass die funktionelle Einschränkung oder Behinderung des Patienten mit seiner Leistungsfähigkeit zusammenhängt; mit anderen Worten, inwieweit sich der Patient die Ausführung einer Bewegung zutraut (Gifford 2002). Seine Bereitschaft zu und seine Angst vor Bewegung prägen sehr stark die Rehabilitation. Leistungsfähigkeit und damit Bewegungsumfang und -qualität stehen in Zusammenhang mit psychischen Faktoren, vor allem Angst. Verbesserte Funktionen und Bewegungssicherheit fördern die Akzeptanz der Symptome, sodass häufig positive Bewältigungsstrategien des Patienten erkennbar werden.

Patienten mit veränderter Beweglichkeit kommen häufig wegen Schmerzen oder weil die reduzierte Funktionsfähigkeit im Alltag sie beeinträchtigt zur Therapie. Neben den Behandlungszielen auf der Impairmentebene (Schädigung der Körperstrukturen und -funktionen) ist das Wiederherstellen einer bedenkenlosen angstfreien Bewegung zu einem entscheidenden Ziel geworden.

Veränderte Beweglichkeit ist häufig die Folge von Immobilität. Viele Menschen setzen ihren Körper nicht mehr als Bewegungssystem ein, sondern verbringen ihren Tag überwiegend sitzend. Dadurch werden die Bewegungsmöglichkeiten und Funktionen der stabilisierenden Körpersysteme nicht mehr genutzt. Das typische Ergebnis ist ein struktureller Anpassungsprozess an die reduzierte einseitige Belastung.

Im therapeutischen Bereich wird leider manchmal künstlich Immobilität erzeugt, wenn dem Patienten aus Furcht vor Überlastung das Vermeiden ganzer Bewegungssektoren angeraten wird (z.B. Verbot der Wirbelsäulenflexion zur Vermeidung von Rückenbeschwerden). Das konsequente Einhalten kann dazu führen, dass die Bewegung zunehmend unmöglich und der Patient dauerhaft in seiner Leistungsfähigkeit beeinträchtigt wird. Die Belastbarkeit des Gewebes sinkt, da zu deren Erhalt Bewegung notwendig ist. Derartige Verbote fördern ebenso die Angst vor Bewegung durch Auslösen neuer Gewebeschäden.

Nur in Einzelfällen (z.B. in den Anfangsphasen der Wundheilung) sind Bewegungsverbote in gewissem Umfang sinnvoll. Sie müssen dann aber Informationsstrategien enthalten, die den Patienten über die Phasen der Wundheilung aufklären, die Zusammenhänge schädigender Bewegungen verdeutlichen und Zeiträume bestimmen, in denen diese Verbote gelten.

> *Allgemein prophylaktisch gemeinte Bewegungsverbote sind nicht wirksam!*

Die Voraussetzung für ein leistungsfähiges Bewegungssystem ist die Beweglichkeit. Das bedeutet, ohne Beweglichkeit ist keine Bewegung möglich!

Das Bewegungssystem muss ständig potenziell beweglich sein, d.h. es besitzt immer weitere Bewegungsmöglichkeiten in alle Bewegungsrichtungen. Nur dann kann es einen individuell geplanten Bewegungsablauf durchführen und gleichzeitig an übergeordnete Bewegungszwänge anpassen.

Beispiel: Beim Fassen auf eine heiße Herdplatte werden Beweglichkeit im Ellenbogen- und Schultergelenk benötigt. Gleichzeitig darf das Gleichgewicht durch die beschleunigte Bewegung nicht verloren gehen.

Eine verminderte hat ebenso wie eine vermehrte Beweglichkeit Einfluss auf das Bewegungsverhalten:

Beispiele:

1. Verminderte Beweglichkeit
Im Hüftgelenk führt sie zu Veränderungen beim Gehen. Die eingeschränkte Innenrotation hat eine vermehrte Außenrotation des Beines in der Abrollphase zur Folge, und die funktionelle Fußlängsachse ist nach lateral gerichtet. Der Abrollweg verkürzt sich.

2. Vermehrte Beweglichkeit
Eine vermehrte Extension im Kniegelenk resultiert häufig in einer Hyperextension in der Standbeinphase. Die veränderte Belastung führt schneller zu degenerativen Veränderungen.

Beide Formen bewirken Veränderungen der Bewegungsabläufe und damit des Bewegungsverhaltens. Beim Prüfen der Bewegung werden diese Veränderungen (Bewegungsausmaß/Qualität der Bewegung, mangelnde Kraft und Koordination der Bewegung) erfasst.

Für Veränderungen der Beweglichkeit verantwortliche Körperstrukturen

Alle Komponenten des Bewegungssystems sind an der Bewegung beteiligt, sowohl die intraartikulären (die von Knorpel überzogenen Gelenkflächen, Menisken, Bänder und Kapsel) als auch extraartikuläre Strukturen (Muskeln, Faszien, Haut und sogar das Nervensystem).

Das Bindegewebe macht das Bewegungssystem letztlich zu einem Kontinuum, in dem es keine Bewegung einer einzelnen Struktur gibt. Für die Bewegungen im Alltag werden nicht nur einzelne, sondern immer eine Vielzahl von Gelenken bewegt. Viele periartikuläre Strukturen sind an der Bewegung beteiligt und können damit auch bewegungslimitierend wirken.

Da zahlreiche Strukturen nicht mono-, sondern polyartikulär sind, ergibt die Summe der einzelnen Gelenkbewegungen keineswegs automatisch die Gesamtbewegung. Körperstrukturen wie Haut, Faszien, Neuralstrukturen und viele Muskeln ziehen über mehrere Gelenke. Bei Spannungsaufbau über mehrere Gelenke limitieren häufig nicht die monoartikulären, sondern die polyartikulären Strukturen. Da im Alltag in erster Linie diese Form der Bewegung gefragt ist, muss sie ihm Rahmen der Untersuchung mit erfasst werden.

Der polyartikuläre Spannungsaufbau der Gewebe bei Alltagsbewegungen vermeidet, dass die Bewegung der einzelnen Gelenke bis in die elastische Zone (physiologischer Reserveraum, S. 83) durchgeführt wird. Dadurch bleibt sie in der gewebeschonenden neutralen Zone, was das Kriterium der nicht krank machenden ökonomischen Nutzung der Gelenkbewegung darstellt. Dauerhafte Belastung bis zur elastischen Zone erhöht die Belastung der Kapsel-Band-Strukturen.

In einem gesunden Gelenk mit elastischen polyartikulären Strukturen sollte kein Widerstand gegen eine Bewegung im Bereich der neutralen Zone bestehen. Das Bewegungssystem vermeidet im Alltag Bewegungen mit erhöhtem Widerstand. „Schwergängige Bewegung" ist für das Bewegungssystem ebenso problematisch wie Verlust von Beweglichkeit. Beides beeinflusst das Bewegungsverhalten und dauerhaft die Belastbarkeit der Körperstrukturen.

Dehnungs- und Spannungsempfindlichkeit von Muskulatur und Neuralstrukturen erhöht den Widerstand der Bewegungen und führt zur unbewussten Veränderung des Bewegungsmusters. Haltungen und Bewegungen sind eine Mischung aus durch sensorische Feedbacks regulierten Programmen. Die im ZNS angestellten Berechnungen müssen ständig an die Realität angepasst und korrigiert werden. Die zentralen und peripheren Nervensysteme interagieren miteinander und arbeiten während der Erstellung der motorischen Planung sehr intensiv. Die motorischen Bewegungsabläufe werden durch vorangegangene erfolgreiche Ausführung erlernt.

Das ZNS erhält die Informationen für die Berechnung aus den Rezeptoren in der Peripherie. Jede Veränderung der Rezeptoren wird an das ZNS gemeldet. Diese Informationen sind Voraussetzung für die Initiierung einer Haltungsänderung und Bewegung (Feed-forward). Die momentane Position des Körpers im Raum dient als Grundlage für das Finden des richtigen Bewegungsprogramms, mit dem erfolgreich und effizient das Ziel erreicht wird.

Hierbei ist die Erfolgsmeldung an das Bewegungszentrum zum Abschluss eines Auftrags sehr wesentlich, da nur ein erfolgreich ausgeführter Bewegungsauftrag auch als solcher gespeichert wird. Misserfolge, schmerzhafte, unkoordinierte oder Ausweichbewegungen werden ebenso in den Bewegungsspeicher aufgenommen. Im positiven Fall führen sie zu neuem Lernen und Programmänderungen, im negativen zu Manifestationen, Negationen und Frustrationen.

In der Regel ist ein Reiz der Anlass für einen Menschen, sich zu bewegen, d.h. die bewusste oder unbewusste Bewegung ist immer die Reaktion auf einen Input. Dieser Punkt muss bei Untersuchung und Behandlung von veränderter Beweglichkeit immer beachtet werden. Am häufigsten reagieren Menschen auf visuelle oder akustische Reize (z.B. Glas auf dem Tisch, Klingeln des Telefons, Öffnen der Tür durch Greifen der Türklinke); aber auch sensorische Reize veranlassen Bewegung (z.B. Gang zur Toilette bei voller Blase).

Beispiel: Das Erarbeiten der Hüftflexion für die Spielbeinphase hat eher Erfolg, wenn der Patient direkt vor einer Treppenstufe steht als eine abstrakte Übung für die Hüftflexion in Rückenlage.

> *Das Wiederherstellen einer angstfreien, bedenkenlosen Bewegung ist durch Erarbeiten zielorientierter Bewegungen Erfolg versprechender, da sie anders verarbeitet werden als körperlich orientierte oder schmerzzentrierte Bewegungen. Der Körper erkennt den Sinn der Bewegung und gleicht sie mit gespeicherten motorischen Programmen ab.*
>
> *Erarbeiten alltagsnaher zielorientierter Bewegungen sind neben dem Schaffen der strukturellen Voraussetzungen innerhalb der Körperstrukturen die wesentlichen Behandlungsziele beim Beeinflussen veränderter Beweglichkeit.*

Bindegewebe des Bewegungssystems

Hierbei wird zwischen folgenden Arten unterschieden:
- Straffes Bindegewebe (**Abb. 2.20a–c**):
    - ungeformtes Bindegewebe;
    - geformtes Bindegewebe;
- Hyalines und kollagenfaseriges Bindegewebe in Knorpel und Knochen.

Das straffe ungeformte Bindegewebe befindet sich in Kapseln und Faszien und verursacht bei Immobilisation die Bewegungseinschränkung. Die Kräfte wirken bei der Bewegung aus verschiedenen Richtungen ein, daher zeigt es eine maschengitterartige Struktur. Maßnahmen, wie z.B. Traktion setzen einen Reiz auf die Kapsel, der ordnend auf die Bindegewebsstrukturen wirkt.

Straffes geformtes Bindegewebe (in Sehnen, Ligamenten und Aponeurosen) ist sehr stark und in der Länge nicht beeinflussbar. Alle Fasern verlaufen in die gleiche Richtung, da die Zugkräfte immer in die gleiche Richtung wirken.

Das hyaline und kollagenfaseriges Bindegewebe in Knorpel und Knochen kann durch gezielte Be- und Entlastungsreize beeinflusst werden. Mithilfe der genannten Maßnahmen lassen sich die physiologischen Funktionen verbessern bzw. nach Schädigung wiederherstellen. Voraussetzung dafür ist die Kenntnis der speziellen Zusammensetzung der Bindegewebsbestandteile und der physiologischen Abläufe innerhalb ihrer Mikrostrukturen. Um zu erkennen, welche Maßnahmen zur Behandlung eines Gewebes eingesetzt werden müssen, wie sie auf das Gewebe wirken und was zu beachten ist, damit sie zu einem Behandlungserfolg führen, müssen die Abläufe bekannt sein.

Bestandteile des Bindegewebes

- Zellen;
- Extrazelluläre Bestandteile (Matrix).

Die Bindegewebszellen erhalten ihre Nährstoffe und Sauerstoff über die Matrix, die ein Sieb bildet und entscheidet, welche Stoffe zur Zelle gelangen. Die Zellen können diese aufnehmen und weiter verwenden. Ihre Funktion ist aufgrund dieses Selektionsprozesses in besonderem Maße vom Aufbau und der Funktion der Matrix abhängig.

Weniger oder nicht durchblutete Strukturen des Bindegewebes werden über Diffusion und Osmose ernährt. Dazu benötigen sie physiologische Be- und Entlastungsreize. Sie tragen zur ständigen Erneuerung bei, was nach Schädigungen in allen Phasen der Wundheilung besonders wichtig ist.

Die im Bindegewebe vorkommenden Zellen sind so unterschiedlich wie die Bindegewebsarten selber und werden folgendermaßen eingeteilt:
- Ortsständige bzw. fixe Zellen, die immer im Bindegewebe auftreten:
    - Fibroblasten und Fibrozyten;
    - Chondroblasten und Chondrozyten;
    - Osteoblasten und Osteozyten.
- Bewegliche bzw. mobile Zellen, die sich in bestimmten Situationen im Bindegewebe bewegen können (z.B. Leuko- und Granulozyten, Makrophagen). Während der Wundheilung sind sie besonders zahlreich.

Die Unterschiede der einzelnen Gewebe des Bewegungssystems ergeben sich aus der Art der Bindegewebszellen und den unterschiedlichen extrazellulären Bestandteilen, die von den Zellen produziert werden.

„Blasten" sind synthetisch hochaktive Zellen, die für den Aufbau verantwortlich sind. Normalerweise kommen sie bei Erwachsenen nicht vor, außer während des Wachstums, nach Verletzungen und bei Tumoren. Sie enthalten viele Mitochondrien, ein großes endoplasmatisches Retikulum und einen großen Golgi-Apparat.

„Zyten" sind weniger synthetisch aktiv und durch Umbauprozesse für den Erhalt der Zelle verantwortlich. Welche Zelle sich bildet, hängt von der Belastungsform (z.B. Zug- oder Druckbelastung) und dem Säuregrad des Gewebes ab. In Geweben mit hohem Sauerstoffgehalt und dementsprechend hohem pH-Wert (alkalisches Milieu) finden sich Fibro- und Osteoblasten. Chondroblasten entstehen in schlecht durchbluteten Geweben mit geringem Sauerstoffgehalt und niedrigem pH-Wert, also in saurem Milieu.

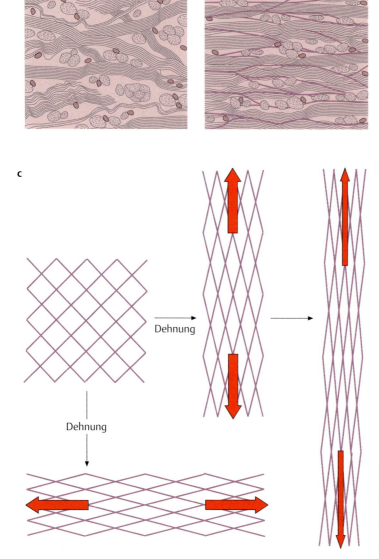

Abb. 2.20a–c Straffes Bindegewebe (aus van den Berg 1999). **a** Ungeformt straff (z.B. in der Gelenkkapsel). **b** Geformt straff (z.B. in Sehnen). **c** Das maschengitterartige Geflecht des ungeformten Bindegewebes passt sich an die verschiedenen Zugbelastungen an.

Belastungsformen
- O_2 und Zugbelastung: Bildung von Fibroblasten;
- O_2 und Druckbelastung: Bildung von Osteoblasten;
- Kein O_2 und Druck: Bildung von Chondroblasten.

Verändert sich die Belastungsform auf ein Gewebe, verändert sich auch das Gewebe.
Beispiel: Wenn auf ein Ligament statt Zug- plötzlich Druckbelastung einwirkt, verknorpelt es (z.B. Lig. tranversum atlante im Wachstum).

Fibroblasten und Fibrozyten

Diese Zellen kommen in Kapseln, Bändern, Aponeurosen, Membranen, Sehnen, Sehnenscheiden, intramuskulärem und intraneuralem Bindegewebe vor. Teilweise befinden sie sich auch in Menisken, Bandscheiben und Disken. In allen diesen Geweben ist das Sauerstoffangebot relativ hoch. Sie sind normal durchblutet und haben einen relativ hohen pH-Wert und einen niedrigen Säuregrad.

Aufgaben der Fibroblasten
Fibroblasten produzieren vornehmlich nebeneinander liegende kollagene und elastische Fasern. In Ruhe sind die kollagenen Fasern wellenartig, bei Dehnung entfalten und straffen sie sich. Die elastischen Fasern üben eine Schutzfunktion für die kollagenen Fasern aus. Sie puffern die Beschleunigungskräfte bei Dehnung ab. Aufgrund dieser Konstruktion sind Sehnen oder Ligamente stabiler als ein Stahlseil mit demselben Durchmesser. Zusätzlichen Schutz erfahren Sehne und Ligament durch die Golgi-Rezeptoren.

Die Fibroblasten sind in der Lage, in geringen Mengen Kollagenase freizusetzen, ein Enzym, das die Molekularstruktur des Kollagens aufbrechen kann. Das ist wichtig, um alte kollagene Moleküle abzubauen und durch neue zu ersetzen. Kollagenase kann die verschiedenen stabilisierenden Verbindungen im Gewebe (H- und Disulfidbrücken, kovalente Bindungen) zwischen und innerhalb der kollagenen Moleküle auflösen. Es ist denkbar, den Effekt der Kollagenase therapeutisch zu nutzen, z.B. bei der Mobilisation von Gelenken (Kapseltraktion) oder Muskeldehnung.

Fibroblasten spielen bei der Wundheilung eine zentrale Rolle. Die Myofibroblasten (Sonderform der Fibroblasten) besitzen innerhalb der Zelle Aktin- und Myosinfilamente. Dies ermöglicht ihnen, sich zu kontrahieren.

Myofibroblasten finden sich während der 1. Periode der Wundheilung, vor allem in der Proliferationsphase. Sie sind dort für die Stabilität des neu wachsenden Gewebes verantwortlich. Wenn in der Konsolidierungs- und Umbauphase die kollagenen Fasern stabiler werden, sinkt die Zahl der Myofibroblasten (Kap. 2.1.2, *Phasen der Wundheilung*).

> Physiotherapeutische Maßnahmen, die Gewebe unter Myofibroblasteneinfluss dehnen, sind in dieser Phase wenig erfolgversprechend!

Chondroblasten und Chondrozyten

Die Zellen finden sich in Geweben, in denen das Sauerstoffangebot gering ist und keine direkte Durchblutung erfolgt. Ihr pH-Wert ist niedrig, das Milieu ist sauer. Im Knorpel ebenso wie in Strukturen der Bandscheiben, Menisken und der Disken, in den keine Gefäße verlaufen, kommen ausschließlich solche Zellen vor.

Da Chondroblasten und -zyten auch in direkten Insertionen von Bändern und Sehnen am Knochen auftreten, bedeutet dies, dass es auch an diesen Stellen Gebiete mit schlechter Durchblutung gibt. Beide Zelltypen erhalten ihren Sauerstoff und Nährstoffe über Diffusion und Osmose. Ihre Abfallprodukte werden auf die gleiche Art und Weise abtransportiert.

Osteoblasten und Osteozyten

Diese Zellen kommen in Knochengewebe vor. In ihrer direkten Nähe liegen immer Blutgefäße, da sie sehr stark von der Sauerstoffversorgung abhängig sind. Knochengewebe ist stark durchblutet. Osteoblasten sind knochenbildende Zellen, die zu Osteozyten werden, wenn sie im Knochengewebe eingebettet sind und zur Ruhe kommen. Die Osteozyten produzieren nur so viel Gewebe, wie für den Erhalt des Knochens notwendig ist.

Matrix

Alle extrazellulären Bestandteile des Bindegewebes werden als Matrix bezeichnet. Über sie gelangen die Nährstoffe zu den Bindegewebszellen. Die Matrix enthält folgende Komponenten, deren Prozentanteile je nach Gewebetyp variieren:
- Kollagene Fasern;
- Elastische Fasern;
- Grundsubstanz;
- Wasser;
- Nichtkollagene Proteine.

Die Grundsubstanz des Bindegewebes besteht aus Proteoglykanen (PG), Glykosaminoglykanen (GAG) sowie Proteoglykanaggregaten. Diese sind negativ geladen und können dadurch eine stabile Bindung mit Wasser eingehen. Die Grundsubstanz verbindet Zellen und Fasern miteinander und bindet außerdem Wasser mithilfe von nichtkollagenen Proteinen (Verbindungs- und Vernetzungsmoleküle).

Die Komponenten der Matrix (außer Wasser) werden von den Bindegewebszellen produziert. Die Matrix gibt dem Gewebe sein Volumen, indem sie ein stabiles Netzwerk bildet. Dieses absorbiert Belastungen und hat somit eine Pufferfunktion.

Zwischen den Fasern und den Proteoglykanen ist Wasser als interstitielle Flüssigkeit eingebunden, wodurch das Volumen entsteht. Das in der Matrix gebundene Wasser versetzt das Gewebe in die Lage, Gewicht zu tragen und Stöße zu absorbieren. Es spielt vor allem in tragendenden Geweben wie Knorpel und Bandscheibengewebe eine entscheidende Rolle. Die Bindungsfähigkeit von Wasser reduziert sich im Rahmen von Degenerationsprozessen, sodass das Gewebe an Stabilität verliert. Daneben beeinflusst z.B. ein reduziertes Bandscheibenvolumens die Stabilität des Bewegungssegments der Wirbelsäule.

In anderen Gewebearten (z.B. Kapsel) haben Proteoglykane, Glykosaminoglykane und das an sie gebundene Wasser vor allem die Aufgabe, dafür zu sorgen, dass die Belastungen nicht mit zu großer Geschwindigkeit auf die kollagenen Fasern einwirken. Sie verhindern die Zerstörung des kollagenen Netzwerks durch Spitzenbelastungen. In Sehnen und Bändern übernehmen elastische Fasern teilweise die gleiche Funktion.

> Verformt sich die Grundsubstanz, kann sie weniger Wasser aufnehmen!

Beispiel: Die Grundsubstanz der Kapsel kann nur in Ruhe maximale Wassermengen aufnehmen, unter Spannung gibt sie Wasser ab (z.B. bei Außenrotation/Abduktion der Schulter). Infolge der Wechselbelastung entwickeln sich bei Bewegungen elektrische Potenzialschwankungen, die für den Erhalt und die Regeneration einer Kapsel sehr wichtig sind.
Bei Bewegungseinschränkungen der Kapsel entstehen Kreuzverbindungen (pathologische Cross links), wodurch die Kapsel immer schneller unter Spannung gerät und immer mehr Wasser abgibt. Sie verliert zunehmend ihre Elastizität, da die Wechselbelastung fehlt.
Es wäre denkbar, diesen piezoelektrischen Effekt auch bei der intermittierenden Traktion und Bewegungen im schmerzfreien Bereich (z.B. hubfreie Mobilisation) hervorzurufen. Durch Spannung und Entspannung entsteht ein Wechsel der negativen Ladungen.

Die Unterschiede der einzelnen Gewebe des Bewegungssystems ergeben sich aus den diversen Bindegewebszellen und extrazellulären Bestandteilen, die von den Zellen produziert werden.

Fibroblasten sind primär damit beschäftigt, Fasern und weniger Matrix zu produzieren, da Kapsel, Ligament und Sehne Zug absorbieren und daher einen höheren Anteil kollagener Fasern brauchen. Chondroblasten stellen in erster Linie Matrix her, da sie Druckkräfte wie ein Wasserkissen absorbiert.

Der Umbauzeitraum der Grundsubstanz variiert je nach Gewebetyp. Beim Bindegewebstyp I (z.B. Gelenkkapsel, Ligamente) dauert er nur ca. 2–10, bei den kollagenen Fasern 300–500 Tage. Die Zellen sind also am stärksten mit der Erneuerung der Grundsubstanz beschäftigt. Hier sparen sie zuerst, wenn z.B. durch eine erhöhte Sympathikusaktivität ein Sauerstoffmangel auftritt. Dadurch verliert das Bindegewebe seine Elastizität und seine Abpufferungsfunktion, sodass die kollagenen Fasern schneller geschädigt werden. Um es stabiler zu machen, entstehen pathologische Querbrücken zwischen den kollagenen Fasern.

Kollagentypen

Die Kollagentypen I–XVII werden unterschieden. Die Typen I, II, III und IV sind die weitaus häufigsten und repräsentieren 95% des gesamten Kollagens. Alle anderen kommen nur in geringen Mengen im Bindegewebe vor.
- *Typ I:* Er macht ca. 80% des gesamten Kollagens aus und ist am dicksten. Es findet sich in allen Geweben, die Zugbelastungen ausgesetzt sind. Dazu gehören Kapseln, Bänder, Aponeurosen, Sehnen, intramuskuläres und intraneurales Bindegewebe. Teilweise kommt es auch in Bandscheiben, Disken und Menisken vor, und auch die Knochen sind überwiegend aus dem Kollagentyp I aufgebaut. Die Synthese erfolgt hauptsächlich aus Fibroblasten und Osteoblasten.
- *Typ II:* Dieses Kollagen tritt in allen Geweben auf, die regelmäßig Druckbelastungen ausgesetzt sind. Dazu gehören Teile der Bandscheiben, Disken und Menisken. Die Synthese erfolgt durch die Chondroblasten. Es ist ein dünnes Kollagen, das nur Fibrillen und keine Fasern bildet.
- *Typ III:* Dieses sehr dünne Kollagen findet sich vor allem in der Haut und Unterhaut, synovialen Membranen sowie innerhalb und zwischen inneren Organen. Außerdem kommt es in allen Geweben vor, in denen gerade eine Wundheilung ab-

läuft. Während der Proliferationsphase schließt es die Wunde. Erst in einer späteren Phase wird es durch einen stabileren funktionsfähigeren Bindegewebstyp ersetzt. Die Synthese erfolgt durch die Fibroblasten und Myofibroblasten.
- *Typ IV:* Das Kollagen tritt in Zell- und Basalmembranen der Gefäße, der Haut, des Nerven- und Muskelgewebes auf. Die Synthese erfolgt über Fibroblasten, Epithel- und Endothelzellen.

Aufbau des Kollagens
Die Mikrostruktur verdeutlicht die Belastbarkeit der kollagenen Faser und damit des Bindegewebes. Kollagen besteht grundsätzlich aus 3 langen Eiweißketten mit einem linksspiraligen Aufbau (Alpha-Helix). Sie drehen sich rechts umeinander und bilden eine 3-fache Triple-Helix, die das eigentliche Kollagenmolekül darstellt. Durch diese Konstruktion ist es sehr zugstabil.

Das Molekül wird intrazellulär produziert und anschließend in das Interstitium hinaus geschleudert. Dort verbinden sich mehrere Moleküle zur kollagenen Mikrofibrille. Diese wiederum schlingen sich spiralig umeinander und bilden die kollagene Fibrille.

Die ständig entgegengesetzte Spiralisierung erhöht die Belastbarkeit der Struktur. Die Ausrichtung der kollagenen Moleküle richtet sich nach der auf sie einwirkenden Belastung. Erfolgt die Belastung immer auf die gleiche Weise und die gleiche Richtung, wird sich das gesamte kollagene Material daran orientieren und entsprechend aufbauen. Kollagene Fasern verlaufen dann parallel nebeneinander und orientieren sich an den Kraftlinien. Dieses *geformte straffe Bindegewebe* kommt in Sehnen und Ligamenten vor.

Wirkt die Belastung dagegen immer aus verschiedenen Richtungen auf das Gewebe ein, entsteht ein eher maschengitterartiges Geflecht. Das *ungeformte straffe Bindegewebe* findet sich z.B. in Kapseln, Faszien sowie in und um Muskeln und Nerven.

Das Maschengeflecht passt sich den Zugbelastungen an. Im Knorpel bilden die kollagenen Fibrillen Arkaden im Gegensatz zum spiraligen Aufbau im Knochen (**Abb. 2.21**). Für die Orientierung und Ausrichtung ist die piezoelektrische Aktivität extrem wichtig. Formveränderungen des Kollagens führen zu elektrischen Spannungsunterschieden in Kollagen und umgebenden Gewebe, an denen sich die Moleküle orientieren. Fehlen entsprechende Reize (z.B. bei der Wundheilung durch Immobilisation) kann sich aus dem Kollagentyp III kein funktionelles stabiles Bindegewebe bilden.

Kollagene Fasern bzw. Fibrillen verlaufen im entspannten Zustand wellenförmig. Die Wellenform verleiht dem Gewebe ein gewisses Maß an Elastizität und Mobilität und verhindert, dass die Fasern nicht zu schnell und zu explosiv beansprucht werden. Je schneller eine Belastung einwirkt, desto größer ist sie. Der wellenförmige Verlauf ermöglicht die Verlängerung des Bindegewebes um 5 %. Darüber hinaus kommt es zur Verformung der kollagenen Struktur, die bei einer weiteren Steigerung zerreißt. Die Erhöhung der Kraft oder der Beschleunigung (z.

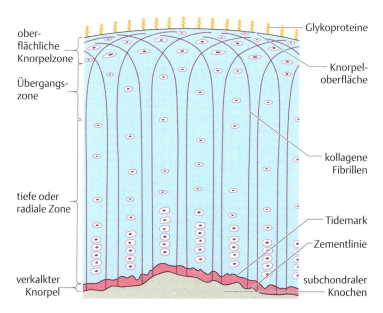

Abb. 2.21 Aufbau des Gelenkknorpels: Die kollagenen Fibrillen bilden Arkaden (aus van den Berg 1999).

B. durch passive Manipulation) führt zur Schädigung. Dies geschieht umso schneller, je abrupter eine Belastung einwirkt. Wird sie dagegen langsamer und kontinuierlicher gesteigert, kann sich das Gewebe besser der Belastung anpassen und verformen.

Die Belastung des Kollagens hat entscheidenden Einfluss auf die Dicke und Stabilität der Fasern. Durch höhere Belastung und bei regelmäßigem Training entwickeln sich dickere und stabilere Fasern. Bei wenig Belastung und Immobilisation degenerieren sie.

Elastische Fasern
Die kollagenen werden zusätzlich durch die elastischen Fasern geschützt, die dem Gewebe Elastizität und Mobilität verleihen. In Sehnen und Bändern sorgen elastische Fasern dafür, dass der wellenförmige Verlauf der kollagenen Fasern erhalten bleibt. Sie fangen zuerst alle Belastungen auf und verteilen sie dann gleichmäßig auf die kollagenen Fasern.

Elastische Fasern werden im endoplasmatischen Retikulum der Fibroblasten produziert. Durch das Pankreasenzym Elastase werden sie abgebaut. Zunehmendes Alter und Rauchen erhöht die Elastasemenge, wodurch sich Elastizität und Belastbarkeit des Gewebes vermindern.

Verminderte Beweglichkeit verursachende Körperstrukturen

Gelenk- und weichteilbedingte Veränderungen

Gelenkknorpel
Knorpel braucht einen ständigen Wechsel von Be- und Entlastung, da er ohne diese physiologischen Reize nicht mehr optimal ernährt wird. Die Folge ist sein Abbau mit Veränderung der Beweglichkeit. Bei Immobilität können sich auf den Knorpeloberflächen Fettablagerungen entwickeln, die ein reibungsloses Gleiten der Gelenkflächen gegeneinander behindern und einen erhöhten Bewegungswiderstand auslösen.

Gelenkkapsel
Die Gelenkkapsel benötigt Bewegung, um Verklebungen im Bereich der Kapselfalten zu vermeiden. Ihre äußere Schicht (Membrana fibrosa) besteht aus ungeformtem straffen Bindegewebe, überwiegend vom Kollagentyp I und einigen elastischen Fasern. In diesem Bereich können sich pathologische Cross links bilden, die die Elastizität der Kapsel beeinflussen.

Bei Immobilität verringern sich die Zahl der Fibroblasten und die Matrixproduktion. Durch den reduzierten Wassergehalt nehmen Elastizität und Belastbarkeit der Kapsel ab. Zuerst entstehen reversible Cross links (Wasserstoffbrücken). Besteht die Immobilität über einen längeren Zeitraum, bilden sich festere wasserunlösliche pathologische Cross links. Die Wasserstoffbrücken lassen sich gut durch zur Durchblutungsverbesserung beitragende wiederholte Bewegungen beeinflussen.

Einfluss auf die pathologischen Cross links ist nur durch lang anhaltende Dehnungen möglich, wobei sich der Behandlungszeitraum über mehrere Monate hinzieht. Nach einigen Wochen entstehen außerdem auf der Innenseite der Kapsel (Membrana synovialis) Ausstülpungen aus fettreichem, fibrösen Gewebe, die auf Dauer mit dem Knorpel verkleben. Verletzungen der Kapsel führen durch die Ausschüttung von Entzündungsmediatoren zur Erhöhung der Gefäßpermeabilität. Dadurch können große Eiweiß- und Fettmoleküle die Gefäßwand passieren, sodass die Synovialflüssigkeit eiweiß- und fettreich wird. Die Viskosität verändert sich, und in den Kapselfalten können durch die Entwicklung von Fettbrücken Verklebungen entstehen (z.B. im Rec. axillaris oder suprapatellaris). Der Zeitraum hängt vom Alter des Patienten ab (nach ca. 1 Woche bei über 50-Jährigen).

Bewegungseinschränkungen durch die Gelenkkapsel bewirken an jedem Gelenk meistens ein für die Kapsel typisches Bewegungsmuster (Kapselmuster).
Beispiel: Im Hüftgelenk sind zuerst Innenrotation und Extension, dann Hüftabduktion und -flexion eingeschränkt. Am wenigsten sind Adduktion und Außenrotation behindert.

Ligamente
Die Bänder sind gemeinsam mit der Kapsel für die passive Steuerung einer Bewegung verantwortlich. Die Rezeptoren geben Informationen an das ZNS über die Stellung und Bewegung des Gelenks im Raum. Die Spannungsveränderungen in diesen nicht kontraktilen Strukturen sorgt neben der muskulären Steuerung für eine zentrierte Bewegung und den physiologischen Bewegungsstopp. Die Funktion der Bänder lässt sich nur teilweise durch Muskulatur ersetzen. Letztere wird verstärkt eingesetzt, wenn die Bänder die passive Bewegungssteuerung nicht optimal leisten. Afferenzen aus dem Gelenk führen zu einer muskulären Korrektur des gestörten Bewegungsablaufs.

Bänder bestehen wie die Kapsel aus Kollagentyp I. Untersuchungen haben ergeben, dass nach einer

Immobilisationsphase von 4 Wochen die Belastbarkeit nur noch 20% beträgt. Erst nach einem Zeitraum von 4–12 Monaten kann die ursprüngliche Belastung wieder erreichen werden (Tabary 1972, Dölken 2002).

Weichteilschichten
Bewegung führt immer zu Verschiebungen verschiedener Gewebeschichten gegeneinander. Zwischen diesen befinden sich viele Gleitlager. So gleiten z.B. Sehnen in Sehnenscheiden, Muskeln in Muskelfaszien, Nerven in Nervenscheiden, und Schleimbeutel sind Gleitlager für Gelenkpartner.
Beispiel: Die Bursa subacromialis erleichtert das Gleiten des Humeruskopfes unter das Akromion. Verklebungen zwischen den Schichten schränken die Bewegung ein.

Muskulär bedingte Veränderungen

Die Muskelsehne besteht aus straffem geformten Bindegewebe, das sich nur minimal verlängern kann. Die enormen Längenunterschiede der Muskeln werden im Muskel selbst ausgeglichen. Da aber auch die Muskeln von straffem Bindegewebe durchzogen sind, weisen sie einen bestimmten anatomischen Aufbau auf, der den Längengewinn gewährleistet. Die Fasern des muskulären Bindegewebes verlaufen nicht parallel zur Faser, sondern gitterförmig. Außerdem gleiten die kontraktilen Einheiten der Muskeln (Aktin und Myosin) in- und auseinander, weshalb die Muskellänge deutlich variiert.

Die aktive Steuerung der Bewegung erfolgt über die Muskeln. Die Haltearbeit leistet in erster Linie die tonische Muskulatur. Sie besitzt überwiegend rote Muskelfasern und ist myoglobinreich. Außerdem besteht sie aus großen motorischen Einheiten und hat eine bessere Blutversorgung bei geringerem O_2-Bedarf. Diese Muskeln ermüden langsam und neigen zur Verkürzung.

Die phasischen Muskeln mit überwiegend weißen Muskelfasern haben vor allem Bewegungsfunktionen. Da sie sich rasch ändernden Sollwerten für Länge und Spannung anpassen müssen, bestehen sie aus vielen kleinen motorischen Einheiten. Sie ermüden schneller und neigen zur Abschwächung.

Alle Muskeln des Körpers besitzen tonische (Slow twitch) und phasische (Fast twitch) Anteile. Das Mischungsverhältnis ist für die endgültige Funktion in den Bewegungsmustern ausschlaggebend. Alle Menschen haben Bewegungsgrundmuster zentral gespeichert, die bei jeder Bewegung mit peripheren Feedback-Afferenzen (z.B. aus den Propriozeptoren der Gelenke) verglichen werden.

Die aktive Anpassung von Stellung und Bewegung erfolgt über die Muskulatur. Für eine optimale Anpassung muss sie die volle Dehnfähigkeit und Kraft besitzen. Verminderte Dehnfähigkeit oder Kraft führen zu einer sofortigen Veränderung der Bewegung. Der Muskeltonus beeinflusst die Dehnungsempfindlichkeit und damit die Elastizität des Muskels.

Muskeltonus
Beim Muskeltonus handelt es sich um eine biophysikalische und neurophysiologische Größe. Der Begriff bezieht sich auf 2 Ursachenkomplexe:
- Eigenschaften des Muskelgewebes selbst;
- Funktion des sensomotorischen Systems.

Neben der passiven biophysikalischen besitzt der Muskeltonus eine aktive neurophysikalische und damit kontraktile Zustandsgröße, zwischen denen Wechselbeziehungen bestehen. Immobilisation und Inaktivität verändern die Gewebeeigenschaften und die Innervationsmöglichkeiten des Muskels. Durch die Veränderungen der aktiven kontraktilen Eigenschaften reduzieren sich Kraft und Kontraktionsgeschwindigkeit. Gleichzeitig verändert der Muskel seine passiv-mechanischen Eigenschaften.

Passiver Muskeltonus (Hypertonus = vermehrte Ruhespannung)
In physischer Ruhe ohne Anforderungen an Haltung, Stellung und Gleichgewicht ist der Muskeltonus ausschließlich eine biophysikalische Zustandsgröße, die durch die komplexen Materialeigenschaften des Muskelgewebes bestimmt wird. Anatomischer Dehnungszustand, Durchblutung und Temperatur haben Einfluss auf die Gewebeeigenschaft. Durch die Tonuserhöhung reagiert der Muskel dehnungsempfindlich.

Beim passiven Muskeltonus handelt es sich um die durch Dehnung im Muskel-Sehnen-Komplex entstehende elastische Rückstellkraft, gemessen als Widerstand eines „ruhenden", entspannten nichtkontrahierten Muskels gegen die Einwirkung eines Druckes (z.B. durch Palpation) sowie gegen eine passive Dehnung durch eine geführte Gelenkbewegung (Basmajian 1957). Diese gewebemechanischen Eigenschaften basieren auf der Reibung der Gewebekomponenten und der Trägheit des Gewebes gegen die Bewegung (Viskoelastizität; Viskosität = Zähigkeit, Elastizität = reversible Form- und Volumenänderung, nachdem die verursachende Kraft nicht mehr einwirkt).

Die sich mit dem Trainingszustand des Muskels verändernden Gewebeeigenschaften spielen eine entscheidende Rolle bei der Entstehung des passiven Muskeltonus. Das Muskelgewebe zeigt große Plastizität und folgt dem Prinzip der Ökonomie und Funktionalität.

Das relativ neu entdeckte intrazelluläre riesige Protein Titin scheint eine nicht unwesentliche Rolle beim passiven Widerstand (Stiffness) des Muskels gegen Dehnung zu spielen (Labeit u. Kolmerer 1995). Nach Lieber (2002) ist für den Widerstand der passiven Bewegung vor allem das Protein Titin verantwortlich. Beim Testen der Muskulatur auf Verkürzung kann der Widerstand sowohl intra- (Titin) als auch extrazellulären (Bindegewebe) Ursprungs sein.

Aktiver Muskeltonus
Der Tonus ist eine innervationsbedingte kontraktile Spannung des Muskels, die unter physiologischen Bedingungen für folgende Funktionen erforderlich ist:
- Erreichen des Ziels der geplanten Bewegung;
- Statische und dynamische Sicherung von Körperhaltung und -stellung sowie Gleichgewicht.

Auswirkungen von Immobilität und Inaktivität
- Mit der Muskelfaseratrophie steigen absoluter und relativer Anteil des Bindegewebes an, sodass die Blutversorgung der Muskelfasern gestört wird (Herbison et al. 1978, Hauschka et al. 1987, Appell 1990, Jozsa et al. 1988–1990).
- Veränderungen im Raum zwischen den Muskelfasern.
- Biochemische und histologische Veränderungen durch die verminderte O_2-Versorgung infolge der schlechteren intramuskulären Blutverteilung.

Auswirkungen einer Tonuserhöhung
Ein dauerhafter Hypertonus führt aufgrund der verminderten Muskeldurchblutung zu einem O_2-Mangel und nachfolgendem ischämischen Schmerz. Chronische Fehlbelastung des Muskels (auch nach akuten Traumen) bewirkt die Freisetzung vaso- (Vasokonstriktion) und neuroaktiver Substanzen (Sensibilisierung der Nozizeptoren). Durch die entstehenden Zirkulationsstörungen kann sich ein lokales Ödem entwickeln, das wiederum den O_2-Mangel verstärkt.

In den Muskeln finden sich häufig lokal verhärtete Zonen, die auf Druck mit Schmerzausstrahlung reagieren können (Triggerpunkte = myofasziale, lokal umschriebene spannungsveränderte Punkte). Druck kann vegetative Reaktionen (z.B. Schweißneigung und Piloreaktionen = Aufrichten der Haare) im Ausstrahlungsgebiet verursachen.

Im Bereich von Triggerpunkten besteht eine inhomogen verteilte Gewebehypoxie, die in direkter Folge Störungen der ATP-Bildung nach sich zieht. Das energiereiche Phosphat ATP ist für die Lösung der Kreuzbrücken bei der Muskelkontraktion verantwortlich. Bei einem Mangel an ATP lösen sich die Brücken nicht und bleiben geschlossen. Das Ergebnis ist die Kontraktur im motorischen Endplattenbereich. Durch die lokalen Spannungserhöhungen werden die umliegenden Gefäße komprimiert. Dadurch entsteht ein Circulus vitiosus, mit dem sich die Kontraktur selbst erhält und der sich nur durch verbesserte Durchblutung und O_2-Versorgung durchbrechen lässt.

Verminderte Ruhespannung (Hypotonus)
- *Reflektorischer Hypotonus*: tritt in Muskeln auf, die durch ihre Aktivität Schmerzen verstärken.
- *Gestörte Muskelaktivierung*: zentrale und periphere Paresen.

Erhöhte Dehnungsempfindlichkeit des Muskels/ Muskelverkürzung
Dauerhafte Tonuserhöhungen und Immobilität machen den Muskel dehnungsempfindlicher. Je länger der Zustand anhält, desto mehr kommt es aufgrund der Plastizität zu Veränderungen innerhalb des Muskels, die zur Reduzierung der Elastizität führen.
- *Reflektorische Verkürzung:* Im Muskel ist noch keine strukturelle Veränderung vorhanden. Er weist eine erhöhte Dehnungsempfindlichkeit auf (neurophysiologisches Geschehen).
- *Reversible strukturelle Verkürzung:* Reversible Umbauprozesse haben eingesetzt. Befinden sich Muskeln z.B. durch Immobilisation über einen langen Zeitraum in angenäherter Position, bleibt zwar die Anzahl der Muskelfasern konstant, sie verlieren aber motorische Einheiten, sodass die Fasern sich tatsächlich verkürzen. Treffen sehr viele Längenreize auf den Muskel, werden zusätzliche Sarkomere in die Fasern eingebaut, wodurch sich die Fasern verlängern. In diesem Fall spricht man eher von Muskelverlängerung als von -dehnung.

Nach einer Immobilisation bilden sich in den ersten 4 Wochen des Heilungsprozesses wasserlösliche Cross links. Diese sind durch wiederholte Bewegungen im schmerzfreien Bereich leicht beeinflussbar. Werden die kollagenen Gewebe länger als 6 Wochen im angenäherten Zustand immobilisiert, bilden sich wasserunlösliche pathologische Cross links.
- *Irreversible strukturelle Verkürzung:* Es besteht eine Kontraktur. Die kontraktilen haben sich in nichtkontraktile Einheiten umgebaut.

Kraftminderung

- Reflektorisch bedingte Hemmung: z.B. durch Schmerz, Muskeln mit Triggerpunkten schwächen ab.
- Verkürzte Muskeln: Sie schwächen ab, da sie nicht mehr über die gesamte Bewegungsbahn bewegen.

Verminderte Beweglichkeit verursachende Neuralstrukturen

Das Nervensystem bildet vom Kopf bis zu den Zehen ein Kontinuum. Bewegung und damit Längenbedarf wirken sich auf das gesamte System bis zum entferntesten Punkt aus. Zum Schutz vor Verletzung sind die Nervenzellen in mehrere Schichten kollagenen Bindegewebes eingepackt. Die Nervenfasern sind wie die Kupferleitung eines Stromkabels von einer Schutzschicht umhüllt, die allerdings viel weniger elastisch ist als der Kunststoff des Stromkabels. Dennoch muss das Nervensystem ständig in der Lage sein, trotz extremer Bewegungen Informationen zu übermitteln. Das bedeutet, es muss auch bei extremer Längenanpassung sein Kontinuum bewahren.

Dies wird durch den wellenartigen Verlauf von Axonen der Nervenzellen und der bindegewebigen Anteile ermöglicht. Die Straffung bei Spannungszunahme bewirkt eine Längenzunahme des Nervs um etwa 15%. Ab ca. 8% reduziert sich jedoch schon die Durchblutung. Die Spannungserhöhung erfolgt zuerst an den äußeren bindegewebigen Schichten, bevor zuletzt das eigentliche Nervensystem gespannt wird. Ein weiterer Spannungsausgleich findet durch die Bewegung des Nervs zu seinen Grenzgeweben statt (Muskeln, Knochen, Faszien). Dabei handelt es sich um *extraneurale Bewegungen*.

Auch seine eigenen Faszikel sind innerhalb des Nervs an intraneuralen Grenzflächen gegeneinander verschiebbar (intraneurale Bewegung). Störungen der Bewegung an den verschiedenen Grenzflächen lösen eine übermäßige Spannungserhöhung des Nervs und damit Schmerzen aus (Kap. 3).

> *Die Strukturen des Bewegungsapparats leben von Bewegung. Sie benötigen physiologische Reize wie Zug und Druck, Be- und Entlastung. Fehlen diese Reize, werden die Strukturen nicht mehr optimal ernährt und eine Veränderung der Bewegung ist die Folge.*

In der Heilungsphase verletzter Strukturen muss ein Gelenk häufig für einen gewissen Zeitraum ruhig gestellt werden. Gelenkschmerzen zwingen den Patienten, sein Gelenk weniger zu bewegen. Während der Ruhigstellung verändert sich durch neurophysiologische, mechanische und biomechanische Prozesse die Bewegung. Die Prozesse beeinflussen sich gegenseitig und treten meistens gemischt auf.

> *Ein Gelenk sollte nicht länger als nötig ruhig gestellt werden! Im Anschluss wird es langsam wieder für höhere Belastungen vorbereitet, da eine zu schnelle Belastung zu Schädigungen führt.*

Neurophysiologische Ursachen

Schmerz

Ursachen eines Schmerzreizes können z.B. einseitige oder zu hohe Belastung verschiedener Strukturen oder Mikrotraumata sein. Bei Letzterem werden zusätzlich Entzündungs- und Schmerzmediatoren freigesetzt (z.B. Prostaglandin, Serotonin, Histamin und Bradykinin). Durch diese hohe mechanische Belastung oder biochemische Änderungen (Schmerzmediatoren) werden die nozizeptiven Reize nach zentral weitergeleitet. Dies geschieht entweder über die schnell leitenden A-delta- oder die langsam leitenden C-Fasern. Von zentral erfolgt eine Hemmung der Bewegung, die ansonsten weitere nozizeptive Reize auslösen würde.

> *Dieser Schonmechanismus des Körpers ist durchaus sinnvoll, da nach Verletzungen von Strukturen eine gewisse Ruhephase eingehalten werden muss. Zu früh forcierte Belastung stört die Heilung.*

Geschieht die Weiterleitung über die C-Fasern (langsame Schmerzen) startet der Körper wie nach jeder Verletzung die Alarmphase. Nachdem Art und Größe des Gewebedefekts festgelegt sind, wird verglichen, ob im Körper schon einmal eine solche Verletzung bestand und wie darauf reagiert wurde (z.B. Bagatellisierung). Nach Abschluss dieser Phase beginnt der Körper mit dem Heilungsprozess. Die Dauer der Alarmphase (ca. 48 Stunden) und des anschließenden Heilungsprozesses hängt von der Größe des Gewebedefekts ab.

Während der Alarmphase wird vermehrt Adrenalin freigesetzt, die Aktivität der Gamma-Motoneuronen und die sympathische Reflexaktivität steigen an. In dieser Phase ist keine Heilung möglich, da die hohe Adrenalinkonzentration und die sympathische Reflexaktivität antagonistisch auf den Heilungsprozess wirken. Daher darf die Alarmphase nicht unterbrochen, sondern muss abgeschlossen werden, damit eine anschließende Heilung möglich ist. Das Gewebe wird dabei am besten durch Hochlagern, Kompression und Ruhigstellung geschützt. Bagatellisiert der Patient seine Verletzung und hält diese Schonungszeit nicht ein, erfolgt die Heilung neuer Verletzungen mit neuen Alarmphasen unvollständig. Es kommt zu dauerhaften Verletzungen mit ständigen Veränderungen der Bewegung und Chronifizierung von Schmerzen (Kap. 2.1.2).

Beispiel: Schmerz durch Gelenkkapsel
Ein Gelenkerguss kann durch vermehrte Reizung der Nozizeptoren ebenfalls die Beweglichkeit behindern. Dennoch ist er im Rahmen eines Heilungsprozesses im Gelenk völlig normal. Er hält die Gelenkkapsel unter Spannung und verhindert damit Verklebungen. Der Erguss stellt einen physiologischen Schutz für das Gelenk dar. Die vermehrte Aktivität der Mechanorezeptoren aktiviert auch die umgebende Muskulatur.

Kommt es jedoch zu einer überschießenden Ergussbildung, werden Enzyme freigesetzt, die Nozizeptoren reizen und die Gelenkflächen angreifen. Dagegen helfen vorbeugend resorptionsfördernde Maßnahmen (Lymphdrainage, Hochlagern, Kompression).

Bei Schmerz ist die sympathische Reflexaktivität erhöht, wodurch die Durchblutung, das kollagene Bindegewebe und die Reizbarkeit peripherer Sensoren beeinflusst werden.
- Durchblutung:
  - Vasokonstriktion im passiven Gewebe (nicht kontraktil – Kapsel, Bänder), verminderte Durchblutung;
  - Vasodilatation im Bereich der Arteriolen in der Muskulatur wird aktiv, um auch im kapillaren Bereich durchblutet zu sein, denn dort kommt es ebenfalls zur Konstriktion.
- Kollagenes Bindegewebe: Die verminderte Durchblutung führt zum Matrixverlust (wasserhaltige Puffersubstanz zwischen den kollagenen Fasern). Ohne Matrix wird die kollagene Faser stärker belastet. Um dieser stärkeren Belastung standzuhalten, verändert sich die molekulare Struktur: Zwischen den kreuzenden kollagenen Fasern bilden sich Cross links, die die Stabilität erhöhen, die Mobilität jedoch erheblich verringern (siehe *Bindegewebe des Bewegungssystems*).
- Einfluss auf die peripheren Sensoren: Die erhöhte sympathische Reflexaktivität senkt die Reizschwelle, sodass Reize weitergeleitet werden, die unterhalb der Reizschwelle liegen. Nozizeptive Reize werden viel eher wahrgenommen.

Paresen

Zentrale und periphere Paresen verändern die Bewegung, da deren Steuerung gestört ist. Die aktive Bewegung ist nicht mehr möglich, und die passive Bewegung kann vergrößert sein. Bei Paresen mit einer pathologischen Tonuserhöhung der Muskeln und bei schon lange bestehenden Paresen ist sie manchmal verkleinert, da die Gelenke nicht selbstständig über die ganze Bewegungsbahn bewegt werden können. Im Bereich der Bindegewebe entstehen dieselben Veränderungen wie durch Inaktivität und Immobilität (siehe *Körperstrukturen*).

Biochemische Ursachen

Alle Strukturen des Bewegungsapparats bekommen ihre physiologischen Ernährungsreize durch Bewegung. Fehlen diese (z.B. durch Immobilisation), folgen biochemische Prozesse, die die Bewegung durch strukturelle Veränderungen weiter einschränken:
- Matrixabnahme durch verminderte Durchblutung im kollagenen Bindegewebe.
- Bildung von pathologischen Cross links, um die Stabilität des kollagenen Bindegewebes nach dem Matrixverlust zu erhöhen.
- Die Entfaltungsmöglichkeit der Gelenkkapsel wird durch die Bildung von Lipidbrücken (Fettbrücken) herabgesetzt, wodurch die Kapselfalten verkleben.
- Die Synovialflüssigkeit verliert ihre Viskosität und bekommt einen wässrigen Charakter.
- Innerhalb der Muskulatur lagern sich nicht kontraktile bindegewebige Anteile ein.

Mechanische Ursachen

Eine verminderte Gleitbewegung kann die Ursache für die Hypomobilität eines Gelenks sein. Die Bewegungsachse verlagert sich und durch das Überwiegen der Rollkomponente verändern sich Abstand und Haftung im Gelenk. Auf der einen Seite kommt es zur Kompression, auf der anderen zum Auseinanderklaffen. Das Ungleichgewicht führt zu Dezentrierungen des Gelenk, wobei schon Stellungsveränderungen von 1–2 mm die Arthrozeption (Meldung der Gelenkrezeptoren über Stellung und Bewegung im Raum) verändern. Die benachbarten Gelenke versuchen, die verminderte Bewegung zu kompensieren. Die Folge können Hypermobilitäten sein, sodass ein Teufelskreis entsteht: Über- oder Fehlbelastung rufen Schmerzen hervor, das Gelenk wird ruhiggestellt, biochemische Prozesse setzen ein, usw.

Die Gleitbewegungen der Gelenkpartner werden z.B. durch Veränderung der Viskosität der Synovialflüssigkeit, Beschädigung der Gelenkfläche (Arthrose, Arthritiden) oder Verkürzungen der umgebenden Muskeln behindert.

In jedem Gelenk finden kombinierte Gleit- und Rollbewegungen statt. Bei konvexen Gelenkpartnern überwiegen die Rollkomponenten, bei konkaven und planen Gelenkpartnern die Gleitkomponenten. Wird ein in der Beweglichkeit eingeschränktes Gelenk ohne aktive Führung der Gelenkpartner durch die Muskulatur passiv bewegt, rollen sie automatisch zueinander.

> Daher sollten rein passive Bewegungen auf ein Minimum reduziert werden. Das fehlende Feed-forward beeinträchtigt die Gelenkmechanik, da das Gleiten ein aktiv gesteuerter Vorgang ist.

Die Bewegungen der Gelenkflächen zueinander erfolgen an der Gelenkkontaktfläche, der Fläche, die im Moment der Bewegung Kontakt zum Gelenkpartner hat. Hier wird auch der Druck übertragen. Je geringer die Konvex-Konkav-Differenz, desto größer ist die Kontaktfläche (Wirbelbogengelenke: große Kontaktfläche; am Kniegelenk wird die große Differenz durch die Menisken ausgeglichen, wodurch sich die Kontaktfläche vergrößert).

Die gewichttragende Fläche (Tragfläche) in einem Gelenk ist meistens noch kleiner als die Kontaktfläche. Sie ist maßgebend für die mechanische Beanspruchung des Gelenks, weil hier der Gelenkdruck übertragen und nur in bestimmten Grenzen ohne Schädigung des Knorpels toleriert wird. Welcher Teil der Gelenkfläche belastet ist, hängt von der Gelenkstellung ab. Gewichttragende Fläche und Gelenkdruck verhalten sich umgekehrt proportional, d.h. je kleiner die gewichttragende Fläche, desto größer ist der Gelenkdruck (**Abb. 2.22a–b**).

Eine veränderte Kongruenz in einem Gelenk hat die Verlagerung der Bewegungsachsen zur Folge. Dadurch verändern sich die Kontakt- und die gewichttragende Fläche. Dies tritt z.B. bei angeborenen Fehlstellungen der Gelenke, bei degenerativen Veränderungen und bei vermehrter Beweglichkeit (Hypermobilität) auf. Jede veränderte Beweglichkeit in einem Gelenk bewirkt eine Verlagerung der Bewegungsachsen.

> Bei der Bestimmung der Kräfte und den daraus resultierenden mechanischen Veränderungen, die auf ein Gelenk wirken, können bildgebende Untersuchungsverfahren (z.B. Röntgen) hilfreich sein.

Immobilisation/Inaktivität

Die mangelhafte Ausnutzung der Beweglichkeit des Bewegungssystems ist der häufigste Grund für verminderte Beweglichkeit. Dank seiner plastischen Fähigkeiten passt sich das Bewegungssystem durch die tägliche Nutzung an die Belastungen an.

Ursachen für Immobilität und Inaktivität
- Eine verletzte Körperstruktur erfordert aufgrund vorübergehender reduzierter Belastung eine Ruhigstellung. Dies ist der Fall, wenn die Struktur nicht bewegungsstabil ist.

Beispiele: Gipsversorgung nach Knochenbruch, Korsett nach einer versteifenden Wirbelsäulenoperation.
- Reflektorische Ruhigstellung bei einer akuten Entzündungsreaktion: Schmerz signalisiert eine drohende Überlastungsreaktion, durch die Aktivierung des sympathischen Nervensystems erhöht sich der Muskeltonus. Neben der Tonuserhöhung werden auch Vorgänge im Bindegewebe vermutet, die spontan eine Bewegungseinschränkung entstehen lassen.
Ein Teil der Einschränkungen könnte durch erhöhte Myofibroblastenaktivität entstehen. Die Einschränkungsmuster sind derart strukturspezifisch, dass sich mit ihrer Hilfe häufig die betroffene Struktur identifizieren lässt (z.B. Kapselmuster) Obwohl die Bewegungseinschränkung reflektorisch entsteht, geht sie nach Abklingen der Entzündungsreaktion oft nicht automatisch zurück.
- Erfolgt die Ruhigstellung über einen längeren Zeitraum, entstehen strukturelle Veränderungen

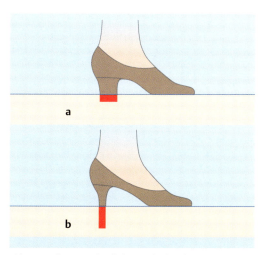

Abb. 2.22a–b Unterschiedliche Tragflächen bei verschiedenen Absatzhöhen.

in den Körperstrukturen. Weitere Gründe sind die Verhaltensmuster der Patienten. Durch die schmerzhaften Erfahrungen entwickeln sie Angst vor Schmerzen und Gewebezerstörung bei Bewegung und stellen ihren Körper künstlich ruhig. Dadurch besteht die Gefahr der Chronifizierung der Funktionsbeeinträchtigung.
- Gesellschaftliche Ursachen.

Beispiele: Einseitige Arbeitshaltungen, das Bewegungssystem wird nicht mehr zur Bewegung benutzt, Bewegungsarmut auch in der Freizeit.
- Körpereigene Zwänge: Konstitutionelle Voraussetzungen beeinflussen die Beweglichkeit vor allem in bestimmten Körperregionen.

Beispiele:
- Ein großer Bauch behindert die endgradige Flexion der Wirbelsäule und des Hüftgelenks.
- Große Menschen, die mit ihrer Größe nicht zurecht kommen, verlieren Extensionstoleranzen besonders der BWS, da sie sich ständig kleiner machen.
- Künstlich erzeugte Immobilität: Angst des Patienten vor Schmerz und Gewebeverletzung, die Therapeuten oft noch verstärken, indem sie Verbote bestimmter Bewegungsmuster aussprechen (z.B. Wirbelsäulenflexion nach einer Bandscheibenverletzung, Vermeiden von Adduktion und Außenrotation nach Implantation einer Hüftendoprothese). Werden dabei keine Informationen zu Zeitraum und Sinn geliefert, bewegen manche Patienten lebenslang mit starrer Wirbelsäule oder begrenzter Hüftbewegung.

2.2.1 Physiotherapeutische Untersuchung bei Patienten mit dem Leitsymptom verminderte Beweglichkeit

Allgemeine Prinzipien

Ziel der Untersuchung ist die Differenzierung der Körperstrukturen, die zur Bewegungseinschränkung führen. Die funktionelle Beeinträchtigung des Patienten im Alltag wird durch das veränderte Bewegungsverhalten bestimmt, das Folge der veränderten Beweglichkeit ist. Dies wird durch Beobachtung und funktionelle Leistungstests erfasst. Die Tests prüfen auch die propriozeptive Leistungsfähigkeit, z.B. die muskuläre Stabilität des Rumpfes und der Beine. Diese Faktoren beeinflussen Selbstständigkeit und Sicherheit im Alltag.

Die Untersuchung ist kein programmierter Vorgang, sondern sollte individuell angepasst verlaufen. Sie wird von den Angaben aus der Anamnese und bereits erzielten Untersuchungsergebnissen (Befunden) bestimmt. Außer den individuellen beinhaltet sie auch obligatorische Elemente. Neben der Beweglichkeit ist die Stabilität eine wichtige Voraussetzung für sicheres Bewegen.

Bei Patienten mit Hinweisen auf Beteiligung des neuralen Systems ist auch die Untersuchung des Nervensystems von Bedeutung. Visuelle und taktile Wahrnehmung der Therapeutin stehen dabei im Vordergrund. Verhalten und Erleben des Patienten beeinflussen den Untersuchungsgang. Ein Patient mit großer Angst vor Bewegung muss behutsam an seine Bewegungsgrenzen herangeführt werden. Er lernt, selbst einzuschätzen, was er sich zutraut. Dies sollte gezielt mit dem Patienten gemeinsam erarbeitet werden.

Patienten in gutem körperlichen Zustand, die nahezu unter normaler Alltagsbelastung stehen, werden bis zu ihrer momentanen Leistungsgrenze getestet. Das Erreichen der Grenze bedeutet unter Umständen, dass eine gezielte Schmerzprovokation erfolgen muss. Die Therapeutin sollte diesen Grenzbereich aus Angst vor Überforderung nicht generell vermeiden. Andererseits muss das Schwierigkeitsniveau langsam gesteigert werden, um Verletzungsrisiken zu verhindern und ausreichend Sicherungshilfen zu geben. Die Einschätzung und Steigerung fällt erfahrenen Therapeuten leichter. Sie haben viele klinische Muster gespeichert und können damit besser einschätzen, was sie dem jeweiligen Patienten zumuten können.

Bei der Steigerung ist der Patient zu fragen, ob er sich selbst diesen Schritt zutraut, um sein individuelles Einschätzungsvermögen gleich mit zu erfassen. Mangelnde Selbsteinschätzung und Unkenntnis z.B. über die momentane Belastbarkeit der Körperstrukturen können den Heilungsprozess negativ beeinflussen.

Fallbeispiel 1: Eine Patientin mit einer Knieendoprothese traut sich nicht, Treppen zu gehen. Außerdem zeigt sie nach der Operation vor 4 Wochen noch eine große Unselbstständigkeit beim Anziehen von Strümpfen und Schuhen. Zuhause wird sie sehr von ihrem Ehemann umsorgt, der alle Tätigkeiten abnimmt und sie ständig besorgt fragt, ob sie noch etwas braucht und nicht ihr operiertes Knie schonen will.

Diese Verhaltensstrategien im privaten Umfeld nehmen der Patientin fast alle alltäglichen Tätigkeiten ab. Da sie dadurch ihr Knie kaum bewegt, reduzieren sich Beweglichkeit und Belastbarkeit. Außerdem fördert dies Angst vor Bewegung und Belastung.

Bei der aktiven und passiven Bewegungsprüfung ist die Beweglichkeit vor allem in die Flexion stark eingeschränkt, bei 50° treten Schmerz und Gegenspannung auf, das Endgefühl kann nicht geprüft werden. Beim Sitzen zeigt die Patientin unbewusst deutlich mehr Knieflexion.

Das Beobachten herkömmlicher Bewegungen (z.B. An- und Ausziehen, Aufstehen und Hinsetzen) kann für die Beurteilung der Alltagskompetenz der Patienten sehr informativ sein. Häufig weichen diese Bewegungen von den Untersuchungen auf der Ebene der Körperstrukturen (Impairment) ab.

Bei der Patientin muss neben der Beeinflussung der strukturellen Ursachen der Bewegungseinschränkung im Rahmen der aktiven Bewegung die Bewegung des Kniegelenks im Alltag gefördert werden. Bei den bewusst durchgeführten Übungen zur Bewegungserweiterung sind Patienten mit Bewegungsangst sehr stark auf den eventuell zu erwartenden Schmerz beim Bewegen konzentriert und lassen daher viel weniger zu als bei teilweise unbewusst ablaufenden automatisierten Bewegungsmustern (Treppensteigen, Gehen, Aufstehen und Hinsetzen).

Der Ehemann wird soweit wie möglich in die Therapie mit einbezogen und bekommt gemeinsam mit der Patientin Aufgaben, wie z.B. gemeinsames Üben des Treppensteigens.

> *Es ist schwierig, in festgefahrenen Familienkonstellationen Veränderungen vorzuschlagen. Möglicherweise genügen jedoch schon einige Hinweise, damit sich der Ehemann etwas zurücknimmt und seiner Frau mehr Selbstständigkeit ermöglicht.*

Fallbeispiel 2: Ein Patient nach Implantation einer Knieendoprothese zeigt 6 Wochen nach der Operation auf den 1. Blick kaum noch Auffälligkeiten im Bewegungsverhalten. Die aktive Bewegungsprüfung ergibt kaum noch Beeinträchtigungen, die endgradige Knieflexion ist mit festem Endgefühl eingeschränkt. Nur die passive Stabilität ist besonders in der Frontalebene reduziert.

Vor der Operation hatte der Patient eine starke Valgusabweichung, die intraoperativ korrigiert wurde. Subjektiv fühlt er sich leistungsfähig, nur ein stechender medialer Schmerz im Knie tritt unkontrolliert mehrmals am Tag auf, vor allem beim Absteigen vom Traktor. Der selbstständige Landwirt arbeitet bereits wieder nahezu Vollzeit.

Da es eine endgradige Hocke erfordert, fällt ihm auch das Melken noch schwer. Außerdem nimmt er beim Aufstehen aus der Hocke manchmal den medialen Knieschmerz wahr. Das Knie ist abends warm, schmerzt aber nicht. Auf die Frage nach der Häufigkeit des Auftretens gibt der Patient ca. 3–4-mal pro Tag an. Beim Ausziehen der Hose bleibt der Patient im Einbeinstand stehen, d.h. er belastet sein Knie voll. Dieses Bewegungsverhalten wird nebenher erfasst. Es deutet schon auf große Sicherheit des Patienten hin.

Seine berufliche Situation zwingt den Patienten zu extrem früher voller Belastung des Kniegelenks. Die Schmerzen treten vor allem bei propriozeptiv schwierigen und endgradigen Bewegungsbelastungen auf. Vermutlich reicht die Stabilität des Kniegelenks bei diesen hohen Belastungen noch nicht aus, die endgradige Bewegungseinschränkung in Flexion tritt bei der Hockstellung zutage. Die Erwärmung am Abend deutet auf eine Überlastung hin.

Da der Hof und seine Selbstständigkeit oberste Priorität haben, und er schnell wieder auf die Beine kommen muss, ist die Gefahr der Selbstüberschätzung sehr hoch. Diese Problematik muss trotz allem Verständnis angesprochen werden, um den Patienten über die reduzierte Belastung der Körperstrukturen während der Rehabilitationsphase aufzuklären. Die Bewegungsabläufe, die der Patient als sein Hauptproblem empfindet, werden als funktionelle Tests in die Prüfen der aktiven Bewegung mit einbezogen.

> *Die Häufigkeit des Auftretens der Schmerzen gilt als Parameter für den Behandlungserfolg, der abgefragt und dokumentiert wird.*

Bei der Untersuchung des Bewegungssystems kann der Untersucher jederzeit auf Auffälligkeiten anderer Systeme stoßen; z.B. sind bei Veränderungen der Beweglichkeit die Bewegungsentwicklung und -kontrolle immer mitbeteiligt. Zwischen Bewegungssystem und -kontrolle bestehen viele Zusammenhänge, aber auch die inneren Organe sowie Empfinden und individuelles Verhalten des Patienten beeinflussen seine Leistungsfähigkeit und damit seine Belastbarkeit.

Bei der Differenzierung der Ursache von verminderter Beweglichkeit eines Gelenks werden folgende Kriterien berücksichtigt:

- Einfluss der verminderten Beweglichkeit auf Bewegungsverhalten und -kapazität des Gesamtsystems;
- Ausprägung der Bewegungseinschränkungen lokal am Gelenk;
- Strukturen, die für die Bewegungseinschränkung verantwortlich sind, müssen differenziert werden.

Anamnese

Selten kommen Patienten primär wegen verminderter Beweglichkeit zur Therapie. Vielmehr veranlassen sie die Schmerz- und Reizzustände, die sich durch die veränderte Beweglichkeit entwickelt haben oder Ursache dafür sind, einen Arzt und anschließend eine Therapeutin aufzusuchen. Erst wenn die Bewegungseinschränkungen sie massiv bei ihren Alltagsfunktionen beeinträchtigen, sind sie Grund für eine Therapie.

Erste Hinweise auf die momentane Leistungsfähigkeit des Patienten und die damit verbundene funktionelle Beeinträchtigung im Alltag bekommt die Therapeutin durch das Erfassen der individuellen Situation. Dabei werden gezielt Beeinträchtigungen bei Alltagsfunktionen erfragt bzw. welche Tätigkeiten dem Patienten im Moment noch am schwersten fallen. Die Kenntnis der momentanen Belastbarkeit der Körperstrukturen beeinflusst die Selbsteinschätzung seiner Leistungsfähigkeit.

Kennt der Patient beim Erfragen seine Schmerz auslösende Bewegungen, kann er sie später im Rahmen der aktiven Bewegungsprüfung demonstrieren. Außerdem werden Lokalisation, Qualität und (24-Stunden-) Verhalten des Schmerzes erfasst (Kap. 2.1.1, Anamnese).

Untersuchung auf der Ebene der Körperstrukturen und -funktionen (Impairment)

Ziel ist, die Ursache der verminderten Bewegung im Bereich der Körperstrukturen zu ermitteln. Das Erfassen dieser „Störfelduntersuchung" erfolgt durch taktile Wahrnehmung und Beobachtung verschiedener Verhaltensstrategien. Neben dem Ertasten von Spannungsveränderungen der Körperstrukturen und gezielter Schmerzprovokation durch Druck beinhalten die taktile und visuelle Untersuchung die Wahrnehmung von Widerständen bei der Durchführung der passiven Bewegung (verminderte Bewegungsqualität). Dabei lassen sich Abwehrreaktionen des Patienten durch auftretende Gegenspannung und Veränderungen der Gesichtsmimik (Reaktionen auf Schmerz oder aus Angst vor Schmerz und Bewegung) registrieren. Das Bewegungsverhalten wird beobachtet und mit normaler Beweglichkeit verglichen.

Taktile Untersuchung

Ziele
- Lokalisation druckschmerzhafter Zonen;
- Wahrnehmung von Veränderungen der Gewebestrukturen:
  - Temperaturveränderungen;
  - Tonusveränderungen in den Muskeln;
  - Konsistenzveränderungen;
  - Verschiebbarkeit der Hautschichten, Faszien.
- Festellen von Gelenkstellungsänderungen;
- Herausfinden von Veränderungen der Bewegungen (findet zwar bei der Bewegungsprüfung statt, ist aber eine taktile Wahrnehmung!).

Die taktile Untersuchung ist eine der schwierigsten Untersuchungsmethoden am Bewegungssystem, die viel Übung und sehr gute anatomische Kenntnisse erfordert. Nur eine geschulte Hand kann Tasteindrücke sicher wahrnehmen. Die Propriozeption des Untersuchers muss ungestört sein, da zu viele andere Sinneseindrücke sie unterbrechen können. Optische Einflüsse lassen sich durch Schließen der Augen reduzieren.

Die Interpretation der Tasteindrücke setzt Aufmerksamkeit, Objektivität und Erfahrung voraus. Vor allem unerfahrene Untersucher unterlaufen der Gefahr, dass sie fühlen, was sie fühlen möchten.

> Ruhende Strukturen mit bewegter Hand, bewegte Strukturen mit ruhender Hand tasten!

Folgende Strukturen werden getastet:
- Haut und Unterhaut;
- Muskeln und Sehnen;
- Knochen und Gelenke;
- Nerven und Gefäße.

Haut und Unterhaut
- Temperaturveränderungen: Über entzündeten Strukturen ist die Temperatur erhöht (z.B. ist im akuten Zustand einer Gelenkarthrose die Haut über diesem Gelenk erwärmt).
- Beschaffenheit der Haut: Trockene, blasse und schuppige Haut weist häufig auf eine reduzierte Durchblutung hin. Feuchte Haut findet sich bei vermehrter Sympathikusaktivierung.
- Hautverschiebbarkeit: Über chronisch gereizten Gebieten (z.B. chronische LWS-Syndrome) finden sich lokale Verklebungen mit teigiger Konsistenz.

- **Kibler-Falte:** Diese hyperalgetische Hautfalte tritt bei akuten Zuständen parallel der Wirbelsäule auf. Mit Daumen und Zeigefinger wird eine Hautfalte senkrecht von der Unterlage abgehoben und parallel zur Wirbelsäule abgerollt. In hyperalgetischen Zonen ist die Falte verdickt, von derber teigiger Konsistenz und zeigt eine grobporige Apfelsinenhaut.
- **Narbenverschiebbarkeit:** Mangelnde Narbenverschiebbarkeit führt zu Bewegungseinschränkungen (z.B. kann eine Narbe, die ventral über das Kniegelenk verläuft, eine Flexionseinschränkung auslösen).
  - Verklebte Narben weisen häufig Einziehungen im Narbenverlauf auf.
  - Bei frischen Narben muss auf die Wundheilung geachtet werden. Rötungen und Nässen können Zeichen einer Entzündung sein. Dann darf die Narbe keiner großen mechanischen Belastung ausgesetzt werden.
- **Durchblutung:** Hyperalgetische Zonen reagieren nach der taktilen Untersuchung mit einer lokalen Rötung (Mehrdurchblutung und Histaminausschüttung, Temperaturerhöhung).
- **Schweißsekretion:** Über hyperalgetischen Zonen ist die Schweißsekretion verstärkt.
- **Schwellungen:** Generalisierte Schwellungen können auf Erkrankungen von Herz oder Lymphsystem hindeuten.
- Lokale Schwellungen eines Gelenkes (z.B. bei aktivierter Arthrose) beeinträchtigen durch erhöhte Spannung der Kapsel die Bewegung. Ein Kapselerguss im Bereich des Kniegelenks lässt sich z.B. durch den Test der tanzenden Patella nachweisen (S. 82).

Muskeln und Sehnen
Tonusveränderungen (S. 73)
Sie sind die häufigsten Befunde am Bewegungssystem, wobei 2 Arten unterschieden werden:
- *Ruhetonus:* Die oberflächlichen Schichten werden mit flach aufgesetzten Fingern bei völlig entspanntem Muskel weich durchtastet. Im Muskelbauchbereich quer zum Faserverlauf, im Sehnenbereich dem Sehnenverlauf folgend tasten. Der Tonus kann vermehrt oder vermindert sein.

> *Es wird immer im Seitenvergleich getastet. Danach folgt eine Vergleichspalpation bei angespanntem Muskel.*

- *Aktionstonus:* Er wird in Ausgangsstellungen getastet, in denen der Körper der Schwerkraft ausgesetzt ist. Statusabweichungen beanspruchen häufig Muskeln, die normalerweise nicht dauerhaft haltend arbeiten müssen.
  - reaktiver Hypertonus: Der Tonus ist nur bei Schwerkrafteinwirkung erhöht.
  - persistierender Hypertonus: Der Tonus ist auch im Ruhezustand bei abgegebenen Gewichten erhöht.

Druckschmerz
- Muskeln mit persistierenden Tonuserhöhungen reagieren schmerzhaft auf Druck. Aktive Triggerpunkte (lokale Verhärtungen innerhalb des Muskels, die auf Druck mit Schmerzausstrahlung reagieren, Kap. 2.1 und S. 177) treten auf.
- Sehnenreizungen im Ursprung oder Ansatz eines Muskels reagieren auf Druck massiv schmerzhaft, besonders aus vorgedehnten Positionen.

Knochen und Gelenke
- **Glatter Knochen:** In Bereichen, in denen andere Strukturen auf dem Knochen gleiten (z.B. Sehnen), ist er sehr glatt. Bei degenerativen Prozessen kann er aufrauen. Beim Gleiten wird eine Krepitation tastbar.
- **Rauer Knochen:** Neben vielen physiologischen Rauigkeiten (z.B. Tuberositas tibiae) kommen pathologische in Form von Exostosen vor (z.B. Fersensporn), die Beweglichkeit und Belastung beeinträchtigen. Ein Fersensporn verursacht Belastungsschmerzen beim Gehen und beeinträchtigt die Bewegung des unteren Sprunggelenks.
- **Gelenkspalt:** Bei Gelenkarthrosen kann er schmaler sein, bei Schmerzzuständen sind die Strukturen über dem Gelenkspalt verquollen.
- **Gelenkkapsel:** Druckschmerz und Ergüsse finden sich bei Arthrosen und nach Gelenkoperationen (z.B. weisen hufeisenförmige Schwellung im Rec. suprapatellaris und eine tanzende Patella auf einen Erguss in der Kapsel des Kniegelenks hin).
- *Prüfen der tanzenden Patella* (**Abb. 2.23**):
  - Das Kniegelenk liegt in Neutral-Null-Stellung, bei Extensionsdefiziten leicht unterlagert.
  - Den Rec. suprapatellaris in Richtung Kniegelenk ausstreichen, wodurch die Flüssigkeit ins Zentrum des Gelenks gelenkt wird.
  - Die Patella am medialen und lateralen Rand umfassen und den Zeigefinger als Tastfinger auf das Zentrum der Patella drücken.
  - Eine positive tanzende Patella schwimmt wie eine Untertasse auf Wasser.
- **Gelenkbänder:** Sie sind bei hypermobilen Gelenken häufig druckschmerzhaft, da sie aufgrund des vermehrten Gelenkspiels überlastet sind. Bei Arthrosen sind sie ebenfalls schmerzhaft.

Beispiel: Bei Gonarthrosen mit vermehrter Valgusstellung ist das Innenband schmerzhaft. Da es dauerhaft auf Spannung beansprucht wird, ist es überlastet.

- **Schleimbeutel:** Bei Entzündungen sind sie verdickt, vergrößert und werden dadurch tastbar (z.B. Bursa subacromialis bei subakromialen Schmerzsyndromen der Schulter mit Beeinträchtigung vor allem der Schulterabduktion).
- **Stellung der Gelenke:** Bei Bewegungsstörungen und Schmerzzuständen wird die Gelenkstellung überprüft.

Beispiel: Stellungsdiagnostik im Bereich des Sakroiliakalgelenks durch Tasten der Spina iliaca anterior und Spina iliaca posterior.

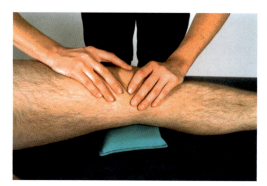

Abb. 2.23 Prüfen der tanzenden Patella.

Nerven und Gefäße
Die Palpation kann erforderlich sein, wenn die vorherigen Untersuchungen die Störungsursache nicht im anatomischen Gelenk oder im Muskel-Sehnen-Bereich mit dazugehörigen Gleitlagern fanden.
Nerven und Gefäße haben häufig einen gemeinsamen Verlauf. Sie werden vor allem im Bereich der anatomischen Engpässe getastet (Kap. 3.9).

Prüfen der Beweglichkeit

Bewegung immer im Seitenvergleich prüfen!
Jeweils aktive und passive Bewegung prüfen!

- Testen isolierter Bewegungen eines Gelenks und Bewegungskombinationen.
- Der Patient muss eine Schmerzveränderung angeben (Frageverhalten dem Patienten anpassen).
- Bewegung in verschiedenen Ausgangsstellungen prüfen, individuell an Leistungsfähigkeit und Beschwerdesymptomatik des Patienten anpassen (z.B. in ent- und belastenden Positionen, vor allem bei den gewichtragenden Gelenken Wirbelsäule, Hüftgelenk, Kniegelenk, Fuß).
- Bewegungen nie nur isoliert in einem Gelenk, sondern auch in beteiligten Nachbargelenken testen (z.B. wird bei einer Hüftgelenkuntersuchung die LWS mit untersucht, da alle Bewegungen vom proximalen Hebel im Hüftgelenk Bewegungstoleranzen in der LWS erfordern).
- Auch wenn sie kausal an der Entstehung der Beschwerden beteiligt sind, liegen die Bereiche mangelnder Mobilität nicht unbedingt in der Beschwerderegion des Patienten. Häufig werden Beschwerden von Regionen verursacht, die kompensatorisch zur Hypermobilität neigen, da sie die mangelnde Beweglichkeit ausgleichen.
- Wo finden sich Zonen der inhomogenen Nutzung des Bewegungssystems?
- Wo liegen funktionell hyper- und hypomobile Anteile der Bewegung?
- Das Messen mit Augen (Ausweichbewegungen und Bewegungsausmaße) und Händen (taktile Wahrnehmung von Bewegungswiderständen) ist wichtiger als Winkelmesser oder Maßband. Zur Dokumentation und effektiven Nachweisbarkeit sind Messverfahren der Beweglichkeit notwendig.
- Der Patient muss mitarbeiten, indem er eine Schmerzveränderung bei der Bewegung angibt. Besser ist die Frage nach Veränderung als nach Abschwächung oder Verstärkung.

Prüfen der aktiven Bewegung
Der Patient führt selbst die Bewegung aus, während die Therapeutin auf Ausweichmechanismen, Bewegungsausmaß und Schmerzangaben achtet. Alle an der Bewegung beteiligten Strukturen werden auf Ausmaß und Qualität der Bewegung geprüft.

Immer im Seitenvergleich überprüfen!

Die aktive Bewegung erfasst die Nutzbarkeit der Bewegung im Alltag. Neben dem aktiven Bewegungsausmaß erfasst sie außerdem Muskelkraft und Koordination. Bei akuten Schmerzzuständen und reduzierter Belastbarkeit der Körperstrukturen muss die aktive Bewegung mithilfe der Therapeutin erfolgen, indem die Gewichte der Körperabschnitte unterstützt werden.

Prüfen der passiven Bewegung
Hier führt die Therapeutin die Bewegung mit einer Hand aus, während die andere als tastendes Kontrollorgan gelenknah liegt, um eine Antwort der Gewebe zu erhalten. Bei massiven Arthrosen kann z.B. ein Krepitieren der Gelenke tastbar sein.

Normalerweise ist das passive Bewegungsausmaß größer als das aktive. Die passive Prüfung erfasst das Endgefühl der Bewegung. Leider kann die rein passive Prüfung nur bei Bewegung ohne Schmerz oder geringem Schmerz durchgeführt werden, sonst verdeckt die muskuläre Schutzspannung des Patienten die Aussagen.

Jedes Gelenk besitzt einen physiologischen Reserveraum (elastische Zone), der die Gelenkstrukturen schützt (**Abb. 2.24**). Er beginnt am Ende der aktiven Bewegungsbahn und kann nur passiv erreicht werden. Beim aktiven Bewegen gelangt das Gelenk nicht in diesen Bereich, da sonst bei jeder endgradigen Bewegung eine maximale Dehnung und Kompression der passiven Gelenkstrukturen erfolgt.

Beginnende Bewegungseinschränkungen bei Degeneration eines Gelenks werden zuerst im physiologischen Reserveraum deutlich. Die Endgefühlqualität ist verändert oder tritt früher als normalerweise auf. Bei der aktiven Bewegung bewegt das Gelenk in der neutralen Zone, in der elastischen Zone nimmt die Therapeutin das Endgefühl wahr. In der elastischen Zone entfaltet das passive Haltesystem seine mechanische Wirkung. Die Elastizität hängt vom bindegewebigen Aufbau ab und repräsentiert sich durch das Endgefühl.

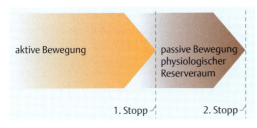

Abb. 2.24 Physiologischer Reserveraum.

Physiologisches Endgefühl
Die passive Bewegung kann durch folgende Gelenkstrukturen gebremst werden:
- Fest-elastischer Stopp: Kapsel und Ligamente bremsen die Bewegung.
- Weich-elastischer Stopp: Weichteile behindern die Bewegung.

Pathologisches Endgefühl
- Das Bewegungsausmaß ist vermindert, das Endgefühl tritt vorzeitig auf.
- Fest-elastischer Stopp durch einen reflektorisch verkürzten Muskel.
- Fester Stopp bei einem Kapselmuster und bei strukturellen Muskelverkürzungen.
- Hart-elastischer Stopp: Knorpel bremst die Bewegung.
- Hart-unelastischer Stopp durch Osteophytenbildung.
- Es ist kein Endgefühl vorhanden, die Bewegung geht ins Leere (bei extremer Hypermobilität, bei Instabilitäten durch Bandverletzungen).
- Schmerz begrenzt die Bewegung, das Endgefühl lässt sich nicht testen.

> *Bei der Prüfung der Gelenkbeweglichkeit werden folgende 3 Kriterien beurteilt:*
> *– Ausmaß der Bewegung;*
> *– Widerstandsgefühl auf dem Bewegungsweg;*
> *– Widerstandsgefühl am Bewegungsende (Endgefühl).*

Geprüft wird die Beweglichkeit eines isolierten Gelenks, wobei darauf zu achten ist, dass keine Spannung über mehrere Gelenke erzeugt wird. Ansonsten ist die endgradige Beweglichkeit des Gelenks nicht möglich.

Beispiele:
- Die Gelenkbeweglichkeit der Dorsalextension des oberen Sprunggelenks wird bei gleichzeitiger leichter Knieflexion getestet. Anschließend kann auch die polyartikuläre Bewegung als funktionelles Bewegungsmuster über mehrere Gelenke geprüft werden. Dadurch lässt sich die Elastizität mehrgelenkiger Muskeln oder Neuralstrukturen testen.
- Die Dorsalextension mit gleichzeitiger Knieextension gibt Auskunft über die Elastizität des M. gastrocnemius. Wird außerdem die Hüftflexion hinzugenommen, prüft dies auch die Spannung und Beweglichkeit des N. ischiadicus.

Interpretation der Bewegungsprüfung
Dabei ist immer zu hinterfragen, welche Struktur bei der auffälligen Bewegungsrichtung unter Spannung gerät oder durch Kompression belastet wird. Die von Debrunner (2002) entwickelte Neutral-Null-Methode dient der Dokumentation und Vergleichbarkeit der Ergebnisse.

Prüfen der Bewegung an den Extremitäten
Jede Abweichung von der Gelenkstellung eines aufrecht stehenden Menschen wird in Winkelgraden angegeben (**Abb. 2.25**).

Beispiele Dokumentation:
1. Sagittalebene: Flexion und Extension
- Dokumentation:
  Hüftgelenk FLEX/EXT: 60°/0°/10°;
- Es sind 60° Flexion und 10° Extension vorhanden.

2. Frontalebene: Abduktion und Adduktion
- Dokumentation:
  Hüftgelenk ABD/ADD: 20°/0°/10°;
- 20° Abduktion und 10° Adduktion.

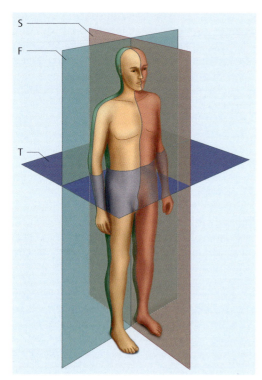

Abb. 2.25 Ausgangsstellung für die Messung und die Ebenen, in denen die Bewegung stattfindet.

3. Transversalebene: Außen- und Innenrotation
- Dokumentation: Hüftgelenk: AR/IR: 40°/0°/10°;
- 40° Außenrotation und 10° Innenrotation.

Häufig muss die Bewegung abweichend von der Ausgangsstellung des aufrecht stehenden Menschen geprüft werden, um die gesamte Breite der Funktionsbeeinträchtigungen zu erfassen. Die Grundposition ist nicht die Ruhestellung eines Gelenks oder eine Anleitung zur optimalen Haltung.
Beispiele:
- Prüfen der Adduktion des Glenohumeralgelenks in der Transversalebene zur Differenzierung eines ventralen Labrumdefekts oder einer Affektion des Akromioklavikulargelenks.
- Bei starken Schmerzen muss häufig die Beweglichkeit aus der aktuellen Ruhestellung heraus geprüft werden.
- Eine Patientin mit subakromialer Schmerzsymptomatik toleriert schmerzbedingt in der Akutphase die Abduktion und Flexion nur in der Skapulaebene.
- Die Rotation des Hüftgelenks wird sowohl aus der Neutral-Null-Stellung als auch aus 90° Hüftflexion geprüft.

Die Rotation aus der Neutral-Null-Stellung ist entscheidend für die Standbeinphase. Ein beginnendes Kapselmuster zeigt sich zuerst in der Neutral-Null-Stellung, da dann der gewichttragende Teil des Hüftkopfes Kontakt mit der Pfanne hat und ventrale Kapsel-Band-Strukturen die maximalste Spannung aufweisen. Dadurch steigt der Anpressdruck des Kopfes in der Pfanne und eine beginnende Degeneration wird deutlich.

Bei der Rotation mit gebeugtem Hüftgelenk kommen andere Kapsel- und Muskelanteile unter Spannung. Bei Veränderungen im dorsalen Kapselanteil ist die Innenrotation vor allem in Flexion eingeschränkt.

Die Prüfung der Bewegung kann von beiden Hebelarmen aus geschehen und zwar so, wie sie im Alltag erforderlich ist.
Beispiel: Die Hüftrotation kann in entlastender Ausgangsstellung schmerzfrei und ohne große Einschränkungen möglich sein. Wird sie aber im Stand über den proximalen Hebel Becken geprüft, gibt der Patient dieselben Schmerzen an, die er auch beim Gehen verspürt.

Bei jedem Schritt benötigt der Mensch Rotationstoleranzen auf dem belasteten Hüftgelenk. Bei beginnenden Degenerationen können sie zuerst behindert sein. Schmerzen und Ausweichmechanismen sind die Folge.

Prüfen der Bewegung der Wirbelsäule
Auch für diesen Fall hat Debrunner (2002) Messmethoden vorgegeben. Als Bezugspunkte nimmt er die Dornfortsätze, am Thorax Sternum und Rippenbogen, am Becken Beckenkamm und Spina iliaca posterior superior sowie das Sakrum. Bei Bewegungen werden zwischen den Bezugspunkten die Abstandsveränderungen angegeben.
Beispiele:
1. Schober-Zeichen:
- LWS: Die 1. Hautmarke wird über dem Dornfortsatz S1 aufgetragen, die 2. Marke 10 cm weiter oben. Beim Vorneigen des Rumpfes soll sich die Distanz um ca. 5 cm vergrößern.
- BWS (Ott-Zeichen): Der Dornfortsatz C7 wird markiert, die 2. Markierung wird 30 cm kaudal aufgetragen. Beim Vorneigen vergrößert sich der Abstand um ca. 8 cm.
- Notierung:
  – Schober LWS: 10/15;
  – Schober BWS: 30/38.

Diese Methode misst nur die Gesamtbewegung des Wirbelsäulenabschnitts und nicht die segmentale Beweglichkeit. Für Dokumentation, Effektivitätsnachweis sowie Erfolgskontrolle für Patienten und Therapeuten sind jedoch messbare Untersuchungsergebnisse notwendig.

2. Finger-Boden-Abstand (Abb. 2.26)

Hierbei wird bei maximaler Wirbelsäulenflexion der Abstand zwischen Fingerspitzen und Boden gemessen.

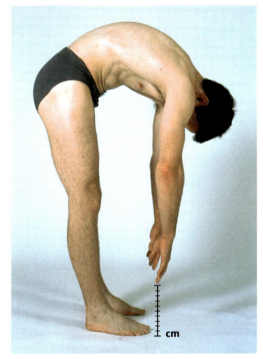

Abb. 2.26 Finger-Boden-Abstand.

Die beschriebenen Messmethoden beurteilen nur die Quantität und nicht die Qualität der Bewegung. Aussagen über hypo- und hypermobile Wirbelsäulenabschnitte können nicht getroffen werden, da zu viele Strukturen beteiligt sind.

Beim Schober-Test der LWS können verkürzte Mm. ischiocrurale die Bewegung vorzeitig hemmen. Die gesamte dorsale Muskelkette muss bei hoher Hubbelastung bremsend arbeiten. Ein Patient mit Schmerzen wird diesen Test kaum zulassen.

Prüfen der segmentalen Beweglichkeit (Abb. 2.27a–c)

Segmentale Bewegungstoleranzen lassen sich nur mit abgegebenen Rumpfgewichten testen. Hierfür wird der Patient so gelagert, dass die Bewegungsachse, um die die Bewegung in Extension und Flexion stattfindet, vertikal im Raum steht. Arm- und Beingewichte werden unterlagert, damit sie keine Fall verhindernden Muskelaktivitäten auslösen.

Beispiele: Prüfen der Extension der LWS in Seitenlage

- Die Bewegung findet in der Sagittalebene um eine frontal verlaufende Achse statt.
- Die frontale Achse steht in der Seitenlage vertikal im Raum.
- Zwischen die Oberschenkel wird ein kleines Kissen gelegt, damit das oben liegende Bein keinen rotatorischen Impuls auslöst.
- Die Hüftgelenke sollten nicht mehr als 70° flektiert sein, da sonst die Bewegung auf die LWS weiterläuft.
- Der obere Arm stützt auf die Unterlage oder wird ebenfalls unterlagert.
- *Prüfen der aktiven Extension hubfrei*
  – Das Steißbein wandert in Richtung Hinterkopf, im Bereich der LWS entstehen Falten.
  – Die Therapeutin beobachtet, ob ein harmonischer Bewegungsablauf stattfindet.
  – Setzt sich die Bewegung harmonisch von kaudal nach kranial fort oder bewegt sich ein Wirbelsäulenabschnitt als Block mit?
- *Prüfen der passiven segmentalen Beweglichkeit*
  – Der Patient liegt nahe an der Bankkante, die Beine sind in Hüft- und Knieflexion an den Oberschenkeln der Therapeutin abgestützt.

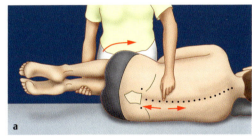

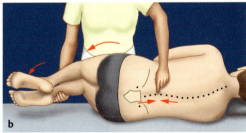

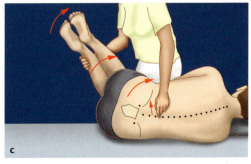

Abb. 2.27a–c Segmentale Bewegungsprüfung der LWS. **a** Flexion. **b** Extension. **c** Lateralflexion.

- Eine Therapeutenhand umfasst von ventral die Unterschenkel des Patienten, führt die Beine nach kaudal-dorsal und gibt mit seinen Oberschenkeln leichten Schub nach dorsal.
- Der Tastfinger der anderen Hand liegt interspinös und nimmt die Annäherung der Dornfortsätze und die Entspannung der Weichteilstrukturen wahr.
- Bei der Extension gleiten die Wirbelbogengelenke (Facetten) ineinander, d.h. sie führen eine Konvergenzbewegung aus.
- Die größte Bewegungstoleranz in die Extension hat das Bewegungssegment L5/S1, die Bewegung nimmt dann gleichmäßig nach kranial ab.
- Eine Abweichung von der Norm wäre z.B. eine mangelnde Konvergenzbewegung in den Segmenten L5/S1 und L4/5.
- Notierung LWS-EXT bei verminderter Extension:
  - L5/S1: – – (2 Minuszeichen = deutliche Bewegungseinschränkung);
  - L4/L5: – – – (3 Minuszeichen = starke Bewegungseinschränkung).

Die Beweglichkeit einzelner Bewegungssegmente ist sehr klein, weshalb es einer gehörigen Portion Erfahrung bedarf, um dabei Unterschiede festzustellen. Bei der Einteilung des Bewegungsausmaßes handelt es sich um die subjektive Wahrnehmung der Therapeutin und ist daher nicht in zuverlässig vergleichbare Kategorien einteilbar. Die Einteilung in leicht (-), deutlich (–) und stark (- - -) wird zur Kommunikation und Dokumentation benutzt.

> Solange die sichere Zuteilung nicht in vergleichbaren Kategorien möglich ist, sind die Ergebnisse wissenschaftlich nicht haltbar.

Für die Beurteilung des Gelenkspiels gelten die gleichen Voraussetzungen, da auch hier sehr kleine Bewegungen geprüft und unterschiedliche Gewebewiderstände manuell wahrgenommen werden. Der Untersucher benötigt dafür viel Erfahrung im Bereich der taktilen Wahrnehmung.

Prüfen der Wirbelsäulenbewegung bei Belastung
Bei Patienten, die nur in belasteten Positionen Schmerzen in der LWS angeben, muss die Bewegung auch in den Schmerzen auslösenden Ausgangsstellungen beurteilt werden. Bekommen Patienten vor allem im Sitzen Schmerzen, wird die Beweglichkeit im Sitz über die Beckenbewegung geprüft. Ziel ist die Schmerzreproduktion unter Belastung.

Beispiel: Prüfen der LWS-Extension im Sitzen
- Das Becken rollt auf der Unterlage nach vorne, sodass es vom proximalen Hebel in den Hüftgelenken zu einer Flexion, in der LWS zu einer Extension kommt.
- Die Therapeutin beobachtet, ob der harmonische Bogen in der LWS gestört ist, sich die Bewegung gleichmäßig von kaudal nach kranial fortsetzt und Schmerzen bei der Bewegung auftreten.

Die Wirbelsäulenbewegung wird immer in folgender Reihenfolge geprüft:
- Aktive Bewegung hubfrei testen, d.h. die Bewegungsachse steht vertikal im Raum.
- Passive Bewegung segmental prüfen.
- Die Bewegung in belastenden Positionen beurteilen, wie z.B. Stand oder Sitz. (Dies steht häufig auch am Anfang; bei Patienten, bei denen ein akuter Schmerz dominiert, entfällt diese Prüfung.)

Physiologische Bewegungstoleranzen in der Wirbelsäule (**Abb. 2.28**, **Abb. 2.29**)
Die Ergebnisse der Bewegungsprüfung werden mit dem ärztlichen Befund verglichen. Die Bewegung kann durch strukturelle Veränderungen innerhalb des Gelenks bedingt sein, die auf dem Röntgenbild erkennbar sind.

Beispiel: Bei einem Patienten mit Spondylarthrose haben sich im Bereich der Facettengelenke Osteophyten gebildet. Die Bewegung in diesem Wirbelsäulenabschnitt ist massiv behindert. Der Patient gibt als Folge der zunehmenden Versteifung eine

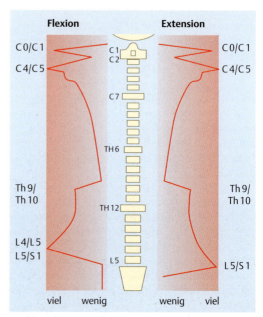

Abb. 2.28 Physiologische Bewegungstoleranzen der Wirbelsäule in der Sagittalebene.

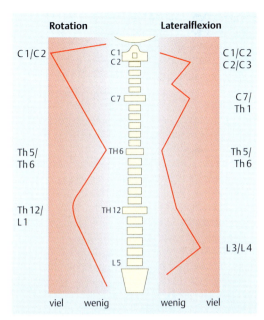

Abb. 2.29 Physiologische Bewegungstoleranzen der Wirbelsäule in der Transversal- und Frontalebene.

Schmerzerleichterung an. Die degenerierten Wirbelgelenke kommen zur Ruhe.

> Der Wirbelsäulenabschnitt darf auf keinen Fall intensiv mobilisiert werden! Aktives Bewegen in hubfreien Ausgangsstellungen kann dagegen die Stoffwechselsituation optimieren und dadurch die Ernährung der Körperstrukturen verbessern.

Außerdem werden Abweichungen der Statik und Konstitution berücksichtigt und in Relation zur Bewegungsprüfung gesetzt.

Fallbeispiel: Ein Patient mit LWS-Beschwerden besitzt ein großes Bauchgewicht mit Statikabweichungen in der Sagittal- und Transversalebene. In den Hüftgelenken besteht eine ++ Flexion vom proximalen Hebel, ++ Lordose der LWS, und der Körperabschnitt Thorax zeigt eine Translation nach dorsal gegen den Körperabschnitt Becken.

Die Bewegungsprüfung ergibt eine verminderte Extensionstoleranz in beiden Hüftgelenken. In der LWS und im thorakolumbalen Übergang ist die Flexion deutlich eingeschränkt, während die Extension vermehrt ist.

Die Konstitution des Patienten zwingt Hüft- und Wirbelsäulengelenke in bestimmte Stellungen. Da sich seine Konstitution nicht so schnell verändern lässt, müssen ihm Entlastungshaltungen für die Wirbelsäule und Eigendehnungen der Hüftflexoren angeboten werden.

Die Flexionstoleranzen der Wirbelsäule werden mit abgegebenen Gewichten verbessert. Anschließend lernt der Patient, seine Körperabschnitte besser einzuordnen. Er erhält einen individuellen Trainingsplan, dessen regelmäßige Durchführung die Ausdauerleistung seiner Muskulatur erhöht.

Zur Verbesserung der Stabilität werden die autochthonen Muskeln in Funktion gebracht. Außerdem bekommt er Eigenübungen, um die reaktive Bauchmuskelaktivität zu verbessern.

Beispiel: In Rückenlage werden beide Beine in maximaler Hüftflexion mit den Händen am Bauch fixiert (s. **Abb. 2.4** a–b, S. 27). Nacheinander wird ein Bein langsam auf die Unterlage abgestellt, wobei die Bauchabstände konstant bleiben und die LWS den Kontakt zur Unterlage beibehält.

Weitere Beispiele (**Abb. 2.30** a–b): Reaktive Bauchmuskelaktivierung durch Rotation von kaudal (a)

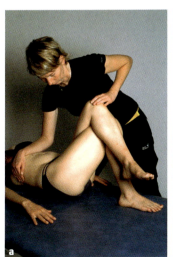
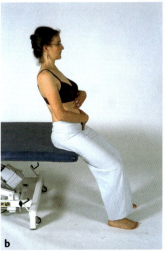

Abb. 2.30a–b a Reaktive Bauchmuskelaktivierung (Rückenlage). **b** Mit mehr Hubbelastung im Sitzen.

und das Einhalten der Bauchabstände bei Verlagerung der Körperlängsachse (b)

Beherrscht der Patient die Durchführung, kann durch Veränderung der Ausgangsstellungen und der Hebelverhältnisse die Belastung der Bauchmuskeln gesteigert werden.

Prüfen der translatorischen Gelenkbewegung (Gelenkspiel, Joint play)

Nach der angulären (winkelverändernden) folgt die translatorische Bewegungsprüfung. Das bedeutet, das Gelenkspiel wird durch Traktion/Kompression und Gleiten aus der Ruhe- und Behandlungsstellung im Seitenvergleich geprüft.

Das Gelenkspiel kann dem Untersucher einen Überblick über Veränderungen der Biomechanik des Gelenks vermitteln. Dabei handelt es sich um kleine Bewegungen parallel oder senkrecht zur Behandlungsebene. Diese definierte Ebene haftet am konkaven Gelenkpartner. An ihrer Lage orientiert sich die Bewegungsrichtung bei den Gelenktechniken. Die Einschätzung der Quantität und Qualität dieser minimalen Bewegung erfordert ein gewisses Maß an Erfahrung.

Das Gelenkspiel wird in Ruhe- und Behandlungsstellung geprüft. In Ruhestellung ist der Kapsel-Band-Apparat maximal entspannt, sodass das Gelenkspiel hier am größten ist. Die Behandlungsstellung ist das schmerzfreie aktive Bewegungsende des Patienten. Dabei ist die Kapsel schon mehr gestrafft und daher die Beweglichkeit geringer als in der Ruhestellung.

| *Das Gelenkspiel wird immer im Seitenvergleich geprüft.*

Jedes Gelenk besitzt auch eine verriegelte Stellung, in der der Kapsel-Band-Apparat maximal gespannt und der Anpressdruck der Gelenkflächen am größten ist. In dieser Ausgangsstellung ist das Gelenkspiel aufgehoben. Nur in Gelenken mit vermehrter Beweglichkeit lässt sich hier noch Bewegung spüren (Kap. 2.2.2, *Verbesserung des Gelenkspiels*).

| *In der verriegelten Stellung werden oft Stabilitätstests der Gelenke durchgeführt.*

Ist das Gelenkspiel nicht eingeschränkt, werden anschließend die Muskeln auf Elastizität getestet.

Prüfen der Muskulatur
Muskulatur kann auf Kraft, Länge und Schmerz (Kap. 2.2) untersucht werden.
Normalbefunde der Muskulatur
- Die Muskelanspannung ist kraftvoll und schmerzfrei.
- Agonisten und Antagonisten sind unter Berücksichtigung der Gelenkstellung und der einwirkenden Hebel gleich stark.

Beispiel: Physiologisch verliert ein 2-gelenkiger Agonist an Kraft, wenn er über beide Gelenke maximal angenähert ist. Er befindet sich im Zustand der aktiven Insuffizienz. Pathologisch ist, wenn ein 1-gelenkiger Agonist bei Annäherung (also in den letzten Graden der Bewegungsbahn) deutlich an Kraft verliert.

- Die aktive Gelenkstabilität muss statisch und dynamisch (konzentrisch und exzentrisch) unter maximaler Belastung gewährleistet sein.
- Die Bewegung der Gelenke ist endgradig möglich. Bei mehrgelenkigen Muskeln wird bei der Bewegungsprüfung die Gelenkstellung der Nachbargelenke mit berücksichtigt. Physiologisch kann der Bewegungsausschlag der Gelenke, die der mehrgelenkige Muskel überspannt, nicht gleichzeitig endgradig sein.

Beispiel: Bei maximaler Hüftextension ist keine endgradige Knieflexion möglich, da der M. rectus femoris die Bewegung bei ca. 80° Knieflexion hemmt. Tritt die Hemmung allerdings schon bei 50° auf, handelt es sich um eine pathologische passive Insuffizienz. Der Muskel ist verkürzt.

| *Bei eingelenkigen Muskeln ist eine passive Insuffizienz immer pathologisch.*

Muskelkraft
Die Muskelkraft unterliegt individuell verschieden starken Variationen. Daher lässt sich kein einheitlich gültiger vergleichender Maßstab festlegen. Als Anhaltspunkt gilt zum einen der Seitenvergleich, zum anderen die Muskelbalance.

Die Muskelbalance kann ausschließlich mit Bewegungen getestet werden, an denen eine Vielzahl von Muskeln beteiligt sind. Nur durch ausgewogene Muskelbalance ist ein harmonischer Bewegungsablauf möglich.

Muskelbalance – intermuskuläre Koordination
Hier wird das Zusammenspiel der Synergisten geprüft:
- Ist die Muskulatur in der Lage, das Gelenk zu stabilisieren? (Kann z.B. das Becken auf dem Standbein stabil gehalten werden?)
- Ist die Muskulatur in der Lage, die Aktivitäten des täglichen Lebens stabil-mobilisierend zu gewährleisten? (Kann z.B. die Körperlängsachse mit eingeordneten Körperabschnitten stabil gehalten werden, während sie beim Bücken nach vorne geneigt wird?)

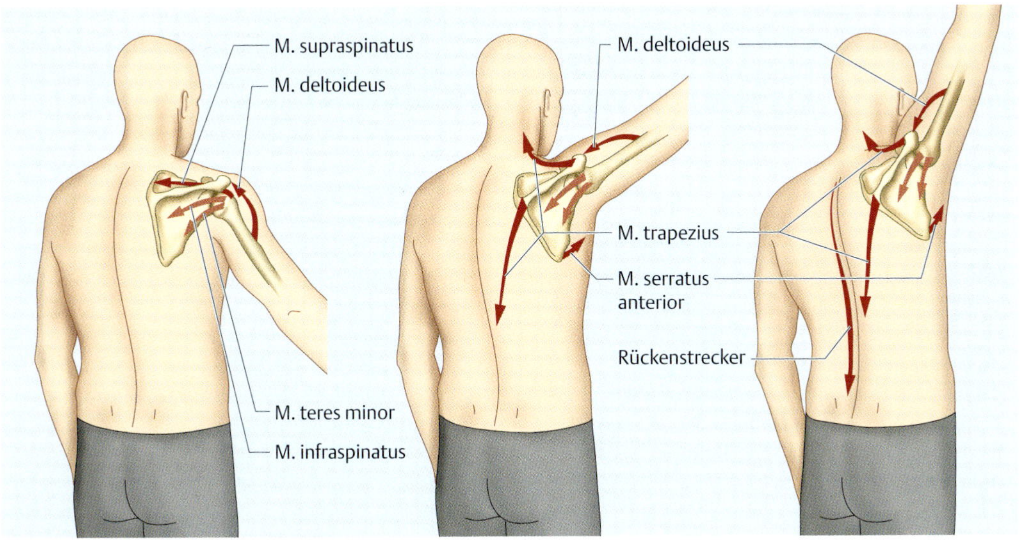

Abb. 2.31 Muskelsynergismus bei der Schulterabduktion.

Der Schwerpunkt der Prüfung der Muskeln im Hinblick auf ihre im Alltag zu erfüllenden Funktionen liegt nicht in der isolierten Kraft, sondern in ihrem Zusammenspiel bei der Durchführung der Alltagsfunktionen. Während einer Bewegung werden folgende 2 Muskelgruppen unterschieden:
- Mobilisatoren: Muskeln, die während einer Bewegung das Rollgleiten des Gelenks führen.
- Stabilisatoren: Muskeln, die während einer Bewegung die Gelenkpartner zentrieren. Sie gewährleisten während der Bewegung die Haftung der Gelenkpartner, da sie eine longitudinale Krafteinwirkung auf das Gelenk haben.

> Ohne den Synergismus der mobilisierenden und stabilisierenden Muskelanteile käme es zu Fehlbelastungen der Gelenke.

Beispiel: Durchführung der Abduktion im Schultergelenk (Abb. 2.31)
Als durchführende Muskeln werden der M. deltoideus und der M. supraspinatus genannt. Wären nur diese beiden bei der Abduktion aktiv, erführe der Humeruskopf bei jeder Abduktionsbewegung eine Dezentrierung nach kranial.

Der M. deltoideus löst bei Kontraktion eine Rollbewegung des konvexen Humeruskopfes nach kranial aus. Ohne Synergismus der Muskeln, die ein Kaudalgleiten des Kopfes bewirken, stieße der Kopf unter das Akromiondach. Die Folge wären Schulterschmerzen und eine Veränderung des Bewegungsablaufs. Die Hauptaufgabe des M. supraspinatus ist die Stabilisation der Lage des Momentandrehpunkts in der Initialbewegung der Abduktion. Durch seinen Verlauf kann er den Anpressdruck des Humeruskopfes gegen die Pfanne erhöhen und den Kopf nach medial stabilisieren. Diese Wirkung wird durch die aktiven Kaudalisierer des Humeruskopfes unterstützt. M. infraspinatus, M. teres minor und Teile des M. subscapularis bewirken das Kaudalgleiten des Humeruskopfes.

Die Rotatorenmanschette und die Adduktoren gewährleisten das Kaudalgleiten des Kopfes. Mit zunehmender Abduktion unterstützen M. teres major und M. latissimus dorsi, von ventral M. pectoralis major diese Funktion. Das Zusammenwirken aller Muskeln sichert die Rollgleitbewegung im Gelenk ohne Dezentrierung des Humeruskopfes.

Außerdem stellt sich der M. deltoideus als überaus kräftiger Stabilisator dar, der in jeder Winkelstellung des Gelenks in der Lage ist, die Haftung des Kopfes in der Pfanne und die Fixierung des Oberarmes mit dem Schultergürtel zu gewährleisten. Bei hängendem Arm stellt er den Kontakt des Kopfes zur Pfanne sicher und verhindert ein Abrutschen des Kopfes nach kaudal, da er der Gewichtskraft des Armes entgegenwirkt.

Für die zentrierte Bewegungsführung ist die aktive Steuerung der Gelenkbewegung vor allem durch kurze gelenknahe Muskeln erforderlich, die zur Gruppe der lokalen Muskeln gehören. Dagegen haben die großen oberflächlichen Muskeln in erster Linie bewegende Funktionen und werden auch als globale Muskelgruppe bezeichnet (siehe *Vermehrte Beweglichkeit*).

Basierend auf den Arbeiten von Bergmark (1989), Panjabi (1992) und Richardson et al. (1999) klassifizierten Comerford und Mottram (2001) die Muskulatur in Bezug auf ihre dynamische und ihre statische Funktion:

- Lokale Stabilisatoren: Vor allem tiefe, gelenknahe Muskeln. Sie verändern bei Bewegungen kaum ihre Länge, sodass sie nicht aktiv oder passiv insuffizient werden. Sie enthalten mehr rote Muskelfasern und werden zuerst aktiviert. Die neurale Versorgung erfolgt durch große Alpha-A1-Motoneuronen (z.B. M. multifidus und M. transversus abdominis).
- Globale Stabilisatoren: Sie kontrollieren bei der Funktion die Gelenkbewegung in erster Linie im exzentrischen Modus (z.B. M. obliquus externus abdominis).
- Globale Mobilisatoren: Sie werden vor allem bei großen, schnellen Bewegungen aktiviert und kontrollieren die Bewegung bei vollem Hub sowohl konzentrisch als auch exzentrisch.

Isolierte Kraftmessung – intramuskuläre Koordination (Kraft innerhalb eines Muskels)

Bei Auffälligkeiten der Muskelbalance werden die Muskeln isoliert auf Kraft geprüft und die Ergebnisse im Befund anhand einer Bewertungsskala von 0–5 dokumentiert (Tab. 2.2). Damit werden Veränderungen der Kraftwerte leicht erkennbar.

Die Durchführung der isolierten Muskeltests erfordert große Sorgfalt des Untersuchers, da die Beurteilung in erheblichem Maß subjektiv ist. Besteht der Verdacht auf Nervenläsionen, müssen die Muskeln isoliert geprüft werden (z.B. Überprüfen der Kennmuskeln bei Bandscheibenvorfällen).

Für das Prüfen der Muskelkraft sind umfassende und detaillierte Kenntnisse folgender Muskelfunktionen erforderlich:
- Bewegungsmöglichkeiten der Gelenke;
- Ursprung, Ansatz und Verlauf des Muskels;
- Agonistische und antagonistische Wirkungsweise;
- Aus der Wirkungsweise sollte eine aktive und passive Insuffizienz abgeleitet werden können (siehe *Normalbefunde der Muskulatur, Aktive und passive Insuffizienz*).

Richtlinien für die Kraftmessung
- Für eine objektive Vergleichbarkeit sollte möglichst immer derselbe Prüfer den Test durchführen.
- Die maximale Kraft kann nur bei voller Belastbarkeit und Schmerzfreiheit geprüft werden.
- Zuerst wird die Gelenkbeweglichkeit beurteilt.
- Die Kraft wird im Seitenvergleich geprüft.
- Isolierte Kraft lässt sich nur bei ausgeschalteten Synergisten testen.

Beispiel: Bei der Prüfung der Hüftextension werden die ischiokruralen Muskeln durch die maximale Knieflexion in eine aktive Insuffizienz gebracht. Durch das Ausschalten dieser Muskeln wird unter anderem der M. glutaeus maximus getestet.
- Besitzt ein Muskel mehrere Funktionen an einem Gelenk, wird zur Prüfung möglichst die Funktion gewählt, die er alleine erfüllt.
- Ein mehrgelenkiger Muskel darf nicht in maximaler Annäherung getestet werden, da er keine volle Kraft entfalten kann. Hier herrscht der Zustand der aktiven Insuffizienz im Agonisten und der passiven Insuffizienz des Antagonisten.
- Die Prüfung muss in einer stabilen Ausgangsstellung erfolgen.
- Der Untersucher achtet auf Kompensationsmechanismen, da die kräftigeren Muskeln versuchen, die Aufgaben der schwächeren zu übernehmen.

Beispiel: Bei Schwäche der Hüftabduktoren kann es durch Kontraktion der lateralen Rücken- und Bauchmuskeln zu einer Vortäuschung der Abduktion kommen. Das Bein wird durch Einkürzen der Rumpfseite nach lateral bewegt. Die Testbewegung kann ebenso wie die Testposition verändert sein. Bei der Prüfung der Abduktion in Seitenlage dreht sich der Rumpf zurück, damit die Hüftflexoren das Bein in der gewünschten Position halten können.

Tabelle 2.2 Bewertungsskala zur Beurteilung der Kraftentwicklung

Kraftwert	Muskelfunktion
0	- Keine sicht- und tastbare Muskelzuckung eines an der Bewegung beteiligten Muskels.
1	- Sicht- und tastbare Muskelzuckung eines an der Bewegung beteiligten Muskels, ohne dass aus der Kontraktion Bewegung resultiert. - Die Innervation des Muskels kann am Ursprung, Ansatz oder Muskelbauch getastet werden. Nur schwach innervierte Muskeln werden aus angenäherter Position getestet.
2	- Die Bewegung ist nur unter Abnahme der Schwerkraft vollständig möglich. - Ein Laken oder die Hände der Therapeutin reduzieren den Reibungswiderstand.
3	Die Bewegung ist gegen die Schwerkraft vollständig möglich.
4	Die Bewegung ist mit dosiertem Widerstand gegen die Schwerkraft vollständig möglich.
5	Die Bewegung wird gegen die Schwerkraft mit maximalem Widerstand vollständig durchgeführt.

- Lässt sich für die Bewertungen 3, 4 und 5 der Kraftbewertungsskala (Tab. 2.2) die Schwerkraft nicht nutzen, muss dies durch manuellen Widerstand ausgeglichen werden. Liegt die Bewertung zwischen 2 Werten, wird der untere angegeben.
- Bei der Kraftbestimmung im Bereich der unteren Extremität ist die Überprüfung von Kraftgrad 5 gegen die Körperschwere sinnvoll.

Beispiel: Auf- und Absteigen von Treppenstufen bei der Beurteilung der Muskelkraft des M. quadriceps (**Abb. 2.32**).

Kraftgrad 5 bedeutet nicht immer, dass keine Störung der Muskelfunktion vorliegt. Bei der einmaligen Kraftprüfung wird der Ausdaueraspekt der Muskeln nicht berücksichtigt, obwohl gerade diese Funktion häufig zuerst beeinträchtigt ist.

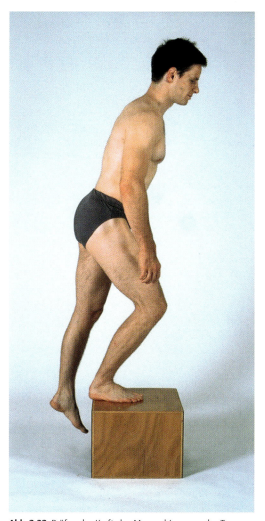

Abb. 2.32 Prüfen der Kraft des M. quadriceps an der Treppe.

Muskelelastizität

Ein normal langer Muskel lässt endgradige Bewegungsausschläge schmerzfrei und ohne Erhöhung seiner Spannung zu. Bei mehrgelenkigen Muskeln wird die Gelenkstellung des Nachbargelenks mit berücksichtigt. Die Bewegung kann nicht gleichzeitig in beiden Gelenken endgradig erfolgen. Eine passive Insuffizienz ist physiologisch (siehe *Normalbefunde der Muskulatur, Beispiel M. rectus femoris*).

Bei polyartikulären Bewegungen werden Elastizitätsverluste der Muskeln deutlich. Am Ende eines polyartikulären Spannungsaufbaus ist es normal, dass der Widerstand durch die Erhöhung der Muskelspannung zunimmt. Er ist Ausdruck des endgradigen Verlängerungsbedarfs des Muskels. Die freie Nutzung der Bewegungskombination im Alltag darf nicht behindert werden.

Veränderung des Endgefühls durch Muskelverkürzungen

Das Endgefühl tritt vorzeitig auf, und die Spannung des Muskels nimmt schon vor dem Ende der Bewegungsbahn zu. Bei einer reflektorischen Muskelverkürzung, d.h. wenn noch keine strukturellen Veränderungen im Muskel vorhanden sind, ist das Endgefühl fest-elastisch. Die Bewegung kann durch Entspannungstechniken (z.B. postisometrische Relaxation) erweitert werden.

Ein festes Endgefühl deutet auf eine strukturelle Verkürzung hin, bei der durch den Einsatz von Entspannungstechniken kein Weggewinn möglich ist. Das Gelenk als Ursache für die Bewegungseinschränkung muss durch translatorische Gelenktests ausgeschlossen werden. Bei den Verkürzungen werden 2 Arten unterschieden:
- Irreversible strukturelle Veränderungen: z.B. Myositis ossificans (Muskelentzündung mit Kalkeinlagerungen im Muskel);
- Reversible Muskelverkürzungen: Sie entstehen durch Einlagerung von Cross links (Wasserstoffbrücken oder pathologische wasserunlösliche Cross links).

Prüfen der Beweglichkeit der Neuralstrukturen

Reduzierte Elastizität der Neuralstrukturen kann durch vorzeitigen Spannungsaufbau die Beweglichkeit reduzieren. Das Nervensystem besitzt einen hohen Anteil an kollagenen Fasern und ist das einzige wenig elastische Kontinuum, das sich über den ganzen Körper erstreckt. Dadurch kann es durch weit entfernte Bewegungen Bewegungslimitationen beeinflussen.

Die Beweglichkeit der Neuralstrukturen lässt sich nur durch polyartikuläre Bewegungen prüfen.

Da die Neuralstrukturen über eine Vielzahl von Gelenken verlaufen, muss auch die Summe mehrerer Gelenkbewegungen beurteilt werden. Veränderungen der Elastizität von Muskeln zeigen häufig bei ähnlichen Bewegungskombinationen Einschränkungen. Daher sind diese beiden polyartikulären Strukturen voneinander zu differenzieren. Dies geschieht durch die Hinzunahme von Bewegungen, die zur Spannungserhöhung im Nervensystem führen, da sich das Nervensystem über einen längeren Weg erstreckt als die Muskeln. Muskeln und Nerven lassen sich unterscheiden, indem Bewegungskomponenten mit erfasst werden, die keinen Einfluss auf die Länge der an der Gelenkbewegung beteiligten Muskeln haben.

Besonders starke Spannungen im Nervensystem erzeugen folgende Bewegungen:
- Wirbelsäulenflexion;
- Lateralflexion zur Gegenseite (Spannung entsteht auf der konvexen Seite);
- Rotation der Wirbelsäule zur Gegenseite (Spannung entsteht auf der der Rotation abgewandten Seite);
- Depression des Schultergürtels;
- Abduktion im Schultergelenk;
- Hüftflexion mit Knieextension;
- Hüftextension mit Knieflexion.

Alle diese Bewegungen eignen sich als Zusatzkomponenten bei der Differenzierung einer Bewegungslimitierung durch das Nervensystem.

Beispiel: Bei einer schmerzbedingten Bewegungseinschränkung der Flexion im Bereich der LWS im Sitzen wird mithilfe zusätzlicher Flexion der HWS das Nervensystem von den lokalen Strukturen differenziert. Verstärken sich die Symptome durch die HWS-Bewegung, spricht dies durch die Spannungserhöhung im Bereich der Dura mater für das Nervensystem.

Ist in dieser Ausgangsstellung zusätzlich die Knieextension stärker beeinträchtigt als ohne Wirbelsäulenflexion, verstärkt die Zusatzkomponente die Vermutung (Kap. 3.9.1, *Slump-Test*).

Cross linking oder Narbenbildung können die Beweglichkeit des Nervensystems innerhalb des Nervs und gegenüber seinem Grenzgewebe (intraneurale und extraneurale Bewegung) einschränkten. Da die Nerven sehr stark mit Schmerzrezeptoren besetzt sind, erzeugt die vorzeitige Spannungserhöhung Schmerzen am Bewegungsende.

Für alle großen peripheren Nerven gibt es definierte Bewegungskombinationen, die den jeweiligen Nerv unter Spannung setzen. Die Spannungsmuster hängen von der Lage des Nervs in Relation zum Drehpunkt ab. Durch die Kombination verschiedener Gelenkstellungen wird die Spannung des Nervs allmählich über alle Drehpunkte erhöht (Kap. 3.10.2, *Spannungstests*).

Psychosoziale Faktoren, die zu verminderter Beweglichkeit beitragen

Die Beurteilung erfolgt parallel zur körperlichen Untersuchung. Nebenher werden Reaktionen, Gestik und Mimik des Patienten beobachtet und gewertet. Außerdem wird beurteilt, ob z.B. Angaben aus der Anamnese mit den bei der körperlichen Untersuchung festgestellten Funktionsbeeinträchtigungen übereinstimmen.

Die Analyse der Einflüsse von Verhaltensstrategien des Patienten auf veränderte Beweglichkeit schließt sich an. Folgende Ansichten und Überzeugungen kommen dafür infrage:
- Angst vor Bewegung: Die Bewegung lässt sich durch Ablenkungsmanöver und Sicherheit vermittelnde Erklärungen positiv beeinflussen.
- Patient neigt ständig zur Überlastung: berufliche Situation (z.B. Selbstständigkeit); mangelnde Einsicht (z.B. sportliches Hobby wird nicht reduziert).
- Mangelnde Eigenverantwortung: Der Patient überträgt die Gesamtverantwortung der Funktionsverbesserung auf die Therapeutin (typische Aussagen: Bisher konnte mir noch keiner helfen! – Machen Sie etwas, damit ich mein Knie besser bewegen kann!)
- Berücksichtigung weiterer signifikanter Yellow flags: z.B. familiäre Situation, Nebendiagnosen, Depressivität (Kap. 2.2).

Zusammenfassung: Physiotherapeutische Untersuchung bei Patienten mit dem Leitsymptom verminderte Beweglichkeit

- Ziel der Untersuchung ist es, die Ursachen der verminderten Beweglichkeit herauszufinden. Der Schwerpunkt liegt dabei im Bereich der Differenzierung der Körperstrukturen, die die Beweglichkeit durch veränderte Elastizität beeinträchtigen. Die taktile Wahrnehmung der Therapeutin erfasst Widerstände während und am Ende der Bewegung (Endgefühl). Durch Palpation nimmt sie Spannungsveränderungen der Körperstrukturen und reduzierte Verschiebbarkeit der Gewebeschichten wahr. Außerdem beobachtet sie Abweichungen der Körperabschnitte bei der aktiven und passiven Bewegung sowie Reaktionen und Verhalten des Patienten.

- Die Untersuchung hängt stark von der Struktur und dem Mechanismus ab, der zur Bewegungseinschränkung führt. Sie muss individuell an den Patienten angepasst sein, wobei sie obligatorische und individuelle Anteile umfasst.
- Im Rahmen der Untersuchung werden folgende Fragen beantwortet:
  - Sind Qualität oder Quantität der Bewegung beeinträchtigt?
  - Ist die Bewegungseinschränkung reflektorisch oder strukturell?
  - Welche Struktur muss behandelt werden, damit die reflektorische Hemmung zurückgeht?
  - Welche Körperstruktur (Gelenk, Nerv, Muskel, Weichteile) beeinträchtigt die Bewegung?
  - Unterhalten psychosoziale Einflüsse die verminderte Beweglichkeit?
  - Welche Alltagsfunktionen werden durch die verminderte Beweglichkeit beeinträchtigt?

2.2.2 Physiotherapeutische Behandlung bei Patienten mit dem Leitsymptom verminderte Beweglichkeit

Allgemeine Prinzipien

Reflektorische Bewegungseinschränkungen
Bei verminderter Beweglichkeit nach akuten Verletzungen (Traumen, Operationen) sind die Wundheilungsphasen des kollagenen Bindegewebes zu berücksichtigen (Kap. 2.1.2). Am Anfang dominieren die reflektorische Bewegungseinschränkung infolge der Bewegungsangst und die reflektorische Muskelanspannung zum Schutz der verletzten Körperstrukturen. In dieser Phase darf die Bewegungserweiterung keine Schmerzen auslösen. Außerdem ist intensive Zugbelastung auf die Körperstrukturen zu vermeiden, da es ansonsten durch die erneute Traumatisierung zur Chronifizierung kommt.

Bewegungsgewinn wird durch Mechanismen erreicht, die zur verbesserten Stoffwechselsituation und Schmerzreduzierung führen. Dabei stehen wiederholte Bewegungen im spannungsarmen Bereich mit abgegebenem Körpergewicht und sympathikusdämpfende Maßnahmen im Vordergrund.

In dieser Phase muss die Therapeutin dem Patienten ein Gefühl von Sicherheit vermitteln, z.B. durch gezielte Informationsstrategien zur Wundheilung und der damit verbundenen veränderten Belastbarkeit der Körperstrukturen.

Sind während der akuten Wundheilung keine Erweiterungen möglich (z.B. Hemmung durch Bewegungsangst), lässt sich von ärztlicher Seite die Beweglichkeit manchmal durch Mobilisation in Narkose verbessern. Dabei werden die pathologischen Querbrücken mechanisch zerrissen.

Beispiel: Treten bei Patienten nach Implantation einer Knieendoprothese in den ersten Wochen starke Bewegungseinschränkungen auf, sind später oft nur sehr mühsam Fortschritte zu erzielen. Sehr schnell bilden sich im Rec. suprapatellaris Fettbrücken, und die Bewegungsangst führt zu starker Tonuserhöhung der Muskulatur. Daher ist schon in den ersten Tagen eine befriedigende Mobilität im Wundgebiet erforderlich. Auf keinen Fall darf jedoch mit Gewalt gegen Schmerz und Abwehrspannung bewegt werden, da der Schmerz in dieser Phase ein sinnvolles Warnsignal darstellt. Ein zu starker Reiz bewirkt neue reflektorische Verminderung der Beweglichkeit.

Bestehen nach ca. 10 Tagen weiterhin starke Bewegungseinschränkungen (Flexion < 90°, Extension > 5° fehlen bis zur Nullstellung), kann eine Narkosemobilisation die Bewegungsverbesserung unterstützen. Danach wird durch sympathikusdämpfende Maßnahmen und mit Bewegungen im schmerzarmen Bereich die Bewegung erweitert. Der Patient muss selbstständig mehrmals täglich die reflektorisch gehemmten Bewegungen nutzen.

Bei Patienten nach einem Trauma oder Operation ohne Limitierungen der Bewegungsstabilität sollte die freie Beweglichkeit entlastet bis zum Ende der Proliferationsphase (21. Tag), spätestens aber 6 Wochen nach der Verletzung hergestellt sein. Durch die frühzeitigen Bewegungsreize wird das heilende Gewebe korrekt stimuliert. Je natürlicher das Bewegungssystem während der Wundheilung genutzt wird, desto ähnlicher ist die neu gebildete der „Originalstruktur". Bewegung während der Wundheilung ist für die Qualität des Bewegungssystems unerlässlich, wobei jedoch nicht die Grenzen der aktuellen Belastbarkeit überschritten werden dürfen.

Narbenbildung kann die Beweglichkeit der Gewebe zueinander und die Elastizität innerhalb der Gewebe beeinträchtigen. Narben besitzen einen hohen Anteil an kollagenen Fasern und sind daher sehr fest und kaum dehnbar. Schon nach der Proliferationsphase (ab. 21. Tag) werden kaum noch neue kollagene Fasern gebildet, sodass eine Längenentwicklung der Narbe dann weitgehend abgeschlossen ist. Zum Ende der Konsolidierungsphase (ca. 6–8 Wochen) hat die Narbe $2/3$ der Endstabilität erreicht. Nach diesem Zeitraum ist eine Längenveränderung nur sehr langsam möglich.

Eine reduzierte Elastizität der Narbe lässt sich durch sofortige Lagerung mit großem Längenbedarf der Körperstrukturen und frühzeitigem endgradigen Bewegen vermeiden. Um die Wundheilung nicht negativ zu beeinflussen, muss aber die Schmerzgrenze berücksichtigt werden.

Die Patienten erlernen Techniken zur vorsichtigen Massage der Narbe nach dem Entfernen der Fäden (S. 102).

Strukturelle Bewegungseinschränkungen
Hier hat bereits tatsächlich die Veränderung eines Gewebes des Bewegungssystems stattgefunden. Während die reflektorischen Einschränkungen oft unbewusst aktiv erzeugt werden, sind bei der strukturellen Einschränkungen passive Widerstände die Ursache. Folgende strukturellen Veränderungen müssen beeinflusst werden:
- Gewebeverluste (z.B. Reduzierung der Sarkomere bei strukturellen Muskelverkürzungen, intramuskuläre – intraneurale Bindegewebe werden zu kurz);
- Pathologische Cross links bilden sich mit verschiedener Festigkeit sowohl innerhalb der bindegewebigen Körperstrukturen als auch zwischen den Gleitschichten.
- Narbige Verbindungen zwischen den Gleitschichten.

Bei der Mobilisierung struktureller Bewegungseinschränkungen in Narkose werden die pathologischen Querbrücken mechanisch zerrissen. Durch die erneute Traumatisierung entwickelt sich neuer Schmerz und damit ein Teufelskreis. Daher sollten mit der Narkosemobilisierung nur Kapselverklebungen behandelt werden, bei denen nicht das Leitsymptom Schmerz dominiert.

| *Keine Narkosemobilisierung bei akuten Reizzuständen!*

Prinzipien bei der Durchführung der Narkosemobilisation
- Neuralstrukturen dürfen nicht maximal gespannt werden, sondern werden in Annäherung gelagert (z.B. wird bei der Narkosemobilisation der Schulter der Plexus brachialis durch Lateralflexion der HWS zur mobilisierten Seite, Elevation des Schultergürtels und Ellenbogenflexion angenähert.
- Polyartikulären muskulären Spannungsaufbau vermeiden (bei der Mobilisation der Knieflexion sollte sich das Hüftgelenk nicht in Extension befinden!).
- Bei translatorischen Gelenktechniken in Behandlungsstellung gelenknahe Grifftechniken und Bewegungserweiterung einsetzen.

- Mobilisationen nur an schmerzarmen Gelenken durchführen, außer bei Mobilisationen während der Wundheilung (*Fallbeispiel Knieendoprothese*, S. 622).
- Nach der Narkosemobilisation den Patienten schmerzfrei lagern und die neuen Bewegungsmöglichkeiten möglichst schmerzarm nutzen. Vorbereitende Maßnahmen zur Sympathikusdämpfung kommen bei allen schmerzbedingten Bewegungseinschränkungen zur Anwendung (Kap. 2.1.2).
- Strukturelle Bewegungseinschränkungen werden über den Aufbau von Zugspannungen therapiert.
- Die Art der Mobilisation ist strukturspezifisch.
- Die Therapie dauert bei strukturellen Bewegungseinschränkungen länger als bei reflektorischen.

Positive Folgen der Zugspannung im Gewebe
- Mechanisches Zerreißen der pathologischen Cross links;
- Kollagenaseausschüttung und dadurch Verlängerung des Bindegewebes;
- Verlängerung der Muskelfasern durch Vermehrung der hintereinander geschalteten Sarkomere;
- Gewebespezifische Maßnahmen zur Verbesserung der Beweglichkeit.

Wasserlösliche und wasserunlösliche Cross links
Die Bildung wasserlöslicher Cross links im Bindegewebe stellt eine Zwischenform zwischen reflektorischen und strukturellen Bewegungseinschränkungen dar. Diese Cross links werden wahrscheinlich bereits durch eine Steigerung der Durchblutung im Gewebe in Kombination mit Bewegung im schmerzfreien Bereich beeinflusst. Demzufolge lassen sie sich sehr schnell lösen.

Bei der Therapie muss eine Senkung der sympathischen Reflexaktivität mit gleichzeitiger Bewegung/Verlängerung des Gewebes kombiniert werden. Im schmerzfreien Bereich wird mit Bewegungen leicht in den Gewebewiderstand hinein gearbeitet.

Bei strukturellen Bewegungseinschränkungen wird die Beweglichkeit durch den Abbau pathologischer Cross links (wasserunlösliche), das Lösen von Verklebungen der Kapsel oder zwischen Meniskus und Knorpelfläche und/oder durch die Normalisierung der Gleitfähigkeit zwischen den Gelenkflächen wieder hergestellt.

Die Behandlung besteht aus regelmäßig durchgeführten endgradigen Belastungen des Bindegewebes. Die Veränderungen, die während dieser Mobilisationstechniken im Bindegewebe ablaufen und zur Verbesserung der Mobilität führen, sind wahrscheinlich auf verschiedene physiologische Prozesse zurückzuführen.

Die beiden italienischen Zahnärzte Carano und Siciliani stellten 1996 bei der Untersuchung von Fibroblasten fest, dass die Zellen auf eine intermittierende Dehnung mit der Freisetzung von Kollagenase reagieren. Kollagenase ist in der Lage, die Kollagenstruktur aufzubrechen und damit auch pathologische Cross links abzubauen und die Mobilität wieder herzustellen. Zudem werden in der vorhandenen Kollagenstruktur mehr Kollagenmoleküle hintereinander (in Reihe) eingebaut, sodass das Bindegewebe letztendlich länger wird (Brand 1985).

Carano und Siciliani (1996) be- und entlasteten während ihrer Untersuchungen die Zelle jeweils 3 Minuten lang. Die Zellen verlängerten sich um ca. 7% der Gesamtlänge. Die Kollagenaseproduktion war bei den intermittierend belasteten Zellen um ca. 200% höher als bei den nichtbelasteten und um 50% höher als bei statisch belasteten Zellen. Bei statischer Belastung ging die Kollagenaseproduktion nach 10–15 Minuten wieder um 50% zurück (Carano und Siciliani 1996).

Zur optimalen Zeitdauer der Dehnung und der Pause ebenso wenig wie zur Intervalldauer der Behandlungszyklen gibt es bisher keine wissenschaftlichen Studien (van den Berg 2001).

Interessant ist die Untersuchung von Warren et al. (1971), die zeigt, dass bei Halbierung der auf das Bindegewebe ausgeübten Kraft die Zellverlängerung dreimal so groß ist. Die volle Belastung wurde als die Belastung definiert, bei der das Bindegewebe gerade noch nicht reißt. Die Konsequenz für die physiotherapeutische Praxis ist, das Gewebe während der Behandlung nur mit kleiner Kraft zu dehnen.

Sehr große Belastungen stellen eine gewisse Bedrohung für das Gewebe dar, da es seine Belastungsgrenze erreicht und Gefahr läuft, zerstört zu werden. In dieser Situation reagieren die Zellen mit einer erhöhten Kollagenproduktion, um das Gewebe stabiler und stärker zu machen. Auf diese Weise passen sich die Zellen der größeren Belastung an. Allerdings verliert das Gewebe dabei zunehmend an Elastizität.

Auf leichte Belastungen, die keine potenzielle Gefahr für das Gewebe darstellen, reagieren die Zellen mit der Freisetzung von Kollagenase, um sich an die Dehnung und das Gewebe an die neue verlängerte Situation anzupassen (Carano u. Siciliani 1996).

Ein weiterer mobilisierender Effekt des Bindegewebes beruht auf seiner viskoelastischen Eigenschaft. Mit ihrer Hilfe reagiert das Gewebe auf längere mechanische Belastungen mit Anpassungen seines Aufbaus und verlängert sich. Wird Bindegewebe länger gleichbleibend belastet, kommt es zum Creep (Kriechen), d.h. das Bindegewebe verlängert sich unter gleichbleibender Belastung nach einer gewissen Zeit. Dieser Effekt tritt allerdings erst sehr spät ein (meistens nach ca. 16 Stunden) und ist daher therapeutisch kaum nutzbar.

Kollagenbelastungskurve nach Viidik

Viidik (1980) untersuchte in den 70er Jahren die Elastizität des Kollagens und legte folgende Bereiche fest:

- A = Matrixbelastungsbereich:
  - Die Struktur kann verlängert werden, ohne dass die Belastung zunimmt.
  - Bei reflektorischen Bewegungsstörungen und bei der Behandlung wasserlöslicher Cross links wird in diesem Bereich gearbeitet.
- B = Kollagenbelastungsbereich: In diesem Bereich arbeitet die Therapeutin bei Gelenktechniken in der Stufe 3 in Behandlungsstellung.
- C = Creepbereich:
  - Allmählich verformen sich die kollagenen Fasern, allerdings erst nach 16 Stunden.
  - Früher wurde angenommen, in diesem Bereich müsste mit größerer Kraft mobilisiert werden. Neuere Untersuchungen widerlegen diese Annahme (Warren et al. 1971, Carano u. Siciliani 1996), weil das Phänomen erst so spät auftritt.
- D = Belastung über den Creepbereich hinaus führt zur Traumatisierung des Gewebes.

Strukturspezifische Behandlung verminderter Beweglichkeit

Gelenkbedingte Ursache

Gelenkbedingte Bewegungseinschränkungen lassen sich mithilfe der Manuellen Therapie verbessern.

In jedem Gelenk muss ein Gelenkspiel (Joint play) vorhanden sein. Dieses ermöglicht die passive geradlinige Verschiebbarkeit des einen bei fixiertem anderen Gelenkpartner entlang einer der Gelenkachsen ohne Winkelveränderung im Gelenk.

Bei gestörter Rollgleitbewegung ist das Gelenkspiel eingeschränkt. Das Endgefühl beim Prüfen der Bewegung tritt vorzeitig als fest-harter, bei Verklebungen im Bereich der Kapsel als fester Stopp auf. Damit sind der gleichmäßige Abstand und die Haftung zwischen den Gelenkpartnern nicht mehr gewährleistet. Auf einer Seite findet eine vermehrte Kompression, auf der anderen ein Ausein-

2 Leitsymptome in der Orthopädie

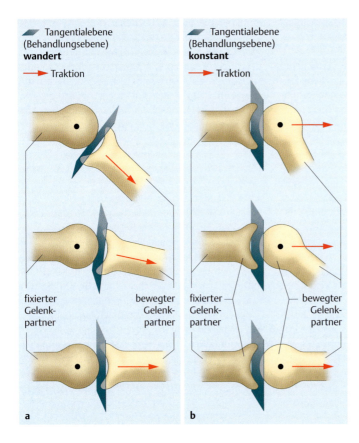

Abb. 2.33a–b Unterschiedliches Verhalten der Behandlungsebene. **a** Bei Konkavität des bewegten Gelenkpartners. **b** Bei Konvexität des bewegten Gelenkpartners.

anderklaffen statt. Die Folge ist eine Dezentrierung mit Verlagerung der Bewegungsachse.

> Ziel der Mobilisation durch Traktion, Kompression und Gleiten ist die Wiederherstellung des Gelenkspiels.

Gelenktraktion zur Verbesserung der Kapselelastizität
Bei der Gelenktraktion werden die Gelenkpartner voneinander entfernt, sodass eine Druckentlastung erfolgt. Sobald die Propriozeptoren des Gelenks dies registrieren, werden Nozizeptorenaktivität und Muskeltonus reduziert.

Die Traktion erfolgt senkrecht zur Behandlungsebene, die am konkaven Gelenkpartner haftet. Ist der konkave Partner Punctum fixum, bleibt die Traktionsrichtung in jeder Winkelstellung des Gelenks dieselbe. Da die Behandlungsebene bei mobilem konkaven Partner wandert, muss die Traktionsrichtung entsprechend angepasst werden (**Abb. 2.33a–b**).

3 Traktionsstufen (Abb. 2.34)
- *Lösen:*
  - Der Griff der Therapeutin hebt die Adhäsionsspannung des Gelenks auf.
  - Diese Stufe wird auch bei der Gleitmobilisation angewendet.

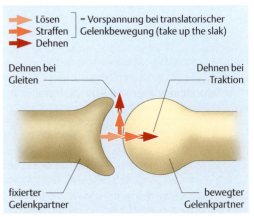

Abb. 2.34 3 Behandlungsstufen der Traktion und des Gleitens.

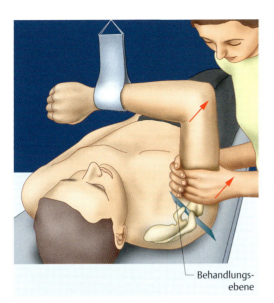

Abb. 2.35 *Traktion des Glenohumeralgelenks.*

- **Straffen:**
  - Die Gelenkkapsel entfaltet sich und der Slack wird herausgenommen.
  - Der Bewegungsspielraum ist hier am größten.
  - Die Traktionsstufe wird als 1. Gewebewiderstand wahrgenommen (Matrixbelastungsbereich).
- **Dehnen:**
  - Es erfolgt ein Dehnungsreiz auf die kollagenen Fasern der Kapsel, wobei jedoch keine Gegenspannung der Muskulatur entstehen darf.
  - Das Ende der Traktionsstufe wird als 2. Gewebewiderstand wahrgenommen.
  - Darüber hinaus kommt es zur Gegenspannung der Muskulatur (Kollagenbelastungsbereich).

Schon die 1. und 2. Traktionsstufe führen zur Schmerzlinderung und Resorptionsförderung eines Kapselergusses. Dabei befindet sich das Gelenk in der aktuellen Ruhestellung (Kap. 2.1.2). Bewegungserweiternd wird in Stufe 3 in der Behandlungsstellung (momentanes aktives schmerzfreies Bewegungsende) des Gelenks gearbeitet.

Zu Behandlungsdauer und Pausenintervallen bei der Mobilisation von kollagenem Bindegewebe gibt es keine wissenschaftlichen Untersuchungen. Carano und Siciliani (1996) übten die Dehnung auf die Zelle 3 Minuten lang aus (van den Berg 1999). In der Praxis lässt sich die Dehnung häufig nicht über mehrere Minuten halten, ohne dass der Patient ein Unwohlsein verspürt und Gegenspannung aufbaut. In diesem Fall wird das Gewebe kurz entspannt und eine Phase mit Bewegung im schmerzfreien Bereich eingeschaltet. Dadurch bleibt die Stoffwechselsituation optimal. Die Bewegung wird langsam und am Ende gehalten durchgeführt. Als Richtwert gilt eine Dauer von etwa 10 Sekunden.

Eine intermittierende Traktion bewirkt eine Resorptionsförderung im Gelenk. Der Wechsel aus Druck und Zug wirkt stimulierend auf die Synovia. Durch die Stoffwechselanregung im kollagenen Bindegewebe baut sich die Matrix auf.

> Das Arbeiten in allen 3 Traktionsstufen erfolgt ohne großen Krafteinsatz und ohne Schmerzprovokation (**Abb. 2.35**).

Intermittierende Kompression (Abb. 2.36, Abb. 2.37)
Ziele der intermittierenden Kompression sind die Verbesserung der Knorpelernährung und die Vorbereitung auf Belastung. Vor einer Gleitmobilisation (Verbesserung der Rollgleitbewegung) wird die Belastbarkeit des Gelenkknorpels erhöht, um die Syntheseaktivität der Knorpelzellen zu verstärken.

Durch Gleitmobilisationen und den dadurch erzeugten Druck auf die Gelenkflächen entfernen sich die in der Synovialflüssigkeit vorhandenen Hyaluronsäuremoleküle voneinander. Auf diese Weise reduziert sich die Viskosität der Synovialflüssigkeit, und der Schmierungseffekt wird optimiert.

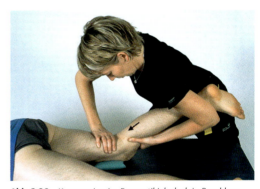

Abb. 2.36 *Kompression im Femurotibialgelenk in Bauchlage.*

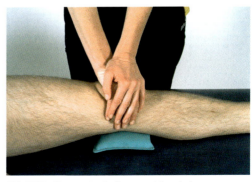

Abb. 2.37 *Kompression im Femuropatellargelenk.*

Unter physiologischen Bedingungen laufen die Gleitbewegungen unter leichtem Druck leichter und mit weniger Widerstand ab als ohne oder mit weniger Druck.

Der Therapiereiz stimuliert die Syntheseaktivität der Zellen infolge der mechanischen Verformung der Zelle bzw. der Zellmembran und der Steigerung der piezoelektrischen Aktivität im Gelenkknorpel. Außerdem fördert die wechselnde Belastung des Gelenkknorpels die Ernährung des Gewebes. Zusätzlich zur Stimulation des Gelenkknorpels bewirkt der Reiz auch eine gesteigerte Knochensynthese der Osteoblasten und Mineralisierung des subchondralen Knochens. Die Aktivität der Osteoklasten in diesem Bereich sinkt.

Die Kompression erfolgt senkrecht zur Behandlungsebene. Als Richtwert wird die Hälfte der Kraft benutzt, die bei der Untersuchung in diesem Winkelbereich des Gelenks Schmerzen bei der Kompression auslöste. Bestehen keine Schmerzen, können die Intensität erhöht und das Gelenk zunehmend zusätzlich mit dem Körpergewicht belastet werden.

Gleitmobilisation des Gelenks (Abb. 2.38a–b)
Das Gleiten ist die wichtigste Komponente der Gelenkbeweglichkeit. Die Gleitmobilisation arbeitet mit kleinen geradlinigen Parallelverschiebungen (translatorisches Gleiten). Bei den angulären (winkelverändernden) aktiven und passiven Bewegungen findet eine Kombination aus Rollen und Gleiten statt, da ein Gelenk nur so zentriert bleiben kann. Für die Mobilisation wird die Gleitkomponente herausgegriffen.

Der Griff der Therapeutin reduziert die Haftung der Gelenkflächen senkrecht zur Behandlungsebene (Traktionsstufe 1). Anschließend erfolgt die Mobilisation parallel zur Gelenkfläche (Behandlungs-

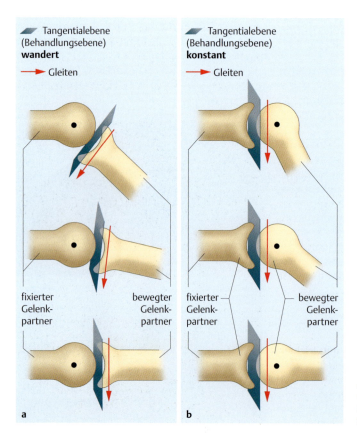

Abb. 2.38a–b Gleitmobilisation. **a** Gleichsinnige Gleitrichtung bei konkavem Gelenkpartner. **b** Gegensinnige Gleitrichtung bei konvexem Gelenkpartner.

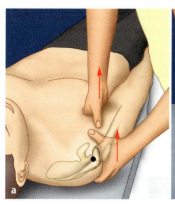
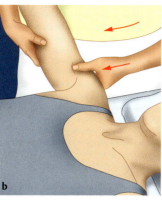

Abb. 2.39a–b Verbesserung der Abduktion im Glenohumeralgelenk in der aktuellen Behandlungsstellung.

ebene). Die Gleitbewegung hängt von der Form der Gelenkfläche ab und ist nicht immer geradlinig (kann auch kreisbogig erforderlich sein):
- Mobile konvexe Gelenkpartner: Gleitrichtung ist gegensinnig zur Knochenbewegung im Raum.
- Mobile konkave Gelenkpartner: Gleitrichtung ist gleichsinnig mit der Knochenbewegung im Raum und erfolgt parallel zur Behandlungsebene.

> Das Gleiten erfolgt in der Behandlungsstellung und umfasst die 3 Stufen Lösen, Straffen und Dehnen.

Beispiel: Verbesserung der Abduktion im Glenohumeralgelenk (Abb. 2.39a–b)
Eine Verbesserung der Abduktion lässt sich durch die Gleitmobilisation des Humeruskopfes nach kaudal erreichen. Die Knochenlängsachse im Raum wandert nach kranial-lateral, der Humeruskopf gleitet gegenüber der Glenohumeralpfanne nach kaudal.

> Fehlt diese Gleitkomponente im Glenohumeralgelenk, rollt der Humeruskopf bei der Abduktion nur nach kranial. Die Folge ist eine Enge im subakromialen Raum, das Tuberculum majus stößt unter das Akromion und behindert die Abduktion.

Gleiten unter Kompression (Abb. 2.40)
Bei einigen Ursachen kann Gleiten mit leichter Kompression sinnvoll sein, wie z.B. durch Lipidbrücken (Fettbrücken) verursachte Bewegungseinschränkungen. Die Kompression zerstört die Lipidbrücken.
Beispiel: Im Kniegelenk können sich bei einer Ruhigstellung von mehr als 1 Woche im Gleitlager zwischen Menisken und Tibia Lipidbrücken bilden, die die Flexion und Extension einschränken. Die Flexion lässt sich durch Gleiten der Tibia gegen den Femur nach dorsal mit leichter Kompression verbessern. Dabei ist auf senkrechtes Einwirken zur Behandlungsebene zu achten.
Auch Knorpelernährungsstörungen (z.B. Chondromalazie) benötigen Bildungsreize durch Druck und Zug, die durch Gleiten unter leichter Kompression ausgelöst werden können. Der Knorpel hat die Funktion, Druckkräfte aufzufangen und zu übertragen. Erhält er keine Druckreize mehr, baut er sich ab. Bekommt er dagegen zu viele Druckreize (z.B. bei der Verteilung von hohen Druckkräften auf eine extrem kleine Fläche), zerstört dies den Knor-

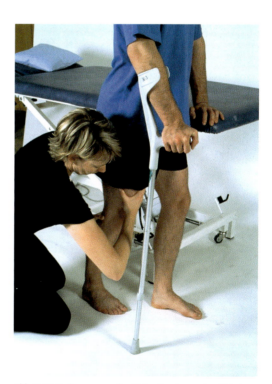

Abb. 2.40 Verbesserung der Knieextension unter Belastung durch Gleiten des Femur nach dorsal.

pel. Bei verlagerten Bewegungsachsen in einem Gelenk kann eine unausgewogene Knorpelbelastung die Folge sein.

Ein Gelenk muss bei angulären Bewegungen ein freies Roll- und Gleitverhalten aufweisen. Meistens finden in den Gelenken die Bewegungen unter voller Belastung durch das Körpergewicht statt. Daher ist es sinnvoll, Gleitmobilisationen auch unter Kompression durchzuführen. Bei Patienten mit Bewegungseinschränkungen ist damit anfangs jedoch sehr vorsichtig umzugehen, da die Ursache für die Bewegungseinschränkung häufig eine Ruhigstellung ist, die die Belastbarkeit des Knorpels deutlich reduziert. In diesem Fall darf nicht zu früh und zu kräftig Gleitmobilisation mit Kompression kombiniert werden, da es sonst zur Schädigung der Knorpelflächen kommen kann. Allerdings sollte ein Gelenk am Ende der Rehabilitation in der Lage sein, translatorische und anguläre Bewegungen unter Kompression zu bewältigen.

Bei einer aktiven Bewegung sind die Muskeln gemeinsam mit der Kapsel-Band-Führung für das Gleiten der Gelenkpartner verantwortlich. Daher überwiegt bei einer passiven Bewegung die Rollbewegung. Die Führung der Gleitfunktion müssen die Muskeln bei einem hypomobilen Gelenk jedoch erst wieder lernen.

> *Die Muskeln, die die entsprechende Gleitrichtung führen, müssen nach der rein passiven Mobilisation durch Traktion oder Gleiten stimuliert werden.*

Fallbeispiel: Abduktion im Glenohumeralgelenk
- Nach dem passiven Gleiten nach kaudal werden die Muskeln aktiviert, die das Kaudalgleiten führen. Diese Aufgabe übernehmen der M. infraspinatus, der M. teres minor und die kaudalen Anteile des M. subscapularis.
- Der Patient erhält in der Behandlungsstellung einen taktilen Reiz in der Achselhöhle und soll sich mental eine Drehpunktverschiebung nach kaudal vorstellen. Als Vorstellungshilfe kann z.B. eine Kugel in der Achselhöhle dienen, die er in Richtung Füße rollen soll. Dabei darf keine sichtbare Depression der Skapula entstehen.
- Die Therapeutin kann die Bewegung des Humeruskopfes taktil in der Achselhöhle überprüfen.
- Nach einer gewissen Lernphase eignet sich diese Übung auch als Hausaufgabe, da sie sich im Sitzen mit auf einem Tisch abgelegtem Armgewicht ohne großen Aufwand durchführen lässt.
- Eine Stabilisation des neu erreichten Bewegungsausmaßes beendet immer die Erweiterung!
- Am Anfang muss mit ganz kurzen Hebeln gearbeitet werden. Nach der Erweiterung im Glenohumeralgelenk können Widerstände direkt am Humeruskopf die direkte gelenkumgebende Muskulatur stimulieren. Erst wenn hier eine gute Aktivierung möglich ist, wird der Hebel verlängert.
- Am Bewegungsende wird immer erst statisch mit einem Wechsel zwischen Agonisten- und Antagonistenaktivität gearbeitet.
- Zum Schluss werden die Agonisten aktiviert, damit das neue Bewegungsausmaß wahrgenommen wird.
- Eine zusätzliche Approximation (axiale Stauchung ins Gelenk) kann die stabilisierende Aktivität der Muskeln durch Stimulierung der Gelenkrezeptoren unterstützen.

Ist über die Gleitmobilisation gemäß der Konvex-Konkav-Regel kein weiterer Weggewinn zu erreichen, muss versucht werden, die Gleitbewegung in eine andere Richtung durchzuführen. Manchmal ist die Mobilisation genau in die entgegengesetzte Richtung sinnvoller. Die Ursache ist dann häufig eine Dezentrierung.

Beispiel: Die Extension im Schultergelenk erfordert ein Ventralgleiten des Humeruskopfes. Sehr häufig hängt der Humeruskopf infolge einer Dezentrierung schon ventral und setzt damit die ventrale Kapsel unter Spannung. Daher ist hier die Verbesserung des Dorsalgleitens sinnvoller.

Anguläre Bewegung kombiniert mit Gleitmobilisation
In Kombination mit den verschiedenen Gleitmobilisationen sind endgradige anguläre Mobilisationen erforderlich. Besonders bei pathologischen Verbindungen innerhalb der Kapselfalten lässt sich nur so die Mobilität verbessern. Dabei muss manchmal akzeptiert werden, dass auch mal ein übermäßiges Rollen im Gelenk stattfindet. Ein gelenknaher, zentrierender Griff der Therapeutin während der Bewegungsdurchführung und die Bewegung mit teilweise abgegebenen Gewichten kann die Fehlbelastung reduzieren.

> *Translatorische Bewegungen eignen sich nicht als Eigenübungen. Da eine strukturelle Bewegungseinschränkung nur durch regelmäßige endgradige Belastung beeinflusst werden kann, müssen die Patienten täglich üben und sind dabei auf anguläre Bewegungen angewiesen.*

Die Übungen sollten mühelos in den Alltag integriert werden können. Häufiges Üben mit geringerer Wiederholungszahl ist besser als seltenes und extrem intensives Training.

2.2 Leitsymptom veränderte Bewegungen – verminderte Beweglichkeit

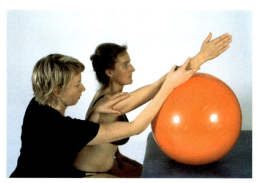

Abb. 2.41 Verbesserung der Flexion im Schultergelenk durch Vorneigung der Körperlängsachse. Die Therapeutin unterstützt taktil die Gleitbewegung des Humeruskopfes. Das Armgewicht kann durch einen Pezziball unterstützt werden.

Fallbeispiel: Verbesserung der Flexion im Schultergelenk (Abb. 2.41)
- Der Patient bewegt einen Arm mithilfe des anderen im Sitzen am Tisch durch Vorneigung der Körperlängsachse in seiner momentan endgradigen Flexion.
- Die Therapeutin unterstützt das Gleiten des Humeruskopfes nach dorsal-kaudal durch einen gelenknahen fazilitierenden Griff.

Widerlagernde Mobilisation kombiniert mit Gleitmobilisation
Diese Kombination aus Gleiten und widerlagernder Mobilisation ist nicht an allen Gelenken möglich. Die Therapeutin bewegt aktiv oder passiv das Gelenk von beiden Hebelarmen aus, wobei sich der Drehpunkt im Raum verändert. Eine Hand der Therapeutin hat Kontakt zum Gelenkpartner und unterstützt die Gleitbewegung.

Fallbeispiel: Erweiterung der Abduktion im Glenohumeralgelenk durch widerlagernde Mobilisation kombiniert mit Kaudalgleiten (Abb. 2.42a–b)
- Der Patient liegt in Seitenlage.
- Eine Hand der Therapeutin befindet sich am Angulus inferior der Skapula und unterstützt dort die Schwenkbewegung des Angulus nach medial kaudal.
- Die andere Hand übernimmt das Armgewicht und liegt von kranial am Humeruskopf.
- Während der Arm von beiden Hebeln in die Abduktion bewegt wird, unterstützt die Hand am Humerus das Kaudalgleiten.

Bei der widerlagernden Mobilisation lernt der Patient, seine Bewegungstoleranzen ohne Ausweichbewegungen im Sinne einer weiterlaufenden Bewegung auszuschöpfen. Dadurch wird das differenzierte Bewegen gefördert.
Diese Kombination bietet sich auch im Anschluss an die rein passiven Gelenktechniken an.

Weichteilbedingte Ursache

Verklebungen des Schleimbeutels
- Akute Schleimbeutelentzündungen verursachen durch die starken Schmerzen verminderte Beweglichkeit und werden mit Gelenktraktion und Gleitmobilisation behandelt.
- Zunächst wird schmerzlindernd in der aktuellen Ruhestellung mit Entlastung des Gelenks gearbeitet.
- Die Mobilisation erfolgt erst nach der akuten Entzündungsphase.

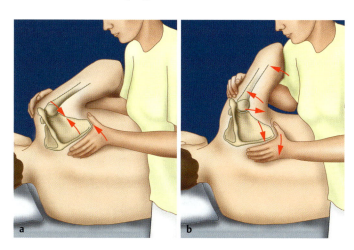

Abb. 2.42a–b Erweiterung der Abduktion im Glenohumeralgelenk: widerlagernde Mobilisation kombiniert mit Kaudalgleiten des Humeruskopfes.

Verklebungen im Bereich der Faszien:
- Faszien sind bindegewebige Hüllen, die überall im Körper vorkommen und Organe sowie Muskeln umhüllen.
- Eine große Körperfaszie trennt die Subkutis von der Muskulatur.

Narbenmassage
Narben können Verklebungen verursachen. Eine Narbenmassage sofort nach dem Fädenziehen beugt Verklebungen vor. Dabei hakt die Therapeutin mit den Fingerkuppen die Haut flächig seitlich der Narbe an, die Finger verschieben mit Tiefenkontakt das Gewebe in Richtung Narbe. Die Patienten müssen die Narbenmassage täglich selbstständig durchführen.

Bindegewebsmassage
Im Bereich von Gelenken mit veränderter Beweglichkeit finden sich Hautzonen mit verminderter Abheb- und Verschiebbarkeit (z.B. Kibler-Falte im Bereich der Wirbelsäule). Bindegewebsmassagen können sowohl das vegetative Nervensystem als auch innere Organe beeinflussen:
- Die flächigen Techniken reduzieren die Spannung im Gewebe und verbessern die Verschiebbarkeit.
- Die Faszientechnik zum Anhaken der Muskelränder beeinflusst die Muskelfaszien.
- Die Unterhauttechnik verbessert die Verschiebbarkeit zwischen Subkutis und Körperfaszie.
- Die Hauttechnik wirkt im Bereich Kutis gegen Subkutis.

Klassische Massage
- Hautrollungen;
- Weiche Zirkelungen;
- Hautreizgriffe (z.B. Packegriffe, Walkungen und Knetungen).

Mobilitätsverluste im Bereich von Nerven

Bewegungseinschränkungen im Nervensystem gehen häufig mit einem Reizzustand am Nerv einher, der z.B. durch täglich häufig wiederholte Zugbelastungen bei Alltagsbewegungen hervorgerufen wird. Sehr häufig kommt zu einer strukturellen eine reflektorische Bewegungseinschränkung aufgrund eines Reizzustandes hinzu. In diesem Fall gelten die Prinzipien der Behandlung einer reflektorischen Bewegungseinschränkung. Dominiert die strukturelle Bewegungseinschränkung, kann die Intensität der Mobilisation gesteigert werden.

Das periphere und zentrale Nervensystem bilden eine Einheit, die als Gewebetrakt miteinander verbunden ist. Das bedeutet, Mobilitätsverluste machen sich nicht nur lokal bemerkbar. Das Nervengewebe muss sich bei allen Bewegungen mechanisch anpassen und erfährt enorme Längenveränderungen. Da diese Dehnfähigkeit physiologische Grenzen hat, sind einige Bewegungskombinationen nicht möglich.

Beispiel: Im Sitzen mit maximal flektierter Wirbelsäule und Dorsalextension des Fußes kann das Kniegelenk nur bei Extension der HWS maximal extendiert werden. Die Extension der HWS nähert die Strukturen des Spinalkanals so weit an, dass sie im Bereich der peripheren Nervenstrukturen wieder Kapazitäten für die Längenveränderungen freigeben.

Exakte Kenntnisse der Anatomie und Physiologie des Nervensystems sowie des Verlaufs der Nervenstränge sind Voraussetzung, um im Nervensystem mobilisierend arbeiten zu können. Die Mobilität des Nervensystems wird extraneural (zwischen Nerv und Umgebung) durch Schwellungen in der Umgebung (z.B. Ödeme, Narben, Osteophyten), intraneural (zwischen Nerv und Nervenscheide) durch Blutungen, chemische Vorgänge, Ödeme und pathologische Verklebungen (z.B. lange Ruhigstellung) behindert.

Die Mobilisation kann direkt am Nerv in den Bewegungsmustern der Spannungstests stattfinden. Indirekt erfolgt sie ständig bei allen Gelenkbewegungen. Eine Korrektur der Haltung und das Verändern des Bewegungsverhaltens beseitigt die Ursachen, die zu einer vermehrten Spannung der Nerven beigetragen haben (Kap. 3, *Prinzipien und Beispiele zur Verbesserung der neuralen Beweglichkeit*).

Muskuläre Ursache

Die Differenzierung zwischen einer *reflektorischen* und einer *strukturellen Muskelverkürzung* erfolgt anhand der Bewegungsprüfungen.

Reflektorische Muskelverkürzung
- Sie ist reversibel, da noch keine strukturellen Veränderungen stattgefunden haben.
- Das Endgefühl ist eher fest-elastisch.
- Die betroffenen Muskeln lassen sich sehr gut mit Entspannungstechniken (z.B. postisometrische Relaxation) behandeln.
- Sowohl statische als auch dynamische Kontraktionen steigern die Erregung in den Gamma-Fasern und dem Reflexbogen der spinalen Eigensysteme.

2.2 Leitsymptom veränderte Bewegungen – verminderte Beweglichkeit

- In der Praxis verringert sich unter Umständen nach einer isometrischen Kontraktion der Dehnungswiderstands, was sich im Wesentlichen durch einen kortikalen Lernprozess begründet. Dem Muskel wird die zusätzliche Anspannung bewusst, sodass er sie anschließend willentlich besser beeinflussen kann (Brokmeier 2001).

Strukturelle Muskelverkürzung
- Hier werden reversible und irreversible Muskelverkürzungen unterschieden.
- Innerhalb des Muskels ist es zu strukturellen Umbauprozessen gekommen.
- Das Endgefühl ist fest (bei echten Kontrakturen irreversibel).
- Reversible strukturelle Verkürzungen werden mit lang anhaltenden Dauer- (ca. 10–20 Minuten über den Tag verteilt) und tiefen Querdehnungen behandelt, wobei die Einzeldehnung etwa 2–3 Minuten gehalten wird.
- Die Dehntechnik setzt Kollagenase aus den Fibroblasten frei, das in der Lage ist, die Kollagenstruktur aufzubrechen und dadurch pathologische Cross links abzubauen.
- Zusätzlich werden in der bereits vorhandenen Kollagenstruktur mehr Kollagenmoleküle eingebaut, sodass sich das Bindegewebe ebenfalls verlängert (van den Berg 2001).

> *Vor der Dehnung von Muskeln muss das Joint play der Gelenke geprüft werden! Ein verkürzter Muskel darf nicht über ein hypomobiles und/oder schmerzhaftes Gelenk längs gedehnt werden. In diesem Fall wird zuerst das Gelenk behandelt und der Muskel nur quer gedehnt.*
> *Vor der Dehnung muss der Muskel z.B. mit Kontraktionen gegen leichten Widerstand oder Bewegung im schmerzfreien Bereich aufgewärmt werden!*
> *Zweigelenkige Muskeln werden immer über das stabilere und/oder schmerzfreie Gelenk gedehnt.*
> *Nach der Dehnung muss der abgeschwächte Antagonist stimuliert werden!*

Behandlung dehnungsempfindlicher Muskeln (reflektorische Muskelverkürzungen/Tonuserhöhungen)

Entspannungstechniken

Postisometrische Relaxation (PIR)
- Einstellung des Gelenks am Bewegungsende, die Gewichte der Körperabschnitte übernimmt die Therapeutin.
- Der zu dehnende Muskel wird 8–10 Sekunden lang statisch aktiviert.

> *Die Instruktion der Therapeutin darf keinen Bewegungsimpuls auslösen (Halten Sie den Unterschenkel am Ort, auch wenn ich einen leichten Gegendruck ausübe!).*

- Eine geringe Kraft reicht aus; über die Bewusstseinsebene kommt es nach der Anspannung zu einer bewussten Entspannung. Die Verbindung zwischen Anspannung mit dem Einatmen sowie Entspannung mit dem Ausatmen unterstützt den Vorgang zusätzlich.
- In der Entspannungsphase bewegt die Therapeutin das Gelenk in die erweiterte Richtung, bei Schmerzen erfolgt die Bewegung aktiv durch den Patienten. Die Antagonistenhemmung beim aktiven Bewegen bringt zusätzliche Entspannung. Dieser Vorgang wird mehrmals wiederholt, solange ein Weggewinn möglich ist.
- Am Ende werden die abgeschwächten Antagonisten stimuliert.

> *Die postisometrische Relaxation ist auch sehr gut mit einer Gleitmobilisation kombinierbar, die die Therapeutin in der Entspannungsphase des Muskels durchführt.*

Antagonistenhemmung (reziproke Hemmung)
Der Antagonist des zu dehnenden Muskels bewegt sich gegen einen dosierten Widerstand der Therapeutin exzentrisch und konzentrisch über die gesamte Bewegungsbahn. Ist der Antagonist für die dynamische Arbeit zu schwach, kann er statisch aktiviert werden. Anschließend wird der Muskel in die Dehnstellung gebracht.

Vorteile:
- Der zu dehnende Muskel wird nicht durch statische Aktivität belastet.
- Die exzentrische Muskelarbeit stimuliert alle Muskelspindeln des Antagonisten und macht die Antagonistenhemmung effektiver.
- Das erweiterte Bewegungsmuster wird gleich vom Körper wahrgenommen und der geschwächte Antagonist gut stimuliert.

Beispiel: Erweiterung der Dorsalextension des Fußes durch Antagonistenhemmung
Die Therapeutin gibt am Fußrücken einen dosierten Widerstand für die konzentrische und exzentrische Arbeit der Dorsalextensoren. Nach mehreren Wiederholungen bringt sie den Fuß in die maximale Dorsalextension und hält die Dehnstellung.

Kombination von Längs- und Querdehnungen
- Das Gelenk entsprechend dem Faserverlauf des Muskels in die Endstellung (sie muss schmerzfrei sein!) bewegen.
- Die bereits gedehnte Muskulatur quer zum Faserverlauf greifen und verschieben.
- Die Dehnung ca. 10 Sekunden halten (günstig bei schmerzhaften Bewegungseinschränkungen und gelenkbedingten Bewegungseinschränkungen).

Erfolgt die Querdehnung auch während des Bewegens in die Endstellung, handelt es sich um eine Quermassage kombiniert mit Längsdehnung.

Funktionsmassage nach Evjenth

Während der dehnenden Bewegung wird der Muskel mit dem Handballen gegen den Knochen gepresst und längs im Faserverlauf nach proximal geschoben.

Wird die Bewegung durch einen persistierenden oder reaktiven Hypertonus gestört, muss der Tonus gesenkt werden. Muskeln, die im Alltag dauerhaft Gewichte von Körperabschnitten gegen die Schwerkraft halten müssen (Fall verhindernde Aktivität), weisen häufig einen persistierenden Hypertonus auf.

- Das Bewegen mit abgegebenen Gewichten bewirkt eine gute Durchblutung in der Muskulatur und senkt den Tonus.
  Beispiele:
  – Widerlagerndes Bewegen des Schultergelenks in Abduktion im Schlingentisch senkt den Tonus im Bereich der Schulter-Nacken-Muskulatur.
  – Die Schulter-Nacken-Muskulatur muss bei einer großen Brustkorbbreite mit schmalem Schultergürtel dauerhaft Fall verhindernd arbeiten, da die Armgewichte nicht vollständig abgegeben werden können.
  – Hubfreies Bewegen: Zur Entspannung der Knieflexoren wird das Kniegelenk in Seitenlage in Knieextension mit hoher Wiederholungszahl und zügigem Tempo bewegt. Die Unterlagerung mit einem Tuch reduziert dabei den Reibungswiderstand.
- Weichteiltechniken:
  – Quermassage;
  – Griffe aus der klassischen Massage, wie z.B. Knetungen und Walkungen sowie vorbereitend eine Wärmeanwendung

Verringerung des Bewegungswiderstands – Verbesserung der Bewegungsqualität

Hypertonus der Muskulatur kann den Widerstand während der Bewegung erhöhen. Möglichst häufiges und endgradiges Bewegen fördert die Flüssigkeitsbindung im Gewebe, entspannt hypertone Muskeln und fördert die Gleitfähigkeit der verschiedenen Gewebeschichten zueinander.

Die aktiven endgradigen Bewegungen werden als regelmäßiges Heimübungsprogramm in den Alltag integriert. Nur so wird die Bewegung wieder dauerhaft nutzbar und unbewusst bei Alltagsaktivitäten eingesetzt. Diese Bewegungen müssen schon in der Therapie aktiv erarbeitet und ohne Mithilfe der Therapeutin durchgeführt werden.

Das Erlernen der funktionellen Bewegungsabläufe benötigt viele Wiederholungen. Da der Körper Bewegungen gegen Widerstand über einen langen Zeitraum kaum genutzt hat, besitzen die Patienten in der Regel wenig Bewegungsgefühl. Daher weichen sie allzu leicht auf hypermobile Körperabschnitte aus.

Zur Ausnutzung der gesamten Bewegung sind z. B. widerlagernde Bewegungen günstig, da die Bewegung beider Hebelarme vorzeitig weiterlaufende Bewegungen unterbindet.

Das eigentliche Ziel des Übungsprogramms ist nicht die Verringerung des Bewegungswiderstands, sondern die homogene Nutzung des Bewegungssystems im Alltag. Daneben muss auch die Stabilität des funktionell hypermobilen Bewegungsabschnitts verbessert werden (Kap. 2.3).

Die Entspannung der Muskulatur wird durch einen gezielten Aufbau der Zugspannung erreicht. Dabei entfernen sich Ursprung und Ansatz der Muskulatur voneinander, bis ein leichtes Zuggefühl im Muskel entsteht (viel weniger als bei der strukturellen Verlängerung!), d.h. es wird in die Einschränkung hinein bewegt. Dies zieht die Aktin- und Myosinfilamente auseinander und stellt die Ruhelänge des Muskels wieder her.

Der Zug darf nur so leicht sein, dass keine Gegenspannung auftritt.
Die Bewegung darf nur langsam durchgeführt werden. Es werden Ausgangsstellungen gewählt, in denen der Muskel keine Haltearbeit leisten muss.

Behandlung struktureller reversibler Muskelverkürzungen

Dauerdehnungen durch Dehnlagerungen
Die Dehnlagen muss der Patient täglich ca. 20 Minuten einnehmen. Dazu ist eine entsprechende Instruktion notwendig, damit die Gewichte der Körperabschnitte bei den Lagerungen keine Fall verhindernden Aktivitäten auslösen.
Beispiel: Strukturelle Verkürzung der Hüftadduktoren (Abb. 2.43)

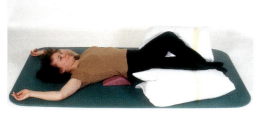

Abb. 2.43 Strukturelle Verkürzung der Hüftadduktoren.

Der Patient lässt in Rückenlage die angestellten Beine in Abduktion fallen. Dabei wird der Abstand der Oberschenkel zur Unterlage mit Kissen unterlagert.

Tiefe Querdehnungen
Beispiel: Hüftadduktoren (Abb. 2.44)
- Das Bein in die Endstellung der Hüftabduktion lagern.
- Die Therapeutin greift mit dem Handballen den Muskelbauch der Hüftadduktoren und dehnt ihn quer zum Muskelspindelverlauf.

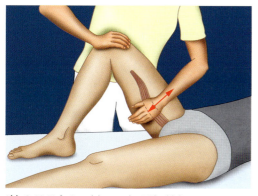

Abb. 2.44 Tiefe Querdehnung der Hüftadduktoren.

- Die Dehnung über einen längeren Zeitraum (bis zu 2 Minuten) halten.
- Der Gesamtzeitraum der Dehnung beträgt ca. 20 Minuten.

Beeinflussung psychosozialer Ursachen verminderter Beweglichkeit

Abbau der Bewegungsangst
- Informationen zur Wundheilung und Belastbarkeit der Körperstrukturen vermitteln (Kap. 2.1.1, *Aktives Bewegen*).
- Indirekter Behandlungseinstieg: Nicht gleich am betroffenen Körperabschnitt beginnen, sondern z.B. zuerst über Irradiation arbeiten.

Beispiel: Nach einer Knieoperation die Muskeln am Bein auf die kommende Aktivität durch Erarbeiten der Stützpattern an den Armen aus der PNF vorbereiten oder gangtypisch über das andere Bein arbeiten.

- Positiver Einstieg: Dem Patienten zeigen was er kann, z.B. durch alltagsnahe Funktionen.

Beispiel: Auch über Irradiation wird ein positiver Einstieg erreicht. Außerdem muss der Patient verstehen, wofür er die Beweglichkeit verbessern muss. Hier ist der Bezug zu Alltagsbewegungen wichtig. So ist das Erarbeiten der Hüftflexion und Knieflexion vor einer Treppenstufe stehend meist sinnvoller als in Rückenlage. Allmählich wird die Höhe der Stufe gesteigert. Körperbezogene Mobilisationstechniken fokussieren die Aufmerksamkeit eher auf die gestörte Funktion, während Alltagsfunktionen davon ablenken.

> *Bei Patienten mit Bewegungsangst müssen aktive Techniken in der Therapie überwiegen. Durch ein gezieltes Heimprogramm lernen sie, die Bewegungen in den Alltag zu integrieren.*
>
> *Die aktiven Coping-Strategien von Schmerzpatienten werden auch bei Bewegungsangst angewendet (Kap. 2.1.2).*
>
> *Familienangehörige werden aktiv in die Therapie mit einbezogen, wenn sie die Selbstständigkeit und den Einsatz vorhandener Funktionen im Alltag beeinträchtigen.*

Zusammenfassung: Physiotherapeutische Behandlung bei Patienten mit dem Leitsymptom verminderte Beweglichkeit

- Zur Verbesserung der Beweglichkeit erfordern reflektorische und strukturelle Ursachen der einzelnen Körperstrukturen unterschiedliche Behandlungsansätze. Reflektorische Bewegungseinschränkungen werden sehr stark durch Bewegungsangst der Patienten aufrechterhalten. Sie dominieren nach einer akuten Verletzung oder Operation. Da die Körperstrukturen noch keine strukturellen Veränderungen aufweisen, können reflektorische Einschränkungen schneller beeinflusst werden als strukturelle.
- Im Vordergrund stehen Maßnahmen, die den lokalen Stoffwechsel im Gewebe fördern und damit die Wundheilung positiv beeinflussen:
  - Intermittierende Traktion und Kompression fördern die Ernährung von Kapsel und Knorpel;
  - Quermassage und Entspannungstechniken (z.B. PIR, reziproke Hemmung) senken die erhöhte Muskelspannung und reduzieren damit die Dehnungsempfindlichkeit des Muskels.
- Die Bewegungsreize werden im schmerzfreien oder schmerzarmen Bereich durchgeführt.
- Maßnahmen zur Dämpfung der Sympathikusaktivität reduzieren Schmerzen und Angst und fördern die Wundheilung.
- Mechanische Inputs im Bereich der BWS vor der spezifischen Mobilisation der verletzten Körperregion wirken sich tonussenkend aus und fördern die lokale Durchblutung (Kap. 2.1, *Areale* und *Passive Bewegung*).
- Informationen zur Wundheilung und momentanen Belastbarkeit der Körperstrukturen reduzieren Bewegungsangst und damit die Gefahr der Chronifizierung. Die Patienten müssen wissen, warum es wichtig ist, die Bewegung zu fördern.
- Möglichst schnell werden die Bewegungen in alltäglich Bewegungsabläufe integriert. Die motorische Ansteuerung erfolgt gezielter, wenn der Körper die Bewegung in bekannte Bewegungsmuster integrieren kann. Durch alltagsspezifische Bewegungsmuster wird das Gelenk mit verminderter Beweglichkeit in den polyartikulären Bewegungsablauf integriert. Dies fördert die Elastizität der mehrgelenkigen Körperstrukturen (z.B. Neuralstrukturen, mehrgelenkige Muskeln, Faszien).
- Strukturelle Veränderungen benötigen gewebespezifische Techniken zur Verbesserung der Elastizität. Dabei werden verschiedene Formen pathologischer Cross links beeinflusst. Die Form der Cross links hängt von der Dauer der Immobilisation ab. Eine Zwischenform zwischen reflektorischen und strukturellen Bewegungseinschränkungen sind die wasserlöslichen Cross links, die mit denselben Strategien wie die reflektorischen Bewegungseinschränkungen beeinflusst werden können. Senkung der sympathischen Reflexaktivität wird mit gleichzeitiger Bewegung im schmerzarmen Bereich leicht in den Gewebewiderstand hinein gekoppelt.
- Bei strukturellen Bewegungseinschränkungen wird die Bewegung durch den Abbau pathologischer Cross links (wasserunlöslich) durch das Lösen von Verklebungen der Kapsel oder zwischen Meniskus und Knorpelfläche und/oder durch die Normalisierung der Gleitfähigkeit zwischen den Gelenkflächen wiederhergestellt. Hier kommen manualtherapeutische spezifische Gelenktechniken zum Einsatz.
- Elastizitätsverluste der Gelenkkapsel werden durch Traktion und Gleitmobilisation in der Behandlungsstellung im Bereich der Traktionsstufe 3 (Dehnen) beeinflusst. Intermittierendes Dehnen der Fibroblasten führt zur Freisetzung von Kollagenase, das in der Lage ist, die Kollagenstruktur aufzubrechen und damit pathologische Cross links zu reduzieren. Als Richtwert für die Dauer des Modulationsreizes gelten ca. 10 Sekunden.
- Gleiten unter Kompression löst Verklebungen zwischen Meniskus und Knorpelfläche und bereitet das Gelenk auf die Rollgleitbewegung in der Alltagsfunktion vor.
- Kombiniert mit den verschiedenen Gelenktechniken werden endgradige anguläre Mobilisationen durchgeführt. Besonders bei pathologischen Verklebungen der Kapselfalten ist nur so eine verbesserte Mobilität zu erreichen. Ein fazilitierender Griff der Therapeutin am Gelenk kann die Zentrierung unterstützen.
- Translatorische manualtherapeutische Maßnahmen werden nicht als Eigenübungen durchgeführt. Da aber nur tägliches Bewegen im endgradigen Bereich strukturelle Ursachen beeinflusst, sind die Patienten auf Übungen angewiesen, die mühelos in den Alltag integriert werden können.
- Strukturelle Bewegungseinschränkungen mit Ursachen im Nervensystem werden durch spezifische Mobilisationstechniken beeinflusst. Bei chronischen strukturellen Bewegungseinschränkungen erfolgt die Verbesserung der Elastizität des neuralen Bindegewebes mithilfe von *Tensioners*. Die Be-

wegung des Nervs ohne Spannung fördert die Durchblutung (Sliders). Anschließend wird er allmählich über alle Drehpunkte, die er kreuzt, zunehmend unter Spannung gebracht (Kap. 3, *Prinzipien der neuralen Mobilisation*).
- Lang anhaltende Dauerdehnungen (10–20 Minuten über den Tag verteilt) beeinflussen strukturelle Muskelverkürzungen.
- Tiefe Querdehnungen fördern ebenfalls die Elastizität und Gleitfähigkeit der intramuskulären Bindegewebe.
- Dauerdehnungen bewirken die Freisetzung von Kollagenase aus den Fibroblasten, wodurch pathologische Cross links zerstört werden. Treffen sehr viele Längenreize auf die Muskelfaser, werden zusätzliche Sarkomere eingebaut, und die Fasern verlängern sich (Muskelverlängerung statt -dehnung).
- Das Ausnutzen aktiver Bewegungen über eine möglichst große Bewegungsbahn fördert den Abbau des Bewegungswiderstands und verbessert damit die Bewegungsqualität. Außerdem wird die Flüssigkeitsbindung im Gewebe gefördert. Hypertone Muskeln entspannen durch die bessere Durchblutung und die Gleitfähigkeit verschiedener Gewebeschichten zueinander wird gefördert (*Beachte:* Der Patient darf nicht in hypermobile Bewegungsareale ausweichen!). Günstig ist die Bewegung von beiden Hebelarmen durch widerlagerndes Bewegen.
- Bei allen Patienten sind psychosoziale Ursachen für verminderte Beweglichkeit zu berücksichtigen. Gezielte Informationen zur Wundheilung und Belastbarkeit der Körperstrukturen bauen Bewegungsangst ab.
- Außerdem muss der Patient Vertrauen zur Therapeutin entwickeln. Ein sicheres Auftreten und Informationen zum Ziel der Behandlung sowie die Einbindung des Patienten als aktiven Teilnehmer der Therapie fördern Selbstvertrauen und Sicherheit.
- Ein indirekter positiver Behandlungseinstieg reduziert ebenfalls die Angst vor Bewegung. Hier bieten sich mechanische Maßnahmen im sympathischen Versorgungsgebiet (z.B. BWS) oder PNF-Pattern zur Irradiation an.

2.3 Leitsymptom veränderte Bewegungen – vermehrte Beweglichkeit

Veränderungen der Bewegung durch vermehrte Beweglichkeit zeigen sich vor allem in der Bewegungsqualität. Die Bewegung wirkt unharmonisch, mit Phasen verschiedener Beschleunigung im Bewegungsablauf.

> *Nicht jede vergrößerte Bewegung ist pathologisch. Sie kann gezielt antrainiert und harmonisch wirken, wenn sie stabil und koordiniert durchgeführt wird.*

Die Stabilität der Bewegung eines Gelenkes hängt vom Verhältnis der bremsenden und beschleunigenden Kräfte ab, die auf die Körperstrukturen wirken bzw. von ihnen zur Bewegungsauslösung initiiert werden. Bei einem Ungleichgewicht entstehen Verschiebungen und Scherbelastungen, die Körperstrukturen dauerhaft schädigen können. Ein stabiler Bewegungsablauf schont die Strukturen (Muskeln, Gelenke, Bänder). Stabilität ist jedoch auf keinen Fall mit Steifheit und Starrheit zu verwechseln, sondern bedeutet ein kontrolliertes, an die anatomischen Anlagen des Gelenks angepasstes Bewegen. Stabiles Bewegen muss bestimmte Qualitätskriterien erfüllen und wird durch folgende 3 Systeme gewährleistet:
- Passives System: Knöcherne Gelenkpartner, Kapsel, Ligamente;
- Aktives System: Muskeln und Sehnen;
- Kontroll- und Steuerungssystem: Propriozeptoren in den einzelnen Körperstrukturen des aktiven und passiven Systems sowie peripheres und zentrales Nervensystem.

Passives System

Die anatomische Gelenkform beeinflusst die Stabilität eines Gelenks. Snijders und Vleeming (1993 u. 1997) beschreiben die passiven Stabilisierungskomponenten eines Gelenks mit dem Begriff *Formschluss* (**Abb. 2.45a**)*:* „Unter Formschluss ist eine stabile Situation mit eng artikulierenden Gelenkflächen zu verstehen, in der keine zusätzlichen Kräfte zur Aufrechterhaltung des Systemzustands erforderlich sind (Snijders u. Vleeming 1993 u. 1997)."

Das Ausmaß des Formschlusses eines Gelenkes hängt von der Form und räumlichen Anordnung der Gelenkflächen, dem Reibungskoeffizienten des Gelenkknorpels und der Anordnung sowie der Intaktheit der angrenzenden Bänder ab.

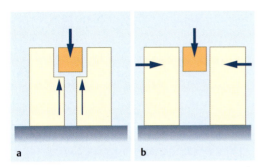

Abb. 2.45a–b Schematische Darstellung von Form- und Kraftschluss. **a** Formschluss. **b** Kraftschluss.

Beispiel: Das Hüftgelenk erhält einen großen Anteil seiner Stabilität durch den Formschluss.
Passive Strukturen entfalten ihre mechanische stabilisierende Wirkung am Bewegungsende einer Bewegung.
Beispiel: Im Bereich der LWS werden die Extension durch die Stellung der Facettengelenke, die Flexion durch die Spannungszunahme des Lig. supraspinale und Anulus fibrosus sowie die Rotation durch die Spannungszunahme des Anulus fibrosus begrenzt. Die Propriozeptoren in den Ligamenten (z.B. Lig. supraspinale) sind bei Spannungszunahme in der Lage, über einen Reflexbogen die stabilisierenden autochthonen Muskeln der entsprechenden Bewegungssegmente zu rekrutieren (Solomonow et al. 1998). Dafür sind optimale Spannungsverhältnisse der Ligamente Voraussetzung. Die Spannung des Lig. supraspinale wird durch die thorakolumbale Faszie beeinflusst, die wiederum von Muskeln (z. B. M. glutaeus maximus und M. latissimus dorsi) gespannt wird (Kap. 5.3.2, *Stabilisierendes System der Wirbelsäule, Innere und äußere Einheit*).
Das passive System wirkt mechanisch stabilisierend über Zunahme des Widerstands in der elastischen Zone. Auf diese Wirkung basieren die klassischen Instabilitätstests bei der Untersuchung.
Passive Strukturen haben wichtige propriozeptive Funktionen für die Stabilität eines Gelenks. Das Kontroll- und Steuerungssystem erhält viele Informationen aus dem passiven System und stellt das aktive System entsprechend ein. Die passiven Strukturen adaptieren sich auf nachlassende Möglichkeiten des aktiven Systems.

Beispiel: Bewegungssegmente in der LWS mit dauerhaft vermehrter Beweglichkeit versteifen allmählich durch zunehmende Osteophytenbildung.

> *Passive Strukturen sind also nicht wirklich „passiv", sondern besitzen Plastizität und Dynamik. Damit sind sie in der Lage, sich an verschiedene Bedingungen anzupassen.*

Aktives System

Das aktive System wird aus Sehnen und Muskeln gebildet und sorgt über Kraftschluss für Stabilität im Gelenk (**Abb. 2.45b**). Gelenke mit flachen glatten Gelenkflächen, einer im Verhältnis zu einem großen Kopf kleinen Gelenkpfanne oder großen Inkongruenzen benötigen zusätzliche Kräfte, um stabil zu sein. Diese Kräfte werden vor allem von Muskeln erfüllt, die bestimmte Bedingungen erfüllen müssen:

- Fähigkeit, eine statische Kontraktion über längere Zeit zu halten.
- Koordiniertes Arbeiten: Die resultierende Kraft aus ihrer Anspannung führt zur optimalen Kompression beider Gelenkpartner, wodurch die Gleitbewegungen innerhalb eines zentrierten Verhältnisses erfolgen. Dadurch entsteht ein Gleichgewicht aus Rollen und Gleiten.
- Die Muskeln müssen die Gelenkflächen optimal zueinander anordnen.
- Koordinative Fähigkeiten müssen diese Voraussetzungen in allen Phasen der Bewegungsbahn gewährleisten.

Einteilung der Muskeln in 2 Gruppen (Jull et al. 1996)
- Muskeln mit eher bewegender Funktion;
- Primär stabilisierende Muskeln:
  - liegen tief, sind kurz und monoartikulär;
  - es können auch kurze Anteile von langen Muskeln sein;
  - haben eine enge Beziehung zu den Gelenkstrukturen;
  - produzieren signifikant keine Bewegung;
  - bei Bewegung verändern sie ihre Lage kaum in Relation zum Drehpunkt, weshalb sie nicht aktiv insuffizient werden;
  - ihr Wirkungsgrad bleibt damit konstant, da sich der Kraftarm nicht wesentlich verkürzt;
  - können nicht durch klassische Muskeltests getestet werden;
  - werden in allen Bewegungsmustern sehr früh aktiviert, und zwar vor der Bewegung. (Feedforward).
  - tonische Muskeln, die bei allen Gelenkbewegungen aktiviert werden;

- der Querschnitt der tonischen Motoneuronen ist kleiner, sodass sie schneller ansteuerbar sind.

Beispiele:
- Der M. vastus medialis obliquus gewährleistet die Stabilität der Patella nach medial.
- Die Rotatorenmanschette des Schultergelenks zentriert den Humeruskopf.
- Die Mm. multifidi im Zusammenspiel mit dem M. transversus abdominis und dem Beckenboden gewährleisten die segmentale Stabilität des Bewegungssegments der LWS .

Veränderte Propriozeption und Schmerzen können die intramuskuläre Koordination stören, die in der Rehabilitation schrittweise wieder erarbeitet werden muss. Die Muskulatur trägt durch ihre Festigkeit zur Stabilität eines Gelenks bei. Die maximale Festigkeit lässt sich schon bei einem niedrigen Level der willentlichen Kontraktion erreichen. Festigkeit entsteht durch die Grundspannung des Muskels, der an die Aktivierung tonischer motorischer Einheiten gebunden ist.

Beispiel: Schon 1–3% der maximalen willentlichen Kontraktion der intersegmentalen Muskeln in der LWS reichen aus, um das Bewegungssegment zu stabilisieren (Cholewicke u. McGill 1996). Schmerzen und Traumen verändern den Level und damit die Fähigkeit, Festigkeit und Stabilität für das Gelenk zu gewährleisten.

Bei Veränderungen der Propriozeption und Schmerzen werden die primär stabilisierenden Muskeln zu spät, d.h. nicht vor der Bewegung (Feed-forward), sondern erst gleichzeitig mit der bewegenden Muskulatur rekrutiert. Dies stört das Verhältnis zwischen Rollen und Gleiten im Gelenk. Die bewegende Muskulatur löst die Rollkomponente aus, was zur Dezentrierung im Gelenk führt. Diese wiederum hat eine Überlastung der passiven und aktiven Körperstrukturen und dauerhaft Schmerzen zur Folge.

> *Veränderungen der Stabilität der Wirbelsäule und der Extremitätengelenke ist eine der wichtigsten Ursachen für chronische Schmerzzustände und Dysfunktionen im muskuloskelettalen System.*

Vermehrte Beweglichkeit geht aber nicht immer mit einem Verlust an Stabilität einher. So besitzen beispielsweise Tänzerinnen und Turnerinnen eine sehr große Beweglichkeit, die harmonisch wirkt, wenn die Bewegungsqualität stimmt. Nur stabile kontrollierte Bewegungsführung kann Harmonie und Leichtigkeit ausstrahlen. In diesem Fall ist die vermehrte Beweglichkeit völlig physiologisch, da die neutrale Zone im Vergleich zu anderen Menschen vergrößert ist.

Die neutrale Zone umfasst den Teil der aktiven Bewegungsbahn. Nach Panjabi (1992) werden in diesem Teil der Bewegungsbahn ausgehend von der neutralen Position die Bewegungen gegen minimalen internen Widerstand durchgeführt. Die elastische schließt sich an die neutrale Zone an und wird nur durch passive Bewegung erreicht. Hier wird der Bewegung signifikanter interner Widerstand entgegengesetzt, der von den stabilisierenden passiven Strukturen ausgelöst wird. Jede Bewegungsrichtung hat eine eigene neutrale und elastische Zone.

Kontroll- und Steuerungssystem

Das Kontroll- und Steuerungssystem stellt das zentrale verbindende Element zwischen dem aktiven und passiven stabilisierenden System dar. Ein konstanter akkurater afferenter Input der Mechanorezeptoren des Gelenks und der umgebenden Strukturen sowie die korrekte Interpretation und somit die angepasste Reaktion des aktiven Systems sind Voraussetzung für das adäquate Funktionieren des Kontroll- und Steuerungssystems (Lee 1999). Das System steuert die Rekrutierung der stabilisierenden Muskeln vor der Bewegungsauslösung.

Beispiel: Hodges (1999) demonstrierte mittels EMG, dass im Stehen der M. transversus abdominis schon vor der Armhebung rekrutiert wird. Damit kommt ihm eine entscheidende Bedeutung zu.

Dadurch wird die Aufgabe des Kontroll- und Steuerungssystem deutlich, bei den unterschiedlichen Funktionen in allen relevanten Gelenken des Körpers für die notwendige Stabilität zu sorgen, um so die Bewegung ökonomisch und sicher durchzuführen. Dazu gehört die Steuerung der weiterlaufenden Bewegung. Sie erfasst zuerst benachbarte Regionen und springt nicht in entfernte leicht bewegliche Körperareale (S. 115, *Beispiel vermehrte LWS-Extension bei endgradiger Schulterflexion* bei fehlender dynamischer Stabilität der BWS).

Merkmale stabiler Bewegungsabläufe

- Während der Bewegung halten die Gelenkpartner auf größtmöglicher Fläche Kontakt (Kontaktfläche des Gelenks): Ein Teil der Kontaktfläche ist die Tragfläche, auf die der Druck übertragen wird, z.B. durch die Gewichtskraft des Körpers oder der Extremität. Je größer die Fläche, desto weniger Druckspannungsspitzen entstehen an der Übertragungsfläche.

- Die Bewegung ist jederzeit aktiv kontrolliert und damit nicht rein passiv geführt oder begrenzt (z. B. durch Kapsel-Band-Apparat): Die muskuläre Aktivität schützt die passiven Strukturen innerhalb der neutralen Zone des Gelenks. Geht die aktive Kontrolle verloren, steigt zwangsläufig die Belastung der passiven Haltesysteme, da sie die Bewegung mechanisch führen und begrenzen müssen. Dies führt dauerhaft zur chronischen Überlastung und eventuell zur strukturellen Schädigung. Die Folge ist eine weitere Schwächung der Stabilität, sodass ein Circulus vitiosus entsteht.
Ständige Reaktions- und Bewegungsbereitschaft der Gelenke ist Voraussetzung für eine stabile Bewegungsführung. Nur bei aktiver stabiler Kontrolle hat der Körper die Möglichkeit, sich ständig an veränderte Situationen anzupassen. Plötzlich auftretende Rahmenbedingungen fordern schnelle aktive Stabilität (z.B. muss heftiges Anrempeln abgefangen werden). Wird ein Gelenk ausschließlich passiv geführt, steht einerseits nur ein Teil der Bewegungsrichtung zur Verfügung (die anderen sind endgradig ausgeschöpft), andererseits ist eine Übergangszeit notwendig, bis sich der für die notwendige Bewegung erforderliche Muskeltonus entwickelt.
- Das einzelne Gelenk hat lediglich den ihm und dem Bewegungsziel entsprechenden Anteil an der Gesamtbewegung und ordnet sich in einen harmonischen Gesamtbewegungsablauf ein. Einzelbewegungen eines Gelenks sind Teile einer Gesamtbewegung, die ein bestimmtes Ziel verfolgen (z.B. Ergreifen eines Gegenstands). Dabei wird das Einzelgelenk nie an das absolute Limit seiner Bewegungsfähigkeit bewegt. Es treten weiterlaufende Bewegungen auf, die physiologisch sind. Durch weiterlaufende Bewegungen lässt sich ein bestimmtes Bewegungsziel ökonomisch erreichen. An der Bewegung sind somit mehrere Gelenke beteiligt, wodurch sich die Belastung auf die einzelnen Strukturen verteilt.
Zudem vergrößern sie das Gesamtausmaß der Bewegung. Bei einer normalen weiterlaufenden Bewegung wird das nächstliegende Gelenk eingesetzt. Bei Gelenken mit eingeschränkter Beweglichkeit wird die weiterlaufende Bewegung häufig auf weiter entfernt liegende Gelenke übertragen.

Beispiele:
- Eine eingeschränkte Knieflexion in der Spielbeinphase wird durch Verkürzen der gleichseitigen Rumpfseite kompensiert, die Lateralflexion der LWS durch den Körperabschnitt Becken eingeleitet.
- Eine eingeschränkte endgradige Flexion der Schulter führt zu vermehrter Extension der LWS. Als Folge des übermäßigen Gebrauchs der LWS kann hier vermehrte Beweglichkeit entstehen.

> Körperregionen, die besonders leicht bewegen, neigen dazu, durch funktionelle Hypermobilität zu kompensieren, während Regionen, die sich genau entgegengesetzt verhalten (z.B. BWS), eher hypomobil werden. Die Mobilität der leicht beweglichen Regionen wird häufig übermäßig genutzt.

Zunächst ist funktionelle Hypermobilität nur ein Ausdruck mangelnder Koordination und übermäßigen Gebrauchs der Körperregion. Hier besteht nur ein geringer Bewegungswiderstand, weshalb die Regionen leicht übermäßig genutzt werden, um z.B. hypomobile Bereiche zu kompensieren, in denen Widerstand nur gegen erhöhten Widerstand möglich ist.

> Die neutralen Zonen müssen in diesen Gelenken nicht vergrößert sein. Die funktionelle Hypermobilität kann jedoch als prädisponierender Faktor für die Entstehung von Überlastungssyndromen, einer Hypermobilität oder Instabilität gesehen werden.

Formen vermehrter Beweglichkeit

Hypermobilität
Dabei handelt es sich um eine vermehrte Beweglichkeit durch angeborene oder erworbene strukturelle oder funktionelle Veränderungen an den Gelenkflächen oder dem Weichteilmantel, die generalisiert, regional oder monoartikulär auftreten kann. Das Bewegungsleitsystem ist intakt.

Die vergrößerte Neutralzone (Bewegungsraum der aktiven Bewegung) der angulären Bewegung erhöht deutlich die Anforderungen an das aktive Stabilisationssystem. Die Ursachen sind entweder konstitutionell oder antrainiert. Vergrößerte Beweglichkeiten werden vor allem in Extremsituationen sichtbar, z.B. bei Sport oder Artistik.

> Übermäßig mobile Gelenke sind nicht primär pathologisch, allerdings neigen sie eher zu Überlastungssyndromen als hypomobile Regionen.

Instabilität
Sie bezeichnet das pathologisch vermehrte Gelenkspiel mit Erweiterung der Neutralzone und des physiologischen Reserveraums sowie Insuffizienz des Bewegungsleitsystems.

Ursprünglich wurde Instabilität von Bioingenieuren als mechanisches Problem beschrieben, und zwar als Verlust von Steifigkeit (Pope u. Panjabi 1985). Steifigkeit ist dabei das Verhältnis zwischen einer Kraft, die auf eine Struktur wirkt und der dadurch verursachten Bewegung. Für deren Ausmaß und Geschwindigkeit ist die Relation verschiebender bremsender Kräfte ausschlaggebend. Eine Instabilität tritt auf, wenn das Gleichgewicht zwischen bremsenden und verschiebenden (Ausmaß an Steife) nicht ausreicht, um eine übermäßige Verschiebung zu verhindern.

Eine derartige Instabilität kann sowohl innerhalb des Bewegungsausmaßes als auch am Ende der Bewegung bestehen und für eine oder mehrere Bewegungsrichtungen eines Gelenkes beschrieben werden. Infolge des Kräfteungleichgewichts überwiegt die Roll- gegenüber der Gleitkomponente im Gelenk, wodurch sich die Bewegungsqualität verändert. In der instabilen Phase eines Gelenks ist die beobachtbare Geschwindigkeit der Bewegung deutlich erhöht.

Beispiel: Bei einer Flexionsinstabilität der LWS in der mittleren Bewegungsphase kommt es bei der Vorneigung im Stand zu einer plötzlichen schnellen Bewegungsphase, während der Rest der Bewegungsbahn unauffällig bleibt.

Bogduk (1997) fordert, dass für eine zielgerichtete Therapie die Körperstruktur aufgeführt werden muss, die für die Instabilität und damit für die Verminderung der Steife verantwortlich ist oder zum Ungleichgewicht zwischen Rollen und Gleiten führt. Hierzu gibt es eine Vielzahl von Möglichkeiten, die von der Degeneration bis zur Traumatisierung oder Ruptur von passiven Körperstrukturen (Ligamente, Kapsel) reichen. Außerdem kann die Muskulatur für die Entstehung einer Instabilität verantwortlich sein.

Panjabi (1992) bezieht in seiner Definition der klinischen Instabilität erstmals das stabilisierende System als entscheidenden Faktor mit ein: „Klinische Instabilität ist eine signifikante Abnahme der Möglichkeit des stabilisierenden Systems, die neutralen Zonen in ihren physiologischen Bereichen zu halten, so dass es zu keiner Dysfunktion, keiner größeren Deformation und keinen behindernden Schmerzen kommt" (Panjabi 1992).

Instabilität beschreibt also ein funktionelles mechanisches Problem, das auf einen strukturellen Schaden basiert, der das Potenzial haben muss, eine Instabilität zu verursachen. Die Instabilität entsteht, wenn das stabilisierende System versagt und den strukturellen Schaden nicht mehr kompensieren kann.

Beispiele:
- Aus einer Spondylolisthesis oder nach einer Bandscheibenoperation entwickelt sich eine Instabilität, wenn das aktive stabilisierende System nicht kompensieren kann. Wird erfolgreich mit Stabilisation gearbeitet, besteht trotz des strukturellen Schadens keine Instabilität.
- Zwar ist ohne strukturellen Schaden keine Instabilität möglich, es kann jedoch ein Problem der Stabilität ohne Instabilität vorkommen.

Zwischen strukturellen und funktionellen Ursachen einer Instabilität muss unterschieden werden!

Nicht jede bildgebend nachgewiesene strukturelle Ursache führt zwangsläufig zur Instabilität. Die Aktivität der stabilisierenden Systeme, vor allem der gelenknahen Muskulatur (lokales System) kann eine Instabilität trotz strukturellen Schadens verhindern.

Das Gleiten in einem Gelenk ist ein vom stabilisierenden System gesteuerter aktiver Vorgang (dynamische Stabilität). Das Erreichen der dynamischen Stabilität ist das Ziel jeder Therapie zur „Stabilisation eines Gelenks". Die Steuerung des Gleitvorgangs im Gelenk kann neben strukturellen Veränderungen der Körperstrukturen (struktureller Schaden) durch die Veränderung der Propriozeption und damit veränderter zentraler Verarbeitung und Störung der Muskulatur beeinträchtigt werden.

2.3.1 Physiotherapeutische Untersuchung bei Patienten mit dem Leitsymptom vermehrte Beweglichkeit

Patienten mit Instabilität/Hypermobilität kommen wegen Schmerzen zur Therapie und geben manchmal Beeinträchtigungen von Alltagsfunktionen durch Bewegungsunsicherheit an. Diese besteht vor allem nach Traumen, wie z.B. Ruptur des vorderen Kreuzbands oder traumatische Schulterluxation. Unsicherheit bei Bewegung fördert Bewegungsangst. Das klinische Bild in Kombination mit der funktionellen Untersuchung bestätigt den Zusammenhang zwischen Symptomen und vermehrter Beweglichkeit.

Ziele

- Das symptomatische Bewegungssegment der Wirbelsäule oder das instabile periphere Gelenk müssen herausgefunden werden. Wenn möglich,

wird eine Verbindung zur bildgebenden Diagnostik hergestellt.
- Identifizieren der Merkmale einer instabilen Bewegungsrichtung:
  - Beeinträchtigt sie Alltagsfunktionen?
  - Löst sie Schmerzen aus?
  - Reproduziert sie die Angaben aus der Anamnese?
  - Bestimmen der betroffene Bewegungsrichtungen anhand bestimmter Bewegungstests (S. 115).
- Ermitteln der neuromuskulären Strategie der dynamischen Stabilisation:
  - Beobachtung des Bewegungsverhaltens;
  - Wahrnehmung veränderter Bewegungsqualität.

Beispiele:
- Funktioniert die dynamische Stabilität der Wirbelsäule bei Bewegungen und Belastungstests der Extremitäten?
- Kompensieren Ausweichmechanismen und Überaktivität des globalen Systems eine bestehende Dysfunktion der primär stabilisierenden Muskeln und werden dadurch die Symptome des Patienten ausgelöst?

Anamnese

Vor allem statische Positionen lösen Schmerzen aus. So bewirken z.B. langes Stehen und Sitzen durch die Haltebeanspruchung des Kapsel-Band-Apparats Schmerzen in der LWS. Manchmal strahlen sie auch aus. Dosierte Bewegungen lindern den Schmerz (Gehen lindert, während Sitzen und Stehen ihn verstärkt).

Beispiele:

1. Instabilität des lumbosakralen Übergangs
- Tiefe chronische Rückenschmerzen im Bereich des lumbosakralen Übergangs;
- Die Ausstrahlung in die Beine tritt nach längerem Stehen auf, geht aber selten weiter nach distal als bis zum Knie.
- Die Schmerzen werden von einem „Abbrechgefühl" in der LWS begleitet.

2. Ventrale Schulterinstabilität
- Bei Überkopfbewegungen treten Schmerzen im kranialen Bereich des Glenohumeralgelenks auf.
- Eine Kranialisation des Humeruskopfes durch Überwiegen der Rollkomponente führt zur Kompression der Strukturen im subakromialen Raum.
- Überkopfbewegungen erfordern Außenrotation, eine instabile Richtung.
- Die Ventralisation des Humeruskopfes kann Bewegungsunsicherheit und Irritationen der ventralen Kapsel auslösen.

3. Instabilitäten des Kniegelenks
Die Patienten klagen manchmal über *Giving way*. Dabei handelt es sich um das Phänomen des plötzlichen Wegsackens des Kniegelenks beim Gehen über instabilen Untergrund oder plötzlichen beschleunigten Bewegungen (Springen, Stolpern). Infolge veränderter Propriozeption versagen die intra- und intermuskuläre Koordination.

4. Instabilität der HWS
Die Patienten haben oft das Gefühl, „sie müssen es knacken lassen".

Oft liefern subjektive Wahrnehmungen der Patienten in der Anamnese schon den ersten Verdacht auf vermehrte Beweglichkeit als Ursache ihrer Beschwerden. Im Rahmen des Clinical Reasoning vergleicht die Therapeutin gespeicherte typische klinische Muster mit denen des Patienten. Da durch die Stabilitätsproblematik nicht nur eine einzelne Körperstruktur, sondern ein gesamtes Gelenksystem betroffen und damit unnatürlich belastet wird, kann sich das Schmerzbild sehr wechselhaft und mit unterschiedlichen Lokalisationen rund um das Gelenk darstellen.

Aufgrund der sehr unterschiedlichen Symptome der Patienten gestaltet sich die Diagnostik der verminderten Stabilität nicht einfach. Vor allem in der Wirbelsäule weist sie sehr häufig einen chronischen Schmerzverlauf oder zumindest rezidivierende Symptome auf. Manchmal sind die Patienten sehr belastbar, dann führen wieder Kleinigkeiten zu starken Beschwerden.

Die wechselnde Symptomatik fördert Bewegungsangst. Außerdem erleben die Patienten am Arbeitsplatz und teilweise auch bei Therapeuten und Ärzten Unverständnis für ihre Situation. Die Reaktionen der Umwelt auf die Erkrankung spielen eine wesentliche Rolle für die Chronifizierung der von Schmerzen (Kap. 2.1.1). Daher ist Verständnis für die Leistungsdefizite der Patienten am Arbeitsplatz und im sozialen Umfeld wichtig. Beispielsweise müssen Kollegen schwere Arbeiten übernehmen und auf bestimmte Freizeitaktivitäten (z.B. langes Stehen bei Museums- oder Konzertbesuchen) muss verzichtet werden.

Gesellschaftlich akzeptierte Erkrankungen finden eher das Verständnis der Mitmenschen. Beispielsweise wird nach einem lumbalen Bandscheibenvorfall durchaus akzeptiert, dass der Patient keine schwere Arbeit verrichten kann. Anders verhält es sich bei mangelnder Stabilität. Da sie sich schwer objektivieren lässt, wirkt die wechselnde Symptomatik auf Mitmenschen oft unglaubwürdig.

Beispiel: „Gestern hat Frau M. noch die Fenster geputzt, und heute kann sie nicht mal die Wäsche bügeln."

Das geringe Verständnis erschwert die Situation der Patienten zusätzlich, weshalb sie manchmal auf eine „rettende" Operation drängen (z.B. Spondylodese zur Versteifung der instabilen Wirbelsegmente). Eine Operation wird allgemein besser gesellschaftlich akzeptiert.

> Bei der beschriebenen wechselnden Schmerzproblematik sollte immer eine verminderte Stabilität in Betracht gezogen werden.

Konstitutions- und Haltungsauffälligkeiten

Die Gelenke mit vermehrter Beweglichkeit stabilisieren sich über passive Arretierungen. Sie stehen in der verriegelten Stellung, vor allem bei einwirkendem Körpergewicht.

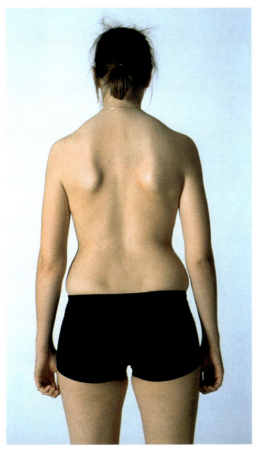

Abb. 2.46 Reduzierte Stabilität des Schultergürtels. Veränderte Skapulastellung: Skapula in Innenrotation und Scapula alata.

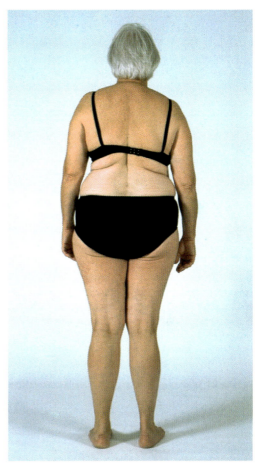

Abb. 2.47 Stand mit überstreckten Kniegelenken und valgischer Beinachse. Die LWS zeigt eine verstärkte Lordose.

Beispiele:
- Genu recurvatum beim Stehen und Gehen mit instabilen Kniegelenken.
- Die physiologischen Wirbelsäulenkrümmungen sind in ihrer Harmonie gestört, plötzliche Knickbildungen treten auf.
- Tiefe lumbale Lordose bei Extensionsinstabilität im lumbosakralen Übergang. Der thorakolumbale Übergang zeigt eine vermehrte Kyphosierung und der Körperabschnitt Thorax steht in Relation zum Thorax sehr weit dorsal.
- Eine Flexionsinstabilität zeigt eine vermehrte Kyphosierung des hypermobilen LWS-Abschnitts, der thorakolumbale Übergang ist lordosiert. Der Körperabschnitt Thorax steht ebenfalls zu weit dorsal. *(Easy standing position).*
- Bei Stabilitätsproblemen der Schulter verändert sich oft die Skapulastellung (**Abb. 2.46**). Eine vermehrte Innenrotation gekoppelt mit einer Skapu-

la alata weist auf Stabilitätsprobleme des Schultergürtels hin.
- Menschen mit großem Körpergewicht neigen zu hypermobilen/instabilen Körperregionen, vor allem im Bereich der Wirbelsäule und der Kniegelenke. Die Kniegelenke stehen oft in Hyperextension und vermehrter Valgusstellung, die LWS wird durch das Bauchgewicht in vermehrte Extension gezogen (**Abb. 2.47**). Die neutrale Zone kann sogar so weit vergrößert sein, dass selbst in Ruhestellung ohne Belastung durch das Körpergewicht die Zuordnung der verschiedenen Gelenkkomponenten zueinander gestört ist (z.B. Achsenfehlstellungen der Beine sind auch in Rückenlage vorhanden).

Haut und Unterhaut

In den Körperregionen mit verminderter Stabilität sind Querstreifen auf der Haut (Striae) sichtbar (**Abb. 2.48**). Das Gewebe wirkt eingezogen. Die Abhebbarkeit ist reduziert und das Gewebe reagiert mit verzögerter Durchblutung.

> Striae sind im Bereich der LWS besonders typisch, treten aber auch in instabilen Schulter- oder Kniegelenken auf.

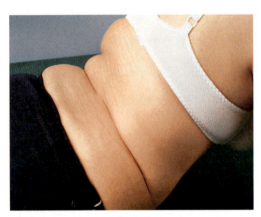

Abb. 2.48 Patientin mit Striae und lordotischem Knick.

Beispiel: Bei Stabilitätsproblemen in der LWS ist das Gewebe stark eingezogen, Haut und Unterhaut sind mit dem Lig. supraspinale verbacken. Das Abheben der Kibler-Falte ist kaum möglich und schmerzhaft. Querstreifen im Bereich der Beckenkämme weisen auf einen veränderten Stoffwechsel hin. Das Relief der globalen oberflächlichen Rückenstrecker ist verstärkt, sie wirken hypertrophiert.

Kapsel und Ligamente

Als Folge des Belastungsanstiegs bei mangelnder Stabilität können die Strukturen des passiven Systems durch Überlastung gereizt sein. Bei bereits vorhandenem Reizzustand entwickeln sich die Symptome schneller, während bei Reizfreiheit eine gewisse Belastungs- und Überlastungstoleranz besteht.

Bei entsprechend starker Überlastung reagiert das Gelenk mit Ergussbildung. Erfasst der Reizzustand zunehmend das ganze Gelenk entwickelt sich eine Bewegungseinschränkung in Form eines Kapselmusters.

> Stabilitätsproblem und verminderte Beweglichkeit können parallel bestehen.

Die Ligamente zeigen eine erhöhte Druckschmerzhaftigkeit, eventuell treten auf Druck auch Ausstrahlungen auf. Der Druckschmerz erhöht sich, wenn das Band in eine gespannte Position gebracht wird.
Beispiel: Bei Stabilitätsproblemen in der LWS sind die Ligg. iliolumbalia überlastet. Sie lassen sich zwischen dem Querfortsatz L4 und L5 und dem Beckenkamm in der Tiefe tasten. Zusätzliche Lateralflexion der LWS zur Gegenseite kann die Provokation erhöhen.
Zwischen den Dornfortsätzen reagieren das Lig. supraspinale und Lig. interspinale mit Druckschmerz. Mithilfe des *Coin-Tests* wird der Druckschmerz getestet. Dabei übt eine Geldmünze zwischen den Dornen Druck auf die Bandstrukturen aus. Ausstrahlende Symptome reproduzieren die Bänder erst nach etwa 30 Sekunden.

Muskulatur

Mit aktiven Tests werden die Rekrutierung der primär stabilisierenden Muskulatur und die dynamische Stabilität geprüft.

> Aktive Tests sind aussagekräftiger als isolierte Muskeltests.

Beispiele:
- Rekrutierung des M. transversus abdominis bei aktiver Armhebung:
  - Mangelnde Rekrutierung zeigt sich durch Ausweichen der LWS in Extension;
  - Prüfen der Aktivierung der inneren Einheit durch Instruktion des Taillentrimmers (Kap. 3 u. 5).

- Das *Abdominal hollowing* (Aktivierung des M. transversus abdominis) kann z.B. mit der Trippelphase (Klein-Vogelbach 1992) im Vierfüßlerstand kombiniert werden. Damit lässt sich eine einseitige mangelhafte Rekrutierung des M. multifidus bei einer rotatorischen Instabilität nachweisen.
- Die Beurteilung des skapulohumeralen Rhythmus bei aktiver Armhebung gibt Auskunft über verminderte Stabilität der Skapula (Kap. 3).
- Der Trendelenburg-Test beurteilt die Stabilität des Beckens auf dem Standbein.
- Die Stabilität der Beinachse wird bei Funktionen beobachtet (z.B. Aufstehen/Hinsetzen; Treppensteigen, Einbeinstand auf stabiler und labiler Unterstützungsfläche).

Überlastungen der Muskulatur führen zur Entwicklung von Triggerpunkten und Tendopathien im Bereich der Sehnenansätze. Druckschmerz bei Palpation und Schmerzprovokationsteste sind positiv (Kap. 2.1.1).

Beweglichkeit

Ziel der Beweglichkeitsprüfung ist die Identifizierung der Körperregionen mit vermehrter und verminderter Beweglichkeit, die häufig nebeneinander liegen.

Die aktive Bewegungsprüfung zeigt, ob die primär stabilisierende Muskulatur nicht adäquat arbeitet, während die passive Bewegungsprüfung die instabilen Bewegungsrichtungen belegt. Spezifische Stabilitätstests prüfen den Widerstand in der elastischen Zone.

Das Ergebnis der Bewegungsprüfung wird mit dem klinischen Muster des Patienten verglichen. Außerdem werden Ergebnisse bildgebender Verfahren (Röntgen, Kernspintomographie) herangezogen, um einen eventuellen strukturellen Schaden festzustellen.

Aktive Bewegung

Im Rahmen der aktiven Bewegung zeigt der Patient anhand einer funktionellen Demonstration die Bewegung, die seine Symptome auslöst. Dabei beurteilt die Therapeutin die Bewegungsqualität und das Bewegungsverhalten.

Fallbeispiel: Der Patient demonstriert das Aufhängen seiner Jacke am Kleiderhaken und signalisiert dabei Schmerzen in der Schulter und am Schulterblatt. Zeitweilig tritt dabei noch ein Schmerz in der LWS auf.

Die Therapeutin beobachtet eine vermehrte Extension der LWS, schon bevor der Arm endgradig gehoben wird. Zusätzlich wird die Armhebung über die Elevation des Schulterblatts eingeleitet. Die BWS bleibt in Kyphose und zeigt kaum weiterlaufende Lateralflexion. Um den Blick zum Kleiderhaken zu richten, muss die HWS in eine Hyperextension bewegt werden.

Das unökonomische Bewegungsmuster führt zur Überlastung im Bereich der Schulter und der LWS, „leicht bewegliche" Gelenke kompensieren die mangelnde Aufrichtfähigkeit der BWS. Ohne letztere können HWS und Schultergürtel nicht stabilisiert werden. Die weiterlaufende Extension der LWS deutet auf mangelnde Rekrutierung der primär stabilisierenden Muskulatur (M. transversus abdominis, Mm. multifidii) hin.

Die Behandlung des Patienten muss nach spezifischer Bewegungsprüfung im Bereich der BWS beginnen. Mangelnde Bewegungstoleranzen werden durch gelenkspezifische Mobilisationstechniken und Automobilisationen beeinflusst. Außerdem ist die Wahrnehmungsschulung für die Aktivierung der inneren Einheit zur Stabilisation der Wirbelsäule ein vorrangiges Behandlungsziel.

Bei der aktiven Bewegung ist häufig die Bewegungsqualität verändert. In der instabilen Phase treten infolge des Ungleichgewichts zwischen bremsenden und beschleunigten Kräften beschleunigt und unkontrolliert wirkende Bewegungssituationen auf.

Beispiel: Bei der aktiven Flexion der Wirbelsäule im Stand kann der Patient die „halbe Flexion" nicht halten und überwindet sie mit rascher Bewegung. Diese Phase muss muskulär gehalten werden, während die Flexion endgradig durch die Spannung des Lig. supraspinale passiv arretiert ist. Das Verbleiben in dieser Position löst aber ebenfalls Schmerzen aus. Typischerweise reagieren Ligamente bei Provokation durch Spannungserhöhung erst nach einer gewissen Zeit (ca. 20–30 Sek.) mit Schmerzreproduktion. Der Patient kann sich anschließend nur mithilfe der Hände durch Abstützen am Oberschenkel aufrichten.

In der Region mit vermehrter Beweglichkeit ist der kyphotische Knick verstärkt und die Harmonie der Wirbelsäulenentfaltung unterbrochen. Bei manchen Patienten zeigt das betroffene Niveau allerdings schon auf den ersten Blick eine mangelnde Entfaltung. Die dauernde Tonuserhöhung der globalen oberflächlichen Muskulatur bewirkt einen Verlust an kontrollierter exzentrischer Verlängerung. Das Gewebe ist mit dem Lig. supraspinale verklebt, weshalb die Region in Extension verbleibt.

Als Folge von Überlastungsreaktionen der Körperstrukturen im Bereich der vermehrten Beweglichkeit kann die aktive Beweglichkeit kurzzeitig auch unter Umständen vermindert sein. Zur Schonung der Strukturen stellt der Körper die Region ruhig. Dadurch wird eine Hyper- durch eine momentane Hypomobilität verdeckt. Spezifische Stabilitätstests und das Prüfen des Gelenkspiels in der passiven Bewegungsprüfung decken die Regionen auf. Wirkt eine plötzliche beschleunigende Kraft auf ein Gelenk mit mangelnder Stabilität ein, die ausreicht, um die afferenten Impulse der Mechanorezeptoren und/oder der umliegenden Muskeln zu verändern, kann das Nervensystem mit plötzlichen Tonuserhöhungen der Muskulatur reagieren, die zu einer übermäßigen Kompression des Gelenks führen. In diesem Fall sind die Gelenkgleitbewegungen durch den Verlust des Gelenkspiels blockiert.

Ein Gelenk mit vermehrter Beweglichkeit neigt zu rezidivierenden Blockierungen (vor allem im Bereich der Wirbelsäule), die die Beweglichkeit limitieren und Schmerzen auslösen. Diese Funktionsstörungen werden im Rahmen der passiven Bewegungsprüfung und durch Prüfen des Gelenkspiels identifiziert. Die Gelenke müssen zunächst entlastet und das Gelenkspiel wiederhergestellt werden, damit sich der Ruhetonus der umgebenden Muskulatur normalisiert.

> *Nur normotone Muskeln sind in der Lage, koordiniert zu arbeiten. Aus diesem Grund ist vor der Stabilisation die gelenkspezifische Mobilisation unabdingbar.*

Das aktive Bewegungsausmaß kann auch durch Bewegungsangst limitiert sein.
Beispiel: Ein Patient mit einer habituellen Schulterluxation vermeidet endgradige Bewegungen mit Außenrotation. Eventuell sind endgradige Flexion und Abduktion durch reflektorische Tonuserhöhung begrenzt.
Konzentrieren sich die Patienten auf die Bewegung, können sie den Mangel an Stabilität häufig kompensieren. Bei Ablenkung und Erhöhung der Geschwindigkeit versagt die Kompensation. Erfolgt die Muskelkontraktion nicht zum richtigen Zeitpunkt und kann damit der Gelenkdruck nicht mehr optimal gehalten werden, tritt der Mangel an Stabilität auf.
Beispiel: Solange sich der Patient auf das Gehen konzentriert, bleibt die Beinachse stabil. Sobald die Therapeutin während des Gehens durch eine Unterhaltung ablenkt und das Tempo erhöht wird, bewegt sich in der Standbeinphase das Kniegelenk ins Genu recurvatum.
Viele Patienten fühlen sich bei schnellem Gehen oder in der Dunkelheit oft unsicher. Sie bewegen sich dann sehr langsam und kontrolliert, sodass sie hinterher ganz verspannt sind. Im Dunkeln fehlt die visuelle Kontrolle, die Beschaffenheit des Bodens kann schlechter eingeschätzt werden. Spontanes Reagieren auf andere Verhältnisse fällt in Regionen mit mangelnder Stabilität schwer. Sie „hängen" in den passiven Arretierungen aus Kapsel-Band-Spannung, die wechselnde intermuskuläre Koordination ist durch mangelnde Bewegungsbereitschaft gestört.

Daher ist bei der Beurteilung der Bewegungsqualität wichtig, nicht nur Bewegungen bei einfachen, wenig belasteten Bewegungen mit rezidivierender Geschwindigkeit zu prüfen. Oft müssen Geschwindigkeit, Gewichtsbelastung und Aufgaben der Stellreaktionen auf ein Alltagsniveau gesteigert werden. Sobald ein Mangel an Stabilität auftritt, wirken die Bewegungen unrund, unsicher und gehemmt.

> *Mangelnde Stabilität ist nicht bei jeder Bewegung sichtbar. Auch wenn keine Auffälligkeit vorliegt, ist dies kein Indiz für Stabilität.*

Die Stabilität der Bewegung wird nicht nur durch das Ausmaß der Bewegung und die Qualität des Endgefühls (passive Prüfung) des Gelenks, sondern vor allem von der Steuerung der Systeme beeinflusst, die eine Lastübertragung und eine flüssige mühelose Bewegung ermöglichen. Eine anormale Bewegungskontrolle kann eine zu geringe Annäherung der Gelenkflächen zur Folge haben. In beiden Fällen führt dies dazu, dass im Gelenk unangemessene Impulse erzeugt werden, die wiederum die Aufrechterhaltung der anormalen Bewegungskontrolle bewirken.

Die aktive Bewegung prüft gleichzeitig Kraft- und Formschluss eines Gelenks. Spezifische Bewegungen gekoppelt mit therapeutischen Interventionen werden z.B. bei Mangel an Stabilität im Bereich des Beckenrings angewendet.
Beispiel: Aktiver Straight-leg-raise-Test (**Abb. 2.49**, **Abb. 2.50**)
Der Test dient der Untersuchung des Lasttransfers in einer unbelasteten Stellung (Lee 1999, Mense et al. 1997). Dabei geht es nicht um die Beweglichkeit der Neuralstrukturen. Nach der Beurteilung der Beweglichkeit des Beckenrings und der Sakroiliakalgelenke im Stand (Kap. 3) prüft der Test spezifisch das Verhalten durch Erhöhung von Kraft- und Formschluss.
- Ausgangsstellung Patient: Rückenlage.
- Durchführung:
    - Der Patient soll ein Bein mit gestrecktem Knie von der Unterlage abheben. Dabei wird beobachtet, inwieweit er diese Bewegung ohne Rotation des Rumpfes und des Beckengürtels aus-

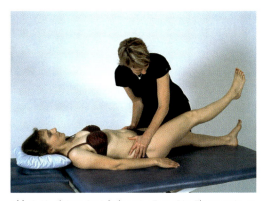

Abb. 2.49 Aktiver Straight-leg-raise-Test. Die Therapeutin erhöht den Formschluss der Sakroiliakalgelenke durch Druck gegen die Beckenschaufeln.

führen kann und welche Symptome hervorgerufen werden.
- Anschließend wird der Formschluss durch eine leichte Druckkraft der Therapeutin auf die Beckenschaufeln ins Zentrum der Sakroiliakalgelenke erhöht (**Abb. 2.49**).
- Der aktive SLRT wird wiederholt, wobei auf Veränderungen des Bewegungsmusters und der Symptome geachtet wird.

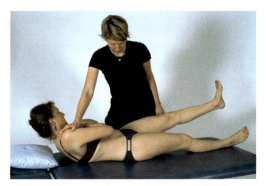

Abb. 2.50 Aktiver Straight-leg-raise-Test. Der Kraftschluss des Sakroiliakalgelenks wird durch Aktivierung der Bauchmuskulatur erhöht.

- Der Kraftschlussmechanismus erhöht sich durch eine Rekrutierung des M. obliquus externus et internus vor der Beinhebung (**Abb. 2.50**). Hierzu beugt und dreht der Patient zuerst den Rumpf und hebt dann das gestreckte Bein.

> Die Prognose für eine erfolgreiche Rehabilitation mithilfe eines Übungsprogramms ist günstig, wenn bei Verstärkung des Form- und Kraftschlusses eine funktionelle Besserung eintritt (Lee 1997 u. 1998).

Passive Bewegung

Ziel der passiven Bewegungstestung ist die Prüfung der neutralen Zone. Für alle Gelenke und Bewegungsrichtungen gibt es passive Untersuchungstechniken, mit denen sich die Suffizienz des passiven Haltesystems und damit die Größe der neutralen Zone testen lässt. Dabei sind die Bewegungsamplitude und der elastische Widerstand des passiven Haltesystems wahrnehmbar.

Neben der angulären passiven Prüfung mit Wahrnehmen des Endgefühls werden translatorische Zusatzbewegungen und spezifische Instabilitätstests genutzt. Daneben gibt es Fälle, bei denen die neutrale Zone normal und das ligamentäre System intakt sind, doch während der Bewegung kann kein genügend hoher Gelenkdruck aufrechterhalten werden, weil die Bewegung unzureichend kontrolliert wird und/oder die Muskelkontraktion nicht zum richtigen Zeitpunkt erfolgt. Diese Funktionsstörung ist in der passiven Bewegungsprüfung nicht zu erkennen, da die Lastübertragung unter dynamischen Bedingungen beeinträchtigt wird (dynamische Instabilität). Sie wird nur bei der aktiven Bewegungsprüfung deutlich. Die Behandlung umfasst dann eine Wiederherstellung der motorischen Funktion und des Muskelgleichgewichts, wobei der Gelenkbehandlung nur eine geringe Bedeutung zukommt.

Panjabi beschrieb 1992 die sog. neutrale Zone (**Abb. 2.51**). Nach einer signifikanten Schädigung der ligamentären Strukturen ist die Neutralzone eines Gelenks deutlich vergrößert. In diesem Fall

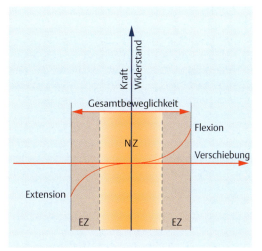

Abb. 2.51 Neutralzone nach Panjabi (1992). NZ=Neutrale Zone, EZ=Elastische Zone.

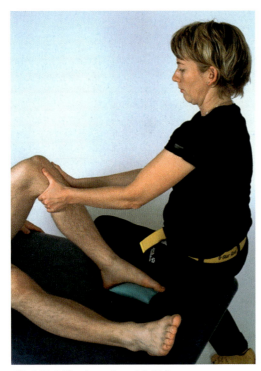

Abb. 2.52 Prüfen der vorderen Schublade.

Der Einfluss von Schmerz und Abwehrspannung verfälschen das Ergebnis. Durch Gegenspannung kann die Vergrößerung der Neutralzone verborgen bleiben. Die Interpretation der Untersuchungen benötigt Erfahrung. Bei fachlicher Unsicherheit besteht die Gefahr, dass der Untersucher spürt, was er spüren möchte bzw. mit der Arbeitshypothese übereinstimmt.

> *Trotz normal großer neutraler Zone kann eine funktionelle Hypermobilität bestehen. Auch bei Vergrößerung der Neutralzone muss kein Stabilitätsmangel vorliegen. Er besteht erst dann, wenn das aktive System nicht das Defizit des passiven Systems bei der Bewegung kompensieren kann. Aus diesem Grund müssen aktive und passive Bewegung verglichen werden.*

In Gelenken mit vermehrter Beweglichkeit werden vor allem in Behandlungsstellung die Prüfung des Endgefühls und die Traktion manchmal als störend empfunden. Ligamente und Kapsel registrieren die Spannungserhöhung und reproduzieren Schmerz oder ein unangenehmes Gefühl. Typischerweise tritt der Schmerz aber erst bei gehaltener Spannung durch Meldung der Golgi-Rezeptoren nach etwa 30 Sekunden auf.

Die Kompression ruft in hypermobilen Gelenken oft ein angenehmes Gefühl hervor, da die Annäherung der Gelenkflächen den Kapsel-Band-Apparat entlastet.

vergrößert sich die Translation der Gelenkflächen zueinander, das Endgefühl erscheint leer oder wird durch plötzliche Tonuserhöhungen der Muskulatur als Abwehrreaktion begrenzt. Eventuell ist eine variable Symptomreaktion zu beobachten.
Beispiel: Nach Ruptur des vorderen Kreuzbands im Kniegelenk kann die Tibia weiter nach ventral translatiert werden als am gesunden Kniegelenk. Der Test der vorderen Schublade bei 90° Knieflexion und der Lachmann-Test in 25° Flexion bestätigen die vergrößerte Translation (**Abb. 2.52**, **Abb. 2.53**). Die Festigkeit am Ende der passiven Bewegung im Bereich der elastischen Zone erscheint weniger fest. Es wird häufig als *leeres Endgefühl* bezeichnet.
Beispiel: In einem Kniegelenk mit verletztem vorderen Kreuzband kann eine passive Überstreckbarkeit vorhanden sein, da die Spannungserhöhung durch die Vertikalisierung des Kreuzbandes bei Extension fehlt. Das Ende hat eine andere Endgefühlqualität als am gesunden Kniegelenk.

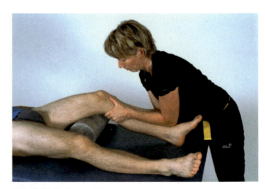

Abb. 2.53 Lachmann-Test.

> *Die Interpretation von Endgefühl, spezifischen Instabilitäts- und translatorischen Tests ist mit Vorsicht zu bewerten, da es sich um eine subjektive Wahrnehmung der Therapeutin handelt und die Bewegungen sehr klein sind.*

Stabilitätstests

Das Prinzip der Stabilitätstests besteht im Prüfen von translatorischen Bewegungen in Gelenkeinstellungen, bei denen sich die Gelenkkapsel oder Ligamente in maximaler Spannung befinden. Bei stabilem passiven System ist keine Translation vorhanden, und der elastische Widerstand ist fest. Stabilitätstests erfolgen immer im Seitenvergleich. Die maximale Spannung des Kapsel-Band-Apparats bringt die Gelenke in die verriegelte Stellung.

In diesen Stellungen kann auch eine gezielte Schmerzprovokation der Ligamente und der Kapsel stattfinden. Dabei wird die Position der maximalen Spannung für etwa 30 Sekunden in der Provokationsstellung gehalten und dabei beobachtet, ob es zur Schmerzreproduktion kommt.

Spezifische Stabilitätstests

Schulter
Hier tritt meistens die ventrale Instabilität auf. Durch die sehr häufige Dezentrierung des Humeruskopfes nach ventral kann es dauerhaft zur Laxität der ventralen Kapsel kommen. Mangelnde Bewegungstoleranzen der BWS fordern vor allem bei Überkopfbewegungen eine vermehrte Beweglichkeit im Glenohumeralgelenk.

Anteriorer Apprehension-Test zur Untersuchung einer ventralen Instabilität (Abb. 2.54)
- Durchführung:
- Die Therapeutin führt mit einer Hand den Arm des Patienten in 45°, 90° und 135° Abduktion und Außenrotation.

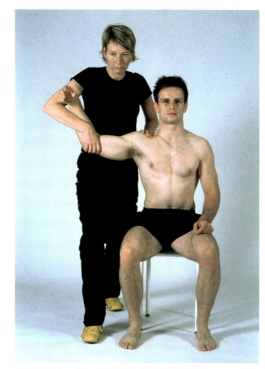

Abb. 2.54 Anteriorer Apprehension-Test.

- Die andere Hand gibt von dorsal einen Schub am Humeruskopf in die Subluxationsposition nach ventral, um diese zu provozieren.
- Bei 45° wird die Stabilität der einstrahlenden Fasern des M. subscapularis in die ventrale Kapsel sowie des Lig. glenohumerale medius geprüft.

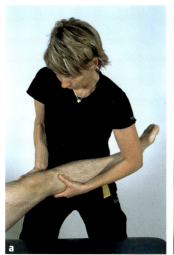 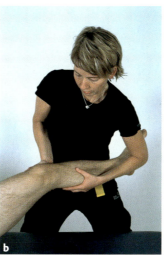

Abb. 2.55 a–b Valgusstress im Kniegelenk **a** bei voller Extension **b** bei 15° Flexion.

- Bei 90° und 135° erfolgt die Prüfung der Stabilität des Lig. glenohumerale inferius und der ventralen Kapsel.
- Eine positive Schublade durch Translation des Humeruskopfes nach ventral und/oder eine Vermeidungsreaktion des Patienten sind als Zeichen der Instabilität zu werten.

Normalerweise sollte in der Abduktion mit maximaler Außenrotation keine Translation des Kopfes nach ventral möglich sein, da die ventrale Kapsel maximal gespannt ist.

Kniegelenk
Stabilität des medialen Kollateralbands und der dorsomedialen Kapsel (Valgusstress; Abb. 2.55 a–b)
- Ausgangsstellung Patient: Rückenlage.
- Ausgangsstellung Therapeutin: Lateral des Beines des Patienten.
- Durchführung:
  - Die Therapeutin klemmt den Unterschenkel zwischen ihren Arm und Körper ein.
  - Die Handwurzel der proximalen Hand liegt am lateralen Kniegelenk und gibt durch ihre Körperdrehung einen Schub nach medial.
  - Eine weiterlaufende Hüftrotation lässt sich durch Vorpositionierung des Beines in Innenrotation verhindern.
  - Der Valgusstress erfolgt in voller Knieextension. Es sollte keine Aufklappbarkeit vorhanden sein, da Kollateralband und Kapsel maximal gespannt sind.
  - Zur Schmerzprovokation des medialen Kollateralbands wird der Valgusstress bei etwa 15° Knieflexion durchgeführt, wobei die dorsolaterale Kapsel entspannt und damit vor allem das Seitenband anspannt.
  - Die Provokationsstellung wird etwa 30 Sekunden lang gehalten und dabei beobachtet, ob sich eine Schmerzreproduktion einstellt.

Bewegungsverhalten

Angst und Unsicherheit beim Bewegen beeinflussen das Bewegungsverhalten. Die Bewegung wirkt gespannt und unharmonisch. Nur willentliche Konzentration kann die Bewegungsunsicherheiten reduzieren.

Dosiertes Bewegen wird häufig als angenehm empfunden. So ist z.B. Gehen angenehmer als langes Sitzen. Ein Stadtbummel hingegen reproduziert Schmerzen bei mangelnder Stabilität der LWS, da hier langsames Gehen auf Asphalt mit langem Stehen kombiniert ist. Zügiges Gehen stimuliert durch die Wechselbelastung der Mechanorezeptoren im Bewegungssegment die Rotatoren der Wirbelsäule. Daher wirkt es eher stabilisierend als langsames Gehen.

Arbeiten in vorgeneigter Stellung ist oft unmöglich. Bei mangelnder Stabilität der unteren Extremität bestehen Gangunsicherheiten, besonders auf unebener Strecke und im Dunkeln. Hüpfen und Springen kann Symptome reproduzieren oder wird aus Unsicherheit vermieden.

Bei Instabilitäten der Schulter werden endgradige Armbewegungen unterlassen. Oft kommt es zur vorzeitig weiterlaufenden Bewegung, z.B. in der LWS bei verminderter Beweglichkeit der BWS.

Infolge der mangelnden Stabilität des Schultergürtels ist der skapulohumerale Rhythmus verändert. Die Skapula gleitet in Innen- statt in Außenrotation und eine Skapula alata wird sichtbar.

Bei Unaufmerksamkeit oder Müdigkeit ist die willentliche Kontrolle der Bewegung gestört. In diesem Fall reicht oft schon eine Kleinigkeit aus, um Symptome auszulösen.

Die Alltagstauglichkeit der Bewegung ist stark beeinträchtigt, wenn sie nur durch willentliche Kontrolle funktioniert. Die typische Überlastung durch mangelnde Stabilität wird unter Last erzeugt. Trotzdem können auch bei Entlastung im Liegen Beschwerden auftreten. Nachts im Schlaf reduziert sich der Muskeltonus, weshalb sich die Patienten „ungesichert" in den gereizten Gelenkstrukturen mit Mangel an Stabilität bewegen. Die nächtliche Tonusreduktion kann daher auch Ursache für Beschwerden durch mangelhafte Stabilität bei Entlastung sein. Oft klagen die Patienten über einen unruhigen Schlaf.

Zusammenfassung: Physiotherapeutische Untersuchung bei Patienten mit dem Leitsymptom vermehrte Beweglichkeit

Anamnese
- Beschwerden aufgrund mangelnder Stabilität nehmen häufig einen chronischen Verlauf oder sind zumindest rezidivierend.
- Typischerweise tritt eine wechselhafte Symptomatik auf. Der Patient zeigt zeitweilig eine gute Belastbarkeit und plötzlich reicht eine Kleinigkeit aus, um Schmerzen zu reproduzieren. Dies wirkt manchmal unglaubwürdig auf die Umwelt, deren Reaktion eine wichtige Rolle für die Beschwerden des Patienten spielt.
- Dosierte Bewegung wird besser toleriert als einseitige statische Belastung. Manchmal klagen die Patienten über unruhigen Schlaf.

Konstitutions- und Haltungsauffälligkeiten
- Die Gelenke mit mangelnder Stabilität stabilisieren sich vor allem bei einwirkender Last über die passive Arretierung in der verriegelten Stellung.
- Die neutrale Zone kann sogar so weit vergrößert sein, dass selbst in Ruhestellung ohne Belastung durch das Körpergewicht die Zuordnung der verschiedenen Gelenkkomponenten zueinander gestört ist (z.B. sind Achsfehlstellungen der Beine auch in Rückenlage vorhanden).
- Patienten mit Übergewicht neigen zu Regionen mit vermehrter Beweglichkeit (z.B. in der LWS bei großem Bauchgewicht).

Haut und Unterhaut
- Ein spezielles Symptom mangelnder Stabilität können Striae in der Haut über dem betroffenen Gelenken sein.
- Haut und Unterhaut zeigen oft eine reduzierte Abhebbarkeit.

Kapsel und Ligamente
- Durch chronische Fehlbelastung kann die Kapsel mit Ergussbildung reagieren.
- Die Ligamente reagieren auf Druck und statische Spannung mit Schmerz.
- Der Schmerz tritt oft nicht sofort, sondern erst nach ca. 30 Sekunden auf.

Muskulatur
- Aktive Funktionstests zur Prüfung der dynamischen Stabilität sind aussagekräftiger als isolierte Muskelfunktionstests. Sie weisen die mangelhafte Rekrutierung der primär stabilisierenden Muskulatur nach.
- Durch Überlastung neigen Sehnenansätze zu Ansatzreizen und reagieren auf Druck und Schmerzprovokationstests.
- Im Muskelbauch sind oft Triggerpunkte vorhanden, die ebenfalls mit Druckschmerz und oft sogar bei Aktivierung mit Schmerzausstrahlung reagieren (Kap. 2.1.1).

Beweglichkeit
- Bei der aktiven Bewegung ist häufig die Bewegungsqualität verändert. In der instabilen Phase treten infolge des Ungleichgewichts zwischen bremsenden und beschleunigten Kräften beschleunigt und unkontrolliert wirkende Bewegungsphasen auf.
- Die mangelnde Rekrutierung der primär stabilisierenden Muskeln hat die Bewegungsqualität verändert.
- Infolge reflektorischer Schutzspannung, Schmerzen durch Reizzustände oder Bewegungsangst kann die aktive Bewegung auch bei mangelnder Stabilität vermindert sein.
- Bei der passiven Beweglichkeit werden die Größe der Neutralzone und der elastische Widerstand des passiven stabilisierenden Systems geprüft.
Die Durchführung spezifischer Stabilitätstests erfolgt in Gelenkstellungen mit maximaler Kapsel-Band-Spannung. Gegenspannung der Muskulatur kann die Vergrößerung der neutralen Zone verdecken.
- In Gelenken mit vermehrter Beweglichkeit werden die Prüfung des Endgefühls und die Traktion vor allem in Behandlungsstellung manchmal als unangenehm empfunden. Ligamente und Kapsel registrieren die Spannungserhöhung und reproduzieren Schmerz oder unangenehme Gefühle. Typischerweise tritt der Schmerz aber erst nach gehaltener Spannung durch Meldung der Golgi-Rezeptoren nach etwa 30 Sekunden auf.
- Kompression wird in hypermobilen Gelenken oft als angenehm empfunden, da die Annäherung der Gelenkflächen den Kapsel-Band-Apparat entlastet.
- Trotz normal großer neutraler Zone kann eine funktionelle Hypermobilität bestehen.
- Auch bei Vergrößerung der Neutralzone muss kein Stabilitätsmangel vorliegen. Dieser entwickelt sich erst, wenn das aktive System das Defizit des passiven Systems bei der Bewegung nicht kompensieren kann. Daher müssen aktive und passive Bewegung verglichen werden.

Bewegungsverhalten
- Die Bewegungen wirken unrund, unharmonisch und oft auch unsicher und sind Folge des Ungleichgewichts zwischen beschleunigenden und bremsenden Kräften.
- Oft bestimmt Bewegungsangst das Bewegungsverhalten. Die Bewegungen können durch bewusste Konzentration stabiler wirken, durch Müdigkeit und Ablenkung erhöht sich die Unkontrolliertheit.

2.3.2 Physiotherapeutische Behandlung bei Patienten mit dem Leitsymptom vermehrte Beweglichkeit

> *Vermehrte Beweglichkeit alleine ist nicht behandlungsbedürftig. Erst das Versagen der 3 stabilisierenden Systeme (aktives, passives und Steuerungssystem) führt zu Schmerzen und/oder unkontrollierter, unsicherer Bewegung.*

Das Ziel der Therapie ist eine verbesserte dynamische Stabilität. Für ein leistungsfähiges Bewegungssystem sind ständige Reaktions- und Bewegungsbereitschaft eine Grundvoraussetzung, die nur von aktiv kontrollierten Gelenken gewährleistet wird. Daher handelt es sich um dynamische Stabilität, nicht um Starrheit und Bewegungsarmut. Mangelnde Stabilität drückt sich in veränderter zeitlicher Rekrutierung der primär stabilisierenden Muskeln aus. Sie nehmen ihre Arbeit erst nach der bewegenden Muskulatur auf. Diese zeitliche Rekrutierung wird im Rahmen der Therapie beeinflusst.

Das kontrollierte Nutzen der unzähligen Möglichkeiten des menschlichen Bewegungssystems erfordert neben einem trophisch und strukturell intakten Kapsel-Band-System eine bestens koordinierte, dynamisch anpassende, tonische Muskelaktivität. Schon die Kontrolle der verschiedenen Bewegungsmöglichkeiten in Ruhe ist eine unglaubliche Leistung. Diese Kontrolle auch in Bewegung zu gewährleisten, benötigt eine gewisse Übung. Nur eine ausreichende Zahl von Bewegungs- und Belastungsreizen sorgt für den Erhalt des aktiv-passiv-reflektorischen Stabilisationskomplexes. Der motorische Kortex braucht ausreichende Bewegungserfahrung als Basis seiner Leistungsfähigkeit.

> *Bewegungsarmut beeinträchtigt die Erfahrung und damit die Leistungsbereitschaft!*

Mangelnde Stabilität kann nicht nur Folge eines fehlenden Trainingsreizes sein. Auch Degeneration, Erkrankung (z.B. Schädigungen der peripheren oder zentralen Leitungsbahnen), Verletzung oder Schmerz auf einer der 3 Stabilisationsebenen kann zu mangelnder Stabilität führen.

Störungen in einem System werden durch Anpassung eines anderen Systems kompensiert. Neben der Muskulatur bietet das Kontroll- und Steuerungssystem enorme Optimierungsreserven. Auch das passive System ist ein lebendiges, anpassungsfähiges Gewebe. Sein größter Teil besteht aus bradytrophem Gewebe (kapillar- und damit durchblutungsfrei). Diese Gewebe besitzen unter Mithilfe des Stoffwechsels und gut durchbluteter Nachbargewebe die Möglichkeit zur Wundheilung, einer partiellen Regeneration und Anpassung an neue Belastungssituationen. Die Vorgänge benötigen aber längere Zeiträume als bei durchbluteten Geweben, was bei der Belastungssteigerung in der Therapie zu berücksichtigen ist.

Eine sinnvolle stabilisierende Behandlung ist kein vom Patienten unabhängiges Schema, sondern muss individuell an dessen Belastbarkeit und Bedürfnisse angepasst sein. Oft wird Stabilisation mit „Steif halten" gleichgesetzt und in einigen Fällen als Notlösung angewandt, wenn Bewegung Schmerzen auslöst. Dies ist aber nicht der Sinn stabilisierender Therapie und wird damit der komplexen Fähigkeit des Stabilisierens nicht gerecht.

Eine stabilisierende Therapie ist notwendig, wenn die Hypothese eines Stabilitätsmangels im Bewegungssystem besteht. Die aktive Therapie in der betroffenen Region ist nur ohne akuten Reizzustand möglich, da es sonst zur reflektorischen Hemmung kommt.

Ist der Grund für den Stabilitätsmangel bekannt, ergeben sich daraus wichtige Hinweise für die Therapie. Das Wissen um Defizite und die Phasen der Wundheilung nach Verletzungen und Operationen wird in die Behandlungsplanung mit einbezogen. Auch das Wesen bestimmter Erkrankungen prägt sie in entscheidender Weise. Limitierte Belastbarkeit und Bewegungsspielräume müssen berücksichtigt werden.

Beispiel: Nach der Implantation einer Totalendoprothese im Hüftgelenk sind Bewegungen in die Hüftadduktion und Außenrotation für einen gewissen Zeitraum nicht erlaubt. Durch die Resektion von Kapselanteilen besteht die Gefahr einer Luxation. Aufgrund vieler entfernter Rezeptoren ist außerdem die Tiefensensibilität reduziert. Diese Faktoren beeinträchtigen neben den schon präoperativ bestehenden Defiziten die Stabilität des Beckens auf dem Standbein in beträchtlichem Ausmaß.

> Bei Verletzungen des Stabilisationssystems sind folgende Punkte zu beachten:
> Berücksichtigen der Wundheilungsphasen;
> Belastungssteigerung an die Wundheilungsphasen anpassen;
> Passive Hilfsmittel unterstützen das aktive Stabilisationstraining (Bandagen, Orthesen, Tapeverbände; siehe Passive Therapie);
> Limitierte Bewegungsgrenzen berücksichtigen.

Beispiele: Kurzzeitig verminderte Stabilität nach Verletzungen/Operationen
- Infolge einer Kreuzbandverletzung bzw. -plastik entwickelt sich eine kurzzeitig verminderte Stabilität.
- Nach einer Nukleotomie besteht ein postoperativer Stabilitätsverlust im Bewegungssegment der Wirbelsäule.
- Im Anschluss an die Reposition des Humeruskopfes bei Schulterluxation müssen aufgrund der Kapselverletzung Bewegungsgrenzen beachtet werden.

- Die Implantation einer Endoprothese im Hüftgelenk bewirkt eine verminderte Stabilität aufgrund der Kapselresektion.

Passive Therapie

Die aktive Stabilisationstherapie unterstützende passive Hilfsmittel sind so lange nötig, wie die Funktion aktiv nicht oder nur über einen kurzen Zeitraum gehalten werden kann und wenn Bewegungsgrenzen einzuhalten sind.

Ziel aller passiver Maßnahmen ist es, über einen vermehrten mechanischen Reiz die stabilisierende Muskulatur oder die Gelenkrezeptoren zu stimulieren.

Tapeverbände

> Die Tapepflaster werden zur Stimulation der Gelenkrezeptoren als gelenknaher Verband und nie zirkulär angelegt (**Abb. 2.56a–b**).

- Die sich gegenseitig überlappenden und der Körperform folgenden Pflasterstreifen sparsam verwenden.

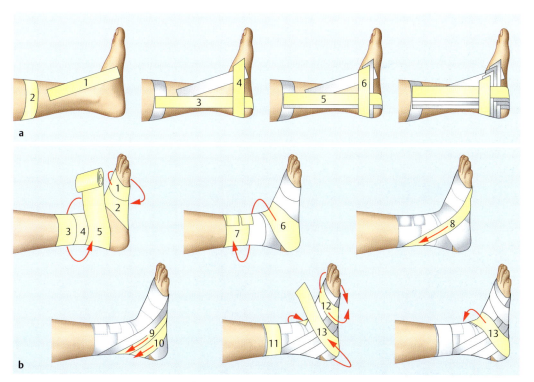

Abb. 2.56a–b Beispiele für Tapeverbände am Sprunggelenk. **a** Unterstützung des Lig. deltoideum. **b** Unterstützung der Außenbänder.

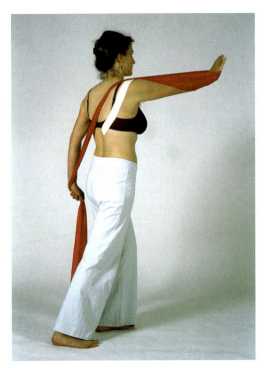

Abb. 2.57 Tape zur Aktivierung der Rotatorenmanschette.

- In Verbindung mit der aktiven Therapie dienen die Tapes als Erinnerungshilfe, indem sie z.B. die Wirbelsäulenabschnitte nach der Haltungskorrektur in ihren neuen Einstellungen stabilisieren. Häufig werden nur einzelne Streifen als Stimulus eingesetzt.

Beispiel: Zur Stimulierung der Rotatorenmanschette bei aktiver Zentrierung des Humeruskopfes wirkt ein Streifen im Verlauf des M. infraspinatus der Ventralisation des Humeruskopfes entgegen (**Abb. 2.57**).

Bandagen
Das Gelenk wird mit elastischen Binden bandagiert.
Beispiel: Operationen im Bereich der Wirbelsäule (z.B. Bandscheibenoperation in der LWS)
Hier dienen breite Bauchbinden in der frühen postoperativen Phase der mechanischen Stimulation und als Erinnerungshilfe für die Einordnung der Körperabschnitte (**Abb. 2.58 a–b**).

> *Bei dauerhafter Nutzung müssen elastische Mieder oder Stützapparate vom Arzt verordnet werden.*
> *Bei allen Bandagen wird auf den Erhalt der Gelenk- und Muskelfunktion geachtet (z.B. am Kniegelenk immer die Patella freilassen, da ein vermehrter Anpressdruck die Propriozeption verändert).*

Orthesen
Sie werden zur Begrenzung bestimmter Bewegungsausmaße eingesetzt.
Beispiel: Nach vorderer Kreuzbandplastik ist die Bewegung im Kniegelenk in der Regel für einen gewissen Zeitraum auf ein Bewegungsausmaß von 0°–90° Extension/Flexion limitiert. Eine Orthese mit beweglichem Scharnier sorgt auch im Alltag dafür, dass die erlaubte Grenze nicht überschritten wird (**Abb. 2.59**). Für Belastungssteigerungen kann sie

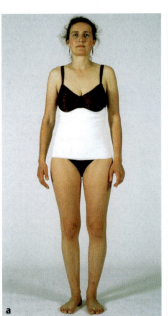
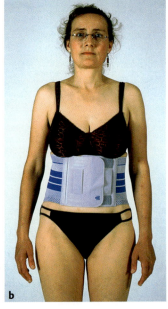

Abb. 2.58 Bandagen **a** Breite Bauchbinde. **b** Halbelastisches Mieder.

auch während der Therapie getragen werden. Bei allmählich zunehmender Stabilität lernt der Patient, sich allmählich ohne Orthese zu belasten, da sich sonst die gesamte Propriozeption an die passive Unterstützung anpasst.

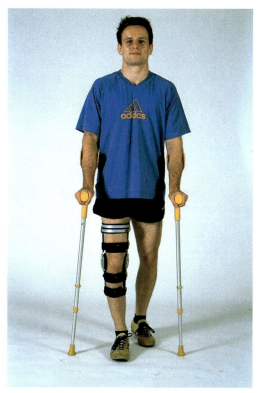

Abb. 2.59 Orthese mit beweglichem Scharnier.

Einige passive Stabilitätsdefizite lassen sich nicht aktiv kompensieren, sodass auch dauerhaft passive Hilfsmittel getragen werden. Es ist nicht sinnvoll, ständig Reiz und Schmerz zu provozieren, nur um eine externe Stütze zu vermeiden. Die reflektorische Hemmung des aktiven Systems führt dann zu weiterem Stabilitätsverlust. Aktivitätssteigerung mit einer Orthese bringt mehr Gewinn für das Bewegungssystem als eingeschränkte Aktivität ohne passive Stütze.

Tätigkeiten, die der Patient ohne passive Hilfe stabilisieren kann, soll er selbstverständlich ohne zusätzliches Hilfsmittel durchführen. Sobald die passive Stütze ihren Reiz und Schmerz lindernden Effekt verliert, wird darauf verzichtet.

Eine Orthese kann Bewegungsangst reduzieren und so bei sehr ängstlichen Patienten mit tendenziell übertriebenem Vermeidungsverhalten zur Aktivitätssteigerung beitragen. Mittel- und langfristig sollte aber versucht werden, ohne Orthese auszu-

kommen, da sonst eine mentale Abhängigkeit von der passiven Hilfe entsteht.

> Bei der Entscheidung über den Einsatz eines passiven Hilfsmittels sind viele Einflussfaktoren zu berücksichtigen, wie z.B. Persönlichkeit und Zielsetzung des Patienten, seine Erkrankung und das Belastungsniveau.

Aktive Therapie

> Eine stabilisierende aktive Therapie ist nur möglich, wenn kein akuter Reizzustand besteht. Andernfalls müssen erst reizabbauende Maßnahmen angewendet werden (Kap. 2.1.1), da bei akutem Reiz das aktive stabilisierende System reflektorisch gehemmt ist.

Prinzipien der aktiven stabilisierenden Therapie
- Die muskuläre Stabilisation ist am effektivsten, wenn Agonisten und Antagonisten im Sinne einer Kokontraktion gleichzeitig arbeiten. Die statische Arbeit der gelenkumgebenden Muskeln verhindert, dass sich das Gelenk in seinen passiven Arretierungen stabilisiert.
- Stabilisation im geschlossenen System:
  – Die Gelenke der unteren Extremität werden am effektivsten in der geschlossenen Kette stabilisiert (d.h. die Füße haben Kontakt mit dem Boden). Über die Fußsohle kommen zusätzliche propriozeptive Impulse hinzu. Die Muskeln arbeiten mit Kokontraktion, da die Standbeinsituation simuliert wird.
  – Auch im Bereich der Schulter werden neben Aktivitäten im offenen System Stabilisationen im geschlossenen System genutzt. Ulbinger et al. (1999) zeigten nach einem 4-wöchigen Training in der geschlossenen Kette eine signifikant verbesserte Fähigkeit, durch die erhöhte Stimulation der Mechanorezeptoren verschiedene Positionen auf stabilen und labilen Unterstützungsflächen zu halten. Außerdem wurde beim Training der gesunden Extremität ein *Overflow* festgestellt (Hauser-Bischof 2003).
  – Übungen in der geschlossenen Kette erzeugen weniger Stress auf den kapsuloligamentären Komplex und fazilitieren die Kokontraktion der dynamischen Stabilisatoren. Der Gebrauch einer instabilen Plattform bei Übungen im geschlossenen System fazilitiert ebenfalls die dynamische und statische Kontrolle.

Beispiel: Mithilfe von Stützfunktionen wird die Stabilität des Schultergürtels auf dem Thorax erarbeitet. Für die zentrierte Bewegung im Glenohumeralgelenk ist die Stabilität der Skapula Voraussetzung. Durch Variationen der Ausgangsstellung ist die An-

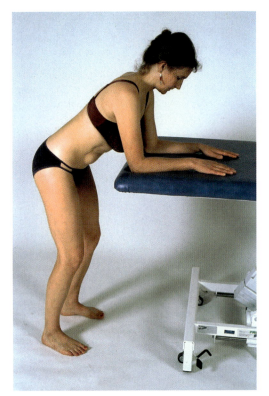

Abb. 2.60 Stütz im Stand vor der Behandlungsbank.

wendung der Stützfunktion nach Verletzungen der Schulter schon in der frühen Rehabilitationsphase möglich.
Im Stand vor einer Behandlungsbank mit Unterarmstütz lässt sich der Rumpf frühzeitig integrieren, ohne dass dies die verletzten Strukturen mit zu viel Körpergewicht belastet. In dieser Ausgangsstellung können Druckaktivitäten des Patienten und Widerstände des Therapeuten eingesetzt werden.

Stützfunktionen auf labiler Unterstützungsfläche
Mögliche Ausgangsstellungen sind der Stütz im Stand vor der Behandlungsbank (**Abb. 2.60**) und Bauchlage mit Stütz auf einem Trampolin oder Pezziball (**Abb. 2.61**).
- Ist die Ursache der vermehrten Beweglichkeit und verminderten Stabilität die Folge einer Kompensation hypomobiler Gelenke, sind diese erst zu mobilisieren. Eingeschränkte Bewegungsrichtungen müssen auch bei verminderter Stabilität mobilisiert werden. Häufig ist die Gegenrichtung zu einer instabilen Bewegungsrichtung eingeschränkt.

Beispiel: Bei einer ventralen Instabilität der Schulter wird der Humeruskopf nach ventral instabil, häufig steht er ventral dezentriert. Oft ist die Translationsfähigkeit nach dorsal eingeschränkt.
- Die neutralen Zonen müssen bei einer Instabilität nicht unbedingt vergrößert, sondern können auch in eine Richtung verschoben sein. In benachbarten Regionen tritt neben Hypermobilität häufig auch Hypomobilität auf.

Beispiel: Die eingeschränkte Extension im Hüftgelenk wird über vermehrte Extension im lumbosakralen Übergang kompensiert.
- Oft auftretende Bewegungsmuster:
  – Bewegungsarme Hüftgelenke;
  – Bewegungsreiche LWS und Sakroiliakalgelenke;
  – Bewegungsarme BWS und zervikothorakaler Übergang;
  – Bewegungsarme Schulterblätter;
  – Bewegungsreiche HWS und Schultergelenke.
- Ausreichende Mobilität in die Gegenrichtung einer instabilen Bewegungsrichtung und in benachbarten Körperregionen muss vorhanden sein, um postural kontrolliertes Bewegen des gesamten Systems zu ermöglichen. Da Mobilität die Grundlage verbesserter Stabilität darstellt, ist Mobilisation ein unverzichtbarer Therapiebestandteil.
- Ein intakter Kapsel-Band-Apparat mit seinen intra- und extraartikulären Rezeptoren sowie keine Schmerzverstärkung während der Stabilisation sind Voraussetzungen für die Stabilisationsfähig-

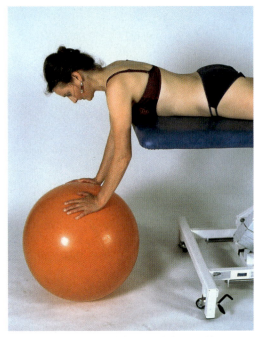

Abb. 2.61 Stützfunktion auf dem Pezziball in Bauchlage..

keit. Bei einem nicht akut verletztem Gelenk ist ein kurzzeitiges Überschreiten der neutralen in die elastische Zone und damit die Beanspruchung des passiven Systems zwar nicht erwünscht, im Einzelfall jedoch unproblematisch.
- Vermeidung des Überschreitens von Bewegungsgrenzen bei verletzten Körperstrukturen:

Bei frisch verletzten Körperstrukturen (z.B. Kapsel-Band-Apparat) ist das Überschreiten der neutralen Zone strikt zu vermeiden, da dies die Wundheilung stört!

– In diesen Phasen werden oft Bewegungsgrenzen vorgegeben, und die Patienten tragen Orthesen, die das erlaubte Bewegungsausmaß sichern (siehe *Passive Therapie*).
– Der Schwierigkeitsgrad der Übungen ist in jedem Fall so gering zu halten, dass der Patient die erlaubten Grenzen nicht reflektorisch oder aus mangelnder Kontrolle überschreitet. Die Therapeutin muss in unmittelbarer Nähe des Patienten stehen, um ihn bei Unsicherheit gegebenenfalls zu sichern.

Beispiel: Beim 1. Beinachsentraining auf einer labilen Unterlage (z.B. Airex-Matte) nach vorderer Kreuzbandplastik sichert entweder die Therapeutin den Patienten oder die Matte befindet sich in unmittelbarer Nähe einer Sprossenwand (**Abb. 2.62**).

Oft müssen die stabilisierenden Übungen so durchgeführt werden, dass der verletzte Körperabschnitt völlig ruhig bleibt.
- Auf das gezielte Stabilisationstraining an einem Gelenk folgt das Training zur Koordination ganzer Bewegungsabläufe, da bei normalen Bewegungen gleichzeitig stabilisiert und bewegt wird.

In Bezug auf Aktivität ist Stabilität überwiegend eine koordinative Leistung. Daher spielt für die Stabilisation Muskelaufbau in Form von Krafttraining in den seltensten Fällen eine Rolle. Während akuter Wundheilungsphasen ist Muskelkrafttraining sogar unsinnig, da aufgrund der reflektorisch gehemmten Muskulatur kein Trainingseffekt möglich ist. Vielmehr muss die Automatisierung gefördert werden. Dafür sind eine hohe Wiederholungszahl und die Integration der Übungen in den Alltag erforderlich.

Es ist entscheidend, im individuellen Bewegungsmuster des Patienten zu trainieren und dabei nicht nur die Schwäche einzelner Muskeln anzugehen. Einen wichtigen Bestandteil des Prozesses stellt die Verbesserung der Mechanik und die Reduzierung potenzieller Müdigkeit der stabilisierenden Systeme dar.

Auch die kardiovaskuläre Ausdauer sollte gefördert werden. Besser konditionierte Patienten neigen weniger zu Verletzungen des Bewegungssystems.

Bestimmen des Trainingsplanniveaus

Zunächst muss bekannt sein, in welchem Stadium der funktionellen Belastung das Problem der verminderten Stabilität auftritt. Es gilt, folgende Fragen zu beantworten:
- Kann der Patient in Entlastung (im Sitz oder auf der Therapieliege) seine Gelenkflächen zuordnen?
- Kann er die Zuordnung während dem hubfreien Bewegen oder bei Gleichgewichtsreaktionen halten?
- Behält er die Kontrolle bei Teil- oder Vollbelastung?
- Ist die postural kontrollierte Bewegung unter Belastung möglich?
- Wie weit lässt sich der Schwierigkeitsgrad der Übung steigern, ohne dass Probleme auftreten (z.B. Geschwindigkeit steigern, bei gleichzeitiger Ablenkung, bei unebenem Untergrund, bei Reduzierung der Unterstützungsfläche)?

Zur optimalen individuellen Anpassung des Niveaus wird zuerst die Stabilitätsgrenze festgelegt und knapp unter dieser Grenze gut stabilisiert geübt. Da sich oft nicht objektiv festlegen lässt, ob das Ge-

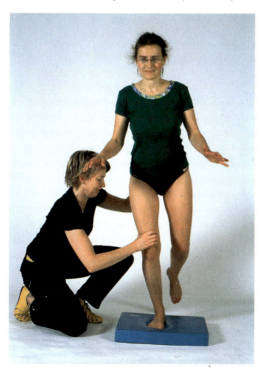

Abb. 2.62 Beinachsentraining auf einer Airex-Matte.

lenk noch stabil ist, bietet sich die folgende Vorgehensweise an:
- Der Schwierigkeitsgrad einer Übung wird zunächst niedrig angesetzt. Ist der Bewegungsablauf klinisch unauffällig und treten weder Schmerzen noch Unsicherheit auf, wird er gesteigert, bis eines der Kriterien positiv ist. Dann wird direkt unter dieser Grenze trainiert.

> *Erfolgt das Training zu weit unter dieser Grenze, verbessert sich die Funktion nicht!*

- Stabilisierende Übungen auf der Behandlungsbank können höchstens eine Vorbereitung für das Üben in höheren Ausgangsstellungen sein. So bald wie möglich wird in alltagsnahen Ausgangsstellungen (Stehen, Sitzen, Gehen) geübt.
- Andererseits darf die Steigerung nicht zu schnell geschehen, da Belastungssituationen, in denen der Patient nicht mehr stabilisieren kann, durch übermäßige Bewegung Schmerzen und Reizzustände auslösen können. Diese wirken sich wiederum negativ auf die Stabilisation aus, weil sie eine reflektorische Hemmung der Muskeln bewirken.

> *Instabile Übungssituationen fördern Bewegungsangst mit nur begrenztem Lerneffekt. Zur Wahrnehmung von Stabilität und Stabilitätsverlust kann es manchmal sinnvoll sein, in diese Belastungssituationen zu gehen.*

Phasen der Stabilisation

Nach Richardson et al. (1999) gliedert sich die Stabilisation in 4 Phasen (Tab. 2.3).

Tabelle 2.3 4 Phasen der Stabilisation

Phasen	Ziele
Kognitive Phase	- Selektives, bewusstes Anspannen der primär stabilisierenden Muskeln - Training der primär stabilisierenden Muskeln
Assoziative Phase	- Bewusstes Anspannen der bewegenden Muskulatur, während die Spannung der primär stabilisierenden Muskulatur gehalten wird - Selektives Training der bewegenden Muskulatur (je nach Befund) - Änderung der Ausgangsstellung: von stabilen unterstützenden Stellungen zu solchen mit mehr Belastung für die Bewegung oder das Gelenk
Automatisierte Phase	Kontrolle der Bewegung bei gleichzeitiger Kontrolle der primär stabilisierenden Muskeln
4. Phase	Kontrolle der Stabilisation, während Bewegungen mit erhöhter Geschwindigkeit durchgeführt werden

Kognitive Phase

Im Mittelpunkt steht die Körperwahrnehmung. Der Patient erlernt das selektive Anspannen der primär stabilisierenden Muskulatur (lokale Muskelgruppe) in entlasteter Ausgangs- und neutraler Gelenkstellung.

Beispiel: Erarbeiten des Skapulasettings im Sitz mit abgelegtem Arm in der Skapulaebene (Abb. 2.63)

- Die Therapeutin gibt einen taktilen Stimulus im Verlauf des M. trapezius pars ascendens, während der Patient versucht, den Muskel unter den Fingern anschwellen zu lassen.
- Vorbereitend werden dem Patienten die Muskelfunktion in Bezug auf seine stabilisierende Aufgabe erklärt und der Verlauf anhand von Bildern oder Zeichnungen verdeutlicht. Gemeinsam mit dem M. serratus anterior ist er einer der wesentlichen Außenrotatoren der Skapula und damit für deren aktive Führung bei der Armhebung verantwortlich.
- Bei der Übung lernt der Patient, die Aktivität des Muskels aufzubauen, ohne dass gleichzeitig große oberflächliche Muskeln (z.B. M. pectoralis major und M. latissimus) aktiv werden.

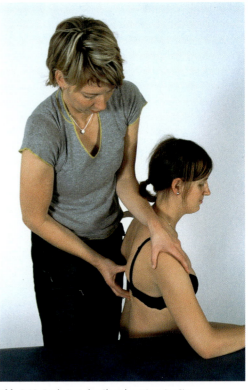

Abb. 2.63 Erarbeiten des Skapulasettings im Sitz.

Assoziative Phase

Das bewusste Anspannen der primär stabilisierenden Muskeln wird jetzt mit Bewegungspattern kombiniert. Hinzu kommt vor allem das Bewegungspattern, das die Schmerzen auslöste.

Beispiele:
- Der Patient lernt, vor der Greiffunktion des Armes den M. trapezius pars ascendens und M. serratus anterior zu rekrutieren (**Abb. 2.64**). Die oben beschriebene Übung wird zunächst mit Greiffunktionen am Tisch und später mit Verlängerung des Hebelarmes kombiniert.
- Patienten mit Schmerzen in der LWS erlernen das Aktivieren des M. transversus abdominis, bevor sie Greiffunktionen über Kopf durchführen.
- Viele Wiederholungen fördern den Automatisierungsprozess. Eine Studie von Hummelsheim (1998) am Rehazentrum Leipzig ergab, dass der beste motorische Lerneffekt bei 2-mal 20 Minuten täglich mit 50 Wiederholungen eintritt.

> Die Bewegungen dürfen nicht zu komplex sein. Für den Lerneffekt muss der Reiz variiert werden, aber nicht zu stark. Chaotische Variationen sind uneffektiv, da das Gehirn dann keine Regeln ableiten kann. Lernen bedeutet zwar Wiederholung, aber mit verschiedenen Stimuli, da das System schnell adaptiert. So muss beim 50-maligen Griff nach einer Tasse diese immer wieder in einem neuen Winkel stehen oder einen anderen Henkel haben. Zu schnelle Veränderung führt allerdings wiederum zur Reduzierung des Lernvorgangs (Hauser-Bischof 2003).

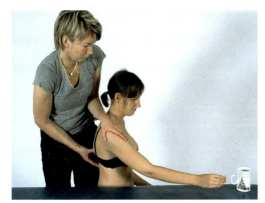

Abb. 2.64 Erarbeiten der Greiffunktion Im Sitz. Die Therapeutin stimuliert den M. trapezius pars ascendens.

Automatisierte Phase

Hier erfolgt die Kontrolle der Bewegung bei gleichzeitiger Kontrolle der primär stabilisierenden Muskulatur. Zum korrekten Ausführen der Bewegungen und Funktionen ist nur noch geringe Aufmerksamkeit notwendig.

Ziel jeder Therapie ist es, diese 3. Phase zu erreichen, damit sich der Patient im Alltag schmerzfrei und gelenkschonend im Alltag bewegen kann. Feed-forward der primär stabilisierenden Muskeln ist vor aktiver Bewegung vorhanden. Zum Erreichen dieses Zieles muss die Therapeutin schon während der 1. und 2. Phase die Funktionalität ihrer Übungen kontrollieren.

> Die Übungen sollen nicht abstrakt sein, sondern sich an der Alltagsfunktion und den Bewegungsabläufen orientieren, in denen der Patient Probleme hatte.

4. Phase

Die Stabilität kann auch bei Bewegungen mit höherer Geschwindigkeit erhalten bleiben. Zudem erfolgt die Integration in sportartspezifische Bewegungsabläufe.

> Die Übergänge zwischen den einzelnen Phasen sind fließend.

Beispiel: Während der Patient die Rekrutierung des M. transversus abdominis und M. multifidus bei gleichzeitiger Extremitätenbewegung zur Stabilisation der LWS in Rücken- und Seitenlage beherrscht, befindet er sich in vertikalen Positionen (Sitz, Stand) noch in der kognitiven Phase. Die Aktivierung bei gleichzeitiger Extremitätenbewegung gelingt noch nicht. Sie stellt jedoch ein wesentliches Therapieziel dar, da sie vor allem in diesen Ausgangsstellungen im Alltag von Bedeutung ist.

Komponenten der Stabilisation

Arbeiten mit manuellen Widerständen

- Wird bei der Stabilisation mit manuellen Widerständen gearbeitet, beginnt die Therapeutin mit gelenknahen Widerständen. So werden z.B. an der Wirbelsäule die Widerstände bei der segmentalen Stabilisation direkt an den Dorn- oder Querfortsätzen gesetzt. Die kurzen Hebelarme sprechen die autochthone gelenknahe Muskulatur an.
Erst wenn diese Muskeln die Stabilisation leisten

können, werden die Hebel verlängert (z.B. durch gelenkfernere Widerstände, Veränderung der Ausgangsstellung oder Anhängen von Hebeln durch die Extremitätengewichte).
Zum Eigentraining ersetzen Geräte die manuellen Widerstände (z.B. Theraband, Zugapparat, Bodyblade). Dies ist aber erst sinnvoll, nachdem die Rekrutierung der primär stabilisierenden Muskulatur erlernt wurde. Jeder Einsatz eines neuen Gerätes erfordert die Kontrolle der Therapeutin.

- Beim Eigentraining stellt sich der Patient mental Widerstände vor und steuert dadurch die Dosierung der statischen Muskelarbeit selbst. Zusätzliche Approximation (Stauchungsimpuls entlang der Knochenlängsachsen) stimuliert die Gelenkrezeptoren.

Steigerung durch Veränderung der Ausgangsstellung

- Die Anforderung der stabilisierenden Muskeln steigt bei zunehmender horizontaler Einstellung der Längsachse der Extremität oder des Körpers. Bei horizontal stehender Längsachse wirkt die Gewichtskraft durch die senkrechte Schwerkraft maximal.
- Bei Reduzierung der Kontaktstellen des Körpers mit einer Unterlage wird die Ausgangsstellung labiler. So ist z.B. der Vierfüßlerstand leichter zu stabilisieren, wenn Bauch und Becken mit einem Pezziball unterstützt werden.
- Die Unterlage sollte labiler gestaltet sein, z.B. durch Stabilisation des Standbeins auf einem Therapiekreisel oder Trampolin.

Steigerung durch Kombinieren von Stabilität und Mobilität

Das hypermobile Gelenk bleibt stabil, obwohl benachbarte Gelenke oder angehängte Extremitätengewichte weiterlaufende Bewegungen provozieren. Beschleunigte Bewegungen der Extremitäten erfordern z.B. ein hohes Maß an Stabilität in der Wirbelsäule.

Verbesserung der Ausdauer

- Der koordinierte Bewegungsablauf wird mit einer hohen Wiederholungszahl, aber geringem Krafteinsatz geübt. Aufgrund der hohen Wiederholungszahl eignet sich das Ausdauertraining auch zum Automatisieren von Bewegungsabläufen. Der Trainingsreiz liegt unter 60% der Maximalkraft, die Wiederholungsrate bei 30–50 (Hummelsheim 1998).
- Beim Trainieren der Kraft und der Ausdauer sind dreidimensionale Bewegungsmuster zu bevorzugen. Da die Muskelfasern spiralig verlaufen, belasten dreidimensionale Bewegungen die Gelenke nicht zu sehr. Hier eignen sich bestens Bewegungsmuster aus der PNF, auch beim Einsatz von Trainingsgeräten (z.B. Zugapparate und Therabänder).
- Die Therapeutin erstellt gemeinsam mit dem Patienten ein Hausaufgabenprogramm mit einfacher Durchführbarkeit und nicht zu vielen verschiedenen Übungen. Außerdem ist eine genaue Angabe der Wiederholungszahl und der Häufigkeit der Übungsintervalle unerlässlich.

Verbesserung der Kraft

Voraussetzung sind Schmerz- und Reizfreiheit. In der kognitiven Phase hat der Patient die Wahrnehmung für das bewusste Anspannen der primär stabilisierenden Muskulatur gelernt.

- Die Ausgangsstellung, in der trainiert wird, richtet sich nach der momentanen Leistungsfähigkeit. Das individuelle Trainingsniveau muss erst ermittelt werden (S. 127). Unterschiedliche Schwerkrafteinwirkung variiert die Hubbelastung, gegen die die Muskeln arbeiten müssen.
- Zusätzliche extero- und propriozeptive Reize verbessern die Leistung sehr gehemmter Muskeln.
  - *exterozeptive Reize:* Der taktile Reiz der Therapeutin kann richtungsweisend sein. Der visuelle Reiz ist eine wichtige Rückkoppelung für den Patienten bei der Kontrolle der Bewegung und der statischen Muskelarbeit.
  Durch einen auffordernden Charakter des verbalen Reizes lässt sich Aktivität steigern. Orientierungen im Raum oder am Körper können richtungsweisend sein.
  - *propriozeptive Reize:* Angepasster optimaler Widerstand wirkt richtungsweisend und stimulierend auf die Muskulatur. Angepasst oder optimal bedeutet, dass eine flüssige Bewegung stattfindet und statisches Halten möglich ist. Gegebenenfalls muss der Widerstand auf dem Bewegungsweg reguliert werden.

Traktion und Approximation

- Traktion: Zug entlang der Knochenlängsachsen erleichtert die Bewegung gegen die Schwerkraft (Unterscheidung zur Traktion aus der Manuellen Therapie).
- Approximation: Stauchungsimpuls entlang der Längsachsen, der die Stabilisation erleichtert.

- Stretch: Spricht die Muskelspindeln an.
  - Als Initialstretch wird er bei Bewegungsbeginn auf die vorgedehnte Muskulatur gegeben, was den Start der Bewegung erleichtert.
  - Der Restretch steigert die Aktivität bereits kontrahierter Muskulatur.
- Ein gezieltes Muskelaufbautraining trainiert die statische, konzentrische und exzentrische Muskelarbeit, wodurch der Querschnitt des Muskels zunimmt. Geübt werden koordinierte Bewegungsabläufe mit mäßigem Tempo bei ca. 60% der Maximalkraft, 8–15 Wiederholungen, 3–8 Serien mit Pausen von 1–1,5 Minuten. Das Training erfolgt unter Kontrolle und Korrektur der Therapeutin. Außerdem sollte ein Eigentraining für den Patienten erstellt werden.

Zusammenfassung: Physiotherapeutische Behandlung bei Patienten mit dem Leitsymptom vermehrte Beweglichkeit

- Vermehrte Beweglichkeit alleine ist nicht behandlungsbedürftig. Erst das Versagen der 3 stabilisierenden Systeme (aktives, passives und Steuerungssystem) führt zu Schmerzen und/oder unsicherer Bewegung.
- Ziel der Therapie ist das Erarbeiten der dynamischen Stabilität. Ständige Reaktionsbereitschaft und Bewegungsbereitschaft sind Voraussetzungen für ein leistungsstarkes Bewegungssystem.
- Die Stabilisation ist an die individuelle Belastbarkeit und die Bedürfnisse des Patienten angepasst. Limitierte Belastbarkeit und Bewegungsspielräume (z.B. nach Verletzungen und Operationen) werden in die Behandlungsplanung einbezogen. Das Überschreiten der neutralen Zone ist zu vermeiden. Die Therapeutin muss den Patienten ausreichend sichern und den Schwierigkeitsgrad der aktuellen Situation anpassen.
- Passive Hilfsmittel (z.B. Tapeverbände, Orthesen, Bandagen) unterstützen die Stabilisation bei Bewegungslimitierung und reduzierter Belastbarkeit. Sie sind so lange nötig, wie die Funktion nur über einen kurzen Zeitraum gehalten werden kann. Bei Patienten mit Bewegungsangst fördern sie oft die Bewegungsbereitschaft, da sie Sicherheit vermitteln. Dabei darf die Gefahr der mentalen Abhängigkeit vom Hilfsmittel aber nicht außer Acht gelassen werden.
- Aktivitätssteigerung unter Einsatz eines passiven Hilfsmittels bringt mehr Gewinn für das Bewegungssystem als eingeschränkte Aktivität ohne passive Stütze. Verliert die passive Stütze ihren Reiz und Schmerz lindernden Effekt, wird darauf verzichtet.
- Aktive stabilisierende Therapie ist nur möglich, wenn kein akuter Reizzustand besteht, da sonst das stabilisierende System gehemmt ist.
- Übungen in der geschlossenen Kette erzeugen weniger Stress auf den kapsuloligamentären Komplex und fazilitieren die Kokontraktion der dynamischen Stabilisatoren.
- Liegt die Ursache der vermehrten Beweglichkeit in der Kompensation hypomobiler Gelenke, müssen diese erst mobilisiert werden.
- Nach gezieltem Stabilisationstraining an einem Gelenk erfolgt das Üben ganzer Bewegungsabläufe, weil beim normalen Bewegen gleichzeitig stabilisiert und bewegt wird.
- Da Stabilität in erster Linie eine koordinative Leistung ist, spielt Krafttraining eine eher untergeordnete Rolle.
- Das Niveau des Trainingsplans wird daran angepasst, in welchem Stadium der funktionellen Belastung das Problem der verminderten Stabilität auftritt.
- Die Stabilisation gliedert sich in 4 Phasen (Richardson et al. 1999):
  - kognitive Phase: Im Vordergrund steht die Wahrnehmung für die Aktivierung der primär stabilisierenden Muskulatur.
  - assoziative Phase: Bewusstes Anspannen der bewegenden Muskeln, während die Spannung der primär stabilisierenden Muskeln gehalten wird (Kombination von Stabilität und Mobilität).
  - automatisierte Phase: Kontrolle der Bewegung bei gleichzeitiger Kontrolle der primär stabilisierenden Muskeln.
  - 4. Phase: Kontrolle der Stabilität bei Bewegung mit höherer Geschwindigkeit.

Der Übergang zwischen den einzelnen Phasen ist fließend!

2.4 Leitsymptom verändertes Bewegungsverhalten

Bewegungsverhalten ist individuell und hängt von der Leistungsfähigkeit des Bewegungssystems ab. Es wird von der Bewegungsfähigkeit und -bereitschaft sowie dem Trainingszustand des Bewegungssystems geprägt.

Bewegung ist auch Körpersprache. Das Bewegungsverhalten drückt Gefühle aus. Verminderte Bewegungsfähigkeit behindert den Körperausdruck des Patienten. Bewegungserleben ist auch Körpererleben. Menschliche Bewegung ist durch verschiedene Faktoren geprägt. Die Betrachtung als biopsychosoziales Modell wird allen Aspekten der Bewegung gerecht.

Die physikalische Grundlage der Bewegung bezieht sich auf die Kräfte, die bei den Bewegungen wirksam werden bzw. die Bewegung ermöglichen (z.B. Hebelverhältnisse, Schwerpunktverlagerung, Freiheitsgrade und Bewegungsumfang der Gelenke, Schnelligkeit und Gewichtskraft).

Die biologische Grundlage bilden die neuronalen, sensomotorischen, humoralen (Körperflüssigkeiten betreffend) und metabolischen (stoffwechselbedingt) Prozesse, auf der die Bewegungsausführung basiert. Das subjektive Empfinden des Menschen drückt sich in seinem Bewegungsverhalten aus. Die psychosozialen Einwirkungen aus dem Lebensumfeld des Menschen beeinflussen Bewegungsverhalten und -bereitschaft. Mit seinem Bewegungsverhalten stellt der Mensch aktiv Verbindung zur Welt her. Damit sind Bewegungen die eigentliche Form, in der sich menschliches Verhalten und Handeln vollziehen, sodass auch von Bewegungsverhalten bzw. Bewegungshandeln gesprochen werden kann.

Die veränderte Belastbarkeit von Körperstrukturen beeinflusst das Bewegungsverhalten. Der Körper entwickelt eigenständig Strategien, um möglichst lange mit z.B. verminderter Belastbarkeit zurechtzukommen. Die Strategien dienen der Schonung des Störherdes (Region mit reduzierter Belastbarkeit).

Das Bewegungsverhalten wird subkortikal gesteuert, weshalb der Patient beginnende Kompensationsmechanismen manchmal gar nicht bemerkt. Häufig sind Entlastungsmechanismen natürlich und sinnvoll. Therapeutisch dagegen vorzugehen, ist nur gerechtfertigt, wenn der Mechanismus nicht mehr relevant ist, also weiterbesteht, obwohl er nicht mehr benötigt wird. Therapeutische Interventionen zu dauerhafter Veränderung von Bewegungsverhalten haben nur bei Motivation des Patienten Erfolg. Bewältigt der Patient Alltagsfunktionen erfolgreich durch Kompensationsmechanismen, besteht für ihn keine Notwendigkeit mehr, qualitativ bessere Strategien zu erarbeiten.

Das Therapieziel sollte mit dem des Patienten übereinstimmen und in einem für ihn relevanten Kontext stehen (Hochstenbach 1999). Seine Potenziale müssen gesucht und kreativ verknüpft werden, sodass er einen Sinn darin erkennt. Nur so werden therapeutisch erarbeitete Fortschritte ins Langzeitgedächtnis übernommen und erlangen funktionelle Relevanz. Informationsstrategien von Therapeutenseite müssen dem Patienten überzeugend Sinn und Zweck von Interventionen vermitteln, die eingeschliffene Bewegungsmuster verändern sollen.

Beispiele:
- Bei reduzierter Belastbarkeit durch Verletzung oder Operation sind Informationen zur Wundheilung und Zeitdauer der einzuhaltenden schonenden Bewegungen erforderlich.
- Ein Patient nach einer Nukleotomie sollte sich während der Proliferationsphase (bis 21. Tag) konsequent mit stabiler Wirbelsäule über das Drehen von der Rücken- in die Seitenlage aufrichten. Anschließend kann allmählich wieder mit mehr Rotation gedreht werden.

Der Eingriff in das individuelle Bewegungsverhalten ist nur für einen befristeten Zeitraum sinnvoll. Therapeutisch verordnete Veränderungen des Bewegungsverhaltens, die den Patienten prophylaktisch in eine vermeintlich weniger belastete Position zwingen, bedeuten eine massive Einschränkung der Leistungs- und Ausdrucksfähigkeit. Sie sind im Allgemeinen kontraproduktiv. Der gesunde Körper ist auf Belastungen durch Bewegung bestens vorbereitet.

> *Nach einer Phase mit reduzierter Belastung und limitierter Bewegung darf die Belastung nicht ohne Vorbereitung der Körperstrukturen extrem gesteigert werden, da sich Belastbarkeit nicht sprunghaft, sondern in kleinen Schritten steigert. Das Bewegungssystem adaptiert sich allmählich an veränderte Belastung.*

Die Belastungssteigerung richtet sich nach folgenden Faktoren:
- Physiologie der Wundheilung;
- Klinische Zeichen des Patienten (Schmerzen, Entzündung, Bewegungseinschränkungen, Stabilisationsfähigkeit).

Beispiel: Der Patient mit einer Nukleotomie darf sich nicht am 22. Tag plötzlich aus der Rückenlage mit langem Hebel direkt in den Sitz aufrichten!

Veränderung von Bewegungsverhalten kann auf die Prävention neuer Schmerzepisoden, Vermittlung von Selbsthilfestrategien bei Schmerzrezidiven oder Steigerung der allgemeinen körperlichen Belastbarkeit ausgerichtet sein. In diesem therapeutischen Prozess ist das Konzept der *Compliance* relevant. Der Begriff wird folgendermaßen definiert: „das Maß, worin das Verhalten einer Person mit den Empfehlungen der behandelnden Kliniker übereinstimmt" (Schneiders et al. 1998).

Oft sagen Physiotherapeuten den Patienten, wie sie sich im Alltag bewegen sollen, anstatt es sie erleben zu lassen. Gerade durch das Erleben von alltäglichen Bewegungsfunktionen lässt sich eher das Vertrauen in die eigene Leistungsfähigkeit zurückgewinnen (Treves 1998). Auch eine einmalige Instruktion von verändertem Bewegungsverhalten reicht nicht aus, um die Integration in den Alltag zu erlernen. Regelmäßige Kontrolle und Korrektur sind dafür erforderlich.

Beispiel: Das Erarbeiten eines rückenschonenden Bückverhaltens muss an die individuelle Alltagssituation angepasst sein. Die Bedingungen werden gemeinsam mit dem Patienten erarbeitet. Es wird nicht nur in abstrakten Übungs-, sondern in möglichst realen Situationen geübt.

Die Therapeutin muss prüfen, ob das vermeintlich ökonomischere und qualitativ bessere Bewegen das Wohlbefinden des Patienten fördert, ihm Selbsthilfestrategien zur Vermeidung von Schmerz vermittelt oder zur Erhöhung der Leistungsfähigkeit im Alltag beiträgt.

Die koordinative Leistung des Bewegungssystems bestimmt das Bewegungsverhalten. Bei dessen Beobachtung beurteilt die Therapeutin die Ökonomie, Genauigkeit und Fähigkeit im Alltag. Letztlich handelt es sich bei jeder Bewegungsbeobachtung um eine Leistungsprüfung der Koordination.

Für eine nicht krank machende Bewegung bestehen Gütekriterien, anhand derer die Bewegungsausführung beobachtet wird (*Beobachten von Bewegungsverhalten,* S. 144). Testverfahren zur Koordinationsprüfung lassen sich schwerlich standardisieren, weil Koordination nicht messbar ist. Einfluss auf das Bewegungsverhalten ist nur durch Aktivierung motorischer Lernvorgänge möglich.

Beim Erlernen motorischer Aktivitäten arbeiten mehrere Areale des ZNS zusammen. Jueptner et al. (1997) und Grafton et al. (1998) fanden bei der kartographischen Erfassung der ZNS-Areale, die zum Erlernen motorischer Aktivitäten aktiviert werden, dass mehrere Areale zusammenarbeiten. Diese umfassen z.B. den Primärkortex, den prämotorischen Kortex, das ergänzende motorische Areal, das somatosensorische Areal und die Basalganglien.

Veränderung des Bewegungsverhaltens bedeutet für das Bewegungssystems zu lernen. Dies kann zu jeder Zeit im Leben ablaufen – in der Kindheit, beim Erwachsenen oder im Alter. Neue Tatsachen können jederzeit zur Kenntnis genommen werden und das Verhalten angemessen verändern. Lernen erfordert den Erwerb von Kenntnissen, die Fähigkeit, diesen Erwerb zu behalten und ihn bei Bedarf abzurufen.

Die Physiotherapie hat unter anderem die Aufgabe, das Er- bzw. Wiedererlernen motorischer Aktivitäten zu fördern. Dies ist ein neurobiologischer Prozess, durch den Organismen vorübergehend oder auf Dauer ihre motorischen Antworten ändern und als Ergebnis ihre Leistung verbessern. Während des Lernprozesses finden in den Nervenzellen und in ihren Verbindungen strukturelle und funktionelle Veränderungen statt. Lernen fördert die Gestaltänderung und das Wachstum neuer Nervenendigungen und Synapsen sowie die Vermehrung von Neurotransmittersubstanzen.

Auch die lokale Repräsentation im Kortex verändert sich. Pascual-Leone et al. (1995) demonstrierten, dass der Erwerb neuer motorischer Fertigkeiten (z.B. Klavierspiel) die kortikale Repräsentation (Homunculus=schematische Darstellung der kortikalen Repräsentation von Motorik und Oberflächensensibilität) umgestaltet. Die Areale der Flexoren- und Extensorenmuskeln der Finger vergrößern sich (Annunciato 2004). Dank neuer neuraler Verbindungen entwickelt das Nervensystem ein sowohl kognitives als auch neuromuskuläres Gedächtnis.

Entgegen der früheren Lehrmeinung, dass Menschen nach der individuellen Entwicklung keine Nervenzellen mehr produzieren und das menschliche ZNS eine absolut statische Größe sei, wird das Nervensystem heute als ein komplexes Netzwerk gesehen, das mit seinen vielfältigen Verbindungen zwischen den Nervenzellen die Fähigkeit besitzt, sich an Umweltbedingungen äußerst flexibel anzupassen. Das Nervensystem ist dynamisch und kann situationsgerecht reagieren. Das ZNS besitzt sowohl beim Kind als auch beim Erwachsenen einen hohen Grad an Anpassungsfähigkeit.

Die Plastizität des Nervensystems wird z.B. von Umwelteinflüssen, vom emotionalen Zustand und dem kognitiven Niveau beeinflusst (Annunciato 2004). Sie zeigt das Nervensystem in 3 Stadien des Lebens: während der Entwicklung, beim Lernen und nach Verletzungen. Plastizität findet nicht nur an überwiegend sensorischen Arealen (*Schmerz-*

gedächtnis, S. 19), sondern auch im motorischen System statt.
Beispiel: Nach einer peripheren motorischen Schädigung ist die zentrale bzw. kortikale Stimulation (ausgelöst durch elektrische Stimulation) der entsprechenden Peripherie nicht mehr in der Lage, muskuläre Bewegungen auszulösen. Einige Stunden nach der Schädigung zeigt die elektrische Stimulation jedoch Bewegungen der benachbarten Muskeln. Daraus läst sich schlussfolgern, dass der motorische Kortex, der sofort nach der Schädigung ohne Funktion blieb, schon Stunden später versucht, die Kontrolle der benachbarten Muskulatur zu übernehmen (Annunciato 2004).

Die physiotherapeutische Behandlung ist Teil der die Plastizität beeinflussenden Umwelteinflüsse. Daher muss die Therapeutin einige Faktoren beachten, die direkt oder indirekt plastische Vorgänge lenken. Dazu gehört ein individuell angepasster Therapieplan, der die Ziele des Patienten und seine psychosoziale Situation genauso berücksichtigt wie die biomechanischen Gründe zur Veränderung eines Bewegungsablaufs. In der Therapie muss ein sinnvoller Kontext hergestellt werden, der eine Variationsbreite alltagsrelevanter Übungen enthält. Nur so können Patienten motorische Aufgaben langfristig lernen und funktionell selbstständig werden.

Das Üben unter variablen Bedingungen unterstützt besonders die Merkfähigkeit. Das Wiederholen ein und derselben Situation fördert zwar die Geschicklichkeit bei der geübten Funktion, führt jedoch nicht zum gleichen Lerneffekt. Entscheidend für den langfristigen Lerneffekt ist die Fähigkeit, in neuen Situationen adäquate Bewegungspläne zu entwickeln. Die Transferleistung hängt von der Ähnlichkeit zwischen der Übungs- und der realen Umweltsituation ab.

Beispiel: Soll ein Patient das Gehen lernen, muss er auch gehen. Maßnahmen, wie z.B. Elastizitätsverbesserung der Hüftflexoren und Aktivierung der Standbeinmuskeln in Seitenlage helfen ihm dabei nicht. Diese Maßnahmen schaffen zwar die strukturellen Voraussetzungen, die neuromuskuläre Koordination lässt sich aber nur in der Funktion selbst erarbeiten.

Für die Aktivierung des Gehprogramms ist die Hüftextensionsaktivität entscheidend. Erst die Extensionsaktivität des Standbeins löst die Spielbeinfunktion aus. Solange das Gewicht auf dem Standbein lastet, hält der Golgi-Apparat die Aktivität aufrecht. Erst wenn das kontralaterale Bein die Last übernimmt, hört er auf zu feuern, und das Bein kann nachrollen (Pearson u. Gordon 2000). Dieser komplexe Vorgang kann nur in der Funktion selbst erarbeitet werden.

Dauerhafte körperliche Voraussetzungen, langfristige Verhaltensweisen und einseitiges Training führen zu einem inhomogen verteilten Trainingszustand der Muskulatur. Die dadurch entstehende Dysbalance fixiert die Einseitigkeit und die Verhaltensweisen. Das Bewegungsverhalten verändert sich in Richtung der überwiegenden Muskulatur. Dies führt zu einseitiger Be- und damit oft zu lokaler Überlastung.

Beispiel: Ein Bodybuilder trainiert verstärkt die Brustmuskulatur und den M. biceps brachii und zu wenig die Skapulafixatoren und die Außenrotatoren. Das Ungleichgewicht bewirkt die Überlastung der aktiven Zentrierer des Humeruskopfes (Rotatorenmanschette), da sich der Kopf durch Veränderung der Pfannenebene bei reduzierter Skapulastabilität zunehmend ventralisiert.

Einflüsse auf das Bewegungsverhalten

Biomechanische Bedingungen

Physikalisch ist menschliche Bewegung als Lage- und Ortsveränderung eines Körpers aufzufassen. Dabei wirken verschiedene Kräfte, die Belastungen für die Körperstrukturen bedeuten. Bei der Beurteilung von Bewegungsverhalten und der Auswahl geeigneter Maßnahmen zur Ökonomisierung der Bewegungen sind biomechanische Grundlagen hilfreich.

Biomechanik der Gelenke

Auf die Gelenke wirken verschiedene Kräfte, und zwar das Körpergewicht (Last) sowie die Muskel- und Bandkräfte (Kraft). Diese Kräfte können Drehmomente in den Gelenken auslösen. Ein Drehmoment entsteht, wenn eine Kraft außerhalb der Bewegungsachse einwirkt. Der wirksame Hebelarm ist der senkrechte Abstand zwischen der Kraftwirkungslinie und dem Drehzentrum. Mithilfe dieses Hebelarms wird die Wirksamkeit des anatomischen Hebels bestimmt.

Alle Gelenke funktionieren als ein- oder zweiarmige Hebel. Die meisten sind einarmige Hebel, wie z.B. Schulter-, Ellenbogen- und Kniegelenk (**Abb. 2.65a–b**). Bei diesen Gelenken wirken Kraft und Last auf derselben Seite des Drehzentrums.

Nur wenige Gelenke sind zweiarmige Hebel, wie z.B. das Hüft- und Fußgelenk. Bei beiden wirken Last und Kraft beiderseits des Drehzentrums. Alle Aktivitäten im geschlossenen System führen zur Kokontraktion der gelenkumgebenden Muskulatur.

Maßgebend für die mechanische Belastung eines Gelenks ist die gewichttragende Fläche. Sie und der Gelenkdruck verhalten sich umgekehrt proportional, d.h. je kleiner die gewichttragende Fläche, auf die der Druck einwirkt, desto größer ist der einwirkende Druck.

Die gewichttragende Fläche ist meistens kleiner als die Gelenkkontaktfläche. Welcher Teil der gewichttragenden Fläche mit dem Gewicht belastet wird, hängt von der Gelenkstellung ab. Eine verkleinerte Fläche kann die Folge einer angeborenen Fehlstellung, eines Traumas oder einer degenerativen Gelenkveränderung sein. Die Gewichtsübertragung auf die verkleinerte Tragfläche kann wiederum zur Degeneration des Gelenks führen.

| Veränderungen des Bewegungsverhaltens beeinflussen Gelenkstellungen und damit die gewichttragende Fläche.

Beispiel: Beim Trendelenburg-Hinkmechanismus verkleinert sich infolge der Adduktion des Beckens auf dem Standhüftgelenk die Tragfläche. Dadurch wirken die Gewichts- und die Bodenreaktionskraft, die durch das Aufstoßen der Ferse auf dem Boden beim Gehen entstehen, auf eine kleinere Fläche ein. Dies führt zu höherer Belastung des gewichttragenden Gelenkanteils.

Auch Last- (senkrechter Abstand zwischen der einwirkenden Last und dem Drehzentrum) und Kraftarme (senkrechter Abstand zwischen der einwirkenden Kraft und dem Drehzentrum) können verändert und die gelenkresultierende Kraft verkleinert werden, wodurch der Gelenkdruck sinkt oder steigt.

Neben der Größe der gelenkresultierenden Kraft ist auch deren physiologische Lage auf der tragenden Fläche entscheidend. Die resultierende Krafteinwirkung soll möglichst zentral innerhalb der Tragfläche liegen. Dadurch können sich die Druckspannungen gleichmäßig auf die tragende Knorpelschicht verteilen.

Bei jeder Gelenkbewegung ändern sich Richtung und Lage der resultierenden Krafteinwirkung und damit auch der einwirkende Gelenkdruck. Der Gelenkdruck sichert den Kraftschluss im Gelenk, d.h. die Haftung der Gelenkflächen aufeinander. Er ist der Erhaltungsreiz für die Stützgewebe Knorpel und Knochen. Eine fehlende Druckbelastung hat eine Verkleinerung der gewichttragenden Fläche durch Knorpelschwund zur Folge, da die Durchwalkung als Ernährungsreiz fehlt.

Das andere Extrem ist die Überlastung bei einem permanenten Druck auf eine extrem kleine ge-

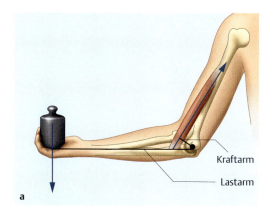

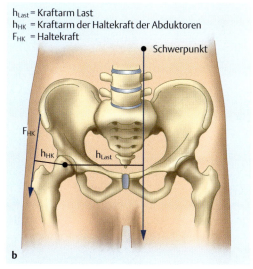

h_{Last} = Kraftarm Last
h_{HK} = Kraftarm der Haltekraft der Abduktoren
F_{HK} = Haltekraft

Abb. 2.65a–b Hebeltypen. **a** Typ III am Ellenbogengelenk. **b** Typ I am Hüftgelenk.

Dadurch wirken Kräfte auf beiden Seiten des Drehpunkts und es entsteht ein zweiarmiger Hebel. Diese Situation reduziert Drehmomente in Gelenken und verbessert somit die Gelenkstabilität (Stützfunktion der oberen und unteren Extremität).

Die Wirkungslinien der Drehmomente von Kraft und Last werden als Vektoren bezeichnet. Sie lassen sich zeichnerisch darstellen und visualisieren die Bewegungsrichtung des Drehmoments. Die Summe von Kraft und Last ergibt die gelenkresultierende Kraft. Sie stellt die eigentliche auf das Gelenk einwirkende Belastung dar. In jedem Gelenk werden folgende 3 Areale unterschieden:
- Gelenkfläche: anatomische Gelenkfläche;
- Gelenkkontaktfläche: Kontaktfläche der Gleitbewegung;
- gewichttragende Fläche: Fläche, auf die der Druck einwirkt.

wichttragende Fläche, wodurch leicht die biologischen Grenzen überschritten werden.

> *Ziel der Physiotherapie ist oft das Erarbeiten eines ökonomischen Bewegungsverhaltens. Durch zentrierte, stabilisierte und bewegungsbereite Gelenke gehen die resultierenden Kräfte durch die Drehzentren!*
> *Bei nicht veränderbaren, schädlichen Einflüssen müssen Hilfsmittel, entlastende ausgleichende Maßnahmen oder manchmal auch bewusst Hinkmechanismen erarbeitet oder toleriert werden.*

Konstitution

Breite, Länge, Tiefe und Gewichtverteilung der Körperabschnitte sind Voraussetzungen, die der Patient mitbringt und sein individuelles Bewegungsverhalten beeinflussen. Abweichungen der Proportionen führen zu vermehrter Belastung in einzelnen Muskelgruppen.

Breiten
Beispiel: Eine große Brustkorbbreite in der Frontalebene oder einem vergrößerten Trochanterabstand (TP-Abstand) im Becken aktiviert beim Gehen ständig abduktorisch die Arme, da sie sonst der Brustkorb bremsen würde (**Abb. 2.66**, **Abb. 2.67**). Die dauernde statische Aktivität in den Abduktoren führt durch verminderte Durchblutung zu einer Verringerung des O_2-Gehalts in diesen Muskeln. Die Folge sind ischämischer Schmerz oder eine Tendopathie. Schlechtere Ernährung reduziert die Belastbarkeit der Muskeln und Sehnenansätze.

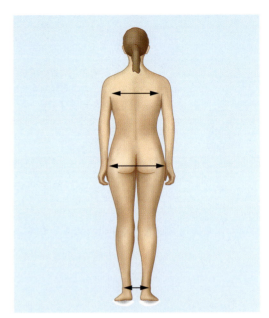

Abb. 2.67 Vergrößerte Thoraxbreite und Trochanterabstand.

Längen
Normalerweise sollten Oberkörper und Beine etwa gleich lang sein (**Abb. 2.68**). Die Grenze zwischen Ober- und Unterlänge liegt im Bereich des Trochanters. Die Oberlänge beinhaltet die Gesamtlänge der

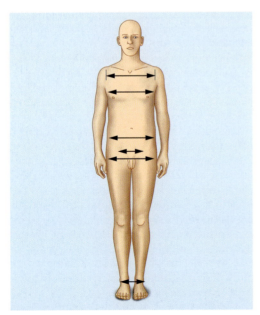

Abb. 2.66 Breitenverhältnisse.

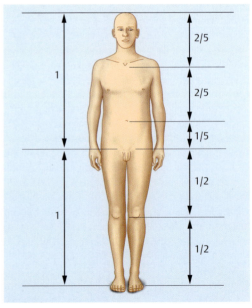

Abb. 2.68 Längenverhältnisse.

2.4 Leitsymptom verändertes Bewegungsverhalten

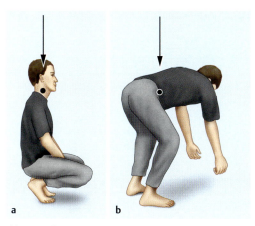

Abb. 2.69a–b Bücktypen. **a** Vertikaler Typ. **b** Horizontaler Typ.

Körperabschnitte Becken, Brustkorb und Kopf, während die Unterlänge die Beine (senkrechter Abstand zwischen Trochanter und Boden) umfasst. Die Längen bestimmen das Bewegungsverhalten z.B. beim Bücken oder beim Aufstehen und Hinsetzen.
Beispiele:
- Menschen mit großen Oberlängen haben beim horizontalen Bücken mehr Stabilitätsprobleme als beim vertikalen. Zum Vorneigen des Oberkörpers müssen Rücken- und Hüftextensoren einen viel längeren Hebel halten.
- Menschen mit langen Oberschenkeln bevorzugen eher horizontales statt vertikales Bücken (**Abb. 2.69a–b**), da beim vertikalen Bücken die langen Oberschenkel den Schwerpunkt gegenüber der Unterstützungsfläche sehr weit nach dorsal verschieben und die vermehrte Halteaktivität des M. quadriceps die Kompressionsbelastung auf das Knie (vor allem auf die Patella) ansteigen lässt.

> *Für das vertikale Bücken bei langer Unterlänge ist eine sehr gute Beweglichkeit der Hüft- und Sprunggelenke Voraussetzung.*

Tiefen
Die Tiefen können von lateral beobachtet werden. Sie betreffen den Kopfdurchmesser in der Sagittalebene auf Höhe der Nasenspitze, den Thorax- und Bauchdurchmesser auf Nabelhöhe sowie die Fußlänge (**Abb. 2.70 a**).
Beispiel: Patienten mit einem vergrößerten Durchmesser auf Nabelhöhe (Gewicht am Bauch: +++) stehen und gehen mit verstärkter Lordose in der LWS. Bei überdehnter Bauchmuskulatur besteht gleichzeitig Elastizitätsverlust der Hüftflexoren und lumbalen Extensoren. Diese ungleiche Gewichtsverteilung am Körper führt zu inhomogener Nutzung und einseitiger Belastung des Bewegungssystems (**Abb. 2.70 b**).

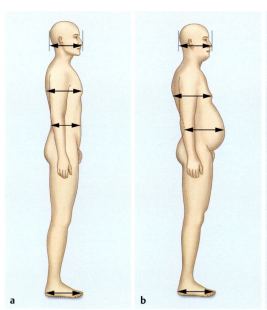
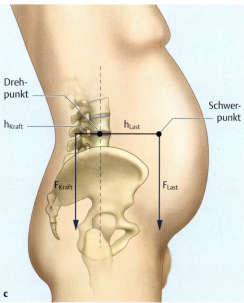

Abb. 2.70 Tiefenverhältnisse. **a** Gute Gewichtsverteilung. **b** Ungleiche Gewichtsverteilung am Körper führt zu inhomogener Nutzung und einseitiger Belastung des Bewegungssystems. **c** Belastung der Wirbelsäule durch Bauchgewicht: Der Lastarm ist länger als der Kraftarm der Rückenstrecker.

Menschen mit großem Bauchgewicht leiden langfristig an Überlastung des dorsalen Wirbelsäulenpfeilers mit den kleinen Wirbelgelenken und dem Spinalkanal (**Abb. 2.70 c**). Als typische Konsequenz entwickelt sich eine Spinalkanalstenose.

> *Längen-, Breiten- und Tiefenveränderungen können langfristig die Haltung und die Beweglichkeit beeinflussen.*

Bei gleichmäßiger Verteilung der physiologischen Wirbelsäulenkrümmungen ist eine ökonomische Belastung der Wirbelsäule gegeben (**Abb. 2.71**).

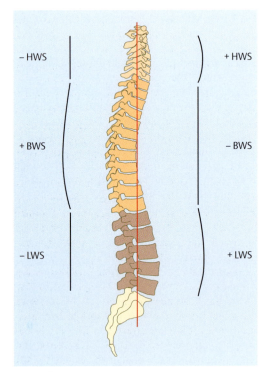

Abb. 2.71 Wirbelsäule mit Lotlinie.

Verschiebungen der einzelnen Körperniveaus verändern die physiologischen Wirbelsäulenkrümmungen und erhöhen damit die Belastung. Der Körper versucht immer, im Gleichgewicht zu bleiben. Darüber oder darunter liegende Körperabschnitte gleichen zu viele Gewichte vorne durch Verschiebungen aus.
Beispiel: Der große Bauch führt zu einer vermehrten Verschiebung des darüber liegenden Thorax nach dorsal. Dadurch balancieren übergewichtige Menschen ihre Massen über der kleinen, von der Fußlänge bestimmten Unterstützungsfläche.

Bei Übergewicht sind die Kniegelenke oft überstreckt und verstärkt valgisiert. Mangelnder Trainingszustand der kniestabilisierenden Muskeln zwingt das Gelenk in seine passive Arretierung. Somit beeinflusst der individuelle Trainingszustand ebenfalls das Bewegungsverhalten.

> *Die Verschiebungen der Körperabschnitte zueinander erhöhen die Schubbelastung und damit die Belastung passiver und aktiver Gelenkstrukturen.*

Verhalten und Erleben

Zwischen dem Verhalten und Erleben und dem Bewegungsverhalten eines Menschen bestehen Wechselwirkungen. Jeder besitzt ein individuelles Bewegungsverhalten, das Ausdruck seiner Körpersprache ist. Gefühle prägen den Bewegungsausdruck. Mit seinem Bewegungsverhalten stellt der Mensch aktiv Verbindungen zu seiner Umwelt her. Emotionen beeinflussen Haltung und Bewegungsverhalten.
Beispiele:
- Nach dem errungenen Sieg streckt ein Sportler die Arme hoch, richtet sich auf und zeigt sich mit „geschwellter" Brust.
- Personen, die stolz auf ihre Leistung sind, bewegen sich mit aufrechter Körperhaltung.
- Das Sprichwort „*Er steht mit beiden Beinen im Leben*" beschreibt einen Mensch, der seiner Umwelt mit Realismus und einem gewissen Stolz begegnet.
- Eine ängstliche Person, die täglich von Chef und Kollegen nicht ernst genommen wird und sich daher vor ihrer Umwelt verstecken will, zeigt eine ganz andere Körperhaltung: sie geht geduckt, mit hochgezogenen Schultern und eingezogenem Kopf.
- Das Sprichwort „*Er zeigt kein Rückgrat*" bezeichnet einen Menschen, der aus Feigheit oder Angst bestimmte Dinge unterlässt (z.B. Kollegen und Chef durch ein persönliches Gespräch auf die kritische Situation aufmerksam machen).

Angst vor Schmerzen oder Verletzungen führt zur Vermeidung von Bewegung. Die Patienten bewegen sich „bewegungsarm".
Beispiele:
- Ein Patient nach einer Nukleotomie geht ohne Bewegung der Wirbelsäule, es fehlt die gangtypische Rotation, obwohl er die volle Bewegungsfähigkeit der Wirbelsäule zurückerlangt hat.
- Eine Patientin mit Kniearthrose verlässt kaum noch das Haus, weil sie Angst vor Schmerzen beim Gehen hat und meint, den Rückweg nicht mehr zu bewältigen.

Angst ist ein integraler Bestandteil des Schmerzverhaltens und ein wesentlicher Faktor für die Chronifizierung von Schmerzen. Sie hat Einfluss auf die Muskelspannung, die Aktivierung der vegetativen Komponenten und das Immunsystem. Diese Faktoren sind für das Entstehen oder Aufrechterhalten des allgemeinen Krankheitsverhaltens sehr wesentlich.

Durch Angst werden Wundheilungsprozesse negativ beeinflusst. Immobilität der Patienten aufgrund des Angst-Vermeidungs-Verhaltens fördert die Hilflosigkeit und reduziert allmählich die Belastbarkeit der Körpergewebe. Dies führt die Patienten in einen Teufelskreis. Depression und chronischer Schmerz bedingen sich oft gegenseitig, und beides fördert Bewegungsvermeidung (Kap. 2.1.1).

Bewegung ermöglicht dem Menschen, das Leben in allen seinen körperlichen, psychischen und sozialen Dimensionen zu erleben, zu gestalten und sich flexibel daran anzupassen. Ohne Bewegung könnte der Mensch nicht atmen, weder essen noch trinken, seine Arbeit nicht verrichten und keine Freunde treffen. Das Leben eines Menschen verarmt, wenn er aufgrund chronischer Krankheit und Schmerzen in seiner Bewegungsfähigkeit eingeschränkt ist. Sein Erleben verblasst und seine Verhaltensflexibilität reduziert sich.

Bewegungen sind Voraussetzung dafür, dass Menschen am Leben teilhaben und es nach ihren Vorstellungen gestalten können. Einschränkungen und Störungen im Bewegungsverhalten wirken sich immer auf das psychische Erleben und auf die psychosozialen Erfahrungsmöglichkeiten des Patienten aus, sie beeinflussen sein Handeln.

Neu erlerntes Bewegungsverhalten beeinflusst den Menschen in seiner Lebenswelt, da es in seine elementaren Bewegungs-, Anpassungs-, Ausdrucks-, Gestaltungs- und Interaktionsmöglichkeiten eingreift.

Fallbeispiel: Eine Patientin mit chronischem Kreuzschmerz lernt in der Physiotherapie, Haltungsveränderungen wahrzunehmen, die Einfluss auf ihren Schmerz haben. Durch Aktivierung der inneren Einheit der rumpfstabilisierenden Systeme kann sie den Schmerz reduzieren.

Die Umwelt bemerkt ihre nach außen sichtbare aufrechtere Körperhaltung, und ihr Ehemann erlebt sie als größer und attraktiver. Manchmal hat die Patientin Angst, durch die aufrechte Haltung arrogant zu wirken und verfällt wieder in ihr altes Verhaltensmuster. Beginnende Schmerzen erinnern sie aber an die Verhaltensänderung. Allmählich identifiziert sie sich mit der aufrechten Haltung und fühlt sich wohler, selbstbewusster und attraktiver.

Die Physiotherapie hat somit nicht nur anatomische Strukturen und die neuromuskulären Vorgänge der Patientin, sondern grundlegend die Möglichkeiten der Patientin verändert, sich auszudrücken und der Welt zu begegnen.

Beeinflussung des Bewegungsverhaltens – Aspekte des motorischen Lernens

Veränderung des Bewegungsverhaltens in der Therapie hat oftmals zum Ziel, die Bewegungen ökonomischer durchzuführen. Alltägliche Bewegungen sollen schmerzfrei und gelenkschonend bewältigt werden. Das Bewegungsverhalten wird durch die Umwelt und Leitsymptome wie Schmerz und veränderte Beweglichkeit beeinflusst.

Auch wenn zunächst oft strukturelle Voraussetzungen geschaffen werden müssen (z.B. Gelenkbeweglichkeit, Elastizität der Muskulatur), ist von wesentlicher Bedeutung, ob neu- oder wiedererworbene Gelenk- und Muskelfunktionen in den Alltagsbewegungen integriert werden können. Wenn es um die Steigerung der Bewegungsqualität geht, sind Kenntnisse über Methoden des motorischen Lernens und Lehrens gefragt. Der menschliche Organismus mit seiner Fähigkeit zur Selbstorganisation und Anpassung soll durch gezielte Variationen des Bewegungsablaufs, des Feedbacks sowie der Rahmenbedingungen an die individuelle Optimallösung herangeführt werden.

Soll der Patient einen Bewegungsablauf verändern, durchläuft er motorische Lernprozesse. Plötzlich rückt Bewegungsverhalten ins Bewusstsein, was normalerweise unbewusst abläuft. Das Erlernen neuer Bewegungsstrategien, die das Bewegungsverhalten prägen, durchläuft 3 Phasen (kognitive, assoziative und automatische Phase, S. 140), die der Therapeutin bei der Vermittlung neuer Bewegungsstrategien bewusst sein müssen.

Schmidt und Lee (1999) definieren motorisches Lernen als eine Serie interner Prozesse, die gekoppelt mit Übung und Erfahrung zu relativ dauerhafter Veränderung der Fähigkeit zu Bewegungsfertigkeiten führen.

Motorisches Lernen hat mit Wahrnehmung und deren Transfer zu Bewegungsfertigkeiten und Bewegungsverhalten zu tun. Es umfasst die Verarbeitung sensorischer Inputs, motorische Kontrolle, Gewinn von Bewegungsfertigkeiten, die Fähigkeit, diese Bewegungsfertigkeiten in verschiedenen Situationen anzuwenden und das Speichern dieser

Fertigkeiten. Motorisches Lernen bedeutet eine Änderung des Körperverhaltens als Folge gewonnener Erfahrungen. *Gedächtnis* bedeutet das Speichern dieser Veränderungen (Leonard 1998).

Das Lernen einer Bewegung ist auf deren Ziel ausgerichtet. Das gesamte motorische Programm oder Kombinationen von Programmen, die für diese Situation passend sind, werden kodiert. Schmidt (1982 u. 1999) beschreibt 4 verschiedene Quellen als Voraussetzung für motorisches Lernen. Fehlt eine dieser Informationen, wird das Gelernte weniger gut im Gedächtnis verankert:

- Gegebene Vorraussetzungen für eine Bewegung, z.B. Abstand zum Gegenstand oder zu einer anderen Person oder das Gewicht des Gegenstands;
- Koppelung an bereits gespeicherte Informationen für ein ähnliches motorisches Programm;
- Feedback von den Sinnesorganen über die Konsequenzen der ausgeführten Bewegung:
  - Wie fühlte sich die Bewegung an?
  - Wie sah die Bewegung aus?
- Resultat der Bewegung:
  - Wie gut stimmte die tatsächliche Bewegung mit der beabsichtigten überein?
  - Hat sie ihr Ziel erreicht?

Phasen motorischen Lernens

Kognitive Phase

In dieser Phase muss sich der Patient noch auf jede einzelne Aufgabe konzentrieren. Das Lernen ist deklarativ oder verbal, und vor allem die Sprachzentren im Gehirn sind aktiv. Der Patient darf kognitiv nicht überfordert werden. Seine Aufmerksamkeit ist entscheidend, da er sich darauf beziehen muss, was ihm die Physiotherapeutin gesagt oder gezeigt hat. Der Lernende spricht oft mit sich selbst, um sich die einzelnen Sachschritte zu verdeutlichen. Wissen kann sowohl visuell als auch taktil erlangt werden.

Beim Erarbeiten des gelenkschonenden Hebens von Gegenständen muss der Patient wissen, wo sich diese befinden und wie sie beschaffen sind. Das langsame Anheben kleiner, leichter Gegenstände stellt eine ganz andere Anforderung an die posturale Kontrolle als das schnelle Anheben schwerer Gegenstände.

Wenn der Patient lernt „zu begreifen", sind zusätzliche verbale Anweisungen zu viel. Sie stören die Wahrnehmung und die Konzentration auf den Bewegungsablauf. Untersuchungen ergaben, dass zu viel Hilfe der Therapeutin (z.B. wiederholte verbale Instruktion) eine schlechtere Speicherung der Bewegungsfertigkeiten zur Folge hat (Schmidt u. Lee 1999).

Für ein effizientes motorisches Lernen ist somit ein differenziertes verbales Feedback entscheidend. Der Patient muss ausreichend Zeit und Raum zur Aufnahme der Lernprozesse durch seine Bewegungsstrategien haben. Bei komplexen koordinierten Bewegungen ist es wichtig, einzelne Bewegungssequenzen isoliert zu üben (Leonard 1998). Anfang und Ende einer Bewegungssequenz werden leichter gespeichert, wenn eine komplexe Bewegung in ihre Komponenten aufgeteilt wird.

Part Task Training

Hierbei werden verschiedene Komponenten isoliert geübt.
Beispiel: Der Patient soll das horizontale Bücken lernen. Als Teilschritt wird zunächst die Vorneigung der Körperlängsachse mit stabilisierter Wirbelsäule aus dem Drehpunkt Hüftgelenk im erhöhten Sitz geübt.

Whole Task Training

Die komplexe Bewegung wird in ihrem gesamten Bewegungsablauf geübt.
Beispiel: Der gesamte Bewegungsübergang des horizontalen Bückens wird erarbeitet. Dazu muss der Körperabschnitt Beine integriert werden.

Assoziative Phase

In dieser Phase unternimmt der Lernende viele Versuche und Fehlversuche (Trial and error), um die beste Strategie zur Lösung der Aufgabe zu entwickeln. Er darf Fehler machen, damit er sie als solche zu erkennen lernt. Nur so kann er sie in der Alltagssituation eigenständig korrigieren. Zeigt ihm die Therapeutin zu schnell den Weg zum Ziel, hat der Patient keine Möglichkeit, eigene Strategien zu entwickeln.

Wie lange diese Lernphase dauert, hängt von der Person und wie oft sie übt ab. Sie muss lernen, Fehler und deren Ursache zu erkennen. Hier ist die Therapeutin Begleiterin, die ihm Sicherheit in den verschiedenen Situationen vermittelt, aber auch Rückkoppelung über das Resultat seiner Handlungen sowie Anregungen zur Nutzung unterschiedlicher Strategien gibt.

Kann der Patient bestimmte Bewegungen nicht aktiv ausführen (z.B. in der postoperativen Phase), sind visuelle, taktile, verbale oder akustische Hilfestellungen nötig. Das Erleichtern und Fazilitieren von Bewegungen verhilft dem Patienten zu einem

Erfolgserlebnis und gibt ihm Informationen, wie die Bewegung gelingen kann. Zu wissen, ob und wie er das Ziel erreichen kann, hilft ihm, zukünftige Strategien zu planen, und das positive Erlebnis motiviert ihn, den Vorgang zu wiederholen und bewirkt so
die Speicherung ins Langzeitgedächtnis (Umphred 1995). Im Sinne des assoziativen Lernens verknüpft der Patient seine Handlung mit Erfolg und erfährt somit eine Konditionierung.

Nach dem Ausführen diverser Übungsstrategien werden die Ergebnisse miteinander verglichen. Abhängig vom motorischen Erfolg wird die eine oder andere Strategie akzeptiert und entsprechend mit hoher Wiederholungszahl trainiert. In dieser Phase sind vor allem die sensomotorischen und motorischen Areale aktiv.

Beispiel: Der Patient vergleicht, ob er vertikales Bücken oder horizontales besser umsetzen kann. Während der Durchführung bekommt er ein Ziehen im Gesäß, wenn er vergisst, die Bewegung aus dem Drehpunkt Hüftgelenk einzuleiten und damit die Wirbelsäule übermäßig flektiert. Er probiert beide Varianten und registriert, dass es verschiedene Alltagssituationen gibt, die den einen oder anderen Bücktyp benötigen.

> *Die Therapeutin gibt so viel Hilfe wie nötig und so wenig wie möglich!*

Automatische Phase

Sie stellt das eigentliche Ziel des Lernens dar. In dieser Phase weiß der Patient, welche Bewegungsstrategie anzuwenden ist. Er kann nun mühelos seine Aufmerksamkeit auf mehrere Vorgänge gleichzeitig richten. Außerdem hat er gelernt, die wichtigen Informationen von den unwichtigen zu trennen und nimmt selektiv wahr.

Die Therapeutin ist hier gefordert, unterschiedliche adäquate Übungssituationen unter variablen Umweltbedingungen zu schaffen. Zum Teil entwickeln sich diese Situationen und Aufgaben aus den Lebenssituationen des Patienten.

> *Werden Übungssituationen nicht variabel genug gestaltet, kann der Patient nicht lernen, mit visuellen, akustischen und kognitiven Ablenkungen umzugehen.*

Beispiel: Gleichgewichtssituationen, die ein Patient in der Therapie auf dem Pezziball oder dem Schaukelbrett lernt, entsprechen nicht denen, die er braucht, wenn er auf der Straße läuft und von anderen Passanten angerempelt wird, wenn er plötzlich auf unebenem Boden gehen oder sich in einem dunklen Raum bewegen muss.

Diese vielfältigen Situationen müssen gezielt in der Therapie geübt werden:
- Multiple task: Üben unter vielfältigen variablen Bedingungen;
- Dual task: Gleichzeitige Bewältigung motorischer und kognitiver Aufgaben.

Beispiel: Gleichzeitiges Gehen und Sprechen ist oft nicht möglich. So bleiben viele Patienten, die das Gehen an Unterarmgehstützen gelernt haben, beim Sprechen stehen.

Gentile (1987) unterscheidet offene und geschlossene Umweltsituationen:
- Geschlossen: Das Gehen wird z.B. in einem Raum geübt, der sich nicht verändert.
- Offen: In dem Raum, in dem das Gehen geübt wird, gehen andere Personen hin und her, Geräusche oder unterschiedlicher Lichteinfall beeinflussen die Aufmerksamkeit des Patienten.

Beispiele:
- Ein frisch operierter Patient mit einer Hüftendoprothese übt das Gehen auf dem Klinikflur und wird zwischendurch mehrmals angesprochen.
- Ein Patient, der nicht gelernt hat, sich in offenen Umweltsituationen zu bewegen, fühlt sich weiterhin unsicher und vermeidet diese Situationen, weil eine Sturzgefahr mit Folgeschäden besteht.

Die standardisierten Tests zur Bewertung von posturaler Kontrolle, mit denen sich z.B. Sturzgefahr einschätzen lässt, eignen sich auch, um dem Patienten durch die Therapie erlangte messbare Veränderungen zu verdeutlichen. Ebenso dienen sie in der Dokumentation dem Effektivitätsnachweis der Therapie (S. 142).

Grundelemente der posturalen Kontrolle (Bader-Johanson 2000)

- Symmetrie der Körperhälften in der Ausgangsstellung der Übung;
- Fähigkeit zur Gewichtsverlagerung in verschiedenen Richtungen und Zurückkehren zum Ausgangspunkt;
- Fähigkeit zur Aufrichtung gegen die Schwerkraft und Einnehmen der senkrechten Position;
- Fähigkeit, unnötige Muskelarbeit zu entspannen.

Die selektive Bewegungskontrolle von Rumpf und Extremitäten (konzentrisch und exzentrisch) ist interaktiv und hängt vom Haltungs-Kontroll-Mechanismus (z.B. Balance) ab. Daher ist die Fähigkeit zur Durchführung selektiver Bewegung Voraussetzung für effiziente Haltungskontrolle, Ausrichtung der Gelenke und Funktion (ICF=Aktivität; Lynch 2003).

Standardisierte Tests zur Prüfung der posturalen Kontrolle

Functional-reach-Test

Dieser Test hat sich zur Einschätzung der posturalen Kontrolle bei einer Greiffunktion bewährt (**Abb. 2.72** a–b). Beim Gehen und Stehen gehören die oberen Extremitäten zum posturalen System, sie sind an der Haltungskontrolle beteiligt. Greift der Patient im Gehen und Stehen nach einem Gegenstand, stellt dies eine andere Anforderung an die posturale Kontrolle. Sie muss auf die Bewegungskontrolle der oberen Extremität abgestimmt sein.
- Ausgangsstellung Patient: Im Stand hüftbreit seitlich an einer Wand.
- Durchführung:
  - Er hebt den Arm bis zur Horizontalen in 90° Flexion, wobei er die Wand nicht berühren darf.
  - Nun streckt er sich so weit wie möglich nach vorne, ohne das Gleichgewicht zu verlieren und die Füße zu bewegen.
  - Ein Maßband an der Wand misst den Weg der Hand im Raum.
  - Für verschiedene Altersgruppen wurden Normwerte ermittelt, bei deren Unterschreiten erhöhte Sturzgefahr besteht (Tab. 2.4).

Tabelle 2.4 Normwerte beim Functional-reach-Test (Duncan et al. 1995)

Alter	Geschlecht	Normwerte
20–40 Jahre	▪ männlich ▪ weiblich	▪ 41,75 cm ▪ 37,00 cm
41–69 Jahre	▪ männlich ▪ weiblich	▪ 37,25 cm ▪ 34,50 cm
70–87 Jahre	▪ männlich ▪ weiblich	▪ 33,00 cm ▪ 26,25 cm

Stroop-Test

Bei diesem von Theo Mulder (1996) modifizierten Test wurden Amputationspatienten aufgefordert, mehrere vor ihnen in Zeilen projizierten Wörter vorzulesen. Bei visueller und kognitiver Ablenkung mussten die Patienten das Gleichgewicht unter verschiedenen Bedingungen halten. Um die kognitive Aufmerksamkeit zu erhöhen, sollten sie Wörter von Farben mit der Farbe benennen, in der sie geschrieben waren. (z.B.: war das Wort *blau* mit roter Schrift geschrieben, mussten sie *rot* sagen).

Gleichzeitig wurde die Fußmuskelaktivität gemessen, um zu beurteilen, wie schwer es ihnen fiel, das Gleichgewicht zu halten. Im Vergleich zur Kontrollgruppe hatten die Patienten eine schlechtere posturale Kontrolle bei gleichzeitiger Ablenkung

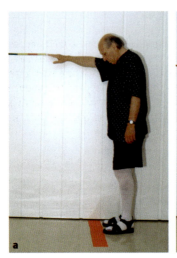
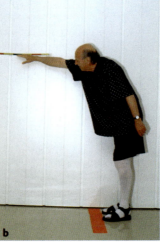

Abb. 2.72 Functional-reach-Test. **a** Ausgangsstellung. **b** Endstellung.

durch andere kognitive und verbale Aktivitäten (Horst 2004).

Bedeutende Faktoren beim Lernen von Bewegung

Aufmerksamkeit des Patienten

Die Aufmerksamkeit des Patienten für sein Handeln während der Durchführung darf nicht durch zu viel Hilfe der Therapeutin unterbrochen werden. Während des Entscheidungsprozesses kann er keine weitere Information aufnehmen oder deuten. Daher muss die Therapeutin hellhörig sein, ob der Patient die Aufmerksamkeit aufrechterhalten kann oder nicht. Damit er Zeit hat, die Informationen aufzunehmen, sind Pausen während der Instruktion sinnvoll. Die Handlungen sollen der Instruktion direkt folgen. Müdigkeit beeinträchtigt Aufmerksamkeit, motorische Leistung und motorisches Lernen.

Die Aufmerksamkeit des Patienten richtet sich auf das Ziel aus, da das Timing der Bewegung zielorientiert geplant wird. Wahrscheinlich plant das ZNS zielgerichtete Bewegungen in Bezug zur Endpunktkoordinate (Gentile 1987).

Faktoren wie Rekrutierungsreihenfolge und Beschleunigung sind vorher festgelegt. Die Aktivierungsreihenfolge ist situationsabhängig. Die Planung der Bewegung erfolgt von distal nach proximal. Die Bewegungsausführung hängt von der Situation ab, und die notwendige posturale Kontrolle wird vorher aktiviert. Die meisten Willkürbewegungen brauchen eine genaue Kontrolle der distalen Körperteile, spinale Reflexmechanismen kontrollieren automatische Funktionen (Pearson u. Gordon 2000).

> In der Therapie muss daher nicht nur berücksichtigt werden, dass der Patient ein Ziel vor Augen hat, sondern dass Stabilität und Mobilität gleichzeitig geübt werden, da die posturale Kontrolle bereits bei der Bewegungsplanung aktiviert wird.
> Posturale Kontrolle muss also in der Gesamthandlung geübt werden.

Ist das Timing bei der Bewegungsdurchführung nicht optimal, kann die Therapeutin die fehlende Aktivität fördern.

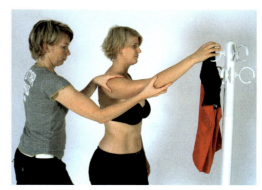

Abb. 2.73 Erarbeiten der Greiffunktion mit zentrierendem Griff am Humeruskopf.

Beispiel: Ein Patient nach Schulteroperation mit Naht der Rotatorenmanschette erlernt die Greiffunktion (**Abb. 2.73**). Bei der Bewegung behindert ihn noch ein kranial-ventraler Schmerz. Der Humeruskopf wird bei der Bewegung noch nicht gut aktiv zentriert, da die zeitliche Rekrutierung der zentrierenden Muskeln durch die Operation reflektorisch gehemmt ist. Die Therapeutin positioniert während der Bewegung den Humeruskopf außenrotatorisch und stabilisiert ihn durch ihren Griff. Sobald die Eigenaktivität des Patienten erkennbar ist, nimmt sie die taktile Hilfe zurück.

Instruktion des Patienten

Die Instruktion ist so zu formulieren, dass der Patient weiß, was er tun soll und nicht, was er nicht tun soll. Zu Beginn des Lernens sind sie sehr kurz. Als Orientierung für die Bewegungsrichtung dienen Punkte im Raum oder am Körper das Patienten. Wichtig für die Bewegungsplanung ist die Vermittlung der Bewegungshandlung.

Fallbeispiel: Erarbeiten des Bewegungsübergangs Sitz–Stand
Das Ziel ist das Aufstehen aus dem Sitz. Dies wird dem Patienten signalisiert, indem die Physiotherapeutin ihre Erwartungen an den Patienten vor der eigentlichen Handlung verbalisiert:

- „Bitte stehen Sie auf!" In diesem Moment plant der Patient den Bewegungsablauf, z.B. positioniert er unbewusst seine Füße so weit nach hinten, dass er seinen Körperschwerpunkt über die Unterstützungsfläche bekommt. Falls erforderlich gibt die Therapeutin anschließend Teilschritte an.

- Wird die Instruktion in zu viele Teilschritte ohne vorherige Zielangabe unterteilt, kann der Patient die Bewegung nicht richtig planen: „Neigen sie Ihren Oberkörper im Raum nach vorne und geben sie Druck auf beide Füße!" Hier kennt der Patient das Endziel nicht, sodass er die Füße nicht richtig positioniert und der Schwerpunkt zu weit hinten bleibt.

Die richtige Instruktion fördert das korrekte Feedforward, die vorbereitende Justierung des Organismus durch das ZNS. Das ZNS stellt den Organismus auf die zu erwartende motorische Aktivität ein. Dabei werden Sinneswahrnehmungen genutzt, bevor die Bewegung beginnt, um entsprechende Strategien einzusetzen. Feed-forward beruht auf Erfahrung.

Beispiel: Beim Aufstehen meldet die Erfahrung, dass zuerst die Füße richtig positioniert werden müssen, um nicht nach hinten zu kippen.

Bei mehrfachen Wiederholungen von Willkürbewegungen lernt der Patient, mögliche Hindernisse zu erkennen. Notwendige Korrekturen führt das Nervensystem auf verschiedene Weisen durch. Die Bewegungen werden durch sensorische Informationen ständig angepasst und dabei die Afferenzen der Rezeptoren als Information genutzt. Dieser Mechanismus heißt Feedback. Die 2. Korrekturmöglichkeit – der Mechanismus des Feed-forward – nutzt Sinneswahrnehmungen, bevor die Bewegung beginnt.

Beispiel: Beim Treppensteigen hat der Patient die Erfahrung gemacht, dass er sich den Fuß anschlägt, wenn er nicht gleichzeitig Hüfte und Knie durch Flexion nach oben bewegt und den Fuß in Dorsalextension aktiviert. Als Reaktion auf die sensorische Erfahrung des Anstoßens vergrößert er den Bewegungsradius seiner Hüft- und Knieflexion – Feedback; die Erfahrung rekrutiert die Flexorenkette des Beines vor der Handlung.

Beobachten von Haltung und Bewegungsverhalten

Analyse der Haltung

- Wo befinden sich die Körperabschnitte im Verhältnis zur Vertikalen in der Sagittalebene?
- Wo befinden sich die Körperabschnitte in Relation zur Unterstützungsfläche?
- Wie sind die rechte und linke Körperhälfte in der Frontalebene belastet?
- Wo befinden sich die Körperabschnitte im Verhältnis zur Längsachse des Körpers in der Frontal- und Transversalebene?
- Wo befinden sich reaktiv hypertone Muskeln, die dauerhaft Fall verhindernd arbeiten?

Ökonomische Haltung
- Füße:
  - Hüftgelenk- bis beckenbreit.
  - Längs- und Querwölbung sind erhalten.
  - Funktionelle Fußlängsachsen sind leicht nach vorne gerichtet.
- Kniegelenke:
  - Nicht in maximaler Extension.
  - Gerade so viel Flexion, dass der M. quadriceps aktiv wird.
  - Drehpunkte Sprung-, Knie- und Hüftgelenke stehen in der Frontalebene übereinander, Extensions- und Flexionsachsen parallel.
  - Becken, Brustkorb und Kopf stehen übereinander und sind in die vertikale Körperlängsachse eingeordnet.
- Becken:
  - Muss ständig bewegungsbereit sein.
  - Es darf zu keiner statischen Dauerhaltung der Hüftgelenke und LWS kommen.
- Brustkorb und BWS:
  - Scheitelpunkt der Lordosen in der mittleren BWS.
  - Brustkorb wird dynamisch stabilisiert; d.h. durch die ständige Atembewegung sind die Extensoren der BWS in der Lage, dauerhaft das stärkere ventrale Brustkorbgewicht zu halten und damit einer Flexion entgegenzuwirken.
- Kopf:
  - Bewegungsbereit.
  - Keine statische Dauerhaltung der HWS.
- Schultergürtel: auf dem Brustkorb abgelegt.
- Arme: locker hängend.

> *Haltung ist Teil der individuellen Körpersprache und Ausdruck der emotionalen Lage. Dauerhaft unter Stress und Angst leidende Patienten ziehen oft die Schultern hoch, und die BWS erscheint starr und vermehrt kyphosiert.*

2.4 Leitsymptom verändertes Bewegungsverhalten

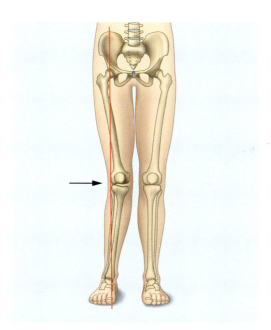

Abb. 2.74 Valgusabweichung der Beinachse – die Lotlinie verläuft lateral des Kniezentrums.

Veränderungen der Haltung im Stand beeinflussen die Kräfte, die im Bewegungssystem wirken.
Beispiel: Die Folge der Beinachsenabweichung in Form eines Genu valgum sind vermehrte laterale Druckbelastung und Stress auf die medialen Bandstrukturen (**Abb. 2.74**).
Bei einer physiologischen Beinachse treffen sich die Gewichtskraft und die Kraft, die durch die Bodenreaktion infolge des Aufpralls der Ferse entstehen, im Zentrum des Kniegelenks. Im Falle eines Genu valgum treffen die beiden Kräfte in Bezug auf das Kniezentrum weiter lateral zusammen. Die Kräfte lösen Drehmomente aus, da die Einwirkung der Last außerhalb des Drehzentrums liegt.

Das Tibiaplateau verändert seine Neigung in der Frontalebene. Eine Rutschtendenz der Femurkondylen führt zu einer Dauerbelastung des Innenbandes und einer extrem kleinen Gewicht tragenden Fläche auf der lateralen Seite. Dies bewirkt in den Fußgelenken eine Eversion der Ferse mit vermehrter Innenrandbelastung und im Hüftgelenk eine vermehrte Innenrotation und Adduktion. Das Bein wird funktionell kürzer. Eine einseitige Abweichung führt zusätzlich zu einer Stellungsveränderung der LWS im Sinne einer Lateralflexion.

Eine Zentrierung des Kniegelenks durch eine nach lateral gerichtete Gegenkraft lässt sich mit einer Schuhinnenranderhöhung und Beinachsentraining erreichen. Bringen diese konservativen Maßnahmen keinen Erfolg mehr, wird die Beinachse operativ korrigiert.

Beinachsenkorrektur
- Das Einstellen des Kniegelenks in die Valgus-Varus-Linie muss zu Beginn manuell durch eine am medialen Gelenkspalt einwirkende Kraft nach lateral erfolgen.
- Geringe Flexion und Außenrotation des Oberschenkels im Hüftgelenk ermöglicht das Einstellen der Beugestreckachse des Kniegelenkes parallel zu den Beugestreckachsen des Hüft- und Fußgelenks.
- Ein taktiler Reiz unter dem Großzehengrundgelenk und an der dorsalen Ferse stimuliert eine Inversion der Ferse und eine Pronation des Vorfu-

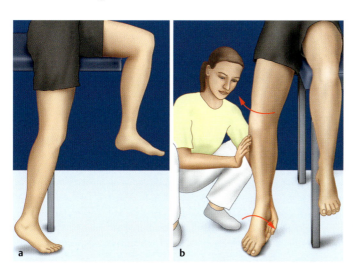

Abb. 2.75a–b Korrektur der Beinachse im Halbsitz. **a** Ausgangsstellung. **b** Korrektur durch die Therapeutin bei Genu valgum.

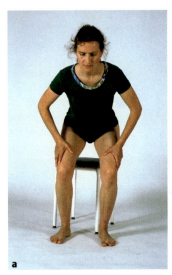 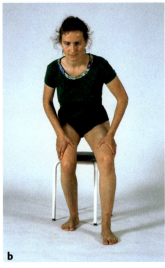

Abb. 2.76 Aufstehen und Hinsetzen mit korrigierter Beinachse. **a** Symmetrisch **b** In Schrittstellung.

ßes bei der Belastung des Fußes, sodass sich Quer- und Längswölbung aufbauen können.
- Teilbelastet mit dem Bewusstmachen der veränderten Gelenkstellungen beginnen, z.B. Halbsitz an der Bankkante oder Sitz (**Abb. 2.75a–b**).

Übertrag der Korrektur beim Aufstehen und Hinsetzen bei erlaubter Vollbelastung (**Abb. 2.76a–b**)
- In der korrigierten Stellung wird die Standbeinmuskulatur trainiert, wobei der Übertrag in die Funktion Stand–Gang wichtig ist.
- Die Korrektur ist auch unter erschwerten Bedingungen zu halten, wie z.B. gleichzeitig sprechen, ein Tablett tragen (Dual task) oder sich im dunklen Raum mit weiteren Personen bewegen (Multiple task).

Üben der Korrektur in Alltagsfunktionen
- z.B. Treppensteigen und Stehen am Bügelbrett
- Veränderte Belastung und unterschiedliche Unterlagen steigern das Training, wie z.B. Gehen auf unebenem Untergrund und mit wechselndem Tempo.

Alltagsbewegungen/Bewegungsübergänge (Bewegungsanalyse)

Das Beobachten von Bewegungen erfolgt in Bezug auf Quantität und Qualität der Ausführung. Der qualitative Aspekt schließt die Geschwindigkeit bei einer spontanen Bewegung ein, die z.B. durch Umwelt, Alter, Bewegungserfahrung, Konstitution und Ziel beeinflusst wird. Bei der Untersuchung kann die Ausführung spezifischer Bewegungen (z.B. Gehen) mit vorgegebenem Tempo (langsam oder schnell) Defizite aufdecken (z.B. 10 m-Gehtest, 6 Minuten-Test, S. 150).

Die Analyse beurteilt, welche Komponenten des individuellen Bewegungsverhaltens zur Fehl- oder Überlastung der Gelenke geführt haben.

Aufstehen/Hinsetzen
- Kann sich der Patient ohne Hilfe hinsetzen und wieder aufstehen?
- Bevorzugt er Stühle mit Armlehnen?
- Ist das Sitzen auf niedrigen Stühlen möglich?
- Wie ist die Haltung im Sitzen (Vergleich zum Stand)?
- Kann er beim Aufstehen und Hinsetzen beide Beine belasten?
- Wie entlastet er ein Bein, steht es vorne oder hinten?

Falls der Patient einen sitzenden Beruf ausübt, sollte er seinen Arbeitsplatz genau beschreiben und typische Bewegungsabläufe demonstrieren, die er bei der Arbeit machen muss (evtl. Besichtigung des Arbeitsplatzes).

Beispiel: Ein Patient mit eingeschränkter Hüftflexion sitzt nicht gerne auf niedrigen Stühlen und toleriert das Sitzen auf der ganzen Sitzfläche nur für sehr kurze Zeit. Nach wenigen Minuten rutscht er an die Stuhlkante, stellt den Fuß unter den Stuhl und bringt den Oberschenkel bodenwärts (**Abb. 2.77a**). Dadurch vermeidet er die Extremstellung im Hüftgelenk. Die LWS kommt aus ihrer kompensatorisch auftretenden Flexion. Eine einfache Hilfe sind hier ein Sitzkeil oder ein höhenverstellbarer Stuhl (**Abb. 2.77b**).

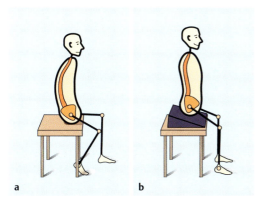

Abb. 2.77a–b Sitzen. **a** Mit eingeschränkter Hüftflexion. **b** Mit Sitzkeil.

An- und Auskleiden
- Benötigt der Patient Hilfe beim An- und Auskleiden (z.B. fällt bei Wirbelsäulen- und Hüftproblemen das An- und Ausziehen von Strümpfen häufig schwer)?
- Benutzt der Patient Hilfsmittel (z.B. Strumpfanzieher, Schuhlöffel, Unterarmgehstützen)?
- Sind Ausweichmechanismen erkennbar (z.B. zeigen Patienten mit Schulterschmerzen beim An- und Ausziehen des Pullovers eine Wirbelsäulenflexion mit Ventraltranslation des Kopfes)?

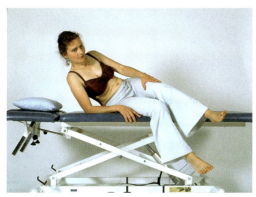

Abb. 2.78 Aufstehen und Hinlegen mit einer Kombination aus Flexion und Rotation des Rumpfes.

Hinlegen und Aufstehen (z.B. Bett, Behandlungsbank)
- Welche Zwischenschritte wählt der Patient (z.B. Sitz, Seiten-, Rückenlage)?
- Benötigt er ein Hilfsmittel zum Hochziehen (z.B. Bettgalgen)?
- Kann er über beide Seiten aufstehen oder bevorzugt er eine Seite?
- Lässt er seine Körperabschnitte eingeordnet (z.B. bedeutsam nach Wirbelsäulenoperationen)?

> Normales Aufstehen und Hinlegen geschieht bei den meisten Menschen mit einer Kombination aus Flexion und Rotation des Rumpfes (**Abb. 2.78**).
> Ältere Menschen haben meistens eine reduzierte Rotation, da die Wirbelsäule Bewegungstoleranzen einbüßt.
> Bei durch Schmerzen oder Operation reduzierter Belastbarkeit der Wirbelsäule erfolgt das Drehen mit stabiler Wirbelsäule über die Seitenlage. Es ist aber nicht normal, dass ein Mensch sich dauerhaft so bewegt.

Bewegungsverhalten im Liegen

> Diese ist nach Operationen wichtig, bei denen bestimmte Bewegungsregeln zur Schonung der verletzten Körperstrukturen eingehalten werden müssen (z.B. Bandscheibenoperationen oder nach der Implantation eines künstlichen Hüftgelenks).

- Rutschen im Bett und Drehen von der Rücken- in die Seitenlage und zurück: Bleibt die Wirbelsäule stabil?
- Wird das operierte Bein zu stark belastet?
- Wird das operierte Bein ausreichend gesichert (z.B. keine Adduktion und Außenrotation nach Hüftendoprothese)?

Beobachten des Gehens

> Bestimmte Hinkmechanismen lassen Rückschlüsse auf Bewegungseinschränkungen und muskulär bedingte verminderte Ausdauerleistung zu.

Beispiele:
- Trendelenburg-Zeichen (**Abb. 2.79a**): Die Hüftabduktoren gewährleisten durch eine zuggurtende Wirkung die Stabilität des Beckens auf dem Standbein. Sind sie abgeschwächt, sinkt die kontralaterale Beckenseite ab.
- Duchenne-Hinken (**Abb. 2.79b**): Der Oberkörper neigt sich über das Standbein. Diese Schwerpunktverlagerung verkürzt den Lastarm, wodurch die Gelenke und Muskeln am Standbein entlastet werden.

Patienten mit Wirbelsäulenbeschwerden vermeiden häufig die gangtypischen Rotation und verstärken die Schonhaltung, die schon im Stand sichtbar war. Selbst bei Pathologien im Schulterbereich fin-

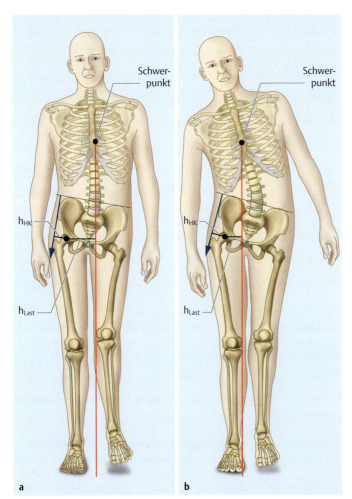

Abb. 2.79a–b Hinktypen. **a** Trendelenburg-Zeichen: Die Schwäche der Hüftabduktoren führt zum Absinken der kontralateralen Beckenseite. Der Teilkörperschwerpunkt entfernt sich vom Standbein. **b** Duchenne-Hinken: Durch die Neigung des Oberkörpers über die Standbeinseite verschiebt sich der Teilkörperschwerpunkt in Richtung Standbein. Der Lastarm für das Standbein wird kürzer und entlastet dadurch das Bein.

den sich Veränderungen im Gangablauf, und die gangtypische Armbewegung fehlt.

Die Beobachtung des Gehens stellt höchste Anforderungen an die Therapeutin. Es ist wesentlich schwieriger, eine fortlaufende Bewegung zu beobachten und zu analysieren als einen statischen Zustand.

Das Gangtempo ist individuell unterschiedlich und wird durch Ziel, Umgebung, Alter, Bewegungserfahrung, Konstitution und Beweglichkeit beeinflusst. In der Literatur wird beim Gang der Begriff *Kadenz* verwendet und umfasst die Schritte pro Minute. Laut Klein-Vogelbach (1995) weist das ideale Gangtempo 120 Schritte pro Minute auf.

8 Beobachtungskriterien
- Wie ist das Gangtempo?
  – Das normale ökonomische Gangtempo liegt bei 120 Schritten pro Minute, bei dem das gesunde reziproke Bewegungsverhalten zu beobachten ist.
  – Liegt das Tempo deutlich darunter, reduziert sich z.B. die gangtypische Armbewegung.
- Bleiben die funktionelle Körperlängsachse beim Gehen vertikal und die Körperabschnitte Becken, Brustkorb und Kopf in die Körperlängsachse eingeordnet?
- Bewegt sich der Körperabschnitt Thorax mit seinem frontalen Thoraxdurchmesser horizontal und senkrecht zur Gehrichtung?
- Ist die Spurbreite geringer als der Hüftgelenkabstand, oder geht der Patient mit einer vergrößerten Spurbreite (**Abb. 2.80**)?

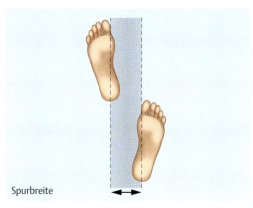

Abb. 2.80 Spurbreite.

– Kommt der Patient mit den Unterarmgehstützen auf dem ungewohnten Gelände zurecht?
– Kann er während des Gehens sprechen oder Gegenstände tragen (Dual task)?
– Kommt er aus dem Rhythmus, wenn sich gleichzeitig viele Personen im Raum bewegen, die seinen Weg kreuzen und ihn eventuell anrempeln oder ansprechen (Multiple task)?
– Benötigt der Patient ein Hilfsmittel beim Gehen?
– Kann er trotz Hilfsmittel Türen öffnen und schließen?
– Benötigt er dabei Hilfe und belastet in diesem Moment das Bein mehr als erlaubt?

- Wie ist die Schrittlänge (**Abb. 2.81**)? Sie reicht vom Fersenkontaktpunkt des einen zu dem des anderen Beins und beträgt normalerweise 2–3 Fußlängen.
- Wie stehen die Fußlängsachsen zur Gehrichtung? Die anatomische Fußlängsachse bildet beim Abrollen eine physiologische Divergenz von 11° zur Symmetrieebene. Die funktionelle Fußlängsachse zeigt in die Fortbewegungsrichtung (**Abb. 2.82**).
- Wie ist das Bewegungsverhalten von Beinen und Becken in der Stand- und Spielbeinphase?

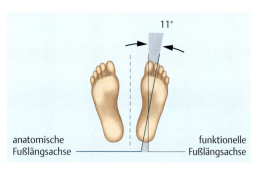

Abb. 2.82 Stellung der funktionellen und anatomischen Fußlängsachse.

Treppen auf- und absteigen
- Kann der Patient reziprok Treppe steigen?
- Werden Bewegungseinschränkungen deutlich? Reicht z.B. die Bewegungstoleranz der Knieflexion nicht aus?
- Nutzt er Kompensationsstrategien (z.B. Einkürzung der Spielbeinseite beim Aufsteigen)?
- Benutzt er Hilfsmittel?

Standardisierte Tests zur Beurteilung der Gangsicherheit
Sie ermöglichen Rückschlüsse auf die Selbstständigkeit im Alltag. Ihr Nachteil ist die künstliche Laborsituation, da die Alltagstauglichkeit (z.B. im Straßenverkehr) noch weitere Anforderungen stellt.

Timed-up-and-go-Test (**Abb. 2.83**)
Bei diesem Test handelt es sich um eine Fremdbeurteilungsskala zur Standardisierung der Mobilität des Patienten (Podsiadlo u. Richardson 1991). Er basiert auf der Annahme, dass der Patient über eine bessere Mobilität verfügt, je schneller der Test ausgeführt werden kann. Reduzierte Mobilität beeinträchtigt die Aktivitäts- und Partizipationsebene (ICF; Shumway-Cook 1995, Masur 2000, www.igptr.ch/ass_nr_modifiedgetupandgo.htm).

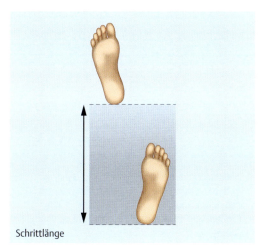

Abb. 2.81 Schrittlänge.

- Ist die gangtypische Armbewegung vorhanden? Die Beobachtung des Gehens erfolgt zunächst auf ebener Strecke. In der späteren postoperativen Phase wird das Gehen auch auf unebenem Gelände beobachtet.
  – Bleibt das operierte Gelenk stabil?

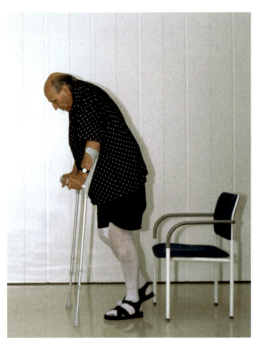

Abb. 2.83 Timed-up-and-go-Test.

- Der Patient wird aufgefordert, von einem Stuhl mit Armlehnen (Höhe 46 cm) aufzustehen, 3 m zu gehen, umzudrehen, zurückzugehen und sich wieder hinzusetzen.
- Die Zeit vom Beginn des Aufstehens bis zum Hinsetzen wird gestoppt.
- Er sollte feste Schuhe tragen und falls er beim Gehen ein Hilfsmittel benutzt, dies auch beim Test verwenden.
- Begonnen wird mit dem Rücken an der Rückenlehne, die Arme auf den Armlehnen parkiert, das Hilfsmittel in der Hand auf das Kommando „Start" (Go).
- Ohne Hilfestellung soll er den Parcours in seiner komfortabeln sicheren Geschwindigkeit zurücklegen.
- Unbeschädigte Personen benötigen für den Bewegungsablauf unter 10 Sekunden.

Benötigt der Patient 10–25 Sekunden, ist er schon in seiner Alltagskompetenz beeinträchtigt. Bei mehr als 25 Sekunden gilt er als massiv sturzgefährdet, sodass er personelle Hilfe benötigt.

Test der Gehgeschwindigkeit

Der Test erfasst die Gehfähigkeit durch Messen der Ganggeschwindigkeit auf kurzer (5, 10, 20m) oder längerer Distanz (2, 6, 12 Minuten Dauer). Dies umfasst Beeinträchtigungen auf der Aktivitäts- und Impairmentebene (Körperstrukturen und Funktionen, ICF). Die Geschwindigkeit der Aktivität Gehen ist für den Alltagsgebrauch eine wichtige Komponente (Rossier et al. 2001, www.igptr.ch/ass_nr_gehgeschwindigkeit.htm).

Kurze Distanz

- Der Patient wird aufgefordert, in seinem bevorzugten Tempo unter Zuhilfenahme der notwendigen Gehhilfen (einschließlich Assistenz) eine definierte Strecke (5, 10 oder 20 m) zu gehen.
- Die notwendige Zeit und das verwendete Hilfsmittel werden festgehalten.

Der Test differenziert zuverlässig schnelle von langsamen Gehern, den Gebrauch von Gehhilfsmitteln und vorhandene Sensibilitätsstörungen.

Ausdauer-Tests

- Der Patient wird aufgefordert, in seinem bevorzugten Tempo unter Zuhilfenahme der notwendigen Gehhilfen (einschließlich Assistenz) während einer definierten Zeit (2, 6, 12 Minuten) zu gehen.
- Er wird informiert, dass er bei Unwohlsein den Test jederzeit abbrechen kann.
- Die zurückgelegte Distanz und das verwendete Hilfsmittel werden erfasst.
- Bricht der Patient den Test vorzeitig ab, werden zurückgelegte Distanz und benötigte Zeit notiert (Rossier et al. 2001).

Am gebräuchlichsten ist der *6-Minute-Walking-Test* (6-Minuten-Gehtest), der die körperliche, aber nicht maximale Leistungsfähigkeit anhand der in 6 Minuten maximal zurückgelegten Gehstrecke misst (www.igptr.ch/ass_kp_sixminutewalkingtest.htm). Einigkeit besteht darüber, dass der Korridor mindestens 33 m lang sein sollte (alternativ Laufband).

Dieser Test findet besonders bei Patienten mit kardiopulmonalen Erkrankungen Anwendung, eignet sich aber auch bei chronischen Schmerzpatienten zur Einschätzung der Ausdauerbelastung.

Tinetti-Test

Der Test dauert ca. 5–10 Minuten und bewertet die Sturzgefahr eines Patienten in unterschiedlichen Situationen (Masur 2000).

Für die einzelnen Funktionen sind auf einem Bewertungsbogen insgesamt 28 Punkte zu vergeben (Tab. 2.5). Je höher die Punktzahl, desto sicherer ist der Patient. Die erreichte Punktzahl unterscheidet folgende 4 Gruppen:

- 1–20 Punkte: Sturzrisiko deutlich erhöht;

- 20–23 Punkte: Sturzrisiko leicht erhöht
- 24–27 Punkte: Sturzrisiko nicht erhöht, aber möglicher Hinweis auf andere Probleme (z.B. Beinlängendifferenz);
- 28 Punkte: Keine Behinderung oder Beeinträchtigung.

Der Score besteht aus 20 Items, bei denen der Patient jeweils 1 oder 2 Punkte erhält. Die einzelnen Items fragen Faktoren ab, die im Alltagsleben bei sehr einfachen Verrichtungen gelegentlich zu einer Sturzgefahr führen. Der Score ist gut geeignet, einen klinischen Eindruck zu objektivieren, lässt aber auch einige Faktoren unberücksichtigt. Beispielsweise prüft er nicht die Sturzgefahr unter einer Stresssituation. Gerade Hast, Nervosität und Fehleinschätzung der Leistungsfähigkeit führen sehr häufig zu Stürzen.

> *Der Test wird vor allem in der Geriatrie, aber auch in der Orthopädie eingesetzt (z.B. nach Operationen im Bereich der unteren Extremität oder Wirbelsäule).*

Tabelle 2.5 Bewertungsbogen beim Tinetti-Test

Funktionen	0 Punkte	1 Punkt	2 Punkte
Sitzbalance auf dem Stuhl	lehnt zur Seite, rutscht im Stuhl	sicher stabil	
Aufstehen	ohne Hilfe unmöglich	möglich, aber braucht Arme	ohne Benutzen der Arme möglich
Versuche, aufzustehen	ohne Hilfe unmöglich	möglich, aber mehr als 1 Versuch	in 1 Versuch möglich
Unmittelbare Stehbalance (ersten 5 Sekunden)	unsicher (kleine Schritte, deutliche Rumpfbewegungen)	sicher, aber benötigt ein Hilfsmittel zum Stehen	ohne Hilfsmittel sicheres Stehen
Stehbalance beim Versuch, Füße nahe beieinander zu halten	unsicher	sicher, aber Füße weit voneinander entfernt (> 10 cm) oder benötigt Hilfsmittel	Füße nahe beieinander, stabil
Stoß (Füße beieinander, Untersucher stößt 3-mal mit Handteller auf Sternum des Patienten)	würde ohne Hilfe umfallen	macht Ausweichschritte, würde aber nicht umfallen	sicher
Augen geschlossen (beide Füße so nahe wie möglich beieinander)	unsicher	sicher	
Drehung um 360°	<ul><li>diskontinuierliche Schritte</li><li>unsicher oder benötigt Hilfsmittel</li></ul>	<ul><li>kontinuierliche Schritte</li><li>sicher</li></ul>	
Beginn des Ganges (unmittelbar nach Aufforderung zu gehen)	irgendein Zögern	kein Zögern	
Schrittlänge und Schritthöhe: Fuß rechtes Schwungbein	<ul><li>kommt beim Gang nicht vor linkem Standfuß</li><li>rechter Fuß hebt nicht vollständig vom Boden ab</li></ul>	<ul><li>kommt vor linkem Standfuß</li><li>rechter Fuß hebt vollständig vom Boden ab</li></ul>	
Schrittlänge und Schritthöhe: Fuß linkes Schwungbein	<ul><li>kommt beim Gang nicht vor rechtem Standfuß</li><li>linker Fuß hebt nicht vollständig vom Boden ab</li></ul>	<ul><li>kommt vor rechtem Standfuß</li><li>linker Fuß hebt vollständig vom Boden ab</li></ul>	
Gangsymmetrie	rechte und linke Schrittlänge erscheinen nicht gleich (Schätzung)	rechte und linke Schrittlänge erscheinen gleich (Schätzung)	
Schrittkontinuität	Anhalten oder Diskontinuität beim Gang	Schritte erscheinen kontinuierlich	
Wegabweichung (3 m Distanz)	deutliche Deviation von imaginärer Linie	leichte Deviation oder benutzt Hilfsmittel	gerade ohne Hilfsmittel

Tabelle 2.5 (Fortsetzung)

Funktionen	0 Punkte	1 Punkt	2 Punkte
Rumpfstabilität	ausgeprägtes Schwanken ohne Hilfsmittel	kein Schwanken, aber gebeugt oder balanciert mit den Armen	kein Schwanken, muss sich nirgends halten
Schrittbreite	Gang breitbeinig	Füße berühren sich beim Gehen beinahe	
Absitzen	unsicher (schätzt Distanz falsch ein, fällt in den Stuhl)	benutzt Arme oder macht grobe Bewegungen	sicher mit freier Bewegung

Ökonomisches Bewegungsverhalten in Alltagssituationen

Bücktraining/Heben und Tragen

Der optimale Bewegungsablauf ergibt sich aus den konstitutionellen Bedingungen des Patienten (Körperbau), den Alltagssituationen und der Beweglichkeit. Zunächst wird das individuelle Bückverhalten geprüft und dann gegebenenfalls verändert bzw. angepasst.

Voraussetzungen für die beiden Bücktypen (**Abb. 2.84**)

Horizontaler Bücktyp
- Der Oberkörper wird mit stabilisierter Wirbelsäule aus den Hüftgelenken nach vorne geneigt.
- Die Hüftgelenke benötigen gute Flexionstoleranzen.
- Die Rückenstrecker müssen mit hoher Hubbelastung stabilisierend arbeiten, da die Schwerkraft senkrecht auf die Wirbelsäule wirkt.
- Ein langer Oberkörper erhöht die Hubbelastung und lässt die Belastung für die untere LWS ansteigen.

Vertikaler Bücktyp
Die Körperlängsachse bleibt vertikal und wird über die Flexion der Hüft- und Kniegelenke nach unten bewegt.

Eine gute Flexionstoleranz in den Hüft- und Kniegelenken sowie eine gute Dorsalextensionstoleranz in den Sprunggelenken sind entscheidend. Fehlende Dorsalextension lässt sich mit einem Absatz ausgleichen. Die annähernd vertikale Einstellung der Körperlängsachse bringt sehr viel Gewicht dorsal der Kniegelenke. Dies erhöht massiv die Belastung der Kniegelenke, und der M. quadriceps arbeitet mit hoher Hubbelastung.

Ungünstig wirken sich ein kurzer Oberkörper und großes Gewicht am Becken aus. Da sehr viel Gewicht nach hinten gebracht wird, kommt es zu Gleichgewichtsproblemen.

Bei kurzem Oberkörper ist der horizontale, bei langem Oberkörper der vertikale Bücktyp günstiger. Beide Bücktypen entlasten die Wirbelsäule besser als das Bücken mit Flexion in der Wirbelsäule, da sie diese durch die stabilisierte Neutral-Null-Stellung axial belasten.

Während der Wundheilung nach Wirbelsäulenoperationen ist das Bücken mit stabiler Wirbelsäule erforderlich, vor allem während der Proliferationsphase. Bei starker struktureller Vorschädigung ist es auch ohne Operation sinnvoll. Menschen mit gesunder Wirbelsäule bücken sich typischerweise mit Bewegung der Wirbelsäule. Prophylaktische Bewegungsverbote nützen nichts. Eine gesunde Wirbelsäule ist auf die Belastung vorbereitet, wenn der Bewegungsablauf dynamisch stabil erfolgt.

In der Therapie wird der Bewegungsablauf zuerst isoliert in einzelnen Teilschritten erarbeitet, indem z.B. das Vorneigen der Körperlängsachse aus dem hohen Sitz vorgeübt wird. Anschließend erfolgt das Zusammensetzen der Teilschritte. Dabei sind deutliche taktile und verbale Hilfen seitens der Therapeutin notwendig. Beherrscht der Patient den Bewegungsablauf, wird er auf verschiedene Situationen im Alltag übertragen (**Abb. 2.84**).

Variationen der Alltagsbewegungen (z.B. wiederholtes Aufheben und Abstellen der Gewichte an verschiedenen Orten) fördern die Automatisierung des Bewegungsmusters. Das Tragen der Gewichte nahe am Körper reduziert die Gewichtskräfte. Der Lastarm ist länger, wenn die Gewichte weiter vom Körper entfernt getragen werden.

Den nächsten Schritt stellt die Übertragung des Bewegungsablaufs in verschiedene Ausgangsstellungen dar. So lässt sich z.B. das Vorneigen der Körperlängsachse mit stabiler Wirbelsäule beim Zähneputzen, Spülen, Bügeln und Staubsaugen und das Aufheben von Gegenständen mit einer Hand erarbeiten.

Am Ende der Behandlung beobachtet die Therapeutin den Patienten und fordert ihn auf, z.B. das Laken von der Behandlungsbank zu nehmen. Häufig gelingt der vorher erarbeitete Transfer des Bewegungsverhaltens beim Bücken nicht mehr, weil der Bewegungsablauf noch nicht automatisiert ist. Jeder Mensch besitzt stereotype eingespeicherte Be-

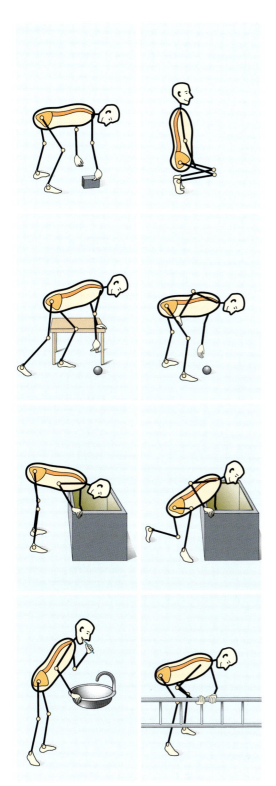

Abb. 2.84 Horizontaler und vertikaler Bücktyp sowie angepasstes Bückverhalten in verschiedenen Alltagssituationen.

wegungsmuster, zu denen auch der Bücktyp gehört. Diese zu verändern, benötigt sehr viel Zeit und große Übungsbereitschaft beim Patienten.

Der Patient braucht wahrnehmbare Kriterien, mit denen er sich selbst korrigieren kann. Daher werden ihm z.B. die Länge der Bauchabstände (Abstand Symphyse – Bauchnabel und Bauchnabel – Fossa jugularis) sowie die Tatsache bewusst gemacht, dass sich diese Abstände nicht verändern dürfen.

Bücken mit normalem Bewegungsverhalten benötigt Flexibilität der Wirbelsäule, vor allem in Flexion und Elastizität der Rückenstrecker sowie der dorsalen Oberschenkelmuskeln. Kontrollierte exzentrische Verlängerung der Extensoren ermöglicht einen stabilen Bewegungsablauf. Nach Abklingen der Schmerzen oder nach Beendigung der Proliferationsphase (ca. 21. Tag) muss die Wirbelsäule langsam auf die Belastung vorbereitet werden. Das Erarbeiten der Elastizität der dorsalen Muskulatur erfolgt zunehmend unter steigernder Belastung.

Als Effektivitätsnachweis für das Bücken im Stand dient der Finger-Boden-Abstand (Kap. 2.2.1). Dieser Schnelltest auf der Aktivitätsebene (nicht Impairmentebene) sagt jedoch nichts über die limitierenden Körperstrukturen und die Bewegungsqualität aus. Aus diesem Grund ist er im Hinblick auf volle Bewegungsfähigkeit für das Bücken vor und nach der Behandlung sinnvoll.

Die Selbstständigkeit im Alltag steigt, wenn die Patienten z.B. eine ausreichende Bewegungsfähigkeit haben, um ihre Füße zu erreichen (ankleiden, waschen).

> *Funktionstests auf der Aktivitätsebene prüfen keine spezifischen Körperstrukturen. Verbesserte Ergebnisse erhöhen oft die Bewegungsbereitschaft im Alltag und damit die Selbstständigkeit.*

Bewegungsverhalten im Sitzen
Korrigierte Sitzhaltung (Körperabschnitte sind in der Körperlängsachse eingeordnet)
- Ideale Sitzhöhe: Hüft- höher als die Kniegelenke.
- Die Körperlängsachse bleibt vertikal, das Stabilisieren der Wirbelsäule in der Neutral-Null-Stellung der Wirbelsäule fällt leichter.
- Der Abstand zwischen Füßen und Kniegelenken ist größer als die Beckenbreite. Die transversale Abduktion der Hüftgelenke erleichtert das Vorneigen der Körperlängsachse (z.B. beim Sitzen am Schreibtisch; **Abb. 2.85**).
- Die Füße stehen vor den Kniegelenken, wodurch sich Unterstützungsfläche nach vorne vergrößert.

Nach dem Erarbeiten der korrigierten Haltung im statischen Sitz werden verschiedene Ausgangsstel-

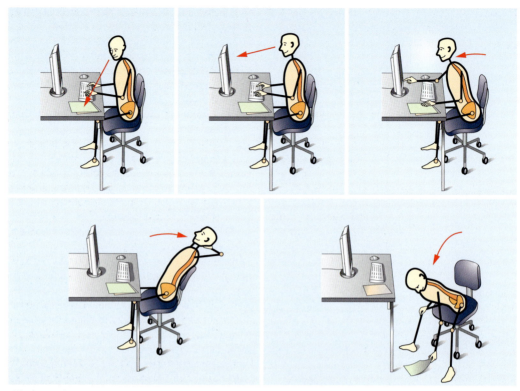

Abb. 2.85 Funktionelles Sitzen am Arbeitsplatz.

lungen (z.B. Sitzen am Tisch und auf verschiedenen Sitzgelegenheiten) sowie die Dynamik im Sitz geübt (Vor- und Rückneigen der Körperlängsachse, Greifen von Gegenständen vorne und seitlich mit Gewichtsverlagerungen im Sitzen; **Abb. 2.86**).

Beispiele: Sitzgelegenheiten, die eine gute Haltung fördern
- Höhenverstellbare Stühle können an individuelle Arbeitssituationen und konstitutionelle Bedingungen angepasst werden.
- Bei Arbeiten im Sitzen (z.B. am Schreibtisch) sind Stühle mit Rollen vorteilhaft, da sie in verschiedenen Arbeitssituationen massive Rotationsbelastungen der Wirbelsäule verhindern.
- Eine leicht nach vorne geneigte Sitzfläche oder ein Keilkissen erleichtern die Lordosierung der LWS vom Becken aus, was Voraussetzung für die Einordnung der übrigen Wirbelsäulenabschnitte ist (**Abb. 2.87**).

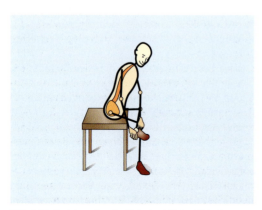

Abb. 2.86 Anziehen einer Socke in korrigierter Sitzhaltung.

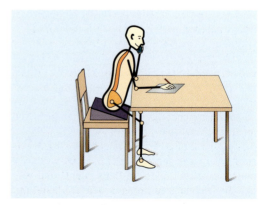

Abb. 2.87 Lordosierung der LWS durch ein Keilkissen. Die übrigen Wirbelsäulenabschnitte sind in die Körperlängsachse eingeordnet.

> *Ausnahme: Mit einer sehr hypermobilen unteren LWS und geringen Extensionstoleranzen im thorakolumbalen Übergang sollten Patienten nicht auf einem Keilkissen sitzen!*

- Armlehnen, um die Wirbelsäule von den Armgewichten zu entlasten.
- Stehhilfen: höhenverstellbare Stühle für Tätigkeiten, die auch im Stehen erledigt werden können. Rollen oder ein Standfuß in Form einer Halbkugel erleichtern das Anpassen an Arbeitssituationen.
- Sitzen auf einem Ball schützt die Muskulatur vor Ermüdung. Kleine Bewegungen auf der labilen Unterstützungsfläche fordern ein ständiges Anpassen an Gelenkstellungsänderungen und reaktives Arbeiten zur Erhaltung des Gleichgewichtes, wodurch eine statische Dauerbelastung vermieden wird.

> *Es ist normal, dass die Wirbelsäule im Sitzen nicht immer aufgerichtet bleibt. Kurzzeitige maximale Flexionshaltungen schaden der Wirbelsäule nicht.*
> *Wichtig ist aber, dass der Körper die Voraussetzungen für das Aufrichten erfüllt und ein Wechsel der Stellungen stattfindet.*
> *In Fehlhaltungen fixierte Körperabschnitte führen zu einseitiger Belastung, weil die Wechselbelastung der Körperstrukturen fehlt.*

Hinweise zum Erarbeiten ökonomischen Bewegungsverhaltens

Eine Veränderung des Bewegungsverhaltens mit Übertragung in Alltagssituationen ist für den Patienten eine sehr anspruchsvolle Lernleistung. Das „Aufrichten" der Haltung erfordert eine innere Bereitschaft seitens des Patienten und gelingt nicht immer. Bewegungsverhalten ist Bestandteil der eigenen Körpersprache.

Manche Arbeitssituationen lassen eine optimale Anpassung nicht zu. In diesem Fall kann eine Besichtigung des Arbeitsplatzes hilfreich sein. Ist dies nicht möglich, muss der Patient seine Belastungen bei der Arbeit simulieren. Auf diese Weise können die Bewegungsabläufe, die er im Alltag benötigt, gezielt trainiert werden (z.B. lässt sich bei einem Anstreicher das Überkopfarbeiten nicht vermeiden).

Sind bei Schulterbeschwerden mangelnde Bewegungstoleranzen der BWS oder unzureichende Stabilität der Skapula auf dem Thorax der Grund, werden die fehlenden Faktoren isoliert erarbeitet und anschließend in die Alltagssituation übertragen.

> *Einfache Tipps können die „gute Haltung und Bewegung" im Alltag verbessern.*

Beispiele:
- Bei ständigem Arbeiten im Stehen sollten die Patienten häufiger die Schuhe wechseln anstatt immer dieselben zu tragen.
- Bei chronischen Knieüberstreckern sind Absätze hilfreich.
- Beim Arbeiten im Sitzen sollten zwischendurch „Räkelphasen" eingelegt werden.
- Das Abgeben von Gewichten der Körperabschnitte reduziert die ständige statische Muskelarbeit, z.B. im Sitzen durch Abstützen des Kopfgewichts mit den Händen.
- Beim Spazierengehen reduzieren Hände in den Manteltaschen die Armgewichte.
- Hände beim Gehen auf das Gesäß legen, verlagert mehr Gewicht nach hinten und entlastet somit die dorsale Muskulatur.
- Hilfen für das An- und Ausziehen, wie z.B. Benutzen eines langen Schuhlöffels; wenn das Greifen zu den Schuhen schwer fällt, zum Schuheanziehen hinsetzen.

Ausweichbewegungen sind Veränderungen im Bewegungsverhalten und weisen auf funktionelle Defizite hin. Sie werden im physiotherapeutischen Befund beobachtet und interpretiert. Diese Bewegungen entstehen zum Eigenschutz des Körpers, da sie Schmerzen reduzieren und einzelne Strukturen entlasten können.

> *Unter bestimmten Voraussetzungen sind Ausweichbewegungen sinnvoll. Da sie aber immer zur Überlastung anderer Strukturen führen, beschränken sich die Situationen auf nicht veränderbare funktionelle Defizite.*

Dabei ist es wichtig zu untersuchen, ob es sich um bleibende Defizite handelt. In der Therapie muss die bestmögliche Kompensation gefunden werden. So erfordert z.B. eine Arthrose im Hüftgelenk ein dauerhaftes Entlastungshinken vom Typ Duchenne (Kap. 2.1.1).

Nach Beseitigung des funktionellen Defizits (z.B. mangelnde Bewegungstoleranz) beginnt das Abbauen der Ausweichbewegungen. Je länger eine Ausweichbewegung bestanden hat, desto länger dauert auch die Umstellung zum normalen Bewegungsverhalten, da sie als individuelles Bewegungsmuster abgespeichert ist. Ein Unterbrechen des Bewegungsmusters, z.B. durch Bewegen vom proximalen Hebel (Hüftflexion vom Becken aus) und deutliche taktile und verbale Wahrnehmungshilfen, ist für eine Umstellung hilfreich.

Zusammenfassung: Leitsymptom verändertes Bewegungsverhalten

- Bewegungsverhalten ist individuell und hängt von der Leistungsfähigkeit des Bewegungssystems ab.
- Veränderte Belastbarkeit der Körperstrukturen beeinflusst das Bewegungsverhalten. Der Körper entwickelt unbewusst Strategien, um möglichst lange mit verminderter Belastbarkeit zurechtzukommen.
- Entlastungsmechanismen können natürlich und sinnvoll sein. Therapeutisch dagegen vorzugehen, ist nur gerechtfertigt, wenn sie nicht mehr relevant sind, d.h. weiter bestehen, obwohl sie nicht mehr benötigt werden.
- Therapeutische Interventionen zur Veränderung von Bewegungsverhalten haben nur bei Motivation des Patienten Erfolg. Daher sollte das Therapieziel mit dem des Patienten übereinstimmen.
- Oft sagen Physiotherapeuten den Patienten lieber, wie sie sich im Alltag bewegen müssen, anstatt es sie erleben zu lassen. Durch das Erleben alltäglicher Bewegungsfunktion lässt sich eher das Vertrauen in die Leistungsfähigkeit zurückgewinnen.
- Die Physiotherapeutin muss prüfen, ob das vermeintlich ökonomischere und qualitativ bessere Bewegen das Wohlbefinden des Patienten fördert, ihm Selbsthilfestrategien zur Vermeidung von Schmerz vermittelt oder zur Erhöhung der Leistungsfähigkeit beiträgt.
- Die Veränderung des Bewegungsverhaltens bedeutet für das Bewegungssystem Lernen. Aufgabe der Physiotherapie ist unter anderem, das Wiedererlernen motorischer Fertigkeiten zu fördern.
- In der Therapie müssen Physiotherapeuten auf einige Faktoren achten, die direkt oder indirekt plastische Vorgänge im Nervensystem lenken. Dazu gehört ein individuell angepasster Therapieplan, der sowohl die Ziele des Patienten und seine psychosoziale Situation als auch die biomechanischen Gründe zur Veränderung eines Bewegungsablaufs berücksichtigt. Die Transferleistung hängt von der Ähnlichkeit der Übungssituation mit der Realität ab.
- Biomechanische Bedingungen und die Konstitution beeinflussen das Bewegungsverhalten. Zum Verhalten und Erleben besteht eine Wechselwirkung.
- Bewegungsverhalten ist Ausdruck der individuellen Körpersprache. Gefühle prägen den Bewegungsausdruck des Menschen. Angst vor Schmerzen oder Verletzungen hemmen ihn in seinem Bewegungsausdruck und führen zu Bewegungsangst.
- Bei der Beeinflussung von Bewegungsverhalten berücksichtigt die Therapeutin Aspekte des motorischen Lernens. Während des Lernprozesses neuer Bewegungsstrategien werden 3 Phasen unterschieden: kognitive, assoziative und automatische Phase. Die letzte Phase stellt das eigentliche Ziel des Lernens dar, weil der Patient nun mühelos seine Aufmerksamkeit auf mehrere Vorgänge lenken kann und weiß, welche Bewegungsstrategie er anwenden muss.
- Während der Lernphase darf die Aufmerksamkeit des Patienten nicht durch zu viel Hilfe der Therapeutin unterbrochen werden. Sie hilft nur so viel wie nötig und so wenig wie möglich.
- Die Aufmerksamkeit des Patienten sollte auf das Ziel der Bewegung ausgerichtet sein, da das Timing der Bewegung zielorientiert geplant wird.
- Auch die Instruktion des Patienten wird auf das Ziel der Bewegung ausgerichtet. Sie sollte so formuliert sein, dass der Patient weiß, was er tun soll und nicht, was er nicht tun soll.
- Bei der Beobachtung von Bewegungsverhalten beurteilt die Therapeutin die Bewegungsökonomie, Bewegungsgenauigkeit und Bewegungsfähigkeit im Alltag. Für eine nicht krank machende Bewegung bestehen Gütekriterien.
- Da die koordinative Leistung des Bewegungssystems das Bewegungsverhalten bestimmt, ist die Beobachtung eine Leistungsprüfung der Koordination. Testverfahren zur Prüfung der Koordination und damit auch der Bewegungsqualität sind schwer zu standardisieren, weil Koordination nicht messbar ist.
- Einige standardisierte Tests auf der Aktivitätsebene (ICF) prüfen die Leistungsfähigkeit des Bewegungssystems sowie die Alltagstauglichkeit des Patienten, z.B. Mobilität bei Bewegungsübergängen, Gangsicherheit, Sturzgefahr und die posturale Kontrolle:
  - Posturale Kontrolle: Stroop- und Functional-reach-Test;
  - Gehgeschwindigkeit: Gehtest über 5, 10 oder 20 m;
  - Ausdauer beim Gehen: Gehtest über 3, 6, 12 Minuten;
  - Mobilität des Patienten: Timed-up-and-go-Test;
  - Sturzgefahr: Tinetti-Test.

Eine veränderte Körperhaltung hat Einfluss auf die Kräfte, die auf die Körperstrukturen wirken

3 Überwiegend statisch bedingte Syndrome und Funktionskrankheiten

Schmerzen im Bereich der Kniescheibe können u. a. durch statische Abweichungen der Beinachse ausgelöst werden

3.1 Überblick: Statische Syndrome und Funktionskrankheiten · *159*
3.2 Haltungsabweichungen · *163*
3.3 Wirbelsäulensyndrome · *173*
3.4 Tendopathien (Tendinitis, Insertionstendopathie) · *208*
3.5 Tendopathien im Bereich der Schulter · *213*
3.6 Tendopathie des M. supraspinatus · *215*
3.7 Tendopathie der Handextensoren (Tennisellenbogen) · *221*
3.8 Tendopathie des M. triceps surae (Achillessehne) · *224*
3.9 Kompressionssyndrome und Neuropathien · *228*
3.10 Kompressionssyndrome und Neuropathien der oberen Extremität · *247*

Der Flachrücken ist keine Haltungsschwäche, sondern strukturell bedingt

Hypermobile Wirbelsäulenabschnitte finden sich in Bereichen hoher Schubbelastung

3 Überwiegend statisch bedingte Syndrome und Funktionskrankheiten

3.1 Überblick: Statische Syndrome und Funktionskrankheiten

Statisch bedingte Syndrome und Funktionskrankheiten sind sehr vielfältig. Im Kindes- und Jugendalter treten sie als Folge von Haltungsabweichungen häufig ohne Grunderkrankung auf. Eine generalisierte angeborene Hypermobilität begünstigt eine „Haltungsschwäche". Der Bewegungsmangel mit dauerhafter einseitiger Sitzbelastung im Zeitalter der Fernsehgeräte und Computer wirkt sich negativ auf das noch wachsende Bewegungssystem aus.

Überlastung durch Fehlhaltungen und unökonomisches Bewegungsverhalten können lange Zeit beschwerdefrei kompensiert werden, bevor schmerzhafte strukturelle Schäden entstehen.

Kinder mit Haltungsabweichungen werden häufig durch Zufallsbefunde einer Physiotherapie zugeführt; z.B. durch Reihenuntersuchungen in der Schule.

Die frühe Behandlung im Kindes- und Jugendalter stellt eine Prophylaxe gegen spätere Schäden dar. Da die jungen Patienten in der Regel noch keine Beschwerden haben, fehlt oft die Einsicht in die Notwendigkeit einer Therapie. Daher benötigt die Physiotherapeutin ein hohes Maß an Motivationsfähigkeit.

Überlastungsreaktionen durch Fehlhaltungen und unökonomisches Bewegungsverhalten betreffen alle Körperstrukturen des Bewegungssystems. Über- und Unterbelastung kann zur Auslösung eines Schmerzereignisses führen.

Neben der symptomatischen Behandlung der Schmerzen muss auch die Ursache gesucht und behandelt werden.

3.1.1 Physiotherapeutische Untersuchung bei Patienten mit statischen Syndromen und Funktionskrankheiten

Anamnese

Patienten mit statischen Syndromen kommen in der Regel erst zur Physiotherapie, wenn sie Schmerzen haben. Eine Ausnahme bilden Kinder, deren Haltungsauffälligkeiten früher bemerkt werden. Allerdings erhöhen Schmerzen oft die Motivation, da das Ziel des Patienten die Beseitigung der Schmerzen ist, die ihn im Alltag behindern.

Die Bekämpfung der Schmerzursache erfordert ein verändertes Bewegungsverhalten des Patienten. Hier ist die Aufklärung ein sehr wichtiger Therapiebestandteil, da nur ein Patient mit Einsicht diesen schwierigen Prozess des motorischen Lernens bewältigen kann.

Die Schmerzsymptomatik kann akut auftreten, steht jedoch typischerweise in keinem unmittelbaren Zusammenhang mit einer schädigenden Situation. Werden die Schmerzen nicht behandelt, besteht die Gefahr, dass sie in chronische Beschwerden übergehen.

Konstitutions- und Haltungsauffälligkeiten

> *Dieser Teil der Untersuchung ist bei den statischen Syndromen und Funktionskrankheiten von entscheidender Bedeutung:*

- Ungünstig verteilte Gewichte können zu Überlastungsreaktionen führen.

Beispiel: Ein großes Bauchgewicht fördert die Verstärkung der LWS-Lordose. Die lumbalen Extensoren verkürzen, und die Strukturen der Bewegungssegmente der LWS werden dauerhaft in einer vermehrten Extensionsstellung belastet.

- Ungünstige Breitenverhältnisse können vermehrte Haltearbeit bestimmter Muskeln fordern.

Beispiel: Ein schmaler Schultergürtel auf einem sehr breiten Thorax fordert eine dauerhafte statische Abduktion, da die Längsachsen der Arme nicht vertikal hängen und damit der Schwerkraft ausgesetzt sind.

- Die Haltung ist auch Ausdruck der seelischen Verfassung eines Menschen und ein Teil der individuellen Körpersprache.

Beispiele:
- Menschen, die mit sich und ihrem Körper im Gleichgewicht sind, gelingt es leichter, eine aufrechte Körperhaltung einzunehmen.
- Unglückliche, ängstliche Menschen setzen oft die hochgezogenen Schultern und die eingesunkene

BWS und HWS ein, um sich von ihrer Umwelt zurückzuziehen.
- Patienten mit chronischen Schmerzsyndromen zeigen immer eine veränderte Haltung.

Haut und Unterhaut

Reduzierte Verschiebbarkeit und Abhebbarkeit sind Folgen der Tonusveränderungen und der veränderten Beweglichkeit bestimmter Regionen.
Beispiel: Verkürzte lumbale Extensoren sind in der Regel mit einer reduzierten Abhebbarkeit von Haut und Unterhaut im Bereich der LWS gekoppelt.
Bei Funktionsstörungen im Bereich der Bewegungssegmente der Wirbelsäule kommt es zu veränderter Beweglichkeit von Haut und Unterhaut im Versorgungsgebiet des R. dorsalis (Kap. 5, **Abb. 5.42**).

Ligamente

Einseitige Belastungen setzen durch die entstehenden Kraftkomponenten die Ligamente unter Spannung. Hypermobile Wirbelsäulenareale lösen einen ligamentären Schmerz aus.
Beispiel: Beim hypermobilen lumbosakralen Übergang werden die Ligg. iliolumbalia überlastet. Bei der Palpation zeigen sie einen Druckschmerz, der sich nach etwa 20 Sekunden verstärkt und eine Ausstrahlung in Gesäß und eventuell Leiste auslöst.

Muskulatur

- Einseitige Belastungen führen zu Tonusveränderungen. Dauerhafte statische Belastung fördert die Entwicklung von Triggerpunkten im Muskelbauch und Tenderpoints im Bereich der Sehnen. Die veränderte Stoffwechselsituation reduziert die Belastbarkeit der Muskeln.

Beispiel: Ein schmaler Schultergürtel auf einem breiten Thorax hat Tonuserhöhungen im M. supraspinatus und M. deltoideus zur Folge. Trigger- und Tenderpoints sowie Ansatzreize (Tendopathien) führen zu Schmerzen bei aktiver Abduktion, besonders die exzentrische Belastung verstärkt die Schmerzen.
- Einseitige Haltungen führen durch veränderte Beweglichkeit und Bewegungsverhalten zu Verkürzungen bestimmter Muskelgruppen. Die Antagonisten reagieren mit reflektorischer Abschwächung. Aber auch ein verkürzter Muskel zeigt starke Einbußen bei Kraft und Koordination.

Diese veränderte Muskelbalance verändert wiederum Beweglichkeit und Bewegungsverhalten, sodass zunehmend ein Teufelskreis entsteht.

Beweglichkeit

- Haltungsabweichungen und Konstitution verändern die aktive und passive Beweglichkeit durch die Einseitigkeit der einwirkenden Kräfte.
- Hypomobile Körperregionen fördern hypermobile Nachbarregionen.

Beispiele:
- Eine vermehrte fixierte Kyphosierung der BWS kann die Hypermobilität in der mittleren HWS oder der Schultergelenke fördern.
- Jedes Bewegungssegment der Wirbelsäule besitzt viele schiefe Ebenen, z.B. die Grund- und Deckplatte. Die veränderte Stellung des Wirbelkörpers kann die Hangabtriebskraft vergrößern. Eine verstärkte Lordose der LWS führt zu mehr Neigung des Sakrums in Richtung Nutation (**Abb. 3.1a–b**). Der Wirbelkörper L5 zeigt Tendenzen, nach ventral-kaudal zu rutschen. Der Anpressdruck der Facetten erhöht sich, und das Bewegungssegment wird dauerhaft in Extension belastet. Durch mangelnde Elastizität der lumbalen Extensoren verliert es seine Flexionsfähigkeit und kann bei gleichzeitiger Spondylolisthesis in Extension instabil werden.

Bei verstärkter Lordose der LWS sind die Hüftflexoren häufig verkürzt, was eine Hypermobilität in der LWS begünstigt.

Bewegungsverhalten

- Schmerzen haben Schonmechanismen zur Folge, die wiederum Überlastungen provozieren können.

Beispiel: Ein Sehnenansatzreiz des M. supraspinatus führt zu einem schmerzhaften Bogen bei der Schulterabduktion. Der skapulohumerale Rhythmus kann sich verändern, was durch Tonusveränderungen des M. trapezius pars descendens oder M. levator scapulae Funktionsstörungen im Bereich der HWS auslöst.
- Ungünstige Breitenverhältnisse und Gewichte können unökonomisches Bewegungsverhalten begünstigen.

Beispiel: Sehr dicke Oberschenkel verändern die Spurbreite beim Gehen. Bei gleichzeitigem schmalen Abstand der Hüftgelenkszentren trifft die Ge-

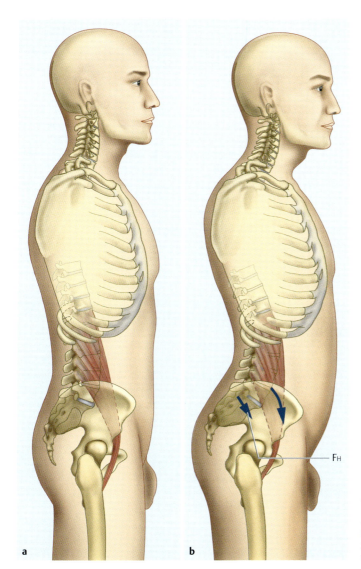

Abb. 3.1a–b Folgen einer verstärkten Lordose in der LWS für den M. iliopsoas und die Sakrumbasis. **a** Normale Stellung. **b** Verstärkte Lordose: Die schiefe Ebene der Sakrumbasis wird steiler, der M. iliopsoas verkürzt.

wichtskraft bei jedem Schritt medial des Kniegelenkszentrums auf. Die Folge kann eine Verstärkung der Valgisierung der Beinachse sein.
- Große Brustgewichte fördern eine verstärkte Kyphosierung der BWS und deren reduzierte Aufrichtefähigkeit.
- Überkopfarbeiten fordern durch die fehlende weiterlaufende Bewegung der BWS eine vermehrte Extension der LWS.

Weitere spezifische Tests

- Periphere Nervenstrukturen können in ihrem Verlauf durch Tonusveränderungen von Muskeln und Faszien in ihrer Beweglichkeit beeinträchtigt werden.

> *Parästhesien wie z.B. Kribbeln geben Hinweise auf neurale Beteiligung.*

- Durch Mobilitäts- und Spannungstests wird die Beweglichkeit der Neuralstrukturen getestet.
- Tonuserhöhungen der Mm. scaleni bei großen Brustgewichten können den Plexus brachialis beim Durchtritt der Skalenuslücken irritieren.

3.1.2 Physiotherapeutische Behandlung bei Patienten mit statischen Syndromen und Funktionskrankheiten

Ziele und Maßnahmen

Körperstruktur/-funktion (Impairment)

Beweglichkeit im Bereich von hypomobilen Wirbelsäulenabschnitten und Extremitätengelenken erhalten
- Abweichungen von Haltung und Konstitution fördern durch die auf die Körperstrukturen einwirkenden differierenden Kräfte veränderte Beweglichkeiten in den Gelenken der Wirbelsäule und Extremitäten.
- Durch spezifische manualtherapeutische Gelenktechniken und Muskeltechniken wird die Elastizität der Körperstrukturen erhalten bzw. verbessert.
- Das Erlernen von Automobilisationen trägt aktiv zur Verbesserung der Beweglichkeit bei.
- Neuralstrukturen können z.B. durch dauerhaft bestehende Tonuserhöhung von Muskeln, die eine Grenzfläche des Nervs bilden, in ihrer Gleitbewegung beeinträchtigt werden.
- Spezifische neurale Mobilisationstechniken verbessern die Beweglichkeit des Nervs zu seinem Grenzgewebe und die Elastizität des intraneuralen Bindegewebes.

Erarbeiten von Entlastungslagerungen und -stellungen
Entlastungslagerungen und -stellungen reduzieren bei ungünstiger Konstitution die Überlastung von Körperstrukturen.

Schmerzen lindern durch Reizabbau und Entlastung überlasteter Körperstrukturen
- Dauerhafte Tonuserhöhungen können Ansatzreize an Sehnenansätzen und Muskelsehnenübergängen provozieren.
- Zum lokalen Reizabbau werden z.B. Maßnahmen wie Druckinhibition, Querfriktion, Ultraschall und heiße Rolle eingesetzt. Hierbei handelt es sich allerdings um symptomatische Behandlungstechniken. Die Ursache der Schmerzen und Überlastung muss ebenfalls ermittelt und behandelt werden.

Aktivitäten (Activities)

Erarbeiten der aktiven Haltungskorrektur: die Patienten erlernen die Einordnung ihrer Körperabschnitte in die Körperlängsachse
Der Patient muss die aktive Korrektur der Haltung möglichst oft ohne großen Aufwand in den Alltag integrieren können. Daher wird die Korrektur in Ausgangsstellungen vermittelt, die der Patient im Alltag häufig einnimmt.
Beispiele:
- Schulkinder erlernen die aktive Korrektur der Haltung im Sitz am Tisch.
- Ein Mädchen mit Schmerzsyndromen im Bereich der Kniescheibe lernt die Beinachsenkorrektur an der Treppe.

Verbessern der Muskelkraft und -ausdauer der korrigierend wirkenden Muskeln
- Das Verbessern dieser motorischen Grundeigenschaften läuft von Anfang an parallel zu den Maßnahmen zum Verändern der Beweglichkeit. Die Patienten bekommen regelmäßig durchzuführende Hausaufgaben.
- Bei der aktiven Haltungskorrektur kommt es gleichzeitig auch zur Verbesserung der Ausdauer. Dazu werden statische und dynamische Übungen erarbeitet, die die intra- und intermuskuläre Koordination fördern.
- Aktive Zentrierungen können die Überlastung von Körperstrukturen reduzieren.

Beispiel: Das aktive Kaudalisieren des Humeruskopfes durch die Rotatorenmanschette reduziert die Überlastung der Supraspinatussehne.

Erarbeiten eines ökonomischen Bewegungsverhaltens: der Patient erlernt die Wahrnehmung von Fehl- und Korrekturhaltung
- Die Überlastung der Körperstrukturen begünstigendes Bewegungsverhalten muss dem Patienten soweit es möglich ist bewusst gemacht und verändert werden.
- Dauerhafte statische Belastung erfordernde einseitige Tätigkeiten werden von Sequenzen unterbrochen, in denen die Patienten aktive dynamische Übungsphasen einbauen.

Beispiel: Die Sekretärin mit einer Ansatzreizung der Hand- und Fingerextensoren unterbricht ihre Computerarbeit, indem sie zwischendurch Eigendehnungen der Finger- und Handflexoren und Eigenmobilisationen der BWS und HWS durchführt. Die Eigenübungen führt sie im Sitzen am Schreibtisch durch. Die aktive Korrektur ihrer Fehlhaltung fällt im Sitz mit gleichzeitiger Stützfunktion der Arme auf dem Tisch am leichtesten.

Teilnahme (Participation)

Der Patient muss den Wert der aufrechten Haltung erkennen und die Haltung als positiv empfinden
- Das Erkennen des Wertes der aufrechten Haltung ist die Voraussetzung der selbstständigen aktiven Haltungskorrektur.
- Manchmal behindert seelischer Kummer das Einnehmen der aufrechten Körperhaltung. Hier erreichen Physiotherapeuten ihre Grenzen. Dieser Faktor spielt vor allem bei chronischen Schmerzpatienten eine wesentliche Rolle.

> *Die Therapie muss im therapeutischen Team erfolgen, z.B. in Zusammenarbeit mit Psychologen.*

- Jugendliche, die sehr schnell wachsen und ihre gleichaltrigen Mitschüler deutlich überragen, machen sich bewusst kleiner, indem sie eine Rundrückenhaltung einnehmen.
In Rückenlage oder Sitz eingenommene Mobilisationen und Dehnlagerungen verhindern bis zum Ende des Wachstumsschubes fixierte Stellungen.

Aktive Haltungskorrekturen können alleine zuhause durchgeführt werden.
- Das Erkennen der Vorteile des „Erwachsenseins" können den Komplex eventuell reduzieren. Hierbei sollten die Eltern aktiv einbezogen werden.
- Der kosmetische Aspekt der aufrechten gegenüber der „krummen" Haltung kann ebenfalls überzeugend wirken.

Die Patienten lernen die Korrektur ihrer Haltung selbstständig und selbstverantwortlich durchzuführen
- Die Motivation zur selbstständigen Korrektur ist schwierig, da junge Menschen mit Fehlhaltungen meistens keine Beschwerden haben.
- Für die Hausaufgaben sind konkrete Vorgaben zur Wiederholungszahl und Übungszeit wichtig.
- Regelmäßige Kontrolle muss erfolgen, da ein positives Feed-back zum Weiterüben anspornt.
- Die veränderte Biomechanik, die zu Überlastung und Schmerzen führen kann, muss patientenangepasst erklärt werden.
- Bei Schmerzpatienten bewirkt der Leidensdruck häufig die Motivation zum Üben, allerdings nur wenn die Übungen als angenehm und erleichternd empfunden werden.

3.2 Haltungsabweichungen

Definition

Die hypothetische Norm der aufrechten Körperhaltung orientiert sich an der S-Form der Wirbelsäule (**Abb. 3.2a**). Bei eingeordneten Körperabschnitten kann die Aufrichtung ökonomisch erhalten bleiben. Alle Abweichungen der Körperabschnitte von dieser Norm sind als Haltungsabweichungen zu bezeichnen. Die Abweichungen können in verschiedenen Körperebenen dominieren.

Im Folgenden werden exemplarisch Haltungsabweichungen im Bereich der Wirbelsäule beschrieben, die Haltungsabweichungen der angrenzenden Körperabschnitte zur Folge haben:
- Rundrücken (**Abb. 3.2b**);
- Hohlrunder Rücken (**Abb. 3.2c**);
- Flachrücken (**Abb. 3.2d**).

Ätiologie und Pathogenese

Die veränderte Körperhaltung hat Einfluss auf die Kräfte, die auf die Körperstrukturen wirken. Daher können Haltungsabweichungen strukturelle Verän-

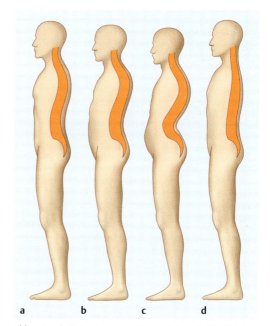

Abb. 3.2a–d Rückentypen. **a** Normalrücken. **b** Rundrücken. **c** Hohlrunder Rücken. **d** Flachrücken.

derungen und Überlastungsreaktionen der Körperstrukturen zur Folge haben.
Beispiele:
1. Lumbosakraler Übergang
Die Sakrumbasis ist eine schiefe Ebene für den 5. Lendenwirbelsäulenkörper. Durch die verstärkte Neigung wird die Hangabtriebskraft nach ventral erhöht. Die Gelenkflächen zwischen L5 und S1 fangen diese Kraft durch ihre Stellung in der Frontalebene auf. Die erhöhte Druckbelastung kann eine Spondylarthrose begünstigen (**Abb. 3.3**).

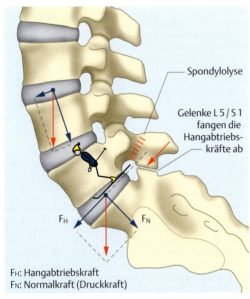

F_H: Hangabtriebskraft
F_N: Normalkraft (Druckkraft)

Abb. 3.3 Hangabtrieb im lumbosakralen Übergang.

2. Spondylolyse (Unterbrechung des Zwischengelenkstücks, die bevorzugt am Wirbelbogen L5 auftritt; Kap. 4.2):
Hier begünstigt die vermehrte Hangabtriebskraft eine Spondylolisthese. Im Wirbelbogen entsteht eine Ermüdungsfraktur der Interartikulärportion, und der Wirbelkörper rutscht nach ventral-kaudal ab.

Diagnostik

Da nicht eine Haltungsabweichung alleine, sondern erst die pathomechanischen Kräfte Symptome auslösen, werden sie in der Regel nur als Zufallsbefund beim Sichtbefund des Arztes erkannt (z.B. bei Reihenuntersuchungen von Schulkindern).
Manchmal werden die Eltern auf die „besondere" Haltung ihrer Kinder aufmerksam.

Therapie

- Physiotherapie;
- Rückenschulkurse (werden teilweise schon an Schulen durchgeführt).

3.2.1 Physiotherapeutische Untersuchung bei Patienten mit Haltungsabweichungen

Rundrücken

> *Ein Rundrücken kann die Folge eines strukturellen zusammengesunkenen Flachrückens sein. Er kann jedoch auch bei anderen Erkrankungen (z.B. M. Scheuermann, M. Bechterew oder Osteoporose) vorkommen.*
> *Wegen fehlender Bewegungstoleranzen sind Rundrücken im Gegensatz zur reinen Haltungsschwäche kaum korrigierbar.*

Konstitutions- und Haltungsauffälligkeiten

- Die Beckenneigung nach ventral ist kleiner als 15°, sodass sich die Hüftgelenke vom proximalen Hebel her in Extension befinden. Durch die ventral stehenden Hüftköpfe sind die Hüftgelenke eher in Außenrotation, und die Lordose in der LWS ist vermindert.
- Die Kyphose der BWS ist verstärkt.
- Der weitere Befund der Körperabschnitte Brustkorb und Kopf gleicht dem des hohlrunden Rückens.

Muskulatur

Es besteht ein reaktiver Hypertonus in folgenden Muskeln:
- Hüftflexoren (vor allem M. iliopsoas): durch die nach hinten geneigte Becken- und Thoraxlängsachse.
Der M. rectus femoris, M. sartorius und M. tensor fasciae latae verhindern ein Abrutschen des Beckens auf den Hüftgelenkköpfen nach dorsal.
- Bauchmuskeln: durch die nach hinten geneigte Thoraxachse.
- Weitere Muskeln im Bereich Thorax und HWS: siehe *Hohlrunder Rücken.*

Verkürzte Muskeln
- Hüftextensoren: vor allem Mm. ischiocrurale.
- Hüftaußenrotatoren: durch den ventral stehenden Hüftkopf in der Pfanne und die gleichzeitige

dorsale Lage der Muskeln zur Extensions- und Flexionsachse.
- Bauchmuskeln: durch die verminderte LWS-Lordose und vermehrte BWS-Kyphose.
- Muskeln im Thorax- und HWS-Bereich: siehe *Hohlrunder Rücken*.

Muskelkraft
Alle oben beschriebenen verkürzten Muskeln ebenso wie die Extensoren der LWS und die ventralen Halsmuskeln verlieren an Kraft.

Beweglichkeit

Wirbelsäule
- Häufig ist die gesamte Wirbelsäule hypermobil.
- Eventuell bestehen Teilsteifigkeiten bezüglich der Extension in LWS und BWS.
- Durch die starke Kyphose ist die Beweglichkeit der Rippengelenke eingeschränkt.
- Schubbelastung in der LWS nach dorsal-kaudal (siehe *Hohlrunder Rücken*).

Hüftgelenke
- Endgradige Einschränkung der Hüftflexion durch verkürzte Hüftextensoren.
- Endgradige Einschränkung der Innenrotation durch verkürzte Außenrotatoren.

Schultergelenke
siehe *Hohlrunder Rücken*.

Hohlrunder Rücken

Konstitutions- und Haltungsauffälligkeiten

- Die Haltungsabweichung besteht in der Sagittalebene. Hierbei sind die physiologischen Lordosen und die Kyphose verstärkt, können aber auch kranial-kaudalwärts verschoben sein.
- Die Beckenlängsachse ist mehr als 15° nach vorne geneigt. Dadurch befinden sich die Hüftgelenke vom proximalen Hebel her in Flexion. Der Hüftkopf steht in der Pfanne relativ dorsal, wodurch sich eher eine innenrotierte Stellung der Hüftgelenke ergibt. Durch die Beckenstellung erhält der M. glutaeus medius vermehrt eine innenrotatorische Funktion, da ein größerer Teil der Muskelfasern ventral der Bewegungsachse wirkt. Das Sakrum ist nahezu horizontal, die Symphyse steht tief, und die Lordose der LWS ist verstärkt. Der Scheitelpunkt der Lordose liegt nicht auf Höhe von L3/L4, sondern meist weiter kranial.
- Die Brustkorblängsachse neigt sich nach hinten. Die Kyphose ist vor allem in der mittleren und oberen BWS verstärkt, der sagittale Thoraxdurchmesser meistens vergrößert und der frontale verkleinert, was eine veränderte Schultergürtelstellung zur Folge hat. Die Auflagefläche der Scapulae nach lateral hat sich durch den kleinen frontalen Thoraxdurchmesser reduziert. Dadurch rutscht der Schultergürtel nach vorne-unten.
- Da der Körper seine Gewichte immer über der Mitte der Unterstützungsfläche im Gleichgewicht hält, steht der Kopf in Relation zum Thorax sehr weit ventral, in Bezug zur Unterstützungsfläche befindet er sich in der Mitte.
- In der mittleren und unteren HWS ist die Lordose verstärkt. Der Scheitelpunkt liegt nicht bei C3/C4, sondern weiter kaudal, meistens bei C5/C6. Damit der Blick nach vorne gerichtet bleibt, ist die Lordose im Bereich der Kopfgelenke abgeflacht.

Muskulatur

Muskeln mit reaktiv erhöhtem Tonus
- Hüftextensoren und -außenrotatoren: durch die vorgeneigte Beckenachse und die innenrotierte Stellung der Hüftgelenke.
- Bauchmuskeln: Durch die nach hinten geneigte Thoraxachse ist der Tonus im Bereich des Oberbauchs erhöht.
- Interskapuläre Muskeln: durch den nach vorne-unten gerutschten Schultergürtel.
- Dorsale und ventrale Halsmuskeln: Da sie die Verbindung zwischen Kopf/Hals und Schultergürtel darstellen, bewirkt ein nach vorne-unten abgerutschter Schultergürtel eine Tonusveränderung.

> *Der reaktiv erhöhte Tonus in diesen Muskeln kann in einen persistierend erhöhten Tonus übergehen.*

Verkürzte Muskeln
- Hüftflexoren: M. iliopsoas, M. rectus femoris, M. tensor fasciae latae, M. sartorius; ventrale Hüftadduktoren, z.B. M. pectineus, M. adductor longus;
- Extensoren der LWS: lumbaler Teil des M. erector trunci, M. quadratus lumborum, M. latissimus dorsi;
- Ventrale Schultergürtelmuskeln: M. pectoralis und minor;
- Ventrolaterale Halsmuskeln: Mm. scaleni;
- Innenrotatoren der Schulter: M. pectoralis major, M. teres major, M. subscapularis;
- Extensoren der HWS: M. trapezius pars descendens, M. levator scapulae, M. scalenus posterior.

> *Hierbei handelt es sich überwiegend um posturale (tonische) Muskeln, die zur Verkürzung neigen (Kap. 2, Veränderte Beweglichkeit).*

Muskelkraft

> *Alle verkürzten Muskeln verlieren an Kraft, da sie sich nicht mehr über die gesamte Bewegungsbahn bewegen.*

Weitere geschwächte Muskeln:
- Hüftextensoren, z.B. M. glutaeus maximus und Mm. ischiocrurale;
- Bauchmuskeln;
- BWS-Extensoren;
- Skapulamuskeln, z.B. Mm. rhomboidei und M. trapezius pars ascendens;
- Ventrale HWS-Muskeln.

> *Die negativen pathomechanischen Dauerbelastungen des hohlrunden Rückens können auf Dauer zu strukturellen Veränderungen führen.*

Beweglichkeit

- Die verstärkten Krümmungen der einzelnen Wirbelsäulenabschnitte haben veränderte Neigungen der Wirbelgrund- und –deckplatte zur Folge.
- Die physiologischen schiefen Ebenen verstärken sich, was größere Hangabtriebskräfte nach sich zieht. In der LWS sowie der unteren BWS und HWS wirkt sich dies eher labilisierend aus, während es in der mittleren und oberen BWS eher Hypomobilität begünstigt, da sich hier der Facettenschluss erhöht.
- Die veränderte Beweglichkeit führt zum Verlust der potenziellen Beweglichkeit in HWS und LWS und der dynamischen Stabilität der BWS.

Wirbelsäule

Hypermobile Wirbelsäulenabschnitte finden sich in den Bereichen mit hoher Schubbelastung.
- Lumbosakraler Übergang: Durch das horizontal stehende Sakrum entsteht eine Schubbelastung nach ventral-kaudal.
- Thorakolumbaler Übergang: Durch die verstärkte Lordose entwickelt sich eine Schubbelastung nach ventral-kaudal, und die nach hinten geneigte Thoraxlängsachse bewirkt gleichzeitig eine Schubbelastung nach dorsal-kaudal.
- Mittlere HWS: Vor allem im Bereich C5/C6 kommt es zu einer doppelten Schubbelastung. Das Schultergürtelgewicht zieht nach vorne-unten, das Brustkorbgewicht nach hinten-unten.

Teilsteifigkeiten in der LWS in die Flexion und in der mittleren und oberen BWS in die Extension entstehen häufig durch verkürzte Muskeln. Die Beweglichkeit der Rippengelenke ist durch die starke Kyphose eingeschränkt.

Hüftgelenke

Die Extension ist durch verkürzte Hüftflexoren eingeschränkt.

Schultergelenke

Die endgradige Flexion und Abduktion kann durch die Teilsteifigkeiten der BWS in Extension und durch verkürzte ventrale Brustmuskulatur behindert sein.

Bewegungsverhalten

Gang
- Eine reduzierte Hüftextension wird über eine verstärkte Rotation des Beckens kompensiert.
- Das Rotationsniveau liegt im thorakolumbalen Übergang.
- Die funktionelle Fußlängsachse kann leicht nach innen gerichtet sein.

Flachrücken

> *Beachte: Der Flachrücken ist keine Haltungsschwäche, sondern strukturell bedingt, d.h. die Gelenkflächen- und Deckplattenstellung sind verändert.*
> *Die physiologischen Wirbelsäulenkrümmungen sind abgeflacht und die Stabilität der Wirbelsäule reduziert, wodurch eine Haltungsschwäche entsteht.*

Konstitutions- und Haltungsauffälligkeiten

- Durch die abgeflachten Krümmungen ist die Federung der Wirbelsäule deutlich vermindert. Aufgrund der vermehrten Belastung bekommen die Patienten sehr häufig Bandscheibenprobleme.
- Als Folge der verminderten Kyphose in der BWS geht dort die dynamische Stabilität verloren. Der Flachrücken sinkt zusammen, und der Thorax rutscht nach dorsal-kaudal. Das Bild ähnelt dem eines Rundrückens.
- Der sagittale Thoraxdurchmesser ist verkleinert und der frontale meistens vergrößert.
- Durch den kleinen sagittalen Thoraxdurchmesser haben die Muskeln, die die Scapulae auf dem Thorax fixieren, kurze Kraftarme. Der Schultergürtel kann schlechter auf dem Thorax stabilisiert werden. Bei einem zusammengesunkenen Flachrücken rutscht der Schultergürtel meist nach vor-

ne-unten. Die Patienten neigen zu BWS-Syndromen mit rezidivierenden Blockierungen der Rippengelenke.
- Teilweise findet sich eine kurzbogige Kyphose im thorakolumbalen Übergang sowie eine Nackenkyphose bei zusammengesunkenem Flachrücken.
- Aufgrund der verminderten Lordose in der unteren und mittleren HWS stehen die Kopfgelenke in vermehrter Extension.

Muskulatur

| Die Befunde ähneln häufig denen des Rundrückens.

- Die Muskeln im Bereich des Schultergürtels neigen durch die reduzierte Stabilität des Schultergürtels zu Überlastungsreaktionen, deren Folge Tendopathien im Bereich der aktiven Zentrierer des Humeruskopfes sein können (z.B. M. supraspinatus und infraspinatus).

Beweglichkeit

Die Wirbelsäule ist eher hypermobil mit Bewegungseinschränkungen einzelner Segmente und rezidivierenden Funktionsstörungen der Rippengelenke.

3.2.2 Physiotherapeutische Behandlung bei Patienten mit Haltungsabweichungen

| Beachte: Da Patienten im jugendlichen Alter selten Beschwerden haben, dienen die Behandlungsmaßnahmen neben einer bestmöglichen Korrektur der Haltung der Prophylaxe gegen Überlastungserscheinungen.

Ziele und Maßnahmen

Körperstruktur/-funktion (Impairment)

Verbessern der Beweglichkeit im Bereich der hypomobilen Wirbelsäulenabschnitte und Extremitätengelenke
Da bei den Haltungsabweichungen die Bewegungstoleranzen der Wirbelsäule und der Extremitätengelenke in erster Linie durch verkürzte Muskeln begrenzt sind, sollten mit den Patienten selbstständig durchführbare Eigendehnungen für die entsprechenden Muskeln erarbeitet werden.

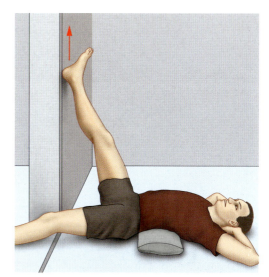

Abb. 3.4 Eigendehnung der dorsalen Oberschenkelmuskulatur des rechten Beines.

Beispiele:
1. *Mm. ischiocrurale* (**Abb. 3.4**)
- Der Patient legt sich bei geöffneter Tür in den Türrahmen auf den Boden.
- Die LWS wird mit einem kleinen Kissen lordotisch eingestellt.
- Durch Flexion im Hüftgelenk ist die Oberschenkellängsachse deckenwärts gerichtet.
- Der Tuber liegt möglichst nah am Türrahmen.
- Die Ferse schiebt am Türrahmen deckenwärts in die Knieextension.
- Dabei kann der Patient den Dehnungsgrad selbst steuern.

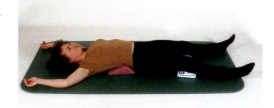

Abb. 3.5 Dehnlagerung für Bauch- und Brustmuskeln.

2. *Bauch- und Brustmuskeln* (**Abb. 3.5**, **Abb. 3.6**, **Abb. 3.7**)
- Der Patient liegt in flacher Rückenlage.
- Die LWS kann mit einem Kissen unterlagert werden.
- Die Arme sind in maximaler Flexion/Abduktion/Außenrotation neben den Ohren abgelegt (gegebenenfalls ein kleines Kissen unterlagern)

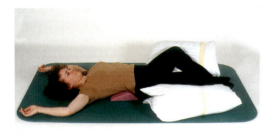

Abb. 3.6 Dehnlagerung für die Hüftadduktoren.

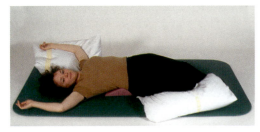

Abb. 3.7 Dehnlagerung für die schrägen Bauchmuskeln.

- Die Gewichte müssen komplett abgegeben sein.
- Durch zusätzliche Lenkung der Atembewegung in den Bauch kann die Dehnung unterstützt werden.
- 3. Mobilisation von Thorax und BWS
- Drehdehnlagen aus der Atemtherapie mit zusätzlicher Verstärkung der Atmung in verschiedene Richtungen unterstützen die Mobilisation bzw. die Dehnung der Bauchmuskeln.
- Teilsteifigkeiten der Wirbelsäule können hubfrei mobilisiert werden.
- Die Wahrnehmung der weniger beweglichen Wirbelsäulenabschnitte vermittelt die Therapeutin durch deutliche taktile Hilfen.

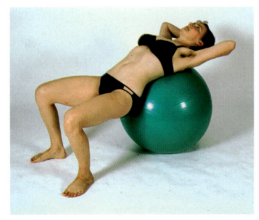

Abb. 3.8 Dehnlagerung für Bauch- und Brustmuskulatur über den Pezziball.

Beispiele:
- Die Extension der BWS wird in Seitenlage mobilisiert. Die Therapeutin begrenzt das zu mobilisierende Teilstück nach kranial und kaudal mit jeweils einem Finger. Der Patient soll den Abstand der Finger schätzen und versuchen, ihn zu verkürzen. Er kann sich eine Medaille auf dem Brustbein vorstellen, die er jemandem zeigen möchte. Die kreisbogige Bewegung der Medaille nach ventral-kranial wird durch die Manipulation der Therapeutenhände unterstützt (S. 201).
- Zur Automobilisation der BWS in Extension kann der Pezziball eingesetzt werden (**Abb. 3.8**).
  Kinder mit Rundrücken können sich in Rückenlage über den Pezziball legen. Das Kopfgewicht wird mit den Händen unterstützt. Eine stabile Ausgangsstellung lässt sich durch eine Beinstellung mit leichter Hüftabduktion und Flexion von Hüft- und Kniegelenken erreichen. Die Füße haben Bodenkontakt. Die Größe des Balls muss dem Patienten angepasst sein. In dieser Ausgangsstellung werden gleichzeitig die Bauchmuskeln gedehnt.

Aktivitäten (Activities)

Der Patient soll seine Haltungsabweichung und/oder sein unökonomisches Bewegungsverhalten wahrnehmen

Bei Haltungsabweichungen reagiert der Körper mit Gleichgewichtsreaktionen nach dem Actio-Reactio-Prinzip. Die Gewichtsverschiebung eines Körperabschnitts hat immer die Verschiebung eines darüber liegenden Körperabschnitts in die entgegengesetzte Richtung zur Folge. Dadurch bleibt der Körperschwerpunkt in der Mitte der momentanen Unterstützungsfläche. Infolge von Gewichtsverschiebungen der Körperabschnitte verändert sich ihre Lage in Relation zur Unterstützungsfläche.

- Der Patient soll die veränderte Stellung durch Druckveränderungen in Bezug zur Unterstützungsfläche wahrnehmen.
- Der Patient lernt, Druckveränderungen auf der Unterstützungsfläche bei Gewichtsverschiebungen der Körperabschnitte wahrzunehmen.
- Der Patient lernt, Tonusveränderungen der Muskeln bei Gewichtsverschiebungen der Körperabschnitte durch Palpation wahrzunehmen.

Beispiel: Übung „Klötzchenspiel" aus der Funktionellen Bewegungslehre (**Abb. 3.9**)

> Die Übung vermittelt die Wahrnehmung für die aufrechte Körperhaltung, auch bei vor- und rückgeneigter Körperlängsachse.

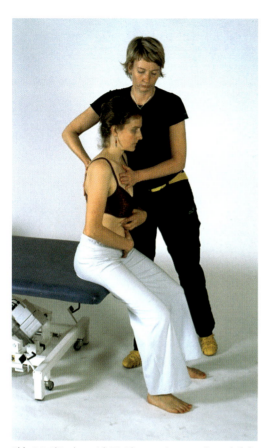

Abb. 3.9 Klötzchenspiel: Die Therapeutin unterstützt taktil die Einordnung der Körperabschnitte.

Die Körperabschnitte Becken, Thorax und Kopf werden mit Bauklötzchen verglichen, die übereinander eingeordnet einen Turm ergeben.

Als Vorübung erlernt der Patient die Druckveränderung unter den Tubera. Er nimmt die Druckveränderung unter den Tubera im Sitzen wahr, während die Therapeutin den Thorax und die BWS mithilfe des Patienten nach dorsal und in Flexion sowie nach ventral und in Extension bewegt. Anschließend legt der Patient die Hände an die Beckenkämme und nimmt die Abstandsveränderung zu den Oberschenkeln durch die Flexion und Extension des Beckens im Hüftgelenk wahr. Er soll eine Mittelstellung finden, bei der der Druck unter den Sitzknochen zu spüren ist.

Die Einordnung des Körperabschnitts Thorax gegen das Becken wird durch die Wahrnehmung der Bauchabstände verdeutlicht. Mittelfinger und Daumen der einen Hand liegen an Symphyse und Bauchnabel, Mittelfinger und Daumen der anderen Hand liegen am Bauchnabel und Proc. xiphoideus des Sternums. Bei Flexion der Wirbelsäule verkleinern sich die Abstände, bei Extension verlängern sie sich. Die Wirbelsäule wird so weit in Extension bewegt, bis Thorax und Becken übereinander geordnet stehen. Dabei nimmt der Patient die Druckveränderung der Sitzknochen und die Veränderung der Bauchabstände wahr. Die Kopfeinordnung gelingt durch die Verlängerung des Scheitelpunktes nach kranial.

Die Einordnung der Körperabschnitte soll nun bei Vor- und Rückneigung der Körperlängsachse im Hüftgelenk gehalten werden. Aus dieser Vorübung lässt sich das Aufstehen und Hinsetzen entwickeln.

Die Einordnung kann auch auf labileren Unterstützungsflächen (z.B. Pezziball) geübt werden. Anschließend erklärt die Therapeutin dem Patienten die Folgen der Gewichtsverschiebungen für alle beteiligten Gelenke, wobei Bilder und Knochenmodelle als Demonstrationsobjekte dienen.

Eine Zeichnung vermittelt ihm die Entstehung der Schubbelastungen, wobei mechanische Modelle aus dem Alltag als Vorstellungshilfe dienen. So kann bei einem hohlrunden Rücken die Schubbelastung im lumbosakralen Übergang mit einer schiefen Ebene verglichen werden (Hangabtrieb am Beispiel einer Skiabfahrt; **Abb. 3.10**).

Die Belastung der Muskeln erfahren die Patienten durch Tasten bei verschiedenen Aktivitäten. Die Verschiebung der Körperabschnitte aus der Körperlängsachse löst Tonuserhöhungen aus, und die Korrektur senkt den Tonus.

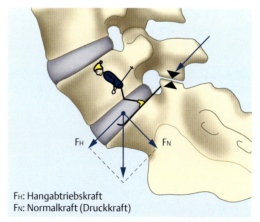

F_H: Hangabtriebskraft
F_N: Normalkraft (Druckkraft)

Abb. 3.10 Hangabtriebskräfte am lumbosakralen Übergang. Der Skifahrer zeigt die Richtung der Hangabtriebskraft auf der schiefen Ebene der Sakrumbasis.

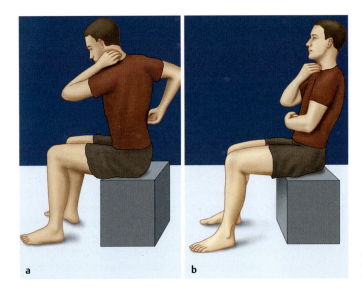

Abb. 3.11a–b Wahrnehmung von Muskelspannungen durch Eigenpalpation. **a** Dorsale Muskulatur. **b** Ventrale Muskulatur.

Beispiel (Abb. 3.11a–b): Der Patient legt seine Finger an den unteren Rippenrand und neigt die Thoraxlängsachse im Sitz nach hinten, während sein Becken vorne bleibt. Er geht so weit, bis er eine deutliche Tonuserhöhung spürt. Anschließend soll er versuchen, mithilfe der Therapeutin den Thorax so über dem Becken einzuordnen, dass der Tonus deutlich nachlässt.

Ungewollte Verschiebungen der Körperabschnitte lösen einen reaktiv erhöhten Tonus aus. Ist der Brustkorb zu weit dorsal eingeordnet, erhöht sich der Tonus der Bauchmuskeln. Ist der Kopf zu weit ventral eingeordnet, kann eine Tonuserhöhung der dorsalen Nackenmuskeln getastet werden. Bei aufrechter Haltung mit dynamisch stabilisierter BWS kann der Atem ungehindert und ohne Anstrengung fließen.

Der Patient soll seine Haltungsabweichung und/oder sein unökonomisches Bewegungsverhalten selbst korrigieren können

Die Einordnung der Körperabschnitte kann am Anfang mit teilweise abgegebenen Gewichten erarbeitet werden. Durch die Ausgangsstellung lässt sich die Hubbelastung für die stabilisierende Muskulatur zunehmend steigern.

Beispiel: Bei einem zusammengesunkenen Flachrücken fällt die Einordnung des Körperabschnitts Thorax über dem Körperabschnitt Becken besonders schwer. Abgegebene Arm- und Schultergürtelgewichte auf einem Tisch und eine leicht nach vorne geneigte Körperlängsachse erleichtern die Einordnung nach ventral.

Anschließend ordnet der Patient mithilfe der Therapeutin den Thorax bei vertikal eingestellter Körperlängsachse ein. Für die Beckeneinstellung dient der Rollweg der Tuber auf dem Stuhl als Wahrnehmungshilfe. Wird diese Einordnung beherrscht, kann die Hubbelastung für die Extensoren durch Vorneigung und die der ventralen Rumpfmuskeln durch Rückneigung der Körperlängsachse gesteigert werden. Der Patient legt seine Finger an Symphyse, Bauchnabel und Sternumspitze und erhält den Auftrag, diesen Abstand bei allen Aktivitäten konstant zu halten (siehe *Klötzchenspiel*).

> *Diese Übungen im Sitzen lassen sich gut in den Tagesablauf integrieren, z.B. während der Erledigung der Schularbeiten am Schreibtisch.*

Die ökonomische Körperhaltung wird auf Alltagsfunktionen übertragen, z.B. Gehen, Aufheben von Gegenständen und Tragen der Schultasche.

Kinder und Jugendliche mit Haltungsauffälligkeiten sollten sich viel bewegen, weshalb eine Sportberatung sinnvoll ist. Zu empfehlen sind Ausdauersportarten wie Schwimmen und Radfahren.

Auch die Einordnung der Körperabschnitte wird zunehmend auf Alltagssituationen übertragen, und die Jugendlichen bekommen Tipps für ihr Verhalten in der Schule (Kap. 2, Bewegungsverhalten im Sitzen).

> *Für Kinder ist die Teilnahme an einer Kinderrückenschule zu empfehlen.*

3.2 Haltungsabweichungen

Verbessern der Muskelkraft und -ausdauer der korrigierend wirkenden Muskeln

- Die Muskelkraft wird durch ein gezieltes Trainingsprogramm verbessert. Hierzu analysiert die Therapeutin die muskuläre Situation aus der Statik und der Konstitution.

Beispiel: Ein Patient mit einem hohlrunden Rücken wird Schwierigkeiten haben, die Muskeln des Unterbauchs soweit konzentrisch zu verkürzen, dass der Körperabschnitt Becken in Bezug zu Hüftgelenken und Thorax eingeordnet ist. Im Oberbauch sind die Muskeln bei hohlrundem Rücken ständig angenähert. Die Stabilisation des Körperabschnitts Thorax in gedehnter Stellung ist für sie eine völlig neue Funktion.

- Für ein gezieltes Training ist die selektive Betrachtung der Bauchmuskelfunktionen bei der Haltungskorrektur unerlässlich. Die Bauchmuskulatur muss auf diese Funktion erst in stabilen Positionen mit nicht zu starker Hubbelastung vorbereitet werden.

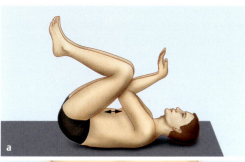
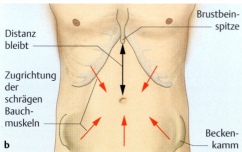

Abb. 3.12 Selektives Bauchmuskeltraining (nach Klein-Vogelbach 1992).

Beispiel: Ausgangsstellung ist die Rückenlage (**Abb. 3.12**). Unter dem Becken kann sich ein Keilkissen befinden mit der schmalen Seite nach kranial gerichtet, um die Verkürzung des Unterbauchs zu unterstützen. Die angehängten Beingewichte in Hüft- und Knieflexion, Abduktion und Außenrotation fordern reaktiv die Bauchmuskelaktivität. Der Patient erhält den Auftrag, den Abstand zwischen Symphyse und Bauchnabel trotz Beingewichten konstant zu halten.

Der Schultergürtel strebt in Depression/Adduktion, das Brustbein bewegt sich kreisbogig nach ventralkranial (Medaille!). Die Ellenbogen des Patienten werden über der Körpermittellinie zusammengeführt und streben in Richtung Bauchnabel. Eine gleichzeitige Außenrotation der Schultergelenke unterstützt weiterlaufend die Depression und Adduktion des Schultergürtels. Die Therapeutin kann durch gezielte Führungswiderstände an den Ellenbogen, Unterarmen und Beinen die Muskelaktivität erhöhen.

Ist die Bauchmuskelaktivität zu gering, kommt es zu einer Vorwölbung des entsprechenden Bauchanteils und bei Seitendifferenzen eventuell zu einer Verlagerung des Bauchnabels zur stärkeren Seite. Im Oberbauch vergrößert sich der epigastrische Winkel.

Durch Unterlagerung des Schultergürtels und des Beckens werden gleichzeitig die Extensoren der Wirbelsäule in Brückenaktivität gebracht, sodass sie die Wölbung der Wirbelsäule zwischen ihren beiden Auflagepunkten dynamisch stabilisieren müssen. In den Bereichen, in denen der Patient einzubrechen droht, gibt die Therapeutin den taktilen Reiz „Der Druck an meinem Finger darf sich nicht verstärken!"

> Eine Steigerung der Übung stellen Bewegungen der Extremitäten bei gehaltenen Körperabschnitten des Rumpfes dar. Hat der Patient die Übung richtig gelernt, kann er sie auch selbstständig durchführen. Dazu sollten ihm Wiederholungszahl und Pausendauer angegeben werden.

- Patienten mit Flachrücken entwickeln neben Wirbelsäulenbeschwerden manchmal Schmerzsyndrome im Bereich der Schulter. Durch die flache Thoraxform ist die Auflage und Stabilität des Schultergürtels auf dem Thorax reduziert. Stützfunktionen stimulieren im geschlossenen System die Stabilisatoren von Schulter und Schultergürtel. Gleichzeitig kann die dynamische Stabilität der Wirbelsäule gefördert werden.

Beispiel: Der Patient befindet sich im Vierfüßlerstand mit eingeordneten Körperabschnitten (**Abb. 3.13**). Ein taktiler Stimulus am Scheitelpunkt und Steißbein nach kranial und kaudal fördert die aktive Aufrichtung. Der Patient soll sich vorstellen, dass er die beiden Punkte nach kranial und kaudal voneinander entfernen möchte. Die Wirbelsäule soll sich aktiv verlängern. Bei aktiver Aufrichtung nimmt er eine Druckverstärkung unter den Händen

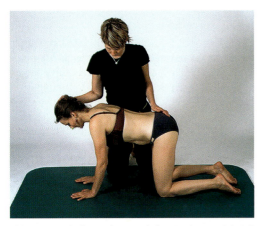

Abb. 3.13 Vierfüßlerstand: Der taktile Stimulus am Scheitelpunkt und am Steißbein stimuliert die aktive Aufrichtung der Wirbelsäule.

wahr. Die aktive Aufrichtung wird gehalten, während sich der Druck im Wechsel unter den Händen verstärkt. Dabei dürfen Thorax und Becken ihre Position im Raum nicht verändern. Bei mangelnder Stabilität verlagern sie sich häufig in der Frontalebene. Durch die Druckverstärkung erhöht sich reaktiv der Druck am kontralateralen Kniegelenk. Bei eingeordneten Körperabschnitten wird gleichzeitig die rotatorische Stabilität der Wirbelsäule gefördert.

Teilnahme (Participation)

Der Patient soll den Wert der aufrechten Haltung erkennen
- Das Erkennen des Wertes der aufrechten Haltung ist Voraussetzung für die selbstständige aktive Haltungskorrektur.
- Jugendliche, die sehr schnell wachsen und ihre gleichaltrigen Mitschüler deutlich überragen, machen sich bewusst kleiner, indem sie eine Rundrückenhaltung einnehmen.
- In Rückenlage oder Sitz eingenommene Mobilisationen und Dehnlagerungen verhindern fixierte Stellungen bis zum Ende des Wachstumsschubs. Aktive Haltungskorrekturen können alleine zuhause durchgeführt werden.
- Das Darlegen der Vorteile des „Erwachsenseins" kann den Komplex eventuell reduzieren. Hier können die Eltern aktiv einbezogen werden.
- Der kosmetische Aspekt der aufrechten gegenüber der „krummen" Haltung kann ebenfalls überzeugend wirken.
- Die mechanischen Folgen einer Haltungsabweichung für den Patienten lassen sich mithilfe von Schautafeln, Knochenmodellen und Vorstellungsbildern verständlich erklären.

Zusammenfassung: Physiotherapeutische Behandlung bei Patienten mit Haltungsabweichungen

- Die Patienten mit Haltungsauffälligkeiten sind meistens jung und haben noch keine Beschwerden im Bereich des Bewegungssystems. Aus diesem Grund gestaltet sich die Motivation zum selbstständigen Üben schwierig, weil sie die Notwendigkeit einer Therapie häufig noch nicht einsehen.
- Konkrete angepasste Aufklärung über Bio- und Pathomechanik mithilfe von Schaubildern, Skeletten und Modellen ist notwendig. Die Eltern müssen miteinbezogen werden.
- Genaue Angaben zur Wiederholungszahl und Tageszeit der Übungsdurchführung sind erforderlich.
- Regelmäßige Kontrolle und positives Feed-back erhöhen den Behandlungserfolg. Messbare Parameter z.B. zum Erfassen der Wirbelsäulenbeweglichkeit (Schober- und Ott-Zeichen, Fuß-Boden-Abstand) verdeutlichen dem Patienten den Erfolg.
- Die Übungen müssen ohne Aufwand in den Alltag integrierbar sein. Nicht bei allen Patienten gelingt die Korrektur der Körperhaltung, da auch seelische Probleme bestimmte Körperhaltungen begünstigen.
- Hier reicht Physiotherapie alleine oft nicht aus. Bei sehr gutem Vertrauensverhältnis zur Physiotherapeutin gelingt aber oft schon eine Veränderung der inneren Körperhaltung. Positives Feed-back fördert das Selbstbewusstsein und damit eine aufrechte Körperhaltung.
- Automobilisationen und Dehnungen schaffen die Voraussetzungen für eine Haltungskorrektur.

3.3 Wirbelsäulensyndrome

In diesem Kapitel werden die Syndrome der Gelenke, Bänder und Muskeln beschrieben. Die durch die neuralen Strukturen ausgelösten Syndrome sind bei den degenerativen Wirbelsäulenerkrankungen und Neuropathien (Kap. 3.9) dargestellt.

Definition

Der allgemeine Begriff *Wirbelsäulensyndrom* besagt nur, dass Schmerzen in der Wirbelsäule bestehen, die Ursache aber zunächst unklar ist. Neben dauerhaften Fehlhaltungen (siehe *Haltungsschwäche*) können strukturelle, degenerative, traumatische und entzündliche Veränderungen Wirbelsäulensyndrome verursachen. Sie können durch alle mit Schmerzrezeptoren beladenen Strukturen der Wirbelsäule ausgelöst werden.

Nozizeptoren befinden sich in folgenden Strukturen:
- Wirbel- und Rippengelenke;
- Ligamente;
- Muskulatur;
- Wurzelscheide der Spinalnerven;
- Dura.

Die Wirbelsäulensyndrome werden nach dem jeweils betroffenen Wirbelsäulenabschnitt unterschieden:
- LWS-Syndrom;
- Sakroiliakalgelenksymptomatik;
- BWS-Syndrom;
- HWS-Syndrom.

Die Syndrome können auch kombiniert vorkommen.

Ätiologie und Pathogenese

Meist treten die Schmerzen akut auf. Beispielsweise kommt es durch eine ungewohnte Tätigkeit zu Überlastungsschmerzen in der Muskulatur bzw. den Gelenken oder durch ein „Verhebetrauma" tritt eine reversible Funktionsstörung (Blockierung) auf.

Blockierungen können auch spontan ohne Trauma entstehen. Häufig geht diesen akuten Prozessen jedoch eine längere, chronisch latent vorhandene Schmerzsymptomatik voraus. Dann ruft schon ein kleiner Auslöser eine „Akutsituation" hervor. Oft können sich die Patienten jedoch nicht an einen Auslösemechanismus erinnern, sondern wachen morgens mit einem „steifen Hals" auf oder nehmen eine Bewegungshemmung der LWS beim Aufstehen wahr.

In hypermobilen Wirbelsäulenabschnitten treten schneller Blockierungen auf. Nachts liegen hypermobile Gelenke ungeschützt, die aktiven Stabilisatoren sind nicht in Funktion. Durch ungünstige nächtliche Stellungen (z.B. Bauchlage mit maximaler Rotation der HWS) blockieren sich die Gelenke in der mittleren HWS.

Menschen mit sitzenden Tätigkeiten und mit Arbeiten, die mit den Armen körperfern durchgeführt werden müssen, neigen sehr stark zu BWS-Syndromen. Die Arme stellen für die BWS einen langen Hebel dar. Eine instabile BWS (z.B. bei einem zusammengesunkenen Flachrücken) begünstigt die Entstehung zusätzlich.

Bei Atemwegserkrankungen (z.B. Asthma bronchiale) entwickeln sich durch starken Atemhilfsmuskeleinsatz Schmerzsyndrome, die häufig muskulär bedingt sind. Daneben sind aber auch Funktionsstörungen in BWS und Rippen möglich.

In der oberen Thoraxhälfte kommen infolge der vorherrschenden Zugkräfte ligamentäre Schmerzsyndrome im Bereich der Rippengelenke häufiger vor, während in der unteren Thoraxhälfte durch die ungleichmäßige Druckbelastung der Rippengelenke öfter degenerative Veränderungen auftreten. Die Druckbelastung entsteht, weil die Gelenkflächen der kaudalen Rippen zunehmend flacher werden und durch die Lage des Gelenks auf dem Querfortsatz die Drehbewegung bei Ein- und Ausatmung im Gegensatz zu den oberen Rippen nicht mehr möglich ist. Es kommt zu einer Gleitbewegung nach kranial-dorsal bei der Einatmung und nach kaudal-ventral bei der Ausatmung. Als Begleitkomponente tritt eine Verkantung auf, da sonst die Eimerhenkelbewegung nicht möglich wäre (Bewegungsbeschreibungen von Keitl, Hayek und Werenskiold [Frisch 1995]).

Sehr häufig sind Funktionsstörungen von Gelenken und Muskulatur mit Veränderungen im Bereich der Bandscheiben oder degenerativen Veränderungen der Wirbelkörper gekoppelt (Kap. 5.2 u. 5.3).

Bei allen Wirbelsäulensyndromen muss immer die gesamte Wirbelsäule einschließlich der angrenzenden Gelenke untersucht und behandelt werden, da in der Regel nie nur eine Region von Funktionsstörungen betroffen ist.

Die Muskulatur und die Faszien übertragen Spannungen in Nachbarregionen, wodurch funktionelle Störungen entstehen. Kompensationsmechanismen als Folge der Funktionsstörung begünstigen ebenfalls die Entwicklung von Störungsketten.

Diagnostik

Bei den funktionellen Wirbelsäulensyndromen hat die klinische Untersuchung den höchsten Stellenwert. Sehr wesentlicher Bestandteil dabei ist die manualtherapeutische segmentspezifische Untersuchung der einzelnen Wirbelsäulenregionen (Beispiele zu einzelnen Regionen siehe *Physiotherapeutische Untersuchung*). Bei den funktionellen Wirbelsäulensyndromen sind Ärzte mit manualmedizinischer Weiterbildung bessere Untersucher als solche ohne Weiterbildung.

Zum Ausschluss einer Beteiligung der Bandscheibe oder einer strukturellen Veränderung (z.B. Spondylolisthesis) oder degenerative Veränderungen (z. B. Spinalkanalstenose) werden bildgebende Verfahren eingesetzt. Allerdings dürfen deren Ergebnisse nicht überbewertet werden.

Bei der klinischen Untersuchung unsichere Ärzte vertrauen häufig alleine auf die Bildgebung durch Magnetresonanztherapie, Computertomographie oder Röntgen und machen für die momentane Schmerzsituation ausschließlich die strukturellen Ursachen verantwortlich. Dabei wird oft vergessen, dass z.B. eine Spinalkanalstenose nicht plötzlich kommt oder eine Spondylolisthesis schon sehr lange besteht. Der Patient bekommt aber jetzt unerwartet und akut Beschwerden. Oft hat sich zu einer strukturellen eine funktionelle Störung dazugesellt, als deren Folge die Beschwerden auftreten. Durch die funktionelle Störung sind vielleicht Kompensationsmechanismen zum Schutz der strukturellen Störung nicht mehr möglich. Daher ist die klinische Untersuchung ergänzend zur Bildgebung sehr wichtig.

Differenzialdiagnosen

- Strukturelle Veränderungen am Bewegungssegment durch bildgebende Verfahren ermitteln (MRT, CT, Röntgen).
- Osteoporose: sehr wichtige Nebendiagnose, da sie eine Kontraindikation für einige Mobilisationstechniken (vor allem im Bereich der BWS und Rippen) darstellt.
- Knochentumoren und Metastasen: Kontraindikation für einige Mobilisationstechniken.

Ärztliche Therapie

- Durchführung der Manipulation des blockierten Wirbelgelenks durch ausgebildete Manualmediziner.

Manipulationen in der Wirbelsäule dürfen in Deutschland nicht von Physiotherapeuten, sondern nur von Ärzten durchgeführt werden, da nur sie die oben genannten Risikofaktoren ausschließen können.

- Infiltrationen der Facettengelenke: Gezielt ins gestörte Gelenk infiltrierte Analgetika können die physiotherapeutische Behandlung sinnvoll unterstützen. Falls eine segmentspezifische Mobilisation oder Maßnahmen zur Verbesserung der Segmentstabilität durch Schmerz limitiert werden, reduzieren Infiltrationen die lokale Entzündungsreaktion und ermöglichen dadurch eine effektivere Therapie.
- Hilfsmittel zur Stabilisation: Bei der Sakroiliakalgelenkbandage handelt es sich um eine Lederban-

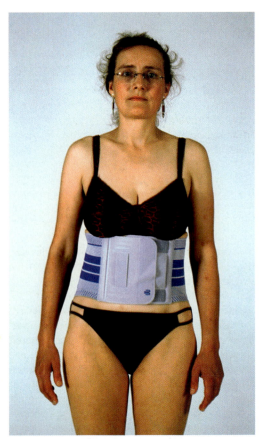

Abb. 3.14 Hilfsmittel zur Stabilisation: elastische Bandage zur Stabilisation der LWS.

dage, die auf Höhe der Sakroiliakalgelenke wie ein Gürtel angelegt wird.
- LWS: Stabilisation durch elastische Bandagen; z.B. einem breiten elastischen Gurt, der vom Thorax zum Becken reicht und vorne mit Klettverschluss schließt (**Abb. 3.14**);
- HWS: Kurzfristiges Ruhigstellen bei sehr akuten Schmerzen durch die Schanzkrawatte, die aber nicht zur Stabilisation eingesetzt wird.
- Medikamente:
  - Analgetika nur bei sehr starken Schmerzen, weil dadurch die Schutzmechanismen gehemmt werden;
  - Muskeltonussenkende Medikamente (nicht bei Hypermobilitätsproblematik!).

3.3.1 Physiotherapeutische Untersuchung bei Patienten mit Wirbelsäulensyndromen

Anamnese

Die Schmerzanamnese liefert wichtige Hinweise, in welche Richtung bezüglich der Diagnose und Behandlung weitergedacht werden muss.

Die Qualität eines Rezeptorenschmerzes in Gelenk, Muskel oder Ligament wird vom Patienten eher als dumpf, schlecht lokalisierbar und ziehend, ein neuralgischer Schmerz als scharfer unerträglicher Schmerz (z.B. Zahnarztschmerz) beschrieben. Letzterer ist scharf abgrenzbar.

Die Schmerzen, die auf Nozizeptorenreizung am Bewegungssystem beruhen, sind von der neuralgischen Kompression unterscheidbar. Bei Rezeptorenschmerz aus Gelenken, Muskeln oder Ligamenten kommt es nie zu neurologischen Ausfällen (Hypästhesie, Ausfall der Kennmuskeln). Eine leichte Abschwächung in den Muskeln ebenso wie eine Hyperästhesie (Berührungsempfindlichkeit) können schmerzbedingt vorhanden sein.

Je nach Haltung und Bewegung schwellen die Beschwerden an oder ab. Durch Stimulierung der Mechanorezeptoren bei Bewegung und dem damit verbundenen Überdeckungseffekt der Nozizeptoren können sie sich bei Bewegung sogar verringern.

Durch lang andauernde Fehlbelastung bei Fehlhaltung werden die Nozizeptoren im Gelenk, im Muskel mit persistierendem Hypertonus oder in Bandstrukturen der hypermobilen Wirbelsäulenabschnitten gereizt. Dabei kommt es zur Ausschüttung von Schmerzmediatoren, wie z.B. Prostaglandin. Der Schmerz wird vor allem dort empfunden, wo die Nozizeptorenreizung erfolgt. Durch den so genannten übertragenen Schmerz (Referred pain, Head 1889) kommt es jedoch auch in Strukturen zu Schmerzen, die nicht unmittelbar betroffen sind (Kap. 2.1).

Durch eine reversible Funktionsstörung in einem Wirbelgelenk (Blockierung) können ausstrahlende Schmerzen auftreten.

Die Reizung der Nozizeptoren führt zur generellen Absenkung der nozizeptiven Hemmschwelle im gesamten zugehörigen Hinterhornkomplex. Dadurch entstehen auch in demselben Segment zugeschalteten intakten Strukturen und Geweben Schmerzen.

Beispiel: Bei einer Funktionsstörung der Bewegungssegmente L2–L4 entstehen Schmerzen und Tonusveränderungen in den Hüftadduktoren. Die Adduktoren werden vom N. obturatorius innerviert, der aus dem Segment L2–L4 versorgt wird. Die Reizung der Nozizeptoren aus dem Gelenk hat in diesem Hinterhornkomplex die nozizeptive Hemmschwelle gesenkt.

Bei reversiblen Funktionsstörungen der Wirbelgelenke tritt *Referred pain* auf. Das Wirbelgelenk wird sensibel aus dem R. dorsalis versorgt. Zuflüsse aus ca. 4 benachbarten Segmenten erreichen das Wirbelgelenk, weshalb kein monosegmentaler Schmerz auftritt.

Kellgren (1938) spritzte in die paravertebrale Muskulatur, an Ligamente und Wirbelbogengelenke Kochsalzlösung und beobachtete die sich ausbreitenden Schmerzen.

Travell und Rinzler (1952) beschreiben Druckpunkte in Muskeln und Faszien, die sie als *Trigger points* bezeichnen (**Abb. 3.15**). Diese Punkte lösen bei lokalem Druck ebenfalls Referred pain aus und sind latent bei jedem Menschen vorhanden. Durch lang andauernde Reizung (z.B. in einem Muskel, der durch Fehlhaltung einen persistierend erhöhten Tonus aufweist) werden die Triggerpunkte aktiv. Latente Triggerpunkte lösen auf Druck nur einen lokalen Schmerz, aktive Triggerpunkte dagegen einen ausstrahlenden Schmerz aus. Sie besitzen eine spezifisches Ausstrahlungsgebiet (Kap. 2.1; 2.2).

Patienten mit Nozizeptorenreizung aus den Ligamenten schildern eine Schmerzverstärkung beim Verharren in einer Position (z.B. langes Stehen und Sitzen). Das Abstützen und Anlehnen im Stehen oder Sitzen verringert durch Entlastung der haltenden Bandstrukturen den Schmerz.

Die Patienten mit Rezeptorenschmerz aus Gelenk, Muskel und/oder Ligament beschreiben häufig eine witterungsabhängige Schmerzveränderung; Kälte und Nässe führen zur Schmerzverstärkung,

176   3 Überwiegend statisch bedingte Syndrome und Funktionskrankheiten

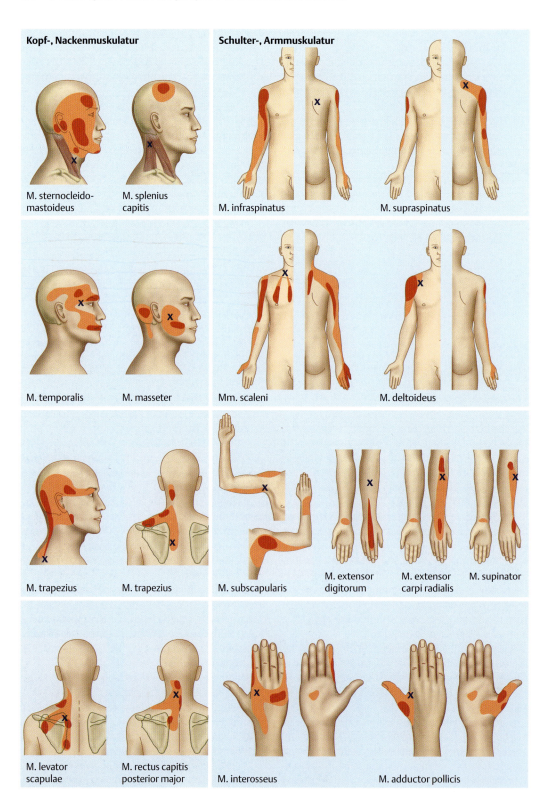

Abb. 3.15 Übersicht über die häufigsten Triggerpunkte.

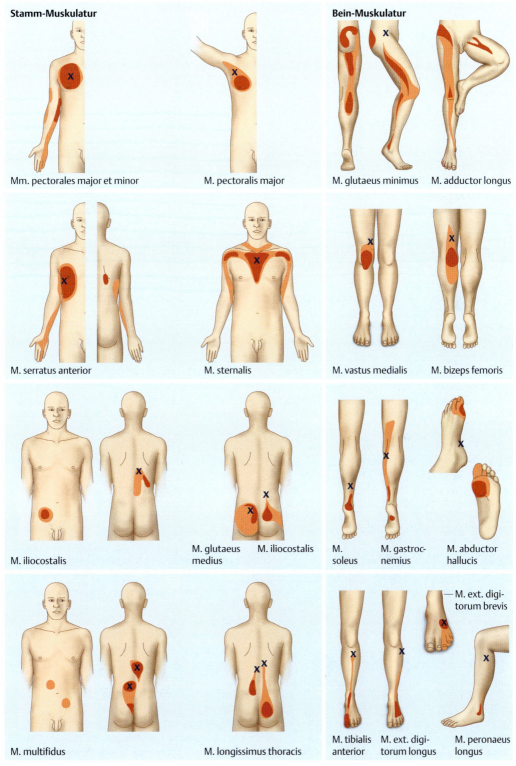

Abb. 3.15 (Fortsetzung)

wohingegen Wärme als angenehm und Schmerz lindernd empfunden wird.

Bei allen Wirbelsäulensyndromen muss der Patient nach Berufsbelastung und Hobbys gefragt werden. Einseitige Dauerbelastungen begünstigen die Schmerzentstehung, wofür in der Therapie ausgleichende Maßnahmen gefunden werden müssen.

Symptome der Wirbelsäulensyndrome

LWS/SIG-Gelenke

- Schmerzausstrahlung in Leiste, Gesäß, Unterbauch und/oder Bein, auch bei Störungen der Unterbauchorgane. LWS-Syndrome entstehen nicht nur durch funktionelle Störungen.
- Die Darstellung der genauen Schmerzbereiche des SIG bleibt bis heute Spekulation. Die neurale Versorgung des SIG reicht von L3–S4 und entsprechend breit gefächert kann die Ausstrahlung sein.
- Fortin und et al. (1997) führten in einer Untersuchung des SIG Gelenkinjektionen an asymptomatischen Probanden durch. Dabei wurde das Gelenk mit Kontrastmittel infiltriert und dann geröntgt, um ein mögliches Austreten der Flüssigkeit zu verhindern. Die Schmerzprojektion ist in **Abb. 3.16** zu erkennen (Pescioli u. Kool 1997). Bei Sakroiliakalgelenkstörungen kann die Belastung des betroffenen Beines zur Schmerzverstärkung führen.
- LWS- und SIG-Störungen haben sehr ähnliche Symptome. Daher sind der Tastbefund und das Prüfen der Bewegung zur Differenzierung wichtig. Sakroiliakalgelenkstörungen sind oft mit Störungen in der unteren LWS kombiniert. Veränderte Iliumstellungen können über den Zug der Ligg. iliolumbalia zu Stellungsveränderungen in der unteren LWS führen. SIG-Syndrome treten bei allgemeiner Hypermobilität und häufig auch in der Schwangerschaft durch die „aufgelockerten" Bandstrukturen auf. Sitzen mit Flexion in der LWS überträgt sich als Scherbelastung auf die Sakroiliakalgelenke. Die Ligg. iliosacralia dorsalia geraten unter Dauerspannung. Anatomische Beinlängendifferenzen haben eine veränderte Ilium- und LWS-Stellung zur Folge und können Überlastungen der Bänder, Gelenke und Muskeln nach sich ziehen.
- Funktionsstörungen im Bereich der Sakroiliakalgelenke treten in der Regel nie isoliert auf. Gehen sie vom Ilium aus, sind sie häufig durch aufsteigende funktionelle Ketten aus dem Bein bedingt, z.B. als Folge einer Blockierung im Bereich der Fußwurzel nach einem Inversionstrauma.
- Sakrum und Ilium haben einen direkten Bezug zum Beckenboden und den Organen im kleinen Becken. Operationen in diesen Regionen können durch Vernarbungen Einfluss auf die Beweglichkeit haben.

Beispiel: Nach einem Inversionstrauma kann das Os cuboideum in einer Außenrotation blockiert stehen. Durch diese Fehlstellung verändert sich der Tonus der Mm. peronaei. Diese haben Einfluss auf die Fibulastellung, die nach kaudal gezogen wird. Der M. biceps femoris als nächstes Glied in der Kette reagiert mit Tonuserhöhung, die durch den Zug am Tuber wiederum ein Ilium posterior auslösen kann.

> In der Anamnese sollte immer nach alten Traumen und Operationen gefragt werden!

BWS/Rippengelenke

- „Herzähnliche" Symptome: vom Atem abhängige Schmerzen, die sich ringförmig um den Brustkorb legen.
- Schmerzausstrahlung in die Arme und Schulterblätter:
  - Funktionsstörungen der oberen Rippen verursachen häufig Schmerzen an der Margo medialis der Skapula oder in der Schulter. Therapieresistente Schmerzen an der Oberarmaußenseite bis in den Ellenbogen am Epicondylus

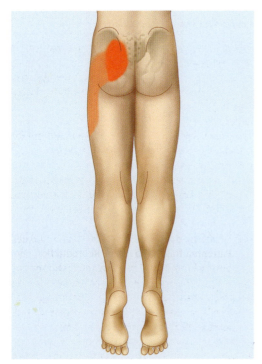

Abb. 3.16 Schmerzprojektion des SIG.

lateralis können durch eine Funktionsstörung der 3. Rippe ausgelöst werden.
- Die unteren Rippen verursachen einen ringförmigen Thoraxschmerz, der bei Ein- oder Ausatmung zunimmt.
- Vegetative Symptome treten häufig begleitend auf. Der vegetative Grenzstrang liegt vor den Kostotransversalgelenken, deren Funktionsstörungen zu Irritationen führen können (z.B. Übelkeit und Kaltschweißigkeit).

HWS
- Ausstrahlende Symptome im Arm (Lokalisation mit segmentaler Zuordnung/Dermatome vergleichen!).
- Kopfschmerzen:
  - Störungen in der oberen HWS: Stirn- und Augendruck;
  - mittlere HWS: Schädeldach;
  - untere HWS/zervikothorakaler Übergang: vom Hinterkopf helmartig hochziehend;
  - obere HWS; Schwindel/Übelkeit.
- Gesichtsschmerzen (durch die autochthonen Nackenmuskeln treten teilweise Hirnnerven aus, die bei Tonusveränderungen irritiert werden).
- Ohrensausen bei Störungen der mittleren HWS (vor allem C3).
- Kloßgefühl im Hals durch hypertone ventrale Muskeln.
- Brillenträger sollten nach der letzten Augenkontrolle gefragt werden, da schlecht angepasste Brillengläser eine Tonuserhöhung der autochthonen Nackenmuskeln bewirken.
- Kiefergelenkprobleme führen zur Tonuserhöhung der HWS-Muskeln, können aber auch Folge der HWS-Probleme sein. Sehr häufig treten Funktionsstörungen der Kiefer- und Kopfgelenke kombiniert auf.

Konstitutions- und Haltungsauffälligkeiten

- Haltungsabweichungen und Konstitution weisen auf dauerhaft überlastete Wirbelsäulenabschnitte hin (biomechanische Folgen von Statusabweichungen siehe *Haltungsschwäche*; Beispiele in Kap. 3.2).
- Statikabweichungen sind von aktueller schmerzbedingter Entlastungshaltung (z.B. Flexion zur Entlastung der Wirbelgelenke) und dauerhafter Fehlhaltung zu unterscheiden.
- Häufig sind ebenfalls die Statik der Beinachsen verändert und die Stabilität der Beine einschließlich des Beckens herabgesetzt. Damit geht deren Funktion als „tragende Säulen" für die Wirbelsäule verloren.

Haut und Unterhaut

Im betroffenen Wirbelsäulenabschnitt ist das Gewebe häufig aufgequollen.
Beispiele:
- SIG: im Sulcus sacralis und auf dem Sakrum.
- Zervikothorakaler Übergang: Bei Hypomobilität kommt es durch lokal reduzierten Stoffwechsel zu Fetteinlagerungen im Gewebe um den zervikothorakalen Übergang (häufig bei HWS-Syndromen vorhanden).
- In hypermobilen Wirbelsäulenabschnitten ist bei chronischen Schmerzen die Haut häufig stark eingezogen.
- Durchblutung in hyperalgetischen Zonen: Bei akuten Prozessen ist nach der taktilen Untersuchung die Durchblutung verbessert, bei chronischen Wirbelsäulensyndromen ist sie jedoch vermindert.
- Kibler-Falte positiv (Kap. 2: Tastbefund Haut und Unterhaut).
- In der oberen und mittleren BWS ist die Kibler-Falte auf Höhe der Funktionsstörung positiv, in der unteren BWS und LWS verschiebt sie sich zunehmend nach kaudal.

Gelenke und Ligamente

- Druckschmerz der Ligamente (Druck mindestens 20 Sekunden halten!).
- Bei Verdacht auf ligamentären Schmerz werden Schmerzprovokationstests für die Bänder durchgeführt.

Beispiel: Lig. iliolumbale
- Ausgangsstellung Patient: Bauchlage, LWS entlordosiert und in Lateralflexion gelagert.
- Durchführung:
  - Das Band auf der konvexen Seite zwischen Beckenkamm und Querfortsatz L4 aufsuchen und durch Druck bei vorgedehnter Stellung provozieren.
  - Druck mindestens 20 Sekunden halten und den Patienten fragen, ob es zur Reproduktion oder Verstärkung der Schmerzsymptomatik kommt.
  - Lig sacrotuberale, Ligg. iliosacralia und das Lig. iliolumbale können auch in Rückenlage über den Schub des Femur in dorsale bzw. dorsallaterale Richtung provoziert werden.

> *Zuvor muss eine Störung des Hüftgelenks ausgeschlossen werden!*

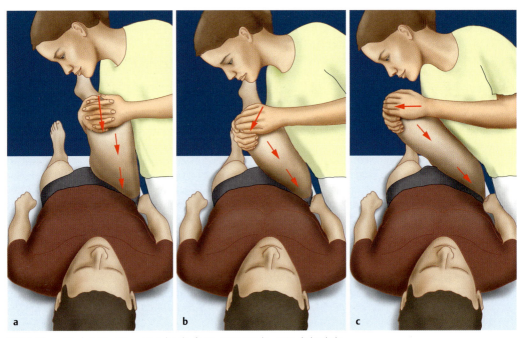

Abb. 3.17a–c Bändertest. **a** Lig. sacrotuberale. **b** Lig. sacrospinale. **c** Lig. iliolumbale.

Schmerzausstrahlung bei ligamentärem Schmerz (Abb. 3.17a–c)
- Lig. sacrotuberale: dorsaler Oberschenkel und druckschmerzhafter Tuber ossis ischii (kann bei SIG-Störungen, aber auch bei Sakrumfehlstellung bedingt durch Blockierung in der unteren LWS schmerzhaft sein);
- Ligg. iliosacralia: im S1-Dermatom (bei SIG-Störungen schmerzhaft);
- Lig. iliolumbale: in der Leistengegend (bei Hypermobilität in der unteren LWS, aber auch bei Funktionsstörungen in LWS und SIG);
- Druckschmerz im Bereich der Gelenke mit reversiblen Funktionsstörungen.

Beispiele:
1. „Schmerzrosette" um die Dornfortsatzspitze (**Abb. 3.18a**)
- Ausgangsstellung Patient: Bauchlage.
- Durchführung:
  – Die Therapeutin prüft am Dornfortsatz mit mäßigem Druck von allen Seiten die Ansätze der Bänder (Ligg. supra- und interspinale) und der autochthonen Muskeln (M. interspinalis, M. multifidus, M. semispinalis) auf Druckschmerz.
  – Diese taktile Untersuchung kann sowohl an der LWS als auch an der BWS durchgeführt werden.
  – In hypermobilen Wirbelsäulenabschnitten reagieren die Bänder mit Druckschmerz.

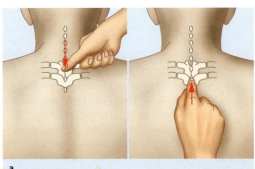 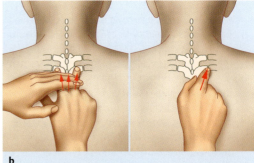

Abb. 3.18a–b Palpation. **a** Dornfortsatz. **b** Rippenwirbelgelenke.

- Bei Funktionsstörungen ist die segmentale Muskulatur hyperton und druckschmerzhaft.
- In der BWS sind die Dornfortsätze sehr lang. Im Bereich Th1–Th5 und Th10–Th12 befinden sich die Querfortsätze ca. 1,5–2 Querfinger, im Bereich Th6–Th9 sogar 2–3 Querfinger kranial vom Dorn.
- In der LWS liegen die Querfortsätze und Wirbelbögen etwa 1 Querfinger kranial der Unterkante des Dornfortsatzes.

2. Rippenwirbelgelenke (Abb. 3.18b)
- Ausgangsstellung Patient: Bauchlage.
- Durchführung:
  - Die Therapeutin tastet die Kostotransversalgelenke lateral vom M. erector trunci in einem Abstand von ca. 3–4 cm von der Dornfortsatzreihe.
  - Durch die Länge der Dornen befindet sich das zugehörige Kostotransversalgelenk 2–3 Querfinger kranial der Dornfortsatzspitze.
  - Schmerzhaftigkeit kann durch Fehlstellung oder Gelenkblockierung des Kostotransversalgelenks selbst oder der BWS-Gelenke des gleichen Bewegungssegments bestehen.
  - Von lateral kommend kann die Rippe in ihrem Verlauf nach medial palpiert werden.
  - Der Angulus costae ist als knöcherne Prominenz tastbar, medial des Angulus fällt der Tastfinger in ein „Tal".
  - Hier kann das Kostotransversalgelenk auf Druckschmerz getestet werden.
  - Bei Funktionsstörungen ist eine Verquellung über dem Gelenk tastbar.
  - Das Lig. costotransversum laterale reagiert mit starkem Druckschmerz.
  - Das Kostovertebralgelenk ist dem Tastfinger nicht zugänglich.

3. HWS
- Ausgangsstellung Patient: Er sitzt auf einem Hocker.
- Durchführung:
  - Gelenkfacetten C2–C7: In der mittleren HWS sind die Dornfortsätze schlecht tastbar, da sie von Muskulatur und dem Septum nuchae bedeckt sind.
  - Die Wirbelbogengelenke befinden sich seitlich des Muskelbauchs der Nackenextensoren.
  - Der 1. palpierbare ist der C2-Dorn, von dem aus der Tastfinger zunächst über einen „Berg" wandert und anschließend in ein „Tal" fällt. Hier liegt der Finger auf den Gelenken des Bewegungssegments C2/C3.
  - Die kaudalen Facetten befinden sich jeweils im fingerbreiten Abstand.

- Über Funktionsstörungen finden sich lokale Aufquellungen und Druckschmerz.

4. SIG (Abb. 3.19a–b)
Anhand der Tiefe des Sulcus sacralis und der Stellung des unteren lateralen Sakrumwinkels können Sakrumfehlstellungen palpiert werden, die zu Funktionsstörungen im SIG führen.

> Die Palpation ist sehr subjektiv und reicht als alleinige Untersuchung auf keinen Fall aus. Sie muss durch Beweglichkeits- und Provokationstests ergänzt werden.

Anhand der beidseitigen Palpation der Spina iliaca posterior superior (SIPS) und der Spina iliaca anterior superior (SIAS) kann eine Stellungsveränderung der Ilia palpiert werden. Fehlstellungen im SIG können funktionelle Beinlängendifferenzen verursachen.

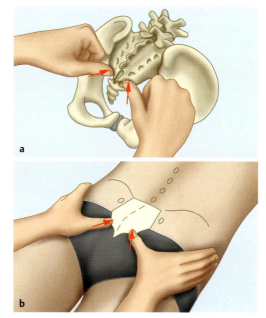

Abb. 3.19a–b Palpation des unteren Sakrumwinkels. a Am Skelett. b Am Patienten.

Anatomische Beinlängendifferenzen müssen von funktionellen unterschieden werden. Bei einer anatomischen Beinlängendifferenz stehen sowohl die SIPS als auch die SIAS kranial und der Trochanter auf der Seite höher. Diese Beinlängendifferenzen werden vor der weiteren Untersuchung im Stand durch Unterlagerung mit Brettchen ausgeglichen. Sie fördern eine asymmetrische Bewegung und Belastung und können dadurch Funktionsstörungen begünstigen. Die Beweglichkeit lässt sich mit und ohne Unterlagerung miteinander vergleichen.

Die Stellung von SIPS und SIAS wird im Stand und im Liegen palpiert.
Beispiel: Die rechte SIAS steht weiter kranial als die linke, die rechte SIPS steht weiter kaudal. Diese Stellung kann entweder eine Dorsalrotation des rechten Iliums sein oder das linke ist ventral rotiert. Durch eine Dorsalrotation des Iliums gegen das Sakrum wandert die Hüftgelenkpfanne nach kranialventral, sodass das Bein funktionell kürzer wird. Durch eine Ventralrotation wird das Bein funktionell länger.
Veränderte Iliumstellungen können auch als Kompensation anatomischer Beinlängendifferenzen auftreten. Über einem anatomisch längeren Bein kommt es durch eine Dorsalrotation zu einer funktionellen Verkürzung. Im Tastbefund sind die Beckenkämme auf gleicher Höhe, die Stellung der SIAS weist einen deutlichen Unterschied auf. Dies ist ein Kompensationsmechanismus, der bei Beschwerdefreiheit nicht behandelt werden muss.
Im Falle von Beschwerden kann die Beinlänge durch einen Schuhausgleich korrigiert werden.

Ein solcher Schuhausgleich ist jedoch bei einer Blockierung kontraindiziert!

Blockierung muss von einem Kompensationsmechanismus unterschieden werden!

Durch Bewegungspalpation und Provokationstests lassen sich Schmerz auslösende Fehlstellungen von reinen Kompensationsmechanismen und von „echten" Blockierungen differenzieren.
Nicht jede Iliumfehlstellung verursacht Beschwerden. Sie kann durch verkürzte und hypertone Muskeln ausgelöst werden:
Beispiel: Ein hypertoner M. psoas major kann eine Iliumrotation nach dorsal, ein hypertoner M. iliacus eine Rotation nach ventral ausführen. Daher werden bei Iliumfehlstellungen mit vorhandenem Gelenkspiel (keine Blockierung) beide Muskeln unter anderem auf Verkürzung getestet und der Tonus im Seitenvergleich palpiert.

Muskulatur

Prüfen auf Verkürzung

LWS- und SIG-Syndrome
- M. iliopsoas;
- Adduktoren;
- Hüftaußenrotatoren;
- Mm. ischiocrurale;
- M. quadratus lumborum;
- M. latissimus dorsi;
- M. erector trunci.

Diese Muskeln neigen auch zu reaktivem oder persistierendem Hypertonus und zur Entwicklung von Triggerpunkten.

BWS-Syndrome
- M. pectoralis major;
- M. pectoralis minor;
- Mm. scaleni;
- M. sternocleidomastoideus;
- Bauchmuskeln.

HWS-Syndrome
- M. trapezius pars descendens;
- M. levator scapulae;
- Kurze autochthone Nackenextensoren der oberen HWS (M. rectus capitis posterior major und minor, M. obliquus capitis superior und inferior).

Die Verkürzung dieser Muskeln fixiert die Kopfgelenke in Extension: Bei der Einordnung der Körperabschnitte in die Körperlängsachse täuscht die Verkürzung durch mangelnde Kopfeinordnung eine verminderte Extensionstoleranz im zervikothorakalen Übergang vor.

- Mm. scaleni;
- M. sternocleidomastoideus;
- M. pectoralis major und minor.

Prüfen auf Kraft

LWS- und SIG-Syndrome
- Bauchmuskeln;
- Rückenmuskeln, vor allem autochthone Muskeln (Kap. 5.3.2, *Innere Einheit*);
- Becken stabilisierende Muskeln, z.B. im Stand und beim Gehen.

Die Stabilität der eingeordneten Körperabschnitte sollte bei verschiedenen alltagsnahen Tätigkeiten geprüft werden, wie z.B. die dorsalen Muskeln durch Vorneigung der Körperlängsachse im Sitz oder Stand und die ventralen Muskeln durch Rückneigung der Körperlängsachse. Dabei beobachtet die Therapeutin, welcher Körperabschnitt zuerst einzusinken droht.

BWS-Syndrome
- Schultergürtelmuskeln und die BWS-Extensoren müssen bei körperfernem Arbeiten weiterlaufende Bewegungen der Arme auf die BWS widerlagern. Daher ist bei diesen Tätigkeiten eine Prüfung der Stabilität der BWS erforderlich.

- Außerdem ist die Kraftausdauer durch alltagsnahe Bewegungen mit eingeordneten Körperabschnitten zu prüfen.
- Durch PNF-Skapulapattern und Stützaktivitäten mit unterschiedlichen Hubbelastungen kann die Stabilität des Schultergürtels auf dem Thorax geprüft werden.

HWS-Syndrom
Ventrale Halsmuskeln
- Ausgangsstellung Patient: Rückenlage, Kopf im Überhang.
- Ausgangsstellung Therapeutin: Kopfende des Patienten, den in der Körperlängsachse eingeordneten Kopf unterstützend.
- Durchführung:
  – Der Patient erhält den Auftrag, den Kopf gegen die Schwerkraft in der Körperlängsachse eingeordnet zu halten. Anschließend werden durch Flexion der HWS die konzentrische und die exzentrische Aktivität geprüft und durch Öffnen des Mundes die oberflächlichen Halsmuskeln in eine aktive Insuffizienz gebracht. Auf die gleiche Weise erfolgt anschließend die Prüfung der tiefen autochthonen prävertebralen Muskeln.
  – Die Rumpfmuskeln werden wie bei LWS- und BWS-Syndromen durch alltagsnahe Bewegungen geprüft. Die Einordnung der HWS ist nur bei eingeordneten kaudalen Körperabschnitten möglich.

Beweglichkeit

Beim Prüfen der Beweglichkeit achtet die Therapeutin auf Schmerz verstärkende und reduzierende Bewegungsrichtungen. Bei reversiblen Funktionsstörungen geben die schmerzverstärkenden Richtungen Hinweise auf die blockierten Bereiche. Das Bewegen in die blockierte Fehlstellung führt zur Schmerzverstärkung.

Bei Rezeptorenschmerzen aus Gelenk, Muskel oder Ligament sind meistens nur bestimmte Richtungen Schmerz verstärkend, bei Schmerzen durch Kompression neuraler Strukturen (z.B. durch einen Bandscheibenvorfall) ist die Bewegung in mehrere oder sogar allen Richtungen hochgradig eingeschränkt.

Teilsteifigkeiten und hypermobile Wirbelsäulenabschnitte grenzen oft aneinander. Schmerzsyndrome bestehen eher in den hypermobilen Abschnitten. Dort werden Ligamente und Muskeln durch veränderte Bewegungsachsen überlastet. Reversible Funktionsstörungen entstehen eher in den hypermobilen Abschnitten.

In allen Wirbelsäulenabschnitten sollten folgende Prüfungen durchgeführt werden:
- Prüfen der Beweglichkeit in belasteten Ausgangsstellungen, vor allem wenn nur unter Belastung Schmerz auftritt.
- Bei ausstrahlenden Schmerzen ins Bein oder in den Arm kann durch spezifische Provokationstests, bei denen durch die eingestellte Bewegungskombination das Foramen intervertebrale maximal verengt wird, ein radikulärer Kompressionsschmerz reproduziert werden. In der LWS ist dies der *Kemp-Test*, in der HWS der *Spurling-Test* (Kap. 5.3.1).
- Prüfen der Bewegungskombinationen:
  – In der LWS und BWS besteht segmental meistens das größte Bewegungsausmaß in Extension bei Seitenneigung mit gegensinniger Rotation, bei Flexion mit gleichsinniger Seitenneigung und Rotation.
  – In der mittleren und unteren HWS (ab C2/C3) besteht das größte Bewegungsausmaß unabhängig von Flexion und Extension bei gleichsinniger Seitenneigung und Rotation.
  – In der oberen HWS (C0/C1 und C1/C2) verhalten sich Seitenneigung und Rotation gegensinnig.
  – Durch das Prüfen der kombinierten Bewegungsmuster wird die maximale Divergenz- bzw. Konvergenzbewegung im Facettengelenk getestet.

Beispiel: Zum Testen der maximalen Divergenz der rechten Facette L3/L4 muss das Segment in Flexion, Lateralflexion links und Rotation links gebracht werden. Eine muskuläre Bewegungseinschränkung lässt sich durch den Einsatz der Postisometrischen Relaxation (PIR) am Bewegungsende von einer gelenkbedingten Einschränkung differenzieren. Bei Verdacht auf muskulären Schmerz ist zu prüfen, ob ein Kontraktions- oder Dehnschmerz des Muskels vorhanden ist.

Im Alltag haben die Betroffenen bei gestörter Divergenzbewegung Schwierigkeiten, im Sitz an ihren linken Fuß zu fassen, z.B. beim Schuheanziehen.
- Bei dominierendem Schmerz wird die Beweglichkeit nur unbelastet getestet:
  – hubfreie Prüfung aller Bewegungsrichtungen;
  – passive Prüfung der segmentalen Beweglichkeit;
  – Prüfen der translatorischen Beweglichkeit (Joint play).

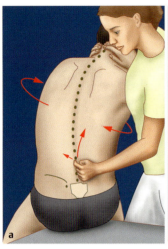 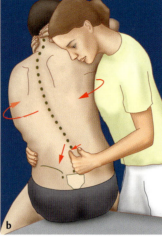

Abb. 3.20a–b Kombinierte Bewegung. **a** Mit Flexion. **b** Mit Extension.

- Prüfen der Beweglichkeit der angrenzenden Gelenke:
  - LWS und SIG-Störungen: Prüfen der Hüftgelenke auf Dezentrierung und Beweglichkeit;
  - HWS-Störungen: Prüfen der Schultergelenke auf Dezentrierung und Beweglichkeit.

LWS
- Prüfen der Bewegung im Stand.
- Prüfen kombinierter Bewegungen im Sitz (**Abb. 3.20a–b**).
- Prüfen von Extension und Flexion in Seitenlage: erst die globale Beweglichkeit hubfrei, dann die segmentale.
- Prüfen der Lateralflexion im Vierfüßlerstand über die weiterlaufende Bewegung der Unterschenkel. Segmentale Prüfung in Seitenlage über die weiterlaufende Bewegung der Beine bei abgenommenem Beingewicht oder über den Beckenzug bzw. -schub (**Abb. 3.21a–c**).
- Prüfen der passiven Beweglichkeit über den Springing-Test (S. 188).
- Bei Verdacht auf Blockierung: Prüfen des Joint Play (S. 195).
- Bei Verdacht auf muskulären Schmerz: Prüfen, ob ein Kontraktions- oder Dehnschmerz des Muskels vorliegt.

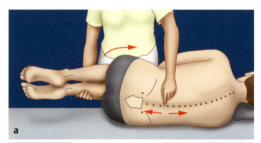
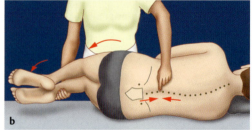
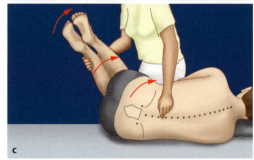

Abb. 3.21a–c Segmentale Untersuchung der LWS. **a** Flexion. **b** Extension. **c** Lateralflexion.

Sakroiliakalgelenke
- Die Bewegung wird über die weiterlaufende Bewegung der Wirbelsäule und des Sakrums sowie über die weiterlaufende Bewegung des Spielbeins durch den Vorlauf- und Rücklauftest geprüft.
- Bei Verdacht auf Blockierung ist anschließend translatorisch das Gelenkspiel mit dem Hebetest zu prüfen.
- Schmerzprovokationstests:
  - Patrick-Kubis-Test;
  - Gapping-Test in Rückenlage;
  - Kompression in Seitenlage.

Kommt es durch die Provokationsteste zur Reproduktion der Schmerzsymptomatik ist das SIG eine Schmerzursache.

Spezifische Tests bei der SIG-Untersuchung
Beweglichkeitstests
1. Vorlauftest (**Abb. 3.22a–b**)
- Ausgangsstellung Patient: Stand mit gleichmäßiger Belastung der Beine.
- Ausgangsstellung Therapeutin:
  - Dorsal vom Patienten in der Hocke.
  - Sie palpiert von kaudal mit Hautvorschub die Spina iliaca posterior superior auf beiden Seiten.
  - Ihre Augen befinden sich in Höhe der Spina iliaca posterior superior, damit ihr Blick senkrecht darauf fällt.
- Durchführung:
  - Der Patient leitet vom Kopf aus eine Flexion der gesamten Wirbelsäule ein.
  - Die Therapeutin palpiert, ob die Spina iliaca posterior superior seitengleich mit dem Sakrum nach kranial-ventral wandert.
  - Die Bewegung sollte mehrmals durchgeführt werden, da sich muskulär bedingte Seitendifferenzen verringern. (Ein hypertoner M. quadratus lumborum führt zu einem falsch-positiven Vorlauf auf der betroffenen Seite, die Ischiokruralmuskulatur kann durch erhöhten Tonus oder Verkürzung über ihren Ursprung am Tuber das gleichseitige Ilium dorsal halten, wodurch es zum Vorlauf auf der kontralateralen Seite kommt. Diese zweigelenkigen Muskeln können durch leichte Knieflexion entspannt werden.)

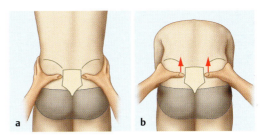

Abb. 3.22a–b Vorlauftest im Stand. **a** Ausgangsstellung. **b** Endstellung.

- Bei Blockierungen ist der Vorlauf auf der betroffenen Seite positiv. Da keine Unabhängigkeit zwischen Sakrum und Ilium besteht, wird das Ilium auf der betroffenen Seite vorzeitig mit nach ventral-kranial genommen. Ein Vorlauf ist bei einer Seitendifferenz > 0,5 cm positiv.
- Der Vorlauf kann anschließend noch im Sitz geprüft werden. Die Ilia befinden sich im kranialen Bereich mehr dorsal-medial gegenüber dem Sakrum, die Tuber stehen weiter auseinander.
- Ein im Sitzen stärker ausgeprägter Vorlauf kann auf eine Sakrumfehlstellung hindeuten.
- Ist der Vorlauf nur im Stand positiv, hat dies von unten die veränderte Iliumstellung zur Folge, z.B. durch eine anatomische Beinlängendifferenz oder Funktionsstörungen in Beingelenken.
- Ein blockiertes Tibiofibulargelenk kann z.B. durch einen reflektorisch hypertonen M. biceps femoris das Ilium nach dorsal rotieren.

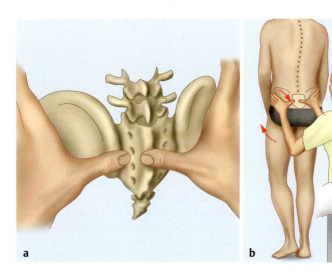

Abb. 3.23a–b Prüfung der weiterlaufenden Bewegung des Spielbeins auf das SIG. **a** Grifflokalisation. **b** Testposition.

2. Bewegungsprüfung durch die weiterlaufende Bewegung des Spielbeins (Rücklauftest; **Abb. 3.23a–b**)
- Ausgangsstellung Patient: Stand frontal vor einer Wand, Arme in 90° Flexion, Hände an der Wand abgestützt.
- Ausgangsstellung Therapeutin: Dorsal vom Patienten, Augen auf Höhe der Sakroiliakalgelenke, ein Daumen liegt auf dem Sakrum, der andere an der Spina iliaca posterior superior.
- Durchführung:
  - Der Patient bewegt das Bein im gleichseitigen Hüftgelenk in die Flexion.
  - Die Therapeutin palpiert dabei die Dorsalrotation des Iliums gegen das Sakrum.
  - Die Spina iliaca posterior superior wandert nach dorsal-kaudal.
  - Ist das Gelenkspiel im SIG eingeschränkt, besteht keine Unabhängigkeit zwischen Ilium und Sakrum, d.h. das Sakrum bewegt sich sofort mit.
  - Anschließend bewegt der Patient das Hüftgelenk in die Extension, wobei es im SIG weiterlaufend zu einer Ventralrotation kommt.

3. Hebetest (**Abb. 3.24a–b**)
- Ausgangsstellung Patient: Bauchlage, bei ausgeprägter Lordose mit Kissen unter dem Bauch, Füße im Überhang oder mit einer Rolle unterlagert.
- Ausgangsstellung Therapeutin:
  - Kontralateral der zu testenden Seite.
  - Die Tastfinger palpieren die Bewegung. Bei der Palpation des rechten SIG liegt der linke Zeigefinger am unteren Pol des SIG, der Mittelfinger

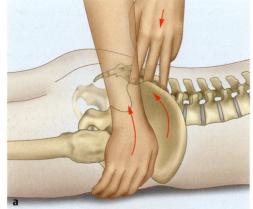

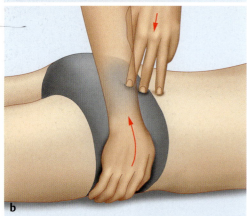

Abb. 3.24a–b Hebetest des SIG. **a** Griffposition. **b** Testposition.

auf Höhe der Spina iliaca posterior superior und der Ringfinger im Sulcus sacralis.
- Die rechte Therapeutenhand umfasst von lateral-ventral das Ilium, wobei die Finger am vorderen Darmbeinstachel liegen.
- Beim Hebetest bewegen sie ihn langsam nach dorsal-leicht medial (gemäß der Gelenkflächenstellung).
- Der Kleinfingerballen der Palpationshand fixiert das Sakrum.
- Durchführung:
  - Beim Hebetest wird endgradig bewegt und das Endgefühl geprüft.
  - Dabei nimmt die Therapeutin wahr, ob eine Unabhängigkeit zwischen Ilium und Sakrum besteht.

Provokationstests

Da die Beweglichkeitstests eine geringere Zuverlässigkeit als Schmerzprovokationstests aufweisen, sollten sie unbedingt ergänzend durchgeführt werden. Die Validität und Aussagekraft von Beweglichkeits- und Palpationstest wird in einigen Studien angezweifelt, sodass sie als alleiniges diagnostisches Mittel nicht ausreichen (Pescioli u. Kool 1997).

1. Patrick-Kubis-Test (**Abb. 3.25a–c**)
- Ausgangsstellung Patient: Rückenlage, das Bein der zu testenden Seite angestellt, der Fuß auf Höhe des kontralateralen Kniegelenks.
- Ausgangsstellung Therapeutin: Stand auf der zu testenden Seite. Eine Hand fixiert die kontralaterale Beckenseite auf der Bank, die andere liegt am Kniegelenk und führt das Bein mit abgenommenem Beingewicht in die transversale Abduktion.
- Durchführung:
  - Die Therapeutenhand am Kniegelenk prüft das Endgefühl der transversalen Abduktion.
  - Bei einer Funktionsstörung im SIG ist der Test Schmerz verstärkend, da es im Gelenk zur Kompression kommt.
  - Das Endgefühl ist hart-elastisch.
  - Der Test ist gleichzeitig ein Verkürzungstest für die Adduktoren, vor allem des M. adductor longus.
  - Ein fest-elastischer Stopp könnte auf eine reflektorische Verkürzung, ein fest-hartelastischer auf eine strukturelle Verkürzung oder kapsuläre Einschränkung des Hüftgelenks hinweisen.
  - Bei normalem Bewegungsausmaß beträgt der Abstand zwischen Knie und Unterlage etwa eine Handbreit.

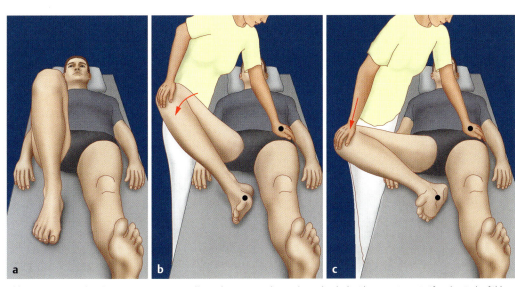

Abb. 3.25a–c Patrick-Kubis-Test. **a** Ausgangsstellung. **b** Fixierung des Beckens durch die Therapeutin. **c** Prüfen des Endgefühls.

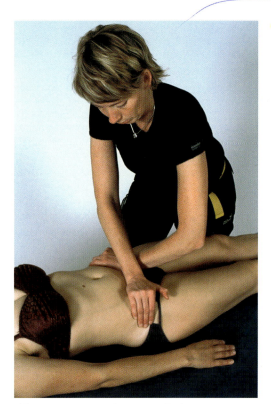

Abb. 3.26 Gapping-Test des SIG in Rückenlage.

BWS und Rippen
- Kombinierte Bewegung im Sitz (siehe *LWS*);
- Segmentale Beweglichkeit im Sitz (**Abb. 3.27a–b**);
- Hubfreier Test der Extension und Flexion in Seitenlage;
- Hubfreier Test der Rotation im Sitz;
- Prüfen der passiven Bewegung durch den Springing-Test (siehe unten);
- Lateralflexion im Sitz bei abgenommenem Thorax- und Schultergürtelgewicht;
- Prüfen der Rippenbewegung durch Palpation bei Ein- und Ausatmung;
- Prüfen der translatorischen Bewegung (Kap. 3.3.2).

Segmentale Bewegungsprüfung im Sitz (Abb. 3.27a–b)
- Ausgangsstellung Patient: Aufrechter Sitz an der Bankkante, Hände vor der Brust überkreuzt. Beim Testen der oberen BWS sind die Hände übereinander gelegt (auf HWS-Stellung achten!).
- Ausgangsstellung Therapeutin:
  - In Schrittstellung ventral-lateral des Patienten, dessen Thorax von ventral umfasst und nacheinander in die Flexion, Extension und die kombinierte Bewegung geführt wird.
  - Die Bewegung wird interspinös palpiert.
- Durchführung:
  - Bei der Extension und Flexion palpiert die Therapeutin die Bewegung dorsal an den Dornfortsätzen, die sich bei Flexion voneinander entfernen und bei Extension einander annähern.
  - Bei der kombinierten Bewegung in Flexion erfolgen Lateralflexion und Rotation gleichsinnig auf die Therapeutin zu.
  - Der ventrale Therapeutenarm übt einen Schub nach dorsal aus, während die dorsale Hand interspinös von der konkaven Seite kommend die Bewegung palpiert.
  - Bei der kombinierten Bewegung in Extension neigt die Therapeutin den Patienten von sich weg, die Thoraxhand liegt auf Höhe der Hauptumdrehung.
  - Die Rotation erfolgt gleichzeitig auf die Therapeutin zu.
  - Die Palpationshand palpiert von der konkaven Seite die Begleitrotation.

2. Springing-Test (**Abb. 3.18b links; S. 180**)
- Ausgangsstellung Patient: Bauchlage.
- Durchführung:
  - Die Therapeutin setzt ihre v-förmig gespreizten Zeige- und Mittelfinger direkt seitlich vom Dornfortsatz auf die Wirbelbogengelenke oder ca. 2 cm lateral auf die Querfortsätze.

2. Gapping-Test (**Abb. 3.26**)
- Ausgangsstellung Patient: Rückenlage mit gestreckten Beinen.
- Durchführung:
  - Die Therapeutin legt von medial kommend die Handwurzeln an die Spina iliaca anterior superior im Kreuzgriff an.
  - Durch einen Druck nach dorsal-lateral kommt es zur Kompression im dorsalen und zum Klaffen im ventralen Gelenkanteil.
  - Durch Zug der Spina iliaca anterior superior nach ventral-medial entsteht ventral Kompression und dorsal ein Klaffen.

▎ Alle Tests werden im Seitenvergleich durchgeführt!

Die Untersuchungsschritte stellen nur eine exemplarische Auswahl bei der Diagnostik von Störungen im SIG dar. Die vielen Fehlstellungen von Sakrum und Ilium und dementsprechend zahlreichen manualtherapeutischen Untersuchungsschritte können hier nicht alle aufgeführt werden. Auf jeden Fall können die beschriebenen Tests aber aussagen, ob das SIG die Schmerzursache ist.

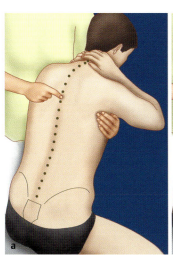 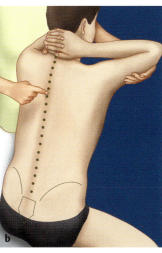

Abb. 3.27a–b Segmentale Bewegung der BWS. **a** In Flexion. **b** In Extension.

- Die ulnare Kante der anderen Hand gibt einen federnden Impuls auf die palpierenden Finger in ventraler Richtung.
- Geprüft werden die Schmerzempfindlichkeit der Wirbelbogengelenke und der segmentalen Muskeln, die Bewegungsamplitude und das Endgefühl.
- Normal ist ein fest-elastisches Endgefühl; bei reversiblen Hypomobilitäten ist es fest oder fest-hart.
- Die endgradige Bewegung löst eventuell Schmerz und Gegenspannung aus.
- Wird der Ventralschub etwa 20 Sekunden in Endstellung gehalten, können Ligamente bei Verdacht auf Hypermobilität provoziert werden. Die Folge ist eine Reproduktion der Schmerzen.
- In der BWS sind die Dornfortsätze sehr lang.
- Im Bereich Th1–Th5 und Th10–Th12 befinden sich die Querfortsätze ca. 1,5–2 Querfinger, im Bereich Th6–Th9 sogar 2–3 Querfinger kranial vom Dorn.
- In der LWS liegen die Querfortsätze und Wirbelbögen etwa 1 Querfinger kranial der Unterkante Dornfortsatz.

Prüfen der Rippenbewegung durch Palpation der Atembewegung

1. Obere Rippen (1–6)
Die Rippenbewegung der oberen Rippen findet überwiegend in der Sagittalebene statt. Bei Einatmung vergrößert sich vorrangig der sagittale Thoraxdurchmesser. Die Bewegung gleicht einer „Pumpenschwengelbewegung" und wird auf der Thoraxvorderseite palpiert.

Die Bewegung der mittleren und unteren Rippen erfolgt eher in der Frontalebene. Beim Einatmen vergrößert sich vor allem der frontale Thoraxdurchmesser. Die Bewegung gleicht einer „Eimerhenkelbewegung" und wird über den seitlichen Thoraxpartien palpiert.
- Ausgangsstellung Patient: Rückenlage.
- Ausgangsstellung Therapeutin: Von kranial am Kopfende. Die Daumen liegen flächig unmittelbar kaudal, die restlichen Finger interkostal der Klavikula.
- Durchführung:
  - Im Anschluss an die Aufnahme des Bewegungsrhythmus bei der Normalatmung wird der Patient zum tieferen Ausatmen aufgefordert. Dies gilt nicht für die Einatmung, da dann häufig eine starke Bewegung des Schultergürtels in Richtung Ohren erfolgt.
  - Mit dieser Technik kann die Bewegung der 2.–5. Rippe palpiert werden.
  - Die Therapeutin achtet auf seitengleiche Atemexkursionen sowie auf Erweiterung und Verschmälerung der Interkostalräume.
  - Die Bewegung der 1. Rippe wird im Sitz in der Lücke dorsal der Klavikula, ventral des M. trapezius pars descendens und lateral des M. sternocleidomastoideus palpiert.
  - Bei der Einatmung stößt die Rippe nach kranial-ventral an den Tastfinger, bei der Ausatmung senkt sie sich wieder.
  - Die Therapeutin achtet auf seitengleiches Heben und Senken. Gleichzeitig wird der Tonus der M. scaleni geprüft.

2. Untere Rippen (7–12)

- Ausgangsstellung Patient: Rücken- und Bauchlage.
- Ausgangsstellung Therapeutin:
  - In Rückenlage kommt die Therapeutin von kaudal und legt die Finger interkostal in den lateralen Thoraxbereich. Die Bewegung wird bei Normalatmung, anschließend bei vertiefter Atmung getastet.
  - In Bauchlage kommt die Therapeutin von kranial und legt die Finger dorsal-lateral in die Interkostalräume, die Handballen liegen dorsal auf dem Thorax. Tasten der Bewegung erfolgt bei Normalatmung und vertiefter Atmung.
  - Die Therapeutin achtet auf seitengleiche Atemexkursionen und Erweiterung und Verschmälerung der Interkostalräume.

Bei Verdacht auf Störungen kann in Seitenlage die Eimerhenkelbewegung über den Arm verstärkt werden.

- Ausgangsstellung Patient: Seitenlage. Die zu testenden Rippen werden durch Unterlagerung des Thorax etwas aufgespreizt. Das obere Bein wird gestreckt, um die Aufspreizung zu verstärken.
- Ausgangsstellung Therapeutin: Am Kopfende auf der Ventral- oder Dorsalseite des Patienten. Der obere Arm wird mit leicht gebeugtem Ellenbogengelenk im Wiegegriff am Schultergelenk gefasst. Der Tastfinger liegt im Interkostalraum in der vorderen oder hinteren Axillarlinie.
- Durchführung:
  - Am Ende der Einatmung erfolgt durch einen Zug des Armes nach kranial-dorsal eine verstärkte Aufspreizung der Interkostalräume, wodurch es in der BWS zur Extension, Lateralflexion und Rotation kommt.
  - Der Armzug wird für jeden Interkostalraum wiederholt.
  - Bei der Ausatmung tastet der Finger die Verschmälerung der Interkostalräume.
  - Am Ende der Ausatmung kann durch den längs der Rippe angelegten Finger eine weitere passive Bewegung nach kaudal geprüft werden.
  - Die Therapeutin achtet auf eine gleichmäßige Verbreiterung der Interkostalräume bei der Einatmung und Verschmälerung bei der Ausatmung.
  - Bei der Einatmung bewegen sich die Rippen nach lateral-kranial, bei der Ausatmung senken sie sich nach medial-kaudal.

Die passive Bewegung über den Armzug bei der Einatmung und nach kaudal bei der Ausatmung sollte schmerzfrei sein.

- Die Rippe kann in Ein- oder Ausatemstellung blockiert sein.
- Ist sie in Einatemstellung blockiert, steht sie kranial und kann sich bei der Ausatmung nicht nach kaudal bewegen. Der kaudale schärfere Rand der Rippe ist deutlicher tastbar, der Interkostalraum zur darüber liegenden Rippe ist schmaler. Schmerzen verstärken sich bei der Ausatmung. Die darüber liegenden Rippen können ebenfalls in der Ausatmung behindert sein.
- Steht die Rippe in Ausatemstellung, kann sie sich bei der Einatmung nicht heben. Die kraniale rundere Kante ist deutlicher tastbar, der Interkostalraum zur darunter liegenden Rippe ist schmaler. Der Schmerz verstärkt sich bei der Einatmung. Die darunter liegenden Rippen können ebenfalls in der Einatmung behindert sein.
- Bei Funktionsstörungen der Rippen muss immer das zugehörige BWS-Segment mituntersucht werden, da eine blockierte Rippe die Folge einer BWS-Blockierung sein kann!

HWS

- Aktive bzw. assistive Prüfung der Bewegungen im Sitzen, d.h. die Hände der Therapeutin führen die Bewegung;
- Anschließend Prüfen der segmentalen Beweglichkeit;
- Prüfen der translatorischen Bewegung;
- Prüfen der Schulterbeweglichkeit.

Prüfen der aktiven Bewegung

1. Flexion
- Einleitung der Bewegung mit Einrollen des Kinns oder bleiben die Kopfgelenke in Extension?
- Ist der flexorische Bogen harmonisch, oder bleibt die mittlere HWS als Flachstück?
- Kommt es zu einer zusätzlichen Lateralflexion oder Rotation? – Eventuell Hinweis auf eine mangelnde Divergenz- oder Konvergenzbewegung eines Wirbelgelenks oder eine muskuläre Verkürzung.

2. Extension
- Einleitung der Bewegung harmonisch von kranial nach kaudal?
- Bewegt sich der zervikothorakale Übergang in die Extension oder bleibt er in Flexion stehen?
- Tritt eine Schwindelsymptomatik auf?

Der Patient sollte beim Bewegen die Augen offen halten.

- Kommt es zu ausstrahlenden Schmerzen in einen Arm?
  - Tritt er plötzlich einschießend auf? – Hinweis auf eine radikuläre Symptomatik (z.B. Kompression eines Spinalnervs durch Osteophyten).
  - Tritt er langsam diffus ausstrahlend auf? – Hinweis auf einen Rezeptorenschmerz aus dem Gelenk.
- Bei ausstrahlenden Beschwerden in den Arm wird der Spurling-Test angeschlossen (Kompression des Spinalnervs durch Verengung des Foramen intervertebrale; S. 403).

3. Lateralflexion
- Einleitung der Bewegung von den Kopfgelenken?
- Läuft die Bewegung harmonisch nach kaudal?
- Kommt es zu einer zusätzlichen Rotation?
- Läuft die Bewegung vorzeitig auf den Schultergürtel weiter?

> Durch zusätzliches passives Annähern der Muskeln über Schulterelevation kann die Muskulatur vom Gelenk als hemmende Ursache differenziert werden. Geht die Bewegung trotz Annäherung nicht weiter, liegt die Ursache am Gelenk.

4. Rotation

Durch verschiedene Einstellungen in Flexion und Extension kann die Rotation hauptsächlich in unterschiedliche Etagen der HWS gelenkt werden. Obere HWS: Hauptrotationsniveau C1/C2.
- Obere HWS:
  - Durch Flexion werden die mittlere und untere HWS durch Bandstraffung verriegelt.
  - Die Weichteile in der oberen HWS werden durch leichte Extension wieder angenähert und aus dieser Stellung die Rotation geprüft.
  - Zu jeder Seite sind ca. 20° möglich.
- Mittlere HWS: Die HWS in Mittelstellung einstellen und aus dieser Stellung rotieren.
- Untere HWS und zervikothorakaler Übergang:
  - Rotation bei eingeordneten Körperabschnitten prüfen.
  - Bewusst leichtes „Chin in" (Kinn zum Kehlkopf) einstellen und aus dieser Stellung rotieren.
  - Die Rotation sollte bis Th4 herunterlaufen.
  - Die Bewegung kann lateral am Dorn palpiert werden.

5. Kombinationsbewegung
- Die HWS wird in Flexion mit gleichsinniger Seitenneigung und Rotation geführt. Auf der konvexen Seite kommt es zur maximalen Divergenz in den Wirbelgelenken der mittleren und unteren HWS.
- Die HWS wird in Extension und gleichsinniger Seitenneigung und Rotation geführt. Auf der konkaven Seite kommt es zur maximalen Konvergenzbewegung der Wirbelgelenke der mittleren und unteren HWS.

Prüfen der segmentalen Beweglichkeit (Abb. 3.28a–b)
- Ausgangsstellung Patient: Sitz.
- Ausgangsstellung Therapeutin:
  - Von ventral-lateral vor dem Patienten.
  - Beim Prüfen der Bewegung der rechten Wirbelgelenke, kommt sie von links.
  - Die Stirn des Patienten liegt an der linken Therapeutenschulter.
  - Der Zeigefinger der rechten Hand wird als Tastfinger lateral des Muskelbauchs am Wirbelbogengelenk angelegt.
  - Die linke Hand umfasst von ventral den Kopf, die ulnare Handkante liegt unmittelbar über dem Tastfinger.

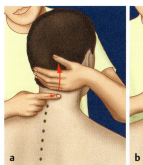 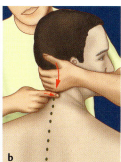

Abb. 3.28a–b Kombinierte segmentale Bewegung der HWS. **a** In Flexion. **b** In Extension.

- Durchführung:
  - Mit dieser Grifftechnik wird der Kopf in alle Bewegungsrichtungen geführt.
  - Der Körper der Therapeutin und der Kopf des Patienten bilden bei der Bewegungsdurchführung eine Einheit.
  - Durch die kombinierte Bewegung wird die maximale Divergenz oder Konvergenz getestet.
  - Das Prüfen des Joint Play kann direkt angeschlossen werden.

Prüfen des Joint Play
- Die kaudale Hand muss jetzt den kaudalen Wirbel mit flächigem Griff mit Daumen und Zeigefinger am Wirbelbogen fixieren.
- Der Kopf wird an die Bewegungsbarriere herangeführt.
- Am submaximalen Bewegungsende gibt die kraniale Hand einen leichten Schub auf den krania-

len Wirbel in die Bewegungsrichtung und prüft das Endgefühl und damit das Joint Play.

Bewegungsverhalten

LWS- und SIG-Syndrome
Gang
- Spurbreite: Schonung des lumbosakralen Übergangs durch breitspuriges Gehen.
- Standbeinphase:
  – Ein Ilium posterior (Ilium nach dorsal rotiert) führt weiterlaufend zu einer Außenrotation des Beines im Drehpunkt Hüftgelenk. Beim Gehen ist die funktionelle Fußlängsachse vermehrt nach außen gerichtet.
  – Ein Ilium anterior (Ilium nach ventral rotiert) führt zur Innenrotation im Drehpunkt Hüftgelenk.
  – Durch eine reduzierte Hüftextension kann die Standbeinphase verkürzt sein. Dadurch wird die weiterlaufende Bewegung auf SIG und lumbosakralen Übergang reduziert.
- Gangtypische Rotation: Bei Funktionsstörungen im Bereich des thorakolumbalen Übergangs wird die Rotation vermieden, sodass der Gang steifer wirkt.

Alltagsfunktionen
- Das Anziehen von Schuhen und Strümpfen fällt Patienten mit Funktionsstörungen im Bereich des SIG oder der LWS häufig schwer.
- Die Flexion/Abduktion/Außenrotation fordern weiterlaufend eine Dorsalrotation des Iliums und Flexion in der LWS.

BWS-Syndrome
Gang
Die gangtypische Armbewegung ist durch Spannungserhöhung im Bereich des Schultergürtels reduziert.

Alltagsbewegungen
- Bei Überkopfarbeiten treten durch die weiterlaufende Extension in die BWS Schmerzen auf.
- Die Belastbarkeit im Alltag kann durch Schmerzen beim Atmen reduziert sein.

HWS-Syndrome
- Die Kopfrotation ist eingeschränkt, z.B. beim Autofahren.
- Überkopfarbeiten verursachen Schmerzen.
- Arbeiten mit vorgeneigtem Kopf (z.B. am Schreibtisch) führen zur Schmerzverstärkung.

Fallbeispiel: Eine 35-jährige Patientin klagt über Schmerzen in der unteren LWS, die zeitweilig ins rechte Gesäß ausstrahlen. Die Schmerzen bestehen seit etwa 2 Monaten und haben in den letzten 2 Wochen stark zugenommen. Vor allem beim Sitzen verstärkt sich der Gesäßschmerz. Die Patientin kann sich an keinen bestimmten Schmerzauslöser erinnern.

Während ihres Arbeitstages (Bürotätigkeit) steigt der Schmerz auf der Visual-Analog-Skala auf 5 an. Dabei tritt ein Verspannungsgefühl im Gesäß und im Bereich der rechten lumbalen Extensoren auf.

In ihrer Freizeit joggt die Patientin. Vor einigen Tagen spürte sie nach etwa 10 Minuten erstmals einen Schmerz und ein Verspannungsgefühl in der rechten Außenseite der Wade und im rechten Gesäß. Es treten keine Taubheit oder Kraftverlust auf. Die Schmerzen sind in der Regel durch Bewegung positiv zu beeinflussen.

Hypothesen und Maßnahmen
Die Schmerzen können durch Funktionsstörungen der unteren LWS und des SIG ausgelöst werden. Da ausstrahlender Schmerz ins Bein vorliegt, sollte differenziert werden, ob der Schmerz durch Neuralstrukturen bedingt ist.

Die Provokation der Neuralstrukturen erfolgt im Stand durch den Kemp-Test und in Rückenlage durch die Spannungstests (Straight leg raise). Da vor allem im Sitzen Beschwerden auftreten, ist der Slump-Test im Sitzen sinnvoll.

Das SIG kann als Schmerzursache durch die Provokationstests (z.B. Gapping-Test und Kompression in Seitenlage) bestätigt werden.

Bei Reproduktion der Symptomatik durch das SIG werden Beweglichkeit und Palpation angeschlossen.

Die Beweglichkeit der LWS lässt sich im Sitz und in Seitenlage segmentspezifisch testen und somit Hypo- oder Hypermobilität bestätigen.

Der laterale Schmerz im Unterschenkel kann neben einer neuralen Komponente durch eine Funktionsstörung der Tibiofibulargelenke verursacht werden. Daher wird hier das Gelenkspiel geprüft.

Eine Funktionsstörung in den Tibiofibulargelenken wird möglicherweise durch den Hypertonus des M. biceps femoris ausgelöst, kann aber auch als Folge einer Funktionsstörung im Bereich des Fußes auftreten, z.B. nach altem Fußtrauma.

Zusammenfassung: Physiotherapeutische Untersuchung bei Patienten mit Wirbelsäulensyndromen

Anamnese
- LWS/SIG:
  - Häufig ähnliche Symptomatik: ausstrahlende Schmerzen in Gesäß und Bein;
  - Sitzbeschwerden, vor allem bei SIG-Störungen;
  - SIG-Störungen treten oft kombiniert mit Funktionsstörungen in den Gelenken der Beine und der LWS auf;
  - „Abbrechgefühl" typisch bei Hypermobilität.
- BWS/Rippen:
  - Atemabhängiger Schmerz;
  - Schmerzausstrahlung in Arme und Schulterblätter;
  - Vegetative Begleitsymptome.
- HWS:
  - Ausstrahlende Schmerzen in die Arme bei Störungen der mittleren und unteren HWS;
  - Ausstrahlende Schmerzen in Kopf und Gesicht, Schwindel, Ohrgeräusche bei Störungen in der oberen HWS.

Konstitutions- und Haltungsauffälligkeiten
- Abweichungen weisen auf dauerhaft überlastete Wirbelsäulenregionen hin.
- Beinachsen haben bei LWS und SIG – Störungen häufig ihre Funktion als tragende Säulen verloren.
- Große Brustgewichte und eine veränderte Schulterbreite begünstigen BWS – und HWS – Syndrome.

Haut und Unterhaut
- Kibler-Falte: Versorgungsgebiete des R. dorsalis verlagern sich ab der mittleren BWS zunehmend nach kaudal.
- Durchblutung:
  - Mehrdurchblutung bei akuten Prozessen;
  - Reduzierte Durchblutung bei chronischen Prozessen.
- Quellungen: Lokale Aufquellungen finden sich über hypomobilen Arealen (z.B. zervikothorakaler Übergang).

Ligamente und Gelenke
- Schmerzrosette Dornfortsätze;
- Schmerzprovokation durch Druck und Spannungserhöhung, vor allem bei Verdacht auf ligamentären Schmerz (Hypermobilität);
- Palpation der Kostotransversalgelenke: starker Druckschmerz und Aufquellung tastbar;
- Palpation der Wirbelbogengelenke: Höhenlokalisation beachten!
- Die Dornfortsätze sind unterschiedlich lang, weshalb die Höhendifferenz zwischen Unterkante Dornfortsatz und Wirbelbogengelenk zu beachten ist:
  - Th1–4 und Th10–12: 1,5–2 Querfinger nach kranial;
  - Th5–Th9: 2–3 Querfinger nach kranial;
  - LWS: maximal 1 Querfinger nach kranial;
  - HWS: Die Facettengelenke sind hier der Palpation direkt zugänglich, während die Dornfortsätze nur bei C2 und C7 getastet werden können.

Beweglichkeit
- Bestehen die Schmerzen hauptsächlich unter Belastung, die Beweglichkeit im Sitz und Stand testen.
- Anschließend die segmentale Beweglichkeit und translatorische Bewegung prüfen.
- Dominiert der Schmerz, auch die aktive Beweglichkeit nur unbelastet testen.
- Beim SIG sind die Bewegungs- durch Provokationstests zu ergänzen, da diese eine objektivere Aussagekraft besitzen.
- Die Rippenbeweglichkeit wird bei der Atmung palpiert und anschließend translatorisch getestet.
- Bei einem ausstrahlenden Schmerz unterscheiden der Kemp- (LWS) oder der Spurling-Test zwischen einem radikulären und einem fortgeleiteten Schmerz aus dem Facettengelenk. Gegebenenfalls wird zusätzlich die neurale Beweglichkeit durch die Spannungstests geprüft.
- Die Beweglichkeit angrenzender Gelenke muss geprüft werden.
- Bei LWS- und SIG- Störungen werden die Hüftgelenke getestet.
- Bei HWS- und BWS-Syndromen wird die Beweglichkeit der Schultergelenke geprüft.

Muskulatur
- LWS/SIG:
  - Im Bereich der Funktionsstörung ist häufig eine Tonusveränderung der autochthonen Muskeln tastbar. Auf der Seite der Blockierung sind sie häufig hyperton, auf der anderen Seite hypoton. Die oberflächlichen Muskeln sind häufig beiderseits hyperton.
  - Die Fehlstellung begünstigende Becken- und Beinmuskeln werden auf Verkürzung geprüft.
  - Stabilisierende Systeme (*Innere und äußere Einheit*, Kap. 5.3.2) werden auf Kraft und Ausdauer getestet.

- BWS/Rippen:
  - Bei Rippenstörung ist der Tonus der Interkostalmuskeln verändert.
  - Verkürzung: Brust- und Bauchmuskeln, Mm. scaleni, M. sternocleidomastoideus.
  - Kraft: Stabilität des Schultergürtels auf den Thorax (z.B. Stützfunktion) und der BWS bei Armbewegungen.
- HWS:
  - Tonus der Schulter-Nacken-Muskulatur.
  - Tonuserhöhungen der ventralen Halsmuskeln können ein Kloßgefühl im Hals auslösen.
  - Verkürzung: Dorsale Nackenmuskeln, auch die autochthonen kurzen im Bereich der Kopfgelenke.
  - Kraft: Stabilität (siehe *BWS*), da sie die Voraussetzung für die Einordnung des Kopfes ist. Einordnung des Kopfes bei Verlagerung der Körperlängsachse im Raum kontrollieren. Kraft der ventralen Halsmuskeln bei offenem und geschlossenem Mund.

Bewegungsverhalten
- Gang:
  - Der Gang ist vor allem bei LWS- und SIG-Störungen verändert (z.B. verkürzte Standbeinphase bei Schmerzen im Bein).
  - Bei HWS- und BWS-Syndromen ist die gangtypische Armbewegung reduziert.
- Alltagsbewegungen:
  - Das Anziehen von Schuhen und Strümpfen kann bei LWS- und SIG-Syndromen beeinträchtigt sein.
  - Bei BWS- und HWS-Störungen verursachen Überkopfarbeiten Schmerzen.

3.3.2 Physiotherapeutische Behandlung bei Patienten mit Wirbelsäulensyndromen

Ziele

Körperstruktur/-funktion (Impairment)

- Schmerzen lindern und die Wirbelsäule entlasten;
- Verbessern der Beweglichkeit hypomobiler Wirbelsäulenabschnitte bzw. Beseitigung reversibler Funktionsstörungen

Aktivitäten (Activities)

- Verbessern der Wirbelsäulenstabilität;
- Erarbeiten ökonomischen Bewegungsverhaltens.

Teilnahme (Participation)

- Aufklärung des Patienten über mögliche Entstehungsmechanismen des Schmerzes;
- Dem Patienten seine Rolle als aktiven Teilnehmer an der Rehabilitation vermitteln.

Maßnahmen

Zu jedem Behandlungsziel werden exemplarisch Maßnahmen beschrieben (weitere Maßnahmen: Kap. 2.1, 4.2 u. 5.2).

Schmerzen lindern und die Wirbelsäule entlasten
- Wärme, Hitze (z.B. heiße Rolle);
- Elektrotherapie: Galvanisation, TENS, diadynamische Ströme;
- Ultraschall: mit niedriger Intensität im Bereich der Triggerpunkte, an Schmerz auslösenden Ligamenten;
- Querfriktion an Schmerz auslösenden Ligamenten;
- Quermassage und -dehnung an hypertonen und verkürzten Muskeln;
- Druckinhibition der Triggerpunkte;
- Entlastung der schmerzhaften Wirbelsäulenabschnitte durch Entlastungsstellungen und -lagerungen (Kap. 2.1 u. 5.2);
- Entlastende, intermittierende, segmentale Traktion zur Anregung des Stoffwechsels vor der segmentspezifischen Mobilisation;
- Bei chronischen Wirbelsäulensyndromen sind vor allem aktive Maßnahmen zur Entspannung sinnvoll, z.B. progressive Relaxation nach Jacobsen.

Verbessern der Beweglichkeit hypomobiler Wirbelsäulenabschnitte bzw. Beseitigen reversible Funktionsstörungen
Allgemein
- Gelenkzentrierung durch Traktion- und Gleitmobilisation:
  - Bei LWS- und SIG-Störungen sind häufig Zentrierungen im Bereich der Hüftgelenke erforderlich (Durchführung von Untersuchung und Behandlung in Kap. 5.5).

- Funktionsstörungen im Bereich der HWS und BWS sind häufig mit Dezentrierungen im Bereich der Schultergelenke kombiniert (Beispiele zur Durchführung in Kap. 3.3 u. 5.6).
- Hubfreie und hubarme Mobilisation, auch als Hausaufgabe für die Patienten.
- Dehnung verkürzter Muskeln, auch Eigendehnungen als Hausaufgabe.

LWS und SIG

1. Segmentale Mobilisation in Extension und Flexion der LWS in Seitenlage (**Abb. 3.29a–b**)
- Extension: Verbesserung des Konvergenzgleitens vom kaudalen zum kranialen Wirbel;
- Flexion: Verbesserung des Divergenzgleitens vom kaudalen zum kranialen Wirbel. Bei dieser Mobilisation ist eine Kopplung mit der Postisometrischen Relaxation (PIR) für die lumbalen Rückenstrecker günstig.
- Ausgangsstellung Patient: Seitenlage mit angewinkelten Beinen, Oberschenkel liegt auf der Bank, Unterschenkel im Überhang, Knie am Oberschenkel der Therapeutin.
  - Extensionsmobilisation: Die Hüftgelenke werden in ca. 70° Flexion gebracht.
  - Flexionsmobilisation: Die Therapeutin stellt die Flexion ein, bis die Bewegung im kaudalen Nachbarsegment ankommt.
- Ausgangsstellung Therapeutin: Die Knie des Patienten liegen am Oberschenkel der Therapeutin, die distalen Unterschenkel werden von ventral umfasst. Sie führt die Bewegung über die Beine des Patienten und über seinen Körpereinsatz. Der kraniale Wirbel wird am Dornfortsatz fixiert.
  - Extension: Der Dorsalschub der Oberschenkel über die Knie des Patienten führt zum Konvergenzgleiten zum kranialen Wirbel. Anschließend erfolgt segmentale Bewegung in die Extension.
  - Flexion: Divergenzgleiten durch Mitnahme des kaudalen Wirbels nach kaudal-ventral. Dabei liegt der Mobilisationsunterarm der Therapeutin fest auf dem Sakrum und führt die Bewegung. Die Mobilisation kann mit PIR kombiniert werden. Nach der statischen Aktivität der Extensoren folgt in der Entspannungsphase die Mobilisation in die Flexion.

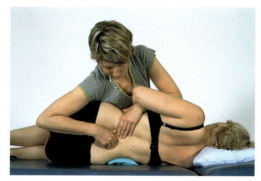

Abb. 3.30 Traktionsmobilisation eines Facettengelenks in der LWS.

2. Traktionsmobilisation des Facettengelenks bei eingeschränktem Gelenkspiel (**Abb. 3.30**)

Diese manualtherapeutische Technik wird zum Untersuchen des Gelenkspiels und zur Verbesserung der Beweglichkeit bei eingeschränkter Divergenz- oder Konvergenzbewegung mit eingeschränktem Gelenkspiel eingesetzt.

Die Rotation der Wirbelsäule in der Seitenlage wird benutzt, um das oben liegende Facettengelenk zu klaffen. Das Klaffen ist in der Wirbelsäule die bestmögliche Traktion des Facettengelenkes. Nur bei Fixation des kaudalen Dornfortsatzes kommt es zum Klaffen des Wirbelgelenks. Dadurch wird ein künstlicher Momentandrehpunkt ins Segment gelegt, um den es zum Klaffen kommt.
- Ausgangsstellung Patient: Seitenlage, das betroffene Wirbelbogengelenk liegt oben.
- Ausgangsstellung Therapeutin: Sie steht im Becken-Bein-Winkel des Patienten.

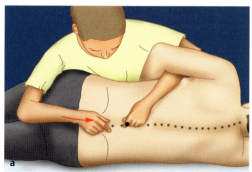
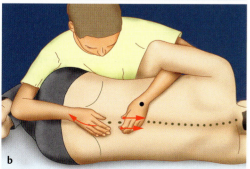

Abb. 3.29a–b Segmentale Mobilisation. **a** In Extension. **b** In Flexion.

- Durchführung:
  - Daumen und Zeigefinger fixieren den kaudalen Wirbel.
  - Der kraniale Arm liegt zwischen Arm und Körper des Patienten und nimmt Kontakt am kranialen Wirbel auf.
  - Der Oberkörper wird als Block nach hinten gedreht, und der Patient muss den Kopf mit in die Bewegung hineinnehmen.
  - Durch den Rollweg des Körpers auf der Bank kommt es gleichzeitig zur Extension im Segment. Um eine bestmögliche Bewegung im Segment zu gewährleisten, wird durch Zug an der oben liegenden Beckenseite die gegensinnige Lateralflexion im Segment eingestellt.
  - Alternativ kann eine Unterlagerung mit Sandsack die Lateralflexion sichern.
  - Der Patient wird so weit nach hinten rotiert, bis eine Druckerhöhung am Zeigefinger der Fixationshand tastbar ist.
  - Kleine Bewegungsamplituden in das neue Bewegungsausmaß hinein verbessern das Gelenkspiel.
  - Die Kombination mit der Postisometrischen Relaxation beeinflusst reflektorische Tonuserhöhungen der Muskulatur.
  - Die kaudalen Wirbelabschnitte können durch die Flexionseinstellung noch besser fixiert werden.

3. Hubfreie Mobilisation der LWS (Abb. 3.31a–b)

Nach der segmentalen Mobilisation erlernt der Patient die hubfreie Mobilisation der LWS in Extension oder Flexion. Der hypomobile Abschnitt wird ihm durch deutliche taktile Reize (Hautfalte, Abstand schätzen, verlängern und verkürzen) bewusst gemacht.

Ist die Mobilisation in die eingeschränkte Richtung zu schmerzhaft, kann erst mit einer anderen Richtung begonnen werden. Vorbereitend lassen sich die Weichteile durch Quer- und mobilisierende Massage detonisieren.

Beispiel: Bei schmerzhaft eingeschränkter Extension beginnt die Therapeutin mit hubfreier Mobilisation in Lateralflexion in Bauchlage. Der Patient wird so weit entlordosiert, dass die Mobilisation nicht zur Schmerzverstärkung führt. Bei der Extension gleiten beide Wirbelbogengelenke in die Konvergenz, bei der Lateralflexion kommt es zum Konvergenzgleiten auf der konkaven Seite mit einer gegensinnigen Begleitrotation, wenn die LWS in Extension gelagert ist.

Die Füße des Patienten sind im Überhang, und er schiebt sie im Wechsel in Richtung Fußende. Das Hauptbewegungsniveau wird durch die Lagerung der Beine bestimmt. Bei zunehmender Lagerung in Hüftabduktion verlagert es sich nach kranial. Durch eine kreisende Bewegung mit dem Daumen oder der Handwurzel quer zum Muskelfaserverlauf jeweils auf der konkaven Seite werden die lumbalen segmentalen Muskeln detonisiert.

Als Automobilisation kann der Patient die Bewegung in Bauch- oder Rückenlage selbst durchführen.

4. Hubarme Mobilisation der LWS in Extension/ Flexion/Lateralflexion

Diese Mobilisation verbessert die potenzielle Beckenbeweglichkeit bei stabiler BWS. Neben der Mobilisation in der LWS kommt es zur Stabilisation des Körperabschnitts Thorax/Schultergürtel.

- Ausgangsstellung Patient: Sitz auf einem Pezziball, die Hände seitlich auf 2 Hocker gestützt.
- Ausgangsstellung Therapeutin: Dorsal vom Patienten, die Hände manipulieren die Bewegung am Becken.

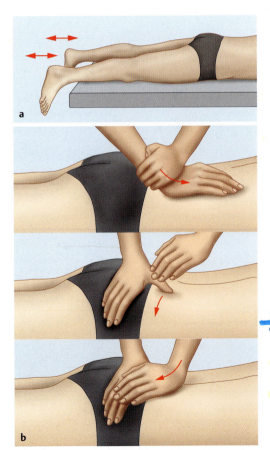

Abb. 3.31a–b Mobilisation der Lateralflexion bei schmerzhaft eingeschränkter Extension der LWS. **a** In Bauchlage. **b** Detonisierung der Muskulatur auf der konkaven Seite.

3.3 Wirbelsäulensyndrome

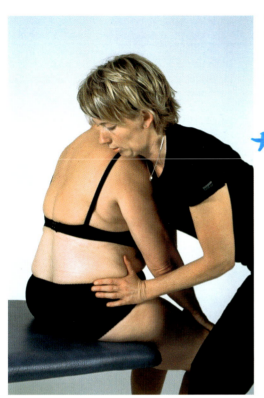

Abb. 3.32 Erarbeiten der exzentrischen Verlängerung der lumbalen Extensoren im Sitz über Rocking pelvis.

- Durchführung:
  - Die stützenden Hände reduzieren das auf der LWS lastende Brustkorbgewicht. Der Brustkorb bleibt konstant am Ort, während das Vor- und Zurückrollen des Balls zur Extension und Flexion der Hüftgelenke und der LWS führt.
  - Durch Rollbewegung nach rechts und links wird eine Lateralflexion erreicht. FBL
  - Die Therapeutin achtet darauf, dass keine reine Translation, sondern eine kreisbogige Bewegung stattfindet.
  - Ein zusätzlicher taktiler Reiz an der LWS kann die Bewegungswahrnehmung unterstützen.

5. Beckenpattern
Beckenpattern aus der PNF können zur Verbesserung des Divergenz- oder Konvergenzgleitens eingesetzt werden.
Beispiele:
- Verbessern der Divergenz rechts durch anteriore Elevation links oder anteriore Depression rechts.
- Die aktive Verlängerung der lumbalen Extensoren kann durch agonistische Umkehr beim Muster posteriore Elevation mit Betonung der Exzentrik erarbeitet werden.

6. Mobilisation der LWS in zunehmend belasteten Ausgangsstellungen
Nach dem Abklingen der akuten Schmerzphase und nach segmentaler Mobilisation wird die volle Beweglichkeit zunehmend in belasteten Ausgangsstellungen wiederhergestellt. Dabei ist der Einsatz von Maßnahmen aus der PNF sinnvoll.
Beispiele:
1. Erarbeiten der Flexion der LWS und der kontrollierten exzentrischen Verlängerung im Sitzen mithilfe der Rocking pelvis (**Abb. 3.32**)
- Ausgangsstellung Patient: Sitz mit eingeordneten Körperabschnitten, Füße mit Bodenkontakt.
- Ausgangsstellung Therapeutin: In Schrittstellung ventral des Patienten.
- Durchführung:
  - Ihre Handwurzeln liegen von ventral an den Beckenkämmen und geben Widerstand für die Beckenbewegung.
  - Die konzentrische und exzentrische Verlängerung der lumbalen Extensoren wird über den Rollweg des Beckens auf der Unterstützungsfläche fazilitiert.

2. Abgewandeltes Chopping zur Verbesserung der kombinierten Bewegung in Flexion (**Abb. 3.33**)
- Ausgangsstellung Patient: Sitz mit eingeordneten Körperabschnitten, Füße mit Bodenkontakt.
- Ausgangsstellung Therapeutin: In Schrittstellung ventral-lateral des Patienten; ihre beiden Hände liegen lateral an dessen Thorax oder Becken.

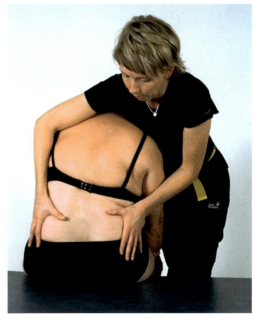

Abb. 3.33 Erarbeiten der exzentrischen Verlängerung der Extensoren in der kombinierten Bewegung in Flexion im Sitz.

- Durchführung:
  - Zuerst werden die Extensoren statisch aktiviert, wobei der Widerstand langsam aufsummiert werden muss.
  - Die Kraftkomponente des Widerstands muss nach kranial (nicht nach ventral) gerichtet sein, da sich der Patient sonst nur dagegen lehnt.
  - Aus der statischen Aktivität wird gleich in die Exzentrik übergegangen.
  - Der Patient soll nur ganz langsam zulassen, dass die Therapeutin den Oberkörper in Richtung rechtes oder linkes Knie bewegt.
  - Die Therapeutin muss sich bei der Widerstandsgabe die kreisbogige Bewegung in Flexion mit gleichsinniger Lateralflexion und Rotation vorstellen. Dabei wird die maximale Divergenzbewegung und exzentrische Verlängerung der Muskulatur auf der konvexen Seite erarbeitet.
  - Es können auch Teile der Bewegungsbahn durch den Wechsel aus Konzentrik und Exzentrik mit der Technik agonistische Umkehr betont werden.
  - Nachdem der Patient diesen Bewegungsablauf gelernt hat, kann er mit Theraband oder Zugapparat den Bewegungsablauf automatisieren.

SIG

1. Mobilisation des Iliums in die Ventralrotation durch Kreuzgriff (Abb. 3.34a–c)

Da eine häufige Blockierung die dorsalrotierte Stellung ist (z.B. durch plötzliche massive Belastung auf dem Standbein beim Übersehen einer Treppenstufe), wird hier die Mobilisation nach ventral beschrieben.

> *Dies ist nicht bei allen SIG-Störungen die Mobilisation der Wahl! Nur eine umfangreiche manualtherapeutische Diagnostik mit anschließender Mobilisation kann die gesamte Breite der SIG- und Sakrumstörungen erfassen.*

- Ausgangsstellung Patient: Bauchlage, die LWS wird durch Unterlagerung entlordosiert.
- Ausgangsstellung Therapeutin: Auf der nicht behandelten Seite. Bei der Mobilisation des rechten SIG fixiert ihre rechte Hand das Sakrum am unteren linken Sakrumpol.
- Durchführung:
  - Die Mobilisationshand liegt gelenknah und mobilisiert das Ilium nach ventral-lateral.
  - Ein Wechsel von Mobilisations- und Fixationshand erfolgt, wenn es sich um eine Sakrumfehlstellung handelt, d.h. der Vorlauftest im Sitzen deutlicher war. Dann liegt die rechte Hand am Ilium und die linke am Sakrum; das Ilium wird fixiert, und der rechte obere Sakrumpol um eine diagonale Achse nach dorsal bewegt.
  - Nach der passiven Mobilisation nach ventral kann über statische Aktivität des M. rectus femoris aus gedehnter Stellung bei fixiertem Bein das Ilium aktiv nach ventral mobilisiert werden.
  - In Bauchlage wird der Oberschenkel in Extension mit Knieflexion fixiert.
  - Aus dieser Stellung arbeitet der Patient gegen einen leichten Widerstand in die Knieextension.
  - Durch den Ursprung des M. rectus femoris an der Spina iliaca anterior inferior kann er über seinen Kraftwirkungsgrad das Ilium nach ventral ziehen

> *Da Iliumfehlstellungen sehr häufig muskulär bedingt sind, sollten die hypertonen Muskeln detonisiert werden. Ein hypertoner oder verkürzter M. psoas major kann das Ilium nach dorsal rotieren. Dieser Muskel wird durch Quermassage detonisiert.*
> *Zur Wiederherstellung der vollen Beweglichkeit müssen Muskeln detonisiert werden, die das Gelenk in der Fehlstellung fixieren.*
> *Ein hypertoner M. iliacus kann das Ilium nach ventral rotieren. Er lässt sich mit der gleichen Technik an der Innenseite der Beckenschaufel detonisieren.*

2. Tonussenkung des M. psoas major

- Ausgangsstellung Patient: Rückenlage; Annäherung der Bauchmuskeln über Lagerung in Hüft- und Knieflexion.
- Ausgangsstellung Therapeutin: Lateral auf der zu behandelnden Seite. Die palpierenden Fingerkuppen werden flächig am Seitenrand des M. rectus abdominis, etwas unterhalb des Bauchnabels angelegt.
- Durchführung:
  - Die Finger tasten im 45°-Winkel in die Tiefe, da der Muskel von der LWS schräg nach lateral-distal verläuft.
  - Er fühlt sich fest-elastisch an und kann druckschmerzhaft sein.
  - Die Fingerkuppen bewegen sich mit Druck in eine Richtung quer zum Faserverlauf.
  - Ist dies zu schmerzhaft, hält die Therapeutin den Druck flächig konstant an einem Punkt, bis der Tonus des Muskels nachlässt.

3. Eigenübung zur Entspannung des M. iliopsoas

Eine gute Entspannung des M. psoas major wird durch Bewegen des Hüftgelenks in Extension vom proximalen Hebel bei abgegebenen Beingewichten

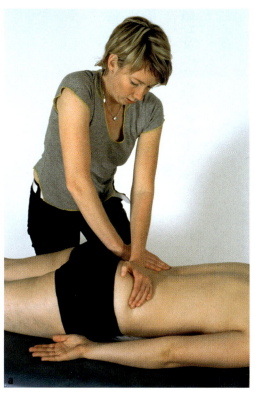
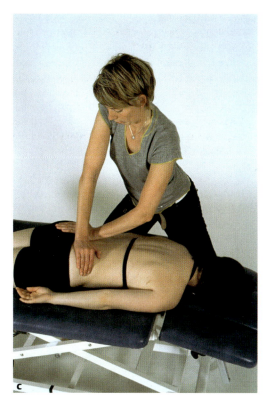
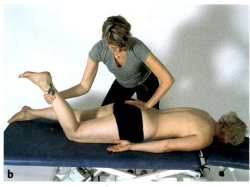

Abb. 3.34a–c Mobilisation des Iliums. **a** Nach ventral in Bauchlage mit dem Kreuzgriff. **b** Einsatz der Muscle-Energy-Technik mit dem M. rectus femoris. **c** Sakrummobilisation in Gegennutation um die linke Schrägachse.

erreicht. Dies können die Patienten zu Hause auch alleine durchführen.

Eingeschränkte Hüftgelenkbeweglichkeit wird in den SIG und der LWS kompensiert und kann dort zu Hypermobilität mit rezidivierenden reversiblen Funktionsstörungen führen. Wenn möglich, sollten sie verbessert werden und bei degenerativen Gelenkveränderungen möglichst lang erhalten bleiben.

> *Dezentrierungen des Hüftgelenks führen ebenfalls zur veränderten Beweglichkeit.*

Beispiel: Eine Dezentrierung des Hüftkopfes nach ventral (Anteposition) führt zu reduzierter Innenrotation. Diese fehlende Bewegung muss im Gang durch die Rotation des thorakolumbalen Übergangs ausgeglichen werden. Eine Dezentrierung führt immer zu Tonusveränderungen des M. iliopsoas und der Hüftaußenrotatoren. Beide Muskelgruppen haben unmittelbaren Bezug zum SIG (Durchführung der Untersuchung und Behandlung der Dezentrierung in Kap. 5.5).

BWS und Rippen

1. Segmentale Mobilisation der BWS in Extension und Flexion (Abb. 3.35)

- Ausgangsstellung Patient: Rückenlage, Hüft- und Kniegelenke in Flexion, Füße auf der Behandlungsbank aufgestellt. Die Hände sind im Nacken übereinander gelegt, die Ellenbogen liegen zusammen, unter dem zu mobilisierenden Segment befindet sich ein festes Polster.
- Ausgangsstellung Therapeutin: Lateral des Patienten, eine Hand palpiert dorsal die Bewegung und Einstellung interspinös und unterstützt die Mobilisationsbewegung. Die andere Hand liegt ventral an den Ellenbogen des Patienten.

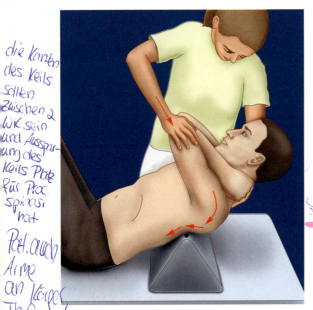

Abb. 3.35 Hypomochliontechnik zur Mobilisation der BWS (auch zur Eigenmobilisation geeignet).

- Durchführung:
  - Das Polster dient als Umdrehungsachse.
  - Flexionsmobilisation: Das zu behandelnde Wirbelsegment wird in Behandlungsstellung (Flexion) eingestellt. Nach statischer Anspannung des M. erector trunci bei der Einatmung folgt während der Ausatmung über die Ellenbogen ein transversaler Schub nach dorsal-kranial. Die dorsale Therapeutenhand gibt gleichzeitig einen Zugimpuls nach kranial-ventral, was zum Divergenzgleiten in den Wirbelbogengelenken führt.
  - Extensionsmobilisation: Das zu behandelnde Bewegungssegment wird mehr in Extension eingestellt. Nach statischer Anspannung der Flexoren bei der Einatmung folgt ein Transversalschub auf den zu mobilisierenden Wirbel nach dorsal über die Ellenbogen bei der Ausatmung. In den Wirbelgelenken lösen sich die Gelenkflächen voneinander, was das Konvergenzgleiten erleichtert.

2. Automobilisation der BWS

- Ausgangsstellung Patient/Therapeutin: siehe Segmentale Mobilisation (eignet sich auch zur Automobilisation).
- Durchführung:
  - Automobilisation in die Flexion: Der Patient stellt die Flexion so lange ein, bis sie im zu mobilisierenden Segment ankommt. Bei der Ausatmung veranlasst er eine Druckverstärkung mit den Füßen und einen kranial-dorsalen Schub der Wirbelsäule gegen die Unterlage. Die LWS ist durch die Stützfunktion der Beine entlordosiert stabil.
  - Automobilisation in Extension: Der Patient stellt die Extension so lange ein, bis sie im zu mobilisierenden Segment ankommt. Bei der Ausatmung führt er einen dorsalen Schub in Richtung Unterlage aus.
  - Zu Hause kann der Patient als Polster 2 Handtücher fest aufrollen. Die Automobilisation ist auch über eine Stuhllehne möglich. Die LWS wird durch Flexion der Hüftgelenke beim Übereinanderschlagen der Beine stabilisiert.

3. Mobilisation des Wirbelbogengelenks mit dem Kreuzgriff (Abb. 3.36)

- Ausgangsstellung Patient: Bauchlage, Kopf zur behandelten Seite rotiert.
- Ausgangsstellung Therapeutin: Sie steht auf der linken Seite. Das Os pisiforme der rechten Hand liegt am linken Querfortsatz von Th7, das der linken Hand am rechten Querfortsatz von Th8.
- Durchführung (Beschreibung für das rechte Gelenk des Bewegungssegments Th7–8): Der gleichzeitige Druck beider Kleinfingerballen bei der Ausatmung nach ventral führt zur Rotation beider Wirbel gegeneinander. Es kommt zum Klaffen im rechten Wirbelbogengelenk.

4. Hubfreie Mobilisation der BWS

- Extension/Flexion: Den meisten Patienten fällt es schwer, die Extensions- und Flexionsbewegung der BWS selektiv wahrzunehmen. Die hubfreie Mobilisation in Seitenlage mit deutlichen Hilfen der Therapeutin durch Druckwahrnehmung am Dornfortsatz und das Verlängern und Verkürzen eines Abstandes auf der Haut sind Wahrnehmungshilfen beim Erlernen dieser Bewegung, die der Patient auch alleine durchführen kann.

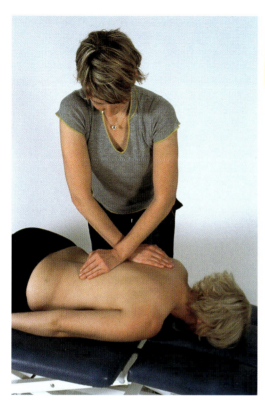

Abb. 3.36 Mobilisation in der BWS in Bauchlage mit dem Kreuzgriff. Mobilisiert wird hier das Bewegungssegment Th7–8 rechts.

telpunkts nach kranial fördert gleichzeitig die aktive Aufrichtung der gesamten Wirbelsäule.
Als mobilisierende Lagerungen für zu Hause können den Patienten Drehdehnlagen aus der Atemtherapie gezeigt werden.

Rippen

1. Mobilisation der Rippen durch den Kreuzgriff
- Ausgangsstellung Patient: Bauchlage, bei sehr flacher BWS leichte Kyphosierung durch Unterlagerung. Der Kopf ist zur blockierten Seite rotiert.
- Ausgangsstellung Therapeutin: Sie steht auf Höhe der zu mobilisierenden Rippe auf der nicht zu behandelnden Seite. Die Fixationshand liegt mit dem Kleinfingerballen auf dem Querfortsatz der nichtmobilisierten Seite. Bei Mobilisation der rechten Rippen ist die rechte Therapeutenhand die Fixationshand. Die Mobilisationshand liegt

Die umliegenden Weichteile werden mit der mobilisierenden Massage begleitend behandelt (**Abb. 3.37a–b**). Der Patient gibt dem Druck der Therapeutin nach. Durch einen axialen Druck rechtwinkelig zur Extensions-/Flexionsachse folgt eine extensorische Bewegung der BWS. Durch Erwiderung des Drucks kommt es zur flexorischen Bewegung.
Die Bewegung kann auch im Atemrhythmus erfolgen. Dabei ist zu beachten, dass bei der Einatmung eine minimale Extension der BWS mit Vergrößerung des frontalen und sagittalen Thoraxdurchmessers, bei der Ausatmung eine Flexion stattfindet. Patienten mit einem starren Thorax zeigen häufig folgendes Verhalten: Extension mit Atemhilfsmuskeleinsatz bei der Einatmung und Flexion mit Bauchmuskeleinsatz bei der Ausatmung.
- **Rotation:** Durch die hubfreie Mobilisation der Rotation im Sitz können bei konstant bleibendem Körperabschnitt Kopf/Becken vor allem der zervikothorakale und lumbothorakale Übergang mobilisiert werden. Dabei liegen die Arme überkreuzt vor der Brust. Die Verlängerung des Schei-

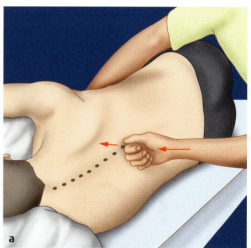

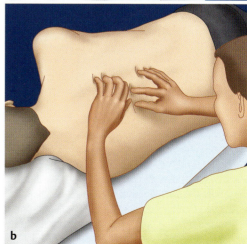

Abb. 3.37a–b Mobilisierende Massage im Bereich der BWS. **a** Üben der Bewegungen. **b** Bearbeitung der Muskulatur während der Bewegung.

mit der ulnaren Handkante auf der Rippe, das Os pisiforme liegt am Angulus costae, unmittelbar lateral zum zugehörigen Wirbelquerfortsatz.
- Durchführung:
  – Bei der Mobilisation der rechten Rippe wird der Querfortsatz in Rechtsrotation fixiert und die Rippe nach ventral, lateral und kaudal mobilisiert.
  – Im Kostotransversalgelenk entsteht eine Separation.
  – Die Mobilisation ist bei Inspirations- und Exspirationsblockierungen der Rippen 4–12 möglich.

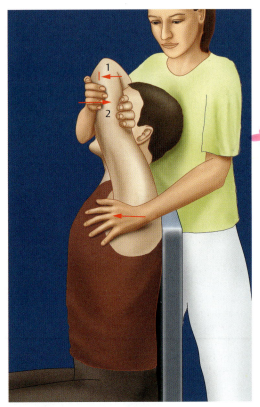

Abb. 3.38 Mobilisation der oberen Rippen.

2. Mobilisation der oberen Rippen (Abb. 3.38)

Mit einer leichten Abwandlung kann die Automobilisation der BWS in Extension über eine Stuhllehne oder Handtuchrolle auch zur Mobilisation der oberen Rippen genutzt werden.
- Ausgangsstellung Patient: Sitz, Stuhl mit hoher Lehne oder entsprechend verstellbare Behandlungsbank, als Alternative Rückenlage mit Polster. Die Stuhllehne oder Unterlagerung befindet sich am kaudalen Wirbel. Der Patient verschränkt die Arme und legt sie von ventral gegen die Stirn. Das Kinn ist angezogen, um eine Extension in der mittleren und oberen HWS zu vermeiden.
- Ausgangsstellung Therapeutin: Lateral des Patienten. Eine Hand umfasst von ventral die Unterarme des Patienten, die andere kann die Weite des Interkostalraumes tasten oder Gegenhalt an der kaudalen Rippe geben.
- Durchführung:
  – Die Therapeutin bewegt die Arme des Patienten nach dorsal, wodurch weiterlaufend eine Extension im zervikothorakalen Übergang und eine Anhebung der Rippen in der Sagittalebene erfolgt.
  – Bei der Einatmung drückt der Patient seine Unterarme leicht nach ventral gegen den Therapeutenarm (**Abb. 3.38**, 1), bei der Ausatmung und Entspannungsphase bewegt die Therapeutin über das Polster oder die Lehne weiter nach dorsal (**Abb. 3.38**, 2).
  – Die Mobilisation kann der Patient in Rückenlage oder über die Stuhllehne als Automobilisation durchführen.

3. Mobilisation der 1. Rippe (Abb. 3.39)
- Ausgangsstellung Patient: Rückenlage. Der Kopf ist zur mobilisierten Seite gedreht und geneigt. Dies führt zu einer Entspannung der Mm. scaleni und einem Traktionsimpuls im Kostotransversalgelenk, da der Querfortsatz zur kontralateralen Seite bewegt wird.
- Ausgangsstellung Therapeutin: Kranial des Patienten, dessen Kopf in der oben angegebenen Stellung fixiert wird (*Beachte:* Keine Kompression auf die HWS setzen!)
- Durchführung: Bei der Ausatmung gibt die Mobilisationshand mit der Radialseite des Zeigefingergrundgelenks von dorsal auf der 1. Rippe flächig einen Schub nach ventral-kaudal.

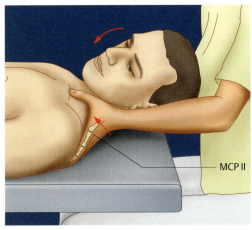

Abb. 3.39 Mobilisation der 1. Rippe.

- Dieselbe Technik kann an der 2. Rippe durchgeführt werden.
4. **Automobilisation der unteren Rippen** (**Abb. 3.40**)
   - Ausgangsstellung Patient: Seitenlage. Die BWS ist durch ein Polster unter dem Thorax in Lateralflexion gelagert. Die Aufspreizung der oberen Rippen wird durch Schulterabduktion und Adduktion des oberen Hüftgelenks verstärkt. Das untere Bein ist in Flexion gelagert.
   - Durchführung:
     - In der Einatemphase verstärkt eine Verlängerung der oberen Seite über Kranial- und Kaudalbewegung von Arm und Bein die Aufspreizung der Rippen.
     - Die Interkostalmuskeln erfahren einen Dehnungsreiz.
     - Die Rippenmobilisation kann durch Weichteiltechniken seitens der Therapeutin unterstützt werden.
     - Packegriffe und Interkostalausstreichungen mobilisieren die Gewebeschichten im Thoraxbereich.

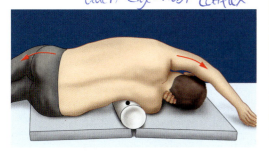

Abb. 3.40 Automobilisation der unteren Rippen.

5. *Atemlenkung in die hypomobilen Thoraxbereiche*
Im Anschluss an die Rippen- und BWS-Mobilisation kann die Atembewegung in die hypomobilen Abschnitte gelenkt werden. Hier ist ein unterstützender Einsatz von Atempattern aus der PNF möglich.

Atempattern im kaudalen lateralen Thoraxbereich fördern die Entspannung des Diaphragmas, vor allem des Pars costalis.

6. *Dehnen von Muskeln, die die Thoraxbewegung behindern*
Die die Thoraxbewegung durch Verkürzung behindernden Muskeln werden gedehnt. Wichtig sind vor allem die Mm. scaleni (fixieren die 1. u. 2. Rippe in Einatemstellung), M. pectoralis minor (fixiert den Schultergürtel in Ventralrotation und die 3.–5. Rippe) und M. pectoralis major (verhindert die Einordnung des Körperabschnitts Thorax gemeinsam mit den Bauchmuskeln).

Durch Dehnlagerungen kann der Patient die Muskeln selbst dehnen.

HWS

> Die HWS-Rotation läuft bis Th4. Bei hypomobilem zervikothorakalen Übergang wird die mangelnde Rotation in den mittleren HWS-Segmenten und den Bandscheiben kompensiert. Die Folgen sind Hypermobilitäten und Scherbelastungen.
> In den Bewegungssegmenten C7/Th1 und Th1/Th2 sind Extensions- und Rotationseinschränkungen am häufigsten. In den Segmenten Th2/Th3 und Th3/Th4 treten oft Flexionseinschränkungen auf.

1. **Mobilisation des zervikothorakalen Übergangs mit der Hypomochliontechnik in Rückenlage** (Extension und Rotation; **Abb. 3.41**)
   - Ausgangsstellung Patient: Rückenlage, Kopfteil negativ, Unterlagerung des Kopfes mit einer Halbrolle.
   - Durchführung:
     - Eine Therapeutenhand schient die gesamte HWS bis C7 und den Kopf.
     - Durch einen leichten Zug nach kranial bleibt die HWS stabil.
     - Die kaudale Therapeutenhand fixiert mit dem Nasengriff (Daumen und gebeugter Zeigefinger) den kaudalen Wirbelbogen.
     - Der Unterarm liegt auf der Halbrolle, die als Hypomochlion dient.
     - Die Mobilisation des kaudalen Wirbels erfolgt nach ventral durch ein leichtes In-die-Knie-gehen der Therapeutin.
     - Mit der kranialen Hand muss die HWS des Patienten stabil gehalten werden. Sie darf sich im Raum nicht mit nach unten zum Boden bewegen, da es sonst zur Extension in der mittleren HWS kommt.

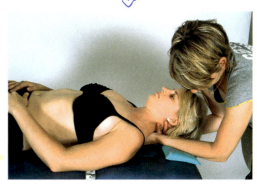

Abb. 3.41 Hypomochliontechnik zur Verbesserung der Extension und Rotation im zervikothorakalen Übergang.

– Durch den Schub auf den kaudalen Wirbel findet eine Extension in den Wirbelbogengelenken statt.
– Rotation des Kopfes zu einer Seite betont die Konvergenzbewegung.

2. Segmentale Mobilisation der HWS-Segmente unterhalb C2 zur Verbesserung der Divergenzbewegung
- Ausgangsstellung Patient: Sitz.
- Ausgangsstellung Therapeutin: Die Grifftechnik entspricht der bei der segmentalen Bewegungsprüfung, nur wird hier der kaudale Wirbel mit dem Gabelgriff von dorsal fixiert und die ulnare Handkante der Mobilisationshand liegt genau am zu mobilisierenden Wirbelbogengelenk (S. 191 **Abb. 3.28a–b**).
- Durchführung:
  – Bei der Mobilisation des linken Gelenks in Divergenz wird die HWS in Flexion, Rechtsrotation und Rechtsseitneigung eingestellt.
  – Die Mobilisationshand gleitet nach ventralkranial.
  – Der Unterarm der Therapeutin steht in Behandlungsrichtung.
  – Durch einen Zug in kraniale, leicht dorsale Richtung kommt es zur Traktion im Gelenk.
  – Die Divergenzmobilisation kann durch PIR gekoppelt mit der Augenbewegung unterstützt werden.

3. Segmentale Mobilisation der HWS-Segmente unterhalb C2 zur Verbesserung der Konvergenzbewegung
- Ausgangsstellung Patient: Sitz.
- Ausgangsstellung Therapeutin: Zur Verbesserung der Konvergenzbewegung im linken Facettengelenk steht die Therapeutin auf der rechten Seite. Die Prinzipien der Grifftechnik sind dieselben wie bei der Divergenzmobilisation.
- Durchführung:
  – Die HWS wird in die Extension, Lateralflexion und Rotation nach links gebracht.
  – Die Gleitbewegung geht nach dorsal-kaudal.
  – Die Traktionsmobilisation erfolgt durch einen leichten Zug nach dorsal-kranial.
  – Die Behandlungsebene ist die Facette des kaudalen Wirbels. Diese Ebene ist für die Gleitbewegung und Traktionsrichtung entscheidend.

Alle Muskelentspannungstechniken an der HWS können über die Augenbewegung gesteuert werden, da die Muskeln mit Rotationsfunktion in der HWS mit der Augenbewegung verschaltet sind. Bei der Blickwendung nach rechts kommt es auf der rechten Seite zu einer tastbaren Tonuserhöhung, noch bevor eine Bewegung der HWS erfolgt.

4. Detonisieren der autochthonen kurzen Nackenmuskeln (**Abb. 3.42**)
Hierbei handelt es sich um eine Druckinhibition und eine Quermassage zwischen Atlasbogen und Okziput.
- Ausgangsstellung Patient: Rückenlage.
- Ausgangsstellung Therapeutin: Am Kopfende.
- Durchführung:
  – Die Fingerkuppen liegen flächig unmittelbar kaudal vom Okziput.
  – Der Kopf des Patienten ruht auf den Händen der Therapeutin.
  – Durch das Gewicht des Kopfes kommt es durch die Fingerkuppen lokal an den Muskelspindeln zu einem Dehnungsimpuls.
  – Bei der Quermassage bewegen sich die Finger nach ventral-lateral, während der Kopf in leichte Extension bewegt wird.

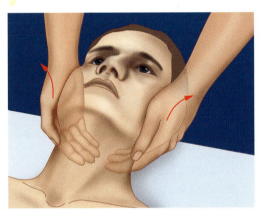

Abb. 3.42 Quermassage der oberen kurzen Nackenmuskeln.

5. Längsdehnung des M. trapezius pars descendens, M. levator scapulae und Mm. scaleni (**Abb. 3.43a–b**)
Die Therapeutin kann die Muskeln in Rücken- oder Seitenlage dehnen. Zur Eigendehnung des Patienten eignet sich auch die Seitenlage.
Kopfeinstellung bei Dehnung rechts:
- M. trapezius pars descendens: Flexion, Linksseitenneigung und Rechtsrotation; Dehnung erfolgt über Schultergürteldepression.
- M. levator scapulae: Flexion, Linksseitenneigung und Linksrotation; Dehnung erfolgt durch eine Hand an der Skapula am Angulus superior, Bewegung der Skapula nach kaudal-lateral.
- M. scalenus anterior und medius: Extension, Linksseitenneigung und Rechtsrotation; Dehnung erfolgt durch eine Hand an der Klavikula und den oberen Rippen in kaudale Richtung.
- M. scalenus posterior: Flexion, Linksseitenneigung und Linksrotation; Dehnung erfolgt durch

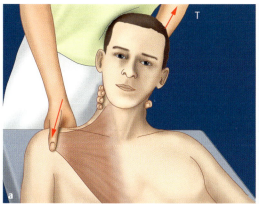 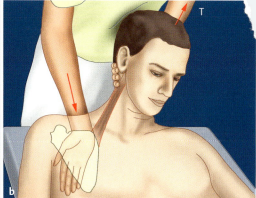

Abb. 3.43a–b Muskeldehnung. **a** M. trapezius pars descendens. **b** M. levator scapulae.

eine Hand an den kranialen Rippen (v.a. 2. Rippe) in kaudale Richtung.
- **M. sternocleidomastoideus:** Extension, Linksseitenneigung und Rechtsrotation. Bei ventraltranslatiertem Kopf wird er vom Flexor zum Extensor, da seine Kraftwirkungslinie über den Drehpunkt wandert. Er fixiert dann die Kopfgelenke in Extension.

Verbessern der Wirbelsäulenstabilität
Allgemein
Aktive Maßnahmen

Diese sind den passiven Maßnahmen (Kap. 2.3) vorzuziehen, die bei Schmerzen begleitend eingesetzt werden können. Die segmentale Stabilisation erfolgt in erster Linie über die kleinen autochthonen Muskeln. Sie werden durch gezielte rotatorische Impulse mit nicht zu hoher Hubbelastung angesprochen. Zu frühe und hohe Hubbelastung aktiviert überwiegend die großen oberflächlichen Ketten. Dabei kann durch unzureichende segmentale Stabilität eine Scherbelastung mit Verstärkung der Hypermobilität auftreten.

Neuere Forschungsarbeiten belegen, dass die tiefen Muskeln (z.B. M. multifidus und M. transversus abdominis) aufgrund ihrer federnden elastischen Eigenschaften besonders wirksam bei Wirbelsäuleninstabilitäten auftretende anormale intersegmentale Bewegungen verhindern (Hides et al. 1997). Bereits schwache Kokontraktionen gewährleisten nahezu maximale Segmentstabilität (Kap. 5.3, *Innere und äußere Einheit der stabilisierenden Systeme*).

> *Beinachsentraining verbessert die Funktion der Beine als „tragende Säulen" für die Wirbelsäule.*

Beispiele: Stabilisierende Maßnahmen
1. Segmentale Stabilisation
- Ausgangsstellung Patient: LWS und BWS in Seiten-, HWS in Rückenlage.
- Ausgangsstellung Therapeutin:
  – Ventral des Patienten. Über die ulnare Handkante setzt sie einen rotatorischen Widerstand über die Querfortsätze.
  – Bei der HWS steht sie am Kopfende. Die radialen Zeigefingerkanten liegen von lateral an den Querfortsätzen.
- Durchführung:
  – Zuerst wird Tiefenkontakt durch die Weichteile aufgenommen und dann ein langsam anschwellender Widerstand gesetzt.
  – Die Seitenlage des Patienten lässt sich durch Veränderung der Arm- und Beinlagerung labiler gestalten.
  – Die segmentale Stabilisation an der HWS kann auch im Sitz durchgeführt werden.

2. Stabilisation im Vierfüßlerstand
- Ausgangsstellung Patient: Vierfüßlerstand, die Körperabschnitte sind in der Körperlängsachse eingeordnet.
- Durchführung:
  – Wechselnde Druckverstärkung unter einem Bein führt reaktiv zu einer Druckverstärkung unter dem kontralateralen Arm. Nur so bleibt der Schwerpunkt über der Mitte der Unterstützungsfläche mit der Folge einer stimulierenden Wirkung auf die Rotatoren.
  – Der Vierfüßlerstand lässt sich durch Verkleinerung der Unterstützungsfläche labiler gestalten.
  – Das Abheben einzelner Extremitäten erhöht die Hubbelastung für die Rotatoren.

– Stabilität kann auch mit Mobilität kombiniert werden, z.B. statische und dynamische Skapula- und Beckenpattern: am Standarm Approximation mit statischer Aktivität in Depression posterior an der Skapula, am Spielarm dynamische Skapula- und Armpattern.

3. Skapula- und Beckenpattern aus der PNF

Skapula- und Beckenpattern können sehr gut in Seitenlage kombiniert werden, z.B. Kombination der Depression posterior an der Skapula mit Elevation anterior am Becken. Die Pattern lassen sich dynamisch und statisch kombinieren. Auf die Wirbelsäule laufen sie als rotatorische Aktivität weiter.

4. Gangfazilitation aus der PNF

Die Gangfazilitation verbessert die Beckenstabilität auf dem Standbein. Die Standbeinfunktion wird durch die gezielte Approximation entlang der Beinlängsachsen stabilisiert. Der Reiz auf die Gelenkrezeptoren erhöht die Funktion der Stützmuskeln. Am Spielarm und Spielbein lassen sich gleichzeitig dynamische Pattern durchführen.

Erarbeiten ökonomischen Bewegungsverhaltens

> *Simulieren Sie mit dem Patienten reale Alltagssituationen und beobachten Sie ihn bei Alltagsbewegungen, z.B. beim An- und Auskleiden oder Aufstehen und Hinlegen. Lassen Sie sich durch seinen Beruf bzw. Hobbys bedingte Bewegungsabläufe vormachen.*
> *Überlegen Sie, wie Sie dem Patienten den Bewegungsablauf erleichtern können (z.B. durch Abgeben von Gewichten oder durch Hilfsmittel).*
> *Bedenken Sie, dass manche Bewegungsabläufe im Alltag/Beruf nicht absolut optimierbar sind. Durch einen gezielten Bewegungsplan muss das Bewegungssystem lernen, dennoch mit einem Höchstmaß an Ökonomie zu arbeiten.*

- Ungünstige Arbeitshaltungen mit ungenügender muskulärer Stabilisation der Wirbelsäule belasten die LWS und die Sakroiliakalgelenke mit dem langen Hebel des Oberkörpers. Daher werden vor allem am Anfang Bücktraining und Alltagsbewegungen mit mehr vertikaler Oberkörpereinstellung geübt. Später können bei entsprechenden Längenverhältnissen (Kap. 2, Bewegungsverhalten) zunehmend horizontalere Einstellungen hinzukommen.
- Körperfernes Arbeiten verlängert den Lastarm für die wirbelsäulenstabilisierende Muskulatur, weshalb körpernahes Arbeiten trainiert wird.
- Den Patienten müssen Ausgleichsmöglichkeiten gezeigt werden (vor allem bei nicht veränderbaren Bewegungsabläufen). So können im Büro z.B. bei HWS-Problemen das Kopfgewicht auf die Hände abgeben oder die BWS über die Lehne des Bürostuhls in Extension mobilisiert werden (weitere Beispiele in Kap. 5.2).

Aufklärung des Patienten über mögliche Entstehungsmechanismen des Schmerzes

- Anatomische Bilder unterstützen die Erklärung, sodass sich die Patienten funktionelle Aspekte besser vorstellen können.
- Die Patienten lernen ihre Belastbarkeit richtig einzuschätzen und auf ihren Körper zu hören, z.B. wann es sinnvoll ist, die Belastung zu reduzieren bzw. zu steigern. Dabei hilft das Erfragen des genauen Schmerzverhaltens in der Anamnese (bei welchen Tätigkeiten Schmerzen zunehmen oder wie sie positiv beeinflussbar sind). Die Einschätzung auf der Schmerzskala objektiviert die Schmerzwahrnehmung, wodurch die Patienten schon für kleine Veränderungen sensibilisiert werden.
- Ökonomische Bewegungsabläufe werden nur in den Alltag eingebaut, wenn der Patient die Notwendigkeit erkennt. Das Umsetzen der neuen Bewegungsabläufe ist ausschließlich über die Bewusstseinsebene möglich und dauert daher sehr lange, bis sie in den Alltag integriert werden. Dieser Schritt gelingt nur bei hoher Motivation und wenn die Bewegungsabläufe in alltagsnahen Situationen gelernt wurden (Kap. 2, Bewegungsverhalten).

Dem Patienten seine Rolle als aktiver Teilnehmer an der Rehabilitation vermitteln

- Eigenübungen müssen regelmäßig kontrolliert werden, da positive Verstärkung die Motivation unterstützt.
- Entlastungsstellungen oder -lagerungen regelmäßig in den Alltag integrieren.
- Schmerz lindernde unterstützende Maßnahmen (z.B. Wärmeanwendungen) können Patienten regelmäßig selbstständig durchführen.
- Der Patient unterstützt die Rehabilitation, indem er sich nicht ständig über- oder zu gering belastet, wie z.B. bei chronischen Schmerzsyndromen.
- Patienten mit chronischen Schmerzsyndromen bekommen wieder Vertrauen zu ihrem Körper und lernen, sich ohne Schmerz zu bewegen. Automobilisationen beginnen mit der schmerzfreien Bewegungsrichtung, oder die Bewegungsamplitude wird so klein gewählt, dass sie den Schmerz noch nicht verstärkt.

Zusammenfassung: Physiotherapeutische Behandlung bei Patienten mit Wirbelsäulensyndromen

Schmerzen lindern und die Wirbelsäule entlasten
- Maßnahmen aus der physikalischen Therapie: z.B. heiße Rolle, Elektrotherapie.
- Weichteiltechniken im Bereich überlasteter Muskeln und Ligamente: Quermassage, Querfriktion, Druckinhibition.
- Entlastungsstellungen und -lagerungen (Kap. 5).
- Segmentale, intermittierende Traktion zur Anregung des Stoffwechsels vor der segmentspezifischen Mobilisation.

Verbessern der Beweglichkeit hypomobiler Wirbelsäulenabschnitte bzw. Beseitigen reversible Funktionsstörungen
- Bei der Beseitigung reversibler Funktionsstörungen kommen manualtherapeutische Gelenktechniken zum Einsatz. Die Gelenktechniken werden durch Weichteiltechniken (z.B. Quermassage) unterstützt.
- Anschließend wird die Beweglichkeit über die gesamte Bewegungsbahn erst hubfrei und zunehmend bis zur vollen Belastung wiederhergestellt.
- Nach der passiven Gelenkmobilisation erlernt der Patient Automobilisationen für die einzelnen Wirbelsäulenabschnitte.
- Angrenzende Gelenke müssen gegebenenfalls zentriert und mobilisiert werden. Bei LWS-/SIG-Syndromen sind die Hüftgelenke, bei HWS- und BWS-Syndromen die Schultergelenke zu berücksichtigen.
- Muskeln, die durch Verkürzung Fehlstellungen und Funktionsstörungen begünstigen werden gedehnt. Der Patient erlernt auch Eigendehnungen.

Verbessern der Wirbelsäulenstabilität
- Bei der Stabilisation müssen innere und äußere Einheit der stabilisierenden Systeme in Funktion gebracht werden.
- Begonnen wird mit der segmentalen Stabilisation, zuerst in unbelasteten Ausgangsstellungen, allmählich zunehmend in vertikalen Positionen.
- Die Stabilisation muss sowohl statisch als auch dynamisch erfolgen.

Erarbeiten ökonomischen Bewegungsverhaltens
- Am Anfang Bücktraining und Greifbewegungen mit kurzen Hebeln erarbeiten.
- Zunehmend die Hebel verlängern.
- Bücktraining so gestalten, wie es der Patient im Alltag benötigt.
- Nicht alle Bewegungsabläufe im Alltag/Beruf sind absolut optimierbar. Durch einen gezielten Bewegungsplan lernt das Bewegungssystem mit einem Höchstmaß an Ökonomie zu arbeiten.

Aufklärung des Patienten über mögliche Entstehungsmechanismen des Schmerzes
- Zur unterstützenden Erklärung werden Bilder herangezogen, damit sich die Patienten funktionelle Aspekte besser vorstellen können.
- Die Patienten lernen, ihre Belastbarkeit richtig einzuschätzen.
- Ökonomische Bewegungsabläufe werden nur in den Alltag eingebaut, wenn der Patient die Notwendigkeit erkennt.

Dem Patienten seine Rolle als aktiver Teilnehmer an der Rehabilitation vermitteln
- Eigenübungen müssen regelmäßig kontrolliert werden, da positive Verstärkung die Motivation unterstützt.
- Der Patient unterstützt die Rehabilitation, indem er sich nicht ständig überlastet oder zu gering belastet.
- Patienten mit chronischen Schmerzsyndromen lernen, wieder Vertrauen zu ihrem Körper zu bekommen und sich ohne Schmerz zu bewegen.

3.4 Tendopathien (Tendinitis, Insertionstendopathie)

Definition

Es handelt sich um einen schmerzhaften Reizzustand der Sehne, des Muskelsehnenübergangs oder ihrer Insertion am Knochen.

Symptome

Die Patienten haben vor allem bei aktiver Bewegung Schmerzen. Abnahme der Gewichte der Extremität erleichtert den Schmerz, da die exzentrische Belastung der Muskeln reduziert wird. Der Schmerz im Bereich des Muskels wird oft als dumpf und diffus empfunden. Bei akuter Reizung kann er auch hell und scharf sein und dadurch die Funktion des Muskels komplett hemmen. Manchmal fühlt sich der Muskel steif an.

Oft treten die Beschwerden erst nach der Belastung auf. Während der Bewegung ist die Stoffwechsellage im Muskel gut, und die mechanischen Inputs hemmen die Nozizeption. Kommen Muskel und Sehne zur Ruhe, überwiegt das chemische Milieu der Entzündungsreaktion an der Sehne, die zur Aktivierung der Schmerzrezeptoren führt.

Ätiologie und Pathogenese

- Häufig besteht eine Relationsstörung der Muskeln hinsichtlich Spannung, Aktivierung und Kraftentwicklung.
- Akute Überlastung der Muskeln durch ein Trauma, z.B. durch eine plötzliche maximale Kontraktion beim Abfangen eines Sturzes.
- Chronische Überlastung der Muskeln durch einseitige Belastung. So können z.B. durch langes Arbeiten am Computer Überlastungen an den Extensoren des Handgelenks entstehen. Im proximalen Anteil leisten die Muskeln statische Daueraktivität, im distalen Bereich müssen sie koordiniert dynamisch arbeiten.
- Chronische Überlastung durch konstitutionelle Abweichungen, wie z.B. Abduktionssyndrom durch sehr großen frontalen Thoraxdurchmesser bei geringer Schultergelenkbreite (Kap. 2.4).
- Chronische Überlastung durch statische Abweichungen. So kann z.B. eine nach vorne geneigte Körperlängsachse durch Gewichtverschiebung ein Extensionssyndrom mit Überlastungen am Schultergürtel nach sich ziehen, oder ein Genu valgum kann zur Überlastung der Pes-anserinus-Gruppe führen (Kap. 2.4).
- Chronische Überlastung durch Hypomobilitäten in der Wirbelsäule und mangelnde Stabilität des Schultergürtels auf dem Thorax. Eine mangelnde Extension der Wirbelsäule führt zur Überlastung der Schultergelenke und -muskeln. Bei den letzten 30° der Flexion und Abduktion läuft normalerweise die Bewegung auf die Wirbelsäule weiter. Wird dies durch mangelnde Bewegungstoleranz behindert, kann es im Schultergelenk durch Kompensation zur Hypermobilität mit Überlastung der Muskeln kommen.
Fehlt die Stabilität des Schultergürtels auf dem Thorax, bietet die Skapula kein Punctum fixum für die Muskeln, die den Humeruskopf zentrieren und deren Funktion am Arm. Durch Verlagerung der Skapula auf den Thorax verändern sich die wirksamen Hebel der Muskeln; die Kraftarme können kürzer werden und dadurch die Muskeln schneller überlasten.
- Chronische Überlastung durch Hypermobilität. Ein instabiles Schultergelenk bewirkt eine Überlastung der Schultergelenkzentrierer (M. supraspinatus, M. infraspinatus, M. subscapularis, lange Bizepssehne) (Kap. 2.3).
- Chronische Überlastung infolge dauernder Druckbelastung durch anatomische Engpässe, wie z.B. Supraspinatustendopathie durch Enge im subakromialen Raum. Diese Engen sind häufig die Folge einer mangelnden Zentrierung des Humeruskopfes. Durch Überwiegen der Roll- gegenüber der Gleitkomponente kranialisiert sich der Humeruskopf bei der Flexion und Abduktion des Armes und stößt dadurch am Tuberculum majus an.
- Sportliche Überlastung. Beispielsweise wird beim Tennis durch falsche Aufschlagtechnik die Aktivität nur aus dem Arm geholt und läuft nicht auf den Rumpf über. Die Folge sind Schmerzen im Schultergelenk.
- Lang dauernde statische Belastungen führen durch eine Durchblutungsverminderung zu einem Sauerstoffmangel der Sehnen und des Muskels, was zu einer Degeneration der Sehnen führen kann. Sehnen mit anatomisch bedingter kritischer Durchblutungssituation sind dafür besonders anfällig (z.B. M. supraspinatus).
- Neuropathien müssen manchmal von Tendopathien differenziert werden. Verminderte Gleitfähigkeit und Elastizität von Neuralstrukturen können ähnliche Symptome verursachen. Ebenso können sie durch die reduzierte Beweglichkeit Überlastungen der Sehnen provozieren (Kap. 3.8).

Lokalisation

Obere Extremität
Schulter
- M. supraspinatus (S. 215).
- M. infraspinatus: Dezentrierungen des Humeruskopfes nach ventral und kranial führen zur Überlastung, da der Muskel den dezentrierenden Kräften entgegenwirkt. Ungünstige Konstitution (z.B. breites Becken) bewirkt beim Gehen oft eine gangtypische Armbewegung mit Abduktion und Außenrotation und kann den Muskel dauerhaft überlasten.
- M. biceps brachii: Die lange Bizepssehne ist häufiger überlastet als der kurze Kopf. Eine Dezentrierung des Humeruskopfes nach ventral setzt die Sehne dauerhaft unter Spannung.
- M. subscapularis: Eine plötzliche maximale Kontraktion in Innenrotation aus gedehnter Stellung (z.B. Wurfbewegung) kann den Reiz am Tuberculum minus auslösen.

Ellenbogen
- Epicondylitis lateralis (Tennisellenbogen) :
  - M. extensor carpi radialis longus;
  - M. extensor carpi radialis brevis;
  - M. extensor digitorum;
  - M. extensor carpi ulnaris.

> Am häufigsten sind die beiden Muskeln mit Ursprung am Epicondylus lateralis betroffen, nämlich M. extensor carpi radialis brevis und M. extensor digitorum (S. 31).

- Epicondylus medialis (Golferellenbogen):
  - M. flexor carpi radialis;
  - M. palmaris longus;
  - M. flexor digitorum superficialis;
  - M. flexor carpi ulnaris;
  - M. pronator teres.

Eine Tendopathie kann nach einer langen einförmigen Tätigkeit mit Fingerflexion und Pronation auftreten, wie z.B. beim Schrauben festdrehen.

Eine Tendopathie der Flexoren kann auch die Folge einer Tendopathie der Extensoren sein, die durch die dauerhafte Tonusveränderung nur noch geringer belastbar sind.

Verkürzte Extensoren führen ebenfalls zur Überlastung. Eine dauerhafte Fehlhaltung in Kyphose und mit innenrotierten Schultergelenken bewirkt die Tonusveränderung der gesamten Armmuskulatur. Die Folge können Tendopathien der Handflexoren und -extensoren sein. Der M. flexor carpi ulnaris kann durch eine Fehlstellung des Os pisiforme gereizt werden. Das Os pisiforme sitzt als Sesambein in den Sehnen des M. flexor carpi ulnaris und des M. abductor digiti minimi. Beide Muskeln stabilisieren den ulnaren Strahl. Ein Sturz auf die Hand kann z.B. zu einer Fehlstellung des Os pisiforme führen. Die Beweglichkeit lässt sich bei angenäherten Muskeln (Palmarflexion) nach medial und lateral testen.

Untere Extremität
Hüfte
Im Bereich des Hüftgelenks treten Tendopathien häufiger kombiniert mit strukturell bedingten Erkrankungen auf, wie z.B. Koxarthrose oder Fehlstellungen am Hüftgelenk, Coxa valga oder kombiniert mit einem statisch bedingten LWS-Syndrom.

- Adduktoren: Eine Fehlstellung des Hüftgelenks kann eine Verkleinerung der Kraftarme bewirken. Durch die Coxa valga kommt es infolge der sehr nah beieinander liegenden Hüftgelenkszentren zu kleineren Kraftarmen, was eine schnellere Überlastung zur Folge hat.

Verkürzte Adduktoren werden beim Sport sehr leicht gereizt, z.B. bei bestimmten Bewegungsabläufen in Kampfsportarten.

- M. iliopsoas und M. rectus femoris: Verkürzte Hüftflexoren werden beim Sport sehr leicht gereizt. Bei plötzlicher maximaler Kontraktion aus gedehnter Stellung ohne vorhergehende, ausreichende Aufwärmung, z.B. dem Start beim Kurzstreckenlauf.

Ein dorsalrotiertes SIG kann einen Ansatzreiz des M. rectus femoris und des M. iliacus auslösen, da beide die Fehlstellung beheben wollen und sich daher hyperton einstellen.

- Ischiokrurale Muskelgruppe: Die Tendopathie kommt bei Sportlern und nach langem Arbeiten in gebückter Haltung (z.B. Gartenarbeit) vor. Der M. biceps femoris kann durch eine Fehlstellung im proximalen Tibiofibulargelenk (z.B. als Folge eines Inversionstraumas) am Fibulaköpfchen ebenso wie bei einem LWS-Syndrom oder einem ventralrotierten Ilium gereizt werden.

Knie
Pes-anserinus-Gruppe: Diese Muskelgruppe unterstützt das Innenband bei der medialen Stabilisation des Kniegelenks und kann Instabilität (z.B. Bandverletzung oder als Folge einer fortgeschrittenen Gonarthrose mit Genu valgum) überlastet werden.

Bei dorsalrotiertem Ilium werden die Muskeln hyperton geschaltet. Statisch bedingte Beinachsenabweichungen führen ebenfalls zur Überlastung, vor allem ein Genu valgum.

Fuß
- M. triceps surae/Achillessehne (S. 224).
- M. tibialis posterior: Der Muskel stabilisiert gemeinsam mit dem M. abductor hallucis und

dem M. flexor hallucis longus die Längswölbung von plantar (**Abb. 3.44**). Im Fall der massiven Abflachung wird er überlastet. Bei Funktionsstörungen des Os naviculare und der Ossa cuneiformia (z.B. nach Inversionstraumen) kann er ebenfalls gereizt werden.

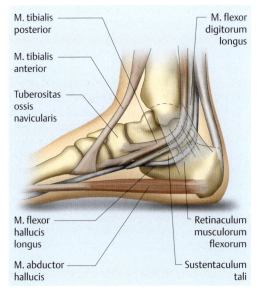

Abb. 3.44 Verlauf der Muskeln, die die mediale Längswölbung stabilisieren.

Diagnostik

- MRT;
- Sonographie.

Durch bildgebende Verfahren werden nur strukturelle Veränderungen der Sehne sichtbar.

Beispiel: Die Supraspinatussehne zeigt Aufrauungen oder Kalkeinlagerungen infolge einer lange bestehenden mechanischen Überbeanspruchung. In diesem Grenzbereich entsteht aus einem rein statischen Syndrom eine degenerative Veränderung. Daher hat die funktionelle Untersuchung bei der Sicherung der Diagnose den höchsten Stellenwert. Das Prüfen der Beweglichkeit, die Palpation und spezifische Schmerzprovokationstests sichern das Untersuchungsergebnis.

Differenzialdiagnose

- Die Sehne als Schmerzursache muss durch spezifische Provokationstests von anderen gelenknahen Strukturen differenziert werden.

Beispiel: Schmerz im Bereich der Schulter bei aktiver Abduktion im Bewegungsbereich von 60–120° kann zwar durch eine Tendopathie der Supraspinatussehne hervorgerufen werden; aber auch alle anderen Strukturen im subakromialen Raum können diesen Schmerz auslösen.

- Differenzierung zwischen Supraspinatussehne und Bursa subacromialis: Bei der passiven Abduktion reduziert sich der Schmerz bei einer Bursitis, wenn die Abduktion mit Zug nach kaudal im Armverlauf durchgeführt wird. Beim Sehnenansatzreiz nimmt der Schmerz zu oder bleibt gleich, da die Sehne durch den Zug vermehrt unter Spannung gerät.
- Eine Bursitis wird zusätzlich mithilfe einer Sonographie sichtbar. Die Palpation und Provokation der Sehne bestätigen den Befund.

Therapie

- Physiotherapie, vor allem Manuelle Therapie: Die Ursache der Überlastung muss ermittelt und gezielt behandelt werden.
- In der sehr akuten Phase ist manchmal eine kurzzeitige Ruhigstellung notwendig. Injektionen und Infiltrationen mit Lokalanästhetika von ärztlicher Seite können die Physiotherapie unterstützen.
- Entlastende Bandagen: Der propriozeptive Input über die Haut kann zur besseren Stabilität des Gelenks beitragen und dadurch Sehnen entlasten.

Beispiele:

- Beim Tennisellenbogen entlastet eine Druckpelotte die Sehnen der Handextensoren am Ursprungsbereich.
- Eine elastische Kniebandage kann die Sehnen des Pes anserinus beim Genu valgum entlasten.
- Operative Therapie: Bei Tendopathien am Epikcndylus medialis und lateralis besteht die Möglichkeit der operativen Behandlung von ärztlicher Seite (Hohmann-Operation, Niethard u. Pfeil 2003). Dabei wird die betroffene Sehnenplatte eingekerbt und eventuell gleichzeitig eine sensible Denervierung nach Wilhelm (Niethard u. Pfeil) durchgeführt.

3.4.1 Physiotherapeutische Untersuchung bei Patienten mit Tendopathien

Anamnese

Einseitige Alltagsbelastungen oder sportliche Belastungen erfragen oder demonstrieren lassen:
- Ist der Auslösemechanismus bekannt oder sind die Schmerzen schleichend und zunehmend aufgetreten?
- Sind die Beschwerden erstmals oder rezidivierend aufgetreten?
- Welche Alltagsfunktionen oder sportlichen Aktivitäten werden durch die Schmerzen beeinträchtigt?
- Schmerzzeitpunkt, Schmerzlokalisation und Schmerzintensität bei verschiedenen Funktionen?

Häufig treten die Schmerzen erst nach der Beanspruchung verstärkt auf, während der Bewegung werden die Nozireceptoren durch die Mechanorezeptoren gehemmt.

Konstitutions- und Haltungsauffälligkeiten

Bei der Beurteilung der Konstitution und der Statik muss die Therapeutin überlegen, welche Abweichung zur Überlastung führte. Daneben können schmerzbedingte Schonhaltungen vorkommen.

Sehnenansätze und Ligamente

- Beim Tasten sind der Sehnenansatz und der Muskel druckschmerzhaft.
- Eventuell ist eine Schwellung der Sehne tastbar.
- Jede Zugbeanspruchung der Sehne führt zu einer Schmerzverstärkung.
- Kontraktionen und Dehnungen des Muskels sind schmerzhaft.

Muskulatur

Der Schmerz verstärkt sich vor allem bei exzentrischer Belastung. Der gereizte Muskel wird aufgrund der Schmerzen bei Kontraktion hypoton geschaltet, da jede Aktivität zur Schmerzverstärkung führt. Bei Dehnung und im Ruhezustand ist er eher hyperton. Die Antagonisten sind ebenfalls häufig tendomyotisch verändert, d.h. zur Schonung des Krankheitsherdes ist sein Tonus hyperton oder hypoton verändert (Kap. 2.1). Die Tonusveränderung der Antagonisten kann auf Dauer ebenfalls zur Überlastung führen.

Die speziellen Schmerzprovokationstests ermöglichen die Abgrenzung zu Bursitis, Gelenkbeteiligung, Engpasssyndromen und anderen Erkrankungen.

Statische und dynamische Widerstandstests aus Mittelstellung und gedehnter Stellung provozieren die Schmerzen:
- Keine Schmerzen und kräftiger Widerstand bedeuten, dass keine kontraktile Struktur betroffen ist.
- Schmerzen bei kräftigem Widerstand können auf eine kleine Läsion (Schädigung) hinweisen.
- Schmerzen erst nach wiederholtem Testen und nur bei exzentrischer Belastung werden möglicherweise von einer kleinen Läsion verursacht.
- Schwacher Widerstand ohne Schmerzen deutet auf eine Sehnenruptur oder Nervenschädigung hin.
- Schwacher Widerstand mit Schmerzen hat eine große Schädigung als Ursache.

Beweglichkeit

Beim Prüfen der Bewegung treten beim aktiven Bewegen durch den Schmerz Ausweichmechanismen auf (z.B. *Painful arc* = schmerzhafter Bogen bei einer Supraspinatustendopathie). Der Arm weicht bei der Abduktion in Flexion und Außenrotation aus, um den subakromialen Raum nicht maximal zu verkleinern. Das Tuberculum majus wird nach dorsal-kaudal bewegt und liegt damit nicht unmittelbar unter dem Akromion.

Möglicherweise ist die passive Bewegung endgradig und schmerzfrei. Bei schon sehr lange bestehendem Reizzustand kann sie jedoch durch die sekundäre gelenkbedingte Einschränkung der Bewegung auch schmerzhaft sein.

Ein Krepitieren der Bewegung kann tastbar sein.

Die Zentrierung der Gelenke muss geprüft werden!

Beispiel: Bei der passiven Bewegung der Schulter ist das Überwiegen der Rollkomponente gegenüber der Gleitkomponente am Humeruskopf gut tastbar. Die Kranialisation bei der Abduktion kann zur Überlastung der Supraspinatussehne führen.

Bewegungsverhalten

Vor allem bei aktiver Bewegung bestehen Kompensationsmechanismen, um den schmerzhaften Bereich zu umgehen.

Beispiel: Painful arc der Schulter bei Tendopathie des M. supraspinatus.
Häufig vermeiden die Patienten die Phasen der exzentrischen Belastung, indem sie die Gewichte der Extremität mit der anderen Hand unterstützen.

> Bei Tendopathien der oberen Extremität müssen die HWS, bei Tendopathien der unteren Extremität die LWS und die Sakroiliakalgelenke mituntersucht werden!

3.4.2 Physiotherapeutische Behandlung bei Patienten mit Tendopathien

Ziele und Maßnahmen

Körperstruktur/-funktion (Impairment)

Schmerzen lindern durch Förderung des lokalen Reizabbaus
- Heiße Rolle, Eis oder Elektrotherapie (vor allem Ultraschall).
- Passive Maßnahmen (z.B. entlastende Bandagen oder Tapeverbände) ergänzen die physiotherapeutische Behandlung.
- Druckinhibition am tendoperiostalen Übergang.
- Querfriktion: Vermeiden bzw. Lösen von Verklebungen. Durch erneutes „Akutmachen" werden Wundheilungsprozesse in Gang gebracht. Die Schmerzrezeptoren lassen sich durch Aktivierung der Mechanorezeptoren hemmen (am tendoperiostalen Übergang wegen der Reizung des Periosts keine Querfriktionen anwenden; Kap. 2.1).

> Bei der Querfriktion handelt es sich um eine rein symptomatische Behandlung, durch die sich die Ursache nicht beseitigen lässt. Daher sollte sie niemals als alleinige Therapie angewendet werden! Sie kommt nur an direkten Sehnenansätzen zum Einsatz, während an indirekten mit Druckinhibition gearbeitet wird.

Beispiel: Querfriktion nur am Caput breve des M. biceps brachii durchführen, da das Caput longum einen indirekten Sehnenansatz hat. Bei einem indirekten Sehnenansatz verläuft die Sehne längere Zeit parallel zum Periost und ist damit verhaftet (bei der langen Bizepssehne im Sulcus intertubercularis). Bei indirekten Sehnenansätzen kann das Periost durch Querfriktion gereizt werden.

Verbessern der Beweglichkeit hypomobiler Gelenke
Hypomobile benachbarte Gelenke müssen mobilisiert werden.

Beispiele:
- Eine reduzierte Beweglichkeit des Tibiofibulargelenks kann zu Tonuserhöhung und Ansatzreiz des M. biceps femoris führen, was wiederum lateralen Knieschmerz zur Folge hat.
- Ein nach ventral dezentrierter Humeruskopf kann Überlastungssyndrome des M. infraspinatus auslösen, da der Muskel die Dezentrierung zu verhindern versucht. Die lange Bizepssehne kann durch die Dezentrierung ebenfalls gereizt werden, da sie unter ständige Zugbeanspruchung gerät.
- Reduzierte Beweglichkeit der BWS kann Überlastungssyndrome im Bereich der Schulter und des Schultergürtels bewirken.

Aktivitäten (Activities)

Ökonomisches Bewegungsverhalten vermeidet schädigende Überlastungsreaktionen
- Schädigende Überlastungssituationen müssen herausgefunden und durch ein ökonomischeres Bewegungsverhalten vermieden werden; hierzu gehört auch Haltungsschulung.
- Stabilisationstraining der Wirbelsäule und hypermobiler Gelenke.
- Verbindung des Beinachsentrainings mit Bücktraining.
- Nach Abklingen der Schmerzen kann mit dosiertem Funktionstraining begonnen werden; zunächst mit konzentrischer und exzentrischer Muskelarbeit in der mittleren Bewegungsbahn, allmählich bis in die äußere Bewegungsbahn steigernd.
- Verbessern der Kraftausdauer des Muskels, der zur Überlastung neigt; die Antagonisten müssen häufig gedehnt werden.

Teilnahme (Participation)

Der Patient muss die Zusammenhänge verstehen, die zur Überlastung geführt haben
Der Patient lernt, die Belastungen besser zu dosieren.
Beispiel: Das Erklären der Wundheilungsphasen einer Sehne erleichtert das Verständnis für die Belastungsphasen der Sehne.

Der Patient übernimmt die Rolle als aktiver Teilnehmer an der Rehabilitation
- Eigenübungen und Automobilisationen kommen regelmäßig zum Einsatz.
- Unterstützende Maßnahmen (z.B. Bandagen) werden eigenverantwortlich eingesetzt.

3.5 Tendopathien im Bereich der Schulter

Voraussetzung für die Diagnostik von Störungen am Schultergelenk, wie z.B. Tendopathien ist die Kenntnis des normalen Bewegungsmusters bei der angulären Schulterbewegung. Die Bewegungen erfolgen im „skapulohumeralen Rhythmus". Dabei handelt es sich um das Zusammenspiel aller Schultergürtelgelenke und des Schultergelenks bei der Abduktion und Flexion des Armes. Durch den Bewegungsrhythmus zwischen den Gelenken werden 1/3 der Flexion und Abduktion durch die Lageveränderung von Skapula und Klavikula auf dem Thorax erreicht.

Bewegungsmuster im Bereich der Schulter
Abduktion
0–70°
- Glenohumeralgelenk:
  - M. supraspinatus und M. deltoideus kontrahieren konzentrisch auf dem Hinweg.
  - Der M. deltoideus benötigt den M. supraspinatus als Startmuskel, da dieser in der Startposition einen sehr kurzen Kraftarm hat.
  - Der M. supraspinatus zentriert den Humeruskopf nach medial und erhöht dadurch leicht den Anpressdruck des Kopfes gegen die Pfanne. Dies ist ein wichtiger propiozeptiver Input für die Gelenkrezeptoren.
  - Gleichzeitig lösen der M. infraspinatus und M. teres minor gemeinsam mit dem M. subscapularis das Kaudalgleiten des Humeruskopfes aus. Ist dieser Synergismus gestört, führt die alleinige Kontraktion des M. deltoideus zum Anstoßen des Humeruskopfes am Akromion, wodurch die Sehne des M. supraspinatus und die Bursa subacromiale komprimiert werden.
- Skapulothorakalgelenk
  - Durch den M. trapezius pars descendens, M. trapezius pars ascendens und den M. serratus anterior beginnt die Außenrotation der Skapula. Der Angulus inferior schwenkt nach lateral.
  - Im Sternoklavikulargelenk folgt ein Kaudalgleiten mit Anheben des lateralen Klavikulaendes nach kranial.

70–150°
- Glenohumeralgelenk: Das Kaudalgleiten geht weiter wie oben beschrieben.
- Skapulothorakalgelenk:
  - Weitere Außenrotation der Skapula, die Pfanne des Glenohumeralgelenks wandert nach kranial-lateral.
  - Im Sternoklavikulargelenk geht das Kaudalgleiten mit Anheben des lateralen Klavikulaendes weiter; gleichzeitig rotiert die Klavikula um ihre Längsachse nach dorsal.

150–180°
- In den letzten Graden bewegt sich die Wirbelsäule.
- Bei unilateraler Abduktion kommt es zur Lateralflexion zur kontralateralen Seite, bei bilateraler Abduktion zur Extension der Wirbelsäule.
- Die Außenrotation der Skapula und die Kranialbewegung der lateralen Klavikula verstärken sich.

Adduktion
- Sie läuft in umgekehrter Reihenfolge mithilfe exzentrischer Muskelarbeit der Abduktoren.
- Die Skapula bewegt sich innenrotatorisch und adduktorisch. Im Sternoklavikulargelenk kommt es ebenso wie im Glenohumeralgelenk zum Kranialgleiten.
- Eine Adduktion gegen Widerstand erfolgt durch den M. pectoralis major, M. coracobrachialis, M. latissimus dorsi, M. teres major und minor sowie den M. deltoideus pars spinalis. Die Mm. rhomboidei, der M. latissimus dorsi und der M. trapezius pars transversa und pars acsendens führen die Skapula in Adduktion und Innenrotation.

Flexion
0–60°
- Glenohumeralgelenk:
- M. deltoideus pars clavicularis, M. coracobrachialis und M. pectoralis major pars clavicularis kontrahieren sich konzentrisch.
- Durch den Zug von M. infraspinatus und M. teres minor kommt es zum Dorsalgleiten des Humeruskopfes.

60–120°
- Glenohumeralgelenk:
  - Dorsal-Kaudal-Gleiten, ab ca. 90° überwiegend Kaudalgleiten.
  - Der Humeruskopf muss von Anfang an nach kaudal gleiten. Bedingt durch die schiefe Ebene des Akromions in der Sagittalebene ist ein optimales Dorsalgleiten nur mit einer zusätzlichen kaudalen Komponente möglich (**Abb. 3.45**).
- Skapulothorakalgelenk:
  - Die Skapula bewegt sich auf dem Thorax im Sinne einer Außenrotation nach lateral-kranial.
  - Die Klavikula rotiert um die Längsachse nach dorsal.

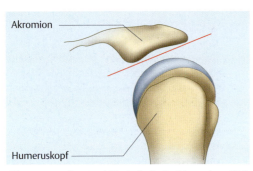

Abb. 3.45 Das Akromion bildet in der Sagittalebene eine schiefe Ebene.

120–180°
Nach Beendigung der Schulter- und Schultergürtelgelenkbewegung erfolgt die weitere Flexion durch Lateralflexion bzw. Extension der Wirbelsäule.
Extension
- Die Bewegungsphasen erfolgen in umgekehrter Reihenfolge mit exzentrischer Muskelaktivität.
- Der Humeruskopf gleitet nach ventral.
- Bei Extension gegen Widerstand geschieht die Bewegung durch den M. teres minor und major, M. deltoideus pars spinalis und M. latissimus dorsi. Die Innenrotation mit Adduktion der Skapula erfolgt durch die Mm. rhomboidei, M. latissimus dorsi und M. trapezius pars transversa.

Rotation
Nur die Muskelsynergien für die Innen- und Außenrotation sind ungleich ausgestattet. Die Innenrotation ist doppelt so stark muskulär gesichert wie die Außenrotation.
Außenrotation
- M. infraspinatus;
- M. teres minor;
- M. deltoideus pars spinalis.

Der Umfang der Außenrotation wird durch die Bewegung der Schultergelenkpfanne nach kranial-lateral wesentlich erweitert. Die Pfannenebene hat Einfluss auf die Bewegungsamplitude (**Abb. 3.46**).
- In der Neutral-Null-Stellung sind ca. 60° möglich: Die Bewegungsausmaße in der Neutral-Null-Stellung sind individuell sehr unterschiedlich. Sie hängen von der Stellung der Skapula auf dem Thorax ab. Normalerweise bildet die Skapula einen Winkel von etwa 30° mit der Frontalebene. Durch Haltungsabweichungen rutscht sie häufig nach ventral-kaudal ab und verliert damit ihre ideale Position. Durch das Abrutschen auf den Rippen wird der Winkel zur Frontalebene größer.

Diese Stellungsveränderung hat gleichzeitig Einfluss auf die Pfannenebene des Glenohumeralgelenks und auf die weiterlaufende Bewegung der Skapula auf dem Thorax.
Die weiterlaufende Bewegung in die Adduktion reduziert sich durch die laterale Position und muss infolge dieser bei der Adduktion auf den Rippen „bergauf" gleiten. Die Pfannenneigung nach ventral-medial nimmt zu. Die entstehenden Hangabtriebskräfte nach ventral begünstigen die dezentrierte Stellung des Humeruskopfes. Für die Außenrotation benötigt der Humeruskopf einen Rollweg nach dorsal und einen Gleitweg nach ventral. Als Folge der dezentrierten Stellung wird dieses Gelenkspiel verhindert. Die Bewegungsamplitude in die Außenrotation reduziert sich, sodass die Außenrotatoren schneller überlasten.
- Bei 90° Abduktion sind 90° Außenrotation möglich.
- Bei 120° Flexion sind mehr als 90° Außenrotation möglich.

Innenrotation
- M. subscapularis (neigt zur Verkürzung);
- M. latissimus dorsi (neigt zur Verkürzung);
- M. teres major (neigt zur Verkürzung);
- M. deltoideus pars clavicularis;
- M. pectoralis major (neigt zur Verkürzung);
- M. biceps brachii, vor allem Caput breve.

Das Überwiegen der Innenrotatoren könnte ein Grund für die zuerst eingeschränkte Außenrotation beim Kapselmuster sein. Bei der weiterlaufenden Bewegung der Skapula auf dem Thorax bei der Außenrotation in Neutral-Null-Stellung handelt es sich um eine Adduktion, bei der Innenrotation um eine Abduktion.

Die Winkelgrade sind nur ungefähre Richtwerte, da es individuelle Schwankungen gibt.

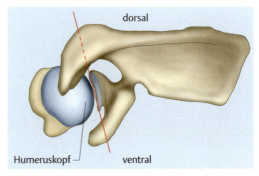

Abb. 3.46 Pfannenebene des Schultergelenks in der Transversalebene (Ansicht von kranial).

3.6 Tendopathie des M. supraspinatus

3.6.1 Physiotherapeutische Untersuchung bei Patienten mit Tendopathie des M. supraspinatus

Anamnese

- Schmerzausstrahlung: Schulter bis in den Oberarm, vor allem bei aktiver Abduktion.
- Im Alltag geben die Patienten Schmerzen bei Überkopfarbeiten an, z.B. beim Haarefönen oder -kämmen.

Sehnenansätze und Ligamente

- Die statische Anspannung in die Abduktion aus der Mittelstellung kann Schmerz verstärkend sein.
- Palpation der Sehne auf Verquellung und Druckschmerz (**Abb. 3.47**).
- *Schmerzprovokationstest aus gedehnter Stellung:*
  - Ausgangsstellung Patient: Sitz, Arm in Extension, Innenrotation und Adduktion, Hand und Unterarm auf dem Rücken.
  - Ausgangsstellung Therapeutin: Dorsal des Patienten.
  - Durchführung: Die Sehne des M. supraspinatus wird unmittelbar ventral des Akromions am Tuberculum majus quer zum Faserverlauf parallel zur ventralen Akromionkante palpiert. Sie verläuft in dieser Ausgangsstellung nach kranial-kaudal.
  Zuerst wird die Druckschmerzhaftigkeit geprüft, anschließend leistet die andere Therapeutenhand lateral am Oberarm Widerstand in die Abduktion.

> Der Test differenziert den M. supraspinatus vom Gelenk und von der Bursa subacromialis.

Gelenke und Schleimbeutel

In Neutral-Null-Stellung wird bei abgelegtem Armgewicht die Stellung des Humeruskopfes durch Palpation ermittelt. Der Humeruskopf wird kaudal vom Akromion dorsal und ventral palpiert. Normalerweise befindet sich 1/3 des Kopfes vor dem Akromion. Bei ventralisiertem Kopf sinkt der dorsale Palpationsfinger tiefer ins Weichteilgewebe ein.

Ist der Schmerzprovokationstest nicht ganz eindeutig, wird das Gelenk als Schmerzursache durch einen passiven Joint-play-Test (Kaudalgleiten, Traktion, Kompression) ausgeschlossen. Akromio- und Sternokavikulargelenk werden ebenfalls getestet. Der Kaudalzug bei der passiven Abduktion schaltet die Bursa subacromialis als Schmerzursache aus.

Ist die Bursa die Ursache, verringert sich der Schmerz bei Bewegung unter Zug, da sich der subakromiale Raum passiv erweitert. Der dabei auftretende vermehrte Zug auf die Supraspinatussehne führt bei Vorliegen einer Läsion zur Schmerzverstärkung.

Beweglichkeit

Die aktive Abduktion ist schmerzhaft, vor allem im Bereich 60–120°, wo der subakromiale Raum am engsten ist. Bei stärkerer Läsion tritt hier eine Aus-

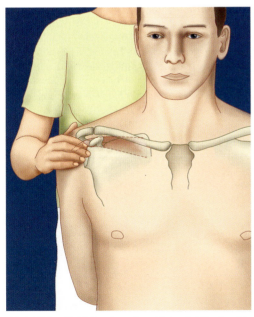

Abb. 3.47 Druckinhibition bzw. Querfriktion bei Tendopathie des M. supraspinatus.

3 Überwiegend statisch bedingte Syndrome und Funktionskrankheiten

Abb. 3.48 a–c Tendopathie des M. supraspinatus. **a** Verlauf des M. supraspinatus. **b** Schmerzhafte Abduktion im Bereich 60–120°. **c** Mechanismus des Painful arc.

weichbewegung in Flexion und Außenrotation auf. Der Painful arc ist positiv (**Abb. 3.48 a–c**).

Bei exzentrischer Abduktion ist der Schmerz am stärksten. Auch die statische Anspannung in Abduktion gegen den Widerstand der Therapeutin führt zur Schmerzverstärkung.

Oft ist das aktive Kaudalgleiten über die Synergisten gestört. Eine Palpation des Humeruskopfes bei der Abduktion zeigt die reine Rollbewegung des Kopfes nach kranial.

Bei der Abduktion ist eine fehlende Grübchenbildung lateral des Akromions zu beobachten. Sie ist die Folge der mangelnden Kaudalisierung des Humeruskopfes. Bei der Ansicht von dorsal wird ein Vorlauf der Skapula auf dem Thorax sichtbar.

Die passive Bewegung kann uneingeschränkt und schmerzfrei möglich sein. Besteht die Läsion schon länger, ist die Bewegung möglicherweise auch passiv eingeschränkt.

Test des Schultergelenks auf Dezentrierung

Die Dezentrierung des Humeruskopfes nach kranial und ventral kann über die passive Bewegung in Abduktion im Kombination mit der Außen- oder Innenrotation geprüft werden (**Abb. 3.49 a–b**):

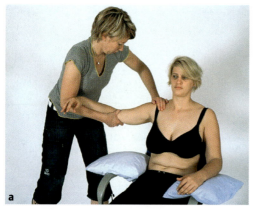 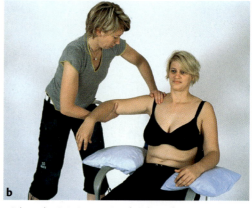

Abb. 3.49 a–b Passive Abduktion der Schulter in der Skapulaebene. **a** Gekoppelt mit Außenrotation. **b** Gekoppelt mit Innenrotation.

- Der Arm wird passiv in der Skapulaebene bei fixierter Skapula in die Abduktion bewegt. Normal sind 90–100° Abduktion. Die Amplitude verringert sich bei kranialisiertem Humeruskopf.
- Am Bewegungsende wird der Arm in leichte Außenrotation bewegt, wodurch sich das Tuberculum majus vom Akromion nach dorsal entfernt. Damit lässt sich die passive Abduktion vergrößern. Bei kranialisiertem Humeruskopf ist kein weiterer Weggewinn möglich.
- Mit der Hinzunahme der Innenrotation wird der Humeruskopf ventral vom Akromion bewegt, was mehr Abduktion bringt. Bei ventral stehendem Humeruskopf ist kein weiterer Weggewinn möglich.

3.6.2 Physiotherapeutische Behandlung bei Patienten mit Tendopathie des M. supraspinatus

Ziele und Maßnahmen

Körperstruktur/-funktion (Impairment)

Schmerzen lindern und den lokalen Reizabbau fördern
- Druckinhibition oder Querfriktion der Sehne im Sitz, Arm in Extension, Innenrotation und Adduktion, Hand und Unterarm auf dem Rücken (**Abb. 3.47**). Alternativ ist die Seitenlage mit derselben Armeinstellung möglich.
- Vorher muss die Ursache der Tendopathie ermittelt sein. Die Querfriktion ist eine symptomatische Behandlung, die den Reizabbau unterstützt. Als alleinige Therapie ist sie nicht ausreichend.
- Ultraschall.
- Bei Abduktionssyndrom Anbieten von Entlastungshaltungen (z.B. Reduktion der Armgewichte durch Hände in den Hosentaschen, im Sitzen durch Ablegen auf Lehnen oder Tisch).
- Das Schultergelenk muss passiv und aktiv zentriert werden.

Beispiele: Durchführung der Zentrierung des Humeruskopfes nach kaudal und dorsal nach Sohier (1991)

*1. Zentrierung nach kaudal (**Abb. 3.50a**)*
- Ausgangsstellung Patient: Die Zentrierung erfolgt bei maximaler Kapselbandentspannung. Der Arm befindet sich in leichter Abduktion und Innenrotation in der Skapulaebene. Angelehnter Sitz auf einem Stuhl mit Rücken- und Armlehne. Der Arm liegt in der Skapulaebene auf einem Kissen auf der Armlehne.
- Ausgangsstellung Therapeutin: Lateral des Armes. Die distale Hand umfasst im Wiegegriff den Unterarm und gabelförmig die Epikondylen am Humerus. Der Arm liegt zwischen Kissen und Patientenarm, beide Arme sind auf dem Kissen abgelegt. Die proximale Hand liegt mit den Fingerkuppen am lateralen Akromionrand, die Handfläche mit Tiefenkontakt auf dem Humeruskopf.
- Durchführung:
  – Die Zentrierung erfolgt über beide Hände der Therapeutin.
  – Während die proximale Hand den Humeruskopf kaudalisiert, übt die distale Hand einen leichten Zug des Armes in Verlängerung der Humeruslängsachse aus, wodurch eine zusätzliche laterale Komponente entsteht. Diese ist sehr wichtig, da es sonst aufgrund der Skapulaebene zu einer Kippung der Skapula kommt.
  – Die Zentrierung erfolgt mit geringer Kraftdosierung, bis ein leichter Widerstand auftritt. Dann abwarten, bis ein „Nachlassen" im Gewebe spürbar wird.

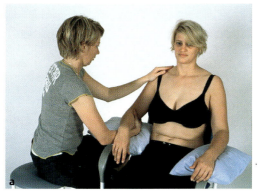
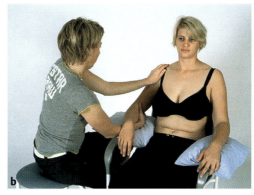

Abb. 3.50a–b Zentrierung des Humeruskopfes. **a** Nach kaudal. **b** Nach dorsal.

*2. Zentrierung nach dorsal (**Abb. 3.50b**)*
- Ausgangsstellung Patient: Die Zentrierung erfolgt bei maximaler Kapselbandentspannung. Der Arm befindet sich in leichter Abduktion und Innenrotation in der Skapulaebene. Angelehnter Sitz auf einem Stuhl mit Rücken- und Armlehne. Der Arm liegt in der Skapulaebene auf einem Kissen auf der Armlehne.
- Ausgangsstellung Therapeutin: Lateral des Armes. Die distale Hand umfasst im Wiegegriff den Unterarm und gabelförmig die Epikondylen am Humerus. Der Arm liegt zwischen Kissen und Patientenarm, beide Arme sind auf dem Kissen abgelegt. Der Daumenballen an der proximalen Hand nimmt Kontakt am ventralen Humeruskopf auf.
- Durchführung:
  - Aufgrund des Verlaufs des Akromions nach dorsal-kaudal in der Sagittalebene erfolgt die Zentrierung in 3–4 kleinen Stufen.
  - Die distale Hand kaudalisiert durch einen leichten Zug in Verlängerung der Humerusachse.
  - Anschließend folgt die Dorsalisierung durch eine leichte pronatorische Bewegung der proximalen Hand.
  - Beide Hände bilden eine Einheit, die eine Hand „denkt die Bewegung der anderen Hand mit".

> *Nach der Zentrierung ist die passive Abduktion mit fixierter Skapula in Kombination mit Außen- und Innenrotation verbessert (Kap. 3.6.1, S. 216).*

Aktivitäten (Activities)

Erarbeiten eines koordinierten Bewegungsablaufs des Armes
- Der Schultergürtel muss auf dem Thorax stabil sein. Dies ist nur bei gleichzeitiger Aufrichtefähigkeit der Wirbelsäule möglich, da nur dann die aktiven Zentrierer des Humeruskopfes die Skapula als Punctum fixum nutzen und die dynamische Führung des Humeruskopfes übernehmen können.
- Erarbeiten der idealen Skapulaposition (Skapulasetting).
- Erarbeiten des aktiven Kaudalgleitens in verschiedenen Winkelstellungen der Abduktion.
- Falls die Innenrotatoren verkürzt sind, müssen sie gedehnt werden.
- Stabilisation des Schultergelenks, z.B. durch gelenknahe Widerstände am Humeruskopf. Später Erarbeitung von Arm- kombiniert mit Skapula-

pattern aus der PNF, Eigentraining mit dem Patienten am Zugapparat und/oder Theraband.
- siehe *Maßnahmen* S. 126–129, Kap. 9.

Beispiel:
Die Stabilisation der Schulter ist bei allen Aktivitäten des Armes von distal erforderlich. Vor allem schnelle zielgerichtete Bewegungen (z.B. Greiffunktionen) erfordern Stabilität, da es sonst zur Dezentrierung des Humeruskopfes kommt.
Bei Greiffunktionen sind häufig innenrotatorische Bewegungen nötig. Nur bei stabilisierter Skapula und kontrollierter exzentrischer Verlängerung der Außenrotatoren kann bei diesen Greiffunktionen der Humeruskopf in der Pfanne stabilisiert werden (**Abb. 3.51**). Fehlen die Funktionen, findet eine Dezentrierung nach kranial und ventral statt.
Die Therapeutin muss die Aktivitäten durch eine taktile Fazilitation am Humeruskopf im Sinne einer Außenrotation fördern, während der Patient den Arm bewegt. Wichtig ist dabei die verbale Zielvorgabe für den Bewegungsablauf, da sich nur so die richtigen Muskelsynergien rekrutieren lassen.
Zuerst wird in Ausgangsstellungen mit teilweise abgegebenem Armgewicht und geringer Hubbelastung gearbeitet. Dann wird aber zunehmend bis zur alltagsnahen Ausgangsstellung gesteigert (Sitz, Stand – Greifen vor dem Körper – langer Lastarm).
Die alltagsspezifischen Bewegungsabläufe der Schulter finden in erster Linie in der offenen Kette

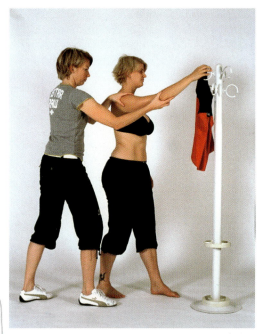

Abb. 3.51 Zentrierender Griff am Humeruskopf beim Erarbeiten der Greiffunktion.

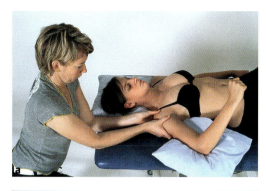
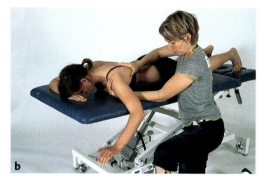
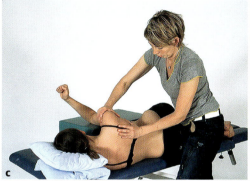
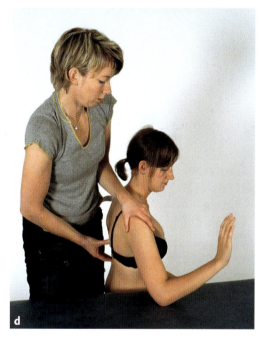

Abb. 3.52a–c Erarbeiten des Skapulasettings in verschiedenen Ausgangsstellungen. **a** Rückenlage. **b** Bauchlage. **c** Seitenlage. **d** Sitz.

statt, daher ist das Endziel kontrollierte Aktivität in der offenen Kette in allen Winkelbereichen.
Auch Stützfunktionen sind relevante Alltagsfunktionen, weshalb die Stabilisation auch im geschlossenen System erfolgt. In diesen Ausgangsstellungen kann z.B. die Funktion des M. serratus für einen stabilen Schultergürtel erarbeitet werden.

Erarbeiten der idealen Skapulaposition (Skapulasetting)
Orientierungspunkte der idealen Skapulaposition

> Hierfür ist eine aufrechte Körperhaltung mit eingeordneten Körperabschnitten die Voraussetzung.

- Margo medialis parallel zur Wirbelsäule, etwa 5–7 cm Abstand zur Dornfortsatzreihe;
- Spina scapulae: Höhe Dornfortsatz Th3;
- Angulus inferior: Höhe Dornfortsatz Th7;
- Akromion minimal höher als Angulus superior;
- Skapulaebene 30° aus der Frontalebene geneigt;
- Der Humeruskopf darf nicht mehr als 1/3 vor dem Akromion stehen.

Das Ziel sollte sein, mit dem Patienten so nah wie möglich an diese Position heranzukommen. Bei muskulären Verkürzungen und Bewegungseinschränkungen der Gelenke werden diese durch strukturelle bewegungserweiternde Behandlungstechniken vorbereitet.

Der Patient erlernt die Wahrnehmung in verschiedenen Ausgangsstellungen und die aktive Skapulakorrektur.

Begonnen wird in Ausgangsstellungen und Bewegungen mit geringer Hubbelastung. Taktile Reize des Therapeuten unterstützen die Wahrnehmung.

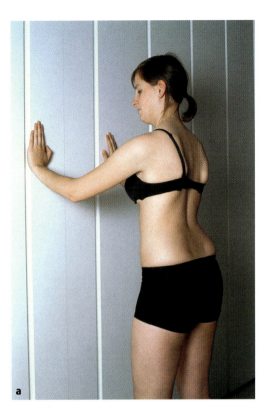
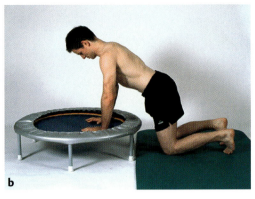

Abb. 3.53a–b Erarbeiten der Stabilität des Schultergürtels in der geschlossenen Kette in verschiedenen Ausgangsstellungen. **a** Liegestütz vor der Wand. **b** Stütz im Vierfüßlerstand auf labiler Unterstützungsfläche.

Aktive Innen- und Außenrotation der Schulter in der Skapulaebene bei aktiver Widerlagerung der Skapulastellung in Rückenlage (Abb. 3.52a–d)
- Ausgangsstellung Patient: Rückenlage. Der Arm liegt in leichter Abduktion und Flexion auf einem Kissen, Ellenbogengelenk in 90° Flexion, Rotation in Neutral-Null-Stellung.
- Ausgangsstellung Therapeutin: Kranial des Schultergelenks. Die proximale Hand liegt kranial auf dem Schultergürtel und palpiert den Proc. coracoideus. Die distale Hand umfasst den Humeruskopf ventral und dorsal.
- Durchführung:
  - Der Patient bewegt den Arm langsam in Innen- und Außenrotation. Bei der Bewegung darf sich der Druck zur Therapeutenhand nicht verstärken.
  - Bei kontrollierter exzentrischer Verlängerung der Außen- und Innenrotatoren lernt der Patient dabei, den Schultergürtel stabil zu halten.
  - Norm: Etwa 70° Innenrotation sollte ohne weiterlaufende Bewegung des Schultergürtels möglich sein, d.h. der Proc. coracoideus darf sich nicht nach ventral-kaudal und der laterale Skapularand nicht mehr als 1 cm über den dorsal-lateralen Rumpfrand bewegen.
  - Die Außenrotation ist bis 90° ohne weiterlaufende Bewegung möglich.

Das Prinzip dieser Übung ist auf verschiedene Ausgangsstellungen übertragbar, z.B. Sitz, Bauch- oder Seitenlage.

Das Skapulasetting kann auch im geschlossen System in der Stützfunktion erarbeitet werden (**Abb. 3.53a–b**).
Beispiele:
- Stand vor der Wand, Hände stützen auf Schultergelenkhöhe – Liegestütz
- Vierfüßlerstand: Trippelphase (wechselnde Druckverstärkung der Hände);
- Stütz auf labilen Unterstützungsflächen (Sportkreisel, Trampolin, Pezziball).

3.7 Tendopathie der Handextensoren (Tennisellenbogen)

> Am häufigsten ist die Sehne des M. extensor carpi radialis brevis betroffen.

3.7.1 Physiotherapeutische Untersuchung bei Patienten mit Tendopathie der Handextensoren

Anamnese

Die berufliche Tätigkeit ist relevant. Häufige Personengruppen sind Sekretärinnen oder Hausfrauen, in den seltensten Fällen sind es wirklich Tennisspieler.

Tätigkeiten, die feinmotorische Bewegungen der Finger bei gleichzeitiger statischer Dauerbelastung der Extensoren im Bereich des Handgelenkes erfordern, führen häufig zur Überlastung, z.B. Benutzung der Maus bei der Arbeit am Computer.

Die Schmerzausstrahlung erfolgt von der lateralen Ellenbogenseite bis in den radialen Unterarm und Handrücken.

Sehr häufig ist die Epikondylitis Folge einer absteigenden funktionellen Kette aus HWS, BWS und Schultergürtel. Daher sollten Beschwerden in diesen Regionen mit erfragt werden.

Konstitutions- und Haltungsabweichungen

Schon- und Fehlhaltungen fördern Tonuserhöhungen der Handflexoren. Mangelnde Aufrichtung der BWS führt zur Tonuserhöhung der Adduktoren, Innenrotatoren und Flexoren des Armes.

Die Patienten zeigen häufig auch mangelnde Aufrichtefähigkeit des zervikothorakalen Übergangs.

Sehnenansätze und Muskelsehnenübergang

Die Sehne wird auf Druckschmerz palpiert. Die Reizung kann am tendoperiostalen Übergang, an der Sehne oder am Muskelsehnenübergang auftreten.

Palpation der Sehne des M. extensor carpi radialis brevis (Abb. 3.54a–b)
- Ausgangsstellung Patient: Sitz. Der Arm liegt in etwa 70° Flexion des Ellenbogengelenks auf dem Tisch.
- Ausgangsstellung Therapeutin: Lateral des Armes.
- Durchführung:
  - Der tendoperiostale Übergang kann direkt am Epicondylus lateralis palpiert werden.
  - Der Palpationsfinger rutscht vom lateral prominenten Epikondylus nach medial. Dort befindet sich der Ursprung der Sehne auf einem flachen Plateau.
  - Die Sehne lässt sich einen Querfinger kaudal des Ursprungs tasten.
  - Im weiteren Verlauf der Sehne nach distal geht sie in den Muskelsehnenübergang über.

Muskulatur

Besteht die Ursache am Epikondylus und im Muskel selbst, ist der gesamte Muskel im Tonus verändert und druckschmerzhaft. Liegt die Ursache an der

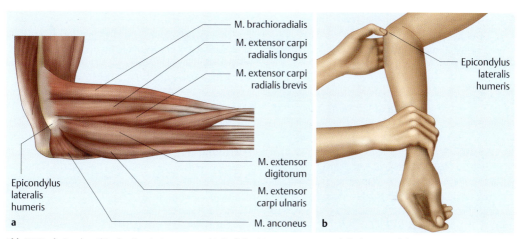

Abb. 3.54a–b Tendopathie der Handextensoren. **a** Verlauf des M. extensor carpi radialis brevis und des M. extensor digitorum. **b** Palpation der Handextensoren am Epicondylus lateralis.

HWS, ist nur der Epikondylus druckschmerzhaft und nicht der Tonus des ganzen Muskels verändert.

Die Ursprünge der Handextensoren am Epicondylus lateralis können einzeln palpiert werden. Durch Anspannung in die entsprechende Hand- und Fingerextension werden die Muskeln deutlicher tastbar (**Abb. 3.54a–b**).

Prüfen auf Verkürzung

1. Handflexoren
Armeinstellung
Ellenbogengelenk
- Extension;
- Supination.

Handeinstellung
- M. flexor carpi radialis:
  - Dorsalextension;
  - Ulnare Abduktion.
- M. palmaris longus:
  - Dorsalextension,
  - Über die Extension der Fingergrundgelenke wird die Palmaraponeurose gespannt.
- M. flexor digitorum superficialis:
  - Dorsalextension;
  - Extension der Fingergrund- und -mittelgelenke.
- M. flexor digitorum profundus:
  - Dorsalextension;
  - Extension der Finger einschließlich der Endgelenke.
- M. flexor carpi ulnaris :
  - Dorsalextension ;
  - Radiale Abduktion.
- M. pronator teres: Einstellung nur des Ellenbogengelenks in Extension und Supination.

Durchführung (Abb. 3.55)
- Ausgangsstellung Patient: Sitz oder Rückenlage, Schultergelenk in Abduktion.
- Ausgangsstellung Therapeutin: Dorsal des Patienten, in Rückenlage kranial des Armes. Das Ellenbogengelenk befindet sich auf Höhe des Beckens der Therapeutin. Eine Hand fixiert den proximalen Oberarm und verhindert eine weiterlaufende Außenrotation, die andere Hand liegt am distalen, volaren Unterarm oder in der Handinnenseite und stellt die entsprechenden Handkomponenten ein.
- Durchführung: In dieser Ausgangsstellung können die Flexoren durch statischen, konzentrischen und exzentrischen Widerstand über die Hand- und Fingerfunktion auf Schmerz provoziert werden. Durch die Beurteilung der Bewegungsamplitude wird eine Verkürzung ermittelt.

> *In dieser Ausgangsstellung wird gleichzeitig der Plexus brachialis gespannt. Verminderte Beweglichkeit der neuralen Strukturen kann Schmerz, Kribbeln oder Einschlafgefühle auslösen. Durch Veränderung der Schulterkomponente oder der HWS-Stellung lässt sich der Nerv vom Muskel differenzieren.*
>
> *Die Annäherung der Neuralstrukturen erfolgt durch die Lateralflexion der HWS zur Testseite oder durch Flexion der Schulter statt Abduktion. Haben diese Stellungsveränderungen Einfluss auf die Symptomatik, spricht dies für die Neuralstrukturen.*

2. Handextensoren

> *Als Folge der Tonuserhöhung und des Schmerzes sind die Handextensoren ebenfalls reflektorisch verkürzt.*

Armeinstellung
Ellenbogen
- Extension;
- Pronation.

Handeinstellung
- M. extensor carpi radialis longus:
  - Palmarflexion;
  - Ulnare Abduktion.
- M. extensor carpi radialis brevis: Palmarflexion.
- M. extensor digitorum:
  - Palmarflexion;
  - Fingerflexion.
- M. extensor carpi ulnaris:
  - Palmarflexion;
  - Radiale Abduktion.

Durchführung
- Ausgangsstellung Patient/Therapeutin: siehe *Verkürzungs-* und *Schmerzprovokationstest der Handflexoren* und Kapitel 2.1; S. 31.
- Durchführung:
  - Die proximale Hand verhindert eine weiterlaufende Innenrotation des Schultergelenks.

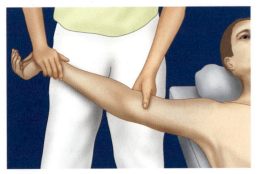

Abb. 3.55 Verkürzungstest für die Handflexoren.

– Zuerst wird die Handkomponente eingestellt, dann folgt die Einstellung über das stabilere Ellenbogengelenk.

| Mit dieser Grifftechnik wird auch die Längsdehnung durchgeführt.

Beweglichkeit

Die aktive und passive Ellenbogenextension, Pronation und Palmarflexion bei gleichzeitiger Ellenbogenextension sind durch die Dehnung der Handextensoren eingeschränkt.

Die aktive Handgelenk- und Fingerextension sind ebenso wie eventuell auch die Ellenbogenflexion schmerzhaft. Durch die Dehnung sind auch die Palmar- und Fingerflexion schmerzhaft.

| *Die Untersuchung der HWS einschließlich ihrer funktionellen Zusammenhänge ist unbedingt erforderlich (vor allem C5/C6 und C6/C7), da ein fortgeleiteter Schmerz aus diesen Bewegungssegmenten einen lateralen Ellenbogenschmerz verursachen kann (Kap. 3.3.1).*

Das Gelenkspiel des Radiohumeralgelenks ist manchmal durch einen Hypertonus der Extensoren eingeschränkt. Bei rezidivierenden Tendopathien des M. extensor carpi radialis longus oder brevis sollte das Gelenkspiel des Metakarpale II und III zum Os trapezoideum und Os capitatum geprüft werden, da Funktionsstörungen in diesen Gelenken Tendopathien an den dort ansetzenden Muskeln (M. extensor carpi radialis longus und brevis) auslösen können.

Bewegungsverhalten

Die Patienten geben ungern die Hand, da die Dorsalextension mit radialer Abduktion bei der Greiffunktion zur Schmerzverstärkung führt.

3.7.2 Physiotherapeutische Behandlung bei Patienten mit Tendopathie der Handextensoren

Ziele und Maßnahmen

Körperstruktur/-funktion (Impairment)

Schmerzen lindern und den Reizabbau fördern
- Querfriktion am Muskelsehnenübergang;
- Druckinhibition am tendoperiostalen Übergang;
- Ultraschall und Eis können vorbereitend vor der Querfriktion angewendet werden;
- Quermassage und -dehnung des Muskelbauchs der Extensoren;
- Weichteiltechniken der Flexoren, auch gekoppelt mit Gelenkbewegung (Ausgangsstellung wie beim Verkürzungstest, S. 222);
- Heiße Rolle auf die Flexoren als Vorbereitung;
- Gegebenenfalls Mitbehandlung der HWS: entlastende Traktion segmental.

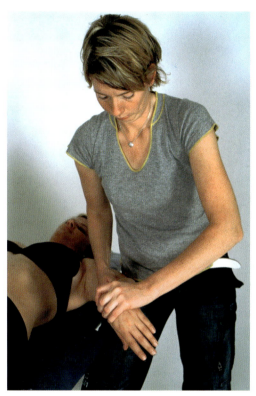

Abb. 3.56 Quermassage des M. extensor carpi radialis brevis in Rückenlage.

Beispiel: Querfriktion/Druckinhibition am M. extensor carpi radialis brevis (Abb. 3.56)
- Ausgangsstellung Patient: Rückenlage, Arm in Abduktion, Ellenbogen am Becken der Therapeutin.
- Ausgangsstellung Therapeutin: Kranial des Armes in Schrittstellung. Eine Hand stellt den Unterarm und die Hand in die gedehnte Stellung ein, die proximale Hand geht mit dem Daumen am Epicondylus lateralis nach medial in die Tiefe. Der Ursprung des M. extensor carpi radialis longus ist einen Querfinger kranial vom Epikondylus am lateralen Humerus tastbar.

- Durchführung:
  - Durch Gewichtsverlagerung auf das vordere Bein geht die Therapeutin nach medial mit Druck quer zum Faserverlauf und ohne Druck zurück.
  - Bei der Druckinhibition wird der Druck gehalten, wobei der Ellenbogen in leichter Flexion und Supination ist, ansonsten wird der Daumen durch Weichteilspannung herausgedrückt.

> In derselben Ausgangsstellung lassen sich auch die Quermassage und die -dehnung am Muskelbauch der Extensoren durchführen. Die Querdehnung kann mit einer Längsdehnung kombiniert werden, wobei die distale Hand gleichzeitig den Unterarm in Extension und Pronation und die Hand in Volarflexion und ulnarer Abduktion bewegt, während die proximale Hand den Muskelbauch flächig greift.

Verbessern der Beweglichkeit hypomobiler Gelenke
- Gelenkmobilisation des Radiohumeralgelenks durch Traktion. Infolge der Gelenkdruckminderung kommt es zur Reduzierung gelenkdruckbedingter nozizeptiver Afferenzen, was eine Tonusverminderung der Extensoren bewirkt.
- Gleitmobilisation des Metacarpale II und III.
- Längsdehnung der Flexoren, auch Eigendehnungen.
- Segmentale Mobilisation im Bereich hypomobiler Segmente der HWS und BWS (Kap. 3.3.2).
- Weitere Maßnahmen: Kapitel 3.4.2.

3.8 Tendopathie des M. triceps surae (Achillessehne)

3.8.1 Physiotherapeutische Untersuchung bei Patienten mit Tendopathie des M. triceps surae

Anamnese

Der M. triceps surae kann am Ursprung im Bereich des Kniegelenks gereizt sein, sodass es zu Schmerzen in der Kniekehle kommt, die in die Wade ausstrahlen. Allerdings besteht auch die Möglichkeit, dass der Muskel distal am Ansatz des Kalkaneus und die ganze Achillessehne gereizt sind.

Distale Reizungen treten durch Laufsportarten auf. Vor allem Patienten mit sehr kleinen Fersenbeinen und überstreckbaren Kniegelenken können Tendopathien in diesen Muskeln entwickeln. Sie schildern dann oft Beschwerden beim Gehen, vor allem wenn sie sich nach längerer Ruhephase wieder bewegen. Schmerzen können während des gesamten Abrollweges auftreten, vor allem wenn der Körper den Standfuß überholt, benötigt der M. triceps surae kontrollierte exzentrische Verlängerung.

Konstitutions- und Haltungsauffälligkeiten

Patienten mit reduzierter Stabilität der Fußwölbungen neigen zu Tendopathien. Die veränderte Stellung des Kalkaneus verändert die Spannung in der Achillessehne.

Hier muss auf eine abgeflachte Längswölbung geachtet werden: Flacht sie nur unter starker Belastung (z.B. Einbeinstand) ab oder ist sie immer abgeflacht oder baut sie sich aktiv im Zehenstand auf? In dieser Ausgangsstellung ist eine Valgisierung der Ferse mit verstärkter Längswölbung normal. Baut sie sich in dieser Stellung jedoch auch nicht auf, sollte die Mobilität der Fußwurzeln untersucht werden.

Anatomisch kleine Fersenbeine verkürzen den Kraftarm des M. triceps surae für seine Funktion im oberen Sprunggelenk.

Sehnenansätze und Muskelsehnenübergang

An der Achillessehne sind häufig lokale Verdickungen tastbar. Außerdem wird die Verschiebbarkeit der Achillessehne geprüft.

Muskulatur

Der M. gastrocnemius und der M. soleus werden auf Verkürzung getestet Die Köpfe des M. gastrocnemius können in der Kniekehle medial der Sehnen vom M. semitendinosus und M. biceps femoris auf Druckschmerz untersucht werden.

Prüfen auf Verkürzung

1. M. gastrocnemius und M. soleus (**Abb. 3.57**)
- Ausgangsstellung Patient: Rückenlage. Beim Test des M. soleus wird das Kniegelenk mit einer Knierolle unterlagert.

3.8 Tendopathie des M. triceps surae (Achillessehne)

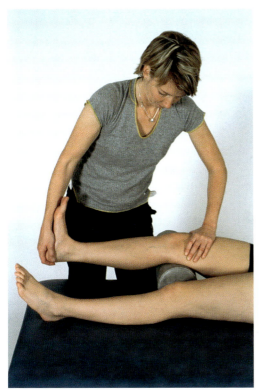

Abb. 3.57 Verkürzungstest des M. gastrocnemius in Rückenlage.

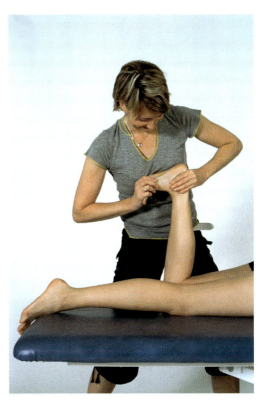

Abb. 3.58 Verkürzungstest der Zehenflexoren in Bauchlage.

- Ausgangsstellung Therapeutin: Lateral auf der zu testenden Seite. Die distale Hand umfasst von dorsal die Ferse, der Unterarm befindet sich an der Fußsohle. Die proximale Hand liegt beim Testen des M. gastrocnemius am ventralen distalen Oberschenkel und fixiert das Kniegelenk in Extension, beim M. soleus den distalen Unterschenkel.
- Durchführung:
  - Die distale Hand bringt den Fuß in Dorsalextension mit Eversion.
  - Ein leichter Zug am Kalkaneus verstärkt die Dehnung.
  - Aus der gedehnten Stellung kann die Therapeutin einen Widerstand für die Plantarflexion leisten.

2. *Zehenflexoren* (**Abb. 3.58**)
- Ausgangsstellung Patient: Bauchlage, das Kniegelenk befindet sich in Flexion.
- Ausgangsstellung Therapeutin: Lateral des Fußes.
- Durchführung: Eine Hand fixiert die Zehen in maximaler Extension, während die andere durch Zug an der Ferse nach distal den Fuß in maximale Dorsalextension bringt.

Weitere Verkürzungstests
- M. tibialis anterior: Ein verkürzter Muskel zieht die Ossa cuneiformia in Relation zum Os naviculare nach dorsal und flacht damit die Längswölbung ab.
- Hüftadduktoren: Verkürzte Muskeln verhindern die korrekte Einstellung der Beinachse und flachen durch Medialisierung der Oberschenkel die Längswölbung ab.

Beweglichkeit

Die aktive Plantarflexion und eventuell auch die Knieflexion sind schmerzhaft. Die Dorsalextension kann durch Dehnschmerzen und Verkürzung der Plantarflexoren eingeschränkt sein.

Bei der passiven Dorsalextension deutet ein festelastisches Endgefühl bei reduziertem Bewegungsausmaß auf die muskuläre Barriere hin. Noch deutlicher ist die Bewegungseinschränkung der Dorsalextension bei gleichzeitiger Knieextension, bedingt durch den zweigelenkigen M. gastrocnemius.

Funktionsstörungen im Bereich des unteren Sprunggelenks führen oft zu Tendopathien der

Achillessehne. Neben der passiven Prüfung bei festem Endgefühl muss das Gelenkspiel des unteren Sprunggelenks geprüft werden.

Bei Funktionsstörungen im Bereich der Sprunggelenke sind die Tibiofibulargelenke funktionell beteiligt, weshalb auch hier das Gelenkspiel zu prüfen ist.

Funktionsstörungen im Bereich der verschiedenen Vorfußetagen haben starke Veränderungen des Abrollwegs beim Gehen zur Folge. Durch die passive Bewegungsprüfung von Pronation und Supination in den verschiedenen Etagen (Chopart- und Lisfranc-Gelenk) können die Höhe der Störung lokalisiert und anschließend das Gelenkspiel der beteiligten Fußwurzelknochen geprüft werden.

Die Beweglichkeit der Hüftgelenke wird geprüft, da eingeschränkte Extension und Innenrotation Einfluss auf die Standbeinphase haben und zu Tonuserhöhungen der gesamten Flexorenkette führen.

In der LWS können Funktionsstörungen im Bewegungssegment L5/S1 Referred pain in den M. triceps surae auslösen, da dieser aus diesem Segment innerviert wird.

Bewegungsverhalten

Sowohl das Gehen, die Gewohnheitshaltung im Stand sowie das Schuhwerk der Patienten ist zu begutachten.

Beim Gang ist die Standbeinphase verkürzt. Eine mangelnde Dorsalextension beim Vorwärtstransport des Körpers über den Standfuß wird durch vorzeitige Fersenablösung und reduzierte Hüftextension kompensiert. Aufgrund der fehlenden Hüftextension zeigt das Becken eine vermehrte Rotation.

Schmerzen treten auch beim Treppensteigen auf. Beim reziproken Abwärtsgehen benötigt der M. triceps surae exzentrische Verlängerung bei der zunehmenden Dorsalextension des Fußes, wenn das andere Bein den Schritt nach unten macht. Patienten schonen das Bein, indem sie statt reziprok immer mit dem betroffenen Bein zuerst nach unten gehen und mit dem anderen einen Beistellschritt machen.

Weitere spezifische Tests

Prüfen der neuralen Beweglichkeit (**Abb. 3.59**)
Therapieresistente Tendopathien der Achillessehne können durch eine Neuropathie des N. suralis ausgelöst werden. Der Nerv wird durch Dorsalextension mit Inversion provoziert. In dieser Stellung sind die Muskeln durch die Inversion nicht maximal gedehnt.

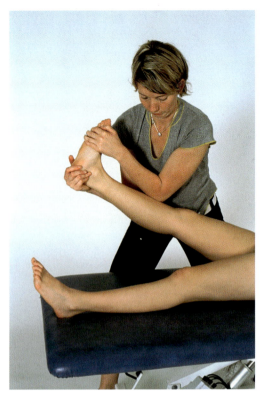

Abb. 3.59 SLR-Test mit peripherer Zusatzkomponente für den N. suralis.

Die Beweglichkeit wird durch den Straight-leg-raise-Test (SLR) mit der peripheren Zusatzkomponente Dorsalextension mit Inversion geprüft. Verstärkt bzw. reproduziert der Test die Schmerzsymptomatik des Patienten, kann von einer neuralen Beteiligung ausgegangen werden (Kap. 3.9).

Durch Hinzunahme einer proximalen Zusatzkomponente, über die der Nerv mehr Spannung bekommt, wird er vom Muskel differenziert. Durch Adduktion und Innenrotation des Hüftgelenks wird der Nerv mit seinen proximalen Anteilen mehr gespannt. Eine Verstärkung der Symptome spricht für eine neurale Beteiligung.

Die Neuropathie des N. suralis kann z.B. durch Druck infolge zu harter hinterer Schuhkanten ausgelöst werden.

3.8.2 Physiotherapeutische Behandlung bei Patienten mit Tendopathie des M. triceps surae

Ziele und Maßnahmen

Körperstruktur/-funktion (Impairment)

Schmerzen lindern und den Reizabbau fördern
- Druckinhibition und Quermassage der Köpfe des M. gastrocnemius in der Kniekehle;
- Quermassage und -dehnung des Muskelbauchs an der Wade;
- Lösen von Verklebungen der Achillessehne durch Weichteiltechniken;
- Heiße Rolle;
- Ultraschall an der Achillessehne;
- Längs- und Eigendehnung des M. soleus und des M. gastrocnemius;
- Längs- und Eigendehnungen der Zehenflexoren;
- Schuhempfehlung: bei Minusferse leichte Absätze;
- Eine Laufbandanalyse bei Läufern kann die Schuhauswahl optimieren.

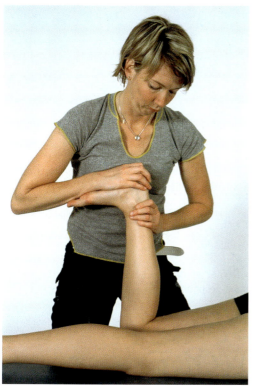

Abb. 3.60 Weichteiltechnik an der Achillessehne in Bauchlage.

Beispiel: Weichteiltechnik an der Achillessehne (Abb. 3.60)
- Ausgangsstellung Patient: Bauchlage; Knie in 90° Flexion.
- Ausgangsstellung Therapeutin: Lateral auf der zu testenden Seite. Eine Hand liegt an der Ferse mit dem Unterarm an der Fußsohle. Daumen und Zeigefinger der anderen Hand liegen medial und lateral der Achillessehne.
- Durchführung:
  – Die Hand an der Ferse führt den Fuß passiv in die Dorsalextension, während Daumen und Zeigefinger gleichzeitig einen flächigen Druck auf die Achillessehne und einen Zug nach dorsal ausüben.

> *Bei neuraler Beteiligung lässt sich dieselbe Technik in neuraler Vorspannung und somit als Grenzflächenmobilisation für den Nerv durchführen. Dabei wird das Bein in Seitenlage im SLR (Hüftflexion mit Knieextension) vorpositioniert. Der Oberkörper liegt in maximaler Flexion der Wirbelsäule in Slump-Position (Kap. 3.9; S. 246).*

Erarbeiten der vollen Beweglichkeit hypomobiler Gelenke und der vollen Elastizität der Muskulatur und des Nervensystems
- Funktionsstörungen im Bereich der Sprung- und Tibiofibulargelenke sowie der Fußwurzel werden mit Techniken der Manuellen Therapie beseitigt.
- Reduzierte Extension und Innenrotation der Hüftgelenke kann durch Dezentrierung (z.B. in Anteposition-Translation des Hüftkopfes minimal nach ventral) ausgelöst werden. Die Zentrierung des Hüftkopfes nach dorsal beeinflusst den Gang positiv (Kap. 5.5.2).
- Segmentale Beweglichkeit in L5/S1 bei Hypomobilität wird mit Maßnahmen der Manuellen Therapie verbessert.
- Mithilfe von Längs- und Querdehnungen wird die Elastizität der Zehenflexoren und des M. triceps surae erarbeitet. Die Patienten erlernen auch Eigendehnungen.
- Die kontrollierte exzentrische Verlängerung wird durch gangtypische Aktivitäten mit PNF erarbeitet:

Beispiele:
1. Erarbeiten der exzentrischen Verlängerung der Zehenflexoren
- Agonistische Umkehr der Fußkomponente beim PNF-Pattern Extension/Abduktion/Innenrotation;
- Gangfazilitation: in Schrittstellung die Abdruckphase agonistisch umkehren.

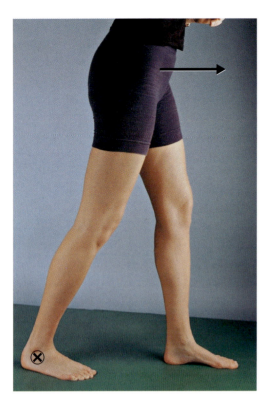

Abb. 3.61 Eigendehnung des M. triceps surae.

2. Eigendehnung des M. triceps surae (**Abb. 3.61**)
- Ausgangsstellung Patient: Schrittstellung, wobei das zu dehnende Bein hinten steht und die Fußspitze nach vorne zeigt; der Vorfuß hat Kontakt am Boden.
- Durchführung:
  - Der Schritt muss so groß sein, dass die Ferse gerade noch auf den Boden gebracht werden kann. Dabei darf ein Dehngefühl auftreten.
  - Das Kniegelenk befindet sich in Extension, aber nicht in Hyperextension.
  - Durch eine Unterlagerung des Vorfußes kann die Dehnung noch verstärkt werden.

Verbessern der neuralen Beweglichkeit
- Weichteiltechnik der Achillessehne in neuraler Vorspannung durchführen – Grenzflächenmobilisation (S. 246).
- Sliders für den N. suralis.

Beispiel: Sliders
- Ausgangsstellung Patient: Seitenlage. Das Bein ist im SLR (Hüftflexion mit Knieextension) vorpositioniert. Der Oberkörper liegt in maximaler Flexion der Wirbelsäule in Slump-Position (S. 246).
- Durchführung:
  - Der Patient bewegt das Kniegelenk in Extension und den Fuß gleichzeitig in Plantarflexion.
  - Anschließend führt er das Knie in Flexion und den Fuß in Dorsalextension.
  - Das Bewegungsausmaß muss nicht über die gesamte Bahn der Kniebewegung durchgeführt werden, sondern in der äußeren Bahn der Knieextension. Dabei wird der Fuß endgradig bewegt.

> *Das Prinzip der Mobilisation ist die Annäherung des Nervs über einen Drehpunkt, während er über den anderen gespannt wird. Dies verbessert die Beweglichkeit des Nervs zu seinen Grenzgeweben, da er wie ein Kabel in einer Röhre hin- und hergeleitet wird.*

Aktivitäten (Activities)

Erarbeiten eines ökonomischen Bewegungsverhaltens
- Beinachsentraining: In Teilbelastung beginnen (z. B. Halbsitz oder Sitz) und nach Abklingen der Schmerzen unter Belastung ebenso wie in Verbindung mit Bücktraining fortfahren.
- Haltungskorrektur.

3.9 Kompressionssyndrome und Neuropathien

> *Im Folgenden geht es hauptsächlich um die Beweglichkeit des Nervensystems und nicht um die Reizleitung. Das Bewegungsverhalten ist für das Verständnis der Entstehung von Kompressionssyndromen und Neuropathien (verminderte Gleitfähigkeit durch Verklebungen) und deren komplexe Untersuchung hilfreich.*

Definition

Neuralstrukturen werden bei ihrem Durchtritt von anderen anatomischen Strukturen des Bewegungssystems komprimiert. Dies beeinträchtigt die Beweglichkeit und eventuell die Leitfähigkeit des Nervs. Die Kompression kann einen lokalen Entzündungsprozess auslösen. Durch die Entzündungsmediatoren verklebt der Nerv zu seinen Grenzgeweben und erschwert dadurch die Beweglichkeit.

Die Gleitfähigkeit des Nervs kann durch Neuropathien und Kompressionssyndrome reduziert sein. Besonders gefährdet sind dabei folgende Stellen:
- Anatomische Engen, z.B. der Raum zwischen 1. Rippe und Klavikula (Plexus brachialis);

- Stellen, an denen der Nerv fest mit seinem Grenzgewebe verhaftet ist und dadurch schlechter dem Druck ausweichen kann, z.B. am Fibulaköpfchen (N. peronaeus);
- Kreuzungsstellen, z.B. wenn der Nerv ein Gelenk überquert;
- Stellen, an denen der Nerv dicht unter der Haut liegt, z.B. der N. ulnaris im Sulcus nervi ulnaris;
- Stellen, an denen das periphere Nervensystem in das ZNS übergeht, z.B. die Spinalwurzeln im Foramen intervertebrale;
- Stellen, an denen der Nerv durch Muskeln tritt, z.B. Durchtritt des N. medianus im M. pronator teres;
- Stellen, an denen der Nerv durch einen Tunnel zieht, z.B. der N. medianus im Karpaltunnel.

Das Nervensystem wird häufiger verletzt als lange Zeit angenommen wurde. Neuropathien zeigen Symptome, die bisher artikulären Störungen zugeordnet waren.

Kompressionssyndrome und Neuropathien können chronische Schmerzen verursachen.

Ätiologie und Pathogenese

Das Nervensystem ist hinsichtlich seiner Beweglichkeit als einheitliches Organ zu sehen, wobei deutlich wird, dass bei einer Störung eines Teils des Organs auch der Rest in Mitleidenschaft gezogen ist.

Beanspruchungen, denen das periphere Nervensystem durch Bewegungen ausgesetzt wird, übertragen sich durch den Zug der Nervenwurzeln auch auf das ZNS.

Die peripheren Nerven müssen sich durch teilweise extreme Veränderungen ihrer Länge an die Bewegungen der Extremitäten anpassen. So muss sich z.B. das Nervenbett des N. medianus bei Dorsalextension der Hand und gleichzeitiger Ellenbogenstreckung um 20% verlängern.

Auch das ZNS im Spinalkanal muss sich durch Längenveränderungen an alle Bewegungen der Wirbelsäule anpassen. Da die Bewegungsachse für Extension und Flexion der Wirbelsäule ventral des Spinalkanals liegt, verlängert er sich beim Bewegen aus der Extension in die Flexion um ca. 5–9 cm.

Ein Nerv benötigt zum Leben Bewegung und Spannung. Nur wenn er diesen beiden Belastungen ausgesetzt ist, kann er optimal ernährt werden. Nerven müssen sich in longitudinale und transversale Richtung bewegen können.

Bei der Entwicklung pathologischer Zustände im Nervensystem lassen sich vaskuläre und mechanische Faktoren unterscheiden. Für seine optimale Funktion benötigt das Nervengewebe eine ununterbrochene Blutzufuhr.

Das Nervengewebe ist das am besten durchblutete Gewebe des menschlichen Körpers. Es benötigt 20% des gesamten O_2-Bedarfs. Venöse Stauungen und daraus folgende Hypoxie schädigt die Nervenfaserernährung. Große Nervenfasern leiden schneller als kleine Fasern unter Kompression und Ischämie (Gasser u. Erlanger 1929, Ochoa 1980).

In den Nerven sowie in den Geweben und Flüssigkeiten um die Nerven herum gibt es Bereiche mit unterschiedlichen Druckgefällen. Sunderland (1976) zeigte erstmals in einem Modell, dass Veränderungen im Druckgefälle als Grundlage für die Kompression des N. medianus im Karpaltunnel verantwortlich sein können. Seine These ist auf andere Tunnelgebiete im Körper übertragbar.

Nach Sunderland (1976) ist eine adäquate intrafaszikuläre Durchblutung und damit die neurale Funktion dadurch gewährleistet, dass der Druck in den Strukturen innerhalb des Tunnels in den epineuralen Arteriolen am größten ist, um dann schrittweise in den kapillaren Faszikeln, epineuralen Venolen und im Tunnel abzunehmen.

Um den Ernährungsbedarf des Nervs zu decken, muss Blut zur Nervenfaser in den Tunnel hinein- und wieder herausfließen können. Dafür ist die Aufrechterhaltung eines Druckgefälles notwendig. Wird der Druck im Tunnel größer als in den Venen, stört dies die venöse Drainage. Diese Situation tritt bereits bei einem Druck von 20–30 mmHg (2,66–3,99 kPa) ein (Rydervik et al. 1981, Ogata u. Naito 1986). Die venöse Stauung und die daraus folgende Hypoxie schädigt die Nervenfaserernährung. Neuroischämie kann leicht die Quelle von Schmerzen und anderen Symptomen (z.B. Parästhesien) sein. Die anhaltende Hypoxie führt zu Schäden an den Endothelkapillaren. Dadurch tritt ein proteinreiches Ödem aus.

Der mechanische Druck kann die Kapillaren zusätzlich verletzen (Rydervik et al. 1981). Die sonst dem Schutz des Nervs dienende Blut-Nerven-Schranke ist in dieser Situation von Nachteil, da sich endoneuraler Flüssigkeitsdruck und intrafaszikulärer Druck erhöhen. Weil das Perineurium nicht von Lymphgefäßen überzogen ist, kann sich das Ödem nicht verteilen, sondern nur longitudinal entlang des Nervenstamms abfließen. Der Nerv schwillt an.

Aus diesem ödematösen Stadium entwickelt sich leicht eine fibroblastische Wucherung, die sich durch das proteinhaltige Ödem zusätzlich verstärkt. Die Folge kann die Entstehung von epineuralen und intraneuralen Fibrosen sein. Das vergrößerte Volu-

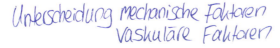

men im Bindegewebe erhöht dann wiederum den Tunneldruck und etabliert somit einen Teufelskreis, der auf Dauer Ernährung, Beweglichkeit und Funktion des Nervs massiv beeinträchtigt. Ein vernarbtes Nervensegment kann sekundär dazu führen, dass an anderen Stellen im Verlauf des Nerventraktes – meistens in empfindlichen Tunnelgebieten – Nervenreibung entsteht. An den sekundären Stellen kann sich dann der gleiche Prozess bis zur Fibrosierung wiederholen. Die Ausbreitung der Symptome ist klinisch häufig anzutreffen, und viele dieser Situationen können dem *Double-crush-Syndrom* (doppeltes Quetschungssysyndrom) zugeordnet werden. Symptome entwickeln sich im gesamten Nervensystem.

- Extraneurale Bewegung: Die Modellvorstellung einer Kabelröhre verdeutlicht das Bewegungsverhalten des Nervs zu seinen Grenzgeweben. Die Kabelröhre als Ganzes bewegt sich zu ihren umgebenden Grenzgeweben (z.B. Muskeln, Knochen, fibroossäre Tunnelregionen, Faszien).
- Intraneurale Bewegung: In der Kabelröhre gleitet das Reizleitungsgewebe.

Im Spinalkanal wird die Kabelröhre durch die Dura mater gebildet, in der das Rückenmark mit seinen es umgebenden Häuten gleitet (Pia mater als innerste Schicht, Arachnoidea als mittlere Schicht und dazwischen – im subarachnoidealen Raum – vermindert der Liquor die Gleitreibung).

Der periphere Nerv wird ebenfalls von bindegewebigen Schutzschichten umschlossen (**Abb. 3.62**). Sie bestehen überwiegend aus longitudinal verlaufenden kollagenen Fasern, die den Nerv vor Zugbelastung schützen. Dabei können hinsichtlich ihrer Lage 3 Schichten mit den Häuten des Rückenmarks verglichen werden. Die Schutzschichten gleiten mit ihren Inhalten gegeneinander:

- Epineurium: äußere Schicht, der Dura mater vergleichbar.
- Perineurium: mittlere Schicht, mit der Arachnoidea vergleichbar (aber nur von der Lage her, sie ist viel stabiler als die Arachnoidea und umhüllt die Faszikelbündel, die durch hohen Anteil an kollagenen Fasern widerstandsfähigste Schicht).
- Endoneurium: innere Schicht, mit der Lage der Pia mater vergleichbar; sie ist aber wesentlich stabiler und umhüllt die Basalmembran.

Ein peripherer Nerv besteht zu etwa 50% aus Bindegewebe. An den Überkreuzungsstellen von Gelenken (Gefahr der Abknickung) und an Stellen, an denen der Nerv sehr oberflächlich verläuft, ist der Anteil noch höher. Fett schützt den Nerv vor Druck, das vor allem an den oben genannten Stellen verstärkt vorkommt. So befindet sich z.B. am Ischiasnerv auf Höhe des Sitzknochens mehr Fettgewebe als an irgendeinem anderen Ort im Körper.

> *Fett verschwindet durch Abmagerung und als Folge entstehen sehr viel schneller Kompressionsneuropathien.*

Die Faszikel im Inneren des Nervs verlaufen wellenartig im gesamten Nervenstamm und bilden permanent veränderte Geflechte. Dadurch sind sie vor Druck und Zug geschützt. Bei Spannungszunahme wird die Blutzufuhr durch die Verminderung des Querschnitts gedrosselt. Dieser Vorgang beginnt schon bei 8% Verlängerung, und bei 15% tritt eine Ischämie auf.

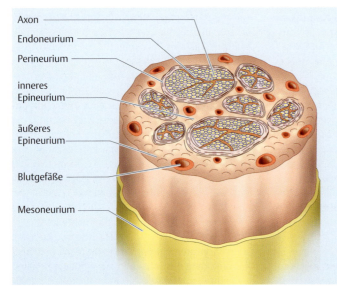

Abb. 3.62 Aufbau eins peripheren Nervs.

Ursachen für die Entstehung von Neuropathien
- Einblutungen, z.B. nach Muskelfaserrissen;
- Ödeme, z.B. in überlasteten Strukturen durch lang anhaltende einförmige Arbeit (Fließband);
- Intraneurale Ödeme und Fibrosen;
- Vernarbungen;
- Virale Infekte, z.B. lagern sich die Toxine der Grippe in intraneuralen Schichten ab.

Es werden extra- von intraneuralen Neuropathien unterschieden.
- *Extraneurale Neuropathien:* Die Bewegung des Nervs zu seinen angrenzenden Geweben (z.B. im Nervenbett der N. medianus im Karpaltunnel) ist eingeschränkt.
- *Intraneurale Neuropathien:* Die Bewegungen der einzelnen Nervengewebselemente in Beziehung zu den bindegewebigen Berührungsflächen sind gestört, z.B. die Bewegung des Rückenmarks gegen die Dura mater oder Nervenfasern, die sich auffalten und gegen das Epineurium bewegen.

Symptomatik

Extraneural
- Der Schmerz verändert sich bei Bewegung.
- Der Schmerz hält kurz an. Wird der Nerv vom extraneuralen Hindernis wegbewegt, verschwindet er wieder.

Intraneural
- Der Schmerz verstärkt sich erst bei Spannung des Nervs, z.B. beim Lasègue-Zeichen bei 70° Hüftflexion. Bei eingeschränkter intraneuraler Beweglichkeit tritt die Spannung schon früher auf.
- Der Schmerz verläuft entlang des Nervenverlaufs.
- Die Elastizität des Nervs ist verändert.

Meistens ist sowohl die extra- als auch die intraneurale Beweglichkeit eingeschränkt. Je länger ein Schmerzgeschehen besteht, desto mehr Einfluss hat es auf die extra- und intraneurale Beweglichkeit.
Bei vage brennendem Nachtschmerz sollten immer die neuralen Strukturen mit untersucht werden. Bestehen Schwellungen und vermehrte Schweißneigung, sind vegetative Fasern des Nervs mit betroffen.

Diagnostik

- EMG: Bei starker Kompression des Nervs kann die Leitfähigkeit reduziert sein.
- MRT: Bei Verdacht auf radikuläre Kompression (Spinalnerv; Kap. 5.3).
- Röntgen: Bei knöchernen Engpässen, z.B. Halsrippe (hypertrophierter Querfortsatz C7).

- Prüfen der Sensibilität der Hautareale, die vom jeweiligen Nerv versorgt werden.
- Die Prüfung der Beweglichkeit des Nervensystems wird vor allem von Physiotherapeuten durchgeführt.
  Ärzte benutzen die neuralen Spannungstests im Bereich der unteren Extremität zur Diagnostik von z.B. Bandscheibenvorfällen.
- Spezifische Provokationstests zur Bestimmung der Engpässe: Durch bestimmte Einstellungen werden die Durchtrittsstellen der Neuralstrukturen verengt und eine Reproduktion der Schmerzsymptomatik abgewartet (Beispiele siehe jeweilige Syndrome).
- Arteriographie und Phlebographie zur Aufdeckung vaskulärer Kompressionen (bei Verdacht auf Thrombose oder Mikroembolie).
- Doppler-Sonographie: Stenosen der arteriellen und venösen Durchblutung aufspüren.
- Die Reflexe sind selten verändert.

Differenzialdiagnosen

Folgende Nebenerkrankungen sollten differenzialdiagnostisch gesichert sein, da sie Kontraindikationen für die neurale Mobilisation bedeuten.

Bei den bedingten Kontraindikationen ist mit besonderer Vorsicht vorzugehen!

- Diabetes mellitus (das Perineurium ist durch chemische Prozesse geringer belastbar);
- Alkoholkrankheit;
- AIDS;
- Blutzirkulationsstörungen;
- Schwindel und Übelkeit.

Absolute Kontraindikationen:
Akute entzündliche Prozesse;
Maligne Prozesse;
Cauda-equina-Syndrom;
Bei neurologischen Zeichen: z.B. Klonus, Babinski-Reflex, Reflexabschwächungen (vorher testen!).

Therapie

- Operative Erweiterung der Engstellen und damit Druckentlastung für den Nerv: z.B. Spaltung des Retinaculum flexorum bei Karpaltunnelsyndrom (N. medianus)

Vor einer Operation müssen alle funktionellen Ursachen einer Neuropathie oder Kompression ausgeschlossen werden.

- Medikamentös: Schmerz lindernd und entzündungshemmend;
- Physiotherapie: Der Schwerpunkt liegt auf der Beseitigung der funktionellen Ursachen und dem Verbessern der neuralen Beweglichkeit.

Was geschieht bei der Mobilisation des Nervensystems?
- Der Nerv wird „gemolken", d.h. durch Bewegung wird der intraneurale Fluss angeregt (Fluss vom Zellkörper zum Zielgewebe=orthograder Fluss; Fluss vom Zielgewebe zum Zellkörper=retrograder Fluss).
- Die Durchblutung wird verbessert.
- Verklebungen werden gelöst.
- Die zerebrospinale Flüssigkeit fließt schneller.

3.9.1 Physiotherapeutische Untersuchung bei Patienten mit Kompressionssyndromen und Neuropathien

Das Ziel der Untersuchung besteht darin, dass die Therapeutin herausfindet, ob das Kompressionssyndrom durch funktionelle Störungen ausgelöst wird (z.B. durch verkürzte oder hypertone Muskeln oder Gelenkblockierungen). Diese lassen sich erfolgreich behandeln.

Bei Kompressionssyndromen, die z.B. durch Stoffwechselerkrankungen oder entzündliche Erkrankungen (PcP) ausgelöst werden, kann häufig nur Schmerz lindernd gearbeitet werden. Nach Operationen muss die Beweglichkeit der beteiligten Gelenke erhalten bzw. verbessert sein. Die Beweglichkeit der neuralen Strukturen ist bei allen Kompressionssyndromen zu testen und zu verbessern.

Anamnese

- Schmerzanamnese:
  - Häufig treten bedingt durch den Blutdruckabfall und der damit verbundenen Reduzierung des arteriellen Drucks in der Nacht Schmerzen auf (siehe *Ätiologie und Pathogenese*).
  - Schmerzen im Nervenverlauf; bei Double-crush-Syndrom können auch Schmerzen fernab der primären Läsionsstelle auftreten (z.B. im Bereich der Schulter, vor allem bei Abduktion des Armes bei Karpaltunnelsyndrom. Bei der Abduktion gerät der Plexus brachialis vermehrt unter Spannung, sodass sich der neurale Schmerz verstärkt).
  - Allodynie: Schmerzen treten bei einem bestimmten Stimulus auf, der normalerweise keine Schmerzen auslöst, z.B. Berührungsempfindlichkeit.
  - Hyperalgesie: Eine verstärkte Schmerzantwort auf einen Stimulus, der normalerweise nicht schmerzhaft ist.
- Berufliche und andere Alltagsaktivitäten Tätigkeiten begünstigen die Entstehung von Kompressionssyndromen:
  - Positionen, die über einen langen Zeitraum beibehalten werden müssen;
  - Häufig wiederholte Bewegungsabläufe;
  - Bewegungswiederholungen in einem Körperteil, während der restliche Körper statisch fixiert bleibt (z.B. Arbeiten mit Tastaturen);
  - Arbeiten, die mit Krafteinwirkungen wie Vibrationen (z.B. Presslufthammer) verbunden sind;
  - Langes Überkopfarbeiten.
- Vorausgegangene Traumen.
- Operationsnarben können die neurale Beweglichkeit beeinträchtigen.
- Erfragen von Bewegungen, die zur Symptomauslösung führen.
- Sensible Störungen, z.B. Parästhesien/Hypoästhesien.
- Motorische Störungen.
- Begleiterkrankungen (z.B. Diabetes mellitus beeinflusst den neuralen Stoffwechsel).

Konstitutions- und Haltungsauffälligkeiten

Die Entstehung von Kompressionssyndromen kann durch Statik- und Konstitutionsabweichungen begünstigt werden.
Beispiele:
- Veränderte Breiten von Brustkorb und Schultergürtel führen zu Spannungserhöhungen der Schulter-Nacken-Muskulatur. Bei schmalem Schultergürtel auf breitem Thorax besteht die Tendenz des Abrutschens des Schultergürtels nach ventral-kaudal. Dies führt zu Spannungserhöhung und langfristig Verkürzungen, z.B. des M. pectoralis minor. Beim Heben des Armes über den Kopf kann der Muskel dann den Plexus brachialis irritieren, da dieser kaudal vom Proc. coracoideus zwischen Muskel und Rippen verläuft.
- Große Bauchgewichte können Neuralstrukturen im Bereich der Leiste irritieren.
- Abgeflachte Längswölbung führt durch Spannungserhöhung der Plantarfaszie zu einer Verstärkung des posterioren Tarsaltunnelsyndroms.

Haut und Unterhaut

- Schwellungen deuten auf eine venöse Kompression hin.

Beispiel: Geschwollene Hand bei Kompression der V. subclavia. Die Vene verläuft durch die vordere Skalenuslücke und wird durch Tonuserhöhung des M. sternocleidomastoideus und des M. scalenus anterior komprimiert.

- Erhöhte Schweißneigung bei vegetativer Beteiligung.
- Blässe oder Zyanose bei arterieller Kompression.

Muskulatur

- Tonus und Elastizität der Muskeln prüfen, die Grenzflächen für die Nerven bilden.

Viele Einstellungen bei Verkürzungstests der Muskeln bringen gleichzeitig den Nerv in eine vorgespannte Situation, daher ist die Differenzierung zwischen Muskeln und Nerv nur durch die Hinzunahme von Zusatzkomponenten möglich.
Ist die Bewegungseinschränkung neural bedingt, darf der Muskel nicht längsgedehnt werden!

Beispiel: Beim Verkürzungstest der Mm. ischiocrurales wird gleichzeitig die Spannung des N. ischiadicus erhöht. Verstärken sich in der Endstellung die Symptome durch Hinzunahme der Dorsalextension des Fußes, spricht das für eine neurale Symptomatik, da sich die Muskellänge durch die Fußbewegung nicht erhöht.

- Kraftverlust tritt durch reflektorische Hemmung der Muskeln oder Reduzierung der Durchblutung auf, wenn beim Kompressionssyndrom Gefäße mit beteiligt sind.

Beweglichkeit

Gelenke und Muskulatur bilden Grenzflächen für Neuralstrukturen. Funktionsstörungen in diesen Strukturen haben Einfluss auf die neurale Beweglichkeit.

- Aktives und passives Testen der Gelenkbeweglichkeit.

Der anatomische Verlauf des Nervs muss bekannt sein. Stellen Sie sich die Frage, welche Gelenke Grenzflächen zur Neuralstruktur bilden.

- Das Gelenkspiel wird isoliert getestet und anschließend in neurale Vorspannung (der Nerv gelangt über eine bestimmte Lagerung in Vorspannung) gebracht.

Beispiel: Funktionsstörungen des Tibiofibulargelenks können den N. peronaeus beeinträchtigen. Das Gelenkspiel wird in Rückenlage mit angestelltem Bein geprüft und anschließend in Seitenlage in neuraler Vorspannung getestet. Dabei liegt das Bein in Hüftflexion mit Knieextension. Durch maximale Flexion der Wirbelsäule wird das Nervensystem zusätzlich gespannt. Ein deutlicher Unterschied ergibt sich, wenn eine Neuropathie des Nervs die Beweglichkeit zum Fibulakopf beeinträchtigt.

Ist dies der Fall, muss das Gelenk auch in dieser Stellung mobilisiert werden.

Beweglichkeit des Nervensystems

Die Untersuchung der Beweglichkeit des Nervensystems und die Mobilisation sind keine schnell erlernbaren Fertigkeiten. Sie setzt ein besonderes Maß an Sensibilität und Wahrnehmungsfähigkeit von Widerstand und Spannung voraus. Die Techniken erfordern eine Denkweise, die den ganzen Körper einbezieht.

In diesem Rahmen kann nicht die gesamte Untersuchungs- und Behandlungsbreite beschrieben werden, da dies ein sehr weiter umfassendes Wissen der Neurobiomechanik voraussetzt als hier dargestellt werden könnte.

Im Folgenden soll schon bei den Physiotherapieschülern der Blick dafür geschärft werden, dass das Nervensystem bei gestörter Biomechanik eine ausgeprägte Symptomatik auslösen kann. Dies muss in der physiotherapeutischen Untersuchung berücksichtigt werden.

Anhand von Spannungstests wird die Gleitfähigkeit zu umliegenden Geweben und die Elastizität des Nervs untersucht. Auch hierbei kommt es zu einer kurzzeitigen, aber reversiblen Ischämie. Die Spannungstests versetzen den Nerv durch bestimmte Einstellungen der Gelenke in eine maximale Spannung. Die Einstellungen wurden aus dem anatomischen Verlauf des Nervs in Bezug zu den Bewegungsachsen abgeleitet. Robert Elvey (1979) entwickelte die Spannungstests der oberen Extremität. Der *Slump-Test* wurde von Geoff Maitland in den späten 70er-Jahren in die Manuelle Therapie eingeführt.

Der Nerv wird zunehmend über alle Drehpunkte, die er kreuzt, in Spannung gebracht. Die Tests prüfen die Beweglichkeit des Nervs zu seinen Grenzflächen (Muskeln, Faszien, Knochen) ebenso wie die Elastizität des intraneuralen Bindegewebes.

Da nicht nur die Spannung und die Beweglichkeit zur Grenzfläche, sondern auch die der Bindegewebsschichten zueinander getestet werden, bezeichnet Butler (2001) die Tests als *Neurodynamiktests*.

> *Nur sehr selten ist das Nervensystem die einzige Körperstruktur, die es zu mobilisieren gilt. Daher müssen zuerst Gelenke und Muskeln untersucht und behandelt werden. Die Bewegung des Nervensystems und der zur Berührungsfläche angrenzenden Strukturen ist laufend durch entsprechende Rebefunde zu überprüfen.*

Grundlegende Neurodynamiktests

Die Tests wurden so einfach wie möglich gehalten, um sie jederzeit in der gleichen Art und Weise wiederholen zu können. Aufgrund der Reproduzierbarkeit handelt es sich um standardisierte Tests.

Die einzelnen Tests legen die Betonung jeweils auf einen bestimmten Nervenstamm. Durch die Komplexität des vermaschten Nervensystems ist es allerdings nicht möglich, einen Test ausschließlich auf einen ganz bestimmten Teil des Nervensystems auszurichten. Dies gilt ganz besonders für die obere Extremität, bei der die anatomischen Verhältnisse viel komplexer als in der unteren Extremität sind.

Die Tests sollen folgende Informationen liefern:
- Symptomreaktion:
  - An welchem Punkt der Bewegung beginnen die Symptome?
  - Welcher Art sind die Symptome (z.B. Schmerz, Parästhesien)?
  - Sind es die Symptome, über die der Patient klagt?
  - Wie verhalten sich die Symptome am Ende der Bewegung?
- Widerstand:
  - Wann tritt der 1. Widerstand auf?
  - Wann verhindert der Widerstand jegliches Weiterbewegen?
  - Nimmt der Widerstand schnell oder langsam zu?

1. Passive Nackenflexion (Passive Neck Flexion, PNF; Abb. 3.63)
- Ausgangsstellung Patient: Flache Rückenlage, wenn möglich ohne Kopfkissen. Die Arme liegen in Neutral-Null-Stellung neben dem Körper, die Beine befinden sich ebenfalls in Neutral-Null-Stellung.
- Ausgangsstellung Therapeutin: am Kopfende.
- Durchführung:
  - Die Therapeutin übernimmt mit einer oder beiden Händen das Kopfgewicht und führt den Kopf passiv in die HWS-Flexion. Dabei werden Symptomreaktion, Bewegungsausmaß und auftretender Widerstand notiert.
- Normale Reaktionen:
  - Es sollte kein Schmerz auftreten!
  - Ein leichtes Ziehen im zervikothorakalen Übergang ist als normal anzusehen, ist allerdings meist muskulär bedingt.

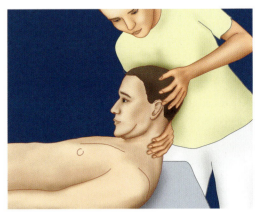

Abb. 3.63 Passive Nackenflexion (nach Butler 2001).

Eine Differenzierung von Muskel und Nerv erfolgt durch zusätzlichen SLR-Test. Durch die Beineinstellung ändert sich eine muskuläre Symptomatik nicht. In diesem Fall spräche die Verstärkung der Symptomatik für das Nervensystem.

Durch die passive Nackenflexion bewegt sich das Rückenmark mit seinen Meningen im Spinalkanal. Wird zusätzlich das gestreckte Bein gehoben, entsteht eine verstärkte Spannung im Rückenmark. Es wird in longitudinaler und durch den Zug der Nervenwurzeln über die Beinkomponente auch in transversaler Richtung gespannt.

> *Der PNF ist als eigenständiger Basistest zu sehen, der jedoch auch in Kombination mit anderen Tests sehr aussagekräftig sein kann.*
> *Der Test sollte bei allen spinalen Störungen (z.B. LWS-Syndrome mit möglicher spinaler Beteiligung), Kopfschmerzsymptomen, HWS- und BWS-Syndromen sowie allen Arm- und Beinschmerzen mit möglichem spinalem Hintergrund durchgeführt werden.*

2. Anheben des gestreckten Beines (Straight leg raise, SLR; Abb. 3.64a–e)

Den meisten Lehrbüchern zufolge wurde dieser Test 1864 von Lasègue entwickelt (Butler 1995), der damals annahm, dass der Ischiasnerv durch die Kompression der ischiokruralen Muskulatur Schmerzen auslöse.

- Ausgangsstellung Patient: Flache Rückenlage nahe an der Bankkante, möglichst kein Kopfkissen. Bei Wiederholungstests in genau der gleichen Weise lagern.
- Ausgangsstellung Therapeutin: lateral vom Patienten.
- Durchführung:
  - Eine Hand umfasst den distalen Unterschenkel auf Höhe der Achillessehne, die andere Hand verhindert am distalen ventralen Oberschenkel die Knieflexion.
  - Das Bein wird passiv mit gestrecktem Kniegelenk in die Hüftflexion geführt.
  - Die Therapeutin achtet darauf, dass der Patient in der Ebene bleibt und nicht in Abduktion oder Außenrotation ausweicht, da sich dann die Spannung für den Nerv reduziert.
  - Das Bein wird nun bis zur Symptomangabe des Patienten oder bis zum Ende der Beweglichkeit geführt.
  - Symptomangabe, auftretender Widerstand und Bewegungsausmaß werden notiert.
  - Der Test wird anschließend am anderen Bein durchgeführt und verglichen.
- Normale Reaktionen:
  - Die normale Beweglichkeit variiert stark und liegt bei 50–120° Hüftflexion (Troup 1986).
  - Ein Ziehen im dorsalen Oberschenkel, der Kniekehle und der Wade ist normal.
  - Manchmal können auch Haltungsveränderungen der HWS beobachtet werden, z.B. vermehrte Extension oder Lateralflexion.

Der SLR ist ein Routinetest bei Symptomen der Beine und der Wirbelsäule, weil er Aspekte der Biomechanik des Nervensystems vom Fuß bis zum Gehirn testet. Während des Tests treten sowohl Bewegung als auch Verlängerung des Ischiasnervs auf, der sich gegenüber seinen Grenzgeweben (z.B. den Nervenwurzeln im Foramen intervertebrale) bewegt. Ab 70° Hüftflexion besteht nur noch Spannung im Nerv. Durch die Lumenverkleinerung wird die Blutzufuhr gedrosselt.

Die Kombination des Tests mit der passiven Nackenflexion erhöht z.B. bei Kopfschmerzsymptomen die Spannung weiter.

Durch das Hinzunehmen zusätzlicher Komponenten dient der Test zur Differenzierung verschiedener distaler Anteile des N. ischiadicus und zur Ab-

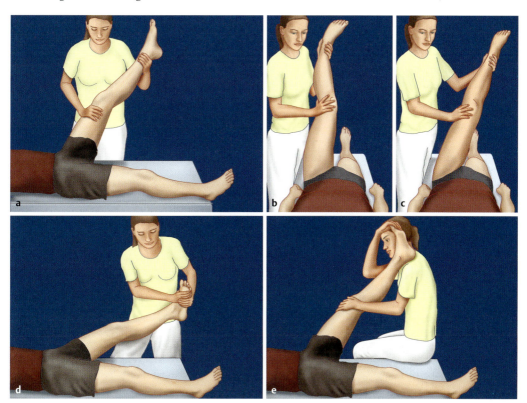

Abb. 3.64 a–e SLR-Test zur Differenzierung der verschiedenen Anteile des N. ischiadicus (nach Butler 2001). **a** Anheben des gestreckten Beines. **b** Vermehrte Innenrotation. **c** Vermehrte Adduktion. **d** Zusätzliche Plantarflexion und Inversion. **e** Zusätzliche Dorsalextension und Eversion.

grenzung einer Verkürzung der ischiokruralen Muskeln. Infolge einer vermehrten Hüftadduktion wird der Nerv durch seinen lateralen Verlauf zum Tuber ossis ischii unter vermehrte Spannung gesetzt. Die ischiokruralen Muskeln nähern sich durch die Hüftadduktion an. Verstärkt sich die Symptomatik bei zunehmender Hüftadduktion (der Flexionswinkel muss gehalten werden), spricht dies für eine durch den Nerv bedingte Symptomatik.

Mithilfe einer zusätzlichen Hüftinnenrotation kann die Spannung und damit die Rücken- und Beinsymptomatik des Patienten verstärkt werden.

Die Hinzunahme von Plantarflexion mit Inversion setzt den Traktus des N. peronaeus communis verstärkt unter Spannung. (Bei häufig rezidivierenden Inversionstraumen sollte er unbedingt untersucht werden, da eine versteckte Neuropathie die Stabilität des Sprunggelenks beeinträchtigt.)

Bei Dorsalextension mit Eversion wird der Traktus des N. tibialis mehr unter Spannung gesetzt. (Beim hinteren Tarsaltunnelsyndrom und Morton-Neuralgie unbedingt untersuchen! S. 264.)

Bei Dorsalextension mit Inversion wird der N. suralis vermehrt unter Spannung gesetzt. (Der N. suralis ist ein rein sensibler Nerv, der in der Fossa poplitea aus dem Peronäal- und Tibialnerven entsteht; durch Fußverstauchungen, Frakturen im Fußgelenkbereich und das Tragen hochhackiger Schuhe kann er eine Neuropathie auslösen. Bei allen chronischen Achillessehnenreizungen muss er untersucht werden. Er bereitet Schmerzen an der lateralen Ferse und der Wade.)

Die Fußkomponente kann entweder am Ende der Bewegung dazugenommen oder von Anfang an eingestellt werden. Vermutet die Therapeutin die Ursache der Symptome im proximalen Bereich (Becken, LWS), wird die Fußkomponente am Ende ergänzt. Sind die distalen Anteile (Kompressionssyndrom im Bereich Unterschenkel/Fuß) betroffen, wird die distale Komponente zuerst eingestellt.

3. Passive Kniebeugung in Bauchlage (Prone knee bend, PKB)

Bei Bandscheibensymptomatiken in der oberen LWS ist dieser Test auch als *umgekehrter Lasègue* bekannt. Er sollte jedoch nicht nur bei Bandscheibenvorfällen angewendet werden.

- Ausgangsstellung Patient: Bauchlage nahe an der Bankkante, Kopfrotation zur Seite der Therapeutin.
- Ausgangsstellung Therapeutin: lateral vom Patienten.
- Durchführung: Das Kniegelenk wird passiv in die Flexion geführt.

- Normale Reaktionen:
  - Die Ferse kann bis zum Gesäß bewegt werden, leichtes Ziehen im Bereich des M. quadriceps.
  - Die Differenzierung von muskulären Verkürzungen ist hier nicht ganz so einfach wie beim SLR.
  - Die Schmerzqualität ist anders als beim Muskeldehnschmerz.
  - Wird der Test alternativ in Seitenlage durchgeführt, kann durch eine zusätzliche passive Nackenflexion differenziert werden.
  - Spannung wird über den Femoralisnerv auf die Nervenwurzeln L2, L3, L4 geleitet.

Der Prone-knee-bend-Test ist als Routinetest bei allen Patienten mit Symptomen im Bereich des Knies, des vorderen Oberschenkels und der oberen LWS zu empfehlen.

Durch zusätzliche Lagerung in Hüftextension mit leichter Adduktion wird der N. femoralis cutaneus lateralis stärker gespannt, und es kommt eher zur Reproduktion der Symptomatik, falls dieser betroffen ist.

Zusätzliche Abduktion und Außenrotation im Hüftgelenk spannen den N. saphenus stärker. Der Test sollte bei unklaren medialen Knieschmerzen angewendet werden. Der R. profundus tritt proximal vom medialen Femurkondylus durch die Faszien und kann dort bei einer Neuropathie einen medialen Knieschmerz auslösen (Neuropathia patellae). Da er dorsal der Bewegungsachse des Kniegelenks verläuft, wird der Nerv bei Knieextension gespannt.

Alle Nerven des Plexus lumbalis treten durch den M. psoas hindurch und können durch diesen irritiert werden!

4. Slump-Test (Abb. 3.65a–h)

Schon Cyriax wendete 1942 die Kombination aus Kniestreckung mit zervikaler Flexion an. Maitland nannte den Test nach einer Studie (1979) Slump-Test, verfeinerte ihn noch weiter und führte ihn in die Manuelle Therapie ein.

Der Test soll nicht bei Patienten mit instabiler (durch Belastung und massive Flexion verstärkt sich der Prolaps) Bandscheibensymptomatik angewendet werden!
Die Durchführung und anschließende Interpretation ist schwierig und verlangt einige Erfahrung.

Der Slump-Test ist sehr komplex und setzt das Nervensystem unter maximale Spannung. An seinem Beispiel lässt sich gut verdeutlichen, wie das Ner-

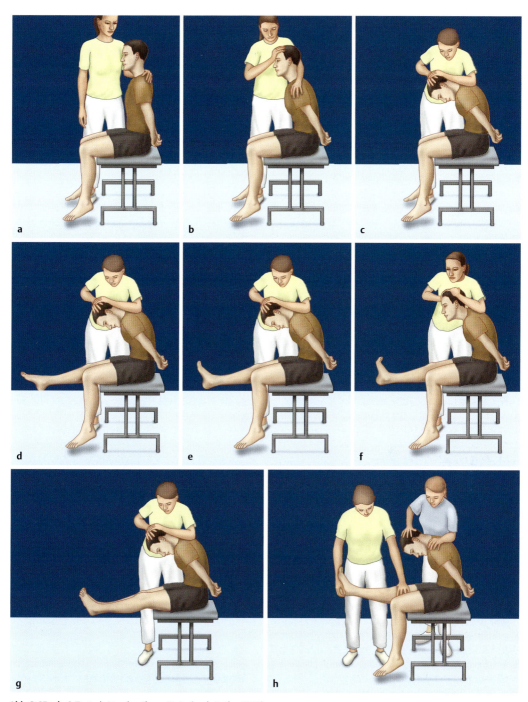

Abb. 3.65a–h 8 Testschritte des Slump-Tests (nach Butler 2001).

vensystem komplexe Bewegungskombinationen auch physiologisch begrenzt. Im Folgenden wird die Reihenfolge der Vorgehensweise beschrieben.
- Ausgangsstellung Patient: Sitz an der Bankkante, wobei die gesamten Oberschenkel aufliegen. Die Hände liegen locker dorsal des Patienten auf der Bank.
- Ausgangsstellung Therapeutin: Lateral vom Patienten, eine Hand unterstützt den Kopf am Kinn.
- Durchführung:

> Vor Testbeginn gibt der Patient vorhandene Symptome an, deren etwaige Veränderungen nach jedem Testschritt erfragt werden.

- Testschritt 1: Einnahme der Ausgangsstellung.
- Testschritt 2: Der Patient erhält den Auftrag, „in sich zusammenzusinken" (Slump). Die Therapeutin hält die HWS über das Kinn noch in Extension. Den anderen Arm legt sie von dorsal-kranial auf den Schultergürtel und übt damit einen Überdruck auf die Wirbelsäule aus. Die Spannung der Wirbelsäule (wie ein Bogen) darf aber nicht über die Hüftflexion geschehen, das Sakrum muss vertikal bleiben.
- Testschritt 3: Der Patient wird aufgefordert, das Kinn in Richtung Brustbein zu führen! Die Therapeutin übt vorsichtig Überdruck auf die HWS-Flexion aus.

> Immer nach Symptomen fragen!

- Testschritt 4: Der Patient soll sein Knie aktiv strecken und zwar zuerst mit der symptomfreien Seite. Es wird immer mit demselben Bein begonnen.
- Testschritt 5: Der Patient wird aufgefordert, den Fuß in Dorsalextension zu führen.
- Testschritt 6: Die Nackenflexion wird langsam aufgelöst, und der Patient sehr sorgfältig nach seiner Reaktion auf diese Bewegungskomponente gefragt. Ein Dehnschmerz der ischiokruralen Muskelgruppe würde sich durch diese Testkomponente nicht verändern. Hat das Nervensystem die Knieextension begrenzt, kann das Knie jetzt häufig weiter gestreckt werden.
- Testschritt 7: Wiederholung des gleichen Bewegungsvorgangs mit dem anderen Bein.
- Testschritt 8: Wiederholung des gleichen Bewegungsvorgangs mit beiden Beinen gleichzeitig.

- Normale Reaktionen:
  - Keine Symptome bei Testschritt 2.
  - Ziehender Schmerz bei Testsschritt 3 in der BWS auf Höhe Th8/Th9.
  - Ziehendes Gefühl in der Kniekehle und im Bereich der ischiokruralen Muskeln bei Testschritt 4; die Knieextension sollte symmetrisch eingeschränkt sein.
  - Leichte Einschränkung der Dorsalextension bei Testschritt 5.
  - Abnahme der Symptome in allen Bereichen und größere Bewegung in Knieextension und Dorsalextension bei Testschritt 6.

> Der Slump-Test kann bei Symptomen in der Wirbelsäule angewendet werden, jedoch nicht bei instabilen, sehr akuten Bandscheibensymptomen.
> Er kommt zum Einsatz, wenn der Patient schildert, dass die Symptome in ähnlichen Haltungen auftreten, z.B. ein Schmerz am Fibulaköpfchen beim Einsteigen ins Auto oder im Langsitz.
> Am Ende einer Behandlungsserie kann er angewendet werden, wenn die Therapeutin sicher gehen will, dass sich das Nervensystem normal bewegt.

Neurodynamiktests der oberen Extremität
Es gibt 4 Basistests = Neurodynamiktests für den Plexus brachialis.
- ULNT 1: Upper-limb-Neurodynamiktest 1: Test mit Dominanz des N. medianus, Hauptbewegungskomponente der Schulter ist die Abduktion.
- ULNT 2a: Upper-Limb-Neurodynamiktest 2a: Test mit Dominanz des N. medianus, Hauptbewegungskomponenten der Schulter sind die Depression des Schultergürtels und die Außenrotation.
- ULNT 2b: Upper-Limb-Neurodynamiktest 2b: Test mit Dominanz des N. radialis, Hauptbewegungskomponente der Schulter ist die Innenrotation.
- ULNT 3: Upper-Limb-Neurodynamiktest 3: Test mit Dominanz des N. ulnaris, Hauptbewegungskomponenten der Schulter sind die Außenrotation und die Abduktion, im Ellenbogengelenk die Flexion.

> Die Tests werden auch als SLR der Arme bezeichnet und bei HWS-, BWS- und Armschmerzen angewandt.

Durchführung
Bei allen Tests liegt der Kopf zu Beginn möglichst ohne Kopfkissen in Neutral-Null-Stellung. Über die Lateralflexion der HWS kann dann die Differenzierung in neurale Strukturen und Muskeln getroffen werden. Verändern sich die Symptome im Arm

durch die Lateralflexion der HWS, spricht dies für eine Beteiligung der Neuralstrukturen. In den meisten Fällen verstärken sich Symptome und Spannung durch Lateralflexion zur kontralateralen und reduzieren sich durch Lateralflexion zur betroffenen Seite. In manchen Fällen nehmen die Symptome durch Lateralflexion auch ab. Muskuläre Symptome am Arm verändern sich durch die Seitenneigung nicht.

> *Alle Tests der oberen Extremität sollten sehr vorsichtig durchgeführt werden, da die Symptome hier sehr leicht zu reizen und die Strukturen nicht allzu belastbar sind.*

Mit den Tests werden alle neuralen Strukturen der Arme und viele Strukturen in der HWS und BWS unter Spannung gesetzt:
- Bei Schulterdepression werden die Nervenwurzeln von C5/C6/C7 und der Plexus brachialis gespannt.
- Der Plexus brachialis windet sich bei Schulterabduktion um den Proc. coracoideus und wird dadurch gespannt.
- Die Ellenbogenextension spannt den N. medianus und den N. radialis, da beide ventral der Extensions- und Flexionsachse verlaufen.
- Die Ellenbogenflexion spannt den N. ulnaris, da er dorsal der Extensions- und Flexionsachse verläuft.

ballen und an den Fingern. Die Schulter wird in ca. 10° transversale Extension gebracht.
- Durchführung:
  - Über Gewichtsverlagerung auf das vordere Bein bringt die Therapeutin den Arm in ca. 110° Abduktion und gleichzeitig die distale Hand den Unterarm in Supination.
  - Anschließend wird die Schulter in Außenrotation gebracht.
  - Als letzte Komponente wird die Ellenbogenextension hinzugenommen. Dabei ist das Bewegungsausmaß am besten schätzbar und damit vergleichbar.
  - Beim Auftreten von Symptomen erfolgt die Differenzierung über die Lateralflexion, die vom Patienten aktiv eingestellt wird. Dabei ist darauf zu achten, dass es nicht zur Rotation, sondern nur zur Lateralflexion kommt.
  - Alternativ kann die Kopfstellung mit dem Kopfkissen auf einer rutschigen Unterlagen durch Zug am Kissen verändert werden.

> *Der Test wird vor allem bei Patienten durchgeführt, die beim Heben der Arme Beschwerden angeben. Er testet eher eine Störung im kranialen Bereich und im Bereich des Plexus brachialis.*
> *Die Therapeutin sollte wahrnehmen, wo der Patient ausweichen will.*

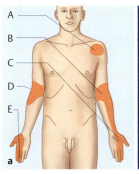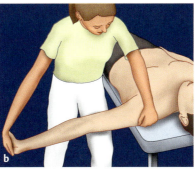

Abb. 3.66a–b ULNT 1 (nach Butler 2001). **a** Bereiche, in denen Reaktionen beim Test physiologisch sind (A=ventrale Schulter, B=Ellenbeuge, C=Daumenballen, D=Ellenbogenbereich, E=Zeige- und Mittelfinger). **b** Testdurchführung.

1. ULNT 1 (Abb. 3.66a–b)
- Ausgangsstellung Patient: Nahe an der Bankkante, Kopf in Neutral-Null-Stellung. Der zu testende Arm liegt in leichter Abduktion auf dem Oberschenkel des Therapeuten.
- Ausgangsstellung Therapeutin: Kaudal des Armes in Schrittstellung. Eine Hand stützt unmittelbar kranial des zu testenden Schultergürtels und hält ihn in Depression, die andere Hand stellt von volar die Dorsalextension und Fingerextension ein. Dabei liegen jeweils 2 Finger am Daumen-
- Normale Reaktionen:
  - Ziehen in der Ellenbeuge und im radialen Unterarm;
  - Ziehen im Daumenballen, seltener auch in der Schulter;
  - Kribbeln der Finger 1–3.
  - Manchmal tritt ein Kribbeln im Kleinfingerballen auf, da der N. medianus einen Verbindungsast zum N. ulnaris hat.

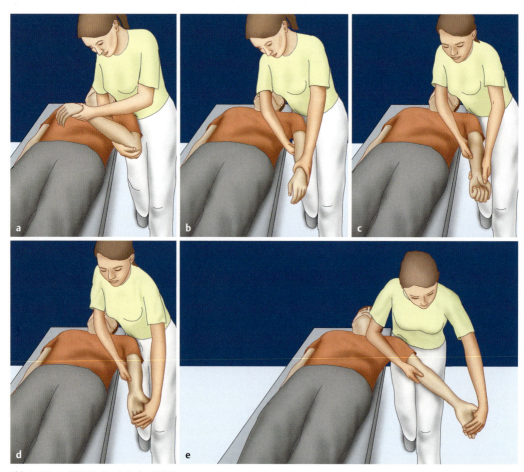

Abb. 3.67a–e ULNT 2a (nach Butler 2001).

2. ULNT 2a (**Abb. 3.67a–e**)
- Ausgangsstellung Patient: Rückenlage, nahe an der Kante, Schultergürtel im Überhang.
- Ausgangsstellung Therapeutin: Kranial vom Arm. Durch ihren Oberschenkel bringt sie den Schultergürtel in Depression. Die andere Hand liegt in der Hand des Patienten und bringt sie in Dorsalextension mit Fingerextension (Grifftechnik siehe *ULNT 1*). Beim Testen der linken Schulter befindet sich der rechte Oberschenkel am Schultergürtel, die rechte Hand hält den Ellenbogen des Patienten und ihre linke Hand liegt distal. Dadurch müssen sich die Positionen der Arme während der Testdurchführung kaum verändern, und die Technik kann flüssig durchgeführt werden. Die Schulter befindet sich dabei in ca. 10° Extension.
- Durchführung:
  - Die Therapeutin führt zuerst den Ellenbogen in Extension.
  - Die Extension und die Depression werden gehalten, während der Arm in Außenrotation geführt wird.
  - Die proximale Hand liegt am Oberarm und fixiert ihn in Außenrotation, während die distale den Unterarm in Supination bringt und die Dorsalextension der Hand und Finger verstärkt.
  - Als letzte Komponente wird die Abduktion der Schulter hinzugefügt, wobei etwa 30–40° möglich sein sollten.
  - Während der gesamten Durchführung ist besonders auf das Anhalten der Depression zu achten.

Der Test testet eher die distalen Anteile des N. medianus. Bei Auftreten einer Unterarmsymptomatik kann eine verstärkte Sensibilisierung über die Schultergürteldepression erfolgen. Auch die Hinzunahme der Lateralflexion der HWS ist möglich.

3.9 Kompressionssyndrome und Neuropathien 241

Der ULNT 2a wird vor allem bei Patienten mit Symptomen bei hängendem Arm angewandt, wie z.B. bei Tätigkeiten am Computer oder Hausarbeiten mit hängenden Armen.

Verlauf des N. medianus und häufig von Neuropathien betroffene Stellen
- Medialer und lateraler Primärstrang von C5–Th1.
- Zug in den Oberarm. Kranial-ventral des Epicondylus medialis liegt der Proc. supracondylaris. Dort befindet sich eine Engstelle, da er unter einem fibrösen Band durchzieht.
- An der proximalen volaren Unterarmseite zieht der Nerv zwischen den 2 Köpfen des M. pronator teres durch, bei Tonusveränderungen kann er hier irritiert werden.
- Der N. interosseus anterior ist eine kaudale Abzweigung, der durch die Membrana interossea zwischen Radius und Ulna zieht.
- Distal verläuft er unter dem Lig. carpi transversum durch den Karpaltunnel. Hier kommt eine Einklemmungsneuropathie besonders häufig vor (Karpaltunnelsyndrom).

An diesen Grenzflächen treten besonders häufig extraneurale Schädigungen, Kompressionssyndrome und/oder Verklebungen auf.

3. ULNT 2b (Abb. 3.68a–d)
- Ausgangsstellung Patient/Therapeutin: siehe ULNT 2a.
- Durchführung:
  - Die Schlüsselbewegung des Tests ist die Innenrotation. Sie wird zuerst eingestellt, da dabei der Unterarm zwangläufig in Pronation gelangt.
  - Die distale Hand führt nun das Ellenbogengelenk in Extension und das Handgelenk in Volarflexion sowie ulnare Abduktion mit Daumen- und Fingerflexion.
  - Mit dieser Einstellung wird der Arm in Abduktion geführt, wobei 30–40° möglich sein sollten.

Der Test ist bei Beschwerden besonders bedeutsam, die bei Tätigkeiten mit Schulterdepression auftreten. Er wird bei Symptomen im Versorgungsgebiet des N. radialis ein-

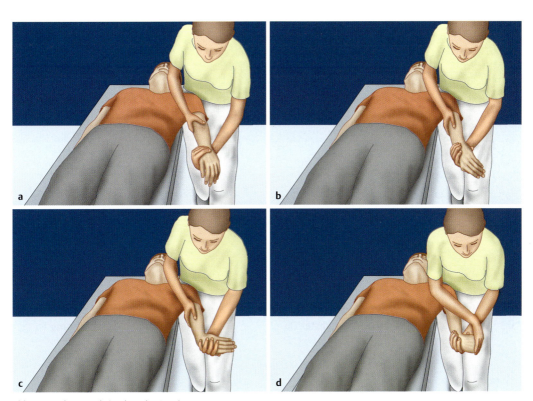

Abb. 3.68a–d ULNT 2b (nach Butler 2001).

gesetzt, wie z.B. bei chronischem Tennisellenbogen und Morbus de Quervain (Tendosynovitis der Sehnen des M. extensor pollicis brevis und M. abductor pollicis longus).

- Normale Reaktionen:
  - Ziehen und/oder Kribbeln im Verlauf der Nerven;
  - Im Vergleich zum ULNT 1 werden bei beiden Tests nicht so viele nichtneurale Strukturen unter Spannung gebracht.

Verlauf des N. radialis mit häufigen extraneuralen Störungen

- Am Oberarm verläuft der N. musculocutaneus, ein Seitenast an der Tuberositas deltoidea, der hier einen Ansatzreiz des M. deltoideus vortäuschen kann. Neuropathien dieses Seitenastes können chronische Tennisellenbogen provozieren.
- Er ist am Humeroradialgelenk angeheftet.
- Am Unterarm zieht er durch den M. supinator.
- Im Bereich der Fossa Tabatiere zweigt er sich auf, wodurch eine Schwachstelle entsteht.

4. **ULNT 3** (**Abb. 3.69a–f**)
- Ausgangsstellung Patient: siehe *ULNT 1*. Der Ellenbogen liegt in der Leiste der Therapeutin.
- Ausgangsstellung Therapeutin: siehe *ULNT 1*.
- Durchführung:
  - Begonnen wird in Ellenbogenextension.

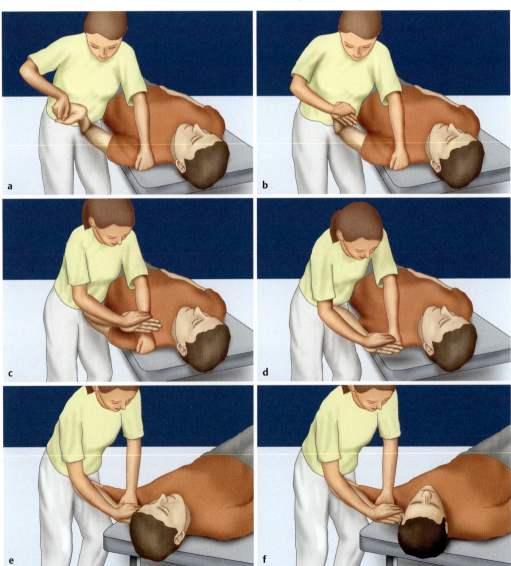

Abb. 3.69a–f ULNT 3 (nach Butler 2001).

Keine neurale Mobi. bei akuten entzündl. Prozessen und malignen Prozessen

- Hand und Finger werden mit der Grifftechnik des ULNT 1 in Extension und der Unterarm in Pronation gebracht.
- Anschließend wird der Ellenbogen in maximale Flexion geführt.
- Die proximale Hand am Schultergürtel verstärkt die Depression.
- Danach bewegt die distale Hand die Schulter in Außenrotation.
- Zum Schluss erfolgt über die Gewichtsverlagerung auf das vordere Bein die Abduktion der Schulter, mit der Vorstellung, die Hand zum Ohr zu führen.

> *Bei diesem Test ist besonders darauf zu achten, dass die Einstellung der einzelnen Komponenten nicht verloren geht. Er ist vor allem beim Golferellenbogen bedeutsam. Aufgrund seines Verbindungsastes zum N. medianus lässt er sich auch bei Karpaltunnelsyndromen anwenden. Alle Patienten, die in dieser Bewegungskombination Beschwerden angeben, sollten damit untersucht werden, z.B. beim Aufstützen des Kopfes in der Hand beim Lesen in Seitenlage oder beim Ausholen für einen Golfschlag. Patienten mit Thoracic-outlet-Syndromen weisen häufig vor allem eine Beteiligung des N. ulnaris auf.*

- Normale Reaktionen:
  - Symptome im Versorgungsbereich des N. medianus (siehe *ULNT 1*);
  - Symptome im Versorgungsbereich des N. ulnaris, z.B. ulnare Unterarmseite oder Kleinfingerballen.

Verlauf des N. ulnaris mit häufigen extraneuralen Störungen
- Er verläuft zwischen den Trizepsköpfen zum Sulcus nervi ulnaris.
- Distal verläuft er durch die Loge de Guyon (zwischen dem Hamulus ossis hamati und dem Os pisiforme).

Bewegungsverhalten

- Die Patienten vermeiden Bewegungsabläufe, die zu Spannungserhöhung im Nervensystem führen.
- Langes Gehen an Unterarmgehstützen kann durch die dauerhafte Belastung des Handgelenks in Dorsalextension ein Eindringen des Lig. carpi transversum in den Karpaltunnel begünstigen und dadurch den N. medianus reizen.
- Bevorzugtes Schuhwerk prüfen: Harte Kanten können den N. suralis irritieren und zu einer Tendopathie der Achillessehne führen.
- Einseitige Arbeitshaltungen:

Beispiele:
- Computerarbeit irritiert durch Tonuserhöhungen im Bereich der Schulternackenmuskulatur durchtretende Neuralstrukturen. Muskeln bilden Grenzflächen der Neuralstrukturen, die Gleitbewegung zwischen Muskel und Nerv kann sich reduzieren.
- Dauernde Drehbewegungen des Unterarmes (z.B. beim Schrauben) irritiert durch Tonuserhöhungen oder Überlastungsreizzustände des M. pronator teres den N. medianus.

Fallbeispiel: Eine 48-jährige Patientin klagt über nächtliche Schlafstörungen aufgrund ziehender Schmerzen und Kribbeln im 1.–3. Finger der rechten Hand. Die Finger fühlen sich morgens steif und geschwollen an, tagsüber hat sie weniger Probleme. Seltener kribbelt die Hand, vor allem bei hängendem Arm. Durch Schütteln und Bewegung kann sie es positiv beeinflussen.

Hypothesen und Maßnahmen

Der Sichtbefund zeigt leichte Atrophien des Daumenballens im Seitenvergleich. Bis zur Operation am Karpaltunnel in 2 Monaten (Wartezeit für den ambulanten OP-Termin) wird sie physiotherapeutisch behandelt.

Die Untersuchung ergibt zusätzliche lokale HWS-Beschwerden. Die Extension und Rechtsrotation ist im Seitenvergleich eingeschränkt. Der Spurling-Test (Verengung des Foramen intervertebrale) reproduziert die Schmerzen in der Hand nicht. Die segmentale Beweglichkeit in Konvergenz im Bewegungssegment C6/C7 löst lokale Schmerzen in der HWS aus. Der zervikothorakale Übergang ist kyphotisch und verquollen. Die Extension ist im Segment C7/Th1 eingeschränkt, das Joint play ist rechts aufgehoben. Die rechte 1. Rippe steht in Inspiration, das Joint play ist eingeschränkt.

Die Ellenbogenextension ist mit fest-elastischem Endgefühl leicht eingeschränkt, es fehlen 5° bis zur Neutral-Null-Stellung. Die Dorsalextension stoppt mit fest-elastischem Endgefühl bei 20°. Die Volarflexion ist endgradig um 5° mit festem Endgefühl eingeschränkt. Der Tonus der Finger- und Handflexoren ist stark erhöht und die Muskeln sind druckdolent. Besonders der M. pronator teres löst bei Druck Kribbeln in der Hand aus. Der Muskel bildet ein Durchtrittsgebiet für den N. medianus.

Das Schultergelenk ist frei beweglich, nur bei ca. 80° Abduktion tritt ein leichter ventraler Schulterschmerz auf, wobei sich gleichzeitig das Kribbeln in der Hand verstärkt. Bei diesem Winkel erhöht sich die Spannung des Plexus brachialis, aus dem sich peripher der N. medianus bildet.

Die Gleitbewegung des Os lunatum nach volar verstärkt die Handsymptomatik, nach dorsal wird sie reduziert. Die Bewegung nach volar kann den Druck auf den N. medianus erhöhen.

ULNT 1 und 2a sind deutlich positiv. Beide reproduzieren die Handsymptome, der ULNT 1 löst einen ventralen Schulterschmerz aus.

Beim ULNT 1 ist die Ellenbogenextension um 40° eingeschränkt. Der ULNT 2a führt zur Symptomauslösung, sobald die Schulter in Abduktion bewegt wird.

Die segmentspezifische Mobilisation das zervikothorakalen Übergangs in Extension und Rechtsrotation mit der Hypomochliontechnik in Rückenlage und die Verbesserung des Joint play der 1. Rippe führen zu einem angenehmen Wärmegefühl in der Hand (Durchführung in Kap. 3.3). Die Patientin erlernt eine Automobilisation zur Aufrichtung des zervikothorakalen Übergangs in Rückenlage und im Sitz mit abgelegten Armen.

Die Mobilisation des zervikothorakalen Übergangs beeinflusst das Ganglion stellatum. Die Sympathikusdämpfung und die Beseitigung der fixierten Fehlstellung der Rippe haben einen positiven Einfluss auf die Durchblutung des Armes. Als Folge der Inspirationsstellung bestand ein Engpass für Nerven und Gefäße zwischen Klavikula und Rippe.

Heiße Rolle und Quermassage der Finger- und Handflexoren sowie des M. pronator teres lösen wieder ein angenehmes Wärmegefühl in der Hand aus. Die Ellenbogenextension ist anschließend frei beweglich. Das Os lunatum wird gegen Radius und Os capitatum nach dorsal mobilisiert.

Die Beweglichkeit der Neuralstrukturen wird zuerst über einen proximalen Slider verbessert. Dabei lagert der Arm in Rückenlage in Endstellung des ULNT 1 und der Schultergürtel bewegt in Elevation und Depression. Anschließend erfolgt in schmerzfreier Endstellung des Armes die Mobilisation der 1. Rippe.

Die Patientin erlernt eine Automobilisation über die Ellenbogen- und Handkomponente. Der Arm wird in Abduktion gelagert. In dieser Ausgangsstellung bewegt die Patientin den Ellenbogen in Extension bei gleichzeitiger Volarflexion, anschließend in Ellenbogenflexion bei gleichzeitiger Dorsalextension.

Nach 5 physiotherapeutischen Behandlungen gibt die Patientin eine Symptomverbesserung von 75 % an. Nach 3 weiteren Behandlungen ist sie fast beschwerdefrei. Zusätzliche Lymphdrainage führt zu weiterer Verbesserung. Sie führt regelmäßig die Automobilisationen des zervikothorakalen Übergangs und des Nervensystems durch, vor allem morgens nach dem Aufwachen. Die Automobilisationen für den zervikothorakalen Übergang baut sie tagsüber im Sitz und Stand ein. Sie wird sich zunehmend ihrer Fehlhaltung bewusst. Die Operation sagt sie ab.

Checkliste: Physiotherapeutische Untersuchung bei Patienten mit Kompressionssyndromen und Neuropathien

Anamnese	• Schmerzen: – Bedingt durch den Blutdruckabfall, treten häufig Nachtschmerzen auf; – Schmerzen im Nervenverlauf; – Allodynie; – Hyperalgesie. • Zusätzlich erfassen: – Beruf/Alltagsaktivitäten; – Vorausgegangene Traumen, Operationen, Narben; – Begleiterkrankungen; – Veränderte Sensible oder motorische Störungen.
Konstitutions- und Haltungsauffälligkeiten	Veränderte Breiten und Tiefen können durch Spannungsveränderungen der Muskeln die Gleitfähigkeit der Nerven beeinträchtigen.
Haut und Unterhaut	Auf arterielle, venöse und vegetative Zeichen achten!
Muskulatur	• Prüfen von Tonus und Elastizität der Muskeln, die Grenzflächen für Neuralstrukturen bilden. • Viele Verkürzungstests bringen gleichzeitig den Nerv unter Spannung. • Die Differenzierung zwischen Muskel und Nerv bei einer Bewegungseinschränkung ist wichtig, da ein Muskel nicht über einen gestörten Nerv längsgedehnt werden darf.
Beweglichkeit	• Gelenke und Muskeln bilden Grenzflächen für Neuralstrukturen. Funktionsstörungen haben Einfluss auf die neurale Beweglichkeit. • Die Beweglichkeit des Nervensystems wird mithilfe der Neurodynamisktests geprüft. Dabei wird die Gleitfähigkeit zu umliegenden Geweben und die Elastizität des Nervs untersucht. • Der Nerv wird zunehmend über alle Drehpunkte, die er kreuzt, unter Spannung gebracht.
Bewegungsverhalten	Einseitige Arbeitshaltungen und dauernde einseitige Bewegungsabläufe können Neuralstrukturen irritieren.

3.9.2 Physiotherapeutische Behandlung bei Patienten mit Kompressionssyndromen und Neuropathien

Ziele und Maßnahmen

Körperstruktur/-funktion (Impairment)

Schmerzen lindern
- Sympathikusdämpfung: Mobilisation von BWS und Rippen beeinflussen die sympathischen Versorgungsgebiete der oberen und unteren Extremität. Die Arme werden aus dem Bereich Th3–Th7 (9), die Beine aus dem Bereich Th10–L2 versorgt.
- Hypertone Muskeln detonisieren: Hier sind vor allem die Muskeln mit Grenzflächen zu Neuralstrukturen wichtig. Die Detonisierung der Muskeln erfolgt mit Quermassage und anschließend die Technik in neuraler Vorspannung durchführen. Dadurch wird die Gleitfähigkeit des Nervs gegen den Muskel verbessert (Durchführung siehe *Verbesserung der neuralen Beweglichkeit*).
- Heiße Rolle, auch als Vorbereitung zur Quermassage.
- Lymphdrainage kann das Ödem der komprimierten Neuralstruktur reduzieren.
- Absteigende Galvanisation.
- Entlastungsstellungen/-lagerungen.

Verbessern der Beweglichkeit hypomobiler Gelenke und der Muskelelastizität
- Mobilisation der Gelenke durch manualtherapeutische Techniken, da Funktionsstörungen Kompressionssyndrome unterhalten können.

Beispiele:
- Hochstand der 1. Rippe verengt den kostoklavikulären Raum und beeinflusst damit die Beweglichkeit des Plexus brachialis.
- Blockierungen des proximalen Tibiofibulargelenks (z.B. nach Inversionstrauma) können den N. peronaeus irritieren.
- Eingeschränkte Gelenkbeweglichkeit fixiert eventuell den Körper in einer Fehlhaltung, die durch Spannungsveränderungen von Muskeln und Faszien Neuralstrukturen irritiert.

Beispiel: Eingeschränkte Beweglichkeit des Schultergürtels führt zur Tonuserhöhung des M. subclavius und der Mm. scaleni, was wiederum die Beweglichkeit des Plexus brachialis beeinträchtigt. Beide Muskeln bewirken einen Hochstand der 1. Rippe.
- Längsdehnungen von Muskeln sind oft erst nach Verbesserung der neuralen Beweglichkeit möglich, da die Einstellungen häufig gleichzeitig den Nerv spannen. Solange die neurale Bewegungseinschränkung dominiert, werden Muskeln quer gedehnt oder über myofasziale Techniken die Elastizität verbessert.

Verbessern der neuralen Beweglichkeit
Die Behandlung setzt sich aus verschiedenen Komponenten zusammen:
- Direkte Mobilisation des Nervensystems, meistens über die Neurodynamiktests und deren Ableitungen. Bei extraneuralen Störungen wird über große Bewegungsamplituden in den Bewegungsmustern der Neurodynamiktests *(Sliders)*, bei intraneuralen Störungen über kleine Bewegungsamplituden am Bewegungsende behandelt *(Tensioners)*.

Da das Nervensystem als einheitliches Organ zusammenhängt, wird fernab des Geschehens mit der Mobilisation begonnen. Dies ist besonders bei akuten irritierbaren Störungen empfehlenswert. Irritierbare Störungen zeigen nach den Neurodynamiktests eine Nachreaktion, d.h. der Schmerz hält an, obwohl die provozierende Stellung verlassen wurde.

Beispiel: Über die passive Nackenflexion und Spannungstests an den Armen kann die Dura von proximal bewegt werden, wenn dies bei akuten Prozessen in der LWS von kaudal her nicht möglich ist.

Prinzip der Durchführung der Slider
Bei dieser Mobilisation wird der Nerv immer über einen Drehpunkt angenähert, während er über einen weiteren gespannt wird. Diese Technik beeinflusst vor allem den Stoffwechsel des Nervs positiv. Der Nerv wird wie ein Kabel in seiner Röhre hin- und herbewegt, wodurch sich die Gleitfähigkeit zu den extraneuralen Geweben verbessert.

Prinzip der Durchführung der Tensioner
Hierbei wird der Nerv über alle Drehpunkte gespannt. Mit kleinen Bewegungsamplituden wird in die Barriere hineinbewegt. Die Technik beeinflusst die Elastizität des intraneuralen Bindegewebes.

Beispiele:
*1. Slider für den N. ischiadicus (**Abb. 3.70**)*
- Ausgangsstellung Patient: Seitenlage, HWS und BWS in Flexion (Slump-Position). Unmittelbar vor Symptombeginn Bein in Hüftflexion/Knieextension lagern.
- Ausgangstellung Therapeutin: Ventral. Die kaudale Hand liegt an Ferse und Fußsohle und bringt den Fuß in Dorsalextension, die proximale Hand unterstützt den Oberschenkel des Patienten.
- Durchführung:

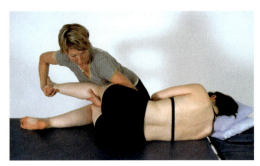

Abb. 3.70 Slider in Seitenlage über Hüft-, Knie- und Kopfkomponente.

- Der Patient bewegt die HWS in die Extension und reduziert damit die Spannung der Dura. In dieser Phase bewegt die Therapeutin das Hüftgelenk in Flexion und anschließend die HWS in Flexion und Hüftgelenk in Extension.

Dieser proximale Slider eignet sich für Patienten, bei denen die Zusatzkomponenten Adduktion/Innenrotation der Hüfte die Symptome verstärken. Bei Bandscheibenvorfällen mit einem in den ersten 30° positiven SLR ist ein proximaler Slider schonender als ein distaler, allerdings nur, wenn keine weiterlaufende Bewegung der LWS auftritt.

2. Tensioner für N. ischiadicus (**Abb. 3.71**)
- Ausgangsstellung Patient: Seitenlage, Wirbelsäule in voller Flexion. Unmittelbar vor Symptombeginn beide Beine in SLR-Position lagern.
- Ausgangsstellung Therapeutin: Ventral des Patienten. Grifftechnik wie beim *Slider*.
- Durchführung:
  - Während die Therapeutin den Fuß und Knie in Dorsal- und Knieextension bewegt, verstärkt der Patient die HWS-Flexion.

Beide Mobilisationen können von den Patienten selbstständig als Automobilisationen durchgeführt werden.

- Grenzflächenmobilisation: Behandlung angrenzender und in Beziehung zum Nervenstamm stehender Gewebe (z.B. Gelenke, Muskeln, Faszien und Haut).
Beispiel: Wird der ULNT 1 durch einen Hochstand der 1. Rippe beeinträchtigt, ist es sinnvoll, die Rippenmobilisation nach isolierter Verbesserung des Joint play in neuraler Vorspannung durchzuführen. Dabei wird der Arm in der ULNT-1-Position gelagert (Durchführung Rippenmobilisation in Kap. 3.3).

Aktivitäten (Activities)

Erarbeiten einer ökonomischen Haltung, auch Arbeitshaltung und Arbeitsplatzberatung
- Die Automobilisationen der Neuralstrukturen müssen sich in den Tagesablauf einbauen lassen (z.B. in der Slump-Position im Sitz).
- Die Patienten lernen, zur richtigen Zeit ihre Entlastungsstellungen einzunehmen.

Teilnahme (Partizipation)

- Die Patienten lernen Maßnahmen, mit denen sie ihren Schmerz selbstständig positiv beeinflussen können.
- Geraten Patienten erst in einen chronischen Schmerzkreislauf, fühlen sie sich dem Schmerz häufig ausgeliefert, und ihr Denken und Handeln kreist nur um den Schmerz. Positiv beeinflussende Maßnahmen verleihen Selbstständigkeit und Motivation (Kap. 2.1).
- Die Patienten müssen lernen, sich wieder zu bewegen und zu belasten. Automobilisationen ohne Schmerzzunahme geben Vertrauen zur Bewegung.
- Da die Patienten häufig unter Nachtschmerzen leiden, ist ihr Schlaf gestört. Die Einnahme von Entlastungslagerungen sowie die Durchführung der neuralen Automobilisationen reduzieren die Schmerzen.

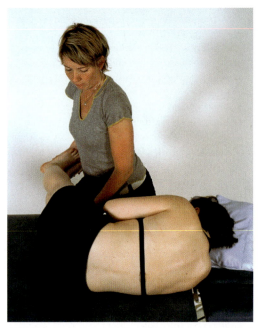

Abb. 3.71 Tensioner in Seitenlage über Knie-, Fuß- und Kopfkomponente. Der Körper wird in der Slump-Position vorpositioniert.

Zusammenfassung: Physiotherapeutische Behandlung bei Patienten mit Kompressionssyndromen und Neuropathien

- Der Schwerpunkt der Behandlung liegt auf der Mobilisation des Nervensystems. Bei den verschiedenen eingesetzten Prinzipien werden *Sliders* und *Tensioners* unterschieden:
    - Durch Sliders wird der Nerv wie ein Kabel in seiner Röhre durch Bewegungen über größere Amplituden ohne Spannungszunahme hin- und herbewegt. Dies beeinflusst vor allem die Gleitfähigkeit des Nerv zu seinen umgebenden Grenzgeweben (Muskeln, Gelenken, Faszien und Ligamente).
    - Bei den Tensioners wird der Nerv über alle Drehpunkte unter Spannung gebracht. Kleine Bewegungsamplituden in die Bewegungsbarriere hinein beeinflussen die Beweglichkeit der intraneuralen Bindegewebsschichten. Die in Wellen liegenden Faszikel müssen sich durch die maximale Spannung entfalten. Je länger die mechanische Fehlbelastung auf den Nerv einwirkt, desto mehr strukturelle Veränderungen entwickeln sich im Bindegewebe des Nervs.
- Die Grenzflächenmobilisation mobilisiert Muskeln, Gelenke, Faszien oder Ligamente gegen den Nerv. Der Nerv wird durch eine vorgespannte Position zu einem relativen Punctum fixum. In dieser Ausgangsstellung werden die Strukturen des Bewegungssystems mobilisiert. Hier kommen die üblichen Gelenk- und Weichteiltechniken zum Einsatz.
- Um die Beweglichkeit des Nervensystems durch die speziellen Techniken zu fördern, ist die Kenntnis der anatomischen Nervenverläufe sehr wichtig. Die Entscheidung, mit welcher Technik begonnen wird, richtet sich nach dem Ergebnis der Neurodynamiktests und der Irritierbarkeit. Bei starker Nachreaktion während der Neurodynamiktests muss entfernt vom Geschehen begonnen werden, z.B. bei Ausstrahlung in den rechten Arm beginnt die Mobilisation am linken Arm. Proximale Slider sind häufig schonender als distale, vor allem bei proximal liegender Symptomatik.
- Die neurale Mobilisation startet immer mit einer Probebehandlung, bei der ein Durchgang etwa 15 Wiederholungen umfasst. Direkt nach der Behandlung wird die Beweglichkeit des Nerv erneut getestet, und am nächsten Tag schildert der Patient die Nachreaktionen. Eine leicht verstärkte Reaktion für einige Stunden nach der Therapie ist normal. Sie sollte jedoch am nächsten Tag abklingen, und die neurale Beweglichkeit darf nicht dauerhaft verschlechtert sein. Neurologische Symptome wie Sensibilitätsstörungen und Kraftverlust dürfen nicht zunehmen.
- Besteht die Bewegungseinschränkung schon über einen längeren Zeitraum, ist die intraneurale Beweglichkeit reduziert. Diese wird über Tensioner beeinflusst.
- Die Kombination aus Gelenktechnik mit neuraler Beweglichkeit bietet sich immer dann an, wenn sich der Widerstand der Gelenkbewegung in neuraler Vorspannung stark erhöht und Symptome reproduziert.
- Vor der neuralen Mobilisation werden hypomobile Gelenke und hypertone Muskeln isoliert beeinflusst, bevor eine Kombination der Techniken mit dem Nerv erfolgt.
- Längsdehnungen dürfen keine neuralen Symptome auslösen. In diesem Fall sind sie sinnlos, da der Muskel dauerhaft reflektorisch vom Tonus erhöht bleiben wird und keine Längsdehnung erlaubt. Daher müssen Nerv und Muskel immer sauber ausdifferenziert werden.

3.10 Kompressionssyndrome und Neuropathien der oberen Extremität

- Bei allen 3 Kompressionssyndromen der oberen Thoraxapertur (Thoracic outlet syndrome) werden der Plexus brachialis sowie die A. und V. subclavia komprimiert:
    - Skalenussyndrom;
    - Kostoklavikuläres Syndrom;
    - M.-pectoralis-minor-Syndrom (Hyperabduktionssyndrom).
- Kompressionssyndrome an Unterarm und Hand:
    - Pronatorkanalsyndrom (N. medianus);
    - Supinatorkanalsyndrom (N. radialis, R. profundus);
    - Kubitaltunnelsyndrom (N. ulnaris);
    - Karpaltunnelsyndrom (N. medianus):
    - Kompressionssyndrom in der Loge de Guyon (N. ulnaris).

Kompressionssyndrome der oberen Thoraxapertur (Thoracic outlet syndrome)

Definition
Hierbei handelt es sich um eine Kompression des Plexus brachialis bei möglicher Mitbeteiligung der A. und V. subclavia. Folgende 3 Kompressionssyndrome werden unterschieden (**Abb. 3.72**):
- Skalenussyndrom;
- Kostoklavikuläres Kompressionssyndrom;
- Pectoralis-minor-Syndrom.

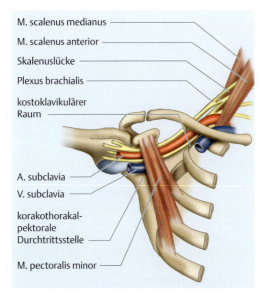

Abb. 3.72 Kompressionsstellen der oberen Thoraxapertur (Skalenuslücke, kostoklavikulärer Raum, korakothorakalpektorale Durchtrittsstelle; M. scalenus medianus, M. scalenus anterior, M. pectoralis minor, A. subclavia, V. subclavia, Plexus bracialis).

Ätiologie und Pathogenese
Das Kompressionssyndrom der oberen Thoraxapertur ist kein radikuläres (durch die Spinalwurzel bedingtes) Syndrom. Vielmehr wird es durch die Kompression des Gefäß-Nerven-Stranges an engen Durchtrittstellen des Schultergürtels verursacht.

Symptomatik
- Schmerzen in einem oder beiden Armen, manchmal mit Ausstrahlung in den kleinen Finger und Hinterkopf.
- Kribbelparästhesien in den Dermatomen von C8–Th1, manchmal auch C2–C7.
- Gefühl von Kraftlosigkeit, vor allem während und nach Belastung.
- Oft fühlt sich die Hand geschwollen an.
- Bewegungen der Hand lindern die Symptome, da die Durchblutung angeregt wird.

- Die Symptome werden durch verminderte Mikrozirkulation im Plexus brachialis und die Irritation sympathischer Fasern hervorgerufen.

1. Skalenussyndrom

Definition
Bei dieser Kompression des Plexus brachialis in der vorderen oder hinteren Skalenuslücke können die A. subclavia oder V. subclavia mit beteiligt sein. Die vordere Skalenuslücke befindet sich zwischen dem M. sternocleidomastoideus und dem M. scalenus anterior. An dieser Stelle tritt die V. subclavia ein.

Die hintere Skalenuslücke liegt zwischen dem M. scalenus anterior und medius. Dort treten der Plexus brachialis und die A. subclavia aus.

Ätiologie und Pathogenese
Zwischen den Mm. scalenus anterior et medius und der 1. Rippe ziehen der Plexus brachialis und die A. subclavia. Die Kompression wird durch abnorm hypertrophe Muskelbäuche des M. scalenus anterior oder medius ausgelöst. Ursache für die Hypertrophie kann eine Überlastung durch massiven Atemhilfsmuskeleinsatz sein, z.B. bei Asthma bronchiale, seltener auch bei Sportlern (weitere Ursachen siehe *Röntgenbefund*).

Auch dauerhaft statisch überlastete Muskeln neigen zur Hypertrophie, z.B. bei ungünstiger Statik oder Konstitution (siehe *Physiotherapeutische Untersuchung*).

Es entwickeln sich vor allem sensible (Hypästhesie oder Kribbelparästhesie, besonders im Bereich des ulnaren Unterarms und Kleinfingers), seltener motorische Störungen und Durchblutungsstörungen.

Diagnostik
Zunahme der sensiblen Symptomatik (ulnare Betonung), Pulsabschwächung und Blässe der betroffenen Finger bei Provokationstests, die eine Enge verstärken:

Adson-Test (Abb. 3.73)
- Ausgangsstellung Patient: Sitz, Arme auf den Oberschenkeln abgelegt.
- Ausgangsstellung Therapeutin: Dorsal-lateral des Patienten. Eine Hand palpiert den Radialispuls, die andere Hand gibt Widerstand am Kopf.
- Durchführung:
  – Durch Kontraktion oder Dehnung der Skalenusmuskeln bei gleichzeitiger Einatmung wird die Enge verstärkt.

3.10 Kompressionssyndrome und Neuropathien der oberen Extremität

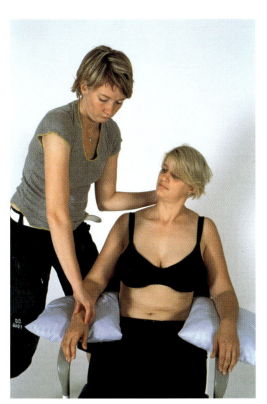

Abb. 3.73 Adson-Test.

- Die HWS ist in Extension mit Rotation zur zu testenden Seite (Dehnung) oder Rotation zur Gegenseite (Kontraktion) eingestellt.
- Durch die tiefe Einatmung hebt sich die 1. Rippe.
- Das Armgewicht des Patienten muss auf dem Bein abgelegt sein, da ein herabhängender Arm den kostoklavikulären Raum verengen kann.
- Röntgen: Übersichtsaufnahme der oberen Thoraxapertur. Mögliche Befunde:
  - Megatransversus C7;
  - Halsrippe;
  - Exostose der 1. Rippe;
  - Pancoast-Tumor (Lungenspitzentumor).
- EMG: Da sich das Krankheitsbild häufig spontan behebt, treten kaum Paresen auf. Selten findet sich eine verzögerte Erregungsleitung des N. ulnaris.
- Arterio- und Phlebographie: Zur Aufdeckung vaskulärer Kompressionen.

Nur bei Verdacht auf Thrombose oder Mikroembolie erforderlich!

- Doppler-Sonographie: Ultraschallregistrierung, um Stenosen der arteriellen oder venösen Durchblutung aufzuspüren.
- Neurologische Untersuchung:
  - Reflexe sind selten verändert;
  - Geringe Hypästhesie, vor allem im Dermatom C8–Th1;
  - Kraftminderung durch Schmerzen und Durchblutungsverminderung während der Belastungsproben.
  - Seltener sind vegetative Symptome (vermehrte Schweißsekretion oder Handödem).

Differenzialdiagnosen
- Kostoklavikuläres Kompressionssyndrom;
- Pectoralis-minor-Syndrom.

Therapie
Operativ
- Abtragen der Halsrippe bzw. der knöchernen Exostosen. Hierbei handelt es sich um einen sehr seltenen Eingriff.
- siehe auch Kapitel 3.10.2.

2. Kostoklavikuläres Syndrom

Definition
Die Kompressionsstelle ist der Zwischenraum zwischen 1. Rippe und Klavikula.

Ätiologie und Pathogenese
Eine Enge kann durch eine Halsrippe, Megatransversus C7, überschießende Kallusbildung nach Klavikulafraktur, Hochstand der 1. Rippe in Einatemstellung (z.B. bei Blockierung oder starkem Atemhilfsmuskeleinsatz) hervorgerufen werden.
Komprimiert werden die V. subclavia, Lymphgefäße, A. subclavia, Plexus bracialis (hier vor allem Beeinträchtigung der Mikrozirkulation und Kompression der sympathischen Fasern).

Symptomatik
- Kribbeln und Taubheitsgefühl im Arm, vor allem beim Heben schwerer Gegenstände;
- Depression des Schultergürtels verstärkt die Symptome;

Das kostoklavikuläre Syndrom zeigt die gleiche klinische Symptomatik wie das Skalenussyndrom. Im Vordergrund steht hier jedoch das Handödem.

Therapie

Konservativ
- Chirotherapie (Beseitigung der Blockierung der 1. Rippe);
- siehe auch Kapitel 3.10.2.

Operativ
siehe *Skalenussyndrom*.

3. Pectoralis-minor-Syndrom (Hyperabduktionssyndrom)

Definition
Die Kompressionsstelle liegt zwischen dem M. pectoralis minor und den oberen Rippen. In diesem Zwischenraum verlaufen der Plexus brachialis, die A. und V. subclavia unmittelbar kaudal des Proc. coracoideus.

Ätiologie und Pathogenese
Eine massive Verkürzung oder ein Hypertonus des M. pectoralis minor kann zu einer Kompression der A. und V. subclavia sowie des Plexus brachialis führen. Langes Überkopfarbeiten oder Schlafen mit über dem Kopf liegendem Arm löst durch Dehnung des Muskels die Symptome aus.

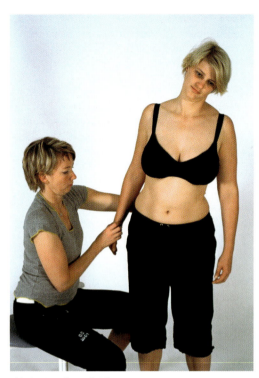

Abb. 3.74 Probe nach Eden.

Diagnostik
siehe auch *Skalenussyndrom*.
Provokationstest: Probe nach Eden (Abb. 3.74)
- Ausgangsstellung Patient: Stand mit hängendem Arm.
- Ausgangsstellung Therapeutin: Sitz, eine Hand palpiert den Radialispuls.
- Durchführung:
  – Die Depression mit Retraktion des Schultergürtels bei gleichzeitiger Lateralflexion des Rumpfes zur Gegenseite und Einatmung führen zur Verengung des kostoklavikulären Raums.
  – Während des Tests palpiert die Therapeutin den Radialispuls.
  – Gleichzeitiger Zug am Arm verstärkt die Depression des Schultergürtels.
  – Der Puls kann schwächer werden oder ganz abnehmen.
  – Kribbelparästhesien, Schmerzen und venösen Stauung im Arm können auftreten.

Differenzialdiagnosen
- Skalenussyndrom;
- Pectoralis-minor-Syndrom.

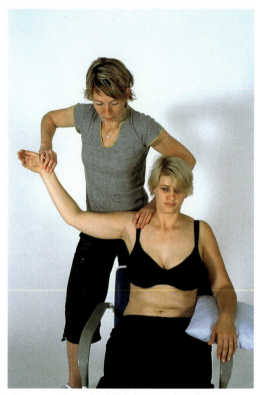

Abb. 3.75 Probe nach Wright.

3.10 Kompressionssyndrome und Neuropathien der oberen Extremität

Symptomatik
- Einschlafsymptomatik oder Kribbeln des Armes, vor allem bei Überkopfstellungen und Bewegungen des Armes.
- Ziehender Schmerz im Arm, besonders ulnare Unterarmseite.

Diagnostik
siehe auch *Skalenussyndrom*.
Provokationstest: Probe nach Wright (Hyperabduktionsmanöver; Abb. 3.75)
- Ausgangsstellung Patient: Aufrechter Sitz.
- Ausgangsstellung Therapeutin: Dorsal-lateral des Armes. Eine Hand tastet den Radialispuls, die andere führt den Arm passiv in die Flexion.
- Durchführung:
  - Der Arm wird langsam in maximale Flexion und Abduktion geführt.
  - Die Therapeutin palpiert den Radialispuls und achtet darauf, wie schnell und zu welchem Zeitpunkt die Symptome auftreten.
  - Farbunterschiede der Hände sowie Abschwächung des Radialispuls sind zu beachten.
  - Zusätzlich können Schmerzen und Kribbelparästhesien oder Hypästhesien auftreten.
  - Häufig geben die Patienten ein Gefühl der Kraftlosigkeit an.

Differenzialdiagnosen
- Skalenussyndrom;
- Kostoklavikuläres Syndrom.

Therapie
Konservativ
- Chirotherapie (eventuell Funktionsstörungen der 3.–5. Rippe und des Schultergürtels beseitigen);
- Längs- und Querdehnung des M. pectoralis minor;
- siehe auch Kapitel 3.10.2.

Kompressionssyndrome an Unterarm und Hand

- Pronatorkanalsyndrom;
- Supinatorkanalsyndrom;
- Kubitaltunnelsyndrom;
- Karpaltunnelsyndrom;
- Kompressionssyndrom in der Loge de Guyon.

In **Abb. 3.76a–c** sind der Verlauf der Nerven des Plexus brachialis im Arm und die möglichen Kompressionsstellen dargestellt.

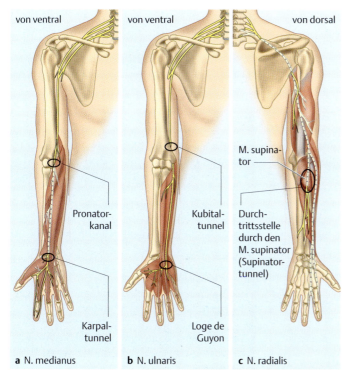

Abb. 3.76a–c Verlauf der Nerven des Plexus brachialis. **a** N. medianus. **b** N. ulnaris. **c** N. radialis.

1. Pronatorkanalsyndrom (N. medianus)

Definition
Die Kompressionsstelle befindet sich im Durchtrittgebiet des N. medianus durch den M. pronator teres.

Ätiologie und Pathogenese
Der N. medianus zieht distal der Ellenbeuge durch die beiden Köpfe des M. pronator teres. Strukturelle Hypertrophie oder plötzliche, kräftige, wiederholte Kontraktionen des M. pronator teres (z.B. beim Schraubeneindrehen) können den Nerv komprimieren.
Seltener ist ein direktes Trauma der Auslöser.

Symptomatik
- Taubheitsgefühl und Schmerzen im Innervationsgebiet des N. medianus, vor allem in Daumen und Zeigefinger (Kap. 2, *Leitsymptom Schmerz*).
- Allmählich kann eine Medianusparese entstehen, sodass Pronatoren, Palmarflexoren, lange Fingerflexoren und Daumenballenmuskeln ausfallen.

Diagnostik
- Schmerzen im Verlauf des N. medianus vom Ellenbogen in Daumen und Zeigefinger ausstrahlend.
- Druckschmerz unter dem Lacertus fibrosus (Aufspaltung der Ansatzsehnen des M. biceps brachii).
- Druckschmerz im M. pronator teres.
- Schmerzen bei Pronation gegen Widerstand, vor allem aus gedehnter Position (Ellenbogenextension und Supination).
- Die Kraft der oben genannten Muskeln kann abgeschwächt sein.
- Positives Flaschenzeichen: Durch Parese von M. abductor und opponens pollicis liegt die „Schwimmfalte" beim Umfassen des Flaschenbauchs nicht an.
- Faustprobe: Statt die Faust zu schließen, zeigt der Patient durch Ausfall des M. flexor digitorum profundus die „Schwurhand".
- EMG: Die Erregungsleitung des N. medianus kann abgeschwächt sein.

Differenzialdiagnose
Karpaltunnelsyndrom.

Therapie
Konservativ
- Ruhigstellung von Unterarm und Handgelenk;
- Perineurale Injektion am Ort der Kompression.
- siehe auch Kapitel 3.10.2.

Operativ
Der Nerv wird chirurgisch außerhalb der Köpfe des M. pronator teres verlagert.

2. Supinatorkanalsyndrom (R. profundus des N. radialis)

Definition
In der Ellenbeuge spaltet sich der N. radialis in einen sensiblen R. superficialis und einen motorischen R. profundus. Letztere zieht durch den M. supinator und kann hier komprimiert werden.

Ätiologie und Pathogenese
Direkte oder indirekte Traumata können den überwiegend motorischen R. profundus verletzen.
- Direktes Trauma: Luxation oder Subluxation des Radiusköpfchens.
- Indirektes Trauma: Plötzliche Dorsalextension mit Radialabduktion des Handgelenks und Supination gegen Widerstand (z.B. beim Tennisspielen) führen zur maximalen Kontraktion des M. extensor carpi radialis brevis und des M. supinator. Der Nerv kann an seiner Durchtrittstelle unter dem M. extensor carpi radialis brevis durch den M. supinator komprimiert werden.

Symptomatik
- Kraftverlust der Finger- und Handextensoren;
- Schmerzen bei aktiver Supination und Dorsalextension;
- Allmählich tritt eine „Fallhand" mit Radialabweichung (durch erhaltene Funktion der Mm. extensores carpi radialis longus et brevis) auf.

Diagnostik
- Die Kraft aller Hand- und Fingerextensoren muss geprüft werden.
- Dorsalextension und Supination gegen Widerstand sind schmerzhaft, vor allem bei Ellenbogenextension.
- Druckschmerz an der ventralen Seite des Radiusköpfchens.
- EMG: Die Erregungsleitung des R. profundus ist abgeschwächt.

Differenzialdiagnose
Die Schmerzbefunde gleichen denen beim Tennisellenbogen (Kap. 3.7).

> Bei einer therapieresistenten Epicondylitis radialis muss immer eine Kompressionsneuropathie in Betracht gezogen werden!

Therapie
Konservativ
- Perineurale Injektion am Ort der Kompression.
- siehe auch Kapitel 3.10.2.

Operativ
Der Nerv wird chirurgisch freigelegt.

3. Kubitaltunnelsyndrom (Sulcus-N.-ulnaris-Syndrom)

Definition
Das Kubitaltunnelsyndrom ist eine proximale Ulnarisparese, die durch Druck auf den Nerv entsteht. Bei Flexion des Ellenbogens wird der N. ulnaris nach medial gegen den Epicondylus ulnaris und gleichzeitig der mediale Trizepskopf in den Sulcus ulnaris gedrückt. Das Lig. collaterale ulnare verhindert die Verlagerung des Nervs und übt dabei gleichzeitig eine Kompression aus.

Ätiologie und Pathogenese
Ein direktes Trauma oder sich ständig wiederholende Mikrotraumata können das Kompressionssyndrom auslösen, wie beispielsweise wiederholtes Dehnen des Nervs bei stark ausgeprägtem Cubitus valgus (z.B. nach einer Fraktur).

Am Ellenbogen, in einer Rinne unter dem medialen Epicondylus des Oberarmknochens, ist der N. ulnaris leicht zu schädigen (Sulkus des N. ulnaris). Manchmal ist eine Luxation des Nervs aus dem Sulkus die Ursache für eine Neuropathie. Bei jeder Flexion luxiert der Nerv, bei Extension verlagert er sich zurück. Dabei handelt es sich aber nicht um eine Kompressionsneuropathie.

Symptomatik
- Brennender Schmerz im 5. Finger und in der ulnaren Hälfte des 4. Fingers. Anfangs dominiert Hyperästhesie, die allmählich in Hypästhesie übergeht.
- Motorischer Ausfall der Mm. interossei und von M. flexor pollicis brevis und M. adductor pollicis. Später können auch der M. flexor digitorum profundus und der M. flexor carpi ulnaris betroffen sein.

Diagnostik
- Muskelatrophie des Kleinfingerballens.
- „Krallenhand" kann sich ausbilden.
- Einsenkungen zwischen den Mittelhandknochen als Zeichen für Atrophie der Mm. interossei, sodass Spreizen und Schließen der Finger nicht mehr möglich sind.
- Flexion der Grundgelenke und Lumbrikalgriff fallen aus.
- Froment-Zeichen: Der Daumen kann nicht an den Zeigefinger adduziert werden. Als Kompensation erfolgt eine Flexion des Daumenglieds über den M. flexor pollicis longus.
- Sensibilitätsstörungen: siehe *Beispiel*.
- EMG: Die Erregungsleitung des N. ulnaris ist herabgesetzt.

Differenzialdiagnosen
- Zervikale Bandscheibenvorfälle und Funktionsstörungen;
- Thoracic-outlet-Syndrom.

Therapie
Konservativ
Kapitel 3.10.2.

Operativ
Der Nerv wird chirurgisch in die Ellenbeuge verlagert.

4. Karpaltunnelsyndrom (N. medianus)

Definition
Die Kompression des N. medianus besteht im Karpaltunnel, dessen Rinne durch die Handwurzelknochen gebildet wird. Darüber spannt sich eine Verstärkung der Unterarmfaszie, das Retinaculum flexorum. Im Karpaltunnel verlaufen der N. medianus sowie die langen Fingerflexoren und Gefäße.

Ätiologie und Pathogenese
Das Karpaltunnelsyndrom tritt häufig bei „Handarbeitern" und Frauen im Alter von 30–50 Jahren auf, besonders in Zeiten hormoneller Umstellungen (Klimakterium). Ursachen der Erkrankung können Blockierungen der Handwurzelknochen, Veränderungen der Sehnen der langen Fingerbeuger bzw. des Lig. carpi transversum (Retinaculum flexorum) und Gicht (Stoffwechselstörungen) sein. Manchmal ist sie mit der primär chronischen Polyarthritis kombiniert. Häufig tritt das Karpaltunnelsyndrom schon vor der Manifestation der rheumatischen Beschwerden auf.

Auch in Fehlstellung verheilte Frakturen der Handwurzelknochen können zur Kompression führen.

Außerdem kann es bei Hämodialysepatienten mit Shunt zwischen den distalen Unterarmgefäßen für die extrakorporale Blutreinigung auftreten.

> *Es ist das häufigste Kompressionssyndrom der oberen Extremität.*

Symptomatik
Motorische und sensible Ausfälle treten wie beim Pronatorkanalsyndrom auf. Schmerzen in Arm und Hand sowie Ausstrahlung bis in die HWS sind möglich. Der Schmerz ist nachts stärker als tagsüber.

Beispiele:
- Eine 53-jährige Hausfrau klagt über nächtliche Schlafstörungen aufgrund ziehender Schmerzen und Kribbeln in den Fingern 1–3 (Brachialgia paraesthetica nocturna). Die Finger fühlen sich geschwollen und steif an. Tagsüber hat sie keine Probleme.
- Ein Patient mit chronischer Polyarthritis zeigt eine leichte Muskelatrophie des seitlichen Daumenballens. Kribbelerscheinungen und Schmerzen hatte er schon vor der Manifestation seiner rheumatischen Beschwerden, vor allem nachts. Ab und zu treten sie jetzt auch tagsüber auf. Schütteln der Hand bessert die Symptomatik.

Diagnostik
- Klopfschmerzhaftigkeit im Bereich des Karpaltunnels (Hoffmann-Tinel-Zeichen);
- Hypästhesie, Kribbelparästhesie und Schmerzen, vor allem im Gebiet 3,5 Finger palmar, dem sensiblen Hauptinnervationsgebiet des N. medianus;
- Atrophien der Daumenballenmuskulatur;
- Provokationstest: Phalen-Test (**Abb. 3.77**);
- Gegeneinanderdrücken beider Handrückenflächen vor dem Bauch. Durch die maximale Palmarflexion wird die Kompression verstärkt. Kribbelparästhesie und Taubheitsgefühl treten nach ca. 60 Sekunden auf;
- Flaschenzeichen: siehe *Pronatorkanalsyndrom;*
- Schwurhand: siehe *Pronatorkanalsyndrom;*
- Druckschmerz am Thenaransatz und M. palmaris longus;
- Dorsalextension der Hand verstärkt die Parästhesien;
- Ultraschall bestätigt die Enge des Kanals;
- Nervenleitgeschwindigkeit des N. medianus ist herabgesetzt;
- Elektromyographie der Daumenballenmuskulatur zeigt Muskelveränderungen.

Differenzialdiagnosen
- Zervikale Bandscheibenvorfälle und Funktionsstörungen;
- Thoracic-outlet-Syndrom;
- Pronatorkanalsyndrom.

Therapie
Konservativ
- Lokalinjektionen von Kortikosteroidpräparaten, die abschwellend wirken;
- Nachtschiene: Handgelenk in Mittelstellung, Finger frei.
- siehe auch Kapitel 3.10.2.

Operativ
Spaltung des Retinaculum flexorum; ambulanter Eingriff mit anschließender Schienenversorgung für 1–2 Wochen.

5. Kompressionssyndrom in der Loge de Guyon (N. ulnaris-Syndrom bzw. Radfahrerlähmung)

Definition
Die *Loge de Guyon* ist eine anatomische Enge im Bereich der ulnaren Handwurzelknochen. Zwischen dem Os pisiforme und dem Hamulus des Os hamati, überdeckt vom M. palmaris brevis, ziehen die ulnaren Gefäße und der N. ulnaris kann hier komprimiert werden.

Ätiologie und Pathogenese
Die Kompression entsteht häufig nach dauerhafter Stützbelastung mit Dorsalextension der Hand, z.B. beim Fahrradfahren oder Gehen an Unterarmgehstützen.

Tendinitis mit Verdickung der Sehne des M. flexor carpi ulnaris kann ebenfalls eine Kompression auslösen.

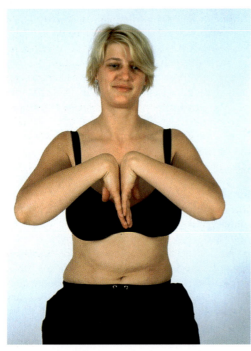

Abb. 3.77 Phalen-Test.

Symptomatik
- Bei Kompression des N. ulnaris treten vor allem motorische Störungen der Muskeln des ulnaren Handballens und der mittleren Gruppe auf (siehe *Sulcus-ulnaris-Syndrom*).
- Taubheitsgefühl im Kleinfinger und Schwächegefühl im Daumen, ist jedoch nicht immer vorhanden.

Diagnostik
- Atrophie des Kleinfingerballens;
- Einsenkungen zwischen den Mittelhandknochen als Zeichen für Atrophie der Mm. interossei;
- Seltener klagen die Patienten über Sensibilitätsstörungen im Bereich des kleinen und Ringfingers;
- Froment-Zeichen: siehe *Sulcus-ulnaris-Syndrom*;
- Krallenhand kann sich ausbilden;
- EMG: Die Nervenleitgeschwindigkeit ist häufig herabgesetzt.

Therapie
Konservativ
- Falls nur Sensibilitätsstörungen bestehen, erfolgt eine perineurale Injektion am Ort der Kompression.
- siehe auch Kapitel 3.10.2.

Operativ
Bei motorischen Störungen: Neurolyse, d.h. chirurgische Freilegung des Nervs.

3.10.1 Physiotherapeutische Untersuchung bei Patienten mit Kompressionssyndromen und Neuropathien der oberen Extremität

Anamnese

- Schmerzanamnese:
  - Lokalisation, Intensität (Schmerzskala: prüfen, ob objektive Schmerzwahrnehmung des Patienten), Qualität, Verlauf und Beeinflussbarkeit des Schmerzes, Zeitpunkt des Schmerzbeginns.
  - Allodynie: Schmerzen treten schon bei einem Stimulus auf, der normalerweise keine Schmerzen auslöst (z.B. Streichen über die Haut).
  - Hyperalgesie: verstärkte Schmerzantwort auf einen schmerzhaften Stimulus.
  - Schmerzen treten im Innervationsgebiet des peripheren Nervs auf, bei chronischen Schmerzen generalisiert sich die Lokalisation zunehmend.
- Berufliche und andere alltägliche Tätigkeiten begünstigen die Entstehung von Kompressionssyndromen:
  - Positionen, die über eine lange Zeit beibehalten werden müssen;
  - häufig wiederholte Bewegungsabläufe;
  - Bewegungswiederholungen in einem Körperteil, während der restliche Körper statisch fixiert bleibt (Arbeiten an Tastaturen);
  - Arbeiten, die mit Krafteinwirkungen wie Vibrationen (z.B. Presslufthammer) verbunden sind;
  - langes Überkopfarbeiten.
- Begleiterkrankungen:
  - Ein häufig erhöhter Tonus der Atemhilfsmuskeln bei Atemwegserkrankungen kann zu einem Hochstand der 1. Rippe führen und damit eine kostoklavikuläre Kompression auslösen;
  - Stoffwechselerkrankungen, z.B. Diabetes mellitus;
  - entzündliche Erkrankungen, z.B. Primär chronische Polyarthritis (PcP).
- Vorausgegangene Traumen: z.B. Frakturen mit überschießender Kallusbildung (Klavikulafraktur) und Vernarbungen können zur Verklebung neuraler Strukturen führen.
- Vorausgegangene Operationen: z.B. Nukleotomien im Bereich der HWS.
- Der Patient war einer ständig veränderten Belastung ausgesetzt. So kann z.B. langes Gehen an Unterarmgehstützen durch die dauerhafte Dorsalextension der Hand ein Eindringen des Lig. carpi transversum in den Karpaltunnel begünstigen und dadurch den N. medianus reizen.
- Nachtschmerzen, eventuell mit Parästhesien können durch zusätzliche komprimierende Faktoren (z.B. bei Liegen auf dem Arm) ausgelöst werden.
- Während und nach der Kompression auslösenden Ursache können Kribbelparästhesien auftreten.

Konstitutions- und Haltungsauffälligkeiten

Die Entstehung von Kompressionssyndromen wird durch Statik- und Konstitutionsabweichungen begünstigt:
- Bei kleiner Schultergürtel- und großer Brustkorbbreite rutscht der Schultergürtel auf dem Thorax nach ventral-kaudal; ein verkürzter M. pectoralis minor kann eine Kompression des Plexus brachialis am Proc. coracoideus auslösen.
- Große Brustgewichte bei Frauen begünstigen durch hypertone Mm. scaleni ein Skalenussyndrom. Hier ist eine Beratung bezüglich breiter

BH-Träger angeraten, da zu schmale Träger einschnüren und damit eine Tonuserhöhung der gesamten Schulternackenmuskeln provozieren.

Haut und Unterhaut

Bei Kompressionssyndromen der oberen Thoraxapertur (Thoracic-outlet-Syndrom) können Gefäße und Nerven komprimiert werden, weshalb auf venöse oder arterielle Zeichen geachtet werden muss:
- Arterielle Kompression: Blässe und Zyanose der Haut, nach Belastung lähmendes Gefühl in den Armen;
- Venöse Kompression: Hände bläulich und geschwollen und verstärkte Venenzeichnung.

Muskulatur

- Muskelatrophien: z.B. Daumenballen bei Kompression des N. medianus, Kleinfingerballen bei Kompression des N. ulnaris.
- Ein verstärkter Atemhilfsmuskeleinsatz führt zur Tonuserhöhung der Mm. scaleni und eventuell des M. pectoralis minor. Dauerhafte Tonuserhöhungen können den Plexus brachialis irritieren.
- Mögliche auslösende Muskeln auf Verkürzung testen: z.B. Mm. scaleni, M. pectoralis minor, M. pronator teres und M. supinator.
- Prüfen der Muskelkraft der Muskeln, die vom entsprechenden Nerv motorisch innerviert werden (siehe Angaben bei den einzelnen Kompressionssyndromen).

Beweglichkeit

- HWS- und BWS-Beweglichkeit (Kap. 3.3); besonders auf Schmerzauslösung in Schultergürtel und Arm achten!
- Bei Armschmerz wird mithilfe des Spurling-Tests (Kompression des Foramen intervertebrale) differenzialdiagnostisch eine radikuläre Symptomatik ausgeschlossen (S. 403).
- Bei veränderter Schweißneigung (z.B. in der Hand) ist der BWS besondere Beachtung zu schenken; der vegetative Grenzstrang kann durch eine BWS- und Rippenstörung irritiert werden.
- Schulter- und Schultergürtel-, Ellenbogen- und Handgelenk.
- Bei Syndromen im Handbereich muss die Beweglichkeit der Handwurzelknochen untersucht werden. So kann z.B. ein volarfixiertes Os lunatum den N. medianus im Karpaltunnel reizen, wobei die Mobilisation nach dorsal Entlastung bringt.

- Beweglichkeit der 1. Rippe (Kap. 3.3).
- Die Mobilität der neuralen Strukturen wird durch die ULNT 1, 2a, 2b und 3 getestet (S. 238–242).

Bewegungsverhalten

- Schwierigkeiten bei Überkopfarbeiten;
- Schulterelevation und Aufstützen der Arme führt zur Entlastung;
- Probleme beim Tragen schwerer Gegenstände;
- Mattes, müdes Gefühl in den Armen bei den genannten Tätigkeiten.

Weitere spezifische Tests

siehe *Diagnostik* (Test nach Adson, Eden und Wright).

Fallbeispiel: Eine 45-jährige Frau klagt vor allem beim Rückwärtsfahren mit dem Auto über Kribbeln und ziehende Schmerzen im rechtem Unterarm auf der ulnaren Seite. Motorische Störungen hat sie keine.

Auffällig ist eine extrem kleine Schultergürtel- bei großer Thoraxbreite und großen Brustgewichten. Ihr zervikothorakaler Übergang ist sehr kyphotisch.

Morgens erwacht sie oft mit eingeschlafenen Händen und dem Gefühl geschwollener Hände. Durch Bewegungen der Hände und Ausschütteln kann sie die Symptome reduzieren.

Hypothesen und Maßnahmen
Infolge der Rotation der HWS beim Autofahren geraten die Mm. scaleni unter Zug. Die Skaleuslücken verengen sich, wodurch Symptome auftreten.

Funktionsstörungen im Bereich von HWS, zervikothorakalem Übergang und 1. Rippe führen zu Tonuserhöhungen der Mm. scaleni. Dies führt zur Verengung der Skaleuslücken.

Die venöse Kompression kann Schwellungen im Bereich der Hände nach sich ziehen. Einseitige Lagerung der Arme und der HWS kann die Symptome in der Nacht auslösen. Der Blutdruckabfall in der Nacht reduziert die Durchblutung der Neuralstrukturen.

Die segmentale Untersuchung von HWS, zervikothorakalem Übergang und 1. Rippe sind wesentliche Untersuchungsbestandteile. Die Beweglichkeit der Neuralstrukturen wird über die ULNT-Tests geprüft, wobei vor allem der ULNT 1 (betont die Beweglichkeit des proximalen Anteils des Plexus brachialis) und 3 (prüft N. ulnaris) positiv sind. Der N. ulnaris ist oft beim Thoracic-outlet-Syndrom am stärksten limitiert.

Der Spurling-Test der HWS kann differenzialdiagnostisch eine radikuläre Kompression ausschließen.

3.10.2 Physiotherapeutische Behandlung bei Patienten mit Kompressionssyndromen und Neuropathien der oberen Extremität

Ziele und Maßnahmen

Körperstruktur/-funktion (Impairment)

Schmerzen lindern
- Erarbeiten von Entlastungsstellungen, in denen Arm- und Schultergürtelgewichte abgegeben sind.
- Detonisierende Maßnahmen für die hypertonen Muskeln, wie z.B. heiße Rolle und vorsichtige Weichteiltechniken. Für den Durchtritt des Plexus brachialis sollten folgende Muskeln detonisiert werden:
  - Mm. scaleni;
  - M. subclavius (beide Muskeln bewirken einen Hochstand der 1. Rippe);
  - M. pectoralis minor.
- Sympathikusdämpfung durch Mobilisation der BWS und Rippen (die Arme werden aus den vegetativen Seitenhörnern der Segmente Th3–Th7 (Th9) versorgt.

Verbessern der Beweglichkeit hypomobiler Gelenke und der Muskelelastizität
- Segmentale Mobilisation der hypomobilen Wirbelsäulenabschnitte (Beispiele in Kap. 3.3); Mobilisation der BWS und der Rippen stimuliert den vegetativen Grenzstrang.
- Hypomobile Schultergürtelgelenke können bei Schulterflexion und -abduktion zu einer Enge im kostoklavikulären Raum führen:
  - Mobilisation des Akromioklavikulargelenks (**Abb. 3.78a–d**): Das Akromion wird in Behandlungsstellung (bei Beginn der Symptomatik) gegen die Klavikula nach dorsal mobilisiert.
  - Mobilisation des Sternoklavikulargelenks (**Abb. 3.78e–f**): Je nach Schultergürtelstellung und beeinträchtiger Armfunktion muss die Klavikula nach kranial oder kaudal mobilisiert werden. Bei endgradiger Schulterflexion gleitet die Klavikula gegen das Sternum nach kaudal.
- Handwurzelknochen:
  - Beim Karpaltunnelsyndrom kann eine Schmerzerleichterung nach einer Mobilisation des Os lunatum gegen den Radius nach dorsal auftreten (**Abb. 3.79a–b**).
  - Bei der Kompression des N. ulnaris in der Loge de Guyon wirkt eine Mobilisation des Os pisiforme nach lateral Schmerz erleichternd.

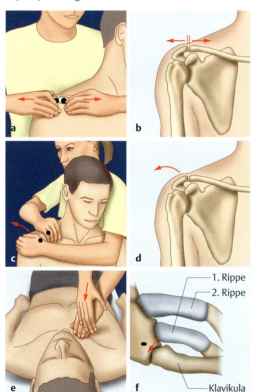

Abb. 3.78a–f Mobilisation. **a–d** Akromioklavikulargelenk. **e–f** Sternoklavikulargelenk.

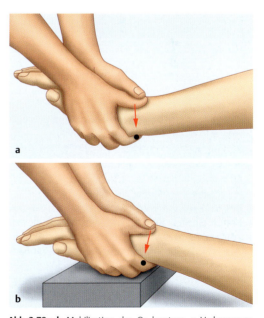

Abb. 3.79a–b Mobilisation des Os lunatum. **a** Verbesserung der Dorsalextension: Radius wird von volar fixiert und Os lunatum nach volar mobilisiert. **b** Verbesserung der Volarflexion: Os lunatum wird von volar fixiert und Radius nach volar mobilisiert (Umkehr von Punctum fixum und Punctum mobile).

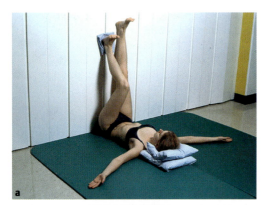

Abb. 3.80a–d Eigenmobilisation. **a** N. ischiadicus: Die Arme können gleichzeitig in die ULNT-1-Position gelagert werden (Abduktion/Außenrotation der Schulter, Ellenbogenextension, Hand in Dorsalextension, Unterarm in Supination). **b** N. medianus, N. ulnaris und N. radialis. **c** N. ulnaris. **d** N. radialis.

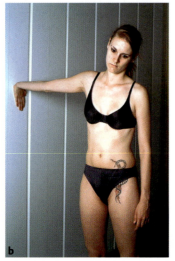
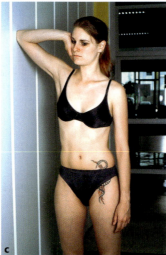
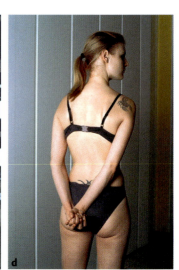

- Dehnen der verkürzten Muskeln, auch durch Eigendehnungen der Patienten. (Bei der Dehnung der Schulternackenmuskeln muss besonders auf die Provokation der neuralen Strukturen geachtet werden.)

> *Bewusst nach Symptomen im Arm fragen!*

- Verbessern der neuralen Mobilität: Da es sich bei den Kompressionssyndromen vor allem um extraneurale Störungen handelt, wird in den Bewegungsmustern der Neurodynamiktests mit großen sanften Bewegungsamplituden behandelt. Wenn der Arm wieder in Entlastungsstellung gebracht wird, sollte eine Kribbelsymptomatik verschwinden. Ansonsten ist die Therapeutin zu weit gegangen.

> *Bei massiver Symptomauslösung bei den Spannungstests wird erst ganz vorsichtig mit einer Komponente angefangen.*
> *Bei distalen Kompressionssyndromen kann proximal mit der Schulterdepression begonnen werden; dabei liegen Arm und Kopf noch in einer entspannten Position.*

Beispiele:
1. Proximaler Slider
- Schulterdepression 5- bis 6-mal durchführen, dann als nächste Komponente den Arm zunehmend in die neurale Vorspannung lagern.
- Die Schulter in Abduktion, den Ellenbogen in Extension und die Hand in Dorsalextension lagern.
- In dieser Ausgangsstellung den Schultergürtel in Elevation und Depression bewegen.

2. Distaler Slider
- Die Bewegung des Nervs wird über den Ellenbogen und die Hand betont, während über HWS und Schultergürtel der Nerv gespannt wird.

- Die HWS liegt in Lateralflexion zur Gegenseite, der Schultergürtel in Depression und die Schulter in Abduktion und Außenrotation.
- Aus dieser Stellung werden der Ellenbogen in Extension und gleichzeitig die Hand in Volarflexion bewegt, anschließend der Ellenbogen in Flexion und die Hand in Dorsalextension.

3. Tensioner
- Der Nerv wird über alle Drehpunkte gespannt, d. h. Lateralflexion der HWS zur Gegenseite, Depression des Schultergürtels, Abduktion/Außenrotation der Schulter, Ellenbogenextension und Dorsalextension (siehe ULNT 1, S. 238).
- In dieser Ausgangsstellung wird in kleinen Bewegungen die Ellenbogenextension mit Dorsalextension oder die Depression des Schultergürtels in den Widerstand hinein verstärkt. Dabei darf ein leichter ziehender Schmerz auftreten, der sich bei Reduzierung der Spannung wieder reduziert.

4. Grenzflächenmobilisation
- Der Arm wird in voller Vorspannung des Nervs gelagert (Ausgangsstellung wie beim *Tensioner*).
- In dieser Ausgangsstellung wird die 1. Rippe oder der zervikothorakale Übergang mobilisiert (Durchführung in Kap. 3.3).
- Durch das Lagern beider Beine in SLR-Position (z.B. gegen die Wand) erhöht sich die Spannung im Nervensystem noch von zentral.

Die Patienten können für alle neuralen Anteile Eigenmobilisationen durchführen (Abb. 3.80 a–d).

Aktivitäten (Activities)

- Haltungskorrektur;
- Ausgleichsmöglichkeiten zur einseitigen Berufsbelastung:
  - Die Arbeit am Computer unterbrechen und hubfreie und hubarme Wirbelsäulenmobilisationen im Sitz durchführen;
  - Große Armbewegungen verbessern die Durchblutungssituation der neuralen Strukturen.

3.11 Kompressionssyndrome und Neuropathien der unteren Extremität

- Piriformissyndrom: N. ischiadicus, Hypertonus und Verkürzungen, Vernarbungen nach traumatischen Verletzungen (Sturz auf das Gesäß).
- Leistenkanalsyndrom: N. ilioinguinalis, Traumata, Kompression, z.B. durch Hämatome im Bereich der Spina iliaca anterior superior.
- Meralgia paraesthetica: Der N. cutaneus femoris lateralis wird zwischen dem Lig. inguinale und dem M. sartorius komprimiert. Der N. femoralis kann durch Herniotomienarben und nach der Implantation von Hüftgelenkprothesen komprimiert werden.
- Hunter-Kanal-Syndrom: Der N. saphenus kommt aus dem N. femoralis und kann beim Durchtritt durch die Oberschenkelfaszie oder im Hunter-Kanal komprimiert werden und Schmerzen an der medialen Knieseite sowie unterhalb der Patella auslösen (Neuropathia patellae).
- Peronäussyndrom: N. peronaeus communis; Druck hinter dem Fibulaköpfchen, z.B. durch falsche Lagerung in Schienen oder Gips.
- Tarsaltunnelsyndrom (**Abb. 3.81a–b**):
  - posteriores Tarsaltunnelsyndrom: Das Flexorenretinakulum überbrückt den Raum zwischen Malleolus medialis und Kalkaneus. Hier verläuft der N. tibialis und teilt sich im Tunnel in den N. plantaris medialis und lateralis.
  - anteriores Tarsaltunnelsyndrom: Der N. peronaeus profundus verläuft zunächst unter dem Retinaculum extensorum und weiter distal unter der Sehne des M. extensor hallucis brevis. An beiden Stellen kann er durch zu enges Schuhwerk und vor allem durch Sandalen mit Riemen und hohen Absätzen komprimiert werden.

In **Abb. 3.82** ist der Verlauf der Nerven im Bein dargestellt.

1. Piriformissyndrom (N. ischiadicus)

Definition
Hierbei handelt es sich um eine Kompression des N. ischiadicus in seinem Durchtrittgebiet im Bereich des M. piriformis.

Ätiologie und Pathogenese
Posttraumatisch bedingte Veränderungen des M. piriformis und seiner Umgebung, die unter Umständen zu sehr starken Schmerzen in der Glutäalregion führen, können eine Kompression des N. ischiadicus auslösen.

Auch starke Tonusveränderungen des M. piriformis (z.B. durch Funktionsstörungen im SIG mit Sakrumfehlstellungen) können eine Irritation zur Folge haben.

Beispiel: Ein 18-jähriger Motorradfahrer klagt 1 Jahr nach einem Motorradunfall über sehr starke lokalisierte Schmerzen in der rechten Gesäßhälfte. Beim Heben von Lasten strahlt der Schmerz oft ins Os sacrum, seltener in Hüftgelenk und Bein aus.

Diagnostik
- Druckschmerz in Höhe des Foramen ischiadicum majus;
- Schmerz kann durch Flexion und Innenrotation in der Hüfte provoziert werden;

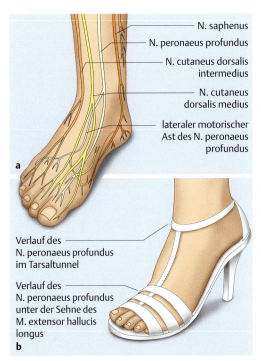

Abb. 3.81a–b Tarsaltunnelsyndrom **a** Verlauf der Nerven (N. peronaeus profundus, N. cutaneus dorsalis intermedius, lateraler motorischer Ast des N. peronaeus superficialis, N. cutaneus dorsalis medius, N. saphenus). **b** Kompressionsstellen (nach Butler 2001; Verlauf des N. peronaeus profundus im Tarsaltunnel., Verlauf des N. peronaeus profundus unter der Sehne des M. extensor hallucis longus).

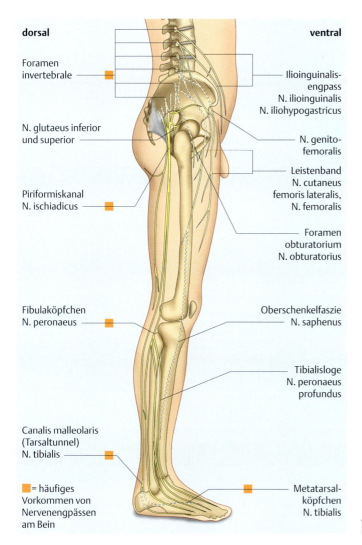

Abb. 3.82 Verlauf der Nerven des Plexus lumbalis und sacralis.

- Selten tritt eine Atrophie der Gesäßmuskulatur auf;
- Der Straight-leg-raise-Test (SLR) ist positiv.

Differenzialdiagnosen
- Hüftgelenkerkrankungen;
- Funktionsstörungen der Sakroiliakalgelenke;
- Bandscheibenvorfall in der unteren LWS mit Kompression der Wurzeln L4/L5 oder S1;
- Degenerative Veränderungen der Wirbelsäule lumbal und sakral.

Therapie
Operativ
Der M. piriformis wird chirurgisch frei gelegt und Verwachsungen des M. piriformis mit seiner Umgebung gelöst. Etwa 5 cm vor seinem Ansatz kann der M. piriformis teilweise oder vollkommen durchtrennt werden.

❚ *Die Operation ist selten erforderlich.*

2. Leistenkanalsyndrom (N. ilioinguinalis)

Definition
Der N. ilioinguinalis im Leistenkanal ist komprimiert.

Ätiologie und Pathogenese
Der N. ilioinguinalis entspringt dem Plexus lumbalis der lumbalen Rückenmarksegmente. Der Nerv verläuft hinter den Nieren und dann zwischen den

Bauchmuskeln, die er innerviert. Sein sensibler Ast tritt durch die Bauchwand vor und unter der Spina iliaca anterior superior. Anschließend zieht er durch den Leistenkanal. Er innerviert die Haut in der Leiste und den äußeren Geschlechtsteilen (Hoden und Schamlippen). Durch Traumata (z.B. nach Leistenbruchoperation) und Kompression durch Narben bei Durchtritt durch die Bauchdecke kann der Nerv komprimiert werden.

Symptomatik
Schmerz, Sensibilitätsausfall und eventuell kaum bemerkte Bauchmuskelschwäche.
Beispiel: Ein 50-jähriger Mann entwickelt 5 Jahre nach einer Leistenbruchoperation Kreuzschmerzen sowie ausstrahlende Schmerzen und Sensibilitätsstörungen in der Leistenregion. Die Operationsnarbe zeigt Einziehungen, und er bemerkt eine zunehmende Berührungsempfindlichkeit. Zeitweilig empfindet er Kleidung auf der Narbe als unangenehm. Beim Bauchmuskeltraining stellt er fest, dass sich die Bauchdecke etwas zu einer Seite verzieht.

Diagnostik
- Sensibilitätsausfälle in der Leiste (Hautbereich über der Symphyse), des Hodensacks oder der Schamlippen und der Oberschenkelinnenseite;
- Neuralgische Schmerzen im Ausbreitungsgebiet des sensiblen Innervationsgebiets (siehe oben);
- Schmerzbedingte Einschränkung der Innenrotation und Extension im Hüftgelenk;
- Leichte motorische Ausfälle der schrägen Bauchmuskeln, die vom Patienten oft nicht bemerkt werden;
- Druckschmerz medial und kaudal der Spina iliaca anterior superior;
- Patienten vermeiden die Anspannung und Dehnung der Bauchdecke und gehen manchmal leicht vornübergebeugt;
- Der Prone-knee-bend-Test (PKB) ist positiv.

Therapie
Konservativ
Eine Lokalinfiltration des Nervs an der Durchtrittstelle zur Bauchdecke kann Schmerz und Sensibilitätsstörung mindern.
Operativ
Nur eine Neurolyse des N. ilioinguinalis bringt völlige Beschwerdefreiheit.

3. Meralgia paraesthetica (N. cutaneus femoris lateralis)

Definition
Es handelt sich um die Kompression des N. cutaneus femoris lateralis zwischen Lig. inguinale und M. sartorius.

Ätiologie und Pathogenese
Medial der Spina iliaca anterior superior und unter dem Leistenband verläuft der rein sensible N. cutaneus femoralis lateralis des Plexus lumbalis. Ursachen für eine Kompression sind z.B. Traumata nach Beckenkammspanentnahme, Einengung durch zu enge Kleidung, Kompression während der Schwangerschaft oder bei Adipositas (Fettleibigkeit). Eine Beinverkürzung auf einer Seite führt durch die Adduktion am anderen Bein bei jedem Schritt zu einer Dehnung des Nervs, was auf Dauer eine Irritation zur Folge haben kann.

Symptomatik
Taubheit oder Parästhesien im ventral-lateralen Oberschenkel.
Beispiel: Eine 53-jährige Patientin klagt seit ihrer Beckenkammbiopsie links über ein Taubheitsgefühl in der linken Oberschenkelaußenseite.

Diagnostik
- Brennende Schmerzen und Parästhesien an der vorderen Außenseite des Oberschenkels. Im späteren Stadium kann auch eine Hypästhesie in diesem Gebiet entstehen.
- Die Schmerzen nehmen bei längerem Stehen zu. Bewegung des Beines – vor allem in Hüftflexion – reduziert die Symptome.
- Hüftextension bei gleichzeitiger -rotation verstärkt die Symptomatik durch Zunahme der Kompression auf den Nerv.
- Druckschmerz medial der Spina iliaca anterior superior, dem Ort der Kompression.
- Druckschmerz im Bereich des Leistenbands.
- Der Prone-knee-bend-Test ist positiv. Durch Hinzunahme der Zusatzkomponente Adduktion verstärken sich die brennenden Schmerzen.

Differenzialdiagnose
Da der N. cutaneus femoris lateralis aus den Rückenmarkssegmenten L2/L3 versorgt wird, könnten auch ein Tumor oder ein Bandscheibenvorfall mit Schädigung der Wurzeln L2 und L3 durch Ausstrahlung in die L2/L3-Dermatome ähnliche Beschwerden hervorrufen.

> Im Unterschied zur Wurzelkompression treten bei Meralgia paraesthetica nie motorische Störungen auf.

Therapie
Konservativ
Lokale Injektionen von Kortisonpräparaten und Lokalanästhetika.
Operativ
Neurolyse des Nervs im Verlauf unter dem Leistenband.

4. Hunter-Kanal-Syndrom
(Syndrom des N. saphenus des N. femoralis)

Definition
Der N. saphenus – ein sensibler Ast des N. femoralis – wird in seinem Austrittsgebiet durch die mediale Oberschenkelfaszie komprimiert.

Ätiologie und Pathogenese
Der N. saphenus ist der sensible Ast des N. femoralis. Er begleitet die A. femoralis am medialen Oberschenkel und tritt mit ihr in den Hunter-Adduktoren-Kanal ein. Dabei handelt es sich um einen Spalt am distalen Oberschenkel zwischen dem M. adductor magnus und dem M. vastus medialis, der vorne zwischen den beiden Muskeln von einer bindegewebigen Membran bedeckt ist (Membrana vastoadductoria). Der Nerv verlässt den Kanal auch wieder durch diese Membran.

Am Unterschenkel verläuft der N. saphenus dann zusammen mit der V. saphena magna. Schädigung und Reizung kann besonders am Durchtritt durch den Hunter-Kanal, aber auch an allen anderen genannten Stellen auftreten.

Mögliche Ursachen einer Verletzung des N. saphenus
- Operation von Krampfadern (Varizen);
- Mediale Meniskusoperationen;
- Operation einer verengten A. femoralis;
- Shunt bei Dialysepatienten, wenn er zwischen A. femoralis und V. saphena magna angelegt wurde
- Bindegewebige Narben nach Verbrennungen, die zu einer Einmauerung des N. saphenus führen;
- Venenentzündungen (Phlebitis).

Beispiele:
- Ein 31-jähriger Fußballspieler klagt nach einer medialen Meniskusoperation über sensible Missempfindungen und Ausfälle an der Innenseite des Unterschenkels, Schmerzen und Schweregefühl im Bereich des distalen Ober- und Unterschenkels.
- Bei einer Patientin mit bindegewebigen Verbrennungsnarben haben sich im Laufe der Zeit folgende Symptome entwickelt:
    - Sensible Missempfindungen oder Ausfälle an der Innenseite des Unterschenkels;
    - Schmerz im Bereich des distalen Ober- und/ oder des Unterschenkels;
    - Schweregefühl im distalen Ober- und/oder Unterschenkel;
    - Schmerz beim umgekehrten Lasègue-Test;
    - Druckschmerzhaftigkeit des N. saphenus bei Durchtritt durch die vordere bindegewebige Wand (Membrana vastoadductoria des Hunter-Adduktoren-Kanals).

Therapie
Konservativ
Lokalinjektionen von Anästhetika oder Kortisonpräparaten lindern meist nur die Beschwerden.
Operativ
Eine Spaltung des Hunter-Adduktoren-Kanals bringt Beschwerdefreiheit.

5. Peronäussyndrom
(N. peronaeus communis)

Definition
Der N. peronaeus wird durch das Fibulaköpfchen komprimiert.

Ätiologie und Pathogenese
Der N. peronaeus communis verläuft hinter dem Fibulaköpfchen. Hier kann er durch direkte oder indirekte Traumata komprimiert werden. Falsche Lagerung in Schienen oder Gips, Inversionstrauma oder langes Arbeiten im Fersensitz kann zur Kompression führen.

Symptomatik
Schmerzen und Sensibilitätsstörungen treten am ventral-lateralen Unterschenkel und am Fußrücken einschließlich der ersten 4 Zehen auf. Dorsalextensoren und Pronatoren können geschwächt sein oder ausfallen.

Diagnostik
- Druckschmerz hinter dem Fibulaköpfchen;
- Sensibilitätsstörung (Hyper- oder Hypästhesie) am Fußrücken und den ersten 4 Zehen;
- EMG: Die Erregungsleitung des N. peronaeus kann vermindert sein;
- Der Straight-leg-raise-Test ist vor allem mit peripherer Zusatzkomponente für den N. peronaeus positiv.

Therapie
Konservativ
- Verringerung der Faszienspannung des Unterschenkels und der Mm. peronaei durch eine laterale Einlegesohle im Schuh;
- Perineurale Injektion.

Operativ
Neurolyse des N. peronaeus.

6. Anteriores (N. peronaeus profundus) und posteriores (N. tibialis) Tarsaltunnelsyndrom

Definitionen
- Anteriores Tarsaltunnelsyndrom: Kompression des N. peronaeus profundus bei seinem Verlauf auf dem Fußrücken.
- Posteriores Tarsaltunnelsyndrom: Kompression des N. tibialis zwischen Malleolus medialis und Kalkaneus.

Ätiologie und Pathogenese
- Anteriores Tarsaltunnelsyndrom: Der Nerv kann zwischen einer bindegewebigen Verstärkung der Fußrückenaponeurose und den Mittelfußknochen komprimiert werden. Weiter distal verläuft er unter der Sehne des M. extensor hallucis longus. Zu enges Schuhwerk komprimiert den Nerv an beiden Stellen.
- Posteriores Tarsaltunnelsyndrom: Der N. tibialis verläuft von der Rückseite des Unterschenkels kommend hinten um den Innenknöchel zur Fußsohle, in einem Raum zwischen Malleolus medialis und Kalkaneus. Dieser wird vom Retinaculum flexorum überbrückt. In diesem Raum teilt sich der Nerv in den N. plantaris medialis und lateralis.
  Durch Trauma (z.B. posttraumatisches Ödem nach Knöchelfraktur und Überlastungen, eine chronische Tendosynovitis des M. tibialis posterior) kann der Innenknöchelkanal zu eng werden und eine Kompressionssymptomatik verursachen. Auch eine sehr ausgeprägte Abflachung der Fußlängswölbung mit starker Valgusstellung der Ferse kann eine Kompression auslösen.

Symptomatik
- Anteriores Tarsaltunnelsyndrom: Schmerzen treten in Großzehe und 2. Zehe, eventuell auch im Mittelfuß auf. Manchmal ist der M. digitorum brevis abgeschwächt.
- Posteriores Tarsaltunnelsyndrom: Die Folge sind hauptsächlich sensible Störungen.

Beispiel: Ein 27-jähriger Sportler klagt seit einiger Zeit über nächtliche Schmerzen und Ameisenlaufen in der linken Fußsohle mit Ausstrahlung in die Zehen. Motorische Störungen hat er nicht.

Diagnostik
- Anteriores Tarsaltunnelsyndrom:
  - Schmerzen in der Großzehe und 2. Zehe, eventuell auch im Mittelfuß.
  - Manchmal Ausfallerscheinungen des M. digitorum brevis.
  - Häufig auch Ausstrahlung des Schmerzes in das proximale Innervationsgebiet des N. peronaeus.
  - Passive Plantarflexion mit Zehenflexion verstärkt den Schmerz.
  - Der Straight-leg-raise-Test ist vor allem mit peripherer Zusatzkomponente für den N. peronaeus positiv. Dabei wird zuerst der Fuß in Plantarflexion/Inversion eingestellt und anschließend das gestreckte Bein angehoben.
- Posteriores Tarsaltunnelsyndrom:
  - Brennender Schmerz in Ferse und/oder Fußsohle und Zehen.
  - Selten Ausfall der plantaren Fußmuskeln.
  - Dorsalextension mit Eversion verstärkt den Schmerz.
  - Druckschmerz hinter und unter dem Innenknöchel.
  - Auslösen von Kribbeln durch Beklopfen der Stelle hinter dem Innenknöchel.
  - Eventuell herabgesetzte Nervenleitgeschwindigkeit des N. tibialis.
  - Elektromyographische Darstellung von Muskelveränderungen der vom N. tibialis innervierten Fußmuskulatur.
  - Der Straight-leg-raise-Test ist vor allem mit peripherer Zusatzkomponente für den N. tibialis positiv. Dabei wird zuerst der Fuß in Dorsalextension/Eversion eingestellt und anschließend das gestreckte Bein angehoben.

Differenzialdiagnose
Radikuläre Symptomatik L5–S1.

Therapie
Konservativ
Zur Entlastung der Fußlängswölbung dient eine orthopädische Einlage, die den Fuß medial abstützt.
Operativ
- Spaltung des Retinaculum flexorum;
- Neurolyse des N. tibialis.

> *Diese Operationen kommen erst nach erfolgloser konservativer Therapie zum Einsatz.*

3.11.1 Physiotherapeutische Untersuchung bei Patienten mit Kompressionssyndromen und Neuropathien der unteren Extremität

Anamnese

- Schmerzanamnese: Lokalisation, Intensität (Schmerzskala – prüfen, ob objektive Schmerzwahrnehmung des Patienten), Qualität, Verlauf und Beeinflussbarkeit des Schmerzes, Zeitpunkt des Schmerzbeginns.
- Vorausgegangene Traumen: Inversionstraumen können z.B. eine Funktionsstörung des Fibulaköpfchens zur Folge haben, die den N. peronaeus irritieren. Muskelfaserrisse in der ischiokruralen Muskulatur können durch eventuelle Vernarbungen den N. ischiadicus irritieren.
- Vorausgegangene Operationen: nach Implantation einer Hüftprothese kann der N. femoralis betroffen sein; Operationen nach Leistenbruch.
- Bevorzugtes Schuhwerk.
- Begleiterkrankungen: z.B. kann eine Koxarthrose durch einen hypertonen M. psoas major die dort hindurchziehenden Nerven des Plexus lumbalis komprimieren. Ein hypertoner M. piriformis kann den N. ischiadicus irritieren.
- Bewegungen und Alltagsbelastungen, die zur Symptomauslösung führen.
- Beim Piriformissyndrom kommt es durch die Innenrotation bei extendierter Hüfte zur Schmerzverstärkung, was wiederum die Verkürzung der Standbeinphase und Veränderung des Abrollwegs zur Folge hat.
- Bei Kompression der Leistenstrukturen ist die Extension der Hüfte schmerzhaft. Die Patienten geben an, dass ihnen die Unterlagerung des Beines und das Vorbeugen im Stand Erleichterung verschaffen.
- Bei Reizung des N. peronaeus führt das Tragen von Schuhen mit hohem Absatz zur Schmerzverstärkung, da der Nerv gedehnt wird.
- Sensible Störungen: Parästhesien/Hypoästhesien.
- Verzicht auf enge Kleidung bei Kompressionssyndromen in der Leiste.

Konstitutions- und Haltungsauffälligkeiten

- Große Bauchgewichte können Kompressionen im Leistenbereich begünstigen.
- Typische *Easy-standing-Position* (das Becken translatiert nach ventral) bei Lordose des thorakolumbalen Übergangs und zusammengesunkenem nach dorsal translatiertem Thorax können die Strukturen in der Leiste durch hypertonen M. psoas und gespanntes Leistenband irritiert werden.
- Genu valgum:
  - Hohe Spannung der medialen Oberschenkelfaszie und der Muskeln des Hunter-Kanals irritieren den N. saphenus.
  - Abgeflachte Längswölbungen führen durch hohe Spannung der Plantarfaszie eventuell zu einer Verstärkung des posterioren Tarsaltunnelsyndroms.

Haut, Unterhaut und Gefäße

- Prüfen der Sensibilität im Hautareal, das vom entsprechenden Nerv versorgt wird.
- Bei radikulärer Kompression (Spinalnerv) ist die Sensibilität im Dermatom, bei Kompression des peripheren Nerv in dessen Versorgungsgebiet verändert (Kap. 2.1).
- Krampfadern: z.B. Phlebitiden im Bereich des Hunter-Kanals.

Muskulatur

- Testen der Muskeln auf Verkürzung: Hüftflexoren, -adduktoren, -außenrotatoren, ischiokrurale Muskelgruppe, M. gastrocnemius, M. soleus, Zehenflexoren und -extensoren.
- Diese Muskeln werden auch auf Druckschmerz, Tonus und Triggerpunkte untersucht.

> *Viele Ausgangsstellungen zur Längsdehnung entsprechen gleichzeitig den neuralen Provokationstests. Nur durch Hinzunahme von Zusatzkomponenten lässt sich der Nerv vom Muskel differenzieren.*

Beweglichkeit

- Untersuchung der LWS und SIG, da sie teilweise ähnliche Schmerzausstrahlungsgebiete haben und einen Hypertonus im Bereich des M. piriformis oder M. psoas major auslösen können.
- Hüftgelenksbeweglichkeit:
  - Beim Piriformissyndrom führt die Innenrotation bei extendierter Hüfte und Flexion mit Außenrotation zur Schmerzverstärkung. (Der M. pirifomis hat eine Umkehrfunktion, er ist in Flexion ein Innenrotator.)
  - Bei Läsionen von N. femoralis, N. cutaneus lateralis femoris und N. saphenus führt die Hüftextension zur Schmerzverstärkung.
- Kniegelenkbeweglichkeit, auch Provokationstest für das Innenband als Differenzialdiagnostik bei

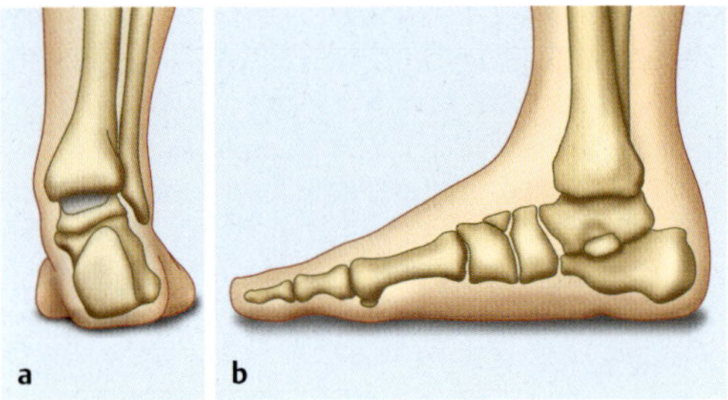

Abb. 3.83a–b Abgeflachte Längswölbung des Fußes. **a** Ansicht von dorsal. **b** Ansicht von medial.

Kompression des N. saphenus (Durchführung siehe *Tendopathien der Pes-anserinus-Gruppe*)
- Fußgelenkbeweglichkeit:
  - Beim anterioren Tarsaltunnelsyndrom ist die Plantarflexion, beim posterioren die Dorsalextension mit Eversion Schmerz verstärkend.
  - Auch die Beweglichkeit der Fußwurzelknochen sollte untersucht werden, da sie bei Blockierungen ähnliche Schmerzmuster auslösen können.

Beispiel: Bei abgeflachter Längswölbung zeigt das Os naviculare manchmal ein reduziertes Dorsalgleiten (**Abb. 3.83a–b**).
- Beweglichkeit der Tibiofibulargelenke, vor allem Gleiten der Fibula nach ventral im proximalen Tibiofibulargelenk.

Beweglichkeit der neuralen Strukturen

- SLR- und Slump-Test bei Beteiligung von N. ischiadicus, N. tibialis und N. peronaeus.
- Die distale Komponente wird betont, indem zuerst die Fußkomponente eingestellt wird. Dies ist sinnvoll, wenn die Symptome im Unterschenkel und Fuß dominieren.
- Prone-knee-bend-Test: bei Beteiligung von N. femoralis, N. cutaneus femoris lateralis und N. saphenus und wenn Symptome im ventralen, medialen und lateralen Oberschenkel dominieren.
- Über den passiven Nackenflexionstest kann beim SLR- und Prone-knee-bend-Test zwischen Nerv und Muskel differenziert werden. Er ist jedoch nicht bei allen peripheren Neuropathien positiv.

> *Die peripheren Nerven lassen sich durch spezifische Zusatzkomponenten differenzierter testen (Hinweise siehe Diagnostik der Kompressionssyndrome).*

Fallbeispiel: Implantation einer Knieendoprothese nach Valgusgonarthrose

Der 65-jährigen Frau M. wurde vor 2 Wochen eine Knieendoprothese implantiert. Sie war vom schnellen guten Heilungsverlauf überrascht. Schon nach 4 Tagen konnte sie selbstständig im Zweipunktegang an Unterarmgehstützen gehen. Die erlaubte Flexion von 90° bereitete ihr kaum Schwierigkeiten, es ist nur noch ein leichtes Extensionsdefizit von 5° vorhanden.

Frau M. befindet sich derzeit in der Anschlussheilbehandlung und ist mit dem Operationsergebnis sehr zufrieden.

Ihr einziges Problem ist eine Berührungsempfindlichkeit im medialen Kniebereich, die sie vor allem in der Nacht spürt, wenn sie in Seitenlage ihre Beine übereinander legt. Außerdem vermeidet sie das Tragen von langen Hosen, da sie die Reibung nicht erträgt. Um die Narbe herum findet sich ein taubes Areal, das sich sogar bis zum lateralen Kniebereich ausbreitet.

Manchmal nimmt sie in der Nacht ein Unruhegefühl des Beines und ein Brennen im medialen Kniebereich wahr. Die Symptome sind nachts stärker als tagsüber. Am Tag wird sie kaum beeinträchtigt, wenn sie Reibung und Kontakt vermeidet. Die Symptome hat sie erst etwa 1 Woche nach der Operation wahrgenommen.

Hypothese und Maßnahmen

Die Symptome zeigen deutlichen neuralen Charakter. Der N. saphenus als sensibler Seitenast des N. femoralis kann durch veränderte Spannung der Oberschenkelfaszie (z.B. Schwellungen) verletzt werden.

Zur Untersuchung ist der Prone-knee-bend-Test der wesentliche Neurodynamiktest. Durch Hinzunahme der Knieextension und Hüftabduktion verstärkt sich das Brennen am medialen Knie. Außerdem findet sich ein starker Druckschmerz im Bereich des Hunter-Kanals (1 Handbreit über dem medialen Kniegelenkspalt).

Die Verschiebbarkeit des Lig. patellae löst ebenfalls ein Brennen aus. Der Tonus der Adduktoren ist deutlich erhöht. M. sartorius und M. rectus femoris haben Triggerpunkte im distalen Drittel mit Ausstrahlung in den ventral- medialen Kniebereich. Die Patellabeweglichkeit ist nicht mehr deutlich limitiert.

- Die Patientin erlernt eine Automobilisation in Seitenlage für die Neuralstrukturen:
  - In der Slump-Position des Oberkörpers bewegt sie ihr Kniegelenk widerlagernd in Flexion und Extension.
  - Die Übung führt sie 3-mal täglich durch (abends vor dem Einschlafen und in der Nacht), wenn das Brennen auftritt.
- Zusätzlich erfolgt eine Grenzflächenmobilisation des N. saphenus:
  - In Seitenlage wird das Bein in Hüftextension und -abduktion sowie Knieextension gelagert.
  - Der Oberkörper liegt in der Slump-Position, das kontralaterale Bein wird im Thomas-Handgriff fixiert.

- Die Therapeutin sucht den druckschmerzhaften Punkt im Bereich des Hunter-Kanals. Während das Knie mit der anderen Hand in einer kleinen Bewegungsamplitude in Extension und Flexion bewegt wird, erzeugt der gehaltene Druck eine Mobilisation des Nervs gegen die Oberschenkelfaszie.
- Vorbereitende Weichteiltechniken im Bereich der Adduktoren und des M. rectus femoris sowie das Lösen der Verklebungen des Lig. patellae beeinflussen den Tonus positiv.
- Die Schwellung wird durch Lymphdrainage behandelt.

3.11.2 Physiotherapeutische Behandlung bei Patienten mit Kompressionssyndromen und Neuropathien der unteren Extremität

Ziele und Maßnahmen

Körperstruktur/-funktion (Impairment)

Schmerzen lindern
- Entlastungsstellungen, z.B. Stufenbettlagerung bei Kompression in der Leiste, Seitenlage mit unterlagertem Bein bei Piriformisreizung;

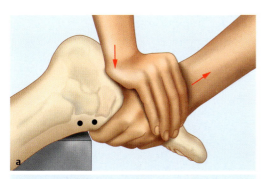
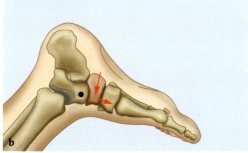

Abb. 3.84a–b Mobilisation des Os naviculare gegen den Talus nach dorsal bei eingeschränkter Dorsalextension und Supination. **a** Grifftechnik. **b** Behandlungsrichtung am Skelett.

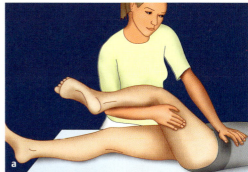
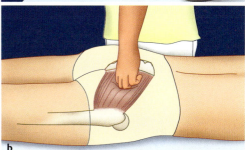

Abb. 3.85a–b Dehnen des M. piriformis. **a** Längsdehnung. **b** Druckinhibition.

- Heiße Rolle auf hypertone Muskeln;
- Sympathikusdämpfung: hubfreie Mobilisation des thorakolumbalen Übergangs.

Beispiel:
- Rotation des thorakolumbalen Übergangs im Sitz;
- Flexion und Extension von BWS und thorakolumbalem Übergang in Seitenlage;
- Die sympathische Versorgung der unteren Extremität erfolgt aus den Seitenhörnern Th10–L2.

Verbessern der Beweglichkeit hypomobiler Gelenke und der Muskelelastizität
- LWS und SIG: Kapitel 3.3;
- Mobilisation des Tibiofibulargelenks;
- Mobilisation der Fußwurzelknochen, z.B. Os naviculare gegen Talus nach dorsal bei abgeflachten Längswölbungen (**Abb. 3.84a–b**), anschließend muskuläre Stabilisierung durch aktiven Aufbau der Längswölbung.
- Dehnen verkürzter Muskeln, z.B. M. piriformis (**Abb. 3.85a–b**). Der Muskel kann in verschiedenen Beineinstellungen gedehnt werden:
  - Flexion ca. 70°, Adduktion und Innenrotation;
  - maximale Flexion, Adduktion und Außenrotation (aufgrund seiner Umkehrfunktion wird er in maximaler Flexion zum Innenrotator);
  - Bein in Bauchlage in Innenrotation und in dieser Stellung Querdehnung des Muskelbauchs.

- Die Dehnung des M. piriformis kann auch im Sitz erfolgen. Dabei wird der Unterschenkel des zu dehnenden Beines auf den Oberschenkel des kontralateralen Beines gelegt. Der Patient umfasst von ventral das Knie und verstärkt die Flexion im Hüftgelenk über den proximalen Hebel, indem er mit den Tubera auf dem Stuhl nach vorne rollt. Die Übung eignet sich auch zur Eigendehnung.

Verbessern der neuralen Beweglichkeit
Im Muster der Neurodynamiktests: extraneurale Störungen.
Beispiele: Sliders
1. SLR-Test
- Der Patient stellt seinen Fuß in die entsprechende Komponente ein, umfasst den Oberschenkel von dorsal in Hüft- und Knieflexion und führt mit großen sanften Bewegungsamplituden eine Knieextension und eine -flexion aus.
- Die gleichzeitige Lagerung in HWS-Flexion kann die Spannung noch verstärken (s. **Abb. 3.80a**).

2. Prone-knee-bend-Test: bei betroffenen N. saphenus und N. femoralis

- Ausgangsstellung Patient: Seitenlage, Hände im Nacken, Knie in 90° Flexion.
- Ausgangsstellung Therapeutin: dorsal des Patienten, Unterschenkel im Wiegegriff.
- Durchführung:
  - Die Therapeutin bewegt den Oberschenkel in Hüftextension, Abduktion und Außenrotation.
  - Wenn sie das Bein zurück in die Hüftflexion führt, bewegt der Patient mit dem Nackengriff die HWS in Flexion.
  - Geht sie von distal wieder in die Dehnung, bewegt der Patient die HWS zurück in Neutral-Null-Stellung. Dadurch erfolgt eine gute Mobilisation der neuralen Strukturen zu ihren angrenzenden Geweben.

3. Grenzflächenmobilisation: siehe *Fallbeispiel*.

Aktivitäten (Activities)

Haltungskorrektur und Beinachsentraining
- Bei starken Schmerzen oder Kraftverlust müssen dem Patienten Gehhilfen angeboten werden.
- siehe auch Kapitel 3.9.2.

3.12 Statisch bedingte Schmerzsyndrome im Bereich der Kniescheibe

> *Schmerzsyndrome im Bereich der Kniescheibe können durch statische Abweichungen der Beinachse, aber auch durch anatomische Besonderheiten ausgelöst werden.*
> *Kenntnisse in der Biomechanik des Femoropatellargelenks erleichtern das Verständnis für die Entstehung der Schmerzsyndrome.*

Bio- und Pathomechanik des Femoropatellargelenks

Die Patella gleitet bei der Flexion und Extension im Kniegelenk auf den femoralen Kondylenflächen. Sie legt eine erhebliche Wegstrecke in der Sagittalebene in Relation zu den Femurkondylen zurück. Beim Bewegen aus maximaler Extension in maximale Flexion bewegt sie sich ca. 8 cm weit auf den Femurkondylen. Der Weg wird durch die maximale Entfaltung des Rec. suprapatellaris ermöglicht. Auf der Rückfläche der Patella befindet sich ein kleiner First, der sich in die Rinne der Facies patellaris und Fossa intercondylaris einpasst (Facies patellaris: ventral zwischen den Femurkondylen; Fossa intercondylaris: dorsal zwischen den Femurkondylen).

Die Facies patellaris und die Fossa intercondylaris bilden eine vertikale Rinne, in der die Patella gleitet (**Abb. 3.86a–c**). Die distale Verankerung der Patella mit der Tibia durch das unelastische Lig. patellae hält den Abstand zwischen Tibia und Patella bei Flexion und Extension konstant. Die Femurkondylen bewegen sich in Relation zur Rückfläche der Patella, wenn der Unterschenkel Punctum fixum ist. Ist der

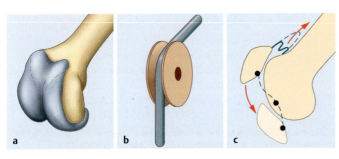

Abb. 3.86a–c Mechanik des Femoropatellargelenks (nach Kapandji 1985). **a** Die Facies patellaris und die Fossa intercondylaris bilden die Gleitlager für die Patella. **b** Die Sehne des M. quadriceps gleitet über die Patella wie ein Seil über eine Winde. **c** Bewegung der Patella bei zunehmender Knieflexion.

3.12 Statisch bedingte Schmerzsyndrome im Bereich der Kniescheibe

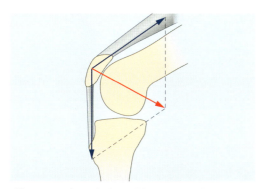

Abb. 3.87 Resultierende der Kraftkomponenten des M. quadriceps.

Unterschenkel Punctum mobile, gleitet die Patella um die Femurkondylen. Dabei greift der First auf der Patellarückseite in die vertikale Rinne der Facies patellaris und der Fossa intercondylaris.

Bei zunehmender Flexion taucht die Patella in die Fossa intercondylaris ein, wobei sie vom Streckapparat des Kniegelenks geführt wird. Dieser gleitet über das distale Femurende wie ein Seil über eine Winde. Die Patella vergrößert den Abstand der Kraftwirkungslinie des M. quadriceps zur Bewegungsachse. Dadurch wird der wirksame Hebelarm des Muskels verlängert, d.h. die Effektivität des M. quadriceps ist durch die Patella deutlich erhöht.

Bei Extension und Flexion bewegt sich die Patella nur in der Sagittalebene. Durch den M. quadriceps wird sie in ihr Gleitlager gepresst. Der Anpressdruck auf die Patella nimmt bei Flexion zu, zwischen 60–90° erreicht er sein Maximum. Danach taucht die Patella in die Fossa intercondylaris ein, und der Druck reduziert sich wieder etwas.

Der Anpressdruck hängt jedoch auch von der Länge des Lastarms (senkrechter Abstand der Wirkungslinie der Last zur Bewegungsachse des Kniegelenks) in Relation zur Länge des Kraftarms (senkrechter Abstand von der Patellarsehne zur Bewegungsachse des Kniegelenks) ab.

So liegt beispielsweise beim vertikalen Bücken die Last sehr weit dorsal von der Umdrehungsachse, wodurch der Lastarm sehr lang wird. Der lange Lastarm steht dem relativ kurzen Kraftarm des M. quadriceps gegenüber, d.h. der Muskel muss eine große Kraft aufwenden, um das Knie aus dieser Position wieder zu strecken. Aus diesem Grund steigt der Anpressdruck in dieser Stellung sehr stark an (**Abb. 3.87**).

Bei gestrecktem Kniegelenk ist der Kraftarm des M. quadriceps länger als bei gebeugtem. Dies ist durch das Eintauchen in die Fossa intercondylaris bei Knieflexion bedingt.

> Der Anpressdruck der Patella erhöht sich durch zunehmende Quadrizepsaktivität, vor allem in flektierter Stellung des Kniegelenks.

Bei Hyperextension ist der Anpressdruck am geringsten. Hier hat die Patella sogar die Tendenz, sich von der Facies patellaris zu entfernen. Fortwährendes Stehen mit Hyperextension verändert die Knorpelernährung. Ein ständiger Wechsel aus Druck und Zug ist nicht optimal gegeben.

In dieser Stellung droht die Patella eher nach lateral zu luxieren, da die Kraftwirkungslinie der Quadrizepssehne und des Lig. patellae einen nach lateral offenen stumpfen Winkel (Q-Winkel) bilden. Eine Luxation nach lateral wird durch die laterale Wange des Patellagleitlagers verhindert, da diese prominenter ist als die mediale. Als angeborene Fehlstellung kann sie weniger prominent ausgebildet sein, sodass die Kniescheibe nicht mehr sicher geführt wird. Die Folge ist eine Luxation nach lateral in Streckstellung (habituelle Patellaluxation).

Das seitliche Gleitlager der Patella wird durch die mediale Fläche des lateralen und die laterale Fläche

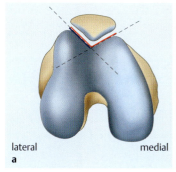
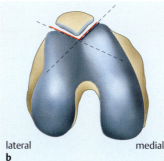
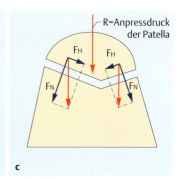

Abb. 3.88a–c Schiefe Ebenen des medialen und lateralen Kondylus bei Flexion und Extension des Kniegelenks. **a** Flexion. **b** Extension. **c** Zerlegung der Kräfte, die durch den Anpressdruck an den schiefen Ebenen der Femurkondylen entstehen.

des medialen Femurkondylus gebildet (**Abb. 3.88a–c**). Sie ergeben jeweils schiefe Ebenen. Je steiler die Fläche, desto stabiler ist die Abstützung. Die Neigung der schiefen Ebenen verändert sich im gesamten Kondylenverlauf. In Extension hat die Patella mehr Kontakt mit der Fläche des lateralen Femurkondylus. Dies wird durch die begleitende Schlussrotation bei der Extension ausgelöst. Infolge der Außenrotation des Unterschenkels übt der Zug des Lig. patellae eine Lateralisationstendenz aus.

Die Fläche des lateralen Femurkondylus ist in Extension steiler als die des medialen. Dies sichert die Abstützung der Patella nach lateral. In einigen anatomischen Fehlstellungen ist die jedoch flacher ausgebildet.

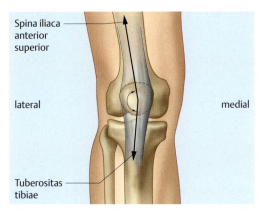

Abb. 3.89 Der Patellastand bestimmt den stumpfen Winkel (Q-Winkel) zwischen M. quadriceps und Lig. patellae.

| *Hypothese: Veränderte Kräfte im Wachstum haben Einfluss auf die strukturelle Form der Gleitlager.*

In Flexion kommt es begleitend zur Innenrotation im Kniegelenk, wodurch die Patella mehr Kontakt zum medialen Femurkondylus hat. Daher bildet dieser in Flexion die steilere schiefe Ebene.

Eine häufige Pathomechanik im Kniegelenk ist ein minimaler Verlust der Innenrotation durch dezentrierende Komponenten. Als Folge entsteht eine vermehrte Außenrotation des Unterschenkels in Flexion und damit verbunden eine Lateralisationstendenz der Patella durch den Zug des Lig. patellae.

Nach lateral fehlt in Flexion die Abstützung, da der laterale Kondylus jetzt eine flachere Fläche aufweist. Der Q-Winkel des M. quadriceps unterstützt die Lateralisationstendenz (**Abb. 3.89**). Bei zusätzlicher anatomischer Deformität kann es in dieser Situation leichter zur Patellaluxation nach lateral kommen.

Eine vergrößerte Tibiatorsion und/oder ein Genu valgum verstärken die Kraftrichtung von Lig. patellae und M. quadriceps nach lateral. Der nach lateral stumpfe Winkel wird verkleinert, die Instabilität der Patella nach lateral vergrößert.

Eine muskuläre Dysbalance kann die Situation noch zusätzlich verschärfen. Die medial-kranial an der Patella inserierenden Fasern des M. vastus medialis bilden gemeinsam mit den lateral-kranial an die Patella inserierenden Fasern des M. vastus lateralis und des Tractus iliotibialis ein Zügelsystem, das für die Führung in der vertikalen Rinne von Facies patellaris und Fossa intercondylaris verantwortlich ist. Der M. vastus medialis hat einen größeren Anteil an phasischen Fasern und neigt daher eher zur Abschwächung (Kap. 2).

Die Fasern des M. vastus medialis obliquus verlaufen quer zur Femurlängsachse. Dieser Teil des Muskels zentriert in 1. Linie die Patella nach medial. Durch seinen Faserverlauf ist er kein Knieextensor, sondern ein Zentrierer der Kniescheibe. Er gehört zum lokalen Muskelsystem.

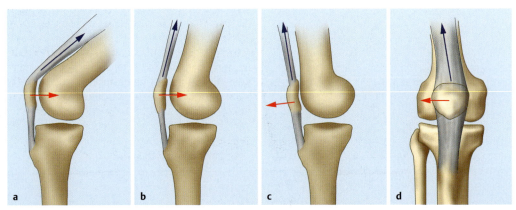

Abb. 3.90a–d Wirkung des Muskelzugs auf das Femoropatellargelenk. **a** Flexion. **b** Extension. **c** Genu recurvatum. **d** Genu valgum.

Die lokalen Muskeln liegen gelenknah und eignen sich nicht dafür, Kraft und Bewegung zu entwickeln, sondern haben vor allem zentrierende Funktionen. Sie reagieren auf die Meldung der Gelenkrezeptoren (Kap. 2 u. 5.3). Aus diesem Grund können sie nicht im „üblichen Sinne" gekräftigt werden, sondern die Arthrozeption des Gelenks muss stimmen, damit sie ihre Funktion erfüllen können. Die lokalen Muskeln bestehen aus Typ-I-Muskelfasern und besitzen Muskelspindeln mit hoher Rezeptorendichte.

Der M. vastus lateralis hat einen größeren Anteil an tonischen Fasern und neigt eher zur Verkürzung (Kap. 2). Bei ständigem Stehen in Hyperextension ist die Aktivität des M. quadriceps als Stabilisator des Kniegelenks nicht erforderlich. Das Knie wird durch passive Strukturen (Ligamente, Kapsel) gehalten. Diese Strukturen werden überlastet, und der M. quadriceps verkürzt sich (M. vastus lateralis) bzw. schwächt ab (M. vastus medialis).

Die muskuläre Dysbalance verstärkt die Zugrichtung der Patella nach lateral (**Abb. 3.90a–d**). Bei Kontraktion des M. quadriceps kommt es dann zu einer Rotationstendenz der Patella, und der untere Patellapol wandert nach lateral-kranial.

Die veränderte Zugrichtung der Sehnen an der Patella führen zu einer vermehrten Kompression im lateralen Teil des Femoropatellargelenks, aber auch zu einer verminderten Druckbelastung des medialen Gelenkanteils. Die veränderte Knorpelernährung kann eine „Knorpelerweichung" der Chondromalacia patellae und möglicherweise sekundär eine Arthrose im Femoropatellargelenk zur Folge haben.

Werden die an der Patella inserierenden Weichteilstrukturen (Ligamente, Muskeln) überlastet,

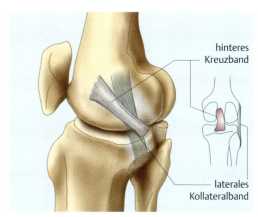

Abb. 3.92 Verlauf des hinteren Kreuz- und lateralen Kollateralbands in der Sagittalebene.

reagieren sie mit Insertionstendopathien. Bei Schmerzsyndromen der inserierenden Weichteilstrukturen handelt es sich um das parapatellare Schmerzsyndrom. Synonym dafür ist das Patellaspitzensyndrom (Insertionstendopathie des Lig. patellae); Chondropathia patellae (dieser Begriff ist irreführend, da der Schmerz bei diesem Syndrom von den Weichteilen ausgeht und nicht vom Knorpel).

Patienten mit Schmerzsyndromen im Bereich des Femoropatellargelenks zeigen vor allem beim Treppensteigen und Bergabgehen eine Schmerzverstärkung. Dabei bildet das Tibiaplateau eine nach ventral-kaudal geneigte schiefe Ebene, und die Femurkondylen bekommen die Tendenz, nach ventral-kaudal zu rutschen (**Abb. 3.91**). Der M. quadriceps mit seiner nach dorsal gerichteten Resultierenden bildet hier die Gegenkraft. In dieser Situation erhöht sich durch die beiden gegeneinander gerichteten Kräfte der Anpressdruck der Patella.

Die gleiche Situation ergibt sich bei Patienten mit Beugekontraktur im Kniegelenk, da sie ständig ein nach ventral-kaudal geneigtes Tibiaplateau aufweisen. Ventrale Knieschmerzen erklären sich durch die Pathomechanik, die dauerhaft die ventralen Strukturen überlastet.

Besteht die Situation über einen längeren Zeitraum, tritt häufig begleitend ein tiefer dorsaler Knieschmerz auf. Symptomauslöser sind Überlastungsreaktionen des hinteren Kreuz- und lateralen Kollateralbands (**Abb. 3.92**). Beide Bänder zeigen in der Sagittalebene einen Verlauf, durch den sie bei Spannungszunahme eine Gegenkraft zur Hangabtriebskraft der Femurkondylen bilden können.

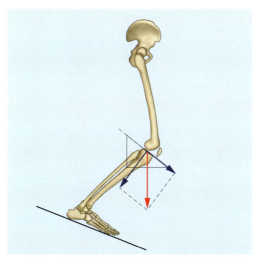

Abb. 3.91 Schiefe Ebene des Tibiaplateaus beim Bergabgehen.

1. Chondropathia patellae (parapatellares Syndrom)

Definition
Die Bezeichnung *Erkrankung des Patellaknorpels* ist eigentlich falsch. Die Schmerzen im ventralen Kniebereich gehen nicht vom Knorpel aus, da dieser keine Nozizeptoren besitzt, sondern von Sehnenansätzen, Bändern und Synoviaansätzen.

Ätiologie und Pathogenese
Strukturen, die an der Patella ansetzen (Quadrizepssehne, Retinaculum patellae mediale et laterale, Lig. patellae) werden bei mechanischer Überbelastung gereizt und beschädigt. Prädestiniert sind Sportler und Menschen mit sitzenden und knienden Tätigkeiten.

Während des pubertären Wachstums tritt das Beschwerdebild gehäuft auf, wofür es keine definitive Erklärung gibt. Eine wichtige Rolle können Muskelungleichgewichte und Dezentrierungen der Kniescheibe spielen (siehe *Biomechanik des Femoropatellargelenks*).

Beispiel: Ein 32-jähriger Sportlehrer klagt über Schmerzen beim Treppensteigen und Bergabgehen. Langes Sitzen löst einen Ruheschmerz aus. In seiner Freizeit fährt er Mountainbike. In letzter Zeit hat er nach den Touren Schmerzen im Knie, vor allem nachts. Während der Touren gibt er momentan noch keine Beschwerden an. Die Schmerzen klingen nach 1–2 Tagen wieder ab. Beim Treppenabsteigen und Bergabgehen sind sie dauerhaft vorhanden.

Symptomatik
- Schmerzen im ventralen Kniebereich;
- Schmerzen treten bei erhöhter Quadrizepsaktivität auf, z.B. beim langsamen In-die-Hocke-Gehen;
- Schmerzen verstärken sich bei erhöhtem Anpressdruck und damit auch erhöhter Zugspannung der die Patella führenden Weichteile, z.B. beim Treppenabsteigen und Bergabgehen.
- Häufig dominieren die Schmerzen in Ruhephasen nach der Tätigkeit, die zur Überlastung führte. Solange das Kniegelenk in Bewegung ist, hemmen mechanische Impulse die Nozizeption.

Diagnostik
- Treppensteigen und Bergabgehen verstärken den Schmerz;
- Langes Sitzen löst Ruheschmerzen aus;
- Schmerz besteht bei Druck und Verschiebung der Patella, vor allem im vorderen Bereich des Kniegelenks und am Rand der Patella;
- Quadrizepsaktivität kann Schmerzen provozieren;
- Röntgenbefund ist unergiebig;
- Kernspintomographie;
- Funktionelle Untersuchung: Kap. 3.12.1.

Differenzialdiagnosen
- Chondromalacia patellae: Erweichung des Knorpels der Patellarückfläche;
- Gonarthrose: Verschleiß des Kniegelenks;
- Gonitis: Entzündung des Kniegelenks;
- Synovialitis: Entzündung der Gelenkinnenhaut;
- Bursitiden: Entzündungen der Schleimbeutel im Kniegelenk;
- Traumatische Ereignisse im Bereich des Kniegelenks.

Prognose
Die Erkrankung kann spontan ausheilen oder zur Arthrose führen.

Therapie
Konservativ
Infiltration von Lokalanästhetika in die schmerzhaften Strukturen.
Operativ
In seltenen Fällen kommt eine Druckentlastung durch Verlagerung der Tuberositas tibiae infrage.

2. Chondromalacia patellae

Definition
Hierbei handelt es sich um eine Knorpelerweichung, bei der durch die Freisetzung enzymatischer Substanzen eine entzündlichen Reaktion der Synovialis stattfindet.

Ätiologie und Pathogenese
Die Erkrankung tritt gehäuft bei Dysplasie des patellofemoralen Gelenks mit Lateralisationstendenz der Patella (laterales Hyperkompressionssyndrom) auf. Bei Fortschreiten kann eine Arthrose des Femoropatellargelenks entstehen.

Die klinische Symptomatik wird durch Freisetzung enzymatischer Substanzen hervorgerufen, die eine entzündliche Reaktion der Synovialis auslösen.

Symptomatik
Hauptsymptome sind Schmerzen hinter der Kniescheibe und Krepitationsgeräusche bei passiver Bewegung. Durch eine begleitende Synovialitis kann die Gelenkkontur verstrichen und der Rezessus verdickt sein.

Beispiel: Ein 28-jähriger Patient klagt seit Monaten über Schmerzen hinter der Kniescheibe. Er treibt viel Sport, vor allem Radfahren und Joggen. Bisher ist 2-mal eine Schwellung des rechten Kniegelenks aufgetreten. In letzter Zeit haben die Krepitationsgeräusche im Knie zugenommen.

Diagnostik
- Passive Bewegung im Kniegelenk löst Krepitationsgeräusche der Patella aus.
- Im Falle eines Gelenkergusses findet sich eine tanzende Patella.
- Die Gelenkkonturen sind verstrichen.
- Das Röntgenbild kann völlig normal sein. Eine Dysplasie des Femoropatellargelenks mit Lateralisationstendenz der Patella lässt sich durch eine Tangentialaufnahme darstellen.
- Die Diagnose wird in der Regel mithilfe der Kernspintomographie gestellt.

Differenzialdiagnosen
- Chondropathia patellae;
- Meniskusschäden;
- Gonarthrose;
- Gonitis;
- Synovialitis;
- Bursitiden;
- Plica mediopatellaris (hypertrophierte Synovialfalte medial der Patella): Sie tritt bei etwa der Hälfte der Bevölkerung auf. Durch Reibung kann sie zur Chondromalazie am medialen Femurkondylus führen (**Abb. 3.93**).

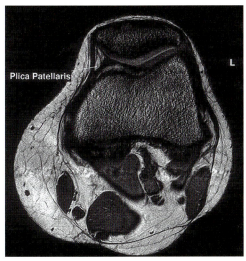

Abb. 3.93 Kernspintomographie der Chondromalacia patellae mit Plica patellaris (mediopatellaris).

Prognose
In Frühstadien ist die Prognose gut. In Spätstadien entwickelt sich sekundär eine Arthrose.

| *Da die exakte Ätiologie unbekannt ist, lässt sich die Ursache nicht operativ beheben.*

Therapie
Konservativ
- In Frühstadien sollte sich der Patient schonen.
- Eindämmung der Synovialitis durch Antiphlogistika.
- Der Einsatz von Chondroprotektiva intraartikulär oder systemisch ist sehr teuer und deren Wirkung nicht bewiesen.

Operativ

| *Die Operationen verändern nur die Symptome und nicht die Ursache, da diese ätiologisch nicht bekannt ist.*

- Bei Verformung der Art. femoropatellaris mit seitlicher Verschiebung der Patella wird das Retinaculum patellae mediale gespalten.
- Der Knorpel kann arthroskopisch geglättet werden.

3.12.1 Physiotherapeutische Untersuchung bei Patienten mit statisch bedingten Schmerzsyndromen der Kniescheibe

Anamnese

- Parapatellares Schmerzsyndrom:
  - Schmerzen im ventralen Kniebereich rund um die Patella.
  - Schmerzen nehmen bei Belastung des M. quadriceps zu: Treppensteigen, Bergabgehen, Aufstehen und Hinsetzen, Laufen und Springen.
  - Langes Sitzen mit gebeugten Kniegelenken (z. B. nach einem Kinobesuch) verstärkt den Schmerz.
  - Knien verstärkt den Schmerz.
- Chondromalacia patellae:
  - Schmerzen hinter der Kniescheibe, vor allem bei steigendem Anpressdruck.
  - Verstärktes Bewegungsgeräusch (Krepitation) wird vom Patienten beim In-die-Hocke-Gehen, Aufstehen und Hinsetzen wahrgenommen.
  - Das Knie kann gelegentlich geschwollen sein.

Konstitutions- und Haltungsauffälligkeiten

- Hyperextension der Kniegelenke: In diesem Zusammenhang ist auch auf eine Minusferse zu achten. Ein sehr kleines Fersenbein begünstigt die Überstreckung der Kniegelenke, ein flacher Absatz schafft hier leicht Abhilfe.
Außerdem kann auch die Neigung des Tibiaplateaus in der Sagittalebene verändert sein. Normalerweise ist es leicht nach dorsal abfallend. Ist es stattdessen nach ventral geneigt, führt dies zu einem Genu recurvatum (**Abb. 3.94**).

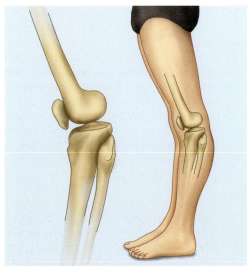

Abb. 3.94 Genu recurvatum.

- Gleichzeitig entstehen dadurch ständig Hangabtriebskräfte für die Femurkondylen, wie sie sonst vor allem beim Bergabgehen auftreten (siehe *Bio- und Pathomechanik*).
- Verstärkter Q-Winkel bei Genu valgum (S. 270): Der nach lateral offene stumpfe Winkel der Wirkungslinien der kranial und kaudal inserierenden Sehnen an der Patella wird verkleinert, wodurch sich die Zugrichtung nach lateral verstärkt. Die medial an die Patella inserierenden Fasern versuchen die Patella zu halten und werden überlastet. Als Folge verkürzen sich die lateralen Fasern.
- Vergrößerte Tibiatorsion: Diese verändert ebenfalls den nach lateral offenen Winkel (zur Wirkung auf die Patella siehe *Genu valgum*).
- Eine vergrößerte Tibiatorsion geht häufig mit einem großen Antetorsionswinkel des Hüftgelenks einher. Durch die Medialisierung der Femurkondylen steht die Patella in Relation zu diesen eher lateral. Die Lateralisationstendenz mit ihren Folgen (parapatellares Schmerzsyndrom, Chondromalacia patellae und später eine Femoropatellararthrose) kann also auch durch eine Fehlstellung im Hüftgelenk verursacht sein.
- Abgeflachte mediale Längswölbung verändert die Beinachse von kaudal.
- Veränderte Beinstatik hat Statikabweichungen der Wirbelsäule zur Folge.

Gelenke

- Bei Chondromalacia patellae kann durch die begleitende Synovialitis der obere Rezessus (Rec. suprapatellaris) verdickt sein. Die Gelenkkontur ist verstrichen.
- Bei großem Erguss des Kniegelenks lässt sich eine tanzende Patella nachweisen.
- Kleine Ergüsse können nach Auspressen des oberen Rezessus seitlich vom Lig. patellae im unteren Rezessus getastet werden. Sie werden von einer Seite zur anderen gedrückt und dort palpiert.
- Die Kompression der Kniescheibe löst vor allem bei Chondromalazie eine Schmerzverstärkung aus.

Bei Schwellungen des Kniegelenks auf Temperaturerhöhung achten.

Sehnenansätze und Ligamente

*Die an der Patella inserierenden Strukturen werden auf Druckschmerzhaftigkeit untersucht (**Abb. 3.95**).*

- Lig. patellae: Der Ansatz an der Tuberositas tibiae wird von kranial kommend palpiert, die obere Kante der Tuberositas ist als Stufe tastbar. Bei Flexion verschwinden die seitlich liegenden Hoffa-Fettkörper, sodass die Seitenränder des Ligaments gut tastbar sind. Das Band ist mit 1–1,5 cm sehr breit und wird in seinem gesamten Verlauf nach kranial bis zur Apex patellae getastet.
- Gleichzeitig muss die Verschiebbarkeit des Ligaments nach medial und lateral getestet werden. Verklebungen im retroligamentären Bereich beeinflussen die Biomechanik der Patella negativ. Es bildet sich ein fixierter Momentandrehpunkt, der das exakte Eintauchen der Patella in ihr Gleitlager verhindert. Überlastungsreaktionen anderer Strukturen, die die Patella führen, werden ausgelöst.
- Retinaculum patellae laterale und mediale: Durch Verschieben der Patella zur medialen bzw. lateralen Seite wird das zu tastende Retinakulum angenähert und entspannt. Der Tastfinger palpiert

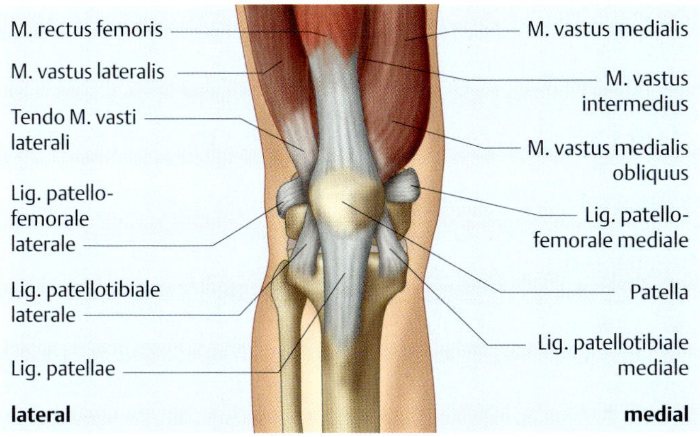

Abb. 3.95 An der Patella inserierende Strukturen.

Labels (lateral): M. rectus femoris, M. vastus lateralis, Tendo M. vasti laterali, Lig. patellofemorale laterale, Lig. patellotibiale laterale, Lig. patellae

Labels (medial): M. vastus medialis, M. vastus intermedius, M. vastus medialis obliquus, Lig. patellofemorale mediale, Patella, Lig. patellotibiale mediale

entlang des gesamten medialen und lateralen Patellarands und versucht, so weit wie möglich unter die Patella zu kommen, da das Retinakulum auch an der dorsalen Patellaseite inseriert.
- Oberrand der Patella: Hier werden die inserierenden Quadrizepsanteile auf Druckschmerz untersucht.
- Ansatz des Tractus iliotibialis am Tuberculum tractus iliotibiale (Tuberculum Gerdy), prominenter knöcherner Punkt am ventralen lateralen Tibiakondylus.
- Pes anserinus superficialis an der ventralen medialen Tibia. (Bei Genu valgum verhindern sie als mediale Kniestabilisatoren den Hangabtrieb der Femurkondylen nach medial; eine Insertionstendopathie tritt häufig kombiniert mit den Schmerzsyndromen an der Patella auf.)

Muskulatur

- Beachten von Tonuserhöhungen der Plantarflexoren: Bei abgesunkenen Quer- und Längswölbungen ist oft der Tonus der stabilisierenden Plantar- und Zehenflexoren erhöht, da sie ein weiteres Absinken verhindern wollen. Eine reflektorische Verkürzung mit erhöhtem Tonus kann durch die Neigung der Unterschenkellängsachse nach dorsal bei fixiertem Fuß weiterlaufend eine Hyperextension im Kniegelenk begünstigen (Plantarflexion im Sprunggelenk vom proximalen Hebel).
- Der M. tensor fasciae latae und der M. rectus femoris werden auf Verkürzung getestet.
- Ein verkürzter hypertoner M. rectus femoris kann den Anpressdruck erhöhen. In diesem Zusammenhang ist auch eine mögliche Fehlstellung des SIG bedeutsam. Ein Ilium posterior kann den Tonus des M. rectus femoris erhöhen (siehe *SIG-Syndrome*).
- Vor allem die mediale Muskelgruppe (M. vastus medialis und Adduktoren) ist auf Kraft zu prüfen. Da der M. vastus medialis obliquus inserierende Fasern in den M. adductor magnus besitzt, muss dieser ein relatives Punktum fixum bei Aktivität des M. vastus medialis bieten. Hat der M. adductor magnus nicht genügend Kraft, kann auch der M. vastus medialis obliquus seine zentrierende Aufgabe nicht erfüllen, da ihm das Punctum fixum fehlt.

Beweglichkeit

- Eine aktive Knieextension führt beim parapatellaren Schmerzsyndrom durch die Kontraktion des M. quadriceps zur Schmerzverstärkung, was sich bei Anspannung aus maximaler Vordehnung noch verstärken kann.
- Die passive Bewegung kann beim parapatellaren Schmerzsyndrom schmerzfrei sein.
- Bei aktiver und passiver Kniebewegung kann bei Chondromalacia patellae eine Krepitation der Patella tastbar sein.
- Das *Zohlen-Zeichen* sollte kritisch betrachtet werden. Durch das passive Verschieben der Patella nach kaudal mit gleichzeitiger Kompression der Patella kommt es bei der Chondromalacia patellae zur massiven Schmerzverstärkung. Da bei diesem Test jedoch viele Teile komprimiert werden (z.B. die Falten der Gelenkkapsel), wird dieser Test von fast jedem Menschen immer als sehr unangenehm empfunden, nicht nur wenn ein Knorpelschaden der Patella besteht. Deshalb ist sorgfältig zu überlegen, ob den Patienten dieser sehr unangenehme Test bei nicht ausreichender Objektivität zuzumuten ist. Stattdessen ist die senkrechte Kompression der Patella in verschiedenen Winkelgraden ergiebiger. Vor allem in den Winkelgraden, in denen der Patient im Alltag Be-

schwerden hat, wird durch die Kompression der Schmerz reproduziert. Das genaue Austesten der Winkelgrade ist für die spätere spezifische Therapie mit Kompression wichtig.
- Die Verschiebbarkeit der Patella wird nach kaudal, lateral und medial im Seitenvergleich getestet. Die Verschiebbarkeit nach lateral ist an der betroffenen Seite häufig vergrößert.
- Bei statischer Anspannung des M. quadriceps kann bei bestehender Muskeldysbalance eventuell die Rotation des unteren Patellapols nach lateral-kranial getastet werden.
- Die Bewegungstoleranz des Hüftgelenks ist ebenfalls im Seitenvergleich zu prüfen, vor allem die Rotation aus der Neutral-Null-Stellung (wichtig für die Standbeinphase: bei vergrößertem Antetorsionswinkel ist die Toleranz zugunsten der Innenrotation verschoben).
- Eine eingeschränkte Extension verändert die Beckenstellung auf dem Hüftkopf. Stehen die Hüften vom proximalen Hebel in Flexion, befindet sich der Hüftkopf dorsal in der Pfanne, begleitend tritt eher eine Innenrotation der Hüftgelenke auf. Die damit verbundene Medialisierung der Femurkondylen im Kniegelenk führt zu einer Lateralisationstendenz der Patella.
- Die LWS wird ebenfalls segmental untersucht. Funktionsstörungen führen zu Tonusveränderungen der Beinmuskeln und können teilweise in den ventralen Kniebereich ausstrahlen (Differenzialdiagnostik), z.B. hat eine Funktionsstörung im Bewegungssegment L3/L4 reflektorisch die Tonusveränderung des M. quadriceps zur Folge.

Bewegungsverhalten

- Die Stabilität der Beinachse lässt sich bei verschiedenen Alltagstätigkeiten beobachten. Dabei sollten vom Patienten auch sportartspezifische Bewegungsabläufe vorgeführt werden.
- Typisches Schuhwerk: Hohe Absätze erhöhen den Anpressdruck der Patella, da das Tibiaplateau zur schiefen Ebene nach ventral-kaudal wird (siehe *Bio- und Pathomechanik*).
- Bei Minusferse sollten nicht zu flache Schuhe getragen werden, da sich sonst die Genu-recurvatum-Stellung verstärkt.

3.12.2 Physiotherapeutische Behandlung bei Patienten mit statisch bedingten Schmerzsyndromen der Kniescheibe

Ziele und Maßnahmen

Körperstruktur/-funktion (Impairment)

Schmerzen lindern und die Stoffwechselsituation verbessern
- Ultraschall im Bereich der Insertionstendopathien, Elektrotherapie (z.B. TENS), Querfriktionen bei Insertionstendopathien im Muskelsehnenübergang, am tendoperiostalen Übergang nur Druckinhibition.
- Bei Chondromalazie muss durch spezifische Be- und Entlastungsreize der Knorpelstoffwechsel gefördert werden.
- In den Winkelbereichen, in denen bei der Schmerzprovokation durch Kompression Schmerzen auftreten, wird die Belastbarkeit des Knorpels durch intermittierende Kompression verbessert. Die Kompression wird mit der Hälfte der den Schmerz provozierenden Kraft durchgeführt (s. S. 97).

Verbessern der Beweglichkeit hypomobiler Gelenke und der Muskelelastizität
- Verkürzte Muskeln müssen gedehnt werden. Die Patienten erhalten als Hausaufgaben auch Eigendehnungen (vor allem Hüft- und Plantarflexoren, M. tensor fasziae latae und M. vastus lateralis).

Beispiel: Dehnung M. tensor fasziae latae
In Seitenlage wird das Hüftgelenk in Extension, Adduktion und Außenrotation gebracht. Da der M. tensor fasziae latae bei 30° eine Umkehrfunktion in seiner Funktion als Knieflexor und -extensor erfährt, wird das Knie in diesen Winkel eingestellt. Aus dieser Stellung lässt sich der Muskel durch Entspannungs- und Weichteiltechniken dehnen (Kap. 2, *Leitsymptome*).
- Der M. vastus lateralis wird vor allem mit Querdehnungen bei maximaler Knieflexion behandelt.
- Gegebenenfalls müssen die LWS und die Sakroiliakalgelenke mobilisiert werden (siehe *LWS- und SIG-Syndrome*).
- Verbessern und Erhalten der Bewegungstoleranzen im Hüftgelenk: Bei einem großen Antetorsionswinkel müssen z.B. vor allem die Außenrotatoren durch ein funktionelles Beinachsentraining wieder in Funktion gebracht werden (z.B. „Pinguin" aus der Funktionellen Bewegungslehre, **Abb. 3.97**).

3.12 Statisch bedingte Schmerzsyndrome im Bereich der Kniescheibe

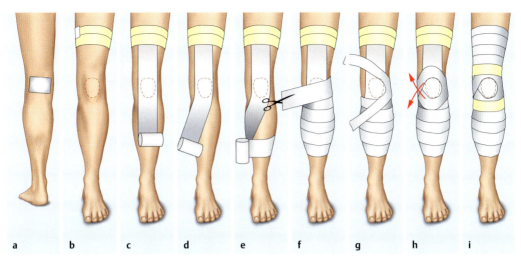

Abb. 3.96a–i Tapeverband beim Schmerzsyndrom der Patella.

Aktivitäten (Activities)

Erarbeiten einer ökonomischen Beinbelastung
- Haltungskorrektur.
- Der M. vastus medialis wird durch Korrektur der Beinachsen wieder in Funktion gebracht. Er sollte vor allem in der geschlossenen Kette durch funktionelles Beinachsentraining aktiviert werden. Begonnen wird in teilbelasteten Ausgangsstellungen (z.B. Halbsitz; Kap. 2, S. 145). Später werden die Beinachsen bei zunehmender Belastung und labileren Ausgangsstellungen trainiert (z.B. im Stand auf einem Trampolin).

Anfangs wird dabei mit einer Zügelung der Patella durch ein Tape gegen die Rotation der Patella gearbeitet. Das Tape kann der Patient auch im Alltag tragen (**Abb. 3.96a–i**). Oft reicht ein Tapezügel im Verlauf des M. vastus medialis obliquus.

Daneben ist auch ein dynamisch konzentrisches und exzentrisches Training (vor allem in den letzten Graden der Knieextension) möglich, z.B. über PNF.

> Bei allen Schmerzsyndromen im Bereich der Kniescheibe muss ein funktionelles Training erfolgen, das die gesamte Statik des Körpers beeinflusst!
> Hüftgelenke, LWS, SIG und die Füße sind in die Untersuchung und Behandlung mit einzubeziehen!

Beispiel: Funktionelles Beinachsentraining mit der Übung „Pinguin" (Abb. 3.97a–b)
- Ausgangsstellung Patient: Aufrechter Stand, Zehenstand mit stark divergierenden funktionellen Fußlängsachsen, die Fersen üben Druck gegeneinander aus. Hüft- und Kniegelenke befinden sich hinsichtlich Extension und Flexion in Neutral-Null-Stellung.

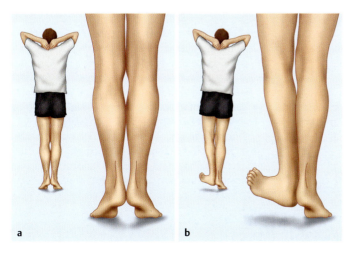

Abb. 3.97a–b Phasen der Übung „Pinguin" zum funktionellen Beinachsentraining (nach Klein-Vogelbach 1990).

- Durchführung:
  - 1. Phase: Die Arme werden im Schultergelenk in Flexion, Abduktion mit Innenrotation und im Ellenbogengelenk in Flexion geführt. Durch diese Armeinstellung werden die Körperlängsachse verlängert und damit labilisiert sowie der Bewegungsimpuls in die vertikale Richtung verstärkt.
  - 2. Phase: Im Wechsel wird jeweils ein Fuß entlastet. Bei der Entlastung wird der Spielfuß in Dorsalextension gebracht, ohne den Kontakt an der Ferse des Standfußes aufzugeben. Die Divergenz der Fußlängsachse muss ebenfalls erhalten bleiben. Auf diese Weise entstehen Trippelschritte, die an einen Pinguin erinnern.
  - Während des Trippelns muss die Körperlängsachse eingeordnet bleiben. Sie verlagert sich nur mit der Schwerpunktverschiebung leicht nach rechts und links über den Standfuß. Beide Fersen behalten ständig Kontakt. Die Kniegelenke dürfen dabei nicht in Hyperextension geraten.

Die Übung stabilisiert die Körperlängsachse, da die Balance bei kleiner Unterstützungsfläche gehalten werden muss:
Durch die funktionelle Verwringung des Fußes (Ferse in Inversion, Vorfuß in Pronation) baut sich die Längswölbung aktiv auf und muss unter erschwerten Bedingungen gehalten werden.
Der M. triceps surae muss mit Hubbelastung arbeiten. Durch die maximale Divergenz müssen die Hüftgelenkaußenrotatoren bei maximaler Verkürzung arbeiten. Sie werden durch den Druck der Fersen ständig stimuliert.
Das Kniegelenk muss durch Kokontraktion der ventralen und dorsalen Muskeln dynamisch stabilisiert werden.

Teilnahme (Participation)

Die Patienten müssen lernen, Entlastungsphasen lange genug einzuhalten und als Hausaufgaben gezielte ökonomische Belastungen regelmäßig durchzuführen.

Jungen aktiven Menschen mit einem Schmerzsyndrom an der Kniescheibe fällt es oft schwer, die richtige Dosierung der Belastung bei ihren Aktivitäten einzuschätzen. Daher muss die Physiotherapeutin durch regelmäßige funktionelle Untersuchung der gereizten Strukturen den Akutheitsgrad bestimmen und sinnvolle Belastungen mit den Patienten besprechen.

Außerdem müssen die Patienten über Aspekte der Haltung, der Konstitution und des Bewegungsverhaltens aufgeklärt werden, die zur Auslösung der Symptome geführt haben.

3.13 Veränderungen der Fußstatik

Fußgewölbe anpassungsfähig, flexibel

Bio- und Pathomechanik des Fußes

Die Vielzahl von Gelenken am Fuß wird durch Muskeln und Bänder gehalten. Durch seine Dynamik kann er sich an verschiedene Untergrundbeschaffenheiten anpassen und Stöße abdämpfen. Da die Fußwölbungen keine starren Gebilde sind, wird hier bewusst von *Wölbungen* (und nicht von Gewölben) gesprochen. Ein Gewölbe in einem Mauerwerk besitzt eine feste Architektur, das sich bei veränderter Belastung möglichst nicht verformen sollte. Wäre dies am Fuß der Fall, hätte er nur ungenügende Möglichkeiten, sich an verschiedene Belastungen anzupassen und Stöße abzufangen.

Der Fuß besitzt 3 Auflagepunkte am Boden: das Köpfchen des Metatarsale I und IV sowie die Ferse (**Abb. 3.98**). Zwischen diesen Punkten befinden sich die Längs- und Querwölbungen: 2 Längswölbungen (medial und lateral) und 1 Querwölbung.

Normalerweise trifft das Lot des Körpergewichtes die Chopart-Gelenklinie zwischen dem Os naviculare und dem Talus und dem Os cuboideum und dem Kalkaneus. 60% der Gewichtskraft trägt die Ferse und 40% verteilen sich auf dem Vorfuß.

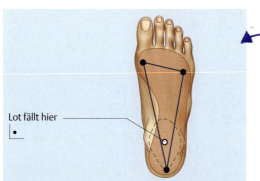

Abb. 3.98 3 Hauptauflagepunkte des Fußes am Boden.

Mediale Längswölbung

Der Kalkaneus und das Köpfchen des Metatarsale I haben Kontakt mit dem Boden, dazwischen befindet sich die mediale Längswölbung. Den höchsten Punkt bildet normalerweise das Os naviculare. Die Wölbung wird durch Muskeln und Bänder gehalten. Die Muskeln an der plantaren Seite (vor allem M. flexor hallucis longus und M. abductor hallucis) spannen bei Kontraktion die Wölbung wie einen Bogen. Alle Muskeln, die auf der plantaren konkaven Seite der Wölbung ansetzen, ziehen den jeweiligen distalen Fußwurzelknochen gegen den proximalen nach plantar und verstärken damit die Konkavität (z.B. zieht der M. tibialis posterior das Os naviculare gegen den Talus nach plantar, da er an der plantaren Seite der Tuberositas ossis navicularis ansetzt).

Die auf der Dorsalseite inserierenden Muskeln ziehen den distalen Gelenkpartner gegen den proximalen nach dorsal und schwächen damit die Konkavität ab (z.B. zieht der M. tibialis anterior die Ossa cuneiformia gegen das Os naviculare nach dorsal). Ein muskuläres Ungleichgewicht dieser beiden Muskelgruppen verändert die Längswölbung.

Das Lig. calcaneonaviculare plantare verhindert auf der plantaren Seite das Abrutschen des Os naviculare nach plantar. Bei Abrutschtendenz wird das Band gestresst und kann dann mit Schmerz reagieren. Das Lig. plantare longum verläuft als kräftiges Band vom Kalkaneus zum Os cuboideum und zu den Basen aller Metatarsalen. Es unterstützt die Aufrechterhaltung der medialen und lateralen Längswölbung und bietet gleichzeitig einen Ursprungsbereich für einige Beugersehnen.

Spannungsveränderungen des Lig. plantare longum durch statische Belastung oder Funktionsstörungen der Fußwurzel oder des Kalkaneus kann die Auslösung eines Fersensporns (Exostose) am Ursprung begünstigen.

Die Längswölbung wird nur bei gut koordinierter synergistischer Muskelarbeit der plantaren Stabilisatoren aktiv gehalten (**Abb. 3.99**). Veränderter reflektorischer Muskeltonus und Muskelverkürzungen können zum Einsinken der Längswölbung führen. Das Os naviculare gibt seine höchste Position auf und sinkt nach medial-plantar ab. Das Absinken wird durch eine rotatorische Komponente im Sinne einer Innenrotation begleitet (der mediale Teil rutscht stärker nach plantar ab). Der Talus gleitet nach ventral-medial und distal auf dem Sustentaculum talare. Weiterlaufend bekommt die Tibia durch die veränderte Talusstellung eine innenrotatorische Tendenz.

Das Sustentaculum talare wird durch die Sehne des M. flexor hallucis longus stabilisiert. Wenn Unterschenkel und Fuß Punctum fixum sind, kann er bei Kontraktion das Sustentakulum als „lose Rolle" benutzen und der Rutschtendenz des Talus entgegenwirken (**Abb. 3.100a–b**).

Der Abrollweg des Fußes kann das Absinken der medialen Wölbung begünstigen. Ist die funktionelle Fußlängsachse beim Abrollen nach lateral gerichtet, endet der Abrollweg nicht am Großzehengrundgelenk, sondern am medialen Fußrand. Die eintreffende Gewichtskraft und die starke Verwringung des Vorfußes in Pronation kann die stabilisierenden Zuggurter überlasten. Reduzierte Innenrotation im Bereich der Hüft- und Kniegelenke verändert

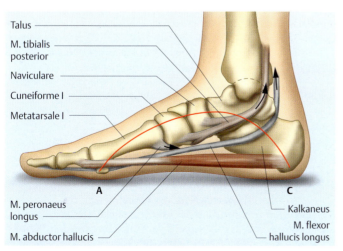

Abb. 3.99 Muskuläre Verspannung der medialen Längswölbung (nach Kapandji 1985).

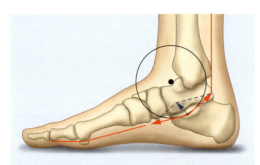

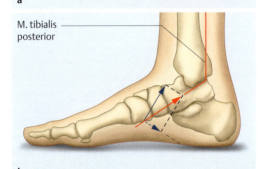

Abb. 3.100 a–b Wirkung des M. tibialis posterior. **a** Auf das Sustentaculum talare. **b** Auf die medialen Fußwurzelknochen und Zerlegung der Kräfte im Parallelogramm.

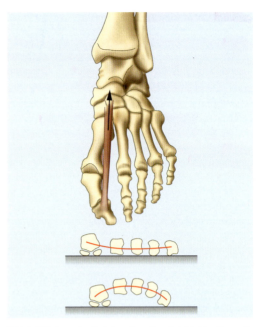

Abb. 3.101 Lage der Metatarsalknochen bei intakter Querwölbung (unten) und bei Spreizfuß (oben).

die Ausrichtung der funktionellen Fußlängsachse beim Abrollen nach lateral.

Beim Abrollvorgang mit Innenrotation in den Hüftgelenken besteht die Tendenz, über den Fußaußenrand abzurollen. Die Patienten besitzen häufig eine reduzierte Beweglichkeit in Pronation im Vorfuß und Eversion im unteren Sprunggelenk. Die mediale Längswölbung ist verstärkt und sehr starr. Os naviculare und Ossa cuneiformia sowie Metatarsale I zeigen eine vermehrte Außenrotationsstellung und einen Verlust des Plantargleitens.

> *Bei allen Patienten mit statischern Veränderungen des Fußes muss die Beweglichkeit der Rotationsniveaus in Fuß-, Knie- und Hüftgelenken sowie im thorakolumbalen Übergang geprüft werden.*
> Veränderte Beweglichkeit eines Rotationsniveaus stört die Verwringungsmechanismen beim Gehen. Mangelnde Toleranzen müssen durch den Fuß kompensiert werden.

Querwölbung

Da sich das Os naviculare und das Os cuboideum zueinander wie 2 Zahnräder verhalten, folgt eine Innenrotation des Os cuboideum auf die Außenrotation des Os naviculare. Dadurch flacht zusätzlich die Querwölbung auf Höhe der Chopart- und Lisfranc-Gelenklinie ab.

Weiterlaufend wirkt sich diese Abflachung auf den Vorfuß aus. Die Querwölbung wird von den Metatarsalia gebildet, die höchste Position besitzt das Köpfchen des Metatarsale II. Die Köpfchen von Metatarsale I (mit seinen beiden Sesambeinen) und V liegen am Boden (**Abb. 3.101**, **Abb. 3.102a–c**).

Verliert das Metatarsale II seine höchste Position, führt dies an den übrigen Metatarsalia zu einer Rotation, bei M I und II zu einer Außenrotation, bei M III, IV und V zu einer Innenrotation. Durch diese Rotation kann sich die Sehne des M. extensor hallucis lateral der Abduktions- und Adduktionsachse des Großzehengelenks verlagern, sodass er vom Extensor zum Adduktor wird und die Subluxationstendenz eines Hallux valgus verstärkt. Die Mm. interossei plantare und der M. adductor hallucis stabilisieren aktiv die Querwölbung.

Laterale Längswölbung

Die laterale Längswölbung wird vom Kalkaneus, Os cuboideum und Metatarsale V gebildet. Sie ist starrer und flacher als die mediale. Der Proc. anterior am Kalkaneus besitzt die höchste Position, Metatarsale V und Kalkaneus haben Kontakt zum Boden (**Abb. 3.104**, S. 282).

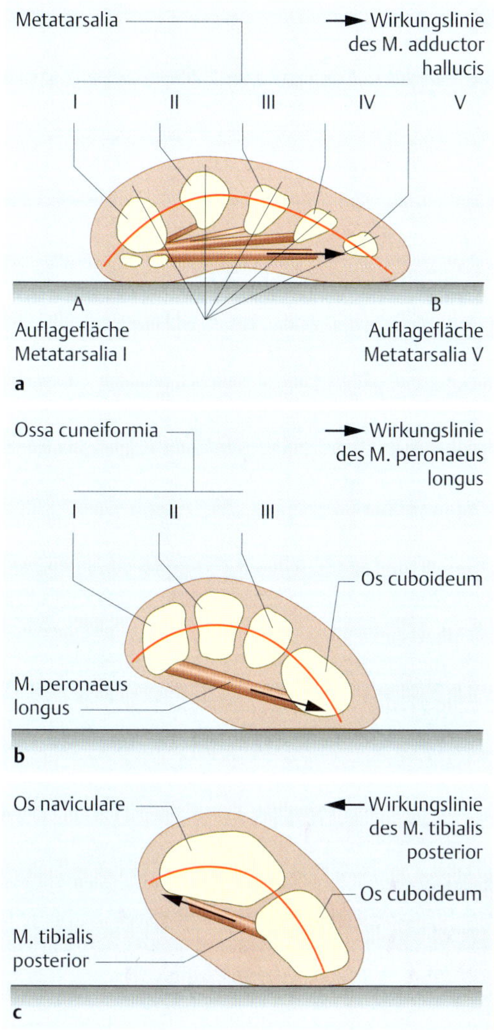

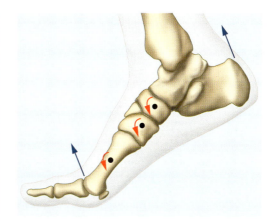

Abb. 3.103 Gleitverhalten der medialen Fußwurzel und des Großzehengrundgelenks in der Abdruckphase.

Abb. 3.102a–c Verspannung der Querwölbung. **a** Auf Höhe der distalen Metatarsalia (I–V), Auflagefläche Metatarsalia I (A), Auflagefläche Metatarsalia V (B), Wirkungslinie des M. adductor hallucis (Ad.H). **b** Auf Höhe der distalen Fußwurzelknochen, Ossa cuneiformia (C1–C3), Os cuboideum (Cub), M. peronaeus longus (PL). **c** Auf Höhe des Os naviculare (N) und Os cuboideum (Cub, M. tibialis posterior (TP) (nach Kapandji 1985).

Sowohl der M. flexor digiti minimi als auch der M. opponens digiti minimi entspringen vom Lig. plantare longum und verspannen gemeinsam mit dem M. abductor digiti minimi die laterale Fußlängswölbung (**Abb. 3.105**, S. 282).

Der M. tibialis posterior hat einstrahlende Fasern an alle 5 Metatarsalia und bildet mit dem M. peronaeus longus einen stabilisierenden Steigbügel für alle Wölbungen, der unter der Fußsohle zum Metatarsale I zieht.

Bei einem Hohlfuß sind die Längswölbungen verstärkt und die Querwölbung kann abgeflacht sein. Der Hohlfuß geht mit einer Steilstellung der Metatarsalia (vor allem Metatarsale I) einher. Das Metatarsale I kreuzt das Metatarsale V in der Sagittalebene. Die Köpfchen der Metatarsalia werden überlastet. Durch den verstärkten Druck im Vorfuß bildet sich begleitend häufig ein Spreizfuß mit Krallenzehen aus. Die plantare Faszie ist verkürzt und neigt zu Verkrampfungen. Der gesamte Fuß ist starrer (**Abb. 3.106**, S. 284).

Beim Gehen flachen sich die Längswölbungen in der Mittelstandphase aufgrund des einwirkenden Gewichts leicht ab, in der Abdruckphase bauen sie sich durch die Aktivität der plantaren Fußmuskeln wieder auf. Der proximale Gelenkpartner gleitet bei der Abflachung gegen seinen distalen Partner vermehrt nach plantar.

In der Abdruckphase löst sich zuerst die Ferse vom Boden. Daher bilden die distalen Partner jeweils ein relatives Punctum fixum, während sich der proximale Partner nach plantar absenkt. Diese Bewegung erfordert von allen Etagen der Fußwurzelknochen und des Mittelfußes jeweils Bewegungstoleranzen nach dorsal vom distalen Partner zum proximalen, um die Anpassung der medialen Wölbung beim Gehen zu gewährleisten (**Abb. 3.103**). Beschwerden beim Gehen und Stehen zeigen in der medialen Fußreihe häufig einen Verlust an Gleitfähigkeit nach dorsal.

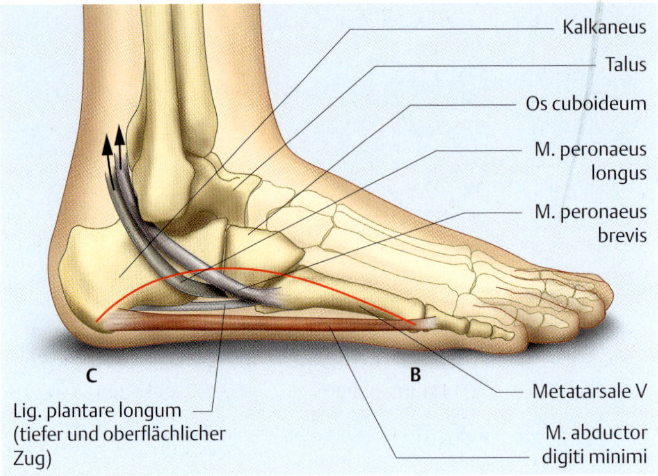

Abb. 3.104 Stabilisierende Faktoren der lateralen Fußwölbung: Kalkaneus, Talus, Os cuboideum, Metatarsale V, Auflagepunkte des Fußes (C, B; nach Kapandji 1985).

In jeder Gangphase kommt es zu einer Verwringung zwischen Vor- und Rückfuß. Beim Fersenkontakt zu Beginn der Standbeinphase befindet sich die Ferse in Inversion, der Vorfuß in Pronation. In der Mittelstandphase geht die Ferse eher in Eversion, der Vorfuß dadurch relativ in Supination. In der Abdruckphase gelangt die Ferse über den Zug des M. triceps surae in Inversion, der Vorfuß in Pronation und rollt so über den Großzehenballen ab. Das Großzehengrundgelenk benötigt 70–80° Extensionstoleranz.

Veränderungen der Fußwölbungen

- Knicksenkfuß: Pes planovalgus;
- Spreizfuß: Pes transversoplanus;
- Hohlfuß: Pes cavus.

1. Knicksenkfuß

Definition
Die Abflachung der Fußlängswölbung ist mit einem Knickfuß (Pes valgus = Absinken des Rückfußes nach medial; s. **Abb. 3.83a–b**) kombiniert.

Ätiologie und Pathogenese
Übergewicht und konstitutionelle Insuffizienz der den Fuß stabilisierenden Band- und Muskelstrukturen führen über Jahre hinweg zu einem Pes planovalgus. Veränderungen der Beinachse in der Frontalebene (vor allem Genu valgum) unterstützen die Fehlstellung der Füße.
Der Übergang zwischen dem Normalen zum Pathologischen ist fließend. Beim Neugeborenen ist das Fußskelett noch überwiegend knorpelig angelegt, lediglich im Talus und Kalkaneus finden sich Verknöcherungszentren. Fehllagerungen bei Säuglingen können durch unterschiedliche Be- und Entlastungen der Wachstumszonen beim späteren Fußwachstum zu Deformität führen. Veränderungen des Skeletts durch Mangelernährung, Entzündung, Fraktur oder Fehlanlage (z.B. Fibulahypoplasie) unterstützen sekundär die Ausbildung eines Pes planovalgus.

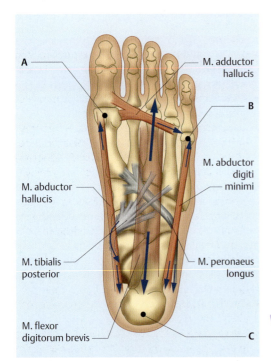

Abb. 3.105 Stabilisierende Faktoren der Längs- und Querwölbung bei Ansicht von plantar (A, B, C = Auflagepunkte des Fußes).

Diagnostik
- Abflachung der Fußlängswölbung.
- Valgusstellung des Rückfußes: Die Muskeln der tiefen Unterschenkelflexoren und das Pfannenband stabilisieren den Talus nur ungenügend, sodass er unten nach medial absinkt.
- Manchmal flacht zusätzlich die Fußquerwölbung ab (Spreizfuß).
- Durch Röntgen lassen sich Skelettveränderungen erkennen, die sekundär zur Deformität geführt haben.

Prognose
Klare Beurteilungskriterien, wie sich ein Pes planovalgus im Wachstumsalter entwickeln wird, gibt es nicht. Es ist durchaus möglich, dass sich ein im Kindesalter auftretender Knicksenkfuß bis zum Jugendalter vollständig zurückbildet.

Therapie
Konservativ
Kinder erhalten Physiotherapie und Einlagen nur bei stark ausgeprägtem Pes planovalgus. Die Einlage muss die Ferse vollkommen umfassen. Der Rückfuß wird durch einen medialen Fersenkeil und das Längsgewölbe durch einen Supinationskeil unterstützt.
Operativ

> Bei Kindern wird in der Regel nicht operiert, da durch das nicht abgeschlossene Wachstum sekundär postoperative Deformitäten entstehen können.
> Bei Erwachsenen wird nur bei schwerster Deformität und sehr starken Schmerzen eine T-Arthrodese (Double arthrodese = Gelenkversteifung) durchgeführt.

Ursache für starke Schmerzen ist die Arthrose des unteren Sprunggelenks als Spätfolge der Fehlstellung. Dessen Gelenkflächen werden reseziert (d.h. zwischen Talus und Kalkaneus sowie zwischen Talus und Os naviculare und zusätzlich zwischen Kalkaneus und Os cuboideum). Zur Korrektur werden am Kalkaneus lateral und am Talonavikulargelenk an der Plantarseite knöcherne Keile entnommen. Anschließend dreht der Operateur den Rückfuß gegenüber dem Vorfuß in die korrekte Position. Die Anlagerung von Knochenspongiosa unterstützt die Heilung. Bis die Gelenkversteifung verknöchert ist, wird der Fuß ca. 6 Wochen lang in Liege- oder Gehgips fixiert.

2. Spreizfuß

Definition
Durch die Abflachung der Querwölbung hat sich der Vorfuß verbreitert.

Ätiologie und Pathogenese
Das Absinken der Fußquerwölbung führt zu einem sehr schmerzhaften Spreizen der Mittelfußknochen. Das Metatarsale II verliert seine höchste Position und sinkt ab. Die Schmerzen entstehen meist durch den Druck unter dem 2. und 3. Metatarsalköpfchen. Als Folge eines Spreizfußes kann sich ein Hallux valgus entwickeln (siehe *Bio- und Pathomechanik des Fußes*).

Infolge des Absinkens der Fußquerwölbung wird der Vorfuß breiter. Dadurch entsteht eine Druckbelastung der Köpfchen der Mittelfußknochen II–IV, an denen sich schmerzhafte Schwielen bilden.

Mögliche Ursachen der statischen Deformität
- Insuffizienz der Band- und Muskelstrukturen, die das Fußquergewölbe stabilisieren.
- Übergewicht spielt eine große Rolle.
- Fußschädigendes Schuhwerk, z.B. Stöckelschuhe.
- Deformitäten des Rück- oder Mittelfußes prädisponieren für einen Spreizfuß.
- Entzündliche Veränderungen der Gelenke bei Erkrankungen des rheumatischen Formenkreises.

Diagnostik
- An der Fußsohle lässt sich zwischen und an den Köpfchen der Mittelfußknochen ein Druckschmerz auslösen.
- Druck kann im gesamten Mittelfuß Schmerz hervorrufen.
- Infolge der Verbreiterung des Vorfußes verändert sich die Zugrichtung der Sehnen, die an den Zehen ansetzen. So treten häufig sekundär Deformitäten auf, wie z.B. ein Hallux valgus oder eine Varusstellung der 5. Zehe.
- Röntgenbilder des Fußes dokumentieren die Ausprägung der eventuell vorhandenen sekundär arthrotischen Veränderungen und zeigen die Abweichung der Mittelfußknochen.

Therapie
Konservativ
- Bei akuten Entzündungsschmerzen werden Antiphlogistika verabreicht.
- Retrokapitale Abstützung der Mittelfußknochen: In den Schuh wird eine Erhöhung eingeklebt, die sich knapp hinter den Köpfchen der Mittelfußknochen befinden sollte. Alternativ kann eine

Einlage mit Erhöhung an der gewünschten Stelle dienen (Mittelfußpolster).

3. Hohlfuß

Definition
Hier sind (vor allem die mediale) die Längswölbungen verstärkt.

Ätiologie und Pathogenese
Bänder und Muskeln des Fußlängsgewölbes sind so stark verändert, dass sie zu einer Verstärkung der Längswölbung führen. Dadurch richten sich die Mittelfußknochen im Laufe der Zeit immer steiler auf (Ballenhohlfuß; **Abb. 3.106**).

Bei Lähmungen der Fußbinnenmuskulatur und bei neurologischen Systemerkrankungen kommt es häufig zur Hohlfußbildung. Tritt er in Kombination mit neurologischen Erkrankungen auf, ist es eine strukturelle Deformität. Statisch bedingt kommt der Hohlfuß beispielsweise gemeinsam mit einem Genu varum vor.

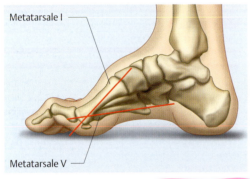

Abb. 3.106 Hohlfuß: Da das Fußgewölbe an der medialen Seite am höchsten ist, überkreuzen sich die Längsachsen von Metatarsale I und V.

Beispiele:
- Schädigungen im Bereich des lumbalen Rückenmarks durch Spina bifida aperta;
- Neurologische Systemerkrankungen, bei denen die motorischen Fasern des Rückenmarks geschädigt werden;
- Kinderlähmung (Poliomyelitis), bei der das Virus Alpha-Motoneurone im Vorderhorn des Rückenmarks schädigt.

Die Steilstellung der Metatarsalia bewirkt die unphysiologische Belastung der druckschmerzhaften Mittelfußköpfchen. Durch die Überkreuzung der Metatarsalia in der Sagittalebene (**Abb. 3.106**) besteht im Rückfuß eine Varusstellung, im Bereich der Zehen bilden sich rigide Krallenzehen.

Diagnostik
- Röntgenuntersuchung: Das seitliche Röntgenbild zeigt eine Überkreuzung des 1. und 5. Mittelfußknochens. Die Überkreuzungsstelle liegt im Bereich der Mittelfußköpfe.
- Durch die Steilstellung der Metatarsalia werden die Mittelfußköpfchen verstärkt belastet, weshalb es in diesem Bereich zu Druckschmerzhaftigkeit und Schwielenbildung kommt.
- Der Rückfuß steht in Varusstellung. Dadurch kann im oberen Sprunggelenk der Fuß eher umknicken, sodass häufiger Inversionstraumen mit Außenbandrupturen auftreten.
- Durch die Steilstellungen der Mittelfußknochen entstehen häufig gleichzeitig Krallenzehen, weil die Sehnen der an den Zehen ansetzenden Muskeln zu kurz sind und das Grundgelenk bei gebeugtem Mittel- und Endgelenk überstreckt wird.

Therapie
Da die neurologische Erkrankung oft nicht geheilt werden kann und sich der Hohlfuß kontinuierlich weiter verstärkt, wird orthopädietechnisch versorgt oder operativ vorgegangen.

Konservativ
Bei Kindern flachen spezielle Innenschuhe oder Einlagen die Längswölbung ab und führen den seitlich abgeknickten Hohlfuß nach medial, d.h. er wird proniert.

Erwachsenen wird ein orthopädischer Spezialschuh verordnet, der genügend Platz für den hohen Fußrücken und die Krallenzehen bietet. Zur Entlastung der schmerzhaften Mittelfußknochenköpfchen muss die Fußlängswölbung abgestützt werden. Da die Zehen deformiert sind, muss der Schuh eine Abrolleinrichtung besitzen

Operativ
- Kinder: Die Spaltung der Plantaraponeurose führt zu einer Entlastung der Fußlängswölbung. Bei starker Deformität empfiehlt sich eine Keilentnahme.
- Erwachsene:
  – T-Arthrodese: siehe *Pes planovalgus*.
  – Zusätzliche Osteotomie (Entfernung) der Basis des 1. Mittelfußknochens.
  – Die Krallenzehen lassen sich durch Resektionsarthroplastik korrigieren. Dabei wird entweder die knöcherne Basis oder das Köpfchen der Phalangen reseziert, wodurch die Zehen in eine korrekte Ausgangsstellung gelangen.

3.13 Veränderungen der Fußstatik

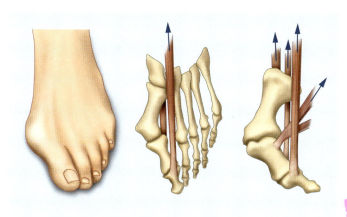

Abb. 3.107 Hallux valgus: Verstärkung der lateralen Abweichung im Großzehengrundgelenk durch den Muskelzug.

Veränderungen der Zehenstellungen

- Hallux valgus (tritt häufig kombiniert mit dem Spreizfuß auf);
- Krallen- und Hammerzehen (treten häufig kombiniert mit dem Hohlfuß auf).

1. Hallux valgus („X-Bein" der Großzehe)

Definition
Hier besteht eine laterale Abweichung der Großzehe mit Subluxation und Abduktionskontraktur im Großzehengrundgelenk.

Ätiologie und Pathogenese
Meist als Folge eines Spreizfußes wird die Großzehe durch Muskelzug des M. extensor hallucis longus im Großzehengrundgelenk nach medial gezogen. Dabei entwickelt sich eine sehr schmerzhafte Arthrose des Großzehengrundgelenks, die im fortgeschrittenen Stadium chirurgisch behandelt werden muss.

> Zwar kann eine genetische Disposition vorliegen, häufiger ist jedoch ein Spreizfuß die Ursache (**Abb. 3.107**).

Beispiel: Eine 45-jährige Schauspielerin, die jahrzehntelang Stöckelschuhe getragen hat, sucht wegen starker Schmerzen im Großzehengrundgelenk ihres „verkrüppelten Fußes" den Orthopäden auf. In letzter Zeit ist das Gelenk gerötet und erwärmt und schmerzt beim Gehen. Der Abrollweg erfolgt über den Fußaußenrand. Schon seit einigen Wochen kann sie ihr gewohntes Schuhwerk nicht mehr tragen. Sie hat jetzt immer breite Schuhe an, in denen sie sich aber nicht wohlfühlt, weil sie nicht schick genug sind.

Diagnostik
- Großzehe in Valgusstellung;
- 1. Mittelfußknochen in Varusstellung;
- Abgeflachte Fußquerwölbung;
- Verbreiterter Vorfuß;
- Sicht- und tastbare knöcherne Anbauten im Bereich der Mittelfußköpfchen und Basis des proximalen Großzehenglieds;
- Bursitis und Hornhautschwielen im Bereich des 1. Mittelfußköpfchens;
- Eingeschränkte Beweglichkeit im Großzehengrundgelenk;
- Einstufung des Ausmaßes der sekundär arthrotischen Veränderungen sowie Beurteilung der Subluxation im Großzehengelenk anhand von Röntgenaufnahmen.

Therapie
Konservativ
Um den Krankheitsprozess aufzuhalten, werden nachts Hallux-valgus-Lagerungsschienen eingesetzt oder ein Tapeverband angelegt (**Abb. 3.108a–b**).

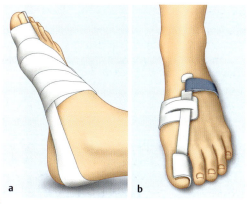

Abb. 3.108a–b Hallux valgus. a Tapeverband. b Nachtlagerungsschiene.

Operativ
- Anwendung von Resektionsinterpositionsarthroplastiken mit verschiedenen Techniken.
- Teile der Phalangen oder Mittelfußknochen werden entfernt (Resektion) und dazwischen ein gestielter Lappen aus Kapselteilen und Periostteilen gelagert (iponieren).
- Operation nach Brandes:
  - Anwendung bevorzugt bei älteren Patienten;
  - Entfernen der basisnahen 2/3 des Großzehengrundglieds und des medialen Köpfchenteils des 1. Mittelfußknochens;
  - Einlagerung eines Lappens aus Kapselperiostteilen zwischen beide Schnittflächen,
  - Die Zehe wird mithilfe eines Kirschner-Drahtes 2 Wochen lang gestreckt fixiert.
  - Alternativ kommt eine Nageltraktion mit Bügelgipsschuh in Frage.

2. Krallen- und Hammerzehen

Definitionen
- Krallenzehe: End- und Mittelgelenke der Zehen sind gebeugt, das Grundgelenk jedoch überstreckt.
- Hammerzehe: Das Endgelenk der Zehe ist bei gestrecktem Grundgelenk gebeugt.

Ätiologie und Pathogenese
Zehendeformitäten sind häufig als Begleiterscheinungen bei Hallux valgus bzw. Spreizfuß und Ballenhohlfuß zu beobachten. Enges Schuhwerk kann die Fehlstellung zusätzlich verstärken. Durch den Schuhdruck entstehen schmerzhafte Hornhautschwielen (Klavi bzw. Hühneraugen) über den prominenten Knochenvorsprüngen. In den Zehengelenken entwickeln sich degenerative Veränderungen und in den Grund- und Mittelgelenken können Subluxationen auftreten.

Krallen- oder Hammerzehen kommen auch bei Zerebralparese sowie nach Muskel- und Nervenverletzungen des Unterschenkels vor. Angeborene Krallen- oder Hammerzehen werden selten beobachtet.

Diagnostik
- Klavi (Hühneraugen/Hornhautschwielen);
- Sekundär arthrotische Veränderungen der Zehengelenke;
- Luxationen und Subluxationen im Bereich der betroffenen Gelenke;
- Druckschmerz in Gelenken und Klavi;
- Einstufung des Ausmaßes der sekundär arthrotischen Veränderungen sowie Beurteilung der Luxationen anhand von Röntgenaufnahmen.

Therapie
Konservativ
- Tragen bequemer Schuhe;
- Bei schwach ausgeprägter Deformität Durchführung von Redressionen.

Operativ
- Operation nach Hohmann (Resektionsinterpositionsarthroplastik)
  - Resektion des Grundgliedkopfes;
  - Raffung der Strecksehne der betroffenen Zehe;
  - Postoperative Fixation der Zehe mittels Pflasterzügelverband.
- Operation nach Brandes: siehe *Hallux valgus*.

3.13.1 Physiotherapeutische Untersuchung bei Patienten mit Veränderungen der Fußstatik

Konstitutions- und Haltungsveränderungen

- Veränderte Fußwölbungen kommen häufig in Kombination mit einer veränderten Beinachse vor. Eine abgeflachte mediale Fußwölbung geht oft mit einem Genu valgum einher. Ein Hohlfuß tritt manchmal mit einer großen Tibiatorsion und einem großem Antetorsionswinkel im Hüftgelenk mit innenrotiertem Femur auf.
- Die Fußwölbungen werden im Stand und unter vermehrter Belastung im Einbeinstand beobachtet.

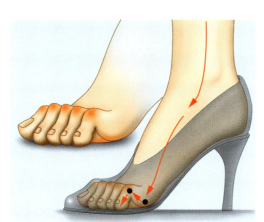

Abb. 3.109 Bei Hammerzehen typische Verhärtungen über den Zehenmittelgelenken und möglicher Entstehungsmechanismus im Schuh.

valgus häufig die Bursa auf der medialen Seite des Großzehengrundgelenks entzündet ist.
- Bei Hammerzehen tritt die Schwielenbildung unter den Zehenkuppen auf (**Abb. 3.109**).
- Bei Krallenzehen finden sich häufig Druckstellen über den Mittelgelenken und Klavi.

Sehnenansätze und Gelenke

- Untersuchung der Insertionen der stabilisierenden Muskeln und Bänder auf Druckdolenz, z.B. durch Palpation des M. tibialis posterior plantar der Tuberositas ossis navicularis.
- Beim Spreizfuß besteht unter dem 2. und 3. Metatarsalköpfchen eine hohe Druckdolenz. Sie können durch einen Engpass der Nn. digitales pedis gereizt werden (Morton-Neuralgie). Die Druckdolenz kann zur Belastungsunfähigkeit führen.

Muskulatur

Prüfen auf Verkürzung

- Zehenflexoren und -extensoren, vor allem bei Krallenzehen;
- M. tibialis anterior und gesamte plantare Muskeln bei Hohlfuß;
- M. tibialis posterior bei eingeschränkter Pronation des Vorfußes gegen den Rückfuß;
- M. extensor hallucis longus bei Hallux valgus;
- M. triceps surae.

Prüfen auf Kraft und Koordination

- Prüfung der Stabilität der Beinachse bei verschiedenen Alltagsbewegungen, z.B. beim Aufstehen und Hinsetzen, Treppensteigen, Bücken;
- Vorwärts- und Rückwärtsgehen;
- Gehen auf labiler Unterlage;
- Zehenstand: Prüfung der konzentrischen und exzentrischen Aktivität des M. triceps surae.

> Bei allen Fußfehlstellungen wird die gesamte Beinachse beobachtet und die Bewegungstoleranzen der Knie- und Hüftgelenke untersucht. Veränderte Toleranzen in Knie- und Hüftgelenk beeinflussen die funktionelle Belastung des Fußes im Stand und den Abrollweg beim Gehen.

Beweglichkeit

Prüfen der aktiven Beweglichkeit

- Aktiv wird der Fuß im belasteten Zustand untersucht: Gehen, Zehenstand, Zeheneinbeinstand, Gehen auf unebenem Gelände und labilen Unterlagen. Dabei ist auf Ausweichmechanismen und Schmerzverstärkung zu achten.
- Beim Rückwärtsgehen auf der Stelle, wobei der Patient von vorne nach hinten abrollt, beobachtet die Therapeutin, ob sich dabei eine Ferse schneller absenkt. Eventuell ist die exzentrische Arbeit des M. triceps surae auf dieser Seite vermindert oder der Muskel verkürzt. Dabei wird auch die Stabilität des Kniegelenks in den letzten Graden der Extension beobachtet, d. h. ob es die Tendenz hat, in die Hyperextension zu gehen.
- Beobachtet die Therapeutin beispielsweise beim Gehen das Abrollen über den Fußaußenrand (dies verstärkt sich noch beim Gehen auf labiler Unterlage), könnte das auf eine veränderte Beweglichkeit am medialen Fußrand hindeuten.
- Normalerweise baut sich eine abgeflachte Längswölbung im Zehenstand aktiv auf. Ist dies nicht der Fall, kann eventuell durch dauerhafte Abflachung die Bewegungstoleranz eingeschränkt sein.
- Dauerhafte statische Veränderungen weisen durch die veränderte Belastung häufig Hyper- und Hypomobilitäten im Bereich der Fußwurzel und des Vorfußes auf. Dieses Missverhältnis führt zur Überlastung der passiven und aktiven Strukturen.

Prüfen der passiven Beweglichkeit

Beweglichkeit der Hüft- und Kniegelenke (vor allem deren Rotationsfähigkeit)

> Mithilfe der Etagendiagnostik des Fußes kann die Bewegungstoleranz der einzelnen Gelenketagen untersucht werden.

Oberes und unteres Sprunggelenk
- Ausgangsstellung Patient: Rückenlage.
- Ausgangsstellung Therapeutin: lateral des Patienten.
- Durchführung:
  - Dorsalextension/Plantarflexion im oberen Sprunggelenk: Die Dorsalextension wird zuerst mit Knieflexion geprüft, anschließend der M. gastrocnemius mit Knieextension auf Verkürzung getestet.
  - Bei von ventral fixiertem Talus erfolgt die Prüfung der Bewegung des Kalkaneus in Inversion und Eversion. Bei abgeflachter Längswölbung steht die Ferse dauerhaft in Valgusstellung, und die Bewegung in die Inversion kann eingeschränkt sein.
  - Bei einem Hohlfuß steht sie in Varusstellung, und die Bewegung in die Eversion kann eingeschränkt sein.

Chopart- und Lisfranc-Gelenke
- Ausgangsstellung Patient: Rückenlage.
- Ausgangsstellung Therapeutin: kaudal des Fußes.
- Durchführung:
  - Der Talus und der Kalkaneus werden von medial oder lateral fixiert, die andere Hand testet die Pronation und die Supination im Chopart-Gelenk.
  - Os naviculare, Ossa cuneiformia und Os cuboideum werden von medial (bei Supination) und lateral (bei Pronation) fixiert, die andere Hand prüft die Supination und Pronation in den Lisfranc-Gelenken.

Zehengelenke
- Ausgangsstellung Patient: Rückenlage.
- Ausgangsstellung Therapeutin: lateral des Fußes.
- Durchführung:
  - Prüfung der Extension und Flexion der Zehengrund-, -mittel- und -endgelenke.
  - Bei Krallenzehen bestehen vor allem Einschränkungen der Flexion in den Grundgelenken und der Extension der Mittel- und Endgelenke.
  - Beim Hallux valgus ist besonders die Abduktion eingeschränkt.
  - Bei sehr fortgeschrittener Fehlstellung können alle Richtungen schmerzhaft eingeschränkt sein.

Prüfen der translatorischen Beweglichkeit in eingeschränkten Bewegungsniveaus

- Eingeschränkte Dorsalextension: Das Gleiten des Talus wird gegen Tibia und Fibula nach dorsal, bei Plantarflexion nach ventral geprüft. Beim Hohlfuß kann die Dorsalextension eingeschränkt sein.
- Prüfung des Dorsalgleitens im Talonavikular-, im Kalkaneokuboid- und den Lisfranc-Gelenken.
- Eingeschränkte Inversion/Eversion: Der Kalkaneus wird gegen den Talus bewegt. Da der ventrale Anteil der Gelenkfläche zum Talus konkav und der dorsale konvex geformt ist, gleitet der Kalkaneus bei Inversion und Eversion kreisbogig unter dem Talus. Bei der Inversion gleitet der ventrale Anteil nach medial, der dorsale nach lateral. Bei der Eversion verhält es sich umgekehrt.
- Eingeschränkte Supination: Os naviculare gegen Talus und Kalkaneus nach dorsal mit leichter Außenrotation, Ossa cuneiformia gegen Os naviculare nach dorsal und Metatarsale I und II nach dorsal; Os cuboideum gegen Kalkaneus und Os naviculare nach plantar, Metatarsale IV und V gegen Os cuboideum nach plantar.
- Eingeschränkte Pronation: Genau entgegengesetzte Prüfung des Gleitens.
- Eingeschränkte Extension der Zehen: Prüfung des Gleitens nach dorsal, bei Flexion nach plantar.

> Der Fuß und die Zehen befinden sich dabei jeweils in Behandlungsstellung, d.h. am Ende der aktiven Bewegungsbahn.

Bewegungsverhalten

- Beobachtung der Veränderungen der Fußwölbungen beim Gehen!
- Beobachtung des Abrollweges des Fußes (wird über die funktionelle Fußlängsachse abgerollt?).
- Bei Schmerzen am medialen Fußrand rollen die Patienten vermehrt über die Fußaußenseite ab. Bei einem schmerzhaften Hallux valgus wird der Fuß durch Innenrotation im Hüftgelenk einwärts gedreht, sodass der Abrollweg am Kleinzehenballen endet.
- Bei Krallen- und Hammerzehen verkürzt sich der Abrollweg durch vermehrte Divergenz des Fußes, wodurch die Dehnung der Zehenflexoren am Ende der Standbeinphase vermieden wird.

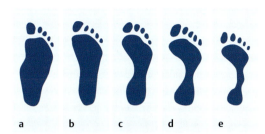

Abb. 3.110 a–e Fußabdrücke. **a** Plattfuß. **b** Senkfuß. **c** normaler Fuß. **d** Hohlfuß. **e** Verstärkter Hohlfuß.

- An den Schuhsohlen sind durch die Abnutzung verursachte Belastungszonen des Fußes erkennbar.
- Welche Schuhe bevorzugt der Patient?
- Ein Fußabdruck stellt sich unterschiedlich dar (z. B. Abdruck im Sand oder mit nassem Fuß; **Abb. 3.110 a–e**).

3.13.2 Physiotherapeutische Behandlung bei Patienten mit Veränderungen der Fußstatik

Die veränderte Fußbelastung führt zu statisch bedingten Beschwerden, die sich durch korrigierende Stabilisationsübungen mit gleichzeitiger Mobilisation hypomobiler Fußabschnitte vermindern lassen. Passive Maßnahmen (z.B. Einlagen und Tapeverbände) unterstützen die Stabilität.

Bei Hohl- und Spreizfuß, Hallux valgus und Krallen- bzw. Hammerzehen ist symptomatisch zu arbeiten, da die Fehlstellungen therapeutisch kaum beeinflussbar sind.

Beim strukturell bedingten Hohlfuß können wölbungsunterstützende Einlagen mit bestmöglicher Mobilisation (Eigenmobilisation) die Starrheit des Fußes etwas lösen (**Abb. 3.111**).

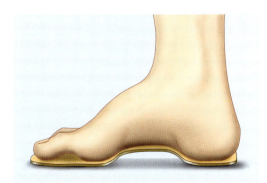

Abb. 3.111 Stabilisierende Schuheinlage.

Der kindliche Knickfuß ist während der Entwicklung der Beinachsen bei normaler Ausprägung nicht behandlungsbedürftig.

Bei einem schmerzhaften Hallux valgus und schmerzhaften Krallen- und Hammerzehen wird mit entlastenden Schmerz lindernden Maßnahmen gearbeitet, da die Fehlstellung nicht zu beseitigen ist.

Ziele und Maßnahmen

Körperstruktur/-funktion (Impairment)

Schmerzen lindern
- Entlastende Traktion (Stufe I–II) an den Zehengrundgelenken bei Hallux valgus und Krallen- und Hammerzehen (für den Patienten auch als Eigentraktion möglich; **Abb. 3.112**).

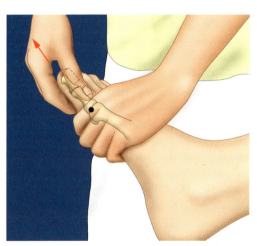

Abb. 3.112 Traktion im Großzehengrundgelenk.

- Im Anfangsstadium eines Hallux valgus kann das Großzehengrundgelenk gegen die Adduktionsstellung getapet werden.
- Spreizfuß: Ein kleines Polster unter dem Köpfchen des Metatarsale II bewegt es aus seiner Fehlstellung. Das Polster kann mit einem Tape fixiert werden. Dies ist eine entlastende Übergangslösung, bis der Patient eventuell dauerhaft Einlagen erhält (nicht bei Morton-Neuralgie anwenden!). Zusätzlich kann ein Tapezügel quer auf der plantaren Seite in Höhe der Mittelfußköpfchen angebracht werden, der die Mechanorezeptoren stimuliert und die Mm. interossei plantare aktiviert.
- Insertionstendopathien werden mit Ultraschall, heißer Rolle, Querfriktion und Druckinhibition behandelt.

- Bei Hohlfuß können dem Patienten Weichteiltechniken im Bereich der plantaren Faszie gezeigt werden. Eine Eigenmassage mit Tennis- oder Igelball verbessert die Durchblutung.

Verbessern der Bewegungstoleranzen in hypomobilen Fußabschnitten und benachbarten Gelenken
Das funktionelle Beinachsentraining und wölbungsaufbauende Maßnahmen behindernde Hypomobilitäten müssen beseitigt werden. Manchmal sind akut auftretende reversible Hypomobilitäten die Folge einer lange bestehenden Hypermobilität bei sehr „durchgetretenen" Füßen. Die Patienten äußern, sie haben sich beim Gehen „vertreten" und hätten seitdem Schmerzen im Fuß.
- Translatorische Gleitmobilisation in Behandlungsstellung in die hypomobile Richtung (Kap. 2.2, *Translatorische Untersuchung*).

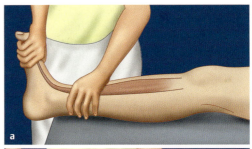

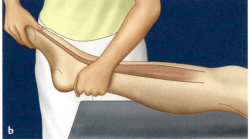

Abb. 3.114a–b Dehnung des M. extensor hallucis longus mit Flexion der Zehen. **a** Plantarflexion. **b** Pronation.

- Falls notwendig, die Bewegungstoleranzen an Hüft- und Kniegelenk verbessern.

Aktivitäten (Activities)

Erarbeiten einer ökonomischen Belastung der Beinachse

> Bei allen Fußfehlstellungen müssen immer die gesamte Beinstatik und damit weiterlaufend die Statik der Wirbelsäule positiv beeinflusst werden.
> Nie nur die Füße untersuchen und behandeln!

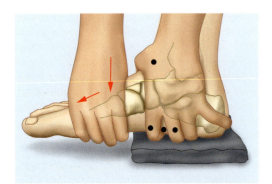

Abb. 3.113 Grifftechnik bei der Mobilisation der medialen Fußwurzelknochen nach plantar am Beispiel des Os naviculare.

Beispiel: Mobilisation der medialen Fußwurzelknochen am Os naviculare (Abb. 3.113)
- Bei Hallux valgus wird das Gleiten der Grundphalanx nach medial und plantar als angenehm empfunden (medial für die Abduktion, plantar für die Flexion).
- Dehnen der verkürzten Muskeln, auch in Form von Eigendehnungen als Hausaufgabe.
- Bei der Dehnung der Zehenmuskeln sollte bei der Einstellung der Zehen immer ein leichter Zug in Längsrichtung auf die Zehen erfolgen, da sie auf Kompression mit Schmerz reagieren (**Abb. 3.114a–b**).
- Bei Hohlfuß werden die Zehenextensoren zur Prophylaxe von Krallenzehen gedehnt.
- Die aktive exzentrische Verlängerung der Zehenflexoren kann unbelastet und im Stand in Schrittstellung erarbeitet werden. Sie ist die Voraussetzung für den Abrollweg beim Gehen.

Erarbeiten der Längs- und Querwölbung
Hier werden die inversorische Stabilität des unteren Sprunggelenks bei gleichzeitiger pronatorischer Gegenstabilität der Vorfußgelenke geübt und die wölbungsaufbauende plantare Fußmuskulatur wieder in Funktion gebracht. Das Hüftgelenk wird so weit in Außenrotation gebracht, dass die Extensions-/Flexionsachsen des Knie- und Großzehengrundgelenks senkrecht zur Fortbewegungsrichtung stehen.

Häufig fehlt die pronatorische Bewegungstoleranz des Vorfußes gegen den Rückfuß. Die Großzehe kann dann bei der inversorischen Einstellung der Ferse den Kontakt am Boden nicht behalten. Die Beweglichkeit muss z.B. durch translatorische Mobilisation in den Chopart- und Lisfranc-Gelenken erst wiederhergestellt werden (**Abb. 3.113**).

*Der Patient lernt den Bewegungsweg aus der Fehlstatik in die bestmögliche Korrektur (**Abb. 3.115**).*

- Zuerst nimmt er die momentane Druckbelastung unter der Fußsohle wahr. Aus der Fußinnenrandbelastung wandert jetzt der Druck unter die laterale Ferse, wobei der Großzehenballen Bodenkontakt hält. Durch einen taktilen Reiz unter dem Großzehenballen und unter der lateralen dorsalen Ferse wird ihm die Belastung des Fußes bewusst gemacht. Diese beiden Punkte sind relativ gleich stark zu belasten, ohne dass es jedoch zu einer Bewegung der Unterschenkellängsachse nach medial und einer Flexion der Zehen kommt. Ein gleichzeitiger Widerstand an der lateralen Unterschenkelseite aktiviert den M. peronaeus über den proximalen Hebel. Durch die Steigbügelfunktion heben sich Längs- und Querwölbung.

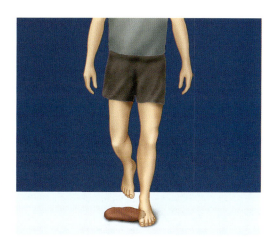

Abb. 3.116 Sandsack unter dem linken Os naviculare bei sehr schwacher Muskulatur.

- Bei sehr schwachen Muskeln muss bei den statischen Übungen im Stand manchmal zu Beginn ein Sandsack unter das Os naviculare gelegt werden, um das Abrutschen zu verhindern (**Abb. 3.116**).
- Bei der FBL-Übung „Pinguin" muss der Patient die Längswölbung unter vermehrter Hubbelastung halten (**Abb. 3.97a–c**, **Abb. 3.117**).
- Förderung gangtypischer Synergismen im unbelasteten Ausgangsstellungen.

Beispiele:
- Das PNF-Beinpattern in Extension/Abduktion/Innenrotation mit der Fußkomponente Plantarflexion/Eversion/Pronation/Zehenflexion trainiert die plantaren Fußmuskeln in der offenen Kette. Eine Verstärkung kann durch *Pivot* für die Fußkomponente erreicht werden. Das Bein wird mit Approximation statisch ins Muster eingestellt

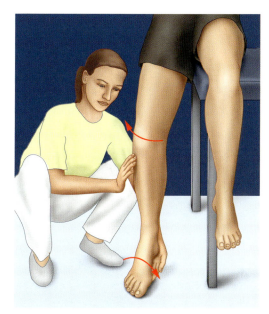

Abb. 3.115 Aktivierung der Längswölbung durch Stimulation der Pronation gegen die Außenrotation des Beines im Hüftgelenk.

Begonnen wird in teilbelasteten Ausgangsstellungen (hoher Sitz oder Halbsitz) und anschließend in belasteten Ausgangsstellungen (im Stand, beim Bücktraining, im Einbeinstand) gesteigert. Dabei kann ein Theraband auf Höhe der Kniegelenke den Widerstand der Therapeutin ersetzen.

Die Übung ist nach einer gewissen Lernphase gut in den Alltag als Hausaufgabe integrierbar (z.B. kann sich der Patient in der Warteschlange an der Kasse die Punkte und Widerstände vorstellen und die Belastung des Fußes optimieren.

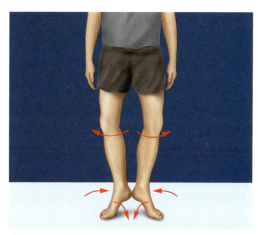

Abb. 3.117 FBL-Übung „Pinguin" (nach Klein-Vogelbach 1990).

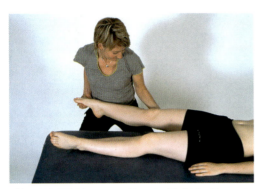

Abb. 3.118 PNF-Beinpattern: Extension/Abduktion/Innenrotation.

und aktiviert, der Fuß arbeitet im entsprechenden Muster dynamisch konzentrisch und exzentrisch. Durch die Betonung der Exzentrik wird die Verlängerung der Zehenflexoren erarbeitet (**Abb. 3.118**).

- Irradiation gangtypischer Muster über die Arme und den Rumpf bringt den ganzen Körper in Funktion. Die Standbeinphase am rechten Bein kann z.B. durch das Armpattern Extension/Abduktion/Innenrotation mit posteriorer Depression der Skapula am kontralateralen Arm irradiiert werden. Während die Therapeut am Bein arbeitet, zieht der Patient das Muster mit dem Theraband oder am Zugapparat.
- Gangkorrektur (**Abb. 3.119**): Beherrscht der Patient den aktiven Aufbau der Längswölbungen im Stand, muss dies in den Gang übertragen werden. Dabei erlernt er den Abrollweg über die funktionelle Fußlängsachse mit senkrecht zur Fortbewegungsrichtung stehenden Extensions- und Flexionsachsen der Großzehengelenke.

Zuerst soll er die Druckveränderungen unter der Fußsohle bei seinem üblichen Abrollweg wahrnehmen. Die funktionelle Fußlängsachse wird durch einen Klebestreifen auf dem Boden verdeutlicht. Auf diesem rollt der Patient über die laterale dorsale Ferse in Richtung Großzehengelenk ab. Das Knie darf dabei nicht nach innen gedreht werden und in die Hyperextension geraten. Die Therapeutin kann am Knie einen Führungsreiz geben. Die Therapeutenhand unterstützt die Außenrotation der Femurkondylen auf dem Tibiaplateau.

- Die Gangfazilitation aus der PNF kann die gesamten Standbeinmuskeln kräftigen (**Abb. 3.120a–c**). Gangtypische Muskelsynergien werden durch die Kombination verschiedener Pattern erleichtert. Die Approximation bringt die Standbeinmuskulatur in der geschlossenen Kette in Funktion.
- Koordination der Fußmuskeln durch Geschicklichkeitsübungen: Die Mobilität und Feinkoordination kann durch spielerische Übungen unterstützt werden.

Beispiel: Eine Zeitung greifen und mit den Zehen zerreißen oder kleine Gegenstände aufheben und in einen Behälter legen. Kinder haben besonderen Spaß, wenn die Geschicklichkeitsübungen als Wettspiel ausgetragen werden.

- Gehen durch den „Dschungel": Ein Pfad wird aufgebaut, auf dem die Patienten verschiedene labile Unterlagen bewältigen müssen (z.B. aufgerollte Matten, Trampolin, Schaukelbrett).

Diese Übung ist aber erst sinnvoll, wenn vorher die funktionelle Einstellung der Beinachse geübt wurde. Sie dient dann zur Automatisierung der erlernten Einstellung.

> Es werden immer Funktionen und nicht einzelne Muskeln beübt!

Teilnahme (Participation)

Die Patienten werden über Vor- und Nachteile bestimmter Schuhe informiert. Da vor allem viele Patientinnen ihre Schuhgewohnheiten umstellen müssen, ist eine adäquate Information und Beratung erforderlich.

Hilfreich sind auch Erklärungen zur Bio- und Pathomechanik des Fußes.

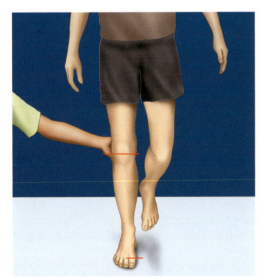

Abb. 3.119 Die Beuge-Streck-Achse von Großzehengrund- und Kniegelenk steht parallel.

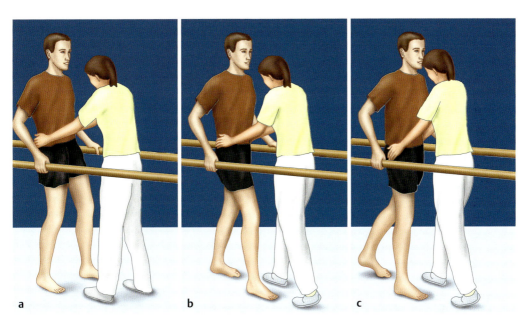

Abb. 3.120a–c PNF-Gangfazilitation.

Schuhberatung
- Bei abgeflachter Längswölbung muss die Eversionstendenz der Ferse durch eine Innenranderhöhung vermieden werden, die die mediale Längswölbung unterstützt.
- Patienten mit Spreizfuß und Krallenzehen sollten keine hinten offenen Schuhe tragen, da die ständige Greifaktivität der Zehen die Verkürzung der Zehenflexoren unterstützt.
- Vorne sehr breite „Gesundheitsschuhe" (mit Greifleiste) sind zu vermeiden.
- Patienten mit Hallux valgus sollten Schuhe aus weichem Leder mit ausreichendem Platz für die Zehen tragen. Spitze Schuhe und hohe Absätze müssen vermieden werden.
- Schuhe mit extrem hohem Absatz belasten den Vorfuß sehr stark und sind daher ungünstig bei Hallux valgus, Spreizfuß und Krallenzehen.

Bei Patienten mit einem sehr stark ausgeprägten Hohlfuß und daher verminderter Dorsalextension ist ein Absatz hilfreich. Dieser darf aber nur so hoch sein, dass das Abrollen ohne Ausweichmechanismen möglich ist.

Ursachen für die angeborenen Fehlstellungen sind weitgehend unbekannt

4 Strukturelle Fehlstellungen

4.1 Überblick: Strukturelle Fehlstellungen · *297*
4.2 Spondylolyse und Spondylolisthesis · *302*
4.3 Strukturelle Fehlstellungen im Hüftgelenk · *312*
4.4 Strukturelle Fehlstellungen des Kniegelenks · *327*
4.5 Skoliose · *335*
4.6 Strukturelle Fehlstellungen des Fußes · *354*

Für alle Hüftfehlstellungen gilt: Wegen der veränderten Hebelverhältnisse sind Übungen mit hoher Hubbelastung in der offenen Kette zu vermeiden!

Skoliose = Wachstumsdeformität der Wirbelsäule

4 Strukturelle Fehlstellungen

4.1 Überblick: Strukturelle Fehlstellungen

Definition

Strukturelle Fehlstellungen in verschiedenen Körperregionen können angeboren oder erworben sein. Im Gegensatz zu reinen Fehlhaltungen gehen sie mit Veränderungen innerhalb der verschiedenen Körperstrukturen einher.

Ätiologie und Pathogenese

Fehlstellungen fordern andere Beanspruchungen und Belastungen der Körperstrukturen. Der Körper besitzt Adaptationsmechanismen, mit denen er auf die Krafteinwirkung reagiert. Strukturelle Fehlstellungen lösen in der Regel keine Symptome aus. Erst wenn beispielsweise zusätzliche Funktionsstörungen im Sinne einer vermehrten oder verminderten Beweglichkeit oder funktionelle Dezentrierungen hinzukommen, können durch die veränderte Beanspruchung und Belastung Schmerzen auftreten.

Strukturelle Fehlstellungen sind präarthrotische Deformitäten. Durch die veränderte Mechanik degenerieren die Körperstrukturen häufig schneller.

Infolge der Fehlstellungen kann die Wechselbelastung der Körperstruktur geringer sein. Die Spongiosaarchitektur zeigt im Röntgenbild die Kräfte, die auf die Struktur beispielsweise während des Wachstums gewirkt haben.

Beispiel: Ein vergrößerter CCD-Winkel des Schenkelhalses weist im Röntgenbild mehr vertikale Trajektorien auf, da durch die Steilheit mehr Druck- als Zugkräfte auf den Schenkelhals einwirken. Bei einem verkleinerten CCD-Winkel wird der Schenkelhals mehr auf Biegung beansprucht, sodass er mehr horizontale Trajektorien benötigt (**Abb. 4.1**). Die Ursachen für die angeborenen Fehlstellungen sind weitgehend unbekannt. Bei einigen werden toxische Schädigungen während der Schwangerschaft als Grund vermutet, wie z.B. bei der kongenitalen Skoliose und dem Klumpfuß. In manchen Fällen ist eine familiäre Häufung zu beobachten, z.B. bei Hüftdysplasie.

Neuromuskuläre Erkrankungen verursachen auch häufig strukturelle Fehlstellungen. Jede neuromuskuläre Erkrankung im Wachstumsalter kann bei Kindern Wirbelsäulendeformitäten hervorrufen. Auch die Entwicklung des Klumpfußes kann eine neurologische Erkrankung als Ursache haben, z.B. Spina bifida.

Diagnostik

Erste Hinweise auf strukturelle Fehlstellungen erhält der Untersucher durch den Sicht- und Tastbefund sowie das Prüfen der Bewegung.

Bildgebende Verfahren zeigen die Veränderungen der Körperstrukturen. Die Auswahl des bildgebenden Verfahrens richtet sich nach den darzustellenden Gewebestrukturen. Auch das Alter des Patienten ist entscheidend. So werden beispielsweise im 1. Lebensjahr Fehlstellungen des Hüftgelenks mithilfe der Sonographie diagnostiziert, um Röntgenuntersuchungen wegen der Strahlenbelastung zu vermeiden.

Das Röntgenbild steht bei anatomischen Veränderungen des Knochens im Vordergrund. Zur Beur-

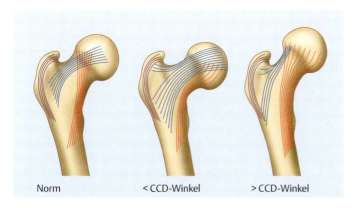

Abb. 4.1 Bei Abweichungen des CCD-Winkels verändert sich die Architektur der Trabekel.

teilung von Weichteilveränderungen und Abgrenzung zu knöchernen Strukturen sind die Kernspintomographie sowie die Sonographie die entscheidenden diagnostischen Verfahren.

Prognose

Strukturelle Fehlstellungen werden häufig als Zufallsbefund entdeckt. Sie lösen meistens keine Symptome aus. Diese treten erst auf, wenn z.B. Funktionsstörungen hinzukommen.

Für die Patienten kann das kosmetische Problem vordergründig und damit Auslöser für den Entschluss zur Therapie sein.

Die Prognose für eine erfolgreiche Therapie ist bei den meisten Fehlstellungen günstiger, je früher mit der Therapie begonnen wird. Sind die Patienten noch im Wachstum, kann die Therapie die Wachstumslenkung positiv beeinflussen.

In der Regel wird zunächst konservativ therapiert. Nur bei sehr starken Fehlstellungen (z.B. Skoliosen mit einem Cobb-Winkel über 40°) muss manchmal sofort operiert werden.

Die strukturellen Fehlstellungen können Instabilitäten (z.B. Spondylolisthesis) oder reduzierte Beweglichkeit (z.B. Fußfehlstellungen) in der entsprechenden Region zur Folge haben. Dies kann zu Überlastungen in der Region selbst oder in Nachbarregionen führen.

Therapie

Die Aufklärung des Patienten bzw. der Eltern über die Fehlstellung und die pathomechanischen Folgen für das Gelenk ist wichtig.

Tipps zur Lebensweise
- Gewichtskontrolle bzw. -reduktion;
- Vermeidung von Sportarten, die Spitzenbelastungen der Gelenke verursachen. Jedoch besteht auf keinen Fall ein generelles Sportverbot. Im Gegenteil fördern regelmäßige, die Gelenke nicht zu stark belastende sportliche Betätigungen (Schwimmen, Radfahren, Teilnahme am Schulsport) die Ernährung der Gelenkstrukturen.

Physiotherapie spielt sowohl in der konservativen als auch der operativen Behandlung eine große Rolle.

Konservativ

Orthopädische Hilfsmittel
- Orthesen und Korsetts;
- Schuheinlagen;
- Erhöhung des Schuhrands;
- Redressionsbehandlungen mithilfe von Gipsverbänden (z.B. Klumpfuß);
- Orthopädische Schuhe.

Operativ

- Umstellungs- und Korrekturosteotomien (Hüftfehlstellungen, Beinachsenabweichungen, Klumpfuß): Durch die Entnahme von knöchernen Keilen und deren Einbringen an anderer Stelle wird die Gelenkstellung korrigiert.
- Spondylodesen (Spondylolisthesis, Skoliose): Durch das Einbringen von Spongiosa oder Metallimplantaten (Harringtonstäbe bei Skoliose) wird die Wirbelsäule korrigiert und versteift.

Zusammenfassung: Strukturelle Fehlstellungen

- Strukturelle Fehlstellungen in verschiedenen Körperregionen können angeboren oder erworben sein. Sie führen zu architektonischen Veränderungen in den einzelnen Körperstrukturen.
- Besonders im Wachstum hat der Körper die Fähigkeit, sich zu adaptieren. Daher zeigen die Patienten in der Regel keine Symptome, die Fehlstellungen werden häufig als Zufallsbefund entdeckt.
- Bei stark ausgeprägten Fehlstellungen steht für die Patienten das kosmetische Problem im Vordergrund.
- Strukturelle Fehlstellungen können Instabilitäten (z.B. Spondylolisthesis) oder reduzierte Beweglichkeiten (z.B. Fußfehlstellungen) zur Folge haben. Dies kann Überlastungen in der Region selbst oder in Nachbarregionen verursachen.
- Entwickeln sich neben der strukturellen Fehlstellung zusätzliche Funktionsstörungen, können Symptome in Form von Schmerzen oder veränderter Beweglichkeit auftreten.
- Die Prognose einer Therapie ist umso günstiger, je früher die Therapie beginnt. Die Physiotherapie spielt sowohl bei der konservativen als auch operativen Behandlung eine große Rolle.
- Für die individuell angepasste physiotherapeutische Untersuchung und Behandlung ist das Verständnis der Pathomechanik der Gelenke mit strukturellen Fehlstellungen erforderlich.
- Die veränderten Kraftkomponenten, die durch die Fehlstellung auf die Struktur wirken, können Dezentrierungen und Degenerationen im Gelenk fördern.

4.1.1 Physiotherapeutische Untersuchung bei Patienten mit strukturellen Fehlstellungen

Anamnese

- Schmerzen treten in der Regel erst auf, wenn sich zusätzliche Funktionsstörungen entwickeln.
- Belastbarkeit im Alltag:

Beispiele:
- Eine starke Skoliose kann die Vitalkapazität der Patienten beeinträchtigen. Die Folge ist eine reduzierte Kondition.
- Schnellere Ermüdbarkeit beim Gehen oder Laufen kann bei Beinachsenabweichungen und Hüftfehlstellungen auftreten.
- Rezidivierende Belastungen, z.B. durch bestimmte Sportarten.
- Bei kleinen Kindern wird die Anamnese mit den Eltern erhoben, da sie bereits häufig Asymmetrien oder Bewegungsarmut des entsprechenden Körperabschnitts beobachtet haben.

Haltungs- und Konstitutionsauffälligkeiten

- Strukturelle Fehlstellungen haben Abweichungen der Haltung zur Folge. Je nach Fehlstellung kann die Abweichung in mehreren Ebenen (z.B. Skoliose, Klumpfuß) oder dominierend in einer Ebene (z.B. Genu valgum und varum) bestehen.
- Konstitution: Gewicht belastet die Gelenke und kann die pathomechanischen Kräfte beeinflussen.
- Die strukturellen Fehlstellungen führen häufig auch zu Stellungsveränderungen in Nachbarregionen (z.B. kommt es bei einem Genu valgum zur Stellungsveränderung des Kalkaneus im unteren Sprunggelenk).

Verändertes Bewegungsverhalten

- Gang.
- Manche Fehlstellungen führen zur Einnahme typischer Ausgangsstellungen, wie z.B. umgekehrter Schneidersitz (Fersensitz mit innenrotierten Hüftgelenken) bei vergrößertem Antetorsionswinkel.
- Bewegungsarmut des entsprechenden Körperabschnitts: z.B. strampeln Kinder mit Hüftfehlstellungen weniger.
- Abweichungen von der normalen motorischen Entwicklung bei Kleinkindern.

Ligamente

- Strukturelle Fehlstellungen können Instabilitäten zur Folge haben (z.B. Spondylodese) und dadurch ligamentäre Schmerzen auslösen. Sie reproduzieren bei länger gehaltenem Druck (> 20 sec.) den Schmerz.
- Beinachsenabweichungen durch strukturelle Fehlstellungen der Kniegelenke in der Frontalebene führen zur Überlastung der Kollateralbänder.
- Knochen als Referenzpunkt für Fehlstellungen, z. B. Stufenbildung der Dornfortsätze bei Spondylolisthesis und Palpation der Femurkondylen und der Knöchelgabel zur Beurteilung der Unterschenkelrotation.

Muskulatur

- Muskeln, die durch die Fehlstellung überlastet werden, neigen zu reflektorischem Hypertonus.
- Die Ansätze und Ursprünge können Insertionstendopathien entwickeln.
- Ruhigstellung, z.B. durch Lagerung in Gipsschalen kann einen Hypotonus der Muskeln zur Folge haben.

Prüfen auf Verkürzung

Verkürzungen von Muskeln, die Fehlstellungen verstärken oder fixieren, müssen erkannt und behandelt werden.
Beispiele:
- Der M. iliopsoas kann durch seinen Ursprung am ventralen Wirbelkörper eine Spondylolisthesis verstärken.
- Der M. iliopsoas auf der konvexen Seite einer Skoliose kann die Fehlstellung verstärken.

Prüfen auf Kraft

Strukturelle Fehlstellungen verändern den Verlauf der Wirkungslinie zum Drehpunkt. Dies hat Folgen für den Wirkungsgrad des Muskels. Muskeln mit verkürztem Kraftarm zeigen bei der Kraftprüfung häufig eine reduzierte Leistung.
Beispiele:
- Bei Coxa valga ist beim Trendelenburg-Test durch den verkürzten Kraftarm die Beckenstabilität reduziert.
- Bei der Skoliose und Spondylolisthesis ist die Ausdauer der Rumpfmuskulatur vermindert.

Beweglichkeit

Aktive Beweglichkeit
- Bei der aktiven Bewegung werden das individuelle Bewegungsverhalten und die Bewegungsqualität beobachtet: z.B. bei Spondylolisthesis entfalten die Patienten durch Verkürzung der lumbalen Extensoren ihre LWS nicht bei der Flexion.
- Bei einzelnen strukturellen Fehlstellungen werden spezifische Bewegungstests zur Diagnostik eingesetzt.

Beispiele:
- Der Vorbeugetest bei der Skoliose zeigt den Rippenbuckel deutlicher.
- Bei vergrößertem Antetorsionswinkel des Hüftgelenks besteht mehr Innenrotationsfähigkeit als Außenrotationsfähigkeit.

Passive Beweglichkeit
- Bei Instabilität kann die passive Beweglichkeit vergrößert sein.
- Strukturelle Fehlstellungen der Füße sind auch passiv nicht korrigierbar und können so von Fehlhaltungen unterschieden werden.

Weitere spezifische Tests

- Neurale Provokationstests: Bei der Spondylolisthesis können der Straight-leg-raise (SLR) und die passive Nackenflexion positiv sein.
- Bei Kindern mit Skoliose werden Atemmaße und Vitalkapazität kontrolliert.
- Beinlänge: Bei strukturellen Fehlstellungen der unteren Extremität und Skoliose.

4.1.2 Physiotherapeutische Behandlung bei Patienten mit strukturellen Fehlstellungen

> Die Physiotherapeutin muss die pathomechanischen Einflüsse der strukturellen Fehlstellungen auf die Körperstrukturen kennen und verstehen. Nur dann ist sie in der Lage, gezielte aktive Korrekturen mit den Patienten zu erarbeiten.

Ziele, Maßnahmen und Prinzipien

Im Folgenden werden zu den Zielen allgemeine Maßnahmen und Prinzipien genannt. Konkrete Maßnahmen und deren Durchführung finden sich bei den einzelnen Krankheitsbildern.

Körperstruktur/-funktion (Impairment)

Beweglichkeit erhalten und verbessern
- Bei einer strukturellen Fehlstellung ist der normale biomechanische Gelenkrhythmus gestört. Die Veränderungen in den Körperstrukturen können zu veränderter Beweglichkeit führen.
- Häufig muss auch in Nachbarregionen die Beweglichkeit erhalten oder verbessert werden, da dort auftretende Funktionsstörungen Schmerzen auslösen können.
- Passive Gelenk- und Weichteiltechniken kommen zur Anwendung. Segmentale Funktionsstörungen im Bereich der Wirbelsäule werden mit segmentspezifischen Mobilisationstechniken aus der Manuellen Therapie beseitigt.
- Muskeln, die durch Verkürzung die Fehlstellung verstärken, müssen gedehnt werden. Die Patienten erlernen Eigendehnungen, um dauerhaft eine Verkürzung zu vermeiden.

Erarbeiten von Korrektur- und Entlastungslagerungen
- Das regelmäßige Einnehmen von Korrekturlagerungen ist für die Beeinflussung der Fehlstellung vor allem im Wachstum sehr wichtig: Kinder mit Skoliose müssen sie täglich vornehmen.
- Entlastungslagerungen können die Überlastung der Körperstrukturen reduzieren: Patienten mit Spondylolisthesis können die LWS in der Stufenbettlagerung entlasten.

Erarbeiten einer bestmöglichen Gelenkzentrierung
- Dezentrierte Gelenke werden passiv und aktiv zentriert: Gelenke mit strukturellen Fehlstellungen neigen zu funktionellen Dezentrierungen. Veränderte Kongruenzen und Hebelverhältnisse begünstigen Dezentrierungen.
- Zur passiven Zentrierung werden spezifische Gelenktechniken eingesetzt. Anschließend lernen die Patienten aktive Zentrierungen, wie z.B. Erarbeiten der Dreipunktbelastung des Fußes bei Beinachsenfehlstellungen.

Schmerzen lindern und überlastete Strukturen entlasten und unterbelastete Strukturen belasten
- Detonisierung der hypertonen Muskeln im Bereich der Extremitäten und der Wirbelsäule, z.B. durch Verbesserung der Stoffwechsellage durch Quermassage und heiße Rolle. Nach der passiven Vorbereitung wird die aktive Verlängerung und Verkürzung z.B. durch Anwendung der PNF-Technik *Agonistische Umkehr* erarbeitet.
- Behandlung von Trigger- und Tenderpoints durch Druckinhibition.

- Hubfreie und widerlagernde Mobilisation der Gelenke verbessert die Stoffwechsellage aller Gelenkstrukturen und der Muskeln.
- Durch intermittierende Traktion und Kompression in verschiedenen Gelenkeinstellungen können dauerhaft überlastete Gelenkbereiche entlastet und dauerhaft unterbelastete belastet werden.

Erarbeiten der Stabilität hypermobiler und instabiler Körperregionen
Strukturelle Fehlstellungen fordern Kompensationsmechanismen in benachbarten Körperregionen, da hier Hypermobilität die Folge sein kann.
Beispiele:
- Bei Fehlstellungen im Hüftgelenk wird die mangelnde Beweglichkeit in Extension in der LWS und im thorakolumbalen Übergang kompensiert.
- Eine Fehlstellung der Beinachse verändert die Belastung im unteren Sprunggelenk und damit auch der Ligamente.
- Hypermobilitäten und Instabilitäten der unteren Extremität werden in der geschlossenen Kette stabilisiert.
- Instabilitäten der Wirbelsäule werden am Anfang segmental stabilisiert, und zunehmend werden die Muskelketten der inneren und äußeren Einheit stimuliert (Kap. 5).

Aktivitäten (Activities)

Erarbeiten der aktiven Korrektur
- Die Patienten erlernen ein Übungsprogramm, das sie regelmäßig – am besten täglich – durchführen.
- Die Eigeninitiative der Patienten hat einen sehr hohen Stellenwert.
- Die aktive Korrektur hat einen zentrierenden Einfluss und reduziert die pathomechanischen Einwirkungen auf das Gelenk.
- Bei Säuglingen und Kleinkindern erlernen die Eltern korrigierende Griffe und Lagerungen (z.B. bei Fußfehlstellungen und Säuglingsskoliose).

Verbessern der Muskelkraft und Muskelausdauer der korrigierend wirkenden Muskeln
- Bei Fehlstellungen der unteren Extremität wird die Muskelkraft vor allem in der geschlossenen Kette erarbeitet, da Übungen in der offenen Kette mehr dezentrierende Komponenten haben.
- Die regelmäßige Durchführung der aktiven Korrektur verbessert gleichzeitig die Muskelausdauer.
- Bei allen Fehlstellungen kann die Vojta-Therapie eingesetzt werden.

Erarbeiten eines ökonomischen Bewegungsverhaltens
- Patienten mit Spondylolisthesis erlernen rückenschonendes Verhalten und wie sie rezidivierende Belastungen in Extension im Alltag vermeiden.
- Bei Fehlstellungen der unteren Extremität wird eine ökonomische Becken- und Beinbelastung unter Berücksichtigung der Hebelverhältnisse geübt.
- Die Einstellung der Beinachse in die hypothetische Norm ist häufig nur begrenzt möglich, z.B. bei vergrößertem Antetorsionswinkel im Hüftgelenk.
- Die Patienten lernen, die Korrekturen in den Alltag zu integrieren. Dies setzt voraus, dass sie die Korrektur als vorteilhaft empfinden. Die positive, kosmetische Veränderung stärkt häufig die Motivation.
- Patienten mit strukturellen Fehlstellungen haben kein generelles Sportverbot. Eine Beratung zu sinnvollen Sportarten ist wichtig.

Erlernen der Handhabung der Hilfsmittel seitens der Patienten und Eltern
Das korrekte Anlegen des Korsetts sowie die Kontrolle und Pflege der Haut ist bei Kindern mit Skoliose sehr wichtig.

Teilnahme (Participation)

- Der Patient muss lernen, die Übungen zur Korrektur selbstverantwortlich und selbstständig als Hausaufgabenprogramm durchzuführen.
- Bei Säuglingen müssen die Eltern motiviert und geschult werden, Korrekturmaßnahmen selbstständig durchzuführen.
- Jugendliche und Erwachsene lernen die pathomechanischen Veränderungen ihrer strukturellen Fehlstellungen kennen.
- Sie lernen, dezentrierende Komponenten im Alltag zu vermeiden.

4.2 Spondylolyse und Spondylolisthesis

Definitionen

- *Spondylolyse:* Spaltbildung der Pars interarticularis am Wirbelbogen. Dabei handelt es sich um eine Vorstufe, die das Ventralgleiten des kranialen Wirbels gegen den kaudalen begünstigt.
- *Spondylolisthesis:* Abgleiten des kranialen Wirbels in die ventral-kaudale Richtung. Hier lassen sich weiter eine echte und eine Pseudospondylolisthesis unterscheiden. Bei Letzterer kommt es im Alter durch degenerative Veränderungen der Wirbelbogengelenke zur Instabilität mit leichter Verschiebung ohne Spaltbildung der Interartikulärportion.

Seltener findet eine Verschiebung des kranialen Wirbels nach dorsal-kaudal statt, was als Retrolisthesis bezeichnet wird.

Ätiologie und Pathogenese

Im Jugendalter betriebene Sportarten mit extremer Extension der Wirbelsäule (z.B. Ballett, Turnen, Speerwerfen, Trampolinspringen) begünstigen die Spondylolisthese.

Der lumbosakrale Übergang stellt einen Schwachpunkt der Wirbelsäule dar. Das Sakrumplateau kann als schiefe Ebene betrachtet werden. Aufgrund seiner Neigung hat der 5. Lendenwirbelkörper die Tendenz, nach ventral-kaudal zu rutschen.

Die aus Körpergewicht und Muskelkraft gebildete Kraft kann in 2 Komponenten zerlegt werden, von denen eine senkrecht und die andere parallel zum Sakrumplateau wirkt. Die parallel wirkende Kraft würde einen Gleitvorgang des 5. Lendenwirbelkörpers nach ventral begünstigen. Dies wird bei einem gesunden Wirbelkörper durch die nahezu in der Frontalebene stehenden Gelenkfortsätze verhindert. Die kaudalen Gelenkfortsätze von L5 greifen in die kranialen Gelenkfortsätze des Sakrums. Durch die Schubkraft (G) des 5. Lendenwirbelkörpers entsteht in den Gelenkfortsätzen eine Gegenkraft (R). Diese beiden gegeneinander wirkenden Kräfte beanspruchen den Wirbelbogen im Bereich zwischen oberem und unterem Gelenkfortsatz, dem Isthmus des Bogens (**Abb. 4.2**).

Eine in diesem Bereich im Laufe des Wachstums auftretende Fraktur (meistens als Ermüdungsfraktur) wird als *Spondylolyse* bezeichnet. Der Wirbelbogen von L5 verliert seine Ankerfunktion und rutscht nach ventral-kaudal. Die einzigen Elemente, die den Wirbelkörper jetzt noch halten können, sind die Bandscheibe zwischen L5 und S1, die kaudalen Faserzüge des Lig. iliolumbale und die Rückenmuskeln. Die Fasern des Diskus werden extrem gespannt, und große Scherkräfte begünstigen die Degeneration der Bandscheibe. Der Tonus der Muskeln ist ständig erhöht. Diese beiden Faktoren bestimmen das Schmerzbild der Patienten.

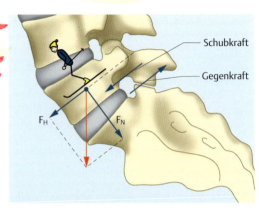

Abb. 4.2 Hangabtrieb bei Spondylolisthesis mit Zerlegung der Schubkraft im Kräfteparallelogramm (N,P).

Die parallel zum Sakrumplateau wirkende Kraft kann durch folgende Faktoren vergrößert werden und damit die Abrutschgefahr vervielfachen:
- Große Bauchgewichte;
- Hohlrunder Rücken; da das Sakrum mehr horizontal steht, ist die Neigung des Sakrumplateaus verstärkt.
- Verkürzte Hüftflexoren verstärken die Neigung des Sakrums.

Lokalisation

Mit Ausnahme einiger weniger Fälle im unteren HWS-Bereich sind Spondylolysen und Spondylolisthesen ausschließlich Veränderungen im Bereich der LWS. Am häufigsten ist der lumbosakrale Übergang betroffen. Eine angeborene Spondylolisthesis betrifft meistens das Segment L5/S1, eine erworbene (degenerative) das Segment L4/L5.

Symptomatik/Stadien

Nur ein geringer Anteil der Patienten mit Spondylolyse wird symptomatisch.

Bei bestehender Spondylolisthesis kann der Gleitprozess bis zum frühen Erwachsenenalter symptomlos verlaufen. Im Extremfall kippt der 5. Len-

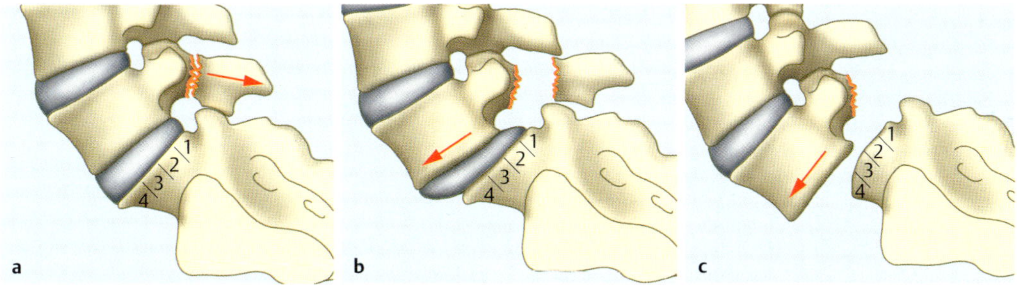

Abb. 4.3a–c Einteilung des Wirbelgleitens nach Meyerding (Meyerding in Niethard et al 2003). **a** Spondylolyse: Der Wirbelbogendefekt zeigt sich meistens als Zufallsbefund (da noch symptomlos) in der Interartikularportion. **b** Spondylolisthesis: Der Wirbelkörper ist abgeglitten und hinterer Bogenanteil sowie Dornfortsatz bleiben zurück. **c** Spondyloptose: Die Wirbelsäule ist vom Sakrum abgeglitten. Oft kommt der Vorgang wieder zum Stillstand und stabilisiert sich.

denwirbel über die Vorderkante des Sakrums in das kleine Becken ab *(Spondyloptose)*.

Frühe Ermüdungserscheinungen nach Belastung, eine auffällige LWS-Lordose sowie bewegungsabhängige lumbale Beschwerden, die bei Hyperextension auftreten, deuten auf eine mögliche Spondylolyse bzw. Spondylolisthesis hin.

Meist tritt die Spondylolyse doppelseitig auf. Bei Kindern wird sie häufig als röntgenologischer Zufallsbefund entdeckt, da die Schmerzen erst im Erwachsenenalter auftreten. Die zunehmende Instabilität im Bewegungssegment führt zu lumbosakralen Schmerzen, die in Gesäß und Beine ausstrahlen. Bei massiver Ausprägung können die Spinalwurzeln L5 und S1 komprimiert werden. Dann treten Schmerzen und Sensibilitätsstörungen in den Dermatomen L5 und S1, eventuell auch motorische Störungen in den Kennmuskeln von L5 (M. extensor hallucis longus) und S1 (M. triceps surae) auf.

Eine Sicherung der Diagnose ist nur durch eine Röntgenuntersuchung möglich. Neben der A.-posterior-Aufnahme und seitlichem Strahlengang sind Schrägaufnahmen notwendig, die die Interartikulärportion eindeutig beurteilen lassen.

- *Röntgenbefund:* Ein 45°-Schrägbild stellt das Ausmaß des Wirbelgleitens am besten dar. Durch die Projektion der Gelenkfortsätze, der Pedikel und des Dornfortsatzes erscheint die Figur eines Hundes mit Halsband. Der Schweregrad der Ventralverschiebung wird nach Meyerding (Meyerding in Niethard et al 2003) quantifiziert. Meyerding ordnete der Länge des Gleitwegs 4 Stadien des Abrutschens zu, wobei das 4. Stadium der Spondyloptose entspricht (**Abb. 4.3a–c**). Die Einstufung findet anhand der Stellung der Wirbelkörperhinterkante in Relation zum in 4 Abschnitte eingeteilten Sakrumplateau statt. Der Winkel zwischen Sakrumrückfläche und Grundplatte des 5. Lendenwirbelkörpers wird gemessen. Werte unter 90° bedeuten eine pathologische Kyphosierung. Die Quantifizierung erfolgt im Seitenbild (**Abb. 4.4**). Der Spondylolisthesis liegt eine wachstumsbedingte veränderte Form des 5. Lendenwirbelkörpers und des Sakrums zugrunde. Durch die veränderte Biomechanik (siehe *Biomechanik des lumbosakralen Übergangs und*

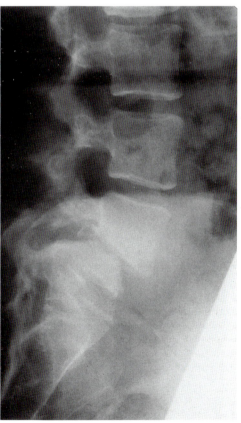

Abb. 4.4 Spondylolisthesis (trapezartige Form L5, kuppelförmiges Sakrumplateau).

Spondylolisthesis) wächst die Grundplatte L5 dorsal, das Sakrumplateau ventral weniger. Die Folge ist eine trapezartige Form des 5. Lendenwirbelkörpers, das Sakrumplateau imponiert zunächst s-förmig, später kuppelförmig. Diese Form bewirkt das ventral-kaudale Abrutschen des 5. Lendenwirbelkörpers (**Abb. 4.4**).

- *Instabilität* im betroffenen Wirbelsäulenabschnitt (siehe *Physiotherapeutische Untersuchung, Prüfung der Beweglichkeit*).
- *Sprungschanzenphänomen* (tastbare Stufe): Dieses tritt nur bei höhergradigen Spondylolisthesen auf. Sichtbar ist eine Verstärkung der LWS-Lordose mit Verschiebung des Rumpfes nach ventral (**Abb. 4.5**).
- *Hüftlendenstrecksteife:* Beim Anheben der Beine bei der Lasègue-Prüfung hält der Patient die Hüften schmerzbedingt in Extension, wodurch er seinen Rumpf von der Unterlage abhebt (dieses Phänomen ist bei Kindern mit massiven Spondylolisthesen mit Einengung des Duralsacks zu beobachten).

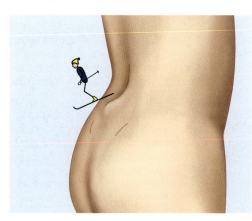

Abb. 4.5 Sprungschanzenphänomen bei Spondylolisthesis.

Im Erwachsenenalter kommt es aufgrund der Instabilität im Bewegungssegment L5/S1 zu Schmerzen im lumbosakralen Übergang mit Ausstrahlungen ins Gesäß und die Beine. Bei sehr massiver Ausprägung der Spondylolisthesis können die Spinalnervenwurzeln von L5 und S1 irritiert sein. Dann treten eine radikuläre Symptomatik mit Schmerzen sowie eine eventuelle Hypoästhesie in den Dermatomen L5 und S1 auf.

Die Patienten geben bei längerem Verharren in einer Position – vor allem beim Stehen – häufig eine Schmerzverstärkung an, die von dem Gefühl des „Abbrechens" begleitet wird. Eine Entlordosierung (z.B. durch Aufstützen auf den Oberschenkeln oder Lagerung mit angewinkelten Beinen) führt zur Schmerzerleichterung.

Beispiel: Eine junge Turnerin klagt über rezidivierende Schmerzen lumbalsakral mit Ausstrahlung in beide Gesäßhälften, jedoch nicht in Dermatome. Die Schmerzen nehmen bei längerem Stehen zu. Vor einem halben Jahr hörte sie mit dem Training auf und 2 Monate später begannen die Beschwerden, die seither stetig zunahmen. Im Laufe der letzten Monate hat sich ihr Hohlkreuz verstärkt.

Diagnostik

- *Röntgenuntersuchung:*
  - A.-p.-Aufnahme;
  - Seitlicher Strahlengang und eine Schrägaufnahme mit 45°;
  - Zusätzliche Funktionsaufnahmen zur differenzialdiagnostischen Abklärung einer Instabilität.
- *Kernspintomographie* und selten Myelographie bei unklaren Befunden.

Differenzialdiagnosen

- Degenerativ bedingte Instabilitäten als Folge einer Spondylarthrose;
- Bandscheibenvorfälle mit radikulärer Symptomatik;
- Entzündliche Erkrankungen;
- Tumoren.

Prognosen

Die Progression des Wirbelgleitens lässt sich alleine durch konservative Therapie nicht wesentlich aufhalten.

Prognostisch günstig:
- Meyerding Stadium 1;
- Auftreten nach der Pubertät;
- Lordose im betroffenen Wirbelsäulenabschnitt.

Prognostisch ungünstig:
- Auftreten vor der Pubertät;
- Meyerding Stadium 2–4;
- Kyphose im betroffenen Wirbelsäulenabschnitt.

Therapie

Konservativ

- Zwar besteht kein generelles Sportverbot, jedoch sollten Sportarten mit übermäßigen Bewegungen in Extension der Wirbelsäule möglichst vermieden werden.

- Akute Spondylolysen können durch Ruhigstellung im Gipsverband oder Korsett ausheilen.

Operativ

Reposition des Wirbelkörpers und Stabilisation von ventral oder dorsal mittels Fixateur interne und Knochenanlagerung zwischen den Querfortsätzen der betroffenen Wirbelsegmente (Kap. 11.1).

4.2.1 Physiotherapeutische Untersuchung bei Patienten mit Spondylolyse und Spondylolisthesis

Anamnese

Die Spondylolyse verläuft meistens beschwerdefrei. Bei Kindern und Jugendlichen wird sie häufig röntgenologisch als Zufallsbefund entdeckt. Je jünger das Kind bei der Diagnose einer Spondylolyse ist, desto größer ist die Gefahr, dass sich eine hochgradige Spondylolisthesis entwickelt. Aus diesem Grund sollte bei diesen Kindern prophylaktisch eine physiotherapeutische Behandlung erfolgen.

> *Die Patienten müssen nach den ausgeübten Sportarten gefragt werden. Rezidivierende extensorische Belastungen (z.B. Handstandüberschlag) sowie Geräteturnen und rhythmische Sportgymnastik im Kindes- und Jugendalter, die die Erkrankung begünstigen, sind unbedingt zu vermeiden!*

Haltungs- und Konstitutionsauffälligkeiten

- Vermehrte Flexion in den Hüftgelenken vom proximalen Hebel;
- Vermehrte Lordose der LWS;
- Bei den höhergradigen Spondylolisthesen ist eine extreme Verschiebung des Rumpfes mit einer ausgeprägten Lordose kranial des betroffenen Segmentes sichtbar (Sprungschanzenform lumbosakral; **Abb. 4.5**).

Haut und Unterhaut

- Das Gewebe im lumbosakralen Übergang ist verbacken und reagiert eher mit einer verminderten Hyperämie.
- Sind neurale Strukturen betroffen, muss die Sensibilität in den Dermatomen überprüft werden.

Dornfortsätze

- Kranial der Listhese ist eine Stufenbildung tastbar.
- Bei einem instabilen Gleitwirbel löst der Druck auf den nächst höheren Dornfortsatz des betreffenden Gleitwirbels einen Schmerz aus.
- Der Dornfortsatz des betroffenen Wirbels ist kaum tastbar, da er sehr weit ventral liegt.
- Bestehen Irritationen der neuralen Strukturen, können die Symptome durch Druck auf die Dornen verstärkt werden.

Ligamente

- Das Lig. iliolumbale ist auf beiden Seiten massiv druckschmerzhaft.
- Das Lig. sacrotuberale ist häufig schmerzhaft, da es als Nutationsverhinderer des Sakrums dient.

Muskulatur

- Der M. piriformis ist als Nutationsverhinderer reflektorisch hyperton. Alle Nutationsverhinderer versuchen, die Neigung des Sakrumplateaus zu reduzieren.
- Der Tonus der Rückenstrecker ist beiderseits erhöht. Positive Triggerpunkte können bei Druck zur Ausstrahlung ins Gesäß und in den Oberschenkel führen.
- Der Tonus der Bauchmuskeln kann hypoton sein, eventuell sind Ansatzreize an der Symphyse vorhanden.

Prüfen auf Verkürzung

- Hüftflexoren, vor allem M. iliopsoas;
- Lumbale Extensoren verlieren ihre Fähigkeit, sich aktiv exzentrisch zu verlängern.

Prüfen auf Kraft

- Prüfung der den Rumpf stabilisierenden Muskulatur sowie der Bauch- und Rückenmuskeln. Mithilfe der segmentalen Stabilisation kann sich die Therapeutin einen Überblick über die Leistung des autochthonen Rückenmuskeln verschaffen (Kap. 5.3.2, Äußere und innere Einheit der stabilisierenden Systeme).
- Sind die neuralen Strukturen betroffen, müssen die Kennmuskeln auf Kraft geprüft werden.
- Motorische Schnelltests für die Kennmuskeln:
  – L4: M. tibialis anterior/Fußaußenkantengehen;

- L5: M. extensor hallucis longus/Fersengang, wobei auf das Anheben der Großzehe zu achten ist.
- S1: M. triceps surae/Zehenspitzengang.
* Prüfung der das Becken stabilisierenden Muskeln auf dem Standbein, z.B. durch den Trendelenburg-Test. Diese Muskeln sind wichtig, da die Belastung im hypermobilen lumbosakralen Übergang bei schlechter Beckenstabilität steigt. Bei Irritationen des L5- oder S1-Nervenwurzel können die Hüftabduktoren (L5) oder –extensoren (S1) geschwächt sein.

Beweglichkeit

Die Bewegung von LWS und thorakolumbalem Übergang muss segmental geprüft werden!

* Hauptsächlich die Flexion in der LWS ist eingeschränkt, was meistens muskulär durch Verkürzungen des M. erector spinae und des M. quadratus lumborum bedingt ist. Dadurch kann auch die Lateralflexion eingeschränkt sein.
* Die segmentale Beweglichkeit weist im betroffenen Segment eine Hypermobilität auf. Darüber finden sich allerdings häufiger Funktionsstörungen, wie z.B. vermindertes Divergenzgleiten im Bewegungssegment L2/L3 oder im thorakolumbalen Übergang.
* In Regionen mit verminderter Beweglichkeit wird die Bewegungsqualität durch den *Springing-Test* geprüft (**Abb. 4.6**). Sie ist verändert, da statt eines fest-elastischen ein fester Stopp mit vermehrter Schmerzhaftigkeit auftritt.
* Die Extension in der LWS führt oft zur Schmerzverstärkung.
* Im thorakolumbalen Übergang sind häufig die Rotation und die Extension eingeschränkt.
* Die Beweglichkeit der BWS wird geprüft, da eine verminderte Extension die Einordnung der Körperabschnitte in die Körperlängsache verhindert.

* Prüfung der Beweglichkeit der Sakroiliakalgelenke.
* Die Hüftflexoren müssen auf Verkürzung getestet werden. Ein verkürzter M. iliopsoas verstärkt durch seinen Ursprung am Wirbelkörper bei fixiertem Hüftgelenk den Gleitvorgang nach ventral-kaudal.
* Eine eingeschränkte Hüftrotation erfordert beim Gehen mehr Mitbewegungen im lumbosakralen und thorakolumbalen Übergang und verstärkt damit die Hypermobilität.
* Verkürzte Hüftadduktoren (vor allem die ventralen Adduktoren) verhindern eine freie Hüftextension.
* Verkürzte Rückenstrecker verstärken die Lordose.
* Beobachtung der Atembewegungen, da Patienten mit lumbosakralen Problemen (Bandscheibenvorfälle, Spondylolisthesen) fast ausschließlich in den Bauch atmen. Durch das Zurückbleiben der Atemweite im thorakalen Bereich in Verbindung mit der thorakalen Inaktivität kommt es zum Verlust der dynamischen Stabilität der BWS und des Thorax. Durch das Zusammensinken des Körperabschnitts Thorax wird die Schubbelastung im lumbosakralen Übergang erhöht.

Springing-Test der LWS (Abb. 4.6a–b)
* Ausgangsstellung Patient: Bauchlage; Ausgleich der Lordose durch leichte Unterlagerung. Die Arme liegen neben dem Körper, die Unterschenkel sind mit einer Knierolle unterlagert.
* Grifftechnik und Durchführung:
  - Beim Bewegungssegment L5/S1 zeigen die Finger des Therapeuten nach kaudal. Die Fingerkuppen liegen lateral der Dornfortsätze auf dem Wirbelbogen von L5, die ulnare Handkante der anderen Therapeutenhand befindet sich auf den Fingerkuppen.

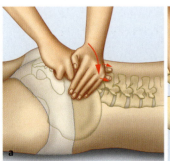 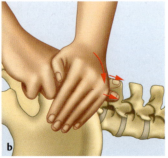

Abb. 4.6a–b Springing-Test der LWS. **a** Grifftechnik am Patienten. **b** Grifftechnik am Skelettmodell.

- Durch Körpereinsatz nimmt die Therapeutin Tiefenkontakt auf und leistet mit wenig Kraft einen Schub nach ventral-kranial.
- Ab L4 (**Abb. 4.6b**) aufwärts sind die Fingerkuppen nach kranial gerichtet. Die Durchführung bleibt gleich.
- In Bereichen mit verminderter Beweglichkeit ist die Bewegungsqualität verändert. Sie fühlt sich fest und unelastisch an. In Bereichen mit vermehrter Beweglichkeit ist die Bewegung größer, beim Halten in der Endposition tritt nach einigen Sekunden ein ligamentärer Schmerz auf.

> *Bei Spondylolisthesis muss die Therapeutin im betroffenen Bewegungssegment sehr vorsichtig sein. Ist schon eine Stufenbildung tastbar, sollte der Test nur in den nicht betroffenen Bewegungssegmenten durchgeführt werden, um eventuelle Hypomobilitäten über dem instabilen Bewegungssegment zu finden.*

Bewegungsverhalten

- Verminderte Hüftextension in der Standbeinphase kann auf verkürzte Hüftflexoren hindeuten, kann aber auch die Folge von Schmerzen bei weiterlaufender Extension in die LWS sein.
- Verminderte Rotation im thorakolumbalen Übergang wird durch Mitbewegen des Thorax kompensiert. Der frontal-transversale Thoraxdurchmesser bleibt nicht rechtwinklig zur Fortbewegungsrichtung.
- Beim Abrollen des Fußes besteht in der Abdruckphase eventuell Fußheber- oder Schwäche des M. triceps surae.

Weitere spezifische Tests

- Bei Verdacht auf Mitbeteiligung der neuralen Strukturen müssen der Straight leg raise (SLR) und die passive Nackenflexion (PNF) geprüft werden (S. 234).
- Reflexe.

Checkliste: Physiotherapeutische Untersuchung bei Patienten mit Spondylolyse und Spondylolisthesis

Anamnese	Nach rezidivierenden, extensorischen Belastungen (z.B. Sportart) fragen.
Haltungs- und Konstitutionsauffälligkeiten	Verstärkte LWS-Lordose.
Bewegungsverhalten	• Bewegungsverhalten bei Bewegungsübergängen beobachten; • Gang ist durch die Schmerzen bei weiterlaufender Extension in der LWS verändert; • Standbeinphase kann durch reduzierte Hüftextension verkürzt sein.
Palpatorische Untersuchung/Tastbefund	• Stufenbildung kranial der Listhese; • Tonus der Rückenstrecker ist erhöht; • Eventuelle Ansatzreize an der Symphyse; • Bei Beteiligung der Neuralstruktur können Sensibilitätsstörungen auftreten.
Prüfen der Beweglichkeit	• Segmentale Beweglichkeit der LWS in Seitenlage; • Springing-Test in Bauchlage; • Nachbarregionen wie BWS, SIG und Hüftgelenke müssen geprüft werden, da reduzierte Beweglichkeit Kompensationen in den instabilen Regionen fordert.

Prüfen der Muskulatur	• Kraft:
	  – Beurteilung der Leistung der autochthonen Muskeln durch segmentale Stabilisation und der äußeren und inneren Einheit;
	  – Prüfung der Kennmuskeln bei neuraler Beteiligung;
	  – Prüfung der Beckenstabilität auf dem Standbein mit dem Trendelenburg-Test.
	• Verkürzung
	  – Hüftflexoren;
	  – Lumbale Extensoren, hier vor allem exzentrische Verlängerung.

Weitere spezifische Tests	• Straight-Leg-Raise-Test (SLR); • Reflexe.

Fallbeispiel: Eine 29-jährige Patientin klagt über Schmerzen im lumbosakralen Bereich. In Ruhe beträgt die Schmerzintensität 3 auf der Schmerzskala. Bei längerem Stehen (> 15 Minuten) nehmen die Schmerzen zu (Schmerzskala 6) und strahlen zeitweilig in beide Gesäßhälften aus. Beim Stehen bekommt sie ein „Abbrechgefühl" in der LWS. Taubheit oder Kraftminderung sind der Patientin bisher nicht aufgefallen. Langes Sitzen führt ebenfalls zu verstärkter Schmerzsymptomatik. Die Patientin übt eine Bürotätigkeit aus, wobei im Laufe des Tages die Schmerzen in der LWS auf den Wert 5 der Schmerzskala ansteigen.

Bis zu ihrem 18. Lebensjahr war sie aktive Turnerin. Die LWS-Beschwerden begannen etwa 1 Jahr später und steigerten sich im letzten Jahr derart, dass sie in ihrem Arbeitsalltag beeinträchtigt ist. Vor 1 Jahr bekam die Patientin ein Kind, während und nach dessen Geburt die Schmerzen zunahmen.

Hypothesen und Maßnahmen

Rezidivierende Überlastungen während ihrer Zeit als aktive Turnerin führten zur Spondylolyse, die sie während des regelmäßigen Trainings muskulär kompensieren konnte.

Einseitige Belastung bei der Arbeit und fehlendes regelmäßiges Training der Rumpfmuskulatur hatten die Verstärkung der Instabilität zur Folge. Die Schwangerschaft förderte durch die Hormonumstellung die Lockerung der Ligamente, und die Patientin nahm nicht an der Rückbildungsgymnastik teil.

Seit etwa 2 Monaten bemerkt sie eine leichte Inkontinenz. Eine deutliche Insuffizienz des Beckenbodens verringert die Stabilität des lumbosakralen Übergangs, das Sakrum bekommt mehr Nutationstendenz. Das Zusammenspiel der inneren Einheit (Beckenboden, M. transversus abdominis, M. multifidus) ist gestört.

Einseitige Stellungen und Haltungen (z.B. Stehen, Sitzen) verstärken die Symptomatik, da die Wechselbelastung der überlasteten Bandstrukturen fehlt. Im Stand verstärkt sich durch die Neigung des Sakrumplateaus die Gleittendenz des 5. Lendenwirbelkörpers. Der Anulus fibrosus zwischen L5/S1 gerät unter Dauerspannung, da auch hier die Wechselbelastung fehlt und eine Degeneration begünstigt. Beginnende Protrusionen können im Sitzen das Lig. longitudinale posterius und die Dura irritieren. Auch der Anulus fibrosus selbst kann die Ursache für Schmerz sein, da der äußere Bereich sensibel innerviert ist.

Bei Beteiligung der Dura sind Tests wie die passive Nackenflexion und Straight leg raise positiv.

Das Joint play in der LWS wird über den Springing-Test oder die Klafftechnik in Seitenlage geprüft. Im Segment L5/S1 ist es deutlich vergrößert, beim Halten in Endstellung reproduzieren die Ligamente Schmerzen in der Gesäßregion.

Die Schmerzprovokation der Ligg. iliolumbalia reproduziert ebenfalls die Schmerzen im Gesäß und in den dorsalen Oberschenkeln.

Die Patientin erlernt Entlastungsstellungen, die sie zeitweilig während ihrer Bürotätigkeit einnehmen kann. Hubfreie oder hubarme Bewegungen der LWS verbessern durch die Wechselbelastung die Stoffwechselsituation in Bändern und Anulus fibrosus.

Die Patientin erlernt auch die Stabilisation der LWS unter Vermeidung der Hyperextension in verschiedenen Ausgangsstellungen. Begonnen wird mit der Aktivierung der inneren Einheit in hubfreien Ausgangsstellungen, die später in alltagsnahe Ausgangsstellungen übertragen werden. Vorbereitend erfolgen die exzentrische Verlängerung der Rückenstrecker und die Mobilisation der BWS.

4.2.2 Physiotherapeutische Behandlung bei Patienten mit Spondylolyse und Spondylolisthesis

Ziele

Körperstruktur und -funktion (Impairment)

- Schmerzen lindern und überlastete Strukturen entlasten;
- Beweglichkeit in hypomobilen Wirbelsäulenabschnitten verbessern;
- Instabile Wirbelsäulenabschnitte stabilisieren.

Aktivitäten (Activities)

Ökonomische Haltung und Bewegungsabläufe erarbeiten, die eine rezidivierende Überlastung in Hyperextension vermeiden.

Teilnahme (Partizipation)

- Patienten über mögliche Entstehungsmechanismen und Schmerzsituation aufklären;
- Dem Patienten seine Rolle als aktiven Teilnehmer in der Rehabilitation vermitteln.

Maßnahmen

Schmerzen lindern und überlastete Strukturen entlasten

- Entlastungslagerungen, z.B. Stufenbettlagerung, stabile Seitenlage mit Unterlagerung des Bauchs, Bauchlage an der Tischkante (Kap. 5.2.2);
- Entlastungsstellungen, die den lumbosakralen Übergang entlasten.

Beispiele:
1. Sitz:
Zwischen Bauch und Stuhllehne liegt ein Kissen, die Arme können auf dem Tisch gestützt sein. Durch das Kissen können Teilgewichte vom Brustkorb abgelegt werden, durch den Gegendruck am Bauch gerät der lumbosakrale Übergang nicht in Hyperextension (Kap. 5.2.2).

2. Stand:
Ein Bein auf einem Hocker abgestellt, durch Vorneigung der Körperlängsachse wird der Ellenbogen der gleichen Seite auf dem Oberschenkel abgelegt.

3. Rückenlage:
Beide Beine in maximale Hüftflexion an den Bauch heranziehen. Der Ausgleich der Hyperlordose wirkt entlastend (**Abb. 4.7a**).

- Heiße Rolle auf die hypertonen Muskeln und Ansatzreize.
- Ultraschall auf die Ansatzreize und gereizten Ligamente.
- Behandlung der Triggerpunkte durch lokalen Druck von mindestens 1 Minute Dauer.
- Weichteiltechniken (z.B. Druckinhibition oder Quermassage) im Bereich der hypertonen Muskeln.
- Hubfreie Bewegungen der LWS im schmerzfreien Bereich verbessern die Stoffwechselsituation.
- BWS-Mobilisation führt zur Sympathikusdämpfung.

Beweglichkeit in hypomobilen Wirbelsäulenabschnitten verbessern
- Segmentale Mobilisation, auch gekoppelt mit postisometrischer Relaxation (häufig müssen Bewegungssegmente in der oberen LWS in Divergenz mobilisiert werden; Durchführung siehe Kap. 3, *LWS-Syndrom);*
- Hubfreie Mobilisation (thorakolumbaler Übergang, BWS).
- Thoraxmobilisation bei den reinen „Bauchatmern", z.B. Atemlenkung durch Atempattern, Packgriffe, Rippenmobilisation durch den Kreuzgriff (siehe Kap. 3, *BWS-Syndrom*), Schulung der Patientenwahrnehmung für die Atembewegung.

> *Der hypermobile Wirbelsäulenabschnitt sollte bei den Mobilisationen möglichst stabil bleiben. Bei den hubfreien Mobilisationen kann der Patient lernen, den Unterbauchabstand konstant zu halten, während er in der BWS oder thorakolumbal bewegt.*

Dehnung der verkürzten Muskeln
- Längsdehnung der Rückenstrecker in Rücken- oder Bauchlage über der Bankkante (**Abb. 4.7b**).
- Querdehnung der Rückenstrecker in Seiten- oder Bauchlage.
- Längsdehnung der Hüftflexoren, wobei die LWS durch den Thomas-Handgriff in Flexion fixiert wird.
- Die exzentrische Verlängerung der Hüftflexoren kann im Halbsitz erarbeitet werden. Ein dosierter Widerstand am ventralen proximalen Oberschenkel aktiviert die Flexoren. Der Fuß befindet sich im Vorfußkontakt. Während der exzentrischen Verlängerung bleiben die Bauchabstände konstant (Kap. 5.5, *Koxarthrose*).

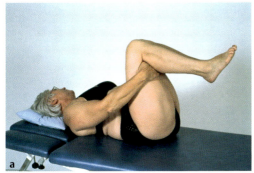
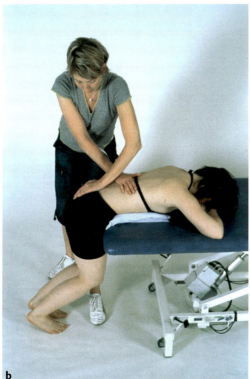

Abb. 4.7a–b a Entlastungslagerung der LWS-Flexion in Rückenlage. **b** Dynamisch kon- und exzentrische LWS-Extension in Bauchlage am Bankende.

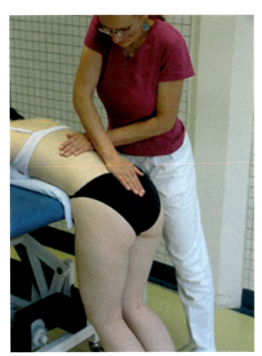

Abb. 4.8 Der Therapeut gibt Widerstand für die lumbalen Extensoren.

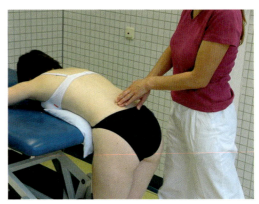

Abb. 4.9 Behandlung der Triggerpunkte M. iliocostalis und M. longissimus dorsi in Entlastungslagerung für den lumbosakralen Übergang.

Anschließend wird die exzentrische Verlängerung erarbeitet. Der Patient lässt die Therapeutin die LWS über das Sakrum nur langsam in Flexion bewegen. Die aktive Verlängerung der dorsalen Kette ist Voraussetzung für die Aktivierung der ventralen Kette, da diese sonst reflektorisch gehemmt ist.
- Auch die kontrollierte Extension lässt sich dynamisch-konzentrisch erarbeiten. Dabei lernt der Patient, die Bewegung vor der Hyperextension zu begrenzen (**Abb. 4.8**)

- Quer- und Längsdehnung der Hüftadduktoren und –außenrotatoren.
- Querdehnungen der Rückenstrecker durch Anharken des Os pisiforme quer zum Faserverlauf.
- Eigendehnungen für die betroffenen Muskeln (z. B. lumbale Extensoren in Rückenlage mit angezogenen Beinen).

*Die Ausgangsstellung kann der Patient zu Hause als Entlastungsstellung einnehmen. Die Triggerpunkte des M. iliocostalis und M. longissimus dorsi werden durch lokalen Druck von mindestens 1 Minute Dauer behandelt (**Abb. 4.9**).*

Dehnung der Rückenstrecker in Bauchlage an der Bankkante
- Ausgangsstellung Patient: Der Patient legt sich mit dem Bauch über den Behandlungstisch, sodass sich die LWS in Flexion befindet. Über die Tischkante kann ein Kissen gelegt werden. Die Beine haben Vorfußkontakt zum Boden, Hüft- und Kniegelenke sind in Flexion. Durch das Beingewicht kommt es intervertebral zu einer Entlastung und einer Divergenzbewegung in den Gelenken.
- Ausgangsstellung Therapeutin: Lateral vom Patienten; die banknahe Hand liegt auf dem Sakrum, die bankferne Hand am thorakolumbalen Übergang.
- Durchführung: Mit der postisometrischen Relaxation werden die Rückenstrecker gedehnt. Nach einer statischen Aktivität in Extension (wenig Kraft) dehnt die Therapeutin über das Sakrum in ventral-kaudaler Richtung.

Instabile Wirbelsäulenabschnitte stabilisieren
- Segmentale Stabilisation: Durch gezielte Widerstände an den Quer- oder Dornfortsätzen im Sinne einer Rotation oder Extension/Flexion werden die autochthonen Muskeln stimuliert.

Die Widerstände ganz langsam anschwellen lassen und am Anfang nur gering dosieren (Kap. 5)!

- Beckenpattern aus der PNF: Durch das Muster „Elevation anterior" wird z.B. gezielt die Unterbauchmuskulatur trainiert. Mit der „Combination of isotonic" (agonistische Umkehr) lernen die Muskeln, koordiniert konzentrisch und exzentrisch zu arbeiten. Kombiniert mit den Skapulamustern trainieren sie die rotatorische Stabilität. Am Anfang kann das Beckenmuster statisch gehalten werden, während die Skapula dynamisch arbeitet.

- Die Beckenstabilität auf dem Standbein lässt sich durch Gangfazilitation aus der PNF verbessern. Die Abruckphase wird mithilfe eines gezielten Widerstands an beiden Beckenschaufeln von ventral-kranial konzentrisch und exzentrisch fazilitiert. Der Patient steht dabei in Schrittstellung.
- Erarbeitung der Kokontraktion von Bauch- und Rückenmuskeln.

Beispiele:
- Bilaterales Armpattern in Flexion/Abduktion/Außenrotation und Extension/Adduktion/Innenrotation, statisch und dynamisch. Durch Approximation bei der statischen Durchführung erfolgt eine gute Kokontraktion. Beim Anstellen der Beine, mit gleichzeitiger Druckverstärkung der Fersen in die Unterlage, fällt es dem Patienten leichter, den Unterbauch stabil zu halten.
- Taillentrimmer (Kap. 5.3.2).
- Klassischer Frosch, z.B. bei Rundrückentypen.
- Urfrosch, z.B. bei Flachrückentypen.

Die Froschübungen müssen am Anfang in Rückenlage, eventuell mit Unterlagerung des Beckens durchgeführt werden. Dadurch wird die Arbeit für die Bauchmuskeln erleichtert (Kap. 3.1.1). Später wird die Körperlängsachse zunehmend vertikalisiert, z.B. im hohen Sitz.

- Ökonomische Haltung und Bewegungsabläufe erarbeiten, die eine rezidivierende Überlastung in Hyperextension vermeiden.
- Haltungsschulung und Stabilisationstraining mit zunehmender Hubbelastung. Die Physiotherapeutin kontrolliert bei der Haltungskorrektur lumbosakral die Stufenbildung. Die Körperabschnitte werden soweit wie möglich in die physiologischen Wirbelsäulenkrümmungen eingestellt. Lumbosakral ist häufig ein Ausgleich der Hyperlordose notwendig.

Es darf nie nur in der LWS entlordosiert werden, ohne auf die Körperabschnitte BWS und Thorax zu achten!

- Werden diese Körperabschnitte korrekt eingeordnet, ist häufig nur noch eine geringe Entlordosierung notwendig. Den Ausgleich der Stufenbildung kann der Patient selbst tasten.
- Bei Bewegungen der oberen Extremität (vor allem beim Greifen über den Kopf) besteht die Gefahr der Hyperextension der LWS. Daher werden diese Bewegungsabläufe unter der Kontrolle der Therapeutin erarbeitet. Während der Grifffunktion nach oben lernt der Patient, den Abstand zwischen Bauchnabel und Symphyse konstant zu halten.
- Rückenschonendes Verhalten im Alltag, wie z.B. Bücktraining. Am Anfang ist häufig nur das vertikale Bücken möglich. Beim horizontalen Bücken ist der Hebel für die Muskeln, die den lumbosakralen Übergang stabilisieren, zu lang.
- Teilnahme an Rückenschulgruppen mit der Zielsetzung, das rückenschonende Verhalten spielerisch zu erlernen und zu automatisieren.

Dies ist jedoch nur als Sekundärprävention und nie als alleinige Maßnahme geeignet!

Zusammenfassung: Physiotherapeutische Behandlung bei Patienten mit Spondylolyse und Spondylolisthesis

- Dominiert der Schmerz, stehen entlastende Maßnahmen im Vordergrund, die die überlasteten Strukturen entlasten:
  - Entlastungslagerungen: z.B. Rückenlage mit angezogenen Beinen;
  - Entlastungsstellungen: z.B. Sitz mit einem Kissen zwischen Bauch und Stuhllehne.
- Die überlasteten Strukturen (z.B. Ligg. Iliolumbalia) können lokal mit Ultraschall und heißer Rolle behandelt werden.
- Weichteiltechniken (z.B. Quermassage) werden im Bereich der hypertonen Muskeln angewendet.
- Hypomobile Wirbelsäulenabschnitte werden durch Gelenktechniken aus der Manuellen Therapie mobilisiert. Die BWS-Mobilisation bewirkt gleichzeitig eine Sympathikusdämpfung.
- Verkürzte Muskeln (v.a. lumbale Extensoren und Hüftflexoren) werden aktiv exzentrisch verlängert, da sie diese Funktion im Alltag benötigen. Die Hüftflexoren verlängern sich in jeder Standbeinphase exzentrisch.
- Die Patienten erlernen Eigendehnungen.
- Instabile Wirbelsäulenabschnitte müssen stabilisiert werden, wobei die segmentale Stabilisation und aßnahmen aus der PNF zum Einsatz kommen (Kap. 5).
- Während der Haltungskorrektur lernt der Patient, den Ausgleich der Stufenbildung selber zu tasten und seine Bauchabstände zu kontrollieren. Begonnen wird in entlastenden Ausgangsstellungen, später kommen vertikale Körperlängsachse und zum Schluss horizontale Körperlängsachse (z.B. horizontaler Bücktyp) hinzu.

- Der Patient lernt, Schmerz auslösende Bewegungen zu vermeiden (z.B. müssen beim Greifen eines Gegenstands oberhalb des Kopfes die Bauchabstände kontrolliert werden).
- Am Ende der Standbeinphase besteht die Gefahr der Hyperextension der LWS. Die kon- und exzentrische Fazilitation der Abdruckphase aus der PNF stabilisiert das Becken auf den Hüftköpfen extensorisch. Ein gezielter Widerstand an beiden Beckenschaufeln von ventral-kranial mit Approximation in den Standfuß stimulieren den Unterbauch für die Beckenanbindung (**Abb. 3.120**, S. 293).
- Rückenschonendes Verhalten kann zusätzlich in Rückenschulkursen spielerisch erlernt und automatisiert werden.

4.3 Strukturelle Fehlstellungen im Hüftgelenk

Hüftdysplasie, Coxa valga und Coxa antetorta treten häufig kombiniert auf und führen zu einer Instabilität des Hüftgelenks mit der Gefahr einer Hüftluxation.

Definitionen

Hüftdysplasie
Mangelnde Formgebung der Hüftpfanne, bedingt durch eine Reifungsstörung mit ungenügender Ausbildung der Hüftpfanne und Störung der Pfannenerkerverknöcherung.

Coxa vara (Abb. 4.10b)
Verminderter Schenkelhalsneigungswinkel mit abnormer Varusstellung des Schenkelhalses.

Coxa valga (Abb. 4.10c)
Steilstellung des Schenkelhalses mit Vergrößerung des Corpus-Collum-Diaphysenwinkels (CCD-Winkels).

Coxa antetorta
Vergrößerung des Antetorsionswinkels des Schenkelhalses (Abb. 4.11a–c).

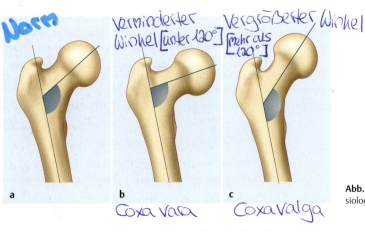

Abb. 4.10a–c Schenkelhalsformen. **a** Physiologisch. **b** Coxa vara. **c** Coxa valga.

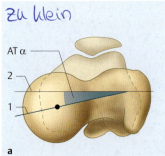
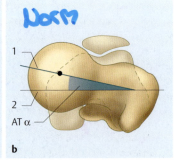
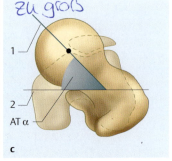

Abb. 4.11 a–c Der Antetorsionswinkel wird durch die Schenkelhalsachse (1) und die Femurkondylenebene (2) gebildet. a Antetorsionswinkel zu klein. b Norm. c Antetorsionswinkel vergrößert.

Hüftluxation

Dezentrierung des Hüftkopfes aus der Hüftgelenkpfanne.

Ätiologie und Pathogenese

Hüftdysplasie und Hüftluxation

Die Instabilität der Neugeborenenhüfte, z.B. durch Kapselüberdehnung bei intrauteriner Steißlage, führt zu einer Verknöcherungsverzögerung am Pfannenerker, was eine mangelnde Formgebung der Pfanne zur Folge hat.

Die starke Hüftflexion bei gleichzeitiger Knieextension bei der intrauterinen Steißlage löst Druck auf den verformbaren hinteren Pfannenrand aus, der die Entwicklung einer Hüftdysplasie oder -luxation begünstigt.

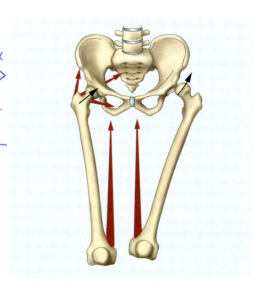

Abb. 4.13 Rechtes Hüftgelenk: Zentrierung des Femurkopfes durch den Synergismus der Hüftabduktoren und -außenrotatoren. Linkes Hüftgelenk: luxierende Wirkung der Hüftadduktoren.

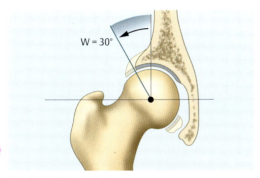

Abb. 4.12 Wiberg-Winkel.

Bei der Entstehung einer Hüftdysplasie bzw. -luxation ist eine familiäre Häufung bekannt. Bei einem betroffenen Elternteil ist die Wahrscheinlichkeit 10fach erhöht, dass auch die Kinder erkranken. Die Häufigkeitsverteilung zwischen weiblichem und männlichem Geschlecht beträgt 4:1.

Normalerweise ist die Hüftgelenkpfanne nach ventral, lateral und kaudal ausgerichtet. Sie bildet mit der Horizontalen einen Winkel von 30°–40°. Dadurch kann der kraniale Abschnitt der Pfanne den Kopf nach lateral ausreichend umgreifen. Das Ausmaß des kranialen Umgriffs wird anhand des Wiberg-Winkels gemessen (**Abb. 4.12**). Dieser wird aus der Lotlinie des Zentrums des Hüftkopfkerns mit dem äußeren Rand des Pfannenerkers gebildet. Der Winkel beträgt normalerweise 30°.

Infolge der schwächeren Ausprägung des Pfannenerkers kommt es bei der Hüftdysplasie zu einer deutlichen Verkleinerung des Winkels. Eine geringere Überdachung des Kopfes ist die Folge. Die maßgebliche Kraftübertragung findet im Bereich des Pfannendachs statt, sodass hier die Knorpelschichten am dicksten sind. Durch einen kleinen Wiberg-Winkel verkleinern sich die Gelenkkontaktfläche und die Tragfläche des Gelenks erheblich. Da derselbe Druck auf eine kleinere Fläche einwirkt, steigt die Gefahr der vorzeitigen Degeneration.

Bei einer massiven Ossifikationsstörung ist die Überdachung des Kopfes so gering, dass sich eine Luxation des Hüftkopfs nach kranial-dorsal entwickelt.

Die Luxationsgefahr steigt durch ein muskuläres Ungleichgewicht. Alle transversal verlaufenden Muskeln (Außenrotatoren, Glutäen) am Hüftgelenk tendieren dazu, den Hüftkopf in die Pfanne zu pressen.

Die longitudinal verlaufenden Muskeln (in 1. Linie die Hüftadduktoren) haben die Tendenz, den Hüftkopf nach kranial aus der Pfanne zu luxieren, vor allem bei dysplastischem Pfannenerker. Die luxierende Wirkung verstärkt sich bei zunehmender Adduktion (**Abb. 4.13**).

Wird das Hüftgelenk in Abduktion bewegt, reduziert sich diese Gefahr, da sich die Stellung des Kopfes in Relation zum Pfannenerker verändert und der Kraftarm der Adduktoren geringer wird. Diese Tatsache erklärt die Einstellung des Hüftkopfes in Abduktion bei der konservativen Bandagenbehandlung der Hüftdysplasie.

Bei einer kindlichen Hüftluxation nach kranial-dorsal führt die Kranialisation des Ansatzes der Glutäalmuskeln am Trochanter major zu einer aktiven Insuffizienz dieser Muskeln. Infolge der mangelnden Aktivität treten eine Beugekontraktur und ein positives Trendelenburg-Zeichen auf.

Bestehen begleitend eine Coxa valga und eine Coxa antetorta (Coxa valga antetorta), wird die Instabilität der Hüfte noch erhöht.

Die anatomischen Fehlstellungen begünstigen funktionelle Dezentrierungen. Dabei handelt es sich nicht um eine Luxation, sondern um minimale Verschiebungen des Hüftkopfes mit Veränderungen des Momentandrehpunkts.

> *Diese funktionellen Dezentrierungen können auch bei anatomisch gesunden Hüftgelenken auftreten.*

Die häufigste Dezentrierung des Hüftkopfes ist die Anteposition, die eine translatorische Dezentrierung des Hüftkopfes mit einer Verschiebung nach ventral darstellt. Sowohl Hüftkopf als auch Hüftpfanne sind nach ventral geneigt. Dadurch ist die Hüfte in diese Richtung am labilsten (**Abb. 4.14**).

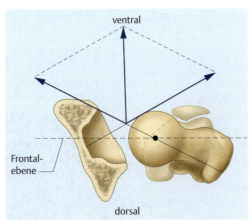

Abb. 4.14 Ventrale Ausrichtung von Hüftkopf und Hüftpfanne.

Bei Zerlegung der einwirkenden Gewichts- und Bodenreaktionskraft (Beschleunigung, die sich durch den Aufprall der Ferse am Boden über den Femur nach kranial überträgt) weist immer eine Komponente nach ventral. Die Kokontraktion der Hüftflexoren (vor allem M. iliopsoas) und -extensoren verhindert die Dezentrierung.

> *Die Gefahr der Dezentrierung ist bei Bewegungen des Beines mit langem Hebel in Hüftflexion gegen die Schwerkraft besonders hoch, da dann die Kokontraktion fehlt (**Abb. 4.16**).*

Bei einer Hüftdysplasie gekoppelt mit Coxa valga ist die Gefahr der Dezentrierung des Hüftkopfes nach lateral sehr groß. Durch die Vergrößerung des

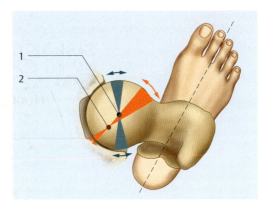

Abb. 4.15 Bei einer Dezentrierung kann sich der Momentandrehpunkt nach dorsal verlagern (2). Dadurch ist der Bewegungsausschlag ventral größer als dorsal (1=zentrierter Drehpunkt).

CCD-Winkels lateralisiert sich der Hüftkopf in Relation zur Pfanne, durch die Dysplasie fehlt die ausreichende laterale Stabilität.

Die Dezentrierung nach lateral wird auch als *expulsive Hüfte* bezeichnet. Dabei handelt es sich um eine minimale Translation des Hüftkopfes nach lateral, nicht um eine Luxation.

Die Dezentrierungen führen durch die Verlagerung der Momentandrehpunkte zu Spannungsveränderungen der Hüftmuskulatur. Die Anteposition geht mit einer Tonuserhöhung der Hüftaußenrotatoren einher. Durch die Verlagerung des Momentandrehpunkts nach dorsal wirkt dauerhaft ein verändertes Drehmoment auf diesen dorsal liegenden Muskeln, weshalb sie schneller überlastet werden (**Abb. 4.15**) und ihre Elastizität verlieren.

Coxa vara

Coxa vara ist eine Abweichung des Schenkelhalses in der Frontalebene. Der CCD-Winkel ist beim Erwachsenen kleiner als 120°.

Die Fehlstellung kann angeboren, manchmal auch kombiniert mit anderen Fehlstellungen der entsprechenden Extremität oder als Folge einer Stoffwechselerkrankung (z.B. Rachitis) auftreten. Auch in Fehlstellung verheilte Schenkelhalsfrakturen, Femurosteotomien, Epiphysenlösungen oder M. Perthes können zur Coxa vara führen.

Durch den verkleinerten CCD-Winkel steigen die Biegespannungen auf den Schenkelhals, sodass sich dessen Architektur verändert. Es kommt zur vermehrten Anlagerung von Knochensalzen in horizontaler Richtung im lateralen Schenkelhalsanteil (Zugtrajektorien) und weniger vertikale Trajek-

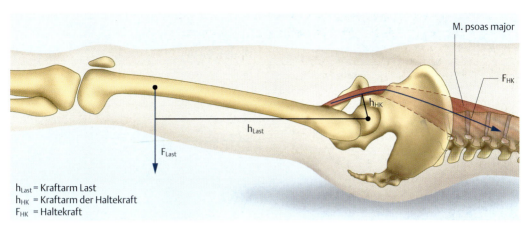

Abb. 4.16 Hebelverhältnisse bei der Hüftflexion in der offenen Kette: Der Lastarm ist wesentlich länger als der Kraftarm.

torien (Drucktrajektorien) im medialen Anteil (**Abb. 4.17**).

Patienten mit Coxa vara neigen häufiger zu Schenkelhalsfrakturen. Durch die erhöhten Biegespannungen bricht der Schenkelhals in der so genannten „hellen Zone", die sich zwischen den beiden Hauptzügen der Trajektorienarchitektur befindet.

Der M. tensor fasciae latae versucht, über seine Zuggurtungsfunktion die erhöhten Biegespannungen zu mindern. Bei diesen Patienten neigt er durch Überlastung zu Insertionstendopathien.

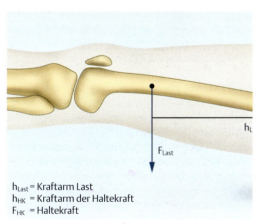

h_{Last} = Kraftarm Last
h_{HK} = Kraftarm der Haltekraft
F_{HK} = Haltekraft

Abb. 4.17 Trajektorien des Schenkelhalses.

Durch den verkleinerten CCD-Winkel ist die Kontaktfläche des Hüftgelenks größer. Der Hochstand des Trochanter major hat die aktive Insuffizienz der Hüftabduktoren zur Folge.

Dies äußert sich beim Gehen oft durch ein positives Trendelenburg-Zeichen.

Coxa valga

Die Coxa valga ist eine Fehlstellung in der Frontalebene. Die physiologische Coxa valga antetorta des Neugeborenen entwickelt sich normalerweise bis zum 12. Lebensjahr zu einem CCD-Winkel von 125° und einem Antetorsionswinkel von ca. 20° zurück.

Im Fall einer Coxa valga beim Erwachsenen ist der CCD-Winkel größer als 130°. Durch diese Steilstellung des Schenkelhalses vergrößert sich die Gefahr der Luxation bei der Adduktion. Dabei erfährt der Kopf eine Lageveränderung nach lateral, die 20° über der Norm liegt, d.h. in einem pathologischen Hüftgelenk entspricht eine Adduktion von 30° bezogen auf die Lage des Kopfes der von 50° in einem normalen Gelenk. Durch den kleinen Pfannenerker bei der Hüftdysplasie tritt der Kopf nach lateral und kranial aus der Pfanne heraus.

Die Steilstellung des Schenkelhalses wirkt sich auf die architektonische Struktur der Knochenbälkchen (Trajektorien) aus. Longitudinal verlaufende Trajektorien nehmen zu, da im steilen Schenkelhals die vertikalen Druckkräfte gegenüber horizontalen Biegespannungen überwiegen. Die Elastizität der Knochenstruktur nimmt ab.

Der Kraftarm der Abduktoren verkleinert sich, weshalb sie bei der Stabilisation des Beckens auf dem Standbein mit viel größerer Kraft arbeiten

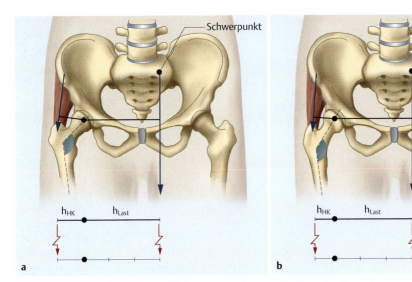

Abb. 4.18a–b Kraft- und Lastarm der Hüftabduktoren. **a** Normaler CCD-Winkel. **b** Coxa valga.

müssen (**Abb. 4.18a–b**). Der höhere Kraftaufwand wirkt sich als erhöhte Kompressionsbelastung im Gelenk aus.

Coxa antetorta

Die Coxa antetorta ist eine Fehlstellung in der Transversalebene. Bei der Ansicht von kranial bildet der Schenkelhalswinkel beim Erwachsenen einen nach ventral ausgerichteten Winkel von 12°. Im Fall einer Coxa antetorta ist der Winkel beim Erwachsenen größer als 20°, sodass der Kopf in Relation zur Pfanne mehr ventral steht. Bedingt durch die divergente Ausrichtung der Hals- und Pfannenachse bei extendierter Hüfte (z.B. in der Standbeinphase) wird der vordere Kopfanteil normalerweise nicht bedeckt.

Beim Neugeborenen ist der Antetorsionswinkel mit ca. 30° größer als beim Erwachsenen. Im Rahmen der normalen kindlichen Entwicklung reduziert sich die Antetorsion durch die zunehmende Aufrichtung des Kindes beim Stehen und Gehen. Diese Korrektur erfolgt mithilfe der Zugkräfte, die durch das Lig. iliofemorale und den M. glutaeus maximus auf den Femur wirken.

Das Lig. iliofemorale kommt bei zunehmender Hüftextension unter Zug und zieht den Femurhals eher in Richtung Innenrotation. Die ansteigende Aktivität des M. glutaeus maximus bewegt den distaleren Teil des Femurs in Außenrotation.

Die beiden gegeneinander gerichteten Kräfte reduzieren die Torsion zunehmend. Diese Tendenz wird zusätzlich durch die Aktivität des M. psoas major unterstützt. Er übt am Trochanter minor bei zunehmender Aufrichtung einen nach ventral gerichteten Zug aus.

Kinder mit großem Antetorsionswinkel benötigen Aktivität des M. psoas major und des M. glutaeus maximus.

Ist der Hals nun durch einen vergrößerten Antetorsionswinkel noch weiter nach ventral gedreht, steigt die Luxationsgefahr des Kopfes nach ventral. Vor allem eine Außenrotation verstärkt diese Gefahr. Durch die Innenrotation wird der Kopf in Relation zur Pfanne nach dorsal und damit bei einer vergrößerten Antetorsion ins Zentrum der Pfanne bewegt. Dies erklärt die innenrotierten Hüftgelenke beim Gehen bei Patienten mit großem Antetorsionswinkel ebenso wie die Innenrotation in Verbindung mit der Abduktion und Flexion bei der konservativen Bandagenbehandlung von Kindern mit Hüftdysplasie kombiniert mit Coxa valga antetorta.

> Coxa valga und Coxa valga antetorta können isoliert bestehen oder mit einer Dysplasie der Pfanne kombiniert sein. Sie können auch einen Restbefund nach abgeschlossener Dysplasiebehandlung darstellen.

Symptomatik

- Bei einseitigem Auftreten einer Fehlstellung sind Asymmetrien der Gesäß- und Analfalte vorhanden, was besonders deutlich bei Kindern mit Hüftdysplasie ist.
- Bewegungsarmut des betroffenen Beines, da die Kindern mit diesem Bein weniger strampeln.

- Bei konservativer Behandlung mit langen Ruhigstellungsphasen ist eventuell die gesamte motorische Entwicklung verzögert, die Bewegungsarmut ist noch deutlicher. Die Muskeln des Beines sind athrophiert.
- Ab dem Laufalter ist bei Kindern mit Hüftdysplasie eine extreme kompensatorische Flexion des Beckens in den Hüftgelenken mit auffälliger Hyperlordose der LWS zu finden. Diese Stellung gewährleistet eine bessere Überdachung der Femurköpfe. Die Folge ist die Ausbildung einer hartnäckigen Beugekontraktur. Der gleiche Befund kann bei einem großen Antetorsionswinkel sichtbar sein.
- Bei einseitiger Subluxation oder Luxation tritt eine deutliche Beinverkürzung auf.
- Atrophien im Bereich der pelvitrochantären Muskulatur.
- Bei älteren Kindern kommt es zu schnellerer Ermüdbarkeit des betroffenen Beines, Duchenne- und Trendelenburg-Hinken.
- Patienten mit Coxa valga antetorta weisen sehr eng beieinander stehende Hüftgelenkzentren auf, wodurch die Hüftadduktoren einen kürzeren Kraftarm haben. Eine Hypertrophie der Adduktoren kann die Folge sein.
- Patienten mit Coxa valga und Coxa antetorta zeigen eine vermehrte Innenrotation beim Gehen, bei normaler Tibiatorsion zeigen die Fußlängsachsen nach medial. Bei großem Antetorsionswinkel ist die Tibiatorsion häufig vergrößert. Die Kniegelenke werden durch die starke Innenrotation des Femurs enorm belastet (Kap. 3.5, *Patellasyndrome* und Kap. 5.4, *Gonarthrose*).
- Kinder mit großem Antetorsionswinkel sitzen gerne mit innenrotierten Oberschenkeln zwischen den Fersen (umgekehrter Schneidersitz).

Beispiele:
- Ein Patient mit Coxa antetorta bei Hüftgelenkdysplasie fällt durch Gehen mit starker Innenrotation auf, durch die sich der Oberschenkelkopf vermehrt in die Hüftpfanne zentralisiert
- Bei einem Jungen mit Zerebralparese entwickelt sich eine Coxa valga. Infolge von Knochenfehlwachstum bildet sich durch das muskuläre Ungleichgewicht eine Coxa valga aus.

Diagnostik

Hüftdysplasie und Hüftluxation
- Ortolani-Stabilitätsuntersuchung des Hüftgelenks: Die Mittelfinger des Arztes liegen beiderseits auf dem Trochanter major des auf dem Rücken liegenden Säuglings. Knie- und Hüftgelenke sind 90° gebeugt. Das Bein wird nach dorsal in die Unterlage gedrückt, anschließend wird ein Bein in der Hüfte in eine transversale Abduktion geführt und über den Trochanter nach ventral gehebelt. Die Untersuchung des anderen Hüftgelenks erfolgt analog.

> *Die Instabilitätsuntersuchung ist die wichtigste Hüftgelenksuntersuchung beim Säugling!*

- „Klicken": tritt bei Instabilität der Hüfte auf.
- „Schnappen": spricht für Subluxation (positives Ortolani-Zeichen).
- Barlow-Zeichen: vollständige Luxation, d.h. die Hüfte kann ganz ein- und ausgerenkt werden.
- Hüftdysplasien ohne Instabilität zeigen bei der Untersuchung nach Ortolani oder Barlow keinen auffälligen Befund. Sie können lediglich durch eine Abspreizbehinderung klinisch auffällig werden.
- Abspreizbehinderung: Sie ist das zweitwichtigste klinische Symptom und tritt bei einer beginnenden Dezentrierung des Hüftgelenks durch reflektorischen Hypertonus der Adduktoren auf. Häufig wird sie von den Eltern beim Wickeln entdeckt.
- Gesäßfaltenasymmetrie: Sie kommt bei einseitiger Luxation durch Beinverkürzung vor. Es handelt sich jedoch um ein unsicheres Zeichen, da es auch bei gesunder Hüfte auftreten kann.
- Bewegungsarmut des betroffenen Beines: Meist bewegt das Kind das erkrankte Bein weniger.
- Positives Trendelenburg-Zeichen: Es tritt mit Laufbeginn bei beidseitiger Luxation auf, da die Glutäalmuskulatur durch den Hochstand der Trochanteren infolge der Verlagerung der Ansatzstellen aktiv insuffizient ist. Das Becken kann nicht mehr ausreichend stabilisiert werden.
- Ultraschall:
  - Im 1. Lebensjahr ist der Ultraschall die Untersuchungsmethode der Wahl. Im Gegensatz zum Röntgen stellt sie die Weichteilstrukturen des Hüftgelenks dar. Dabei werden sowohl der hyalinpräformierte knorpelige Pfannenrand, das Labrum acetabulare als auch das knöcherne und knorpelige Pfannendach sichtbar. Form, Struktur und Lagebeziehung zueinander sind zu erkennen.
  - Die Ultraschalluntersuchung ermöglicht eine engmaschige Verlaufskontrolle der Hüftgelenkentwicklung des Neugeborenen ohne jegliche Strahlenbelastung.
  - Nach dem 1. Lebensjahr verhindert die zunehmende Verknöcherung des Hüftkopfes das Eindringen der Schallwellen in den Pfannenraum,

weshalb die Bedeutsamkeit der Untersuchung nach dem 12. Lebensmonat abnimmt und von der Röntgendiagnostik abgelöst wird.

- Röntgen:
  - Röntgen ist frühestens 3 Monate nach der Geburt möglich, da das Pfannendach erst zu diesem Zeitpunkt für eine röntgenologische Beurteilung ausreichend verknöchert ist. Wegen der Strahlenbelastung wird es jedoch erst ab dem 12. Monat eingesetzt.
  - Beide Hüftgelenke werden geröntgt und im Seitenvergleich Unebenheiten in der Verknöcherung, Abrundung oder Doppelkontur des Pfannendachs beurteilt.
  - Hilfslinien und Winkelangaben helfen, den Grad der Pfannendysplasie und Dezentrierung des Hüftkopfs exakter zu ermitteln (Wiberg-Winkel, **Abb. 4.12**, S. 313):
    - *Menard-Shenton-Linie:* Sie bildet nur im Normalfall einen Bogen vom Unterrand des Os pubis nach medial zum Femur. Bei der Hüftluxation ist sie unterbrochen.
    - *Azetabulum-Winkel (AC-Winkel):* Er wird aus der Hilgenreiner-Linie (Verbindung beider Pfannenepiphysenfugen) und der Tangente zur Hüftgelenkpfanne gebildet.
    - *Zentrum-Eckwinkel nach Wiberg (CE-Winkel):* Er wird aus der Lotlinie durch das Zentrum des Hüftkopfkerns und der von diesem Punkt aus an den Pfannenerker gelegten Tangente gebildet.
- Arthrographie:
  - Sie dient der Beurteilung von Repositionshindernissen in der Tiefe der Pfanne bei der Behandlung der Hüftluxation.
  - Weichteilhindernisse im Zentrum der Pfanne lassen sich mithilfe der Arthrographie besser beurteilen als mit der Ultraschalluntersuchung.
  - Ein eingeschlagener Limbus, das Lig. capitis femoris und das Lig. transversum können Repositionshindernisse darstellen. Werden sie nicht erkannt und die Reposition gegen einen zu engen Pfanneneingang erzwungen, birgt dies die Gefahr einer Hüftkopfnekrose.
  - Die Arthrographie erlaubt die Grenzen einer konservativen Behandlung bei Hüftluxation zu erkennen.

Coxa vara, Coxa valga und Coxa antetorta
- Im Säuglings- und Kleinkindalter wird in 1. Linie sonographisch untersucht (siehe *Hüftdysplasie*).
- Neben der normalen Röntgenaufnahme im Stehen wird zusätzlich eine Spezialaufnahme nach Rippstein II durchgeführt. Da sich dabei die Hüfte in 90° Flexion und 20° Abduktion befindet, lassen sich CCD-Winkel und Antetorsionswinkel genauer bestimmen.

Differenzialdiagnosen

Hüftdysplasie und Hüftluxation
Eine Abduktionshemmung findet sich auch bei Schräglagehüfte, Koxitis, Tumoren, infantilen Zerebralparesen sowie bei Coxa vara congenita.

Coxa vara, Coxa valga und Coxa antetorta
Erkrankungen, die mit einer verminderten Festigkeit des Knochens einhergehen (z.B. Osteogenesis imperfecta), können im Wachstum eine Coxa vara ausbilden.

Prognose/Verlauf

Hüftdysplasie und Hüftluxation
- Nur eine frühzeitige Behandlung der Hüftdysplasie kann die Dysplasie-Koxarthrose verhindern.
- Die Therapie richtet sich nach dem Grad der Dezentrierung bei Dysplasien und der Reponierbarkeit bei Luxationen.

Coxa vara, Coxa valga und Coxa antetorta
- Die isolierte Vergrößerung des Antetorsionswinkels ist keine präarthrotische Deformität und benötigt meist keine operative Korrektur.
- Eine ausgeprägte Coxa vara tendiert zur Progression. Da eine tragfähige Aufrichtung des Schenkelhalses unwahrscheinlich ist, wird häufig eine operative Korrektur erforderlich.

Therapie

Hüftdysplasie und Hüftluxation

> *Ziel ist die Zentrierung des Hüftkopfs als Voraussetzung für die Nachverknöcherung der verformten Pfanne.*

Konservativ
- Die Behandlungsperiode ist umso kürzer, je früher sie beginnt.
- Da Säuglinge noch keine Luxation und keine Abduktionseinschränkung aufweisen, muss nicht vorbehandelt werden.
- In den ersten Lebensmonaten dauert die Behandlung etwa doppelt so lange wie das Alter des Säuglings ist. 3 Therapiephasen folgen aufeinander:
  - *Vorbehandlung:* Vojta-Therapie, um den erhöhten Adduktorenmuskeltonus herabzusetzen;

Overhead-Traktion (Zug an den Beinen in Längsrichtung), um das Weichteilgewebe vorzudehnen und das Zentrieren des Hüftkopfs zu erleichtern. Dabei treten oft schon spontan Repositionen auf.
- *Reposition und Retention:* Beim Säugling lässt sich das Hüftgelenk häufig durch Flexion mit Abduktion (siehe *Ortolani-Zeichen*) reponieren. Gelingt dies nicht, muss in Narkose untersucht oder arthrographiert werden.

> Die seltene offene Reposition wird nur bei Versagen der anderen Maßnahmen durchgeführt.

- *Therapie in der Retentionsphase:* Die zentrierte Stellung des Hüftkopfes ist Voraussetzung für die komplette Ausheilung (Nachverknöcherung) der Pfannendysplasie. Hierzu werden folgende konservative Methoden angewandt:

a) Spreizhose: Sie hält das Hüftgelenk in Flexion und Abduktion. Wichtig ist die Kontrolle, ob der Hüftkopf richtig zentriert ist. Beim schnellen Wachstum in den ersten Lebenswochen muss die Spreizhose regelmäßig gewechselt werden.
Alternativ werden Hüftbeugeschienen (z.B. Tübinger Schiene) eingesetzt. Sie bewirken eine geringere Abduktion (maximal 45°) und eine stärkere Flexion (> 90°) als die übliche Spreizhose. Damit ist die Gefahr einer Hüftnekrose geringer.
Die Behandlung mit einer Spreizhose oder Hüftbeugeschiene ist bei Hüftdysplasien bis zum 12. Lebensmonat sinnvoll. Danach ist ihre Wirkung auf die Pfannendachentwicklung gering.

b) Repositionsbandagen: Am häufigsten wird die Pavlik-Bandage angewendet, mit der sich luxierte Gelenke besonders in den ersten Wochen Erfolg versprechend behandeln lassen.
Durch die Bandage werden die Hüftgelenke in eine starke Flexion (100–110°) gebracht. Unter Strampelbewegungen und langsamer Abduktion gleitet der Hüftkopf in einem hohen Prozentsatz sukzessive in die Pfanne zurück. Sehr wichtig ist die regelmäßige Kontrolle der korrekten Anlage der Bandage. Schlecht angelegte Bandagen, die keine Reposition des Hüftkopfes bewirken, führen zwangsläufig zum Therapieversagen mit hohen Hüftkopfnekroseraten.
Bei älteren Kindern kommt zur Reposition die Overhead-Extension zum Einsatz. Über Fußbandagen wird mit einem Gewicht von 1–1,5 kg an den Beinen des Kindes gezogen. Der Zug beginnt in Flexion, durch allmähliche Hinzunahme der Abduktion wird der Hüftkopf reponiert.

c) Gipsverband: Kann das Hüftgelenk mit der Bandage nicht ausreichend stabilisiert werden, wird es im Gips in Flexion (ca. 110°) und Abduktion (50°) ruhiggestellt. Im Anschluss an die 8–12-wöchige Fixation im Gips empfiehlt sich bis zur vollständigen Ausreifung die Behandlung mit einer Spreizschiene.

Gelenkverbessernde Operationen
Nach dem 2. Lebensjahr ist mit der Ausheilung einer stärker dysplastischen Hüfte durch Schienen oder Gips nicht mehr zu rechnen. Hier sind operative Maßnahmen zur Korrektur der Biomechanik der Hüfte indiziert.
Dabei werden Korrekturosteotomien im Bereich des Oberschenkels von denen im Hüftpfannenbereich unterschieden. Die Pfannendachosteotomien kommen häufiger zur Anwendung, da sie bei der Hüftdysplasie eine effektivere Korrektur bewirken.

- *„Salter"-Beckenosteotomie:*
  - Nur in den ersten 8 Lebensjahren durchführbar, da danach die Symphyse nicht mehr elastisch ist.
  - Oberhalb des Hüftgelenks wird das Os ilium transversal osteotomiert. Da die Symphyse noch elastisch ist, lässt sich die Gelenkpfanne nach ventral und lateral ziehen.
  - Zur Stabilisierung wird ein Knochenkeil eingeschlagen und die neue Stellung mit Kirschner-Drähten fixiert. Der Hüftkopf ist wieder zentriert.
  - Postoperativ erfolgt eine 6-wöchige Ruhigstellung im Beckenbeingips.

- *Azetabulumplastik:*
  - Diese Pfannenosteotomie wird bei Kindern im Alter von 2–10 Jahren durchgeführt.
  - Knapp oberhalb der Hüftpfanne erfolgt eine Osteotomie in Richtung auf die Y-Fuge.
  - Dann kann das Azetabulum distalisiert und durch Einbolzung eines Knochenbankkeils fixiert werden. Hier bildet die Y-Fuge den Drehpunkt der Korrekturosteotomie, während bei Salter-Osteotmie die Symphyse der Drehpunkt ist. Dadurch ergeben sich bessere primäre Korrekturmöglichkeiten der Hüftpfanne.

- *Triple-Osteotomie (3-fache Beckenosteotomie):*
  - Ältere Kinder zeigen ungenügende Elastizität in der Symphyse, weshalb die beiden vorigen Verfahren nicht mehr anwendbar sind.
  - Neben dem Os ilium müssen auch das Os pubis und Os ischii durchgesägt werden, um die Gelenkpfanne nach lateral und ventral zu bringen.

> Wichtige Voraussetzung für die Indikation ist eine noch weitgehend erhaltene Kongruenz des Hüftgelenks.

- *Chiari-Beckenosteotomie:*
  - Diese Osteotomie kommt im Adoleszenten- und Erwachsenenalter zum Einsatz.
  - Direkt am Ansatz der Gelenkkapsel wird von lateral-kaudal nach medial-kranial das Os ilium osteotomiert und durch Verschieben des unteren Knochenteils mit dem Gelenk nach medial die Gelenkpfanne vergrößert.
  - Gelenkkapselteile werden interponiert.
  - An dem neuen Knochenteil der Pfanne bildet sich von der Gelenkkapsel aus Ersatzfaserknorpel.
- *Derotierende Varisierungsosteotomie des Femurs:*
  - Bei kindlicher Luxation mit zusätzlicher extremer Coxa valga und Antetorsionsstellung besteht im Falle alleiniger Pfannendachkorrektur die Gefahr einer Reluxation. Daher wird bei den betroffenen Kindern gleichzeitig eine intertrochantäre derotierende und varisierende Osteotomie durchgeführt.
  - Vergrößerter Antetorsionswinkel: verstärkte Drehung des Femurhalses nach ventral, d.h. er wird zurückgedreht.
  - Korrektur des CCD-Winkels bei zusätzlicher Coxa valga (siehe *Coxa valga*).

Coxa vara, Coxa valga und Coxa antetorta
Operativ
- Bei Coxa vara und Oberschenkelhalspseudarthrosen wird zur Korrektur eine Valgisierungsosteotomie durchgeführt (Kap. 9), jedoch erst nach Wachstumsabschluss.
- Nur eine extreme Coxa valga mit begleitender Deformierung der Hüftpfanne wird nach Wachstumsabschluss mittels Varisierungsosteotomie korrigiert (Kap. 9).
- Bei Coxa antetorta erfolgt nur im Falle einer Hüftpfannendysplasie und massiven Gangstörungen eine Derotationsosteotomie (siehe *Hüftdysplasie*).

4.3.1 Physiotherapeutische Untersuchung bei Patienten mit strukturellen Fehlstellungen im Hüftgelenk

Anamnese

- Den Eltern der betroffenen Kinder ist häufig eine Bewegungsarmut des Beines beim Strampeln und eine Gesäßfaltenasymmetrie aufgefallen.
- Gehfähige Kinder ermüden schnell und wollen nicht lange stehen und gehen.
- Jugendliche und junge Erwachsene mit Hüftfehlstellungen geben manchmal Beschwerden im Trochanterbereich beim langen Stehen und Gehen durch schnellere Ermüdbarkeit der beckenstabilisierenden Muskeln an. In einigen Fällen bestehen begleitende LWS- und SIG-Probleme.
- Nach sportlicher Belastung können auch Schmerzen im Leistenbereich auftreten.

Konstitutions- und Haltungsauffälligkeiten

- Bei einseitigem Auftreten einer Fehlstellung sind Asymmetrien der Gesäß- und Analfalte vorhanden, was besonders deutlich bei Kindern mit Hüftdysplasie ist.
- Bewegungsarmut des betroffenen Beines, da die Kindern mit diesem Bein weniger strampeln.
- Ab dem Laufalter ist bei Kindern mit Hüftdysplasie eine extreme kompensatorische Flexion des Beckens in den Hüftgelenken mit auffälliger Hyperlordose der LWS zu finden. Diese Stellung gewährleistet eine bessere Überdachung der Femurköpfe. Die Folge ist die Ausbildung einer hartnäckigen Beugekontraktur. Der gleiche Befund kann bei einem großen Antetorsionswinkel sichtbar sein.
- Bei einseitiger Subluxation oder Luxation tritt eine deutliche Beinverkürzung auf.
- Patienten mit Coxa valga antetorta weisen sehr eng beieinander stehende Hüftgelenkzentren auf, wodurch die Hüftadduktoren einen kürzeren Kraftarm haben. Eine Hypertrophie der Adduktoren kann die Folge sein.
- Kinder mit großem Antetorsionswinkel sitzen gerne mit innenrotierten Oberschenkeln zwischen den Fersen (umgekehrter Schneidersitz).

Dornfortsätze

- Bei Erwachsenen sind häufig druckschmerzhafte Zonen in der LWS und im thorakolumbalen Übergang vorhanden.
- Die fehlende Hüftextension fördert eine Hypermobilität der LWS in Extension.

Ligamente und Schleimbeutel

- Erwachsene und ältere Kinder mit instabilen Hüftgelenken (Hüftdysplasie, Coxa valga antetorta) haben nach sportlichen Belastungen manchmal Schmerzen im ventralen Hüftgelenkbereich.
- Infolge der Instabilität nach ventral und lateral kann es durch beschleunigte Aktivitäten in Hüft-

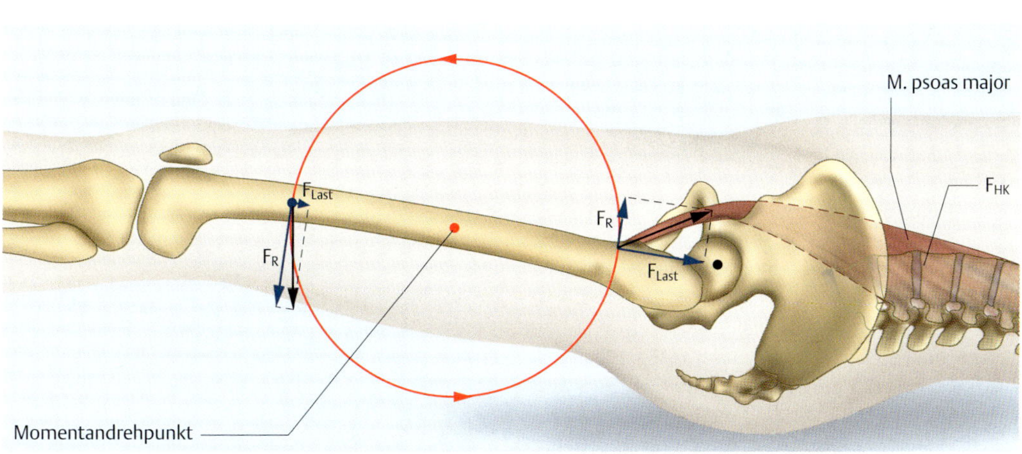

Abb. 4.19 Zwischen den rotatorischen Kräften (F_R) der Last und des M. psoas major bildet sich ein Momentandrehmoment. Die Dezentrierung nach ventral wird begünstigt.

flexion und -adduktion mit langem Hebel in der offenen Kette zu einer Dezentrierung nach ventral (Anteposition) oder lateral (expulsiv) kommen.
- Die Bursa iliopectinea kann gereizt werden. Sie liegt an der ventralen Kapselseite unter der Sehne des M. iliopsoas.
- Bei Aktivitäten des Beines in der offenen Kette kann sich ein Momentandrehpunkt zwischen der Wirkung der Last und der der Muskelkraft bilden (**Abb. 4.19**). Um diesen Momentandrehpunkt entsteht ein Drehmoment, das die Dezentrierung nach ventral oder lateral auslöst.

> Zwar ist die Gefahr von Dezentrierungen bei struktureller Hüftfehlstellung deutlich erhöht, sie können aber auch an anatomisch gesunden Hüftgelenken auftreten.

Muskulatur

- Atrophien im Bereich der pelvitrochantären Muskulatur.
- Bei Kindern unter konservativer Behandlung mit langer Ruhigstellung kann die gesamte Beinmuskulatur hypoton sein. + atrophiert
- Ältere Kinder und Erwachsene mit Coxa valga antetorta weisen häufig Reize an den Ansätzen der Hüftaußenrotatoren und –abduktoren auf.
- Bei Coxa vara kommen vor allem Ansatzreize der Hüftabduktoren vor.
- Bei älteren Kindern und Erwachsenen sind die lumbalen Rückenstrecker häufig hyperton.
- Bei Kindern mit Hüftdysplasie und vor allem mit Hüftluxation sind die Hüftadduktoren extrem hyperton.

Kraft
- Bei großem Antetorsionswinkel sind die Hüftaußenrotatoren deutlich geschwächt.
- Bei allen Fehlstellungen sind die Hüftabduktoren geschwächt und der Trendelenburg-Test ist meistens positv.
- Durch die Beckenfehlstellung sind Hüftextensoren und Unterbauchmuskeln deutlich geschwächt.

> Alle Muskelschwächen äußern sich vor allem durch eine verminderte Beckenstabilität in der Standbeinphase.

Verkürzung
- Adduktoren;
- Flexoren;
- Lumbale Rückenstrecker.

Beweglichkeit und Bewegungsverhalten

- Bei konservativer Behandlung mit langen Ruhigstellungsphasen ist eventuell die gesamte motorische Entwicklung verzögert, die Bewegungsarmut ist noch deutlicher. Die Muskeln des Beines sind athrophiert.
- Bei älteren Kindern kommt es zu schnellerer Ermüdbarkeit des betroffenen Beines, Duchenne- und Trendelenburg-Hinken.
- Patienten mit Coxa valga und Coxa antetorta zeigen eine vermehrte Innenrotation beim Gehen, bei normaler Tibiatorsion zeigen die Fußlängsachsen nach medial. Bei großem Antetorsionswinkel ist die Tibiatorsion häufig vergrößert. Die Kniegelenke werden durch die starke Innenrotation des Femurs enorm belastet (Kap. 3.5, *Patellasyndrome* und Kap. 5.4, *Gonarthrose*).

- Häufig gehen die Patienten mit vorgeneigter Körperlängsachse im Niveau Hüftgelenk.
- Abspreizbehinderung bei Säuglingen und Kleinkindern mit Subluxation und Luxation.
- Ab dem Laufalter manifestiert sich bei Subluxation oder Luxation eine deutliche Beugekontraktur.
- Bei großem Antetorsionswinkel ist die Hüftextension durch die ständige Beckenflexion in den Hüftgelenken häufig eingeschränkt, wenn auch nicht so massiv wie bei der Luxation.
- Bei großem Antetorsionswinkel kommt es zur Verschiebung der Rotationstoleranzen zugunsten der Innenrotation; z.B. sind vom Gesamtrotationsausmaß (ca. 80°) 60° Innenrotation und nur 20° Außenrotation möglich.
- Bei Erwachsenen mit beginnender Arthrose sind Bewegungseinschränkungen im Sinne des Kapselmusters mit festem Endgefühl vorhanden (Kap. 5.5).
- Durch Verkürzung der lumbalen Rückenstrecker kann die Flexion im thorakolumbalen Übergang und in der LWS eingeschränkt sein.
- Bei Dezentrierung des Hüftkopfes nach ventral (Anteposition) ist die Innenrotation in der Transversalebene mit festerem Endgefühl leicht eingeschränkt.
- Bei Dezentrierung des Hüftkopfes nach lateral (expulsive Hüfte) ist die transversale Abduktion im Seitenvergleich mit festerem Endgefühl eingeschränkt.

Fallbeispiel: Ein 17-jähriges Mädchen klagt über einen Leistenschmerz rechts (Schmerzskala: 3), der vor allem nach längerem Gehen (z.B. Einkaufsbummel) auftritt. Begleitend bemerkt sie einen muskelkaterähnlichen Schmerz im lateralen Hüft- und Oberschenkelbereich. Langes Stehen verursacht ein „Abbrechgefühl" in der unteren LWS. Die Beschwerden treten seit etwa 2 Monaten auf. In Ruhe hat sie keine Schmerzen. Außerdem kann sie die Beschwerden durch Entlastung im Sitzen und Liegen sehr schnell positiv beeinflussen.

Bei unkontrollierten Beinbewegungen stellt sie in letzter Zeit manchmal ein schnappendes Geräusch im rechten Hüftgelenk fest. Dies ist ihr besonders beim Training im Fitnessstudio aufgefallen. Seitdem vermeidet sie Übungen in Rücken- oder Seitenlage mit gestrecktem Bein.

Auffällig ist ihr innenrotierter Gang mit Beckenflexion und starker LWS-Lordose. Das rechte Bein zeigt weniger Innenrotation als das linke.

Der Orthopäde stellte röntgenologisch eine Coxa valga antetorta mit einer Hüftdysplasie beiderseits fest.

Hypothesen und Maßnahmen

Die Ursache des Leistenschmerzes kann eine gereizte Bursa iliopectinea durch eine Dezentrierung des Hüftkopfes in Anteposition sein. Infolge der ventralisierten Stellung des Hüftkopfes ist die mechanische Reibung der Bursa zwischen Iliopsoassehne und Hüftkopf erhöht.

Das schnappende Geräusch kann ebenfalls durch die Dezentrierung des Hüftkopfes bedingt sein. Die Dezentrierung ist möglicherweise die Folge von beschleunigten Bewegungen des Beines in der offenen Kette mit langem Hebel, z.B. beim Trainieren im Fitnessstudio. Daher haben sich die Beschwerden auch erst eingestellt, als sich zu der anatomischen Fehlstellung eine funktionelle Dezentrierung entwickelte.

Die Dezentrierung des Hüftkopfes nach ventral geht mit einem Verlust der Innenrotation einher, da der Gleitweg des Hüftkopfes nach dorsal eingeschränkt ist. Die Folge ist eine außenrotierte Stellung des Beines bzw. bei vergrößertem Antetorsionswinkel dessen reduzierte innenrotierte Stellung. Dies hat pathomechanische Konsequenzen für die Hüftkopfüberdachung, sodass die Hüfte durch die Dezentrierung nach ventral die kompensatorisch erforderliche Innenrotation verliert. Die Überdachung nach ventral reduziert sich noch stärker, als die anatomische Fehlstellung dies erfordert. Damit vermindert sich auch die Tragfläche der Hüfte, auf der sich Körpergewicht und Bodenreaktionskraft beim Gehen treffen.

Der muskelkaterähnliche Schmerz wird vermutlich durch beckenstabilisierende Muskeln (z.B. M. glutaeus medius und M. tensor fasciae latae) ausgelöst. Durch die Coxa valga ist der Kraftarm sehr kurz, und die Dezentrierung führt zu Spannungsveränderungen, die eine noch schnellere Ermüdbarkeit und Überlastung der Muskeln nach sich ziehen.

Die Muskeln haben eventuell aktivierte Triggerpunkte entwickelt, die die Funktion der Muskeln beeinträchtigen.

Das „Abbrechgefühl" in der LWS wird durch die kompensatorische Hypermobilität in Extension ausgelöst. Ligamente (z.B. Ligg. iliolumbalia) reagieren bei langer einseitiger Haltung mit Überlastung.

Durch die Zentrierung der in Anteposition stehenden Hüfte mit der Gelenktechnik nach R. Sohier (1991; Kap. 5) verbessert sich sofort die Innenrotationstoleranz der rechten Hüfte und die Bursa wird entlastet. Eine segmentspezifische Untersuchung von LWS und SIG schließen Funktionsstörungen in diesen Bereichen aus. Weichteiltechniken wie Quermassage der lumbalen Rückenstrecker mit anschließender aktiver ekzentrischer Verlängerung und Behandlung der Triggerpunkte im Bereich der Hüftabduktoren regulieren den Muskeltonus.

Intermittierende Traktion gekoppelt mit intermittierender Kompression in Hüftabduktion verbessert die Stoffwechsellage der Gelenkstrukturen. Durch die Abduktion wird der Hüftkopf mehr ins Zentrum der Hüftpfanne gebracht. Als Folge der Coxa valga hat er eine lateralisierte Stellung in der Hüftpfanne.

Die Traktion und Kompression können mit Muskelaktivität der gelenknahen Muskeln kombiniert werden, was die aktive Zentrierung fördert. Dabei soll die Patientin die Hüfttraktion mit kleiner Kraft aktiv verhindern, um longitudinal verlaufende Muskeln zu aktivieren, die den Hüftkopf in die Pfanne ziehen. Intermittierende Traktion und Kompression im schnellen Wechsel stimulieren die Rezeptoren der Gelenkkapsel, sodass zentrierende Muskeln besser aktiviert werden.

Anschließend lernen die Hüftadduktoren und -abduktoren kontrollierte konzentrische und exzentrische Kontraktion durch Seitwärtsgehen aus der PNF. Dies fordert gleichzeitig die Becken- und Rumpfstabilität.

Außerdem erlernt die Patientin Hausaufgaben zur Verbesserung der Becken-Bein-Statik, wie z.B. die Übung „Pinguin" aus der FBL (siehe *Patellasyndrome*). Eigendehnungen der lumbalen Rückenstrecker vermeiden Verkürzungen in diesem Bereich. Die lumbale Stabilität wird durch segmentale Stabilisation und Beckenpattern gefördert. Durch Gangfazilitation lernt die Patientin, ihr Becken mit besserer ventraler Rumpfanbindung auf den Hüftköpfen zu stabilisieren.

Checkliste: Physiotherapeutische Untersuchung bei Patienten mit strukturellen Fehlstellungen im Hüfgelenk

Anamnese	▪ Bewegungsarmut des betroffenen Beines beim Strampeln; ▪ Schnelle Ermüdbarkeit beim Gehen und Spielen; ▪ Jugendliche und Erwachsene mit Hüftfehlstellungen geben ebenfalls eine schnelle Ermüdbarkeit der beckenstabilisierenden Muskulatur an; manchmal treten Schmerzen im Trochanter- und Leistenbereich auf; ▪ Sportliche und berufliche Belastung; ▪ Beschwerden in Nachbarregionen (LWS, Kniegelenke).
Konstitutions-/Haltungsauffälligkeiten	▪ Gesäßfaltenasymmetrie; ▪ Bei älteren Kindern: Flexion des Beckens im Hüftgelenk mit kompensatorischer Hyperlordose der LWS; ▪ Bei großem Antetorsionswinkel: Innenrotation im Hüftgelenk, kompensatorisch häufig vergrößerte Tibiatorsion; ▪ Bei Coxa valga antetorta: Abstand beider Hüftgelenkzentren ist sehr schmal; ▪ Beinverkürzung bei Hüftluxation.
Ligamente/Schleimbeutel	▪ Bursa iliopectinea kann durch eine Dezentrierung des Hüftkopfes nach ventral (Anteposition) und lateral (expulsiv) gereizt werden. ▪ Lig. supraspinale und Lig. interspinale zwischen den Dornfortsätzen der LWS können durch kompensatorische Hypermobilität druckschmerzhaft sein.
Muskulatur	▪ Atrophien der Beinmuskeln, vor allem nach Fixation im Becken-Bein-Gips; ▪ Atrophien der pelvitrochantären Muskulatur; ▪ Hypertrophie der Adduktoren bei kleinem Abstand der Hüftgelenkzentren; ▪ Ansatzreize an Hüftaußenrotatoren und -abduktoren bei Coxa valga antetorta; ▪ Bei Coxa vara vor allem Ansatzreize an den Abduktoren; ▪ Hypertonus der Hüftadduktoren, besonders bei Hüftdysplasie und -luxation; ▪ Hypertonus der lumbalen Rückenstrecker, vor allem bei Jugendlichen und Erwachsenen; ▪ Verkürzungen der Hüftflexoren, -adduktoren und lumbalen Rückenstrecker; ▪ Schnelle Ermüdbarkeit der hüftzentrierenden Muskeln (Abduktoren und Außenrotatoren); ▪ Positiver Trendelenburg-Test; ▪ Geschwächte Unterbauchmuskulatur.
Beweglichkeit	▪ Abspreizbehinderung bei Säuglingen und Kleinkindern mit Subluxation und Luxation; ▪ Deutliche Beugekontraktur bei Subluxation und Luxation; ▪ Bei großem Antetorsionswinkel Verschiebung der Rotationstoleranzen zugunsten der Innenrotation; ▪ Bei Erwachsenen mit leichten Dezentrierungen nach ventral Einschränkung der Innenrotation, nach lateral Einschränkung der transversalen Abduktion; ▪ Bei beginnender Koxarthrose Entwicklung eines Kapselmusters mit festem Endgefühl (Kap. 5.5); ▪ Reduzierte Flexion der LWS durch Verkürzung der lumbalen Rückenstrecker.

Bewegungsverhalten	• Gehen mit Innenrotation bei großem Antetorsionswinkel (Extensions-/Flexionsachse des Kniegelenks steht nicht senkrecht zur Fortbewegungsrichtung, sondern ist nach medial gerichtet). • Körperlängsachse kann im Niveau Hüftgelenk beim Gehen nach vorne geneigt sein. • Kinder mit großem Antetorsionswinkel sitzen oft im „umgekehrten Schneidersitz" mit Hüftinnenrotation. • Bei Säuglingen fällt die Bewegungsarmut des Beines beim Strampeln auf. • Bei langer Ruhigstellung im Becken-Bein-Gips kann die gesamte motorische Entwicklung durch die Bewegungsarmut verzögert sein.

4.3.2 Physiotherapeutische Behandlung bei Patienten mit strukturellen Fehlstellungen im Hüftgelenk

Ziele

Körperstruktur und -funktion (Impairment)

- Zentrierung des Hüftgelenks erarbeiten;
- Schmerzen lindern und überlastete Strukturen entlasten;
- Verbessern der Beweglichkeit ;
- Stabilisation instabiler Wirbelsäulenabschnitte.

Aktivitäten (Activities)

Erarbeiten einer ökonomischen Becken-Bein-Belastung unter Berücksichtigung der veränderten Hebelverhältnisse.

Teilnahme (Participation)

- Jugendliche und Erwachsene lernen die pathomechanischen Veränderungen ihrer Hebelverhältnisse im Hüftgelenk kennen.
- Sie lernen, dezentrierende Komponenten im Alltag zu vermeiden.

Maßnahmen

Zentrierung des Hüftgelenks erarbeiten
Säuglinge und Kleinkinder
- Vor der Reposition bei Hüftluxation erfolgt die Detonisierung der Hüftadduktoren durch Vibrationen, sanfte Massage und Querdehnungen.
- Durch eine bessere Zentrierung des Hüftkopfes werden die formenden Druckkräfte verbessert.
- Förderung der motorischen Entwicklung, z.B. durch die Vojta- oder Bobath-Methode.

Beispiele:
- Vojta-Methode (**Abb. 4.20**): In definierten Ausgangsstellungen lassen sich durch die Reizung von bestimmten Periostzonen – auch in Kombination mit Stretch auf die Muskeln – globale Bewegungsmuster im Sinne der Fortbewegung auslösen. Die entstehende „Reflexlokomotion" entspricht stets reziproken Fortbewegungsmustern und breitet sich auf das gesamte Bewegungssystem aus. In den exakt eingestellten Ausgangsstellungen kommt es durch eine Muskelaktivität von

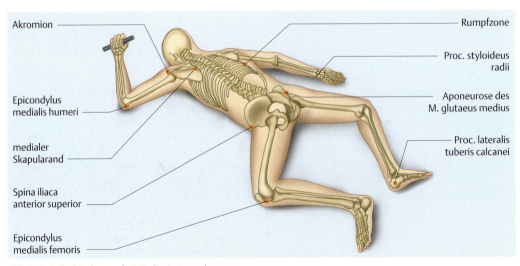

Abb. 4.20 Reflexkriechen nach Vojta (Periostzonen).

proximal nach distal (die Extremitäten sind Punctum fixum, der Ursprung des Muskels ist Punctum mobile) zu einer Schwerpunktverlagerung, d.h. das Gewicht des Rumpfes wird auf die Extremitäten verlagert. Durch die Zugrichtung der Muskeln lässt sich das Hüftgelenk zentrieren.
- Üben der Gleichgewichtskontrolle mit Stützfunktion des betroffenen Beines, z.B. Sitzen auf einer breiten Rolle (durch die Flexion mit Abduktion gute Zentrierung des Kopfes).

Ältere Kinder, Jugendliche und Erwachsene
- Passive Zentrierung durch Gelenktechniken:
  - Zentrierung der Anteposition und expulsiven Hüfte nach R. Sohier (1991; Kap. 5.5).
  - Intermittierende Traktion und Kompression bei zentriertem Hüftkopf, z.B. durch Abduktion den Hüftkopf medialisieren bei Hüftdysplasie und Coxa valga.
  - Funktionsstörungen der LWS und des SIG durch manualtherapeutische Maßnahmen beseitigen, da sie die Dezentrierung und Fehlbelastung der Hüfte steigern (Kap. 3.2).
  - **Beispiel:** Ein Ilium posterior reduziert die Kopfüberdachung nach ventral. Es kann durch Tonuserhöhungen der ischiokruralen Muskulatur ausgelöst werden. Die Tonuserhöhung kann ihre Ursache in einer starken Beckenflexion im Hüftgelenk und im Gehen mit vorgeneigter Körperlängsachse haben.
- Aktive Zentrierung:

Voraussetzung für eine aktive Zentrierung mit koordinierter Kokontraktion der beckenstabilisierenden Muskeln ist die kontrollierte aktive exzentrische Verlängerung der verkürzten Muskeln. Jeder Muskel muss sich über seine gesamte Bewegungsbahn kontrolliert verkürzen und verlängern können. Nur ein Muskel ohne Elastizitätsverlust kann koordiniert arbeiten.

  - Die Muskeln lernen die kontrollierte Verkürzung und Verlängerung in alltagsnahen Ausgangsstellungen oder an solchen, die sich an der motorischen Entwicklung orientieren.
  - Vojta-Therapie: In verschiedenen Ausgangsstellungen, die sich an der motorischen Entwicklung orientieren, lernen die zentrierenden Muskeln, in der Funktionsumkehr (Kontraktionsrichtung von proximal nach distal) die Hüfte aktiv zu zentrieren.
  - Maßnahmen aus der PNF im Stand, Halbsitz oder Vierfüßlerstand (siehe *Fallbeispiel*)
  - Gelenktechniken (Traktion), gekoppelt mit Muskelaktivität der gelenknahen Muskeln (siehe *Fallbeispiel*).

Bei allen aktiven Zentrierungen kann der Hüftkopf durch verschiedene Gelenkeinstellungen optimal in der Pfanne vorpositioniert werden: Flexion und Innenrotation bringen den Hüftkopf nach dorsal, Abduktion nach medial. In diesen Gelenkeinstellungen kann mit der aktiven Zentrierung begonnen werden, allmählich müssen die zentrierenden Muskelgruppen aber auch die Stabilisation in instabilen Hüftstellungen (z.B. mehr Adduktion) lernen, da sie diese Leistung auch im Alltag erbringen müssen.

Schmerzen lindern und überlastete Strukturen entlasten
- Detonisierung der hypertonen Muskeln im Bereich der Hüfte und der Wirbelsäule, z.B. durch Verbesserung der Stoffwechsellage mithilfe von Quermassage und heißer Rolle. Nach der passiven Vorbereitung wird die aktive Verlängerung und Verkürzung z.B. durch Anwendung der PNF-Technik „agonistische Umkehr" erarbeitet.
- Behandlung von Trigger- und Tenderpoints durch Druckinhibition.
- Hubfreie Mobilisation der LWS und widerlagernde Mobilisation des Hüftgelenks verbessert die Stoffwechsellage aller Gelenkstrukturen und der Muskeln.
- Durch intermittierende Traktion und Kompression in verschiedenen Gelenkeinstellungen können dauerhaft überlastete Gelenkbereiche entlastet und dauerhaft unterbelastete Gelenkbereiche belastet werden.

Verbessern der Beweglichkeit

Am Hüftgelenk müssen vor allem die Extension, Abduktion und bei großem Antetorsionswinkel Außenrotation verbessert bzw. erhalten bleiben. Bei Dezentrierung oder beginnender Koxarthrose ist die Verbesserung der Innenrotation wichtig.

- Dehnen verkürzter Muskeln durch Längs- und Querdehnungen; wichtig ist auch das Erlernen von Eigendehnungen;
- Widerlagernde Mobilisation des Hüftgelenks;
- Aktive Verlängerung der lumbalen Rückenstrecker in Ausgangsstellungen erarbeiten, in denen der Hüftkopf noch gut überdacht ist, z.B. mit „Rocking pelvis" aus der PNF;
- Reversible Hypomobilitäten in LWS und SIG durch Funktionsstörungen werden mit Maßnahmen aus der Manuellen Therapie behandelt.
- Weitere Maßnahmen: siehe Kap. 5.

Beipiel: Rocking pelvis (S. 197)
- Ausgangsstellung Patient: Sitz, Füße mit Bodenkontakt in leichter Abduktion.
- Ausgangsstellung Therapeutin: In Schrittstellung ventral vom Patienten.
- Durchführung: Die Therapeutin legt beide Hände von ventral an die Spinae. Durch die rhythmische Bewegungseinleitung lernt der Patient, den Rollweg des Beckens auf der Unterstützungsfläche kennen. Danach lässt er Patient nur langsam zu, dass die Therapeutin die LWS über das Becken in Flexion bewegt.

Stabilisation instabiler Wirbelsäulenabschnitte
siehe Kap. 4.2 und 5 (Beschreibung der funktionellen Einheit zur Rumpf- und Beckenstabilität).

Erarbeiten einer ökonomischen Becken-Bein-Belastung unter Berücksichtigung der veränderten Hebelverhältnisse
Verbessern von Kraft und Koordination der Hüft- und Beinmuskeln

> *Für alle Hüftfehlstellungen gilt allgemein: Wegen der veränderten Hebelverhältnisse sind Übungen mit hoher Hubbelastung in der offenen Kette zu vermeiden! Beim Erstellen des Trainingsplans muss sich die Therapeutin die veränderten Kraftarme und aktiven Insuffizienzen der Muskeln klar machen.*

Beispiel: Bei der Coxa valga ist der Kraftarm der Hüftabduktoren kürzer als bei normalen anatomischen Verhältnissen. Bei den Patienten kann Abduktorentraining in Seitenlage mit langem Hebel und mit Widerstand sehr leicht zu Ansatzreizen führen. Die Kompressionsbelastung ist unnötig hoch, da der Lastarm etwa die 10-fache Länge des Kraftarms hat. Günstig sind Übungen mit Korrektur der Beinachsen in der geschlossenen Kette, da durch die Kokontraktion das Hüftgelenk besser stabilisiert und ökonomischer belastet wird.

Häufig muss jedoch in teilbelasteten Ausgangsstellungen begonnen werden. Die Einstellung der Beinachse in die hypothetische Norm ist nur begrenzt möglich. So vermindert z.B. die Einstellung des Beines in die Außenrotation und Extension des Beckens die Überdachung des Hüftkopfes. Die Bewegungen müssen in unbelasteten Ausgangsstellungen frei gehalten werden.

Beim Beinachsentraining bei vergrößerter Antetorsion wird die Extensions-/Flexionsachse des Kniegelenks nur so weit nach außen gedreht, dass sie parallel zu der des Hüftgelenks steht. Die Fußlängsachse zeigt dann leicht nach außen.
- Beinachsentraining in verschiedenen Ausgangsstellungen, z.B. im Halbsitz, Stand, Stand auf labilen Unterlagen.
- Beinachsentraining im Zusammenhang mit Alltagsbewegungen, wie Bücktraining, Aufstehen und Hinsetzen, Treppensteigen.
- Bei großem Antetorsionswinkel müssen die Hüftaußenrotatoren in Funktion gebracht werden, z. B. durch die Übung „Pinguin" (Kap. 3) oder widerlagerndes Bewegen in die Außenrotation in der Ausgangsstellung Seitenlage.
- Gangfazilitation.
- Die Rumpfmuskeln müssen in Funktion gebracht werden, auch mit entlasteten Hüftgelenken, da durch die Kompensationsbewegungen in der Wirbelsäule oft Hypermobilitäten vorhanden sind.

Gelenkschonendes Verhalten und Erarbeitung von Entlastungsstellungen
- Aufklärung des Patienten über die veränderten Hebelverhältnisse.
- Haltungskorrektur mit dem Hauptziel *Verbesserung der Becken-Bein-Statik* (siehe oben).
- Entlastungslagerungen, in denen die Becken- und Beingewichte abgegeben werden, z.B. Seitenlage mit Unterlagerung des oberen Beines.
- Entlastungslagerungen und -stellungen für die LWS (Kap. 3.2 und 4.2).
- (Prä- und postoperative Behandlung siehe *Operative Orthopädie*) (Kap. 9).

> *Patienten mit einem Entlastungshinkmechanismus (z.B. Duchenne) dürfen nie ohne Befund einfach „auftrainiert" werden, da sich dadurch die Tragfläche des Gelenks vergrößert und der Kraftarm der Abduktoren verändert. Der Hinkmechanismus entlastet den Gelenkknorpel, weshalb er durchaus sinnvoll sein kann. Wird die LWS stark belastet, kann eine Gehstütze auf der gegenüberliegenden Seite helfen. In diesem Fall muss jedoch mit dem Patienten der ökonomische Umgang mit der Unterarmgehstütze erarbeitet werden.*

Zusammenfassung: Physiotherapeutische Behandlung bei Patienten mit strukturellen Fehlstellungen im Hüftgelenk

- Die passive und aktive Zentrierung des Hüftgelenks werden miteinander gekoppelt.
- Der Hüftkopf wird durch Gelenktechniken passiv zentriert. Die aktive Zentrierung beginnt in Gelenkeinstellungen, die den Hüftkopf optimal vorpositionieren oder sich an der motorischen Entwicklung orientieren (Vojta-Therapie).
- Das Arbeiten in der geschlossenen Kette fördert die Kokontraktion der stabilisierenden Muskeln.
- Voraussetzung für koordinierte aktive Zentrierung ist die volle Elastizität aller verkürzten Muskeln.
- Weichteiltechniken wie Quer- und Funktionsmassage sowie Druckinhibition verbessern die Stoffwechsellage und beseitigen schmerzhafte Ansatzreize und Triggerpunkte.
- Am Hüftgelenk müssen vor allem die Extension, Abduktion und bei großem Antetorsionswinkel die Außenrotation verbessert werden. Bei Dezentrierung und beginnender Koxarthrose ist auch die Innenrotation eingeschränkt. Gelenktechniken, Quer- und Längsdehnungen sowie Eigendehnungen kommen zum Einsatz.
- Die mangelnde Verlängerung der lumbalen Rückenstrecker wird in Ausgangsstellungen erarbeitet, in denen der Hüftkopf ausreichend überdacht ist, z.B. im Sitz.
- Funktionsstörungen der LWS und des SIG werden mit segmentspezifischen Mobilisationen aus der Manuellen Therapie behandelt.
- Bei der Verbesserung von Kraft und Koordination der Hüft- und Beinmuskeln wird vor allem in der geschlossenen Kette in alltagsnahen Ausgangsstellungen gearbeitet. Übungen in der offenen Kette begünstigen die Dezentrierung.
- Die Einstellung der Beinachse in der hypothetischen Norm ist nur begrenzt möglich. So wird z.B. die Extensions-/Flexionsachse des Kniegelenks bei großem Antetorsionswinkel nur so weit nach außen gedreht, dass sie parallel zu der des Hüftgelenks steht. Bei größerer Außenrotation reduziert sich die Überdachung des Kopfes zu sehr.
- Patienten werden über die veränderten Hebelverhältnisse und die Dezentrierung förderndes Bewegungsverhalten informiert.
- Die Einnahme von Entlastungslagerungen und -stellungen für Hüfte und LWS verhindert Überlastungsreaktionen.

4.4 Strukturelle Fehlstellungen des Kniegelenks

Definitionen

- *Genu valgum* (X-Bein): Beinachsenabweichung in der Frontalebene. Dabei verlagert sich das Kniegelenkzentrum in Relation zur Traglinie des Beines nach medial.
- *Genu varum* (O-Bein): Beinachsenabweichung in der Frontalebene. Hier verlagert sich das Kniegelenkzentrum Relation zur Traglinie des Beines nach lateral.

Bei Kleinkindern sind X-Beine und beim Säugling O-Beine normal.

Ätiologie und Pathogenese

Normalerweise geht die Traglinie des Beines (Mikulicz-Linie) durch die Zentren von Hüft-, Knie- und Sprunggelenk. Nur dann ist gewährleistet, dass sich die Kräfte beim Gehen im Kniegelenkzentrum treffen.

Bei einer Achsenabweichung in der Frontalebene verlagert sich das Kniegelenkzentrum in Relation zur Traglinie nach medial (Genu valgum) oder nach lateral (Genu varum; **Abb. 4.21a–b**).

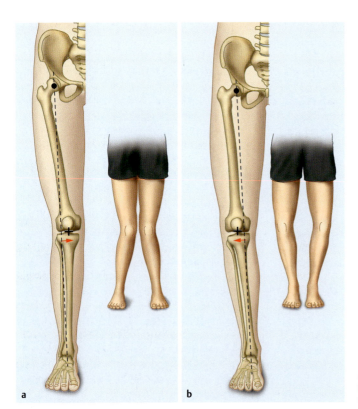

Abb. 4.21a–b Veränderung der Traglinie im Kniegelenk. **a** Genu valgum. **b** Genu varum.

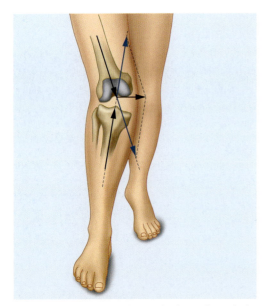

Abb. 4.22 Bei einem Genu valgum wirkt die Resultierende der einwirkenden Kräfte nach medial.

Genu valgum

Durch die mediale Lage des Kniegelenkzentrums in Relation zur Mikulicz-Linie wird der laterale Kniegelenkbereich vermehrt komprimiert. Im medialen Kniebereich ist die Knorpelernährung infolge verminderter Druckbelastung reduziert, wodurch die Gefahr einer Arthrose steigt.

Zu Beginn der Standbeinphase (Fersenkontakt) wirken die Bodenreaktionskraft von kaudal im Verlauf der Unterschenkellängsachse und die Gewichtskraft von kranial im Verlauf der Oberschenkellängsachse auf das Kniegelenk. Die Resultierende dieser beiden Kräfte verläuft in transversaler Richtung nach medial, d.h. beide Kräfte haben eine verstärkende Wirkung auf das Genu valgum (**Abb. 4.22**). Die medialen Kapselbandstrukturen und die medialen Muskeln (Pes-anserinus-Gruppe) versuchen, dieser Kraft entgegenzuwirken (**Abb. 4.23a–b**). Die Strukturen können mit schmerzhaften Ansatzreizen auf die Überlastung reagieren.

Bei einem Genu valgum steigt die Gefahr einer Patellaluxation. Dies ist durch den nach lateral offenen Winkel des M. quadriceps und die laterale Stellung der Patella bedingt (Kap. 3).

4.4 Strukturelle Fehlstellungen des Kniegelenks

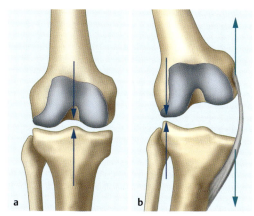

Abb. 4.23a–b **a** Bei zentrierter Beinachse treffen sich die einwirkenden Kräfte im Zentrum. **b** Bei Genu valgum dominieren lateral die Druckkräfte, medial die Zugkräfte.

Genu varum

Durch die laterale Lage des Kniegelenkzentrums in Relation zur Mikulicz-Linie wird der mediale Kniegelenkbereich vermehrt komprimiert. Im lateralen Kniebereich ist die Knorpelernährung infolge verminderter Druckbelastung reduziert, wodurch die Gefahr einer Arthrose steigt.

Die Resultierende aus Bodenreaktionskraft und Gewichtskraft verläuft in transversaler Richtung nach lateral, d.h. beide Kräfte können die Varusstellung verstärken.

Die lateralen Kapselbandstrukturen und Muskeln (M. vastus lateralis, Tractus iliotibialis und M. biceps femoris) wirken dieser Kraft entgegen. Alle Strukturen können mit Überlastung reagieren.

Folgende Erkrankungen können zu Abweichungen der Beinachsen führen:
- In Fehlstellung geheilte Frakturen;
- Degenerative Erkrankungen (Arthrose) mit medialer oder lateraler Knochenabnutzung;
- Tumoren, z.B. im Knochen oder in Gelenknähe;
- Gelenkentzündungen, z.B. rheumatische Erkrankungen;
- Neuromuskuläre Erkrankungen (z.B. Zerebralparese, Spina bifida) können durch verstärkte Kontraktion einer Muskelgruppe zur Deformierung führen;
- Knochenfehlwachstum bei Schädigungen oder Erkrankung der Wachstumsfugen;
- Knochenerweichung im Rahmen von Stoffwechselerkrankungen, z.B. Rachitis und Osteomalazie;
- Hormonell bedingte Wachstumsstörungen;
- Knorpelschädigungen, z.B. im Rahmen einer angeborenen Achondroplasie (Knorpelwachstumsstörung).

Symptomatik/Stadien

> Während des Wachstumsprozesses verändern die Beinachsen physiologisch ihre Stellung. O-Beine des Säuglings werden zu X-Beinen beim Kleinkind, die bei Mädchen ausgeprägter sind. Normalerweise begradigen sich die Achsen spontan von selbst.

- Die Lotlinie des Beines verläuft beim Genu valgum lateral, beim Genu varum medial.
- Beim Genu valgum neigen Innenband und Muskeln des Pes ansenius zu schmerzhaften Ansatzreizen.
- Beim Genu varum neigen Außenband und Traktus zu schmerzhaften Ansatzreizen.
- Durch Fehlbelastung können sekundäre Meniskusläsionen auftreten.
- Genu valgum und Genu varum sind präarthrotische Deformitäten.
- Bei Arthrose verstärkt sich die Fehlstellung in sehr kurzer Zeit.

Beispiel: Ein 51-jähriger Mann klagt über zunehmende Schmerzen im linken Kniegelenk bei beidseitigen O-Beinen (Genu varum). Das Röntgenbild zeigt degenerative Abnutzungserscheinungen, vor allem in den medialen Bereichen der Gelenkflächen. Das linke O-Bein hat sich in den letzten 2 Monaten mit steigenden Beschwerden verstärkt ausgeprägt.

Diagnostik

> Für die Planung des operativen Eingriffs sind Röntgenaufnahmen der Beinachsen im Einbeinstand und in Großformat unbedingt notwendig.

- Beinachsenfehlstellungen können vermessen werden.
- Da bei einem Genu valgum der laterale Kniegelenkbereich vermehrt komprimiert ist, werden lateral Knorpel und Knochen stärker abgenutzt.
- Beim Genu varum liegt der Prozess medial.
- Weitere Diagnostik: siehe *Physiotherapeutische Untersuchung*.

Verlauf/Prognose

- Beinachsendeformitäten während des Wachstums werden in der Regel nicht operativ korrigiert.
- Beinachsendeformitäten durch Stoffwechselerkrankungen normalisieren sich oft spontan nach Behandlung der Stoffwechselerkrankung.

- Beinachsendeformitäten des Erwachsenen sind präarthrotisch.

Therapie

Konservativ

Eine konservative Korrektur von Genu valgum oder Genu varum ist nur vor Abschluss des Wachstums sinnvoll. Sie hilft, führt aber selten zur vollständigen Korrektur.

- Mittels Oberschenkel-Nachtlagerungsschienen lässt sich das Beinachsenwachstum lenken.
- Bei Genu varum und beginnenden Gonarthrosen dient eine Schuhaußenranderhöhung zur Entlastung des medialen Gelenkanteils, eine Schuhinnenranderhöhung zur Entlastung des lateralen Gelenkanteils bei Genu valgum.

Operativ

Ausgeprägte Beinachsendeformitäten sollten auf jeden Fall operiert werden!

- Korrekturosteotomien am Schienbeinkopf oder oberhalb der Femurkondylen bringen die Beinachsen in eine korrekte Position (Kap. 9).
- Bei Deformitäten durch Störungen der knorpeligen Wachstumsfuge können die Beine zusätzlich verlängert werden.

4.4.1 Physiotherapeutische Untersuchung bei Patienten mit strukturellen Fehlstellungen des Kniegelenks

Anamnese

- Hauptproblem der Patienten: Sie geben häufig Beschwerden bei langem Stehen und Gehen an. Die Bandstrukturen an der Medial- oder Lateralseite versuchen die Hangabtriebskräfte, die durch die strukturelle Fehlstellung entstehen, aufzuhalten und reagieren mit Überlastung.
- Beschwerden in Nachbarregionen: Durch die Achsenabweichung kommt es zur Fehlbelastung des oberen und unteren Sprunggelenks.
- Hilfsmittel: z.B. Einlagen, Handstock bei längerer Belastung.
- Treten nach längerer Belastung Schwellungen auf, ist dies ein Hinweis auf eine eventuell schon vorhandene Gonarthrose oder Begleitverletzungen der Menisken.

- Beruf/Hobbys;
- Lebensalter;
- Vorausgegangene Operationen (z.B. Umstellungsosteotomien, Menisektomien).

Konstitutions- und Haltungsauffälligkeiten

- Die Lotlinie des Beines verläuft beim Genu valgum lateral, beim Genu varum medial des Kniegelenkzentrums.
- Beim Genu valgum ist der Abstand der Innenknöchel vergrößert, der der medialen Femurkondylen verringert. Beim Genu varum verhält es sich genau umgekehrt.
- Die Standspur ist beim Genu valgum vergrößert, beim Genu varum verkleinert.
- Beim Genu valgum tritt durch die Fehlbelastung häufig ein Knicksenkfuß auf.
- Beim Genu varum führt die Fehlbelastung entweder zu vermehrter Fußaußenrandbelastung mit Inversions- bzw. Varusstellung der Ferse oder zu kompensatorischer Fußinnenrandbelastung mit Knickfuß

Schuheinlagen mit Außenranderhöhung sind nur bei Patienten mit Varusstellung der Ferse, nicht bei Knickfuß indiziert!

- Beim Genu valgum stehen die Patellae eher lateral, beim Genu varum eher medial.
- Bei einseitiger Beinachsenabweichung liegt eine funktionelle Beinverkürzung vor.
- Ein Genu valgum ist häufig mit einer verstärkten Außenrotation des Unterschenkels kombiniert.

Schwellung/Temperatur

- Temperatur der Haut;
- Durch die *tanzende Patella* prüfen, ob ein Kapselerguss vorliegt.

Sehnenansätze und Ligamente

- Druckschmerz bei Überlastung des Innenbandes und Pes anserinus bei Genu valgum.
- Druckschmerz bei Überlastung des Außenbandes und des Traktus bei Genu varum.
- Bei lateralisierter Patella können das Lig. patellae durch Spannungsveränderungen druckschmerzhaft und die Verschiebbarkeit nach medial und lateral beeinträchtigt sein.

- Auch das Retinaculum patellae kann durch die Stellungsveränderung der Patella druckschmerzhaft sein.

Muskulatur

Tonuserhöhungen:
- M. popliteus, M. gastrocnemius bei überstreckbaren Kniegelenken (häufiger bei Genu valgum);
- Bei Genu valgum: Muskeln, die das Knie medial stabilisieren (Muskeln der Pes-anserinus-Gruppe);
- Bei Genu varum: Muskeln, die das Knie lateral stabilisieren (M. biceps femoris, Traktus, M. vastus lateralis);

> Bei Genu valgum besteht häufig eine generalisierte Hypermobilität mit eher hypotonem Muskeltonus der gesamten Hüft-, Bein- und Fußmuskeln.

Beweglichkeit

- Bei Genu valgum treten häufig überstreckbare Kniegelenke auf.
- Bei Genu valgum kann die Innenrotation des Unterschenkels eingeschränkt sein.
- Bei Genu valgum ist durch die lateralisierte Stellung möglicherweise die Patellabeweglichkeit nach medial und kaudal limitiert.
- Bei Genu varum kann die Patellabeweglichkeit nach lateral eingeschränkt sein.
- Durch die Spannungsveränderung des M. biceps femoris ist manchmal vor allem bei Genu varum die Beweglichkeit der Tibiofibulargelenke reduziert.
- Die Beweglichkeit des unteren Sprunggelenks kann durch die Fehlbelastung der Ferse bei beiden Beinachsenabweichungen vermindert sein.
- Die Beweglichkeit der Zehengelenke und der Vorfußgelenke sollte geprüft werden, da sich eine reduzierte Beweglichkeit beim Gehen auf den Abrollweg des Fußes auswirkt.
- Beweglichkeit der LWS, SIG und Hüftgelenke.

Beispiel: Durch eine reduzierte Großzehenextension erfolgt der Abrollweg mehr über den Fußaußenrand, was eine Varustendenz verstärken kann.

Bewegungsverhalten

- Genu valgum: Der Abrollweg erfolgt über den medialen Fußrand. Die funktionelle Fußlängsachse zeigt nach außen und die Längswölbung flacht ab.
- Die Spurbreite kann verschmälert oder verbreitert sein.
- Genu varum: Der Abrollweg verläuft über den Fußaußenrand. Die funktionelle Fußlängsachse ist häufig nach medial gerichtet.

Checkliste: Physiotherapeutische Behandlung bei Patienten mit strukturellen Fehlstellungen des Kniegelenks

Anamnese	- Hauptproblem; - Schmerzlokalisation; - Schwellung; - Hilfsmittel.
Konstitutions- und Haltungsauffälligkeiten	- Lotlinie des Beines; - Belastung des Fußes; - Standspur; - Patellastellung.
Bewegungsverhalten	- Genu valgum: funktionelle Fußlängsachse ist häufig nach außen gerichtet; - Genu varum: funktionelle Fußlängsachse ist nach medial gerichtet; - Beinachsenabweichung kann sich unter Belastung verstärken.
Schwellung/Temperatur	Tanzende Patella zum Ausschluss eines Kapselergusses.
Sehnen/Ligamente	Überlastungsreaktionen am Innen- (Genu valgum) und Außenband (Genu varum) sowie den Strukturen rund um die Patella.
Muskulatur	- Genu valgum: Tonuserhöhungen der medialen Zuggurter des Kniegelenks; - Genu varum: Tonuserhöhungen der lateralen Zuggurter des Kniegelenks.
Beweglichkeit	- Genu valgum: Kniegelenke sind häufig überstreckbar und die Innenrotation des Unterschenkels ist reduziert. - Beweglichkeit der Patella und der Tibiofibular-, Sprung-, Vorfuß- und Zehengelenke sowie der LWS, SIG und der Hüftgelenke prüfen.

- Beim Genu valgum liegt häufig eine allgemeine Bindegewebsschwäche mit Hypermobilität vor, die Kniegelenke neigen bei Belastung zur Überstreckung.
- Die Beinachsenabweichung kann unter Belastung verstärkt sein.

Fallbeispiel: Ein 46-jähriger Patient mit starken O-Beinen klagt seit etwa 6 Wochen über einen zunehmenden lateralen Knieschmerz, der lokal und dumpf bei längerem Stehen (nach etwa 10 Minuten) und Gehen (nach etwa 15 Minuten) auftritt. Ein Ruheschmerz besteht nicht. Das Kniegelenk weist keine Schwellung oder Erwärmung auf. Röntgenologisch wurde eine leichte beginnende Gonarthrose festgestellt.

In seiner Freizeit spielt der Patient Fußball in einer Seniorenmannschaft. Dabei zog er sich vor 3 Monaten ein Inversionstrauma am rechten Fuß zu. Nach 2-wöchiger Ruhigstellung im Tapeverband konnte er den Fuß zunehmend wieder normal belasten. Im Sprunggelenk gibt er keine Beschwerden an, nur beim In-die-Hocke-gehen bemerkt er eine Bewegungshemmung bei endgradiger Dorsalextension. Beruflich wartet er Maschinen in einer Autokarosseriefirma, wobei er häufig in hockenden und gebückten Ausgangsstellungen arbeiten muss.

Hypothesen und Maßnahmen

Das Trauma des Fußes löst möglicherweise eine Fehlstellung der Fibula aus. Durch den Verletzungsmechanismus in Inversion kann sie durch den Zug des Außenbandes im Bereich der Sprunggelenke nach kaudal, im distalen Bereich nach ventral und im proximalen Bereich nach dorsal gezogen werden. Diese Stellungsveränderung setzt die lateralen Kniestrukturen, die durch die strukturelle Beinachsenabweichung schon unter vermehrter Zugbelastung stehe, weiter unter Zug. Kommt zu der strukturellen eine funktionelle Fehlstellung hinzu, treten hier schnell Überlastungsreaktionen auf.

Strukturelle Fehlstellungen toleriert der Körper lange durch Kompensationsmechanismen, z.B. Anpassung von Knorpel- und Knochenarchitektur. Hinzukommende funktionelle Fehlstellungen lösen jedoch sehr schnell nozizeptive Reaktionen aus.

Die Arthrose des Patienten ist noch nicht für die Symptomatik verantwortlich, denn er weist noch keine diesbezüglichen Symptome auf (z.B. Temperaturerhöhung, Schwellung).

Die Bewegungsprüfungen zeigen eine leicht eingeschränkte Knieextension mit fest-elastischem Endgefühl. Dorsalextension, Eversion und Pronation sind mit festem Endgefühl endgradig eingeschränkt. Der Schmerz im lateralen Kniebereich kann nur durch Druckpalpation vom Außenband des Kniegelenks sowie vom M. biceps femoris im distalen Bereich und dem Tractus iliotibialis reproduziert werden.

Der M. popliteus zeigt eine starke Tonuserhöhung, die vermutlich die Ursache für die endgradige Extensionseinschränkung ist. Das Gelenkspiel beim Ventralgleiten im proximalen Tibiofibulargelenk ist eingeschränkt.

Die vermutlich durch das Trauma hervorgerufenen Bewegungseinschränkungen verändern den Abrollweg beim Gehen. Der Patient rollt vermehrt über den Fußaußenrand ab, was die Verlagerung des Drehpunkts Kniegelenk nach lateral in Relation zur Lotlinie des Beines verstärkt. Dadurch erhöht sich die mechanische Fehlbelastung der Varusstendenz massiv. Ohne Behandlung würde sich vermutlich schneller eine Varusgonarthrose entwickeln.

Die Verbesserung der Beweglichkeit im Bereich des Fußes und der Tibiofibulargelenke wird schon mit wenigen manualtherapeutischen Mobilisationen erreicht. Weichteiltechniken wie Quermassagen und Druckinhibition im Bereich von Außenband und hypertonen lateralen Muskeln beseitigt die lateralen Knieschmerzen völlig.

Als Hausaufgabe erlernt der Patient Beinachsentraining mit Dreipunktbelastung des Fußes im Sitzen sowie in Kombination mit Bücktraining. Durch die Übung „Scheibenwischer" (Kap. 5.4) setzt er wechselnde Bewegungsreize auf alle Kniestrukturen, die die Synthese von Kapsel- und Knorpelzellen fördern.

4.4.2 Physiotherapeutische Behandlung bei Patienten mit strukturellen Fehlstellungen des Kniegelenks

Die physiologische X- und O-Beinstellung während des Wachstums ist nicht behandlungsbedürftig. Achsenkorrekturen struktureller Beinachsenfehlstellungen mithilfe konservativer Maßnahmen (Einlagen, Physiotherapie) sind während des Wachstums bedingt, nach Wachstumsabschluss jedoch nicht mehr möglich. Zusätzliche funktionelle Fehlstellungen können die pathomechanischen Belastungen der Kniestrukturen verstärken und damit schneller degenerative Prozesse und Überlastungsreaktionen auslösen. Daher ist bei strukturellen Beinachsenabweichungen die Untersuchung und Behandlung der Nachbarregionen sehr wichtig!

Ziele

Körperstruktur und -funktion (Impairment)

- Zentrierung des Kniegelenks erarbeiten;
- Schmerzen lindern und überlastete Strukturen entlasten;
- Beweglichkeit verbessern.

Aktivitäten (Activities)

Erarbeiten einer ökonomischen Becken-Bein-Belastung.

Teilnahme (Participation)

- Kennenlernen der pathomechanischen Belastungen ihrer Kniestrukturen bei Jugendlichen und Erwachsenen.
- Vermeiden dezentrierender Komponenten im Alltag.

Maßnahmen

Zentrierung des Kniegelenks erarbeiten
- Durch Beinachsentraining müssen die hypotonen Bein- und Fußmuskeln in Funktion gebracht werden (Kap. 4.6, Kap. 3). Begonnen wird zuerst in Teilbelastung mit Sichtkontrolle des Beines, später Steigerung mit mehr Belastung und ohne Sichtkontrolle.
- Die größte Steigerung ist das Üben auf labiler Unterstützungsfläche (Therapiekreisel, weiche Bodenmatte, Schaukelbrett).
- Dezentrierungen der Hüftgelenke durch Gelenktechniken (Kap. 5.3) korrigieren.
- Aktiver Aufbau der Fußwölbungen durch Erarbeiten der Dreipunktbelastung:

Beispiel: Patient mit Knickfuß und Genu valgum
- Begonnen wird in Ausgangsstellungen mit Teilbelastung und mit Sichtkontrolle des Fußes.
- Zuerst werden durch gezielte Druckimpulse die Belastung des Fußes und fehlende Verwringungen von Vor- und Rückfuß erarbeitet.
- Ausgangsstellung Patient: Sitz, Fuß steht leicht vor dem Kniegelenk, Kniegelenk über dem Fußgelenk.
- Durchführung: Zunächst wird die symmetrische Fersenbelastung erarbeitet. Beide Therapeutenzeigefinger liegen kaudal unter dem Tuberculum mediale und laterale des Kalkaneus. Der Patient soll wahrnehmen, welcher Punkt stärker belastet wird. Bei einem Knickfuß wird der mediale stärker belastet. Unter dem lateralen Punkt wird ein verstärkter Druckreiz mit dem Auftrag „Bringen Sie ihr Knie nach außen und damit mehr Belastung auf den Außenrand der Ferse" ausgelöst. Häufig hebt dabei gleichzeitig der Großzeh vom Boden ab. Ein zusätzlicher Stimulus unter dem Köpfchen des Metatarsale I und am lateralen Kniegelenk fördern die fehlende Verwringung des Vorfußes in Pronation gegen die Ferse, die in Inversion steht. „Der Großzeh darf sich bei der Druckverstärkung nicht vom Boden lösen und das Kniegelenk darf sich nicht nach innen bewegen!" Die Verwringung des Fußes muss muskulär stabilisiert werden und baut damit Längs- und Querwölbung des Fußes auf. Bei aktivierter Quer- und Längswölbung haben 3 Punkte des Fußes am Boden Kontakt. Das Köpfchen von Metatarsale I und V und beide Tuberkel des Kalkaneus werden symmetrisch belastet, während sich das Kniegelenk über dem Fußgelenk befindet. Diese Belastung kann der Patient als Hausaufgabe im Sitzen und später im Stand üben. Als Wahrnehmungshilfe werden jeweils 3 Geldmünzen unter die Füße gelegt, die bei zentriertem Kniegelenk symmetrisch belastet werden.

Schmerzen lindern und überlastete Strukturen entlasten
- Ultraschall, Querfriktion und Druckinhibition an gereizten Sehnen- und Bandstrukturen.
- Da die Strukturen durch dauerhafte Zugbelastung überlasten, wird die Druckinhibition bei angenäherter Band- oder Sehnenstruktur durchgeführt.
- Die Rezeptoren registrieren durch die Annäherung eine Entlastung, sodass sich die nozizeptive Reaktion des Tenderpoints reduziert.

Beispiel: Behandlung eines Tenderpoints am medialen Kollateralband bei Genu valgum
- Ausgangsstellung Patient: Rückenlage, Kniegelenk in Neutral-Null-Stellung.
- Durchführung: Mithilfe Palpation wird der Tenderpoint im Verlauf des Innenbands gesucht. Er wird als verquollener, druckempfindlicher Punkt wahrgenommen. Während die Therapeutin den Punkt mit dem proximalen Griff komprimiert, ist der distale Griff für die Positionierung des Unterschenkels verantwortlich. Das Knie wird in eine Position gebracht, in der sich Spannung und Schmerz an dem Tenderpoint auf ein Minimum reduzieren. Dies wird am Innenband durch eine leichte Varisierung bei leichter Flexion und Innenrotation des Unterschenkels erreicht. Die Varisierung entsteht durch einen Schub des Drehpunkts Kniegelenk des proximalen Griffs nach lateral, während der distale Griff die Flexion und

Innenrotation einstellt. In dieser Position wird die Kompression des Tenderpoints bis zur vollständigen Schmerzreduktion (mindestens 90 Sek.) gehalten.
- Quer- und Funktionsmassage vor der Längsdehnung regulieren die Tonussituation der hypertonen Muskeln.
- Widerlagernde Mobilisationen des Kniegelenks verbessern die Ernährung aller Kniestrukturen.
- Intermittierende Kompression der unterbelasteten Gelenkanteile (bei Genu valgum medialer, bei Genu varum lateraler Kniebereich).

Beweglichkeit verbessern
- Gelenktechniken aus der Manuellen Therapie: Die Beweglichkeit der Fußgelenke und Tibiofibularglenke sind besonders wichtig.
- Tonusregulation der Muskeln (siehe *Schmerzen lindern*).
- Aktiver Erhalt der Beweglichkeit durch Beinachsentraining in verschiedenen Ausgangsstellungen.

Erarbeiten einer ökonomischen Becken-Bein-Belastung
siehe *Zentrierung des Kniegelenks,* Kap. 3 und 4.6.

Kennenlernen der pathomechanischen Belastungen der Kniestrukturen bei Jugendlichen und Erwachsenen
- Durch das Zeigen anatomischer Bildern oder einfacher Zeichnungen werden dem Patienten die Belastungen der Kniestrukturen und deren längerfristige Folgen erklärt (Kap. 5).
- Nur durch das Verstehen der Fehlbelastung kann der Patient lernen, mit prophylaktischen Maßnahmen zur Zentrierung und Verbesserung der Stoffwechsellage Spätfolgen (z.B. Gonarthrose) zu verhindern oder hinauszuzögern.

Vermeiden dezentrierender Komponenten im Alltag
- Das Tragen von Schuhen mit hohem Absatz fördert die Überlastung der Strukturen um die Patella herum, da sie vermehrte Haltearbeit leisten müssen.
- Bei starker Überstreckbarkeit der Kniegelenke kann ein flacher Absatz günstig sein.
- Weiche Sohlen reduzieren die Bodenreaktionskräfte.
- Eine Stehhilfe erleichtert langes Arbeiten im Stehen.
- Sportarten mit hoher Stauchungsbelastung (z.B. Fußballspielen und Skifahren) sind ungünstig; besser geeignet sind Radfahren und Schwimmen.

Checkliste: Physiotherapeutische Behandlung bei Patienten mit strukturellen Fehlstellungen des Kniegelenks

Körperstruktur und -funktion (Impairment)	<ul><li>Zentrierung des Kniegelenks erarbeiten:<ul><li>Durch Beinachsentraining müssen die hypotonen Bein- und Fußmuskeln in Funktion gebracht werden. Begonnen wird in Teilbelastung mit Sichtkontrolle des Beines, später Steigerung mit mehr Belastung und ohne Sichtkontrolle.</li><li>Die stärkste Steigerung ist das Üben auf labiler Unterstützungsfläche (Therapiekreisel, weiche Bodenmatte, Schaukelbrett).</li><li>Dezentrierungen der Hüftgelenke durch Gelenktechniken nach R. Sohier (1991; Kap. 5.5) korrigieren.</li><li>Aktiver Aufbau der Fußwölbungen durch Erarbeiten der Dreipunktbelastung.</li></ul></li><li>Schmerzen lindern und überlastete Strukturen entlasten:<ul><li>Ultraschall, Querfriktion und Druckinhibition an gereizten Sehnen- und Bandstrukturen.</li><li>Die Strukturen überlasten durch dauerhafte Zugbelastung, weshalb die Druckinhibition bei angenährter Band- oder Sehnenstruktur durchgeführt wird.</li></ul></li><li>Verbessern der Beweglichkeit:<ul><li>Gelenkbeweglichkeit durch Mobilisationen aus der Manuellen Therapie verbessern.</li><li>Bei Beinachsenfehlstellungen ist die Beweglichkeit der Tibiofibular- und Fußgelenke besonders wichtig.</li><li>Weichteiltechniken regulieren den Tonus hypertoner Muskeln.</li></ul></li></ul>
Aktivitäten (Activities)	Erarbeiten einer ökonomischen Becken-Bein-Belastung (siehe *Zentrierung des Kniegelenks*).
Teilnahme (Participation)	<ul><li>Kennenlernen der pathomechanischen Belastungen der Kniestrukturen bei Jugendlichen und Erwachsenen.</li><li>Pathomechanische Belastungen werden anhand von Zeichnungen oder anatomischen Bildern erklärt.</li><li>Vermeiden dezentrierender Komponenten im Alltag.</li><li>Beratung zu Sportarten, Schuhen und Hilfsmitteln</li></ul>

4.5 Skoliose

Definition

Die Skoliose ist eine Wachstumsdeformität der Wirbelsäule. Die fixierte Seitenausbiegung, die Rotation der Wirbel gegeneinander und die Torsion der Wirbel und Wirbelsäule in sich mit der Neigung zur Progredienz sind Zeichen einer echten Skoliose.

In Zeiten des stärksten Wirbelsäulenwachstums – insbesondere in der Pubertät – besteht die höchste Progredienz.

Etwa 85 % der Skoliosen sind idiopathischen Ursprungs, d.h. ihre Ursache ist nicht bekannt. Je nach Erkrankungsbeginn lassen sich die idiopathischen Skoliosen folgendermaßen einteilen:
- Infantile Skoliose: 0.–3. Lebensjahr;
- Juvenile Skoliose: 4.–10. Lebensjahr;
- Adoleszente Skoliose: nach dem 10. Lebensjahr.

Ätiologie und Pathognese

Unterschieden werden strukturelle und nichtstrukturelle Skoliosen. Bei den strukturellen Skoliosen kommt es zu Veränderungen an Bindegewebe, Knorpel und Knochen. Die nichtstrukturellen werden auch als funktionelle Skoliosen bezeichnet und sind gut korrigierbar. Es besteht keine Fixation, sie können z.B. als schmerzbedingte Schonhaltung (Ischiasskoliose) auftreten.

Nichtstrukturelle Skoliosen

Die nichtstrukturellen Skoliosen werden auch als skoliotische Fehlhaltungen bezeichnet. Eine Sonderform ist die Säuglingsskoliose, die nicht zu den idiopathischen Skoliosen zählt. Jungen sind häufiger betroffen als Mädchen. Es findet sich ein langgestreckter, meist linkskonvexer, thorakolumbaler c-förmiger Bogen mit wenig Rotation.

In über 95 % der Fälle tritt eine Spontanheilung auf. In Einzelfällen kommt es zur Zunahme der Deformität mit Übergang in eine infantile idiopathische Skoliose.

Strukturelle Skoliosen

- Infantile Skoliosen: Jungen sind häufiger betroffen als Mädchen. Am häufigsten ist sie thorakal lokalisiert und weist eine linkskonvexe Lateralflexion auf, die mit einer Kyphose vergesellschaftet ist.
- Juvenile Skoliose: Jungen und Mädchen sind gleich oft betroffen. Die Skoliosen sind meistens rechtskonvex, thorakal und mit einer Kyphose assoziiert. Sie kommen auch als lumbale und s-förmige Krümmungen vor.
- Adoleszente Skoliose: Hauptsächlich sind Mädchen betroffen. Sie ist die häufigste Skoliose und tritt meistens als rechtskonvexe Thorakalverkrümmung auf. Sie weist immer eine Rotation auf und ist zusätzlich mit einer Lordose assoziiert.

Für die physiotherapeutische Behandlung bedeuten Deformierung und Fixierung bei der strukturellen Skoliose nur begrenzte Korrigierbarkeit. Je höher die Beweglichkeit, desto besser ist sie zu korrigieren. Die Gefahr einer vermehrten Beweglichkeit ist die verminderte passive Stabilität der Gelenke. Wird die Wirbelsäule muskulär nicht gehalten, verschlechtert sich die Gewohnheitshaltung der Patienten.

Bei einer Skoliose ist die Krümmung in der Frontalebene mit einer Rotation der Wirbelkörper verbunden. Je nach Art der Skoliose sind die Abweichungen in den verschiedenen Ebenen unterschiedlich.

> **!** *Der Wirbelkörper dreht immer in die Konvexität, der Dornfortsatz in die Konkavität.*

Beispiel: Eine rechtskonvexe Skoliose geht mit einer Rechtsrotation der Wirbelkörper einher. Durch die Kopplung der Krümmung in der Frontalebene mit der Rotation der Wirbelkörper ist der Facettenschluss auf der linken Seite erhöht, auf der konvexen Seite fehlt er. Ein erhöhter Facettenschluss führt zur Daueraktivität des autochthonen Systems auf der konkaven Seite, auf der konvexen Seite sind die autochthonen Muskeln durch den fehlenden Facetten-

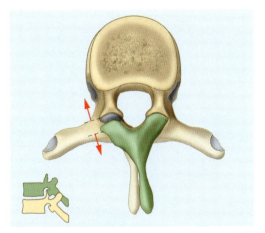

Abb. 4.24 Bei Linksrotation des kranialen Wirbels (grün) erhöht sich rechts der Facettenschluss, links reduziert er sich.

schluss gehemmt. Hier überwiegt die Aktivität der oberflächlichen Kette, die die Fehlstellung des Wirbels in Rechtsrotation verstärkt (**Abb. 4.24**).

Symptomatik/Stadien

Eine Skoliose schreitet in der Zeit der Wachstumsschübe (5. Lebensjahr und Pubertät) am schnellsten voran, weshalb sie als Wachstumsdeformität eingestuft wird. Sekundär kann es bei massiven Skoliosen zu Kompressionsschäden an Lunge, Herz, Nieren und Darm kommen. Progrediente Schmerzen treten erst im späteren Verlauf der Erkrankung auf.

Die Skoliose entwickelt sich meistens langsam. Bei den idiopathischen Skoliosen sind Kinder und Jugendliche betroffen, die sonst keine äußeren Anzeichen einer Erkrankung aufweisen. Daher kommt bei der Erkennung sowie bei der Verlaufsbeobachtung einer Skoliose neben dem Haus-, Kinder- und Schularzt den Eltern und Sportlehrern eine wichtige Rolle zu.

Beispiele:
- Ein 7 Monate altes Mädchen fällt den Eltern durch schiefes Liegen auf. Der Arzt stellt eine c-förmige Verkrümmung der thorakalen und lumbalen Wirbelsäule fest. Zusätzlich finden sich ein

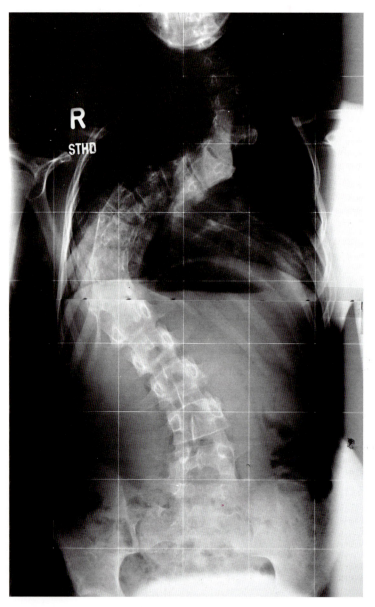

Abb. 4.25 Röntgenbild Skoliose.

Schiefhals und eine vermehrte Adduktion in der linken Hüfte.
- Ein Sportlehrer rät den Eltern einer 11-jährigen Schülerin, das Mädchen einem Orthopäden vorzustellen. Bei der Rumpfbeuge falle sie durch einen Buckel rechts auf. Schmerzen hat das Mädchen nicht. Auf dem Röntgenbild zeigen sich trotz kyphotischer Vorwölbung der Rippen eine lordotische Verbiegung der Wirbelsäule mit Rotation der Wirbel gegeneinander, eine Torsion einzelner Wirbel und ein Drehgleiten des 10. Thorakalwirbels.

Diagnostik

Röntgenbefund
Das Röntgen erfolgt nur nach Ausgleich einer Beinlängendifferenz mit einem Fußbrettchen im Stehen. Bei Strahlengang von hinten nach vorne wird eine Großaufnahme der BWS und LWS angefertigt (**Abb. 4.25**). Folgende Veränderungen können auftreten:
- Das Ausmaß der Seitenverbiegung wird durch die Winkelmessung nach Cobb (in Niethard 2003) angegeben (**Abb. 4.26**). Oberhalb und unterhalb der Seitenbiegung wird an dem Wirbel, bei dem eine Richtungsänderung von der Konvexität zur Konkavität stattfindet (oberer und unterer Neutralwirbel), jeweils eine parallele Linie zur Wirbelkörperdeckplatte (unterer Wirbel) und Wirbelkörpergrundplatte (oberer Wirbel) eingezeichnet. Der Schnittwinkel beider Linien ist der Cobb-Winkel. Seine Größe entscheidet folgendermaßen über die Weiterbehandlung:
  – 20°: Physiotherapie;
  – 20–40°: Physiotherapie und Korsett;
  – 40°: Operation.
- Das Rotationsausmaß der Wirbel gegeneinander ist an der Stellung der Wirbelbogenwurzeln (Pedikel) bezogen auf den Wirbelkörperrand erkennbar. So lässt sich an einem Rasternormogramm, das auf das Röntgenbild gelegt wird, der Rotationswinkel ablesen (Rotationsmessung nach Nash und Moe in Niethard 2003).
- Torsion, d.h. das verdrehte Wachstum eines Wirbels kann durch die veränderten Druckverhältnisse entstehen.
- Risser-Zeichen: Oben auf dem Beckenkamm liegt ein Knorpelstreifen (Beckenkammapophyse), der nach der Geburt vom oberen vorderen Darmbeinstachel in Richtung Kreuzbein verknöchert. Das Voranschreiten der Verknöcherung wird in vier Risser-Stadien eingeteilt und dient zur Beurteilung der Skelettreife. Beginnt eine Skoliose bereits im Risser-Stadium 1, d.h. wenn nur der lateralste Teil des Knorpelstreifens verknöchert ist, bedeutet dies eine schlechte Prognose.
- Drehgleiten eines oder mehrerer Wirbel: Durch die Rotation der Wirbel können einzelne Wirbel aus ihrer normalen Lage gleiten und so z.B. Nervenwurzeln schädigen.
- Rippensynostosen: Knöchernes Zusammenschmelzen der Rippen bei kongenitaler Skoliose.

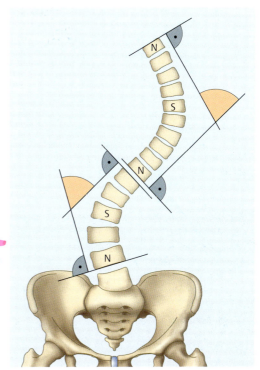

Abb. 4.26 Bestimmung des Skoliosewinkels nach Cobb. Der Winkel zwischen dem Lot auf die Deckplatte und Grundplatte der Neutralwirbel ist der Skoliosewinkel (S=Scheitelwirbel, N= Neutralwirbel).

> Während des pubertären Wachstumsschubs lässt sich durch 6-monatliche Röntgenkontrollen ein rasches Voranschreiten der Verkrümmung rechtzeitig erkennen.

Differenzialdiagnose

In etwa 80–90% aller Fälle sind Skoliosen idiopathisch, d.h. ihre Ursache ist nicht erklärbar. Die Diagnose kann erst gestellt werden, wenn die nachfolgend aufgeführten nachweislichen Ursachen, die durch Änderungen der Gewebebeschaffenheit oder durch muskuläres Ungleichgewicht die Deformität bewirken, ausgeschlossen sind:

- Muskuläre Erkrankungen: z.B. Muskeldystrophien, bei denen ein Muskeleiweiß nicht oder nur unzureichend gebildet wird.
- Neurologische Erkrankungen: Poliomyelitisviren zerstören bei Kinderlähmung die Motoneurone im Vorderhorn des Rückenmarks mit der Folge schlaffer Muskellähmungen. Bei Zerebralparese kommt es zu einer Unterbrechung der zentralen Pyramidenbahn und Entwicklung von Spastik.
- Bindegewebserkrankungen (z.B. Narbenzug): Verhindern normales Wachstum; Marfansyndrom mit verstärkter Bindegewebsschwäche (Hochwuchs mit Überstreckbarkeit der Gelenke, Spinnenfingrigkeit und Augenlinsenluxation).
- Angeborene Störungen (z.B. Spina bifida), bei denen durch Fehlen von Wirbelbögen und Ausstülpung von Rückenmarkshäuten Schäden der nervalen Strukturen zu Muskelungleichgewicht führen können.
- Systemerkrankungen (z.B. achondroplastischer Zwergwuchs), bei denen eine angeborene Knorpelwachstumsstörung vorliegt.

Beinlängendifferenzen lösen nur eine skoliotische Fehlhaltung aus.

Verlauf/Prognose

Entscheidend für den Verlauf und die Prognose ist die Frühdiagnose einer Skoliose.

In der Zeit der Wachstumsschübe (um das 5. Lebensjahr und in der Pubertät) schreitet eine Skoliose am schnellsten voran. Leider kommen die Patienten oft erst in fortgeschritteneren Stadien der Skoliose und beim Auftreten von Schmerzen zum Arzt.

Prognostisch ungünstig:
- Arztbesuch erst im fortgeschrittenen Stadium;
- Beginn einer Skoliose im Risser-Zeichen 1 (siehe *Röntgenbefund), nur* der lateralste Teil des Knorpelstreifens auf dem Beckenkamm ist verknöchert;

Prognose der einzelnen Skolioseformen
- Säuglingsskoliose: Die Prognose ist sehr gut, in 95 % der Fälle tritt eine Spontanheilung auf. Durch die häufiger eingesetzte Bauchlage ist die Säuglingsskoliose seltener geworden (Buckup 2001).
- Infantile Skoliose: Die Prognose ist ungünstig. Sehr häufig kommt es trotz Ausschöpfung aller konservativen Behandlungsmaßnahmen zu deutlicher Progredienz; nicht selten ist schon im frühen Lebensalter eine Operation erforderlich.
- Juvenile Skoliose: Nur etwa 5% dieser Skoliosen zeigen sich im zeitlichen Verlauf der Skelettentwicklung nicht progredient. Die übrigen nehmen bis zum 10. Lebensjahr jährlich um 1–5, während des pubertären Wachstumsschubs um 5–10° zu (Buckup 2001).
- Adoleszente Skoliose: Im Rahmen des pubertären Wachstumsschubs können sich geringbogige Abweichungen mit rascher Progredienz verschlechtern.

Therapie

Konservativ

Bei allen progredienten, infantilen und juvenilen Skoliosen ist eine möglichst frühe Orthesenversorgung anzustreben. Die Physiotherapie ist ein unabdingbarer Bestandteil der Korsettbehandlung. Die Behandlung vervollständigt sich erst durch die Ko-

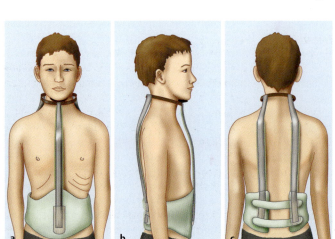

Abb. 4.27a–c Milwaukee-Korsett. **a** Von ventral. **b** Von lateral. **c** Von dorsal.

operation der Familie und die Mitarbeit des Orthopädiemechanikers. Ziel der Korsettbehandlung ist, die Progredienz zumindest aufzuhalten, da eine Verbesserung des Ausgangsbefunds in der Regel nicht möglich ist.

Alle modernen Rumpforthesen basieren auf dem EDF-Prinzip (Extension, Derotation, Flexion). Das Korsett muss konsequent täglich 23 Stunden getragen und darf nur zur Körperpflege abgenommen werden.

Unterschieden werden Aktiv- und Passiv-Korsetts:
- Milwaukee Korsett (**Abb. 4.27a–c**): Aktiv-Korsett, bei dem das Kind durch Mahnpelotten angehalten wird, im Korsett eine aufrechte Haltung einzunehmen.

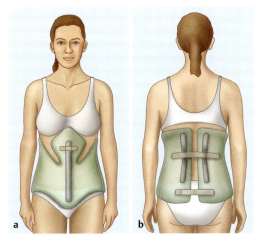

Abb. 4.28a–b Boston-Korsett. **a** Von ventral. **b** Von dorsal.

- Boston-Korsett (**Abb. 4.28a–b**): mit diesem sehr eng anliegenden Passiv-Korsett werden das Becken und die LWS fixiert. Pelotten üben einen korrigierenden Druck aus.
- Chêneau-Korsett (**Abb. 4.29a–b**): Passiv-Korsett das wie das Boston-Korsett aufgebaut ist, aber den Thorax mit einschließt.

Operativ

Operiert wird ab einem Cobb-Winkel von 40° (siehe *Röntgenbefund*). Präoperativ können über 1 Monat mittels Halotraktion die Weichteile durch Zug gelockert werden. Intraoperativ werden die Wirbel in die korrekte Stellung gebracht und anschließend fixiert. Dazu werden Schrauben in die Wirbelkörper eingesetzt und durch Metallstäbe oder -kabel miteinander verbunden. Durch Aufeinanderzuschrauben lassen sich die Wirbel in ihrer Position verändern.

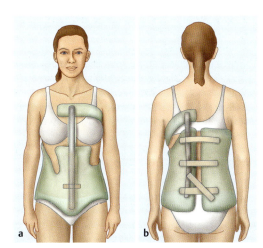

Abb. 4.29a–b Chêneau-Korsett. **a** Von ventral. **b** Von dorsal.

Das Verfahren wird häufiger von dorsal, bei lumbalen Skoliosen aber auch von ventral durchgeführt.

Zusätzlich werden an einigen Stellen die Bandscheiben entfernt und der Knochen der Wirbelkörperplatten angefrischt. Durch diese Anfrischungen wachsen angelagerte Knochenspäne besser mit den Wirbelkörpern zusammen und versteifen die Wirbelsäule (Spondylodese). Die Versteifung ermöglicht später eine volle Belastbarkeit der Wirbelsäule.

> *Bei einigen operativen Verfahren muss der Patient postoperativ unter Umständen bis zu 1 Jahr lang ein Korsett oder einen Rumpfgips tragen (Kap. 11.1).*

4.5.1 Physiotherapeutische Untersuchung bei Patienten mit Skoliose

> *Zur Untersuchung muss das Korsett abgenommen werden!*

Anamnese

Die Kinder sind in der Regel beschwerdefrei. Häufig wird die Skoliose als Zufallsbefund im Sportunterricht oder von den Eltern bemerkt.

Da die Kinder keine Beeinträchtigungen im Alltag wahrnehmen, ist die Motivation zur Physiotherapie nicht immer gut.

Konstitutions- und Haltungsauffälligkeiten

Die Haltungsabweichungen betreffen alle 3 Ebenen. Zur Klassifizierung der Abweichungen kann der Körper in verschiedene Blöcke eingeteilt werden.

Es werden ein- und mehrbogige Skoliosen unterschieden. Die kurz- und mehrbogigen Skoliosen sind weniger progredient als die lang- und einbogigen.

Am häufigsten kommen 3- und 4-bogige Skoliosen vor, deren Einteilung in 3 bzw. 4 Blöcke erfolgt:
- Lumbaler Block: von der Leiste bis zum Bauchnabel; bei vierbogigen Skoliosen wird dieser Block nochmals in einen Taillen-LWS- und einen Beckengürtel-Kreuzbein-Block unterteilt.
- Thorakaler Block: vom Bauchnabel bis zur Axilla.
- Kranialer Block: von der Axilla bis zur unteren HWS.

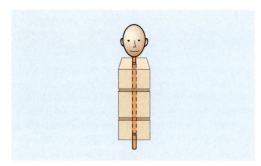

Abb. 4.30 Norm: Körperblöcke von ventral.

Die kraniale und kaudale Begrenzung der Blöcke kann entsprechend dem Befund variieren. Bei Gesunden stehen die Blöcke bei der Ansicht von vorne als 3 rechteckige Blöcke lotrecht übereinander. Bei der Ansicht von der Seite stellen sie sich als trapezförmige Blöcke dar. Die dorsal oder ventral kürzeren Seiten der Trapeze stimmen mit den jeweiligen konkaven Seiten der physiologischen Lordose und Kyphose überein (**Abb. 4.30**).

Bei der Skoliose stehen die Blöcke nicht lotrecht übereinander. In der Frontalebene verändern sie sich in Richtung Trapez- bis Keilform, und zusätzlich kommt es zu einer seitlichen Verschiebung der Blöcke in Richtung der jeweiligen Konvexseite der Skoliose (**Abb. 4.31**).

Die transversale Verschiebung kann so stark sein, dass die Wirbelsäule aus dem Lot gerät und ein Rumpfüberhang zur Konvexseite der Hauptkrümmung der Skoliose entsteht.

In der Transversalebene kommt es durch die strukturelle Torsion und zusätzliche Rotation der Wirbelkörper zu einer Verdrehung der Blöcke gegeneinander. Die Konvexseiten der Skoliose sind nach dorsal, die Konkavseiten nach ventral gedreht. Dadurch bildet sich dorsal auf der Konvexseite im thorakalen Bereich der Rippenbuckel und im lumbalen Bereich der Lendenwulst. Größe und Form des Rippenbuckels entsprechen nicht unbedingt dem Ausmaß der Wirbelsäulenkrümmung. Bei Männern tritt er seltener auf und ist flacher.

In der Sagittalebene kann die BWS-Kyphose vermindert (Flachrückentypus) oder verstärkt (Kyphoskoliose) sein. Der Flachrückentypus kommt häufiger vor, bei schweren Skoliosen kann sich eine vermehrte Kyphosierung entwickeln.

Bei den mehrbogigen Skoliosen wird zwischen Haupt- und Nebenkrümmung unterschieden. Die Hauptkrümmung ist die Krümmung mit der stärksten Deformierung.

Am häufigsten sind rechtskonvexe thorakale Hauptkrümmungen, bei denen der Scheitelwirbel zwischen Th 5 und Th 12 liegt. Thorakolumbale Hauptkrümmungen sind seltener und meistens rechtskonvex. Bei ihnen liegt der Scheitelwirbel zwischen Th 8 und L3.

Lumbale Krümmungen treten häufig mit thorakaler Hauptkrümmung auf. Sie sind meistens linkskonvex und haben einen Lendenwulst auf der linken Seite. Der Scheitelwirbel liegt zwischen L1 und L5. Sehr selten sind zervikothorakale Krümmungen. Ihr Scheitelwirbel liegt meistens bei Th 3.

Teilweise bestehen zusätzliche Beckenasymmetrien (Beckenskoliose):
- Die asymmetrische Michaelis-Raute deutet auf eine Beckenasymmetrie hin. In diesem Fall muss die Stellung der Spina iliaca posterior superior und Spina iliaca anterior superior durch Palpation im Stand beurteilt werden. Eine veränderte Stellung dorsal und ventral auf derselben Seite kann eine funktionelle Beinlängenveränderung hervorrufen. Bei veränderter Stellung muss das Sakroiliakalgelenk untersucht werden (Kap. 3.2). Stehen die dorsale und die ventrale Spina derselben Seite tiefer, liegt eine Beinverkürzung vor. Durch probeweises Unterlegen von Brettchen wird beobachtet, wie die Wirbelsäule auf den Längenausgleich reagiert. Korrigiert sie sich in der Frontalebene, ist ein Schuhausgleich empfehlenswert. Eine unausgeglichene Beinlängendifferenz kann die Progredienz der lumbalen Krümmung ungünstig beeinflussen. Im Wachstum

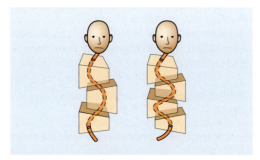

Abb. 4.31 3- und 4-bogige Skoliose von ventral.

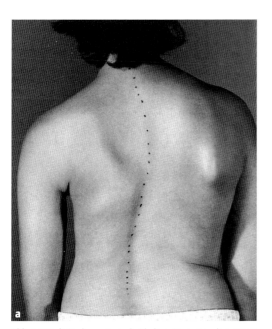
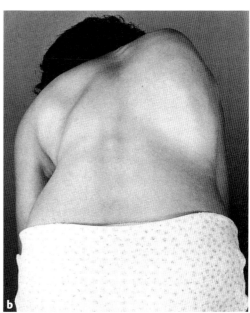

Abb. 4.32a–b Vorbeugetest als Skoliose-Screening bei einem 12-jährigen Mädchen mit rechtskonvexer Thorakalskoliose (aus: Buckup K. Kinderorthopädie. Stuttgart: Thieme; 2001).

a Der Rumpf fällt leicht aus dem Lot. **b** Beim Vorbeugen wird der Rippenbuckel auf der konvexen Seite deutlich sichtbar.

muss die Beinlänge regelmäßig nachkontrolliert werden.
- Ein Taillendreieck, aus der medialen Begrenzung des hängenden Armes und der seitlichen Rumpfbegrenzung gebildet, ist bei Seitendifferenzen ein früher diagnostischer Hinweis auf eine Skoliose.
- Lotfällen im Stand von C7: Befindet sich die Skoliose im Lot, trifft diese die Rima ani. Bei Abweichungen vom Lot wird der Abstand zur Rima ani in cm angegeben.
  - Bei Abweichungen vom Lot kommt es zu Schwerpunktverschiebungen. Bei 3-bogigen Skoliosen wandert der Schwerpunkt zur Konvexseite der thorakalen Hauptkrümmung, sodass das konvexseitige Hüftgelenk stärker belastet ist.
  - Das entlastete Bein steht häufig stärker in Außenrotation.
  - Bei 4-bogigen Skoliosen kann es durch den lumbosakralen Bogen unterhalb der lumbalen Krümmung zur Schwerpunktverschiebung in Richtung thorakal-konkave Seite kommen, wobei das konkavseitige Bein stärker belastet ist.
- Vorbeugetest als Skoliose-Screening (**Abb. 4.32a–b**): Der Rippenbuckel verstärkt sich bei Rumpfbeugung. Da die Rippen gelenkig mit den Wirbelkörpern verbunden sind, werden sie durch die Rotation der Wirbel gegeneinander und durch ihre Torsion (verdrehtes Wachstum des einzelnen Wirbels) hervorgewölbt. An der Stelle des Rippenbuckels ist die Wirbelsäule häufig lordotisch verkrümmt. Durch Vorbeugen im Stand werden die Niveauunterschiede im Bereich des Rückens deutlicher, und Rippenbuckel und Lendenwulst treten deutlicher hervor. Den Scheitelpunkt der thorakalen Krümmung kann die Therapeutin durch Palpation der dorsal am deutlichsten hervortretenden Rippe in medialer Richtung finden. Die Rippe artikuliert mit dem Scheitelwirbel. Die Dornfortsätze lassen aufgrund der Torsion keine Einschätzung zu. Sie sind zur konkaven Seite häufig gedreht und zur konvexen Seite manchmal gebogen.
- Die Skapulastellung kann abhängig von Thoraxform und Muskellänge asymmetrisch sein. Beurteilt werden Verlauf der Margo medialis und Position des Angulus inferior in Bezug auf eine gedachte Körpermittellinie.
- Schulter-Nacken-Linie: Aus der Stellung der Scapulae ergibt sich eine Asymmetrie. Je stärker eine hochthorakale Krümmung ausgeprägt ist, desto deutlicher zeigt sich die Asymmetrie der Schulter-Nacken-Linie.
- Beobachtung der Atembewegung:
  - Bei thorakalen Skoliosen dominiert die Bauchatmung, im Rippental ist kaum Bewegung vorhanden.

- Bei stark ausgeprägten Skoliosen setzt schon bei leichter körperlicher Anstrengung die Atemhilfsmuskulatur ein.
- Epigastrischer Winkel und Lage des Bauchnabels.
- Alle skoliosetypischen Veränderungen sind ventral nicht so deutlich ausgeprägt wie dorsal.
- Für die Derotation der LWS im Korsett wird das Becken extensorisch in den Hüftgelenken eingestellt, die LWS-Lordose ist abgeflacht.
- Der Pelottendruck am Rippenbuckel kann einen Flachrücken verstärken.
- Bei der Säuglingsskoliose fällt die schiefe Lage des Säuglings auf, die nicht voll ausgleichbar ist. LWS und BWS weisen eine c-förmige Verkrümmung auf. Begleitend können eine vermehrte Adduktionsstellung eines Hüftgelenks und ein Schiefhals vorhanden sein.

Diese ausgeprägte Fehlstatik fördert die Degeneration der Wirbelsäule, sodass mit zunehmendem Alter vermehrt Schmerzen auftreten. Zwischen den einzelnen Krümmungen kann es durch die entgegengesetzte Drehung zu einem „Drehgleiten" (Pseudospondylolisthesis) kommen. Dies ist eine sekundäre Gefügestörung, die zu erheblichen Schmerzen führen kann.

Haut und Unterhaut

- Bei ausgeprägter Neigung zu kalten, feuchten und bläulich verfärbten distalen Extremitäten besteht eine zusätzliche vegetative Labilität, die bei der physiotherapeutischen Behandlung berücksichtigt werden sollte.

Ausschließlich statische Muskelarbeit in vertikalen Positionen ist zu vermeiden, vielmehr dynamische Muskelarbeit, häufiger Lagewechsel, um hypotonen Kreislaufdysregulationen entgegenzuwirken.

- Bindegewebsbefund:
  - Bei Kindern lässt sich dieser noch nicht exakt erheben, da sich die Zonen erst später ausprägen.
  - Bei Patienten mit schweren Skoliosen ist das Bindegewebe im Bereich des Thorax sehr fest und verhaftet. Durch die unterschiedliche Durchblutungs- und Belüftungssituation der konvexen und konkaven Seite treten häufig Seitendifferenzen auf.

Muskulatur

- Hypotonus der oberflächlichen Muskeln vor allem an den Konkav-, Hypertonus vor allem der oberflächlichen Rückenextensoren an den Konvexseiten. In der Tiefe seitlich des Wirbelkörpers wird der Tonus der autochthonen Rückenmuskeln getastet. Auf der konkaven Seite sind sie eher hyperton, auf der konvexen eher hypoton. Die Schwerkraft stimuliert die Muskeln in vertikalen Positionen asymmetrisch fallverhindernd. Mit zunehmendem Alter und Einsteifung werden die haltenden Muskeln partiell entlastet. Erheblich eingesteifte Skoliosen verursachen meist relativ wenig Schmerzen.
- Tonusunterschiede sind vor allem in folgenden Muskeln vorhanden: Mm. ischiocrurales, M. glutaeus maximus und minimus, M. latissimus dorsi,

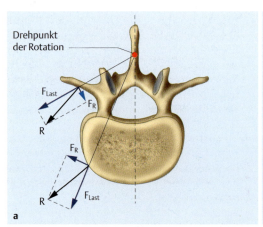
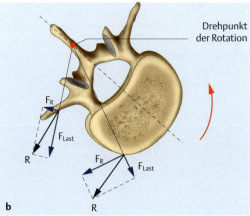

Abb. 4.33a–b Kraftzerlegung des M. psoas major. **a** Wirbelkörper in Neutral-Null-Stellung: die rotatorischen Kraftkomponenten (F_r) heben sich gegenseitig auf. **b** Bei linkskonvexer Skoliose dreht der Wirbelkörper in die Konvexität. Durch diese Fehlstellung summieren sich beide rotatorischen Kraftkomponenten des rechten M. psoas und bewirken so die Korrektur der Translation und Rotation.

M. trapezius, M. levator scapulae. M. rhomboideus und M. erector trunci.

Prüfen auf Verkürzung

- Durch die Beckenstellung im Korsett bilden sich die gleichen Verkürzungen wie beim lumbalen Flachrücken (Kap. 3, *Flachrücken*).
- Hüftextensoren (auch ischiokrurale Muskeln).
- Hüftflexoren: Der M. psoas verstärkt bei Hypertonus und Verkürzung die Fehlstellung. Vor allem der M. psoas auf der konvexen Seite verstärkt durch seinen ventralen Ursprung am Wirbelkörper die Konvexität sowie die Translation des Wirbelkörpers in die Konvexität und dessen Rotation.

| *Da der M. psoas auf der konkaven Seite dieser Tendenz entgegenwirken kann, muss er aktiviert werden* (**Abb. 4.33a–b**).

- Bauchmuskeln: Durch die Rotation der einzelnen Körperabschnitte bestehen Seitendifferenzen.

| *Verkürzte Brust- und Schulternackenmuskeln können die Korrektur behindern.*

Prüfen auf Kraft

Normalerweise werden die rumpfstabilisierenden Muskeln in vertikalen Positionen symmetrisch durch die Schwerkraft beansprucht. Durch die Form und die Haltung bei der Skoliose kommt es zur asymmetrischen Stimulierung. Der Abstand zwischen Ursprung und Ansatz verändert sich. Die Stimulation durch die Schwerkraft erreicht die Muskeln, die die vertikale Haltung bestmöglich gewährleisten, die anderen werden inaktiv.

Die haltungskorrigierenden Muskeln erscheinen zu schwach, da sie bei der Skoliose unter erschwerten Bedingungen arbeiten müssen. Aus diesem Grund müssen sie bei der Korrektur gezielt stimuliert werden.

Mathiass-Test

Zur Erfassung der Ausdauerleistung der Rumpfmuskeln wird der Patient im korrigierten Stand aufgefordert, seine Arme ohne Veränderung der Haltung mindestens 30 Sekunden lang in 90° Flexion zu halten.

| *Bei verminderter Ausdauerleistung sinkt der Thorax nach dorsal-kaudal, und der Kopf wird als Gegengewicht nach ventral geschoben. Die Schultern bewegen sich in Elevation und Abduktion.*

Beweglichkeit

Aktive Wirbelsäulenbeweglichkeit

Je stärker die Wirbelsäulenbewegung, desto besser ist die Korrigierbarkeit. Diese kann durch die Lateralflexion zu beiden Seiten und die Aufrichtung durch Traktion am Kopf grob beurteilt werden.

- Bei der Untersuchung der aktiven Lateralflexion kann die Rotation des Beckens nach ventral ein erster Hinweis auf eine zusätzliche Funktionsstörung in einem Bewegungssegment der LWS sein. Eine in Konvergenz blockierte Facette auf der rechten Seite vermeidet durch eine Negativrotation des Beckens den maximalen Facettenschluss bei der Lateralflexion nach rechts.

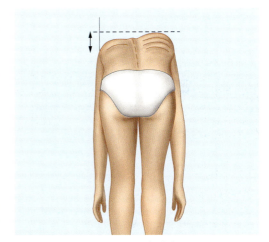

Abb. 4.34 Beurteilung des Rippenbuckels.

- Bei der aktiven Flexion wird der Rippenbuckel auf der dorsalen Seite deutlich sichtbar (**Abb. 4.34**). Deviationen des Körpers zu einer Seite geben eventuell Hinweise auf zusätzliche Funktionsstörungen in den Bewegungssegmenten. Bei einer Divergenzstörung der rechten Facette zeigt der Körper bei der Flexion eine gleichzeitige Abweichung nach rechts, wenn die Flexion im gestörten Segment ankommt.

Passive Wirbelsäulenbeweglichkeit

| *Die Beweglichkeit der Wirbelsäule muss segmental geprüft werden, da segmentale Funktionsstörungen die Korrektur der Skoliose behindern.*

- In der LWS sind Funktionsstörungen in den beiden unteren Segmenten durch die Fixation der Ligg. iliolumbale und im Bereich von L3 sehr häufig. Dies ist der 1. freie Wirbel, weshalb sich hier die Zugkraft des M. psoas major der konvexen Seite besonders auswirkt.

Beispiel: Rechtskonvexe Lumbalskoliose
Durch den Zug des rechten M. psoas major wird die linke Facette von L2/L3 in Konvergenz blockiert. In den Segmenten L4/L5 und L5/S1 sind Blockierungen in Konvergenz auf der rechten Seite häufiger. Durch die Gegenkraft der linken Ligg. iliolumbalia, die der Translation nach rechts entgegenwirken, kann sich hier ein fixer Momentandrehpunkt bilden.

- Je fester das Endgefühl bei der Wirbelsäulenbewegung, desto besser sind ligamentärer und kapsulärer Halt der Wirbelgelenke. Je weicher und elastischer das Endgefühl, desto besser ist die Elastizität der Ligamente und Kapsel. Bei großer Elastizität muss eine kräftige ausdauernde Muskulatur den fehlenden passiven Gelenkhalt ersetzen, da es sonst zum Haltungsverfall mit verstärkter Progredienz der Skoliose kommt.
- Beweglichkeit der Rippen – Thoraxelastizität.
- Die Beweglichkeit der angrenzenden Gelenke sollte frei sein, da Patienten mit Korsett eine gute Hüftgelenkbeweglichkeit brauchen. Zum Schuhe- und Strümpfeanziehen mit Korsett wird viel Hüftaußenrotation benötigt. Beim Gehen ist die Bewegung der Wirbelsäule eingeschränkt, und die Hüftgelenke kompensieren die Bewegung.
- Die Hüftgelenke werden auf Dezentrierung geprüft (Kap. 4.3). Dezentrierungen verändern die einwirkenden Kraftkomponenten beim Gehen und Stehen und fördern damit die Asymmetrie.

Beispiel: Eine expulsive rechte Hüfte führt zum Beckenhochstand rechts.

Checkliste: Physiotherapeutische Untersuchung bei Patienten mit Skoliose

Anamnese	Die Kinder sind meist beschwerdefrei und kommen häufig aufgrund eines Zufallsbefunds zur Physiotherapie.
Konstitutions- und Haltungsauffälligkeiten	• Die Abweichungen in der Haltung betreffen alle 3 Ebenen. Es gibt ein- und mehrbogige Skoliosen. Im konvexen Bereich der Skoliose entsteht dorsal der Rippenbuckel oder Lendenwulst, im konkaven Bereich befindet sich der Rippenbuckel ventral. • Die Hauptkrümmung bei mehrbogigen Skoliosen ist die Krümmung mit der stärksten Deformität. • Bei Beckenhochstand müssen eine Funktionsstörung des Sakroiliakalgelenks und eine Beinlängendifferenz ausgeschlossen werden. • Lotfällen im Stand von C7: Solange das Lot die Rima ani trifft, ist die Skoliose im Lot. • Vorbeugetest als Skoliose-Screening: Beim Vorbeugen des Körpers verstärkt sich der Rippenbuckel.
Haut und Unterhaut	• Kalte, feuchte und bläuliche Verfärbung an den distalen Extremitäten weisen auf vegetative Labilität hin. • Das Bindegewebe im Bereich des Thorax ist häufig sehr fest und verhaftet.

Muskulatur	• Hypertonus der oberflächlichen Muskeln auf der konvexen Seite.
	• Hypertonus der autochthonen Muskeln auf der konkaven Seite.
	• Prüfen auf Verkürzung:
	  – Ein verkürzter M. psoas verstärkt auf der konvexen Seite die Fehlstellung.
	  – Durch die Beckenstellung im Korsett bilden sich die gleichen Verkürzungen wie beim Flachrücken.
	  – Verkürzungen der Brust- und Schultermuskeln behindern die Korrektur.
	• Prüfen auf Kraft:
	  – Der Mathiass-Test prüft die Ausdauerleistung der Rumpfmuskulatur.
	  – Aufgrund der Form der Skoliose werden die rumpfstabilisierenden Muskeln durch die Schwerkraft asymmetrisch stimuliert.

Beweglichkeit	• Je besser die Beweglichkeit, desto besser ist zwar die Korrigierbarkeit, es muss aber auch die Wirbelsäule aktiv stabilisiert werden, um die Gefahr der Progredienz zu verringern. • Die intensive Mobilisation erfolgt nur nach Rücksprache mit dem Arzt. • Die Beweglichkeit der angrenzenden Gelenke wird auch geprüft.
Weitere spezifische Tests	• Körpergröße in korrigierter und nicht korrigierter Haltung messen. • Bei höhergradigen Skoliosen kann die Vitalkapazität reduziert sein. • Atemmaße kontrollieren Atembewegungen und die Verbesserung der Thoraxmobilität.

Weitere spezifische Tests

- Körpergröße: Die Körpergröße wird in Gewohnheits- und korrigierter Haltung gemessen. Der Unterschied kann für die Patienten einen Ansporn darstellen, sich bewusster zu halten.
- Vitalkapazität: Bei einem Cobb-Winkel unter 45° liegen die Vitalkapazitätswerte meistens in der Norm. Bei höhergradigen Skoliosen kann es zur Einschränkung der kardiopulmonalen Funktion mit Reduzierung der Vitalkapazität kommen.
- Atemmaße: Auch zur Erfolgskontrolle bei der Verbesserung der Thoraxbeweglichkeit.

4.5.2 Physiotherapeutische Behandlung bei Patienten mit Skoliose

Ziele

Körperstruktur und -funktion (Impairment)

- Beweglichkeit der Wirbelsäule und des Thoraxes erhalten und verbessern.
- Beweglichkeit angrenzender Gelenke erhalten und verbessern.
- Korrektur- und Entlastungslagerungen erarbeiten.

Aktivitäten (Activities)

- Aktive Korrektur der Wirbelsäule erarbeiten.
- Muskelkraft und -ausdauer der korrigierend wirkenden Muskeln verbessern.
- Ökonomisches Bewegungsverhalten erarbeiten.
- Vitalkapazität verbessern.

Teilnahme (Partizipation)

- Der Patient muss den Wert der lotrechten Haltung erkennen und die Haltung als positiv empfinden.
- Der Patient muss lernen, die Übungen zur Korrektur selbstverantwortlich und selbstständig als Hausaufgabenprogramm durchzuführen.
- Patient und Eltern müssen die Handhabung des Korsetts erlernen.
- Bei Säuglingen mit Säuglingsskoliose müssen die Eltern motiviert und geschult werden, Korrekturmaßnahmen selbstständig durchzuführen.

Maßnahmen

Beweglichkeit der Wirbelsäule und des Thoraxes erhalten und verbessern

> Um eine Wirbelsäulendeformität korrigieren zu können, muss jedes Gelenk seinen normalen biomechanischen Rhythmus wiedergefunden haben, da nur dann die arthrozeptiven Stimuli eine korrekte Muskelsteuerung ermöglichen.

- Die zu korrigierende Stelle muss erst „arthrozeptiv markiert" werden. Dies ist besonders im Bereich der BWS sehr wichtig. Hier ist die Wahrnehmungsschulung von Bedeutung, weil sie nur sehr gering auf der Großhirnrinde repräsentiert ist. Vorbereitende passive mechanische Stimuli fördern das bewusste Wahrnehmen dieses Körperabschnitts.
- Passive Gelenk- und Weichteiltechniken können zur Anwendung kommen. Segmentale Funktionsstörungen werden mit segmentspezifischen Mobilisationstechniken aus der Manuellen Therapie beseitigt.
- Zur Verbesserung der Thoraxmobilität dienen Atempattern aus der PNF. Atemlenkung vor allem in das Rippental können die Patienten in den Entlastungslagerungen und auch in den Korrekturlagerungen als Hausaufgabe durchführen.
- Bei geringer Vitalkapazität Kräftigung des Zwerchfells, z.B. durch Einatmen gegen einen dosierten Widerstand (Nasenstenose); Atemlenkung durch Atempattern, Weichteiltechniken vor allem auf der konkaven Thoraxseite zur Reduzierung der Gewebswiderstände. Da die Durchblutung konvexseitig häufig schlechter ist, können hier ebenfalls Weichteiltechniken und die heiße Rolle angewendet werden.
- Nach Testen der individuellen Leistungsfähigkeit kann ein angemessenes Ausdauertraining erfolgen (z.B. Fahrradergometer, Laufen, Radfahren, Schwimmen).
- Während der Korsettentwöhnung werden die normalen Beckenbewegungen beim Gehen durch schonende Mobilisation des lumbothorakalen Übergangs verbessert.
- Dehnen verkürzter Muskeln: Während der Korsettentwöhnung müssen vor allem die ischiokruralen Muskeln gedehnt werden, da sie durch die Extension des Beckens in den Hüftgelenken im Korsett zur Verkürzung neigen. Bauchmuskeln und M. glutaeus maximus können ebenfalls verkürzt sein. Während der Korsettbehandlung kön-

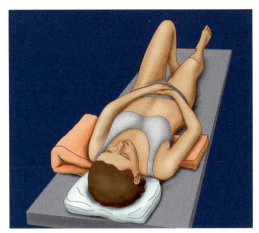

Abb. 4.35 Entlastungslagerung in Rückenlage: hohl liegende Stellen werden durch angepasste Polster unterstützt, um die Muskeln zu entlasten.

nen diese Muskeln prophylaktisch gedehnt werden.

Korrektur- und Entlastungslagerungen erarbeiten
- Entlastungslagerungen mit und ohne Korsett (**Abb. 4.35**): Hohl liegende Stellen werden durch angepasste Polster unterlagert. Dabei darf es sich jedoch nur um Minimalunterlagerungen handeln, da sonst die Fehlstellung noch verstärkt wird. Eine weiche Schaumgummiauflage auf einer festen Matratze vermeidet erhöhten Auflagedruck an prominenten Körperstellen.
- Korrekturlagerungen (**Abb. 4.36a–b**): Die Lagerung soll zu einer „Entdrehung" des Rumpfes führen. Im Gegensatz zur Entlastungslagerung werden dabei häufig die prominenten Körperstellen unterlagert.

Beispiele: *Korrekturlagerungen in Rücken- und Seitenlage nach Lehnert-Schroth*

Benötigt werden 4 mit Sand, Hülsenfrüchten oder Getreide gefüllte Säckchen in Postkartengröße. Sie sollten hart und trotzdem nachgiebig sein, um sich den Körperformen anpassen zu können. Die Säckchen werden als Hilfsmittel beim Entdrehen der gegeneinander verdrehten Rumpfabschnitte benötigt.

1. *Korrekturlagerung in Rückenlage*
- Ausgangsstellung Patient: Rückenlage ohne Kopfkissen, die Beine sind angewinkelt oder hoch gelagert.
- Durchführung: Jeweils 1 Säckchen wird unter die konkavseitige Beckenseite (bezogen auf die Thoraxkrümmung) und das Schulterblatt der gleichen Seite gelegt. Ein weiteres befindet sich unter dem dorsalen Rippenbuckel, damit sich der Druck dort auswirken kann, wo der Rippenbuckel kaudal nach dorsal abzuweichen beginnt. Der Druck darf nicht auf der Konkavseite erfolgen. Sollte unter der Konkavseite ein dicker Lendenwulst bestehen, wird dieser ebenfalls unterlagert.

2. *Korrekturlagerung Seitenlage*
- Ausgangsstellung Patient: Seitenlage auf der konkaven Seite (Thorax). Er soll nicht auf der Rippenbuckelseite liegen, auch nicht zum Schlafen. Die Verdrehung der Wirbelsäule und die Buckelbildung können durch den Seitendruck begünstigt werden. Der Arm der unten liegenden Seite befindet sich ausgestreckt unter dem Kopf des Patienten, der Kopf liegt auf dem Oberarm. Das Becken wird in die Frontalebene eingeordnet. Ein Säckchen liegt unter der Konvexkrümmung der LWS, aber nicht unter den Rippen der Konkavseite.

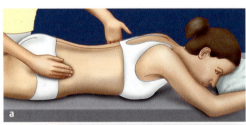
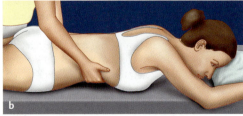

Abb. 4.36a–b Haltungskorrektur nach M. Scharll (1984). **a** Bauchlage in der Frontalebene. **b** Bauchlage in der Tansversalebene.

Aktive Korrektur der Wirbelsäule erarbeiten sowie Muskelkraft und -ausdauer der korrigierend wirkenden Muskeln verbessern

Prinzipien der Wirbelsäulenkorrektur
- Zuerst müssen die Funktionsstörungen der Wirbel- und Sakroiliakalgelenke sowie die Dezentrierungen der Hüftgelenke behandelt werden. Hier kommen manualtherapeutische Maßnahmen zum Einsatz (Kap. 3.2 und 4.3).
- Die Übungsprogramme sind täglich durchzuführen. Das Erarbeiten von Hausaufgabenprogrammen hat bei der Skoliose einen sehr hohen Stellenwert.
- Die Korrektur erfolgt in allen 3 Ebenen. So darf nie nur derotiert werden, sonst fehlt der Facet-

tenschluss auf der konvexen Seite und damit die Aktivität der dortigen autochthonen Muskeln.
- Der Facettenschluss auf der konvexen Seite ist Voraussetzung für die Korrektur. Die autochthonen Muskeln auf dieser Seite wirken derotierend.
- Die langen oberflächlichen Muskeln auf der konkaven Seite können die derotierende Wirkung unterstützen.
- Der M. psoas major der konkaven Seite bewirkt die Korrektur in der Frontalebene und derotiert.
- Durch die Einstellung der Arme bei den Korrekturlagerungen und -übungen wird die Höhe des Scheitelpunkts bestimmt, an dem die Korrektur einwirken soll.
- Auf der konkaven Seite wird der Arm in Flexion/Abduktion/Außenrotation eingestellt. Je höher der Flexionswinkel des Armes, desto kaudaler liegt der Scheitelpunkt, an dem die Korrektur einwirkt. Durch die Flexion wird auf dieser Seite die Rumpfverlängerung stimuliert.
- Auf der konvexen Seite befindet sich der Arm in Adduktion und Innenrotation und nur geringer Flexion.
- Die Derotation wird ebenfalls durch die Armeinstellung eingeleitet. Der Arm auf der konkaven Seite befindet sich hinter der mittleren, auf der konvexen vor der mittleren Frontalebene (**Abb. 4.37a–b**, S. 348).

Vorgehensweise bei der Haltungskorrektur
- Zuerst muss der Patient die Abweichungen der Haltung in allen 3 Ebenen wahrnehmen und die Veränderung der Haltung aufgrund der Korrektur erkennen.
- Die Haltungen der einzelnen Körperabschnitte werden aktiv korrigiert und die Körperabschnitte in sinnvoller Reihenfolge gegeneinander bewegt.
- Der Patient erlernt die selbstständige Korrektur in verschiedenen Ausgangsstellungen.
- Erst wenn der Patient die Haltung selbstständig korrigieren kann, wird sie stabilisiert und gekräftigt.
- Die Korrektur erfolgt zuerst in horizontalen Ausgangspositionen mit großer Unterstützungsfläche. Beherrscht der Patient die Korrektur, wird zunehmend in vertikalen und labilen Ausgangsstellungen geübt.
- Von der Therapeutin werden folgende Hilfen gegeben:
  - verbaler Auftrag;
  - Führungskontakt;
  - Haltewiderstand zur aktiven Fixation;
  - optische Kontrolle;
  - Anleitung zu taktiler und optischer Kontrolle durch den Patienten selbst.

Einsatz des Korsetts

> *Häufig bestimmt der Arzt, ob der Patient das Korsett zum Üben tragen muss oder nicht. Gibt er keine Anweisung, muss der Physiotherapeut nach funktionellen Aspekten entscheiden.*

Vorteile der Behandlung ohne Korsett
- Die aktive Korrektur des Patienten lässt sich optisch und taktil besser kontrollieren.
- Die Kraft- und Ausdauerleistung der Muskeln kann besser dosiert gefordert werden, da keine passive Fixierung unterstützt.
- Die Propriozeptoren des Patienten müssen die Korrekturhaltung ohne Korsett wahrnehmen lernen.

Vorteile der Behandlung mit Korsett
- Durch die passive Fixierung des Rumpfes kann das Korsett beim Einnehmen und Halten der Korrekturhaltung, vor allem in anspruchsvollen Positionen hilfreich sein.
- Das Korsett kann während der Übungen kontrollierend wirken und ermöglicht eine Druckverringerung bei der Korrektur an den Pelotten; bei Verstärkung der Fehlhaltung führt es zur Druckverstärkung an den Pelotten.
- Die Übungen können im Korsett jederzeit zu Hause wiederholt werden.

Im Folgenden werden exemplarisch Maßnahmen zur Skoliosekorrektur aus 3 verschiedenen Konzepten beschrieben:
- Korrektur nach R. Sohier (1991);
- Korrektur nach M. Scharll (1984);
- Korrektur nach Lehnert-Schroth (2000).

Korrektur nach R. Sohier (1991)

> *Zuerst erfolgt immer die Korrektur der Hauptkrümmung.*

Die benachbarten Wirbelsäulenabschnitte werden durch die Ausgangsstellung stabilisiert. Zeitgleich kann immer nur eine Krümmung korrigiert werden, weil die verschiedenen Krümmungen unterschiedliche Rotations- und Translationskomponenten zur Korrektur benötigen.

Durch die Einstellung des Körpers und gleichzeitiger Aktivität der Extremitäten lässt sich eine aktive Korrektur der Pathomechanik des Bewegungssegementes der Wirbelsäule erreichen.

Die Einstellung der Flexion im zu korrigierenden Abschnitt dient zur Dehnung der verkürzten Muskeln. Die oberflächlichen langen Muskeln sind auf der konkaven Seite verkürzt. Mithilfe der Flexion

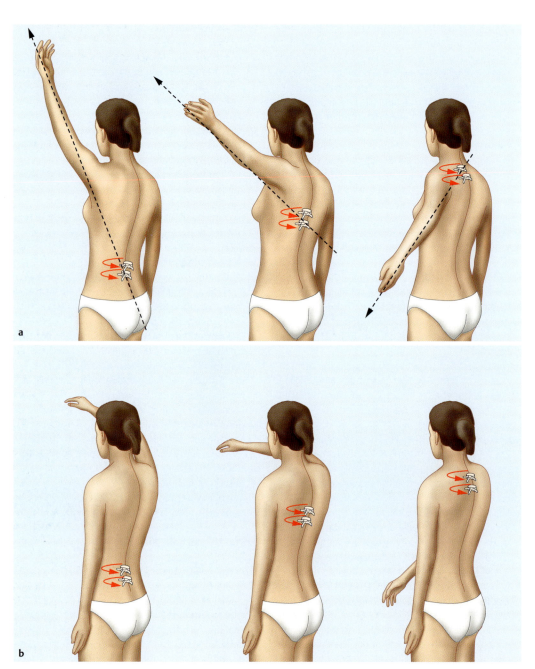

Abb. 4.37a–b Wirbelsäulenkorrektur. **a** Aktivität des Armes auf der konkaven Seite – er muss dorsal der mittleren Frontalebene sein. **b** Aktivität des Armes auf der konvexen Seite – er muss ventral der mittleren Frontalebene sein.

erhöht sich durch die kontrakten Strukturen allerdings die Rotationsfehlstellung der Wirbelkörper, die kontrakten Strukturen versuchen sich in dieser Ebene wieder anzunähern.

Daher wird zunächst die Gegenrotation eingestellt. Dies erfolgt über die weiterlaufende Bewegung der Arme (siehe *Prinzipien der Wirbelsäulenkorrektur, Armeinstellung*). Durch die Gegenrotation werden die Facette auf der konvexen Seite zum Stützpunkt und der fehlende Facettenschluss geschaffen. Um den fixen Drehpunkt wird anschließend die Flexion eingestellt, wodurch sich die Muskeln auf der konkaven Seite verlängern.

Aufgrund des Facettenschlusses auf der konvexen Seite werden hier die autochthonen Muskeln wieder in Funktion gebracht und arbeiten synergistisch mit den langen oberflächlichen Muskeln der konkaven Seite. Diese sollen lernen, in Verlängerung die Rotation zu korrigieren. Intermittierende Rotationsimpulse werden über die Arme weiterlaufend auf den Rumpf übertragen. Durch die Armeinstellung erfolgt die Bewegung hauptsächlich am Scheitelpunkt der Hauptkrümmung.

Beispiele:
1. Korrektur einer rechtskonvexen Thorakalskoliose in Seitenlage
- Ausgangsstellung Patient:
  – Seitenlage rechts. Ein festes dorsal-lateral unter der rechten Thoraxseite liegendes Polster wirkt unter dem Rippenbuckel derotierend.

| *Das Polster darf nicht nur lateral liegen!*

  – Das unten liegende Bein befindet sich in Hüft- und Knieextension, das obere wird so weit in Flexion gebracht, bis die Bewegung bis zum Scheitelpunkt der Hauptkrümmung weiterläuft.
  – Der rechte Arm befindet sich vor der mittleren Frontalebene und kommt im Schultergelenk in Flexion, Adduktion und Innenrotation. Um die Hauptbewegung in die mittlere BWS zu lenken, werden etwa 100–110° Flexion/Abduktion benötigt (**Abb. 4.38**).
  – Der linke Arm befindet sich hinter der mittleren Frontalebene in Flexion, Abduktion und Außenrotation und initiiert die Verlängerung der Konkavseite.

| *Das Armgewicht sollte abgelegt werden, da sonst die Muskeln auf der Konkavseite Fall verhindernd arbeiten müssen.*

- Durchführung:
  – In der Einatemphase werden beide Arme aktiv im Verlauf der Armachse verlängert, während der Ausatmung die Verlängerung gehalten.
  – Dieser Vorgang wird über mehrere Atemzüge wiederholt.
  – Die Bewegung des linken Armes aktiviert die Muskelkette des linken M. serratus anterior und des M. rhomboideus. Beide Muskeln korrigieren neben der weiterlaufenden Linksrotation gleichzeitig die Translation der Wirbelkörper nach links und beeinflussen dadurch die Konvexität.
  – Als Steigerung kann der linke Arm gegen einen Widerstand der Therapeutin oder eines Therabands stoßen.

2. Korrektur einer rechtskonvexen Lumbalskoliose
- Ausgangsstellung Patient:
  – Sitz vor einem Tisch mit einer zwischen dem Oberschenkel der konkaven Seite und der Tischkante eingeklemmten Knierolle.
  – Der linke Arm befindet sich hinter der mittleren Frontalebene und wird so weit in Flexion, Abduktion und Außenrotation eingestellt, bis die Hauptbewegung auf Höhe von L3 ankommt.
  – Der rechte Arm liegt in Flexion, Adduktion mit der Kleinfingerkante auf dem Tisch vor dem Körper und damit ventral der mittleren Frontalebene.

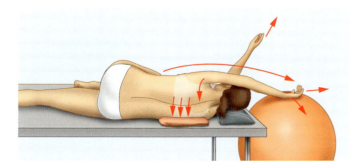

Abb. 4.38 Korrektur einer rechtskonkaven Thorakalskoliose.

- Durchführung:
  - Während der Einatmung aktivieren der linke M. psoas gegen den Widerstand der Knierolle statisch in die Hüftflexion und gleichzeitig der linke Arm in Verlängerung der Armlängsachse Richtung kranial.
  - Der rechte Arm baut statisch eine Aktivität nach ventral und kaudal auf.
  - Der Druck der Kleinfingerkante gegen den Tisch erhöht sich.
  - Während der Ausatemphase wird die Aktivität gehalten.
  - Die Aktivität aller 3 Extremitäten wird über 3–4 Atemzüge aufgebaut und bei jeder Einatmung leicht verstärkt.
  - Anfangs kann die Aktivität bei jeder Einatmung intermittierend aufgebaut und bei der Ausatmung gelöst werden.

Korrektur nach M. Scharll

Beschrieben wird die Korrektur einer 3-bogigen Skoliose. Die Hauptkrümmung ist thorakal rechtskonvex, Nebenkrümmungen sind lumbal und hochthorakal linkskonvex.

Beispiel: Korrektur in Bauchlage (**Abb. 4.36a–b**, S. 346)

- Ausgangsstellung Patient:
  - Bauchlage;
  - Polster unter der Stirn;
  - Arme neben dem Körper;
  - Füße in Dorsalextension;
  - Kniegelenke in leichter Flexion.
- Durchführung:
  - Ein Beckenschiefstand wird durch einen gezielten Reiz an der Fußsohle des kürzeren Beines aktiv vom Patienten korrigiert.
  - Die LWS wird durch Extension des Beckens in den Hüftgelenken leicht, jedoch nicht maximal entlordosiert.
  - Die Spannung der Gesäßmuskeln und des Unterbauches wird gehalten.
  - Liegt der Thorax gegenüber dem Becken zu weit rechts, gibt die Therapeutin rechts-lateral am Becken einen Haltewiderstand, links-lateral am Thorax einen Führungswiderstand.
  - Der Patient versucht, den Thorax gegen den Widerstand leicht nach links zu bewegen. Ihm kann der Weg zur „Mitte" mehrmals bewusst gemacht werden, sodass er ihn anschließend ohne Kontakt der Therapeutin findet.

Der schwierigste Teil ist die Korrektur in der Transversalebene.

  - Die linke Beckenseite wird gegen den Führungswiderstand der Therapeutin nach ventral in Richtung Unterlage bewegt und dort anschließend durch einen Haltewiderstand aktiv fixiert.
  - Die andere Therapeutenhand gibt an der rechten Thoraxseite den Führungswiderstand für den Weg in Richtung Unterlage an, wobei sie auf der zum Scheitelwirbel gehörenden Rippe liegt.
  - Durch die Extension des Beckens in den Hüftgelenken und die Aktivität der schrägen Bauchmuskeln bleibt der M. erector trunci relativ entspannt. Diese Entspannung sollte erhalten bleiben.
  - Nach der Korrektur der Wirbelsäule in allen 3 Ebenen werden die Scapulae durch einen taktilen Reiz am Angulus inferior symmetrisch nach dorsal-kaudal eingestellt. Dabei muss die rechte Skapula einen etwas weiteren Weg zurücklegen.
  - Bei einem Flachrückentyp wird die BWS durch einen Reiz an der mittleren BWS leicht in Flexion bewegt.
  - Bei Kyphoskoliosen werden das Sternum in ventral-kraniale Richtung bewegt und der Rumpf durch einen Reiz am Scheitel verlängert.
  - In allen anderen Ausgangsstellungen erfolgt die Korrektur nach dem gleichen Prinzip.

Es wird mit wenig Kraft gearbeitet, da zu hohe Muskelspannung eine feinkoordinierte Korrektur verhindert.

Die Korrektur erfordert sehr viel Körperwahrnehmung seitens des Patienten, über die die Therapeutin mithilfe folgender Fragen Aufschluss erhält:
- Wo spüren Sie die Muskelspannung?
- Welche Stellen müssen noch nachkorrigiert werden?
- Auf welcher Seite mussten Sie schwerer arbeiten?
- Worauf haben Sie beim Wiederholen der Übung besonders geachtet?
- Sind Sie mit Ihrer Haltung zufrieden?

Kann der Patient die Ausgangsstellung selbstständig einstellen, lässt sich die Haltung durch Widerstände der Therapeutin stabilisieren. Sie versucht, den Patienten aus der Haltung herauszubringen. Dabei ist auf eine gute Dosierung mit langsam anschwellendem Widerstand zu achten. Der Hebel kann in zunehmendem Maße durch Widerstände an den Extremitäten verlängert werden. Schließlich ist der Patient in der Lage, auch bei Dynamik der Extremitäten seine Haltung zu korrigieren.

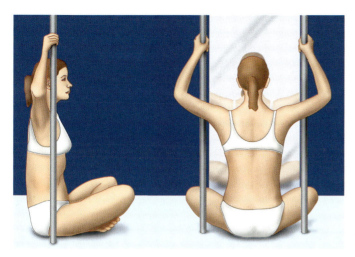

Abb. 4.39 Hochräkeln zwischen 2 Stäben von lateral und dorsal.

Zur Kräftigung können auch kombinierte Becken- und Skapulamuster und bei gehaltener Korrekturhaltung dynamische und statische Arm- und Beinmuster aus der PNF durchgeführt werden.

Korrektur nach Lehnert-Schroth
Beispiele:
1. Hochräkeln im Schneidersitz zwischen 2 Stäben (**Abb. 4.39**)
- Ausgangsstellung Patient:
  - Aufrechter Schneidersitz (Tubersitz) vor einem Spiegel.
  - Links und rechts neben die Hüften werden 2 Stäbe vertikal auf den Boden gestellt.
  - Der Patient greift die Stäbe in Kopfhöhe, wobei die Ellenbogen weit auseinander gehen.
  - Das Körpergewicht befindet sich auf der konkavseitigen Hüfte (bezogen auf die Hauptkrümmung).
  - Becken- und Schultergürtel sollen schon durch die Position der Stäbe entdreht werden.
- Durchführung:
  - Zuerst wird die Wirbelsäule mit winzigen Seitenschwingungen nach kranial geräkelt, wobei der Kopf eingeordnet und das Becken noch voll belastet bleiben.
  - Bei jedem Ausatmen werden in dieser Position die Stäbe bodenwärts gedrückt.
  - Die Ausatemspannung kann bis zum Abheben des Beckens erfolgen.

2. Beckenanheben aus der Seitenlage (**Abb. 4.40**)
- Ausgangsstellung Patient:
  - Seitenlage.
  - Die Konkavseite (Thorax) liegt unten.
  - Der Lendenwulst ist unterlagert und „entdreht".
  - Der Unterarm der unten liegenden Seite befindet sich in seitlicher Stützfunktion.
  - Beide Beine sind gestreckt.
  - Das Bein der oben liegenden „Rippenbuckelseite" liegt hinter dem unteren Bein.
  - Die Hand des oberen Armes befindet sich seitlich am oberen Beckenkamm.
- Durchführung:
  - Während des Einatmens streckt sich der ganze Körper durch Räkeln.
  - Die obere Hand schiebt den Beckenkamm nach kaudal.
  - Während des Ausatmens werden die Position gehalten und gleichzeitig das Becken abgehoben.

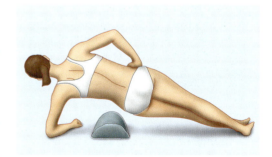

Abb. 4.40 Beckenanheben aus der Seitenlage.

Ökonomisches Bewegungsverhalten erarbeiten
- Dies erfolgt mit und ohne Korsett.
- Der Patient muss selbst die korrekte Haltung in den Alltag integrieren. Dies setzt voraus, dass er den Wert der lotrechten Haltung erkennt, sie als positiv empfindet und als ökonomisch wahrnehmen kann.

> *Sportarten mit unökonomischer Wirbelsäuleneinstellung (z.B. leistungsorientiertes Radfahren in aerodynamischer Position, Rudern und Gewichtheben) sind zu vermeiden, Schwimmen ist mit Korsett möglich.*

- Viele passioniert betriebene Sportarten müssen wegen einer Skoliose keinesfalls aufgegeben werden. Körperlicher Einsatz, Bereitschaft und Freude an körperlicher Bewegung sind wichtige Aspekte, die die Weiterführung rechtfertigen.
- Bei Sportarten mit symmetrischen Bewegungsabläufen (z.B. Alpinskilaufen, Reiten) sollte der Patient selbst kontrollieren, ob er sich seitengleich bewegt.

Patient und Eltern müssen die Handhabung des Korsetts erlernen

> *Beim Anziehen auf korrekten Sitz achten! Eventuell mehrmals anziehen, bis das Korsett richtig sitzt.*

- Die Verschlüsse werden zunächst nur leicht angezogen und erst nach 5–10 Minuten nachgestellt und endgültig fixiert. Das Festziehen der Verschlüsse erfolgt von unten nach oben.
- Das Baumwolltrikot muss faltenfrei sitzen. Außerdem darf es nicht feucht sein, da dies Druckstellen fördert.
- Häufiges Duschen, Frottieren und Abreiben mit Franzbranntwein zur Abhärtung der Haut und um Transpiration und Rückstände auf der Haut zu vermeiden.
- Häufige kleine anstelle von umfangreichen Mahlzeiten verhindern Druck- und Völlegefühl im Korsett.
- Druck durch das Korsett in der Leistengegend beim Sitzen lässt sich durch höheres Sitzen mit verminderter Hüftflexion verhindern.

> *Drückende Stellen auf keinen Fall zusätzlich abgepolstern, da der Druck dadurch noch zunimmt und ein Druckgeschwür begünstigt.*

- Die Patienten sollen versuchen, sich im Korsett aufzurichten. Für die Druckstellen müssen Entlastungslagerungen gefunden werden. Können sie trotzdem nicht ausreichend entlastet werden, muss eventuell nach Rücksprache mit dem Arzt das Korsett geändert werden.
- Die Haut der Patienten muss regelmäßig kontrolliert werden.

Bei Säuglingen mit Säuglingsskoliose müssen die Eltern motiviert und geschult werden, Korrekturmaßnahmen selbstständig durchzuführen

> *Motivation und Schulung der Eltern ist eine wesentliche Voraussetzung für den Therapieerfolg. Die Therapie soll sehr frühzeitig – möglichst vor dem 12. Lebensmonat – beginnen.*

- Anregung des Säuglings zur Orientierung in Richtung Konkavseite, z.B. durch Positionierung des Kinderbetts und des Spielzeugs.
- Behandlung der Asymmetrie mit der Vojta-Therapie: Diese basiert auf dem Prinzip der Reflexfortbewegung. Durch Berührung bestimmter Körperzonen (Auslösezonen) in klar definierten Ausgangsstellungen (z.B. Reflexkriechen oder Reflexumdrehen) lassen sich reflektorisch physiologische Bewegungsabläufe anbahnen. Pathologische Haltungs- und Bewegungsmuster können korrigiert werden.
- Muskeln, die im pathologischem Muster bisher nicht gearbeitet haben, werden in physiologischen Bewegungsketten aktiviert. Es kommt zu einer verbesserten Schwerpunktverlagerung, Aufrichtung, Gleichgewichtssteuerung und koordinierter Körperhaltung.
- Die Übungsprogramme sind regelmäßig – am besten von den Eltern – durchzuführen.
- Häufiges Umlagern, da vor allem die Bauchlage die Korrektur fördert.

Präoperative Behandlung

- Intensive Wirbelsäulenmobilisation;
- Intensive Thoraxmobilisation;
- Ausdauertraining;
- Erarbeiten des Bewegungsverhaltens bei Spondylodese (Kap. 11.1).

Fallbeispiel: Rechtskonvexe Thorakalskoliose

Die 13-jährige Sabina kommt seit etwa 2 Jahren regelmäßig zur Physiotherapie. Nach 2 Verordnungen macht sie immer 3 Monate Pause, in denen sie täglich selbstständig ihre Hausaufgaben durchführt. Der Verlauf der Skoliose wird 2-mal jährlich vom Orthopäden kontrolliert.

Mit 11 Jahren hatte die Patientin einen Cobb-Winkel von 25°, weshalb sie ein Korsett erhielt. Das Korsett empfand sie am Anfang als sehr unangenehm und schämte sich in der Schule beim Sportunterricht vor den Mitschülern. Auch die 2-mal wöchentliche Physiotherapie mit den täglichen Hausaufgaben fand sie sehr anstrengend und musste von ihrer Mutter immer wieder zum Üben überredet werden.

Nach einem halben Jahr sagte der Orthopäde erstmals, dass sich die Skoliose verbessert habe, sodass sie das Korsett voraussichtlich nicht dauerhaft tragen müsse.

In der Physiotherapie hatte sich die Ausdauer beim Mathiass-Test von 10 auf 20 Sekunden verlängert. Beim Sportunterricht merkt Sabina selbst, dass sie eine bessere Ausdauer hat.

Beim Vorbeugetest war der Rippenbuckel geringer ausgeprägt als vor einem halben Jahr.

Die Motivation zur weiteren Therapie stieg zusätzlich, als die Patientin feststellte, dass ihre sich gerade entwickelnden Brüste in der aufrechten Haltung viel besser zur Geltung kamen und sie vor einigen Tagen von ihrer Schulfreundin auf ihre schöne gerade Haltung angesprochen wurde.

Die Korrekturübung im Sitzen führt sie täglich im Anschluss an ihre Schulaufgaben durch. Die Übungen in Bauch- und Seitenlage erledigt sie abends vor dem Zubettgehen. Anschließend nimmt sie ca. 20 Minuten lang die Korrekturlagerung ein und atmet während dieser Zeit bewusst in die Rippentäler.

Für die Übungen nimmt sie ihr Korsett ab, mit deren Handhabung sie mittlerweile selbstständig zurechtkommt. Beim Schulsport behält sie das Korsett an.

Seitdem sie regelmäßig mit dem Rad zur Schule fährt, hat sich auch ihre gesamte Ausdauer verbessert.

Sabinas Mutter kontrolliert regelmäßig die Haut und cremt sie täglich ein.

Checkliste: Physiotherapeutische Behandlung bei Patienten mit Skoliose

Körperstruktur und -funktion (Impairment)	<ul><li>Beweglichkeit des Thorax und der angrenzenden Gelenke erhalten und verbessern: – Jedes Gelenk muss seinen normalen biomechanischen Rhythmus wiederfinden, da nur dann die arthrozeptiven Stimuli eine korrekte Muskelsteuerung zur aktiven Wirbelsäulenkorrektur ermöglichen. – Vorbereitende passive Maßnahmen fördern die Wahrnehmung der zu korrigierenden Wirbelsäulenregion. – Einsatz passiver Gelenk- und Weichteiltechniken. – Die Thoraxmobilität wird zusätzlich durch Atempattern und -lenkung in das Rippental gefördert. – Fördern der Vitalkapazität durch Kräftigung des Zwerchfells und dosiertem Ausdauertraining (Fahrradergometer, Laufen, Radfahren, Schwimmen). – Während der Korsettentwöhnung vor allem Mobilisation des lumbosakralen Übergangs und Dehnung der ischiokruralen Muskulatur, des M. glutaeaus maximus und der Bauchmuskeln.</li><li>Korrektur- und Entlastungslagerungen erarbeiten: – Entlastungslagerungen: Hohl liegende Stellen werden durch angepasste Polster unterlagert, jedoch nur so viel wie nötig und so wenig wie möglich (Minimalunterlagerung). – Korrekturlagerungen: Vor allem die prominenten Körperstellen werden unterlagert, sodass es zu einer „Entdrehung" des Rumpfes kommt.</li></ul>
Aktivitäten (Activities)	<ul><li>Erarbeiten der aktiven Korrektur der Wirbelsäule sowie Verbessern der Kraft und Ausdauer der korrigierend wirkenden Muskeln;</li><li>Prinzipien der Wirbelsäulenkorrektur: – Zuerst Funktionsstörungen der Gelenke beseitigen. – Übungsprogramme müssen täglich selbstständig durchgeführt werden. – Die Korrektur erfolgt in 3 Ebenen. – Der Facettenschluss auf der konvexen Seite ist Voraussetzung für die Korrektur, da dann die autochthonen Muskeln dieser Seite derotierend aktiv werden. – Der M. psoas major und die langen oberflächlichen Muskeln der konkaven Seite können die Korrektur unterstützen. – Durch die Armeinstellung lässt sich die Höhe des Scheitelpunkts bestimmen, an dem die Korrektur wirken soll. Außerdem unterstützen die Arme die Derotation.</li><li>Vorgehensweise Haltungskorrektur: – Fördern der Wahrnehmung für die Abweichung der Haltung in allen 3 Ebenen. – Erlernen der selbstständigen Korrektur findet in verschiedenen Ausgangsstellungen statt, zuerst horizontal mit großer Unterstützungsfläche, später zunehmend vertikal und labil. – Stabilisation und Kräftigung erfolgt, wenn die selbstständige Korrektur gelingt. – Häufig wird der Einsatz des Korsetts während der Behandlung vom Arzt vorgegeben; ohne Anweisung entscheidet die Physiotherapeutin nach funktionellen Gesichtspunkten. – Zur aktiven Korrektur können verschiedene Konzepte zur Anwendung kommen, z.B. Korrektur nach Sohier, Scharll oder Lehnert-Schroth.</li><li>Ökonomisches Bewegungsverhalten erarbeiten: es erfolgt mit und ohne Korsett.</li></ul>

Teilnahme (Partizipation)	• Der Patient muss die Haltungskorrektur selbstständig durchführen und in seinen Alltag integrieren. Damit hat er eine hohe Mitverantwortung bei der Therapie. Voraussetzung ist, dass er die lotrechte Haltung als positiv empfindet und als ökonomisch wahrnehmen kann.
	• Teilnahme am Sport: Sportarten mit unökonomischer Wirbelsäulenbelastung müssen vermieden werden, es besteht aber auf keinen Fall ein Sportverbot. Körperlicher Einsatz, Bereitschaft und Freude an körperlicher Bewegung sind wichtige Aspekte, die die Weiterführung passioniert betriebener Sportarten rechtfertigen.
	• Patient und Eltern müssen die Handhabung des Korsetts erlernen:
	  – Voraussetzung ist ein korrekter Sitz.
	  – Faltenfreies Baumwolltrikot, häufiges Duschen , Frottieren und Abreiben mit Franzbranntwein fördern die Abhärtung der Haut.
	  – Die Haut muss regelmäßig kontrolliert werden.
	  – Drückende Stellen dürfen nicht abgepolstert werden, da sich der Druck dadurch zusätzlich erhöht und die Gefahr eines Druckgeschwürs entsteht.
	  – Zur Entlastung der Druckstellen lassen sich Entlastungslagerungen finden, gegebenenfalls muss das Korsett geändert werden.
	  – Die Patienten sollen sich im Korsett aktiv aufrichten.
	• Bei Säuglingen müssen die Eltern motiviert und geschult werden, selbstständig Korrekturmaßnahmen durchzuführen:
	  – Die Therapie soll sehr frühzeitig beginnen (vor dem 12. Lebensmonat).
	  – Der Säugling soll sich zur Konkavseite orientieren – Reize durch Spielzeug und gezielte Kontaktaufnahme setzen .
	  – Häufiges Umlagern, da vor allem die Bauchlage die Korrektur fördert.
	  – Die Eltern lernen Übungsprogramme, die sie regelmäßig mit dem Kind durchführen.
	  – Zur Anwendung kommt vor allem die Vojta-Therapie, die auf dem Prinzip der Reflexfortbewegung basiert. Durch Berühren bestimmter Körperregionen in klar definierten Ausgangsstellungen werden reflektorisch physiologische Bewegungsmuster angebahnt, wodurch pathologische Haltungs- und Bewegungsmuster korrigiert werden.
	• Präoperative Behandlung
	  – Für eine bestmögliche operative Aufrichtung müssen die Wirbelsäule und der Thorax intensiv mobilisiert werden.
	  – Vitalkapazität durch Ausdauertraining verbessern.
	  – Bewegungsverhalten bei Spondylodese erarbeiten (Kap. 11.1).

4.6 Strukturelle Fehlstellungen des Fußes

- Klumpfuß;
- Sichelfuß;
- Angeborener Plattfuß;
- Hackenfuß.

Definitionen

- *Klumpfuß:* Angeborene komplexe Deformität des Fußes, die zu einer Fehlstellung aller aktiven und passiven Strukturen führt.
- *Sichelfuß* (Pes adductus, Metatarsus varus):
  - Hier besteht eine Adduktion des Vorfußes gegenüber dem Rückfuß.
  - Der Sichelfuß ist selten angeboren, sondern entwickelt sich fast immer nach der Geburt.
  - Angeboren tritt er häufig kombiniert mit einem Hallux varus auf.
- *Angeborener Plattfuß* (Pes planovalgus congenitus, Talus verticalis, Schaukel- oder Tintenlöscherfuß): Diese angeborene Fehlstellung des Fußes mit senkrecht stehendem Talus und Luxation im Bereich des Talonavikulargelenks nach dorsal und lateral tritt selten auf und ist meist einseitig.
- *Hackenfuß* (Pes calcaneus): Fußfehlstellung mit verstärkter Dorsalextension im oberen Sprunggelenk.

Ätiologie und Pathogenese

Klumpfuß

Folgende Klumpfußarten werden unterschieden:
- Kongenitaler Klumpfuß: Er stellt neben der angeborenen Hüftdysplasie die häufigste angeborene Skelettdeformität dar. In etwa 15% der Fälle tritt eine Kombination mit anderen strukturellen Fehlstellungen auf, z.B. Hüftdysplasie.
- Neurogener Klumpfuß: Dieser kann auch sekundär im Rahmen anderer Erkrankungen auftreten,

die ein neuromuskuläres Ungleichgewicht bewirken:
- Arthrogryposis multiplex congenita: angeborene Gelenkkontrakturen durch Stoffwechselstörungen oder Störungen der motorischen Vorderhornzellen;
- neurologische Störungen, wie Spina bifida, Zerebralparese, Lähmungen unterhalb der lumbalen Nervenwurzeln L3 oder L4 sowie Läsionen des N. peronaeus communis, die zum Ausfall der Peronäusmuskeln mit Überwiegen der Supinatoren führen.
- Funktioneller Klumpfuß: Hier sind keine strukturellen Veränderungen vorhanden. Bleibt er jedoch unbehandelt, kann er sich zu einem strukturellen entwickeln. Er ist passiv korrigierbar.

Der Klumpfuß setzt sich aus folgenden Deformitäten zusammen:
- Pes varus: Fuß in Supination, vor allem durch Überaktivität des Klumpfußmuskels *M. tibialis posterior*;
- Pes equinus: Fuß in Spitzfußstellung (wie beim Pferd=equus) durch Verkürzung der Achillessehne;

> *Der Pes equinis ist therapeutisch am schwierigsten zu korrigieren.*

- Pes excavatus: Hohlfuß, verstärkte Fußlängswölbung;
- Pes adductus: Sichelfuß aufgrund von Adduktion der Phalangen und Metatarsalia.

Der angeborene Klumpfuß ist idiopathisch, d.h. seine Ursache ist unbekannt. Er kann ein oder beidseitig auftreten. Jungen sind häufiger betroffen als Mädchen.

Beispiele:
- Bei der Geburt eines Jungen diagnostiziert der Gynäkologe einen doppelseitigen Klumpfuß, dessen Ursache nicht erklärbar ist. Die Wadenmuskulatur ist schwach ausgebildet (Klumpfußwade). Mittels manueller Redressierung lässt sich die Deformität nur unvollständig korrigieren.
- Ein neugeborenes Mädchen zeigt eine Fußhaltung, die wie ein angeborener Klumpfuß aussieht, jedoch durch Platzmangel in der Gebärmutter entstanden ist. Durch manuelle Redressierung kann der Geburtshelfer die Deformität passiv vollständig korrigieren, was beim angeborenen Klumpfuß nicht möglich ist.

Sichelfuß

- Der Mittelfuß und die Zehen sind vermehrt adduziert. Dies kann konstitutionell bedingt sein, entsteht aber häufig auch als Lagerungsdeformität.
- Der Sichelfuß kann auch eine Restdeformität der Klumpfußbehandlung sein.
- Beim Kleinkind ist er relativ gut korrigierbar, jedoch ist die Rezidivneigung groß.

Angeborener Plattfuß

> *Häufig treten erworbene Plattfüße auf. Angeborene Plattfüße sind eher selten!*

- Durch angeborene Hochstellung der Ferse und Steilstellung des Talus in Verlängerung der Tibia kommt es zu einer Subluxation im Talonavikulargelenk. Der Rückfuß ist valgisiert (Fußaußenrand steht leicht nach oben).
- Angeborene Plattfüße sind oft mit anderen Fehlstellungen (z.B. Hüftdysplasie) kombiniert. Sie zeigen sich auch gehäuft bei neurologischen Erkrankungen, die ein neuromuskuläres Ungleichgewicht bewirken, wie Arthrogryposis multiplex congenita und Spina bifida.

Hackenfuß

- Durch eine intrauterine Zwangslage kommt es bei Neugeborenen häufiger zu einer Hackenfußstellung ohne Bewegungseinschränkung im oberen Sprunggelenk.

> *Diese Fehlstellung weist keine anatomische Fehlanlage auf und ist selten therapiebedürftig.*

- Die Hackenfußstellung ist vom echten Hackenfuß abzugrenzen, der durch eine Steilstellung der Ferse mit Ausfall der Wadenmuskeln gekennzeichnet ist. Der Ausfall kann durch Schädigung des N. tibialis, Achillessehnendurchtrennung oder überdosierte Achillessehnenverlängerung bedingt sein.
- Oft bestehen neurologische Ursachen für eine Hackenfußdeformität, z.B. schlaffe Lähmung der Wadenmuskulatur bei Poliomyelitis oder Spina bifida.
- Ein angeborener Hackenfuß ist oft mit einem Klumpfuß auf der Gegenseite kombiniert.

Diagnostik

Klumpfuß

- Der Röntgenbefund dokumentiert parallele Achsen von Talus und Kalkaneus. Dieser Befund ist durch den Fersenhochstand bedingt ist. Im Normalfall findet sich ein dorsal offener Winkel von 30°. Die Winkeländerung im Verlauf der Therapie lässt sich mithilfe wiederholtem Röntgen kontrollieren.

> Die Röntgenuntersuchung sollte beim passiv aufgesetzten Fuß und so weit wie möglich in korrigierter Fußstellung vorgenommen werden.

Sichelfuß

- Röntgenaufnahmen dokumentieren das Ausmaß sekundärer Schädigungen.
- Das anterior-posteriore Bild zeigt die Vorfußadduktion, die im Ausprägungsgrad vom 1.–5. Fußstrahl abnimmt.
- Der Scheitelpunkt der lateralen Konvexität ist die Basis des Metatarsale V und des Os cuboideum.
- Das Os naviculare weicht nach lateral, der Talus nach medial ab

Angeborener Plattfuß

- Zum Boden gerichtete Abrundung der Fußsohle, einem Tintenlöscher vergleichbar.
- Die Fußsohle ist konvex.
- Der Rückfuß ist valgisiert (Fußaußenrand steht nach oben).
- Der Vorfuß ist abduziert und nach dorsal extendiert.
- Beim echten Talus verticalis ist der Fuß kontrakt und kann manuell nicht in Normalstellung gebracht werden.
- In Höhe des Taluskopfes können Schwielen und Druckulzera vorhanden sein, da dieser Bereich durch die Steilstellung des Talus stark belastet wird.
- Anhand von Röntgenaufnahmen lassen sich folgende Befunde dokumentieren:
  - Ausmaß der Hochstellung des Kalkaneus;
  - Steilstellung des Talus in Verlängerung der Tibia und die dadurch bedingte Subluxation im Talonavikulargelenk des unteren vorderen Sprunggelenks; der Talushals liegt plantar unter dem Os naviculare.
  - Nach dorsal offener Winkel von 50–90° zwischen Talus und Kalkaneus.

Hackenfuß

- Der angeborene Hackenfuß muss von der harmlosen Hackenfußstellung des Neugeborenen abgegrenzt werden, die nur eine leichte Einschränkung der Plantarflexion zeigt.
- Bei ausgeprägter Deformität steht der Vorfuß in starker Dorsalextension und Pronation. In Extremfällen liegt der Fußrücken dem Unterschenkel an.

Differenzialdiagnosen

Klumpfuß

- Im Gegensatz zum kongenitalen Klumpfuß ist der funktionelle passiv korrigierbar.
- Er lässt sich vom kongenitalen Pes adductus abgrenzen, da bei diesem keine Fehlstellung in Rückfußbereich vorliegt.

Sichelfuß

Ausschluss von Torsionsveränderungen im Bereich von Hüfte, Knie oder Unterschenkel.

Angeborener Plattfuß

- Normvariante des normalen Säuglingsfußes bei starker subkutaner Fetteinlagerung an der Fußsohle;

> Ein erworbener Plattfuß ist passiv korrigierbar!

Prognose

Klumpfuß

- Da eine frühzeitige Einsteifungstendenz besteht, sollte die Therapie beim Neugeborenen beginnen. In dieser Phase ist das Fußskelett noch weitgehend knorpelig und die Bänder sind dehnbar. Dadurch lässt sich der Fuß gut formen.
- Der neurogene Klumpfuß weist in der Regel besonders ausgeprägte Fehlstellungskomponenten und eine erhöhte Therapieresistenz auf.

Sichelfuß

- Erworbene Sichelfüße sind passiv gut korrigierbar. Die Behandlung kann die Mutter nach Anleitung selbstständig übernehmen. Ihre Prognose ist günstig.

- Angeborene Sichelfüße, die manuell nicht redressierbar sind, haben eine schlechte Prognose.

Angeborener Plattfuß

| *Die konservative Therapie ist selten erfolgreich!*

Hackenfuß

- Die harmlose Hackenfußstellung des Säuglings zeigt eine hohe Tendenz zur Spontanheilung.
- Die Prognose des angeborenen Hackenfußes ist günstig, wenn sofort nach der Geburt mit der Therapie begonnen wird.

Therapie

Klumpfuß

Konservativ
Redressionsbehandlung

| *Mit der Therapie muss gleich am 1. Tag nach der Geburt begonnen werden.*

- Ein redressierender Gips bringt den Fuß in Normalposition.
- Zunächst wird der Gips täglich, später alle 2 Tage und bis zum 3. Lebensmonat 1-mal pro Woche gewechselt.
- Ist die Fußstellung bis dahin nicht korrigiert, wird eine Operation erforderlich.

Operativ
- Die Bezeichnung *Pes equinovarus* betont die beiden Hauptkomponenten des Klumpfußes. Der Spitzfuß ist unter allen Komponenten am schwierigsten zu normalisieren. Zur Korrektur werden die Achillessehne z-förmig verlängert und zur Entlastung zusätzlich die dorsalen Anteile der Kapseln des oberen und unteren Sprunggelenks durchschnitten (dorsale Kapsulotomie). Der Ansatz der Achillessehne wird bei der z-förmigen Verlängerung seitlich belassen, damit der varisierte Rückfuß in eine Valgusstellung gelangt.
- Bei Misslingen oder einem Späteingriff nach dem 3. Lebensmonat wird die Operation erweitert. Die Supinationswirkung der tiefen Flexoren wird durch Verlängerung der tiefen Flexorensehnen reduziert. Bei einem Klumpfuß durch neuromuskuläre Imbalance werden die Sehnen nicht verlängert, sondern sogar vollständig durchtrennt, um das Rezidivrisiko zu mindern. Zusätzlich werden alle medialen und dorsalen Kapselanteile und Bänder des Fußes durchtrennt.
- Bei älteren Kindern wird die Ansatzstelle des M. tibialis anterior von der medialen und plantaren Fläche des Os cuneiforme mediale und der Basis des Os metatarsale I auf den äußeren Fußrand verlagert. Dies wirkt dem Spitzfuß entgegen und hebt außerdem die supinierende Wirkung des M. tibialis anterior auf.
- Postoperativ muss der Fuß 6 Wochen im Gips ruhig gestellt und anschließend mit einer Schiene versorgt werden. Es folgt eine Phase mit Oberschenkel-Nachtlagerungsschalen, in denen der Fuß in maximaler Eversion gelagert ist. Sobald die Patienten laufen, erhalten sie Fußeinlagen, die fersenumfassend sind und einen vorgezogenen Innenrand aufweisen.
- Nach Wachstumsende (nach Schluss der Epiphysenfugen) lassen sich mithilfe einer T-Arthrodese knöcherne Restkorrekturen vornehmen. Dabei werden die Gelenkflächen des oberen und unteren Sprunggelenks weggeschnitten und knöcherne Keile zur Stellungskorrektur entnommen. Das Endresultat ist eine Versteifung im oberen und unteren Sprunggelenk.

Sichelfuß

Konservativ
- In Bauchlage kann beim Säugling ein um die Knöchelgabel gelegter Schaumstoffring die Adduktion und Supination des Vorfußes vermeiden.
- Die Verkürzung des Fußinnenrands wird mithilfe einer 3-Backen-Einlage korrigiert, die einen vorgezogenen Innenrand hat und die Ferse umfasst.
- Manuelle Redression.
- Oberschenkelgipsverband.
- Oberschenkellagerungsschiene zur Nacht.

Operativ

| *Operiert wird selten und nur nach erfolgloser konservativer Therapie!*

Bei einer erforderlichen Operation wird die Basis der Mittelfußknochen keilförmig osteotomiert, sodass die Adduktion der Phalangen und Metatarsalia korrigiert ist.

Angeborener Plattfuß

Konservativ

> Wie beim Klumpfuß muss gleich am 1. Tag nach der Geburt mit der Therapie begonnen werden (redressierender Geburtstagsgips)! Zwar zwingt der Gips den Fuß in seine Normalposition, ohne zusätzliche Operation lässt sich die Deformität jedoch nur selten korrigieren.

Operativ

- Um die Subluxation im Talonavikularteilgelenk des unteren vorderen Sprunggelenks zu beheben, werden die Kapseln des oberen und unteren Sprunggelenks eröffnet und die Achillessehne verlängert.
- Die Fußlängswölbung kann durch Vorsetzen der Sehne des M. tibialis posterior und Rücksetzen der Sehne des M. tibialis anterior muskulär abgestützt werden.
- Eine T-Arthrodese ermöglicht wie beim Klumpfuß Restkorrekturen.

> Wie beim Klumpfuß ist aufgrund hoher Rezidivneigung eine lange postoperative Behandlung von großer Bedeutung.

Hackenfuß

Konservativ

- Der Hackenfuß des Neugeborenen bildet sich innerhalb der ersten Lebenswochen spontan zurück. Unterstützend können anschließend manuell Schienen- oder Gipsredression erfolgen.
- Ein echter Hackenfuß wird mit orthopädischen Schuhen versorgt, bei denen der Absatz rückverlagert wird und durch Fußbettung eine Teilentlastung des Kalkaneus stattfindet.

Operativ

- Bei isoliertem Ausfall der Wadenmuskeln können Muskelersatzoperationen durchgeführt werden, z.B. die Verlagerung der Insertion des M. tibialis anterior auf die Ferse.
- Nach Wachstumsabschluss ist eine korrigierende T-Arthrodese mit dorsaler Keilentnahme möglich.

4.6.1 Physiotherapeutische Untersuchung bei Patienten mit strukturellen Fehlstellungen des Fußes

Konstitutions- und Haltungsauffälligkeiten

Klumpfuß

- Das obere Sprunggelenk befindet sich in Plantarflexion, der Kalkaneus erscheint hochgezogen mit zusätzlicher Inversions- bzw. Varusstellung.
- Der Vorfuß steht in Adduktion und Supination und ist gleichzeitig nach medial gebogen, wodurch eine Hohlfußkomponente entsteht.
- Hypertrophie der tibialen Muskulatur, vor allem des M. tibialis posterior (Klumpfußmuskel).
- Typische hypoplastische Klumpfußwade mit nur proximal ausgeprägtem Muskelbauch.
- Unbehandelte Klumpfüße oder -rezidive, die während des Wachstums infolge vernachlässigter Therapie auftreten können, führen zu einem sehr unphysiologischen Gangbild. Durch das Überwiegen der medialen Muskeln gehen die Kinder auf dem Fußaußenrand oder sogar auf dem Fußrücken. Es entwickeln sich ausgeprägte Hornhautschwielen und Druckulzera. Die Folge ist eine frühzeitige Arthrose der Fußgelenke.

Sichelfuß

> Die Beobachtung der Haltung erfolgt in Bauchlage!

- Die 1. oder alle Zehen sind adduziert (nach innen gebogen).
- Der Rückfuß ist beweglich und in Valgusstellung.
- Häufig ist ein Hallux varus vorhanden, und die 1. Zehe steht medial.
- Eventuell stehen alle Zehen medial.
- Im Gegensatz zum Klumpfuß befindet sich der Kalkaneus in Valgusstellung/Eversion.
- Die Fußlängswölbung ist abgeflacht.
- Das Kuboid und die Basis des Metatarsale V erscheinen lateral sehr prominent.
- Die c-förmige Ausbiegung des Fußes beginnt im Lisfranc-Gelenk.
- Falls die Kinder mit einem nicht korrigierten Sichelfuß laufen, geschieht dies mit einem Fußinnengang (die Vorfüße sind nach medial gerichtet, das Abrollen erfolgt über den Fußaußenrand).

Angeborener Plattfuß

- Die Fußsohle ist plantar total konvex. Durch das subkutane Fettgewebe des Säuglings ist die Längswölbung immer abgeflacht, weshalb diese Fehlstellung zunächst häufig verkannt wird.
- Die Ferse befindet sich in Valgusstellung/Eversion und ist durch die Verkürzung der Achillessehne hochgezogen.
- Durch die Subluxation des Talonavikulargelenks erscheint das Os naviculare dorsal prominent.
- Der Vorfuß befindet sich in Abduktion, Pronation und Dorsalextension.
- Beim unbehandelten angeborenen Plattfuß treten nach Gehbeginn durch die vermehrte Belastung am Taluskopf Druckgeschwüre auf.

Hackenfuß

- Beim Hackenfuß des Säuglings liegt der Fußrücken der ventralen Unterschenkelseite an.
- Unbehandelte echte Hackenfüßen können bei Gehbeginn Drucknekrosen unter dem steilstehenden Kalkaneus zur Folge haben.
- Eventuell bestehen zusätzlich eine Eversions-/Valgusstellung der Ferse und Pronation des Vorfußes mit Abflachung der Längswölbung.

Beweglichkeit und Bewegungsverhalten

Klumpfuß

- Eine vollständige passive Korrigierbarkeit ist nur bei reinen Klumpfußhaltungen möglich, die durch intrauterine Raumenge entstehen. Sie sind daher von echten Klumpfüßen abzugrenzen (funktioneller Klumpfuß).
- Durch massive Verkürzungen der Achillessehne ist die Spitzfußstellung am schlechtesten korrigierbar. Bei massiver Überkorrektur mit alleinigem Druck gegen den Vorfuß in die Dorsalextension besteht die Gefahr des „Aufbrechens" der Fußlängswölbung. Dadurch kann die Zusatzkomplikation eines Schaukelfußes entstehen.

> Beim Bewegen in Dorsalextension muss immer gleichzeitig ein Zug am Kalkaneus nach kaudal erfolgen.

- Pronation, Eversion und Dorsalextension sind aktiv und passiv eingeschränkt.

Sichelfuß

- Im Gegensatz zum Klumpfuß ist hier der Rückfuß passiv beweglich und kann aus der Eversionsstellung herausgebracht werden.
- Der Mittelfuß weist eine verminderte Beweglichkeit in die Pronation mit Abduktion auf.

Angeborener Plattfuß

- Die Dorsalextension im oberen Sprunggelenk ist durch den hochgezogenen Kalkaneus eingeschränkt.
- Supination, Adduktion und Plantarflexion sind in den Vorfußgelenken eingeschränkt.
- Der flexible erworbene Plattfuß weist im Vergleich zum angeborenen Plattfuß keine verminderte Beweglichkeit auf.
- Beim flexiblen Plattfuß richtet sich im Zehenstand die Längswölbung auf.

Hackenfuß

- Die Hackenfußstellung des Säuglings weist volle passive Beweglichkeit auf.
- Beim echten Hackenfuß ist das obere Sprunggelenk in Plantarflexion und Dorsalextension aktiv und passiv eingeschränkt.
- Die Inversion und die Supination sind eingeschränkt.

4.6.2 Physiotherapeutische Behandlung bei Patienten mit strukturellen Fehlstellungen des Fußes

Ziele

Klump-, Sichel-, angeborener Platt- und Hackenfuß

Körperstruktur/-funktion (Impairment)
Durch die Korrektur der Fußfehlstellung soll im Wachstum die Entwicklung des Fußes positiv beeinflusst werden.

Teilnahme (Participation)
Die Eltern müssen angeleitet werden, Teile der Behandlung zu übernehmen.

Maßnahmen

Klumpfuß

Passive manuelle Redression
- Zuerst Platzieren der Ferse in Varusstellung. Anschließend werden der Vorfuß bei gehaltener Ferse in Abduktion/Pronation gebracht und zum Schluss die Ferse nach kaudal gezogen.
- Herstellen der optimalen Dehnfähigkeit der Achillessehne so weit wie möglich durch Kaudalisieren der Ferse mit gleichzeitiger Quermassage. Vorbereitend ist eine heiße Rolle möglich.
- Manuelles Reizausüben am lateralen Unterschenkel und Fußaußenrand, um die Dorsalextensoren und Pronatoren zu stimulieren: z.B. Tapping, Bestreichen, Klopfen, kurze Eisabreibung.
- Vojta-Therapie.
- Anleitung der Eltern zum Handling des Kindes.
- Später aktive Übungsbehandlung mit Dehnen der verkürzten Muskeln, Kräftigen der insuffizienten Muskeln, Beinachsentraining und Gangkorrektur.
- Beim Säugling wird die erreichte Stellung jeweils mit Gipsverbänden gesichert. Gips bzw. Bandagen sollten in den ersten Wochen im Abstand von 2–4 Tagen, später wöchentlich gewechselt werden.

> *Wichtig ist die kontinuierliche Kontrolle der Zehendurchblutung und -mobilität des eingegipsten Beines.*

Postoperative Behandlung
- Resorptionsförderung, z.B. durch Hochlagern, manuelles Ausstreichen im Lymphbahnenverlauf oder Lymphdrainage;
- Gangschulung ohne Belastung;
- Verbessern der Stützkraft;
- Mobilisation des Fußes nach der Gipsentfernung;
- Stabilisations-, Koordinations- und Beinachsentraining.

Sichelfuß

- Manuelle Redression: Bei in leichter Inversion fixierter Ferse wird der Mittelfuß in den Chopart- und Lisfranc-Gelenken in die Pronation mit Abduktion bewegt.
- Während des Bewegens werden der laterale Fußrücken und die Fußaußenseite taktil stimuliert (z.B. Tapping, Bestreichen, Klopfen, kurze Eisabreibung).
- Anleitung der Eltern, diese Maßnahmen mehrmals täglich durchzuführen sowie des weiteren Handlings.

> *Die Bauchlage ist zu vermeiden!*

- Bei Bauchliegern korrigieren Unterschenkelschaumstoffringe die Fußstellung.
- Später muss eine aktive Behandlung erfolgen (z.B. Beinachsentraining oder Gangschulung).

> *Vorsicht vor Überkorrektur, die zur Knickfußstellung führt!*

- Wachstumslenkung durch die Vojta- und Bobath-Therapie.
- Den kindlichen Fuß möglichst viel aktivieren:
  - Kind barfuß robben und krabbeln lassen.
  - Bei Steh- und Gehbeginn in der Wohnung keine festen Schuhe anziehen, besser barfuß oder mit rutschfesten Socken laufen lassen.

Angeborener Plattfuß

> *Sofort nach der Geburt sollte mit der korrigierenden Gipsbehandlung und anschließend mit der Physiotherapie begonnen werden! Leider reicht die alleinige konservative Therapie häufig nicht aus!*

- Dehnung der Achillessehne durch Kaudalisieren der Ferse, Weichteiltechniken, vorbereitend heiße Rolle.
- Bei kaudalisierter Ferse wird der Vorfuß in Supination und Adduktion bewegt.
- Taktile Stimulation am medialen Fußrand und der medialen Fußsohle.
- Anleitung der Eltern.
- Weitere Maßnahmen: siehe *Sichelfuß*.

Postoperative Behandlung
siehe *Klumpfuß*.

Hackenfuß

- Manuelle Redression: Ferse in Varusstellung, Vorfuß in Supination und Plantarflexion;
- Taktile Stimulation der korrigierenden Muskeln an Fußsohle und Wade durch Streichen mit den Fingern, Tapping, weichen Bürstchen und Pinseln;
- Anleitung der Eltern;
- Den kindlichen Fuß möglichst viel aktivieren:
  - Kind barfuß robben und krabbeln lassen.
  - Bei Steh- und Gehbeginn in der Wohnung keine festen Schuhe anziehen, besser barfuß oder mit rutschfesten Socken laufen lassen.

Postoperative Behandlung
siehe *Klumpfuß*.

Die Spondylarthrose ist die häufigste Form der Arthrose

5 Arthrose

- 5.1　Überblick Arthrose · *363*
- 5.2　Spondylarthrose · *371*
- 5.3　Bandscheibenprotrusion/-prolaps · *388*
- 5.4　Gonarthrose · *419*
- 5.5　Koxarthrose · *430*
- 5.6　Arthrose im Bereich der Schultergelenke · *449*

intermittierende Traktionen

Viel Bewegung unter Entlastung

Knorpel selbst besitzt keine Schmerzrezeptoren

Mieder und Korsetts stützen und wirken entlastend

Schuhe mit gepufferten Sohlen entlasten die Gelenke

5 Arthrose

5.1 Überblick Arthrose

Definition

Bei der Arthrose (Arthrosis deformans, Gelenkverschleiß) handelt es sich um einen degenerativen Prozess, der mit lokaler Knorpelschädigung beginnt, über Jahre fortschreitet und ein oder mehrere Gelenke betreffen kann.

Ätiologie und Pathogenese

Durch ein Ungleichgewicht zwischen Belastbarkeit und Belastung des Gelenks kommt es zum Knorpelabbau. Sekundär können zusätzlich Kapselveränderungen, Knochenläsionen und Entzündungen auftreten.

Der Gelenkknorpel wird ausschließlich im Wachstumsalter von subchondralen Blutgefäßen ernährt. Beim Erwachsenen ist der Knorpel gefäßlos und kann nur noch durch Diffusion aus der Gelenkflüssigkeit (Synovia: Filtrat aus dem Blutserum und Produkte der Synovialzellen) ernährt werden. Die Diffusion ist umso besser, je mehr das Gelenk bewegt, d.h. einem Wechsel von Zug und Druck bzw. Ent- und Belastung (Kompressionsaktivierung) ausgesetzt wird.

Während der Wachstumsphase sind die Knorpelzellen teilungsfähig. Danach ist die Fähigkeit zur Zellteilung nur noch sehr gering. Bei Erwachsenen ist geschädigter Gelenkknorpel daher bedingt regenerationsfähig, wenn er ausreichend physiologischen Be- und Entlastungsreizen ausgesetzt ist (van den Berg 1999).

Zu lokalen Unebenheiten der Gelenkknorpeloberflächen kommt es bereits physiologisch bei Alterung der Gelenke, einem meist beschwerdefreien Prozess. Die schnellere Entwicklung einer Arthrose mit Beschwerden wird durch primäre, d.h. idiopathische Faktoren (unbekannte Ursache der Gewebsschwäche) sowie durch folgende sekundäre Faktoren (bekannte Ursache) gefördert:
- Angeborene oder erworbene Gelenkfehlstellungen, die zu einer mechanischen Überbelastung normaler Gelenke führen;
- Normale Belastung strukturell vorgeschädigter Gelenke (Luxationen, Frakturen, Durchblutungs- und Ernährungsstörungen, Entzündungen, Toxine, Stoffwechsel- und Hormonerkrankungen, Störungen des Immunsystems);
- Unphysiologische, zu starke Fehlbelastung, z.B. durch Beruf oder Sport;
- Anlagebedingte, vererbbare Schwäche der Gelenkstrukturen;
- „Schlecht geschmierte" normale Gelenke durch Veränderungen der Gelenkflüssigkeit, häufig als Folge einer Immobilisation;
- Immobilisation (Bewegungsarmut);
- Übergewicht.

Die primär mechanische Knorpelschädigung führt dazu, dass ein reibungsloses Gleiten nicht mehr möglich ist und der elastische Stoßdämpfereffekt des Knorpels nicht mehr wirkt. Sekundäre Folgen sind häufig eine Entzündung der Synovialmembran (Synovitis) sowie aller Gelenkstrukturen und damit auch des Knochens (Osteoarthritis). Ein Teufelskreis entsteht dadurch, dass durch die mechanische Schädigung der Gelenkstrukturen lysosomale Enzyme (Lyse=Auflösung) aus Knorpelzellen und anderen geschädigten Gelenkstrukturen freigesetzt werden, die den Gelenkknorpel zusätzlich zerstören.

Lokalisation

Am häufigsten ist die Wirbelsäule betroffen. Es folgen (nach Häufigkeit) Knie-, Hüft- und Schultergelenke. Andere Gelenke sind seltener arthrotisch verändert.

Symptomatik/Stadien

Der Knorpelverschleiß führt über ein latentes, symptomloses Stadium schließlich zu Symptomen. Dabei ist das Bewegungsverhalten bereits verändert, bevor der Patient Gelenkbeschwerden hat. Sein Allgemeinbefinden ist zu diesem Zeitpunkt noch nicht beeinträchtigt. Erst sekundär kommt es zu Knochenläsion und Entzündung mit Schrumpfung der Gelenkkapsel; ein Zustand, der als *aktiviertes Stadium* bezeichnet wird und mit akuter Verschlimmerung der Symptome einhergeht.

Die Arthrose wird in die fließend ineinander übergehenden Stadien I–III eingeteilt (**Tab. 5.1**, **Tab. 5.2**, **Tab. 5.3**).

Die Schwere der Symptomatik hängt häufig nicht vom Ausmaß der morphologischen Schädigungen ab, d.h. sie kann nicht alleine aus dem Röntgenbefund interpretiert werden. Nur manchmal sind Parallelen zwischen Symptomatik und Röntgenbild ersichtlich.

Tabelle 5.1 Stadium I

Symptome	Ursachen
Zunehmende Instabilität des Gelenks (typisch für Knie- u. Schultergelenk sowie Wirbelsäule)	Durch verschmälerten Gelenkspalt gelockerter Bandapparat
Mechanischer Schmerz bei Belastung und Ermüdung	Instabilität führt zu reflektorischem schmerzhaften Hypertonus
Muskelverspannung	Reflektorisch durch die Schmerzen ausgelöst
Verminderte Beweglichkeit	Schmerzen und Muskelverspannungen
Verändertes Bewegungsverhalten	Schmerzen und Muskelverspannungen
Röntgenologisch: schmaler Gelenkspalt	Knorpelschädigung

Tabelle 5.2 Stadium II

Symptome	Ursachen
Schmerzen beim unbelasteten Bewegen	Reflektorische Veränderungen der Sehnenansätze und angrenzender Muskelanteile (Tendomyosen)
Schmerzen beim passiven Bewegen	Kapselirritation
Einlaufschmerz (Schmerzen am Bewegungsanfang), der nach längerer Belastung verschwindet	• In Ruhe verkleben Bestandteile der Gelenkschmiere (Synovia) • Es kommt zu *Vernetzungen* • *Bewegung löst diese Verklebungen* • Der Patient hat keine Schmerzen mehr
Kälteschmerz	Kälte führt zu schmerzhaften Vernetzungen der Synovia
Kontrakturen (Kapselmuster bei Knie-, Hüft- und Schultergelenk)	• Schmerzen • Verändertes Bewegungsverhalten
Patient klagt über Kraftlosigkeit („Die Beine knicken mir häufig ein").	• Schmerzen • Verändertes Bewegungsverhalten
Röntgenologisch: Risse (Usuren) im Knorpel und eine Verdichtung des Knochens unter dem Gelenkknorpel (subchondrale Sklerosierung)	Knorpelverschleiß

Tabelle 5.3 Stadium III

Symptome	Ursachen
• Knochen wird angeschliffen • Röntgenologisch: Knochenhöhlen (Geröllzysten)	Tägliche Belastung bei fast völlig zerstörtem Knorpel
Röntgenologisch: Knochenleisten (Osteophyten, an der Wirbelsäule Spondylophyten genannt)	Schub- und Scherkräfte, die bei Bewegungen auftreten, aktivieren die Knochenzellen (Osteozyten) zur verstärkten Knochenbildung
• Entzündung der Gelenkstrukturen mit Weichteilschwellung • Erguss • Morgendliche Steifigkeit • Ruhe-, Dauer- und Nachtschmerz (Schmerztrias typisch für Entzündungsschmerz)	• Mechanische Reibung löst sekundär die Entzündung aus • Außer durch die Entzündung können die Schmerzen auch durch einen erhöhten Druck in den Venen des Knochens verursacht werden • Diese venöse Hypertonie wird durch eine entzündungsbedingte reaktive Knochenmarkfibrose verursacht (verstärktes Wachstum der Bindegewebszellen im Knochenmark)
Verstärkte Gelenkkontrakturen bis hin zu deformierten und steifen Gelenken (Endstadium)	Entzündungsbedingte Kontrakturen der Kapsel und dauerhafte Muskelkontrakturen werden häufiger und intensiver

Diagnostik

Bei Patienten mit Arthrose werden häufig folgende diagnostische Verfahren eingesetzt:
- Röntgen:
  - 2 Ebenen: anterior/posterior und lateral.
  - Funktionsaufnahmen, gelenkspezifische Spezialaufnahmen und CT lassen die Schädigung des Knochens gut erkennen.
  - Knorpelschäden sind auf Röntgenbildern nicht zu erkennen, nur indirekt bei Abnutzung des Knorpels, da die Knochenteile zusammenrükken.
  - Morphologische Veränderungen im Detail: siehe *Röntgenstadien*.
- Magnetresonanztherapie (MRT):
  - Stellt Gelenkknorpel gut dar.
  - Knochen ist durch Aufzeichnung seines Fettgewebes ebenso beurteilbar.
- Szintigraphie: Lässt aktive Knochenareale (z.B. Metastasen) erkennen.
- SPECT (Single-Photon-Emissionscomputertomographie) und PET (Positronenemissionstomographie): Veränderungen des Stoffwechsels und der Durchblutung werden erfasst.

- Sonographie: Veränderungen der Gelenkstrukturen sind teilweise beurteilbar.
- Thermographie: Entzündliche Areale können erkannt werden.
- Laborwerte: Die Entzündungsparameter sind im akuten entzündlichen Stadium einer Arthrose erhöht. Ansonsten liegen Entzündungsparameter und Parameter, die z.B. bei Rheuma häufig erhöht sind, im Normbereich.

Differenzialdiagnosen

Folgende Krankheitsbilder ähneln zwar der Arthrose, werden aber von ihr abgegrenzt:
- Sekundär entzündliche Arthritiden (z.B. nach Darminfektion);
- Osteoporose;
- Osteochondrosen (z.B. Morbus Scheuermann);
- Rheumatische Erkrankungen (z.B. primär chronische Polyarthritis);
- Gelenknahe Tumoren (z.B. Osteosarkom);
- Stoffwechselstörungen (z.B. Gicht).

Verlauf, Prognose, Komplikationen und soziale Folgen

Der Prozess der Gelenkknorpelschädigung schreitet langsam voran, kann sich aber auch schubweise verschlechtern. Mit zunehmenden Schmerzen sind die Patienten, bei denen ein oder mehrere Gelenke der unteren Extremitäten arthrotisch verändert sind, zunehmend auf Hilfsmittel angewiesen. Werden keine therapeutischen Gegenmaßnahmen ergriffen, nimmt die Bewegungs- und Gehfähigkeit stetig ab.

Therapie

Eine Heilung der Arthrose ist bisher nicht möglich. Ihr Voranschreiten kann jedoch beispielsweise durch die *Aufklärung* des Patienten und *Tipps* zur Lebensweise verlangsamt werden:
- Gewichtsreduktion.
- Vermeidung von Sportarten, die Spitzenbelastungen des Gelenks verursachen. Ein generelles Sportverbot besteht nicht. Im Gegenteil fördern regelmäßige, die Gelenke nicht zu stark belastende sportliche Betätigungen (z.B. Schwimmen, Radfahren und Spaziergänge) die Ernährung der Gelenkstrukturen durch Diffusion (*Wer rastet, der rostet*). Die Belastung darf bis zur Schmerzgrenze gehen.
- Kälte und Nässe sind zu vermeiden, da sie zu verstärkter Vernetzung der Gelenkschmiere führen.
- Stoffwechselerkrankungen, wie z.B. Diabetes mellitus, müssen medikamentös eingestellt werden, weil sie aufgrund der Durchblutungsstörung die Ernährung des Knorpels durch Diffusion einschränken.

Konservativ

Die Beschwerden des Patienten werden vor allem durch die Reduzierung des mechanischen und entzündlichen Schmerzes gemildert.

Physikalische Maßnahmen
- Lokale Wärme (Rot- und Kurzlicht, Heißwelle);
- Feuchte Wärme (Fangopackungen);
- Elektrotherapie (Mittel- und Hochfrequenz);
- Unterwasserdruckstrahlmassage.

Medikamente
- Nichtsteroidale Antiphlogistika (z.B. Diclofenac, Azetylsalizylsäure) hemmen die Entzündung und den Schmerz.
- Intraartikuläre Injektionen mit Kortison (entzündungshemmender Effekt) sind überwiegend bei akuter Synovitis indiziert.
- Lokalanästhetika werden am Schmerzort in das Gewebe injiziert.
- Muskelrelaxantien vermindern den durch Muskelverspannung bedingten Schmerz.
- Chondroprotektiva, die den Knorpel schützen und „aufbauen" sollen, haben bisher nicht sicher zum Erfolg geführt.

Orthopädische Hilfsmittel
- Orthesen und Korsetts;
- Schuheinlagen;
- Orthopädische Schuhe;
- Erhöhung des Schuhrands;
- Gehhilfen.

Operativ

Nicht alle Ursachen lassen sich chirurgisch beheben. Eine operative Linderung ist von der Entstehung abhängig. Bei mechanischer Ursache kann im Gegensatz zur biologischen Gewebsschwäche eine Operation zu einer wesentlichen Verbesserung der Situation beitragen.
- „Gelenktoilette": Entfernung des zerstörten Gelenkknorpels.
- Anbohren der subchondralen Knochenschicht (z.B. Pridie-Bohrung), damit Gefäße und Bindegewebszellen in das Areal gelangen und so (ein allerdings minderwertiges) Ersatzgewebe bilden.

- Synovektomie: Entfernung der Synovialmembran, um die Entzündung zu reduzieren.
- Umstellungsosteotomie: Entnahme keilförmiger Knochenstücke, z.B. bei O-Beinen, um die Beinachse zu korrigieren (Kap. 9).
- Gelenkersatz (Endoprothese) (Kap. 10):
  - Prothesen sind nur begrenzt haltbar und Operationen nicht beliebig oft wiederholbar. Aufgrund verbesserter Materialien werden aber auch zunehmend jüngere Patienten operiert.
  - Hüftprothesen sind etwa 10–20 Jahre, Knieprothesen ca. 5–10 Jahre haltbar.
  - Gute Erfolge konnten bisher an Hüfte, Knie und Schulter erzielt werden.
  - Prothesen gibt es auch für Ellenbogen-, Sprung-, Kiefer-, Finger- und Zehengelenke, die allerdings weniger lang haltbar sind und seltener eingesetzt werden.
  - Operative Gelenkversteifung (Arthrodese):
  - Reduziert oder beendet die Schmerzsymptomatik.
  - Sie wird nur angewendet, wenn konservative und andere operative Maßnahmen versagen.

Zusammenfassung: Arthrose

- Die Arthrose gehört zu den degenerativen Erkrankungen. Es handelt sich um eine fortschreitende Schädigung des Knorpels bzw. um Knorpelabbau aufgrund eines Ungleichgewichts zwischen Belastung und Belastbarkeit des Knorpels, die bis zur Behinderung führen kann. Am häufigsten ist die Wirbelsäule arthrotisch verändert.
- Die Erkrankung gliedert sich in 3 nahtlos ineinander übergehende Stadien. Zuerst treten Schmerzen nur bei Belastungen auf, später kommt es zu Einlaufschmerzen und in Verbindung mit entzündlichen Gelenkprozessen zu Dauerschmerzen (Schmerztrias). Die Muskulatur ist verspannt, und das Bewegungsverhalten ändert sich, worauf das Kapselmuster und schließlich Kontrakturen folgen.
- Weitere Symptome sind Kälteschmerz und röntgenologisch schmaler Gelenkspalt, Usuren, subchondrale Sklerosierung, Geröllzysten und Osteophyten.
- Das Fortschreiten der Arthrose kann therapeutisch verlangsamt werden, heilbar ist sie nicht. Gegen Schmerzen und Entzündungen werden Medikamente verordnet. Zu den operativen Maßnahmen gehören die Gelenktoilette, Anbohrungen der subchondralen Knorpelschicht, Synovektomien, Umstellungsosteotomien, Gelenkersatz und Arthrodese.

5.1.1 Physiotherapeutische Untersuchung bei Patienten mit Arthrose

Die physiotherapeutische Untersuchung ist umfangreich und muss daher systematisch vorgenommen werden. Patienten mit Arthrose haben häufig in mehreren Gelenken Beschwerden. Ziel ist es, das *Hauptproblem* des Patienten herauszufinden. Meist sind es Schmerzen oder zunehmende Versteifungen, die zu Behinderungen im Alltag führen. Für die Zusammenarbeit mit den Patienten und die Festlegung der physiotherapeutischen Ziele ist es wichtig, dass sie ihr Hauptproblem selbst *formulieren.*

Anamnese

- *Lebensalter:* Bereits ab dem 30. Lebensjahr finden sich zu etwa 50% lokale Abnutzungserscheinungen am Gelenkknorpel, da er keine Gefäße hat und nur durch Diffusion ernährt wird. Mit 70 Jahren zeigt fast jeder Mensch Veränderungen im Sinne einer Arthrose, die aber noch nicht zu Symptomen führen müssen. Bis 45 Jahre sind häufiger Frauen, nach dem 55. Lebensjahr häufiger Männer betroffen.
- *Größe und Gewicht:* Viele degenerative Prozesse sind konstitutionsabhängig, und Gewichte belasten die Gelenke.
- *Schmerzintensität:* Sie wird mittels der VAS-Schmerzskala erfasst (in entlasteter und belasteter Ausgangsstellung; Kap. 2).
- *Schmerzlokalisation:* Bei Schmerzen in mehreren Gelenken kann vom Patienten selbst eine Rangfolge erstellt werden (das Gelenk, das die stärksten Schmerzen auslöst, wird mit 1 gekennzeichnet – Bodychart; Kap. 2, Pain draw).
- *Auftreten der Schmerzen:*
  - Je nach Stadium Belastungs- oder Ruheschmerz (siehe Stadium I–III, Tab. 5.1, Tab. 5.2, Tab. 5.3).
  - Welche Maßnahmen haben die Schmerzen erleichtert?
  - Was macht der Patient, um seine Schmerzen selber positiv zu beeinflussen?
  - Patienten mit Arthrose leiden unter chronischen Schmerzen und entwickeln oft entsprechende Verhaltensstrategien (Kap. 2, *Leitsymptom Schmerz*).
- Kann der Patient am gesellschaftlichen Leben teilnehmen oder ist er im Hinblick auf Haushalt, Beruf und/oder Freizeit benachteiligt (Kap. 2, *Leitsymptom Schmerz*)?

Konstitutions- und Haltungsauffälligkeiten

- *Gewicht:* belastet Gelenke und beschleunigt degenerative Prozesse;
- *Statikabweichungen*: werden in Relation zu den Gewichtsverteilungen gesetzt.

Haut und Unterhaut

Temperaturerhöhung: Aktivierte Arthrosen erhöhen die Hauttemperatur über dem jeweiligen Gelenk bzw. erwärmen die Gelenkweichteile.

Gelenke und Ligamente

- *Schwellung und Rötung* der Gelenkweichteile: durch Entzündungen ausgelöst;
- *Druckschmerzhafte Zonen:* Ligamente, Sehnenansätze, Triggerpunkte im Bereich des Muskelbauchs, Druckschmerz an Gelenken;
- *Verformte Gelenkkonturen:* durch knöcherne Veränderungen bedingt.

Muskulatur

- *Muskelatrophie:* als Folge schmerzbedingter Inaktivierung;
- *Tonusveränderungen der Muskulatur:*
  – Welche Muskeln zeigen einen reaktiv erhöhten Tonus? Normal ist, dass die Muskulatur, die in belasteten Ausgangsstellungen (Stand, Sitz) Fall verhindernd aktiv ist, in diesen Positionen einen erhöhten Tonus aufweist. In entlasteten Ausgangsstellungen sind die Muskeln wieder normoton.
  – Welche Muskeln zeigen einen persistierend erhöhten Tonus? Muskeln, die dauerhaft Fall verhindernd aktiv sind, weisen auch im Ruhezustand häufig einen erhöhten Tonus auf.

Beispiel: Bei einer Beugekontraktur im Knie bei Gonarthrose verhindert der M. quadriceps dauerhaft den Hangabtrieb der Femurkondylen auf der schiefen Ebene (Tibiaplateau) beim Gehen. Der Muskel kann durch die Tonuserhöhung aktivierte Triggerpunkte entwickeln, die auf Druckpalpation mit ausstrahlenden Schmerzen reagieren.

Prüfen auf Verkürzung

- Verkürzte Muskeln fördern die Dezentrierung der Gelenke und erhöhen die Kompressionsbelastung.
- Bei schmerzhaften Gelenken wird die Länge der Muskulatur nur über Querdehnungen geprüft.

Prüfen auf Kraft

- Bei noch gut erhaltener Gelenkfunktion (gute Beweglichkeit, keine Krepitation) im Stadium I und II kann die Kraft ganz normal gegen Widerstand oder Eigenschwere der Extremität geprüft werden.
- Im Stadium III und IV sind die Muskeln schmerzbedingt reflektorisch gehemmt. Das Testergebnis liefert keine objektive Aussage über die Muskelkraft.

> *In diesen Stadien muss auf das Testen gegen Widerstand oder Eigenschwere der Extremität verzichtet werden, da dabei die Belastung des Gelenks zu stark ist!*

Beweglichkeit

- *Krepitation:* Reiben, Knarren und Knirschen im arthrotischen Gelenk bei Bewegung, die jedoch *keine* Anzeichen für den Schweregrad einer Arthrose darstellen.
- Prüfen der *aktiven* und *passiven Beweglichkeit*: Im Frühstadium schmerzt das Gelenk häufig in der Endphase einer passiven Bewegung. Im Spätstadium zeigen sich Bewegungsschmerzen und schmerzhafte Bewegungseinschränkungen.
- Die Bewegungseinschränkungen erfolgen im *Kapselmuster:*
  – Gonarthrose: Flexion > Extension;
  – Koxarthrose: Innenrotation > Extension > Abduktion > Flexion;
  – Omarthrose: Außenrotation > Abduktion > Innenrotation;
  – Spondylarthrose:
  LWS: Extension, Lateralflexion > Flexion;
  BWS: Rotation schränkt zuerst und am massivsten ein;
  HWS: Extension > Rotation/Lateralflexion > Flexion.
- *Endgefühl:* Es ist fest-hart; bei reflektorischen Muskelverkürzungen ist es dagegen fest-elastisch.
- *Gelenkspiel:* Dieses wird durch die translatorische Untersuchung der Gelenke geprüft. Durch die Veränderungen der Gelenkflächen und der Gelenkkapsel kommt es zu einem Ungleichgewicht zwischen Rollen und Gleiten im Gelenk zugunsten des Rollens. Der Momentandrehpunkt verlagert sich, und die Folge ist eine Dezentrierung des Gelenks.

- *Benachbarte Gelenke:* Die Beweglichkeit der benachbarten Gelenke muss ebenfalls geprüft werden, da lokal begrenzte Hypomobilität kompensatorische Hypermobilität in einem angrenzenden Wirbelsäulenabschnitt oder Extremitätengelenk fördert. Kompensatorische Hypermobilitäten führen dort zu Überlastungen der Ligamente und Muskeln.

Beispiel: Die Koxarthrose führt häufig zu hypermobilen Sakroiliakalgelenken und einer hypermobilen LWS. Hypermobilität beschleunigt die Degeneration.

Bewegungsverhalten

- *Schmerzen bei Alltagsbewegungen:* Diese werden anhand der VAS-Schmerzskala erfasst.
- *Ökonomie der Alltagsbewegungen:* Gibt es mit Beruf, Haushalt oder Hobby verbundene Bewegungen, die zu einseitigen extremen Belastungen führen und die Arthrose ungünstig beeinflussen? Auch Bewegungsmangel kann sich negativ auf die Arthrose auswirken.
- *Ökonomie der Bewegungsübergänge:* Die Bewegungsanalyse ergibt beispielsweise, dass es für einen Patienten mit Spondylarthrose besser ist, über die Seiten- als über die Rückenlage aufzustehen. Steht er über die Rückenlage auf, verursachen die angehängten Beingewichte über den Iliopsoaszug eine verstärkte Lordose, wodurch die Gelenke stärker komprimiert werden.
- *Ökonomie des Ganges:* Störungen des Gangablaufs, Schmerzen und zunehmende Bewegungseinschränkungen der Gelenke führen bei Koxarthrose, Gonarthrose und Spondylarthrose zu ausgeprägten Hinkmechanismen. Auch Patienten mit Omarthrose entwickeln durch die Schonhaltung des Armes Hinkmechanismen, da die gangtypische Armbewegung reduziert ist.

Weitere spezifische Tests

Bei allen degenerativen Wirbelsäulensyndromen haben die neuralen Provokationstests, die Kraftprüfung der Kennmuskeln und die Sensibilitätsprüfung im Bereich der Dermatome eine große Bedeutung. Die Reflexe können abgeschwächt sein. Osteophyten können im Foramen intervertebrale die Nervenwurzel irritieren oder in den Spinalkanal dringen und dort die neuralen Strukturen in ihrer Dynamik behindern.

Bei Arthrosen der Extremitätengelenke können hypertone Muskeln die dort hindurchtretenden neuralen Strukturen irritieren und in ihrer Dynamik behindern (Durchführung der Tests siehe Kap. 3, *Neuropathien*).

Beispiel: Bei Koxarthrosen können Nerven aus dem Plexus lumbalis durch die Tonuserhöhung des M. psoas major irritiert werden.

Checkliste: Physiotherapeutische Untersuchung bei Patienten mit Arthrose

Anamnese	- Momentane Schmerzsituation erfassen - Ist die Teilnahme am sozialen Leben eingeschränkt?
Konstitutions-/Haltungsauffälligkeiten	- Gewicht belastet Gelenke - Haltung: Welche statischen Veränderungen belasten die Gelenke oder ergeben sich aus der Arthrose?
Haut und Unterhaut	Temperaturerhöhungen
Gelenke/Ligamente	- Schwellungen und Rötung - Druckschmerzhafte Zonen - Verformte Gelenkkonturen
Muskulatur	- Muskelatrophie - Tonusveränderungen der Muskeln/Triggerpunkte - Prüfen auf Verkürzung: bei Schmerzen nur per Querdehnung - Prüfen auf Kraft und Ausdauer: nur, wenn der Schmerz nicht im Vordergrund steht
Beweglichkeit	- Krepitation tritt bei aktiver und passiver Bewegung auf - Aktive und passive Beweglichkeit prüfen: Einschränkungen im Kapselmuster - Durch Prüfen des Endgefühls Differenzierung der limitierenden Struktur (Kap. 2) - Prüfen des Gelenkspiels - In den Nachbargelenken kommt es häufig zu kompensatorischer Hypermobilität

Bewegungsverhalten	• Schmerzhaftigkeit und Ökonomie von Alltagsbewegungen, Ökonomie von Bewegungsübergängen und Gang (Hinkmechanismen) • Bewegungsanalyse: modifiziertes Bewegungsverhalten feststellen
Weitere spezifische Tests	• Neurale Provokation: z.B. Straight-leg-raise-Test bei Spondylarthrose der LWS; ULNT (S. 239) bei Spondylarthrose der HWS, Prone knee bend bei Koxarthrose (Plexus lumbalis kann durch hypertonen M. psoas major irritiert werden) • Kennmuskeln: Dermatome bei Spondylarthrose • Reflexe

5.1.2 Physiotherapeutische Behandlung bei Patienten mit Arthrose

Von Arthrose befallene Gelenke sollen so viel wie möglich belastet und bewegt werden, wobei Überlastung jedoch zu vermeiden ist!

Ziele, Maßnahmen und Prinzipien

In den Tabellen **Tab. 5.4**, **Tab. 5.5** und **Tab. 5.6** sind zu den Zielen allgemeine Maßnahmen und Prinzipien aufgeführt. Konkrete Maßnahmen und deren Durchführung finden sich bei den einzelnen Krankheitsbildern.

Tabelle 5.4 Stufe 1: Körperstruktur/-funktion (Impairment)

Ziele	Maßnahmen und Prinzipien
Schmerzen lindern und arthrotisches Gelenk entlasten	• Wärmeanwendungen, schmerzlindernde Elektrotherapie (Kap. 2) • Entlastungslagerungen/-stellungen • Traktion in Stufe I–II in aktueller Ruhestellung des Gelenks • Detonisierende Maßnahmen: Quer- und Funktionsmassage, Druckinhibition im Bereich schmerzhafter Sehnenansätze und Triggerpunkte
Knorpelernährung verbessern	• Wärmeanwendungen, schmerzlindernde Elektrotherapie (Kap. 2) • Intermittierende Traktion in Stufe I–II in aktueller Ruhestellung des Gelenks • Kompression: im Anfangsstadium, wenn der subchondrale Bereich des Knorpels noch intakt ist • Knorpel benötigt zum Leben die Druckbelastung bzw. den Wechsel zwischen Druck und Entlastung. Stoffwechsel und Ernährung des Knorpels werden angeregt. Daher sollte der Knorpel, wenn der Schmerz keine Entlastung erfordert, soviel wie möglich durch Übungen in Ausgangsstellungen mit Teil- und Vollbelastung belastet werden. **| *Komplette Entlastung fördert die Degeneration!***
Beweglichkeit erhalten und verbessern	• Gelenkspiel passiv durch Traktion und Gleitmobilisation der Stufe III in aktueller Behandlungsstellung des Gelenks und aktiv durch Einsatz von *Muscle energy technique* (MET) verbessern • Bewegen über eine möglichst große Amplitude mit möglichst geringer Belastung sorgt für einen besseren Stoffwechsel des Knorpels: hubfreies Bewegen z.B. im Schlingentisch, widerlagernde Mobilisation, Bewegung im Bewegungsbad • Solange der Schmerz noch nicht im Vordergrund steht, kann in belasteten und teilbelasteten Ausgangsstellungen bewegt werden, z.B. widerlagerndes Bewegen des Kniegelenks im Halbsitz zum Verbessern der Knieextension und Erhalt der Quadrizepsaktivität
Funktionstörungen anderer Gelenke beseitigen	Maßnahmen nach Befund
Muskelkraft erhalten und verbessern, ohne das Gelenk zu überlasten	• Kraft und Kraftausdauer können in der geschlossenen Kette funktioneller erarbeitet werden • Durch die Kokontraktion der gesamten umgebenden Muskeln sind dezentrierende Komponenten geringer • Geschlossene Systeme können auch in teilbelasteten Ausgangsstellungen hergestellt werden, z.B. Halbsitz, Arm in Stützfunktion im Vierfüßlerstand

Tabelle 5.5 Aktivitäten (Activities)

Ziel	*Maßnahmen und Prinzipien*
Ökonomische Bewegungsabläufe erarbeiten, um zu hohe Kompressionsbelastungen des Gelenkes im Alltag zu vermeiden	<ul><li>Verbessern der translatorischen Beweglichkeit durch Traktions- und Gleitmobilisation</li><li>Gezielte passive Zentrierung der Gelenkpartner entlastet die Gelenke und muss anschließend aktiv erarbeitet werden, z.B. führt aktives Kaudalisieren des Humeruskopfes bei Omarthrose zur Entlastung des subakromialen Raumes</li><li>Stabilisation der benachbarten Gelenke, z.B.: – segmentale Stabilisation der einzelnen Wirbelsäulenabschnitte, Bewegen der betroffenen Gelenke mit aktiver Widerlagerung – Hüftgelenk im Halbsitz mit Vorfußkontakt in Extension bewegen, ohne dass sich der Unterbauchabstand (Bauchnabel, Symphyse) verlängert</li><li>Bewegungen in der offenen Kette haben aufgrund der Hebelverhältnisse höhere dezentrierende Komponenten: ein langer Lastarm steht einem sehr kurzen Kraftarm gegenüber. Der Muskel arbeitet mit mechanischem Nachteil, d.h. mit hoher Kraft, was zu einer großen Kompressionsbelastung des Gelenks führt. **Beispiel:** Bei der Abduktion der Hüfte in Seitenlage ist der Lastarm etwa 10-mal so lang wie der Kraftarm der kleinen Glutäen. Bei reduzierter Muskelfunktion kommt es zu einer Dezentrierung des Hüftkopfes nach lateral. Die rotatorische Kraftkomponente der Last löst die Dezentrierung aus (weitere Beispiele bei den einzelnen Syndromen.)</li><li>Ökonomische Bewegungsabläufe: eventuell Hilfsmittel zur Entlastung anbieten, Hebelverhältnisse und Wirkungen der Gewichtskraft des Körpers oder der Extremitäten werden bei der Auswahl berücksichtigt</li></ul>

Tabelle 5.6 Stufe 3: Teilnahme (Participation)

Ziel	*Maßnahmen und Prinzipien*
Selbstständigkeit des Patienten fördern und erhalten	Umgang mit Hilfsmitteln, selbstständiges Fortbewegen, Treppen aufwärts und abwärts gehen üben

Zusammenfassung: Physiotherapeutische Behandlung bei Patienten mit Arthrose

- So viel Belastung und Bewegung wie möglich!
- Überlastung vermeiden!
- Knorpel braucht Bewegung zum Leben, ein Wechsel aus Be- und Entlastung ist der adäquate Bildungsreiz für die Kollagensynthese.
- Komplette Entlastung würde die Degeneration des Knorpels fördern!
- Bio- und pathomechanische Aspekte werden bei der Auswahl der Maßnahmen und Ausgangsstellungen berücksichtigt.
- Hebelverhältnisse, Wirkungen der Gewichtskraft des Körpers oder von Teilkörperabschnitten sowie der Muskelkräfte (Zerlegung der Muskelkraft in rotatorische und longitudinale Komponenten) haben Einfluss auf die degenerierten Gelenke. Sie können gezielt zur Zentrierung, Entlastung und Stabilisation genutzt werden (konkrete Beispiele siehe bei den einzelnen Syndromkomplexen).

5.2 Spondylarthrose

Definition

Bei der Spondylarthrose handelt es sich um eine Arthrose der kleinen Wirbelbogengelenke zwischen den Wirbelkörpern. Sie ist die häufigste Form der Arthrose. Durch Wasserverlust und Einrisse der Bandscheibe (Chondrose=Zusammensakken der Bandscheibe) im Rahmen des Alterungsprozesses erfolgt Elastizitätsverlust und Höhenminderung, die den Bandapparat lockern und einen Bandscheibenschaden verursachen können.

Bei gelockerten Bändern führt die verstärkte Belastung zur Verhärtung des subchondralen Knochens und zu Zystenbildungen im Knochen (Osteochondrose). Zusätzlich entsteht eine Zugbeanspruchung an den Ansätzen der Längsbänder, die knöcherne Randleisten (Osteophyten) zur Folge hat, die speziell bei der Wirbelsäule Spondylophyten genannt werden. Wachsen sie aufeinander zu, spricht man von *Spondylose* oder *Spondylosis deformans* der Wirbelgelenke.

Hingegen werden knöcherne Vorsprünge, die nicht am Ansatz des Längsbands, sondern direkt an der Wirbelkante entstehen (z.B. bei Morbus Bechterew) Syndesmophyten genannt. Diese Knochenauswüchse können zu einer Einengung des Foramen intervertebrale mit Druck auf Spinalnervenwurzeln oder Spinalnerv führen. Ebenso ist eine Einengung des Wirbelkanals möglich. Durch Lockerung des Bandapparats werden zusätzlich die kleinen Wirbelbogengelenke überbeansprucht und dadurch schneller abgebaut (Spondylarthrosis deformans). Der Stadienverlauf entspricht dem aller Arthrosen (Kap. 5.1).

Spezielle Probleme der einzelnen Wirbelsäulenabschnitte
HWS
- Die seitliche Erhöhung der Wirbelkörperkanten (Uncus vertebrae oder Proc. uncinatus) kann den Wirbelkanal einengen, was zu Symptomen seitens der langen Rückenmarkbahnen führt.
- Blockierungen der Wirbelbogengelenke können einen akuten Schiefhals auslösen.
- Einengung der A. vertebralis kann Durchblutungsstörungen im hinteren Hirnkreislauf zur Folge haben.
- Da vegetative sympathische Fasern um die A. vertebralis geschädigt werden, können Schwindel, Kopfschmerzen und Übelkeit auftreten.
- Möglicherweise auftretende Bandscheibenvorfälle sind seltener zervikal als lumbal.

BWS
- Es treten akute, atemabhängige Schmerzen auf, die interkostal ausstrahlen.
- Durch Irritation des vegetativen Grenzstrangs kann es zu Übelkeit, Mattheit, und Kaltschweißigkeit kommen.

LWS
- Häufig entstehen Bandscheibenvorfälle.
- Morbus Baastrup (*Kissing spine,* d.h. die Procc. spinosi berühren sich)
- Spinalkanalstenose

Fallbeispiel: Ein 60-jähriger Patient verspürt nach einer Gehstrecke von ca. 300 m ausstrahlende Schmerzen von der LWS über beide Gesäßhälften in beide Oberschenkel. Seltener strahlt der Schmerz über die Wade bis in die Großzehe. Durch Stehenbleiben mit Abstützen der Hände auf die Oberschenkel kann er die Gehstrecke leicht verlängern. Er gibt keine Taubheit an. Sitzen ist schmerzfrei möglich, in Rückenlage mit ausgestreckten Beinen bekommt er Schmerzen in der LWS. Das Anstellen der Beine lindert den Schmerz.

Aufgrund seiner Schmerzproblematik ist der Patient bereits im Ruhestand. Die zunehmend reduzierte Gehstrecke beeinträchtigt seine Tätigkeiten im Alltag.

Hypothesen und Maßnahmen

Beim Gehen, Stehen und in Rückenlage mit ausgestreckten Beinen ist der Querschnitt des Spinalkanals am kleinsten. Beim Gehen kommt es weiterlaufend zur Extension mit Rotation in der LWS. Erhöhter Facettenschluss und kleiner Querschnitt des Spinalkanals und des Foramen intervertebrale können neurale Strukturen komprimieren und die Durchblutung reduzieren. Das Facettengelenk kann durch die Kompressionsbelastung mit einem fortgeleiteten Schmerz (Referred pain) reagieren. Durch die Flexion der Wirbelsäule beim Abstützen auf den Oberschenkeln werden die komprimierten Strukturen durch Erweiterung des Spinalkanals und des Foramen intervertebrale entlastet. Der Facettenschluss reduziert sich. Diese Mechanismen lindern kurzzeitig die Schmerzen. Die Flexionshaltung der LWS beim Sitzen führt zu Schmerzfreiheit in dieser Ausgangsstellung.

Der Patient zeigt keine dermatomgebundene Ausstrahlung. Die zeitweilige Ausstrahlung bis in den Großzeh lässt die massivste degenerative Veränderung im Bewegungssegment L4/L5 und L5/S1 vermuten. Die Wirbelgelenke können einen fortgeleiteten Schmerz (Referred pain) in das Innervationsgebiet L5 und S1 verursachen.

Er erlernt Entlastungsstellungen und -lagerungen, die er in seinen Tagesablauf integriert. Vor dem Gehen führt er die Durchblutung fördernde, hubfreie oder hubarme Mobilisationen der LWS in Seitenlage oder im Sitz durch. Bei längeren Gehstrecken benutzt er Unterarmgehstützen, wodurch sich die Gehstrecke verlängern lässt.

Durch massive Verkürzung der Rückenstrecker im Bereich der LWS zeigt sich ein Verlust an Flexionstoleranz. Die Rückenstrecker werden während der hubfreien Flexion mit mobilisierender Massage behandelt. Das Beckenpattern *posteriore Elevation* mit der Technik *agonistische Umkehr* verlängert die Rückenstrecker exzentrisch.

Durch Verbesserung der Wirbelsäulenstabilität, vor allem die Beckenanbindung an den Thorax beim Gehen, reduzieren sich die Schmerzen beim Gehen. Die Wirbelsäulenstabilität wird durch Aktivierung der autochthonen Rücken- und Bauchmuskeln erarbeitet (z.B. durch die Übung *Taillentrimmer*). Die Übungen führt der Patient alleine mehrmals täglich in verschiedenen Ausgangsstellungen durch.

Becken- kombiniert mit Skapulapattern zuerst in entlasteten Ausgangsstellungen, später in belasteten (Sitz, hoher Vierfüßlerstand) verbessern die dynamische Stabilität. Die Beckenstabilität wird durch Gangfazilitation aus der PNF erarbeitet. Fazilitation der Abdruckphase verhindert eine unkontrollierte Extension der LWS am Ende der Standbeinphase, Fazilitation des Seitwärtsgehens verbessert die Stabilität in der Frontalebene.

Diagnostik

- siehe *Physiotherapeutische Untersuchung*.
- Röntgenuntersuchung: siehe *Arthrose*.

Differenzialdiagnosen

- Morbus Bechterew;
- Morbus Scheuermann;
- Akute Arthritiden nach Atem- oder Darminfekten;
- Thoracic outlet (Engpasssyndrom der oberen Thoraxapertur);
- Blockierung der kleinen Wirbel- und der Kostotransversalgelenke;
- Interkostalneuralgie;
- Auch Erkrankungen innerer Organe können eine ähnliche Symptomatik hervorrufen, vor allem Herzinfarkt, Lungenembolie, Pneumothorax und Gallensteinkoliken.

Therapie

Konservativ

- siehe *Arthrose*.
- LWS:
  - Stufenbett mit Hochlagerung der Beine;
  - Stützende Mieder und Korsetts;
  - Lokale Infiltrationen mit Schmerzmitteln.

Operativ

- *HWS:* Entlastung der Wurzeln und der A. vertebralis durch Entfernen der knöchernen Vorsprünge. Bei degenerativ bedingter Instabilität werden die Wirbel mit einem Knochenspan stabilisiert (Fusion bzw. Spondylodese).
- *LWS:* Entfernen der knöchernen Vorsprünge. Anschließend werden die Wirbel mit einem Knochenspan stabilisiert (Kap. 11).

5.2.1 Physiotherapeutische Untersuchung von Patienten mit Spondylarthrose

Anamnese

- siehe *Arthrose*.
- Im Falle der Spondylarthrose muss der Patient nach neurologischen Hypoqualitäten gefragt werden (z.B. Taubheit, Kraftverlust).
- Störungen der Durchblutung können bei Irritationen des vegetativen Grenzstrangs auftreten (z.B. kalte Hände oder Füße). Die sympathische Innervierung kommt für die obere Extremität von den Segmenten Th3–Th9, für die untere von Th10–L2.

Konstitutions- und Haltungsauffälligkeiten

- *LWS:* Ein großes Bauchgewicht führt zu einer verstärkten Lordose (Kap. 2, *Verändertes Bewegungsverhalten*). Dadurch kommt es zu einer zusätzlichen Einengung des durch Osteophyten schon sehr beengten Spinalkanals. Die beim Gehen und Stehen verstärkte Schmerzsymptomatik lindern die Patienten durch Vorbeugen mit Abstützen auf den Oberschenkeln. Durch die Entlordosierung kommt es zur Erweiterung des Spinalkanals (Claudicatio spinalis).
- *HWS:* Ein schwerer Gesichtsschädel zieht nach vorne, was durch die Nackenmuskulatur ausge-

glichen werden muss. Die Folge ist eine Überlastung der Muskulatur und der Gelenkstrukturen.

Haut und Unterhaut

- Reduzierte Verschiebbarkeit – Kibler-Falte (Kap. 3, S. 179);
- Über den betroffenen Wirbelgelenken findet sich häufig eine lokale Aufquellung, die auf Druck mit Rötung und Schmerz reagiert (Kap. 3, *Wirbelsäulensyndrome*).

Sehnenansätze und Ligamente

- Sehnenansätze: siehe *Muskulatur*;
- Druckschmerzen:
  - Im interspinösen Raum;
  - Lig. supraspinale (BWS/LWS);
  - Dornfortsätze – Schmerzrosette (Kap. 3, S. 180).

Muskulatur

Die Muskulatur zeigt bei Patienten mit Spondylarthrose häufig folgende Befunde:
- Hypertouns, eventuell mit aktivierten Triggerpunkten;
- Druckschmerz.

Vorgehensweise bei der Palpation
LWS
- M. erector spinae: wird paravertebral getastet.
- M. quadratus lumborum/M. latissimus dorsi: Tasten des Ansatzes der beiden Muskeln am Beckenkamm. Bei Entlastung eines Beines ist der Tonus erhöht.
- Bauchmuskulatur: Tasten des Ansatzes des M. rectus abdominis am Schambein.
  - Den Ursprung der schrägen Bauchmuskeln am unteren Rippenbogen tasten.
  - Bei Patienten mit dorsaltranslatiertem Thorax ist der Tonus im Bereich des Oberbauches häufig erhöht.
- M. glutaeus medius: wird kranial des Trochanter major getastet. Lokale Verhärtungen können auf Druck eine Schmerzausstrahlung in das S1-Dermatom (Generalstreifen an der Beinaußenseite) verursachen.
- Hüftadduktoren: Leistennahes Tasten am medialen Oberschenkel. Ist das Bewegungssegment L3/L4 betroffen, sind die Adduktoren fast immer hyperton (segmentale Zuordnung).
- Hüftaußenrotatoren: Tasten im Bereich des dorsalen Beckens auf einer Diagonalen vom kaudalen lateralen Sakrumwinkel zum Trochanter major. Lokale Verhärtungen im mittleren Drittel führen auf Druck zu Schmerzausstrahlung in den dorsalen Oberschenkel.
- M. iliopsoas:
  - Tasten des M. iliacus auf der Innenseite der ventralen Beckenschaufel.
  - Tasten des M. psoas major in der Tiefe des Bauchbereiches seitlich der Linea semilunaris (Spieghel-Linie) (S. 198).

  Ein M. iliopsoas mit erhöhtem Tonus fixiert die LWS in Extension, und die Gelenke werden belastet.

HWS/BWS
- M. trapezius pars descendens: Den Ursprung an der Linea nuchae, den Muskel in seinem gesamten Verlauf tasten.
- M. levator scapulae: Den Ansatz ventral am Angulus superior der Skapula tasten.
- M. sternocleidomastoideus: im Verlauf des Proc. mastoideus zum Sternum tasten.
  Bei erhöhtem Tonus kann er Gesichtsschmerzen auslösen.
- Mm. scalenii: In der Skalenuslücke tasten, ventral des M. trapezius pars descendens, lateral des M. sternocleidomastoideus und dorsal der Klavikula.
- M. pectoralis minor: wird kaudal des Proc. coracoideus getastet.
- M. pectoralis major: im gesamten Verlauf von Sternum und Rektusscheide zur Schulter tasten.
- BWS-Extensoren: werden paravertebral getastet. Sie weisen im Stand und Sitz häufig einen reaktiv erhöhten Tonus auf.

Prüfen der Kennmuskeln auf Kraft
siehe Kapitel 5.3 und Kapitel 2, *Neurologische Untersuchung*.

Prüfen der Muskelelastizität
- Mangelnde Muskelelastizität belastet die Wirbelgelenke, wenn sie Bewegungen einschränkt und entlastende Haltungen behindert.
- Häufig verkürzte Muskeln sind: M. trapezius pars descendens, M. levator scapulae, M. pectoralis major und minor, M. iliopsoas, Mm. ischiocrurale, M. gastrocnemius.

Prüfen der Muskelkraft und Kraftausdauer
Die Prüfung sollte erst nach Abklingen der Schmerzphase vorgenommen werden.

Beweglichkeit der einzelnen Wirbelsäulenabschnitte einschließlich der angrenzenden Gelenke

Wirbelsäule

| Unbedingt Rücksprache mit dem Arzt halten (Röntgenbilder)!

- In Bereichen mit massiver Osteophytenausbildung ist eine Mobilisation nicht mehr möglich!
- Wirbelsäulenabschnitte kommen häufig erst durch Versteifung zur Ruhe, d.h. weniger Schmerz.
- Lokal begrenzte Hypomobilität fordert Hypermobilität in einem angrenzenden Wirbelsäulenabschnitt. Hypermobilität beschleunigt die Degeneration. Funktionell bedingte Hypomobilität (z.B. aufgrund verkürzter Muskulatur) sollte beseitigt werden. Teilsteifigkeiten in der Wirbelsäule erleichtern die Stabilisierung der Haltung.
- Die Wirbelsäulenabschnitte weisen Bewegungseinschränkungen im Kapselmuster auf (siehe *Arthrose*, S. 367; Durchführung siehe Kap. 3).

| Es ist gründlich abzuwägen, ob eine Mobilisation wirklich erforderlich ist! Es sollte immer die Beweglichkeit der gesamten Wirbelsäule überprüft werden!

Hüftgelenke
Eingeschränkte Innenrotation und Extension können auf eine beginnende Koxarthrose hinweisen. In der Standbeinphase kommt es dann kompensatorisch bei jedem Schritt zu einer Extension und Rotation in der LWS. Die Folge sind Überlastungen der Gelenke und der Bandscheiben.

Eine eingeschränkte Flexion kann im Sitzen durch die vorzeitig weiterlaufende Flexion in der LWS zu einer Überlastung führen.

Schultergelenke
Alle Einschränkungen im Schultergelenk und den Schultergürtelgelenken ziehen ein vorzeitiges Weiterlaufen der Bewegungen auf die Wirbelsäule nach sich.

Eine eingeschränkte Flexion fordert eine vermehrte BWS- und LWS-Extension, sodass eine Überlastung die Folge sein kann.

Bei Einengung durch Osteophyten in der HWS kommt es aufgrund der Kompression der Nerven zur Kraftminderung der Arme, und die aktive Bewegung ist vermindert.

Bewegungsverhalten

Gang
- siehe *Arthrose*.
- Schmerzausstrahlung in ein Bein führt dazu, dass die Standbeinphase auf dieser Seite verkürzt ist. Manchmal wird die Abrollphase funktionell durch eine zusätzliche Außenrotation der Hüfte verkürzt, wodurch der Abrollweg kürzer wird.
- Schmerzausstrahlung in beide Beine hat einen kleinschrittigen verlangsamten Gang sowie manchmal einen Duchenne (Neigung des Oberkörpers über das Standbein) auf beiden Seiten zur Folge.
- Bei Patienten mit Beschwerden im Bereich der BWS und HWS ist der Gang häufig verlangsamt und die gangtypische Armbewegung fehlt.

Bewegungsübergänge
- Aufstehen über die Seitenlage ist aus der Rückenlage ökonomischer.
- Aufheben von Gegenständen beobachten – Bückverhalten des Patienten.

Weitere spezifische Tests

Neurologische Untersuchung
- Dermatome;
- Kennmuskulatur;
- Straight leg raise (SLR)/Bragard;
- Passive Nackenflexion, eventuell mit SLR gekoppelt;
- Slump-Test;
- ULNT 1–3.
- Durchführung: Kapitel 3, *Kompressionssyndrome* und Kapitel 2, *Neurologische Untersuchung*).

Patienten, bei denen es durch Osteophyten zur Einengung des Spinalkanals kommt, zeigen erst nach längerer Belastung neurologische Symptome. Daher sind die neurologischen Tests nur in belasteten Positionen und nach längerer Belastung positiv. Da sie auch vom Arzt durchgeführt werden, empfiehlt sich eine Rücksprache.

Checkliste: Physiotherapeutische Untersuchung von Patienten mit Spondylarthrose

Anamnese	- Hauptproblem - Schmerzen - Beruf, Hobbys - Hilfsmittel - Taubheit - Kraftverlust
Konstitutions-/Haltungsauffälligkeiten	Gewichte belasten die Wirbelsäule, z.B. verstärkt ein Bauchgewicht die LWS-Lordose
Haut und Unterhaut	- Reduzierte Verschiebbarkeit paravertebral (Kibler-Falte) - Lokale Aufquellungen über dem gestörten Bewegungssegment
Sehnenansätze/Ligamente	- Druckschmerz im interspinösen Raum - Schmerzrosette um den Dornfortsatz

Muskulatur	- Hypertonus und aktivierte Triggerpunkte häufig in folgenden Muskeln:
	  – LWS: M. erector spinae, M. quadratus lumborum, M. latissimus dorsi, Bauchmuskulatur, M. gluteus medius, Hüftadduktoren, Hüftaußenrotatoren, M. iliopsoas
	  – BWS/HWS: M. trapezius pars descendens, M. levator scapulae, M. sternocleidomastoideus, M. pectoralis minor, M. pectoralis major, M. erector spinae
	- Kennmuskeln auf Kraft testen
	- Verkürzte Muskeln belasten die Wirbelgelenke
	- Kraft- und Kraftausdauer werden erst nach Abklingen der Schmerzphase geprüft

Beweglichkeit	- Die Bewegung schränkt im Kapselmuster ein:
	  – LWS: Extension, Lateralflexion > Flexion
	  – BWS: Rotation schränkt zuerst und am massivsten ein
	  – HWS: Extension > Rotation/Lateralflexion > Flexion
	- Nachbargelenke, vor allem Hüft- und Schultergelenke prüfen
	- Gründlich abwägen, ob Mobilisation sinnvoll ist!
	  – Röntgenbild – Osteophyten?
	  – Wirbelsäulenabschnitte kommen häufig erst durch Versteifung zur Ruhe=weniger Schmerzen!

Bewegungsverhalten	- Gang: Schmerzausstrahlung im Bein verändert die Standbeinphase - Bewegungsübergänge, z.B. das Aufstehen aus der Rückenlage in den Stand (Drehen über die Seitenlage ist ökonomischer) und Bückverhalten
Weitere spezifische Tests	Neurologische Untersuchung: - Dermatome - Kennmuskeln - Neurale Dynamik

5.2.2 Physiotherapeutische Behandlung von Patienten mit Spondylarthrose

Ziele

Körperstruktur/-funktion (Impairment)

- Schmerzen lindern und die Wirbelsäule entlasten;
- Beweglichkeit erhalten und verbessern;
- Stabilität der Wirbelsäulenabschnitte erhalten und verbessern.

Aktivitäten (Activities)

Ökonomische Bewegungsabläufe erarbeiten, um zu hohe Kompressionsbelastungen der Wirbelsäule im Alltag zu vermeiden.

Teilnahme (Participation)

- Teilnahme am gesellschaftlichen Leben;
- Patient soll die Rollen ausüben können, die mit seinem beruflichen und privaten Leben verbunden sind.

Maßnahmen

Schmerzen lindern und die Wirbelsäule entlasten

- Entlastende Lagerungen/Entlastungsstellungen;
- Entlastung der Wirbelgelenke durch segmentale Traktion und Erweiterung des Intervertebralraums;
- Feuchte Wärme;
- Lokaler Ultraschall auf gereizte Strukturen und Elektrotherapie (Kap. 2);
- Weichteiltechniken im Bereich der Muskulatur mit erhöhtem Tonus;
- Mobilisation der Dura, z.B. über die *Passive Nackenflexion (PNF)*: Verbesserte Durchblutung führt zur Verlängerung der Gehstrecke und befristeter Schmerzlinderung (Durchführung siehe *Kompressionssyndrome*) (Kap. 3).

Entlastende Lagerungen/Entlastungsstellungen

Die Patienten sollen Ruhestellungen und Arbeitshaltungen finden, die alle gegen die Schwerkraft gerichteten, Fall verhindernden Aktivitäten der Körperabschnitte ausschalten. Dadurch kommt es zu einer Entlastung der Strukturen des Bewegungssegments:

- Entlastungslagerungen und -stellungen für die LWS;
- Entlastungslagerungen und -stellungen für die BWS;
- Entlastungslagerungen und -stellungen für die HWS.

LWS
Anregung:
- Finden Sie Ruhestellungen und Arbeitshaltungen, die alle gegen die Schwerkraft gerichteten Aktivitäten in Hüft- und LWS-Gelenken automatisch ausschalten!
- Probieren Sie zusammen mit dem Patienten aus, welche Positionen zur Schmerzerleichterung führen!

> *Patienten mit einer Einengung des Spinalkanals sowie mit Morbus Baastrup benötigen entlordosierte Entlastungsstellungen. Bei zu starker Extension der LWS kommt es zum Kissing-spine-Syndrom (Berührungssyndrom der Dornfortsätze).*
> *Nur so viel entlordosieren, wie für die Schmerzfreiheit notwendig ist!*
> *Die physiologische Stellung der LWS ist eine Lordose.*
> *Die folgenden Entlastungsstellungen der LWS gelten häufig gleichzeitig für die BWS und HWS.*

Entlastungslagerungen in Rückenlage
- Stufenbettlagerung: Die Gewichte der Beine sind in einem Flexionswinkel von ca. 90° Hüft- und Knieflexion auf einem Würfel oder Stuhl abgelegt. Benötigen die Patienten eine starke Entlordosierung, kann der Flexionswinkel des Hüftgelenks größer als 90° sein (**Abb. 5.1**).

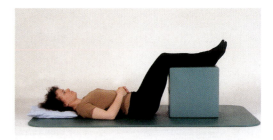

Abb. 5.1 Stufenbettlagerung.

- Rückenlage mit Unterstützung der LWS und Dehnung der ventralen Muskelketten: Der Patient liegt flach auf dem Rücken. Die LWS ist durch ein Lendenkissen unterlagert. Falls der Patient die flache Rückenlage nicht toleriert, werden die Knie unterlagert. Bei Lagerung der Arme in Flexion und Außenrotation wird die gesamte ventrale Kette gedehnt (**Abb. 5.2**).

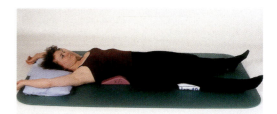

Abb. 5.2 Rückenlage mit Lendenkissen.

- Entlastungsstellung im Schlingentisch: Der Patient wird in einer steilen oder halbsteilen Becken-Bein-Aufhängung in den Schlingentisch gehängt. Ein zusätzlich von kaudal wirkender Expanderzug vermeidet die Stauchung der Wirbelgelenke. Bei Mitbeteiligung der Bandscheibe führt diese Maßnahme manchmal zu einer Schmerzerleichterung, da der Intervertebralraum erweitert wird (**Abb. 5.3a–b**). Die Mehrpunktaufhängung ist stabiler und wird bei starken Schmerzen bevorzugt.

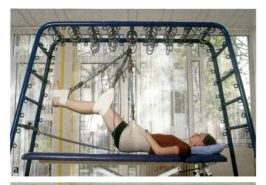

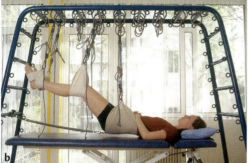

Abb. 5.3a–b Becken-Bein-Aufhängung im Schlingentisch. **a** Halbsteile Einpunktaufhängung. **b** Steile Mehrpunktaufhängung.

Entlastungsstellung in der Halbseitenlage
In der Halbseitenlage wird zur Unterpolsterung des Bauches und der proximalen Oberschenkel ein Kissen untergelegt. Durch die Kompression des Bauches kommt die LWS in eine entlordosierte Stellung (**Abb. 5.4**).

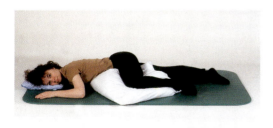

Abb. 5.4 Halbseitenlagerung mit dicken Kissen.

Entlastungsstellung im Sitz – Bauchlehne
Diese Ausgangsstellung kann auch am Arbeitsplatz eingenommen werden. Dazu setzt sich der Patient rittlings auf einen Schreibtischstuhl und legt ein Kissen zwischen Bauch und Stuhllehne. Durch die ventrale Abstützung, die bis zum kaudalen Teil des Brustkorbes reicht, wird ein großer Teil der Gewichte von Brustkorb und Schultergürtel abgegeben. Die Arme können auf dem Arbeitstisch abgelegt werden. Die Belastung der LWS, insbesondere des lumbosakralen Übergangs und der BWS, wird drastisch gesenkt (**Abb. 5.5**).

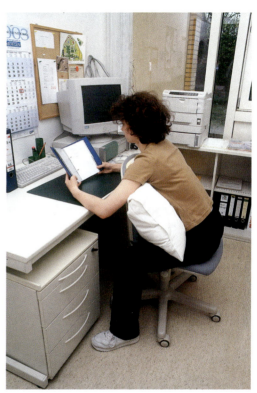

Abb. 5.5 Sitz mit Bauchlehne.

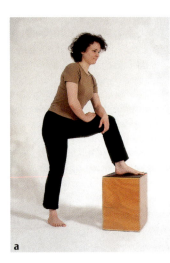 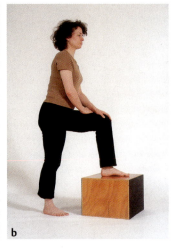

Abb. 5.6a–b Entlastungsstellung der LWS im Stand durch Abstützen. **a** Mit Vorneigung der Körperlängsachse. **b** Ohne Vorneigung der Körperlängsachse.

Entlastungsstellung im Stand
- Ein Bein wird auf einem Hocker abgestellt und der seitengleiche Ellenbogen auf dem Oberschenkel abgestützt. Dadurch neigt sich die Körperlängsachse flexorisch in den Hüftgelenken nach ventral (**Abb. 5.6a**). Die nach ventral geneigten Körperabschnitte Becken und Brustkorb können durch die Abstützung keine Schubtendenzen auf die LWS ausüben. Die Dauerbeanspruchung der extensorisch Fall verhindernd arbeitenden Lumbalmuskulatur wird unterbrochen.
- Abstützen ohne Vorneigung des Oberkörpers (**Abb. 5.6b**).

BWS

Anregung: Finden Sie Ausgangsstellungen, in denen die Gewichte von Schultergürtel und Thorax abgegeben sind!
- Entlastungslagerung in Halbseitenlage (siehe *LWS*);
- Entlastungsstellung im Sitz – Bauchlehne (siehe *LWS*).

Entlastungsstellung im Sitz durch abstützende Arme

Der Patient sitzt mit nach ventral geneigter Körperlängsachse, die Unterarme werden auf die Oberschenkel abgelegt. Die notwendige Entlordosierung kann er selbst bestimmen.

HWS

Anregung: Finden Sie Ausgangsstellungen, in denen das Kopf- und das Schultergürtelgewicht abgegeben sind (**Abb. 5.7**)!

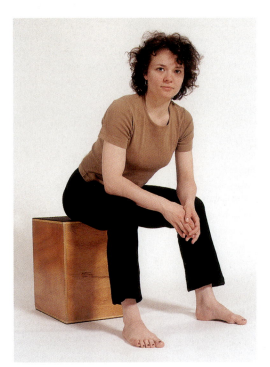

Abb. 5.7 Entlastungsstellung Kutschersitz.

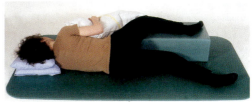

Abb. 5.9 Entlastungslagerung in Seitenlage.

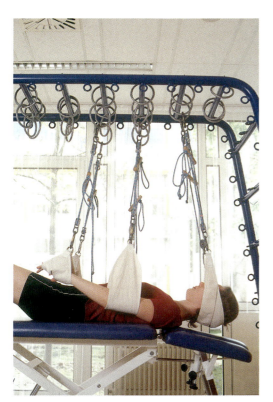

Abb. 5.8 Kopf- und Armaufhängung im Schlingentisch.

Entlastung im Schlingentisch mit Kopf- und Armaufhängung
Durch zusätzliche manuelle Traktion in Längsrichtung der Körperlängsachse wird eine Entlastung des Intervertebralraums und der Wirbelgelenke erreicht (**Abb. 5.8**).

Entlastungsstellung in Seitenlage
Hierbei sollte die Größe des Kopfkissens der Schultergelenkbreite entsprechen. Das Gewicht des oben liegenden Armes wird auf ein Kissen abgegeben. Ebenso kann das oben liegende Bein auf einem Kissen gelagert werden (**Abb. 5.9**).

Entlastungsstellung im Sitz durch Abstützen des Kopfes
Der Patient sitzt am Tisch. Das Kopfgewicht wird in die aufgestützten Hände abgegeben (**Abb. 5.10a–b**). Dies ist eine günstige Ausgangsstellung für Patienten mit schwerem Gesichtsschädel, da die Dauerbeanspruchung der extensorisch Fall verhindernd wirkenden Nackenmuskulatur unterbrochen wird.

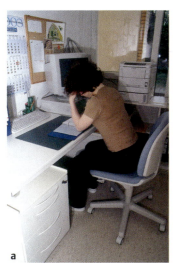
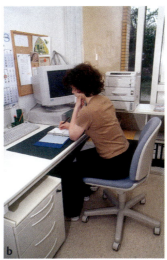

Abb. 5.10a–b Entlastungsstellung im Sitz mit Abstützen des Kopfes.

> *Die Entlastungsstellungen und -lagerungen müssen häufig in den Alltag integriert werden, weshalb sie ohne Aufwand durchführbar sein sollten.*
> *Gleichzeitig kann lokale Wärme appliziert werden.*

Entlastung der Wirbelgelenke und der Bandscheibe durch Erweiterung des Intervertebralraums
LWS
Entlastung der Bandscheibe und der Gelenke im Schlingentisch
- Der Zug am Becken nach kaudal bewirkt eine Erweiterung des Intervertebralraums, wodurch es zur Entlastung der Bandscheibe und der Gelenke kommt, sowie ein Divergenzgleiten in den Wirbelgelenken.

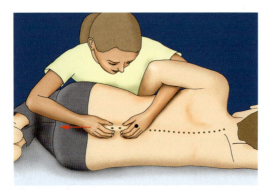

Abb. 5.11 Traktion der LWS in Seitenlage.

- Ausgangsstellung: Becken-Bein-Aufhängung im Schlingentisch, dann Kaudalzug durch Expander oder manueller Zug am Becken (siehe *Entlastungsstellungen der LWS in Rückenlage*).

> *Es ist zu vermeiden, einen Patienten ohne Betreuung mit Dauerzug im Schlingentisch zu lagern, da sich durch die dauernde Entlastung die Bandscheibe füllt. Die Folge könnten vermehrte Schmerzen beim Aufstehen sein. Die Traktion im Schlingentisch sollte intermittierend und im Wechsel kombiniert mit hubfreier Bewegung erfolgen. Vor dem Aufstehen muss die Wirbelsäule stabilisiert werden.*

Erweitern des Intervertebralraums in Seitenlage
- Ausgangsstellung Patient: Seitenlage, ein kleines Polster zwischen den Oberschenkeln.
- Ausgangsstellung Therapeutin: Ventral vom Patienten, die Mobilisationshand liegt dorsal auf dem Sakrum. Der Unterarm steht in Behandlungsrichtung und weist nach kaudal.
- Durchführung: Durch Zug nach kaudal kommt es zur Entlastung intervertebral. Der Zug nach kaudal-ventral führt es zu einem Divergenzgleiten in den Facetten (**Abb. 5.11**).

> *Beide Maßnahmen können mit der postisometrischen Relaxation (PIR) für die Rückenstrecker kombiniert werden. Nach einer statischen Aktivität in Extension erfolgt in der Entspannungsphase die Traktion oder die Divergenzmobilisation.*
> *Beide Maßnahmen lassen sich durch gezielte Fingeranlage am kranialen und kaudalen Dornfortsatz auch segmental durchführen. Nach der passiven Relaxation lernen die Rückenstrecker gegen dosierten Widerstand exzentrisch und konzentrisch zu kontrahieren. Dadurch werden die intramuskuläre Koordination und die Durchblutung verbessert.*
> *Beide Maßnahmen können auch in Bauchlage ausgeführt werden. Dies ist vor allem bei Beteiligung der Bandscheibe sinnvoll (Kap. 5.3).*

BWS
Traktion der BWS im Sitz
- Ausgangsstellung Patient: Sitz auf der Behandlungsbank, die Arme sind vor der Brust gekreuzt.
- Ausgangsstellung Therapeutin: Sie steht hinter dem Patienten in Schrittstellung und umfasst dessen Ellenbogen. Durch einen am Bauch der Therapeutin liegenden Keil kann die Höhe des zu behandelnden Segments bestimmt werden.

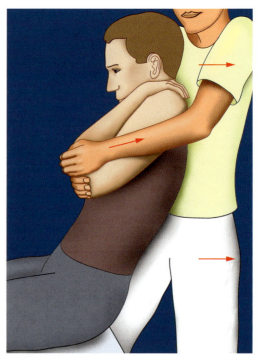

Abb. 5.12 Traktion der BWS im Sitz.

- Durchführung: Die Therapeutin verlagert ihr Gewicht auf das rückwärtige Bein, wodurch eine Erweiterung in den Intervertebralräumen entsteht. Wird der Zug nach dorsal-kranial gerichtet, kommt es zu einem Divergenzgleiten in den Wirbelgelenken. Diese Traktion wird auch zur Mobilisation bei hypomobiler BWS angewendet. Dadurch kann eine Überlastung bei lumbaler spinaler Enge verringert werden (**Abb. 5.12**).

HWS

Erweitern der Intervertebralräume in Rückenlage durch Traktion
- Ausgangsstellung Patient: Kopf- und Armaufhängung im Schlingentisch (**Abb.5.8**).
- Ausgangsstellung Therapeutin: Eine Hand dorsal am Okziput, die andere am Kinn.

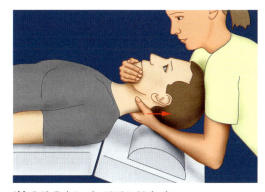

Abb. 5.13 Traktion der HWS in Rückenlage.

- Durchführung: Die Hände üben einen Zug in die kraniale Richtung aus, wodurch es zu einer Entlastung intervertebral und zu einem Divergenzgleiten in den Wirbelgelenken kommt. Die Traktion bietet sich bei Mitbeteiligung der Bandscheibe an (**Abb. 5.13**).

> Eine Kompression der Kiefergelenke muss vermieden werden. Bei dort auftretenden Schmerzen liegen beide Hände dorsal am Okziput.

Feuchte Wärme
Die heiße Rolle wirkt bei hypertoner Muskulatur detonisierend. Zur Vorbereitung bei der Behandlung der Muskulatur mit Weichteiltechniken wird sie lokal auf der entsprechenden Muskulatur angewendet (Kap. 2).

Ultraschall lokal auf die Wirbelgelenke
Werden einzelne aufgequollene Zonen mit massiver Druckschmerzhaftigkeit getastet, kann in diesen Bereichen Ultraschall angewendet werden (Kap. 2).

Weichteiltechniken im Bereich der Muskulatur mit erhöhtem Tonus
Nachfolgend werden beispielhaft Techniken an häufig betroffenen Muskeln gezeigt, die bei allen Wirbelsäulenbeschwerden zum Einsatz kommen können.

Auf Druck mit Schmerzausstrahlung reagierende Triggerpunkte werden mit Druckinhibition, der gesamte Muskel mit Querdehnungen behandelt.

Querdehnung des M. erector spinae
- Ausgangsstellung Patient: Seitenlage an der Bankkante, eventuell ist die Taille unterlagert. Durch die Höhe der Unterlagerung wird die Dehnung des Muskels bestimmt. Die Ausgangsstellung muss schmerzfrei sein.
- Ausgangsstellung Therapeutin: Ventral vom Patienten, die Unterarme mit ihren Flexorenbäuchen liegen lateral auf Thorax und Becken, die Fingerkuppen medial des Muskels.
- Durchführung: Die Therapeutin zieht die Hände nach oben zu sich heran und drückt gleichzeitig mit den Unterarmen das Becken nach kaudal und den Thorax nach kranial.

> Diese Technik kann mit der postisometrischen Relaxation kombiniert werden. Dabei versucht die Therapeutin, die Rumpfseite mit ihren Unterarmen durch Zug am Becken zu verlängern. Das lässt der Patient aber nicht zu. Die Spannung ist für ca. 8 Sekunden zu halten, in der Entspannungsphase die Querdehnung durchzuführen. Bei Mitbeteiligung der Bandscheibe ist die Technik günstig, da die Foramina intervertebralia geöffnet werden, wodurch es zu einer Entlastung der Nervs kommt (**Abb. 5.14**).

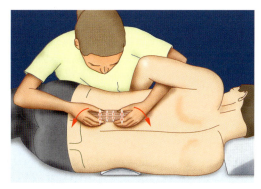

Abb. 5.14 Querdehung des M. erector spinae.

Querdehnung der Hüftadduktoren
Hypertone Adduktoren fixieren das Becken in Flexion im Hüftgelenk und damit die LWS in Lordose. Dadurch behindern sie die Entlordosierung bei Hüftextension.

- Ausgangsstellung Patient: Rückenlage, das Bein ist in Flexion und transversaler Abduktion auf dem Oberschenkel der Therapeutin gelagert.
- Ausgangsstellung Therapeutin: Sie steht an der betroffenen Seite, die Mobilisationshand mit dem Handballen ist quer zum Faserverlauf angelegt. Befindet sich die Hand leistennah, werden die kurzen Adduktoren erreicht.
- Durchführung: Der Handballen nimmt Tiefenkontakt mit dem Muskel auf und übt einen Druck nach dorsal quer zum Faserverlauf aus.

> Es darf nicht nur die Haut verschoben werden! (**Abb. 5.15**; **Abb. 1.17** u. **Abb. 3.37**).

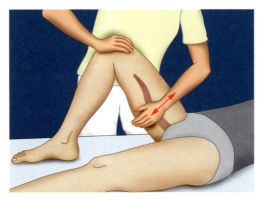

Abb. 5.15 Querdehnung der Hüftadduktoren.

Druckinhibition und Querdehnung des M. piriformis

Ein hypertoner M. piriformis kann den N. ischiadicus irritieren (siehe *Kompressionssyndrome,* S. 267).
- Ausgangsstellung Patient: Bauchlage, gegebenenfalls liegt ein kleines Kissen unter dem Bauch.
- Ausgangsstellung Therapeutin: Kontralateral zu der behandelnden Seite, die mittleren Phalangen der Finger werden quer zum Muskelfaserverlauf am dorsalen Becken angelegt (Orientierung: eine Diagonale vom kaudalen lateralen Sakrumwinkel zum Trochanter major).
- Durchführung: Die Druckinhibition erfolgt mit flächigem Druck in die Tiefe (**Abb. 5.16a**). Der Druck ist so lange zu halten, bis eine Tonussenkung spürbar wird. Die Querdehnung wird nur in eine Richtung quer zum Faserverlauf mit Druck ausgeführt (**Abb.3.85a u. b**).

> Erst nach der Vorbereitung des Muskels durch Quermassage oder Behandlung der Maximalpunkte (Triggerpunkte) mit Druckinhibition wird der Muskel längs gedehnt (**Abb. 5.16b**). Dies kann durch Flexion, transversale Adduktion und Innenrotation erfolgen.

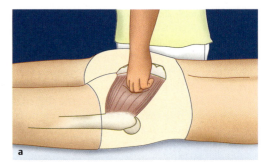

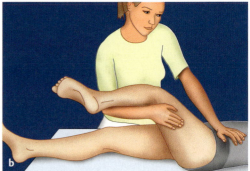

Abb. 5.16a–b M. piriformis. **a** Druckinhibition. **b** Längsdehnung.

Querdehnung der Nackenmuskulatur
- Ausgangsstellung Patient: Rückenlage.
- Ausgangsstellung Therapeutin: Sie steht am Kopfende. Der Kopf des Patienten ruht in der einen Hand, die andere umfasst flächig von dorsal den Muskelbauch der Nackenstrecker.
- Durchführung: Der Kopf wird unter leichtem Zug passiv in die Flexion bewegt. Während der Bewegung führt die Therapeutin eine Querdehnung aus. Diese Technik kann an der gesamten Nackenmuskulatur durchgeführt werden (**Abb. 5.17**).

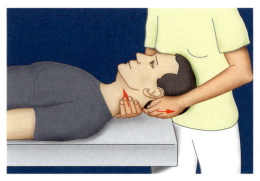

Abb. 5.17 Querdehnung der Nackenmuskulatur.

Beweglichkeit erhalten und verbessern

Gelenke
Segmentale Mobilisation der hypomobilen Gelenke
Die Durchführungen der segmentalen Mobilisationen und der Wirbelsäulenabschnitte wurden bereits in Kapitel 2 u. 3 *(Schmerzlinderung, Entlastung)* beschrieben, da sie gleichzeitig eine Entlastung und Mobilisation bewirken.
- Flexionsmobilisation der LWS in Seitenlage;
- Traktion der BWS im Sitz;
- Weitere Mobilisationen siehe Kapitel 3.

> Es werden gezielt die hypomobilen Abschnitte erreicht, ohne die hypermobilen Bereiche zu beeinflussen.

Hubfreie Mobilisation der hypomobilen Wirbelsäulenabschnitte
Durch die hubfreie Mobilisation wird mit einem Minimum an Belastung ein Maximum an differenzierter, koordinierter, feiner Bewegung in den einzelnen Wirbelsäulenabschnitten erreicht. Gleichzeitig kommt es zu einer verbesserten dynamischen Stabilität der Wirbelsäule.

Da die Wirbelsäule ein funktionell zusammengehöriges System ist, können die einzelnen Abschnitte weder global noch voneinander unabhängig behandelt werden. Zur Mobilisation einzelner Abschnitte müssen die Bewegungen durch die aktive Widerlagerung oder durch die Manipulation der Therapeutin begrenzt werden.

Die segmentale Mobilisation ist eine vom Therapeuten passiv durchgeführte Technik, während die hubfreie Mobilisation eine Aktivität seitens des Patienten erfordert. Daher ist eine Kombination der beiden Techniken besonders effektiv.

LWS
Hubfreie Mobilisation in Extension und Flexion (**Abb. 5.18**)
- Ausgangsstellung Patient: Seitenlage, ein kleines Kissen liegt jeweils zwischen den Knien und unter dem Kopf (Größe entsprechend der Schulterbreite). Der oben liegende Arm wird bei großer Schultergelenkbreite auf ein ventral liegendes Kissen gelagert.
- Ausgangsstellung Therapeutin:
  – Zu Beginn der Mobilisation ist eine Hand manipulierend von dorsal auf das Sakrum zu legen.
  – Eine Begrenzung des Bewegungsabschnitts wird durch Anlegen der Finger der Therapeutin auf die Dornfortsätze erreicht.
- Durchführung Extension: Verbale Instruktionen:
  – „Das Steißbein bewegt sich kreisbogig in Richtung Hinterkopf, dabei entstehen Querfalten im Bereich der LWS."
  – „Der Abstand zwischen meinen Fingern soll sich verkleinern."
- Durchführung Flexion: Verbale Instruktionen:
  – „Das Steißbein bewegt sich bauchwärts, die Querfalten verschwinden."
  – „Der Abstand zwischen meinen Fingern soll sich vergrößern."

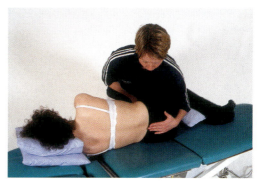

Abb. 5.18 Hubfreie Mobilisation der LWS in Extension und Flexion.

Hubfreie Mobilisation in Lateralflexion
- Ausgangsstellung Patient: Rückenlage, die Beine sind angestellt.
- Ausgangsstellung Therapeutin: Seitlich vom Patienten, die Hände liegen manipulierend an den Beckenkämmen.
- Durchführung: Verbale Instruktion: „Die beiden Beckenkämme wandern im Wechsel in Richtung Ohr." So entstehen automatisch eine abduktorische und eine adduktorische Bewegung in den Hüftgelenken. Bei 90° Flexion kommt es zur Innen- und Außenrotation.

BWS und HWS
Hubfreie Mobilisation der Rotation in der BWS, des lumbothorakalen und des zervikothorakalen Übergangs
Bei mangelnder Rotation in diesen Wirbelsäulenabschnitten gleichen die Bandscheiben die fehlenden Bewegungstoleranzen aus, wodurch sie aber vermehrt beansprucht werden.
- Ausgangsstellung Patient: Aufrechter Sitz, die Hände liegen übereinander auf dem Brustbein.
- Ausgangsstellung Therapeutin: Dorsal vom Patienten, die Hände liegen von kranial auf dem Schultergürtel.
- Durchführung: Der Patient stellt sich einen Stab quer durch den Brustkorb vor, der sich kreisbogig

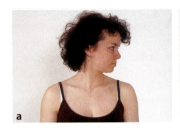 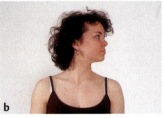

Abb. 5.19a–b Hubarme Mobilisation der oberen HWS.

im Raum nach rechts und links bewegt. Das Becken verändert seine Lage nicht. Der Kopf kann entweder en bloc mitgeführt werden oder der Blick bleibt nach vorne gerichtet. Dabei wird gleichzeitig der zervikothorakale Übergang rotatorisch mobilisiert. Anfangs unterstützen die Hände der Therapeutin die Bewegung.
- Weitere Maßnahmen: siehe Kapitel 3, *BWS-Syndrom*.

Mobilisation der Translation nach dorsal in der oberen HWS (Kopfgelenke)

Patienten mit degenerativen Veränderungen der HWS zeigen häufig eine Ventraltranslation des Kopfes und bei der Bewegungsprüfung damit verbunden eine mangelnde Dorsaltranslation mit Verkürzung der oberen autochthonen Nackenmuskeln.
- Ausgangsstellung Patient: Aufrechter Sitz. Der Kopf ist in maximaler Rotation, wodurch die untere HWS fixiert wird.
- Ausgangsstellung Therapeutin: Dorsal, eine Hand liegt am Kinn, die andere dorsal am Okziput.
- Durchführung: Der Patient erhält den Auftrag, das Kinn in Richtung Hals zu bewegen (**Abb. 5.19a–b**). Dabei kommt es zu einer aktiven Dehnung der oberen, kurzen Nackenmuskulatur. Anfangs unterstützen die Hände der Therapeutin die Bewegung.

Die hubfreien Mobilisationen sollen zu Hause durchgeführt werden.
Vorbereitend können die Patienten feuchte Wärme anwenden.
Vergessen Sie nicht die angrenzenden Gelenke!
Bewegungserweiternde Maßnahmen siehe spezieller Teil in den Kapiteln zu den jeweiligen Gelenken.

Dehnung verkürzter Muskulatur
- *Reflektorisch* verkürzte Muskeln:
  – Entspannungstechniken, z.B. postisometrische Relaxation;
  – Weichteiltechniken, z.B. Querdehnungen.
- *Strukturell* verkürzte Muskeln: Dauerdehnung durch Dehnlagerungen, die die Patienten zu Hause durchführen können (täglich ca. 20–30 Minuten über den Tag verteilt).

Beispiele:
- Dehnung der Bauch- und Brustmuskulatur (**Abb. 5.20**; **Abb. 3.6**);
- Dehnung der Hüftadduktoren (**Abb. 5.21**);
- Dehnung der schrägen Bauchmuskeln (**Abb. 5.22**);

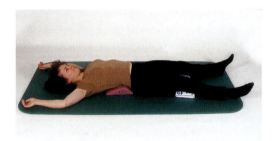

Abb. 5.20 Dehnlagerung für Bauch- und Brustmuskeln.

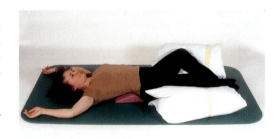

Abb. 5.21 Dehnlagerung für die Hüftadduktoren.

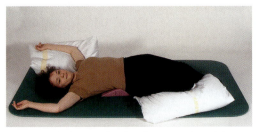

Abb. 5.22 Dehnlagerung für die schrägen Bauchmuskeln.

- Dehnung der lumbalen Rückenstrecker, z.B. in Bauchlage über die Bankkante (Kap. 4).

Die Extremitäten müssen bei starken Verkürzungen mit Kissen unterlagert werden, da es sonst zur Fall verhindernden Aktivität in den Muskeln kommt, die gedehnt werden sollen!

Stabilität der Wirbelsäulenabschnitte erhalten und verbessern

Die Körperabschnitte werden soweit wie möglich in die Körperlängsachse eingeordnet! Alle nicht eingeordneten Körperabschnitte üben durch die Schwerkrafteinwirkung Schubbelastungen auf die Gelenke und passiven Strukturen der Bewegungssegmente der Wirbelsäule aus.
Voraussetzung: Die notwendigen Bewegungstoleranzen müssen vorhanden und alle Ausgangsstellungen schmerzfrei sein!

Lernschritte des Patienten
- Einordnung seiner Körperabschnitte in die Körperlängsachse;
- Zuerst in Ausgangsstellungen, in denen Teilgewichte abgegeben werden: z.B. Vierfüßlerstand, Sitz am Tisch, Stand mit dem Rücken an der Wand;
- Einordnung, ohne Gewichte abzugeben: z.B. Sitz mit vertikaler Körperlängsachse, Stand mit vertikaler Körperlängsachse;
- Halten der Körperabschnitte über einen längeren Zeitraum, abhängig von seiner Kraftausdauer;
- Halten der Körperabschnitte gegen Widerstände der Therapeutin: z.B. gibt die Therapeutin bei vertikal eingestellter Körperlängsachse rotatorisch wirkende Widerstände am Schultergürtel.
- Eingeordnetes Halten der Körperabschnitte bei Vor- und Rückneigung der Körperlängsachse: z.B. Neigung der Körperlängsachse aus dem Sitz nach vorne und hinten, aus dem Stand im Rahmen des Bücktrainings Neigung der Körperlängsachse nach ventral;
- Halten der Körperabschnitte bei angehängten Gewichten (z.B. die Extremitäten): z.B. Rückneigung im Sitz, bis sich die Beine vom Boden lösen.
- Eingeordnetes Halten der Körperabschnitte bei Dynamik der Extremitäten: z.B. Bewegen der Arme am Zugapparat oder mit dem Theraband auf PNF-Diagonalen gegen den Widerstand der Therapeutin.

Jeder Lernschritt muss erst abgeschlossen sein, bevor der nächste geübt wird!

Sobald der Schmerz dies zulässt, muss die Wirbelsäule auch dynamisch stabilisiert werden.
Beispiele:
- Dynamische Umkehr Becken- und Skapulaplatten.
- Bewegungsübergänge des Mattentrainings aus der PNF fazilitieren, z.B. Rollen aus der Rückenlage in die Seitenlage und zurück, Bewegung aus dem Vierfüßlerstand in den Fersensitz und zurück.
- *Chopping* im Sitz: Infolge der kombinierten Bewegung in Flexion (Flexion mit gleichsinniger Seitenneigung und Rotation) verlängern sich die Rückenstrecker kontrolliert exzentrisch. Durch den Bewegungsablauf wird im Bereich der BWS das sympathische Nervensystem gut mit mobilisiert. Die Dämpfung des Sympathikus hat einen positiven Einfluss auf Schmerz und Durchblutung.
- *Lifting* im Sitz, später in Bauchlage mit Überhang des Oberkörpers oder Fersensitz. Dabei lernt der Patient, Einfluss der Schwerkraft Aufrichtetoleranzen der Wirbelsäule aktiv zu nutzen.
- Weitere Maßnahmen: siehe *Wirbelsäulensyndrome* und *Bandscheibenvorfall*.

Ökonomische Bewegungsabläufe im Alltag erarbeiten

Simulieren Sie mit Ihrem Patienten reelle Alltagssituationen!
Beobachten Sie Ihren Patienten bei Alltagsbewegungen, z.B. beim An- und Auskleiden oder Aufstehen und Hinlegen!
Lassen Sie sich typische Bewegungsabläufe des Patienten zeigen!
Überlegen Sie, wie dem Patienten der Bewegungsablauf erleichtert werden kann, z.B. durch Abgeben von Gewichten oder Hilfsmittel.
Bedenken Sie, dass manche Bewegungsabläufe im Alltag/Beruf nicht optimierbar sind! In diesem Falle muss der Körper über einen gezielten Trainingsplan an diesen Bewegungsablauf gewöhnt werden.

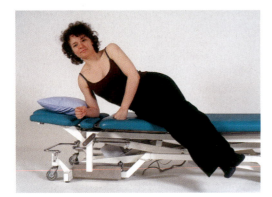

Abb. 5.23 Ökonomisches Aufstehen und Hinlegen.

Aufstehen/Hinlegen
Durch Abstützen mit den Armen wird die Belastung der Wirbelsäule reduziert. Beim Aufstehen/Hinlegen über die Seitenlage bleiben die Körperabschnitte eingeordnet (**Abb. 5.23**).

Aufstehen/Hinsetzen
Durch das Abstützen auf den Oberschenkeln werden Teilgewichte des Oberkörpers bei der Vorneigung der Körperlängsachse abgenommen (**Abb. 5.24a–c**).

Dynamik im Sitzen
Durch Rollen am Schreibtischstuhl lässt sich die rotatorische Belastung der Wirbelsäule vermeiden. Die Körperlängsachse neigt sich flexorisch in den Hüftgelenken nach vorne, wodurch die Körperabschnitte eingeordnet bleiben (**Abb. 5.25**; Kap 2; S. 153).

Bücken/Heben/Tragen
- Die Körperlängsachse neigt sich flexorisch in den Hüftgelenken nach vorne, und die Körperab-

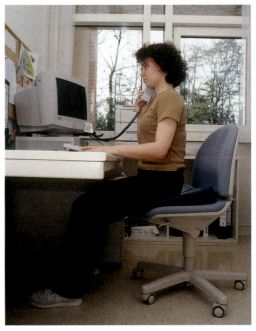

Abb. 5.25 Korrekte Sitzhaltung am Schreibtisch mit Sitzkeil.

  schnitte bleiben eingeordnet. Der Gegenstand wird nahe am Körper getragen (**Abb. 5.26a–c**; siehe *Bücktraining*, Kap. 2; S. 152).
- Beim Aufheben kleiner Gegenstände stützt eine Hand auf dem Oberschenkel ab. Dadurch werden Teilgewichte des Oberkörpers abgenommen (**Abb. 5.27**).

Gehen
- Das Benutzen von Unterarmgehstützen bei längeren Gehstrecken reduziert Schmerzen in Beinen und Wirbelsäule.

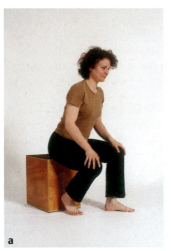
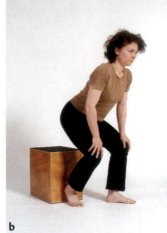
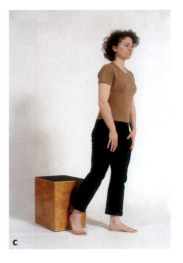

a **b** **c**

Abb. 5.24a–c Ökonomisches Aufstehen.

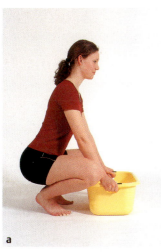 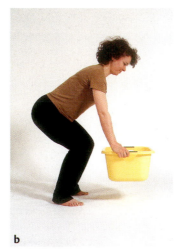 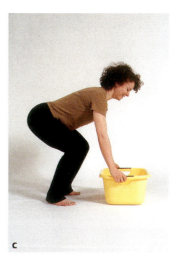

Abb. 5.26a–c Bücktypen (nach Klein-Vogelbach 1990). **a** Vertikal. **b** Neutral. **c** Horizontal.

- Schuhe mit gepufferten Sohlen verhindern einen harten Fersenaufprall.

Sport
Empfehlung geeigneter Sportarten, z.B.:
- Rücken- statt Brustschwimmen;
- Radfahren (kein Rennrad!) statt Joggen.

Arbeitssituation
Empfehlung geeigneter Arbeitseinrichtungen, z.B.:
- Keilkissen auf dem Schreibtischstuhl;
- Stuhl mit Rollen;

- Kontrolle des Computerarbeitsplatzes (Bildschirmhöhe, Tastatur, Arbeitssektor, Arbeiten ohne Rotationsbelastung der Wirbelsäule).

Zusammenfassung: Physiotherapeutische Behandlung bei Patienten mit Spondylarthrose

Schmerzen lindern und die Wirbelsäule entlasten:
- Der Patient erlernt Entlastungsstellungen und -lagerungen, die er ohne großen Aufwand in den Alltag integrieren kann.
- Intermittierende Traktion und Divergenzmobilisationen können global und segmental durchgeführt werden. Sie entlasten die Gelenke und die komprimierten Strukturen und beeinflussen die Durchblutung positiv.
- Feuchte Wärme, Elektrotherapie und Ultraschall (Kap. 2).
- Hypertone Muskulatur durch Weichteiltechniken detonisieren, hubfreie Bewegung im schmerzfreien Bereich verbessert die Durchblutung.
- Dosierte neurale Mobilisation steigert die Durchblutung, die Gleitfähigkeit und Elastizität der neuralen Strukturen (siehe *Kompressionssyndrome*).

Beweglichkeit erhalten und verbessern:
- Bei segmentaler Funktionsstörung werden die Gelenke spezifisch mit Techniken der Manuellen Therapie mobilisiert, z.B. segmentale Divergenzmobilisation unter Einsatz von postisometrischer Relaxation in der LWS in Seitenlage.

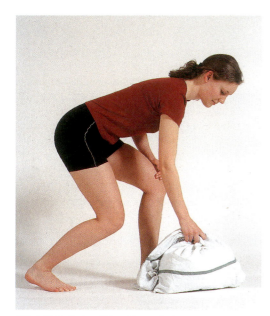

Abb. 5.27 Aufheben kleiner Gegenstände.

- Durch hubfreie Mobilisationen der einzelnen Wirbelsäulenabschnitte wird mit einem Minimum an Belastung ein Maximum an differenzierter, koordinierter, feiner Bewegung erreicht. Gleichzeitig verbessert sich die dynamische Stabilität. Die Mobilisation kann der Patient nach einer gewissen Lernphase als Automobilisation durchführen.
- Reflektorisch verkürzte Muskeln werden durch die Durchblutung verbessernde Maßnahmen, wie z.B. Quermassage und Entspannungstechniken beeinflusst. Auf strukturelle Verkürzungen lässt sich mit Dehnlagerungen von ca. 20–30 Minuten über den Tag verteilt einwirken.
- Bewegungseinschränkungen in Nachbargelenken werden mit behandelt (Maßnahmen siehe unter den jeweiligen Gelenken).

Stabilität der Wirbelsäulenabschnitte erhalten und verbessern:
- Die Körperabschnitte werden soweit wie möglich in die Körperlängsachse eingeordnet! Alle nicht eingeordneten Körperabschnitte üben durch die Schwerkrafteinwirkung Schubbelastungen auf die Gelenke und die passiven Strukturen der Wirbelsäule aus. Dezentrierte Gelenke verändern die Propriozeption und damit die Koordination intra- und intermuskulär.
- Die Wirbelsäule sollte nur solange statisch stabilisiert werden, wie der Schmerz im Vordergrund steht, später dynamisch auch in belasteten Ausgangsstellungen.

Ökonomische Bewegungsabläufe für den Alltag erarbeiten:
- Aufstehen und Hinlegen ist über das Drehen in Seitenlage ökonomischer.
- Beim Aufstehen und Hinsetzen werden durch das Abstützen der Hände auf den Oberschenkeln Teilgewichte des Oberkörpers bei der Vorneigung der Körperlängsachse abgenommen.
- Das Bückverhalten wird den Längenverhältnissen des Patienten angepasst (Kap. 2, *Leitsymptom Bewegungsverhalten*).
- Ein Sitzkeil erleichtert die Einordnung der Körperabschnitte beim Sitzen am Schreibtisch.
- Rollen am Schreibtischstuhl reduzieren die Rotationsbelastung der Wirbelsäule bei Arbeitsabläufen.
- Unterarmgehstützen bei längeren Wegstrecken entlasten Wirbelsäule und Beine.
- Gepufferte Sohlen verhindern einen harten Fersenaufprall.
- Rückenschwimmen ist besser als Brustschwimmen, Radfahren besser als Joggen.

5.3 Bandscheibenprotrusion/-prolaps

Definitionen

Bandscheibenprotrusion
- Vorwölbung der Bandscheibe;
- Anulus fibrosus ist noch nicht komplett zerrissen.

Bandscheibenvorfall
- Anulus fibrosus ist zerrissen;
- Teile des Nucleus pulposus können sich herauswölben.

Ätiologie und Pathogenese

Verletzungen des Discus intervertebralis sind sehr häufig. Auch in arbeitsmedizinischen Untersuchungen nehmen die Störungen und Erkrankungen der Wirbelsäule eine volkswirtschaftlich relevante exponierte Stellung ein. Sie liegen in den Statistiken deutlich vor den Verletzungen der Extremitätengelenke. Unter der Vielzahl der Erkrankungen an der Wirbelsäule spielt vor allem die Verletzung des Discus intervertebralis eine erhebliche Rolle.

Für die Entstehung und die Symptomatik eines Bandscheibenvorfalls sind die Bio- und Pathomechanik des Bewegungssegments der Wirbelsäule und seine neurologische Versorgung von entscheidender Bedeutung (siehe *Neuroanatomie der Spinalnerven*, S. 32).

Biomechanik und Pathomechanik der Bandscheibe und des Bewegungssegments

Das Bewegungssegment besitzt physiologisch sein eigenes Bandscheiben- und Wirbelkörperdekompressionssystem. Damit kann es den funktionellen Belastungskräften Widerstand leisten.

Die Extensionskräfte vor allem der autochthonen Rückenmuskeln bringt das System in Funktion. Die Kräfte verwandeln sich über das doppelseitige Hebelsystem des Wirbels in Entlastungskräfte für die

Bandscheibe und Zugkräfte auf die Trajektorien des Wirbelkörpers. Raymond Sohier hat diese Funktion Anfang der 70er Jahre als *Öffnungsklammer* oder *Entlastungsklammermechanismus* bezeichnet (Sohier 1991).

Das biologische Gleichgewicht der verschiedenen artikulären und periartikulären Gewebe hängt von der biomechanischen Harmonie ab. Diese beeinflusst die arthrozeptiven Informationen und das Gleichgewicht der Vasomotorik, der Trophik und des Muskeltonus.

Aus der Analyse der Biomechanik (die die funktionelle Anatomie mit einschließt) und der Kraftwirkungen, die auf ein einzelnes Gelenk oder eine gesamte Gelenkkette einwirken, werden Entwicklungen pathomechanischer Zustände abgeleitet.

Diskovertebraler Dreifuß

Der diskovertebrale Dreifuß wird aus der Stützungsfläche der beiden Wirbelgelenke, dem Hebelsystem von Dorn- und Querfortsätzen mit den daran angreifenden Muskeln und der Bandscheibe gebildet (Sohier 1991). Seine biomechanische Harmonie ist die Bedingung für den korrekten Gebrauch der Wirbelfunktion und dem damit verbundenen Mechanismus der *Öffnungsklammer*. Jeder Wirbel kann als 2-facher doppelseitiger Hebel betrachtet werden, dessen Drehpunkt sich auf dem Niveau der Wirbelgelenke befindet (**Abb. 5.28a–b**).

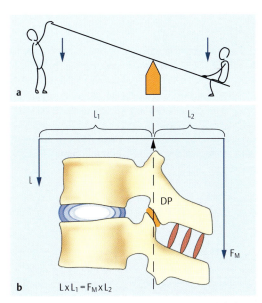

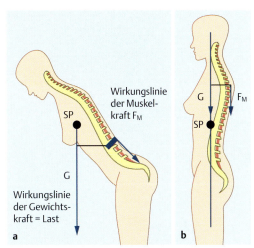

Abb. 5.29a–b Kraft- und Lastarmverhältnisse. **a** Bei vorgeneigter Körperlängsachse. **b** Bei vertikaler Körperlängsachse.

Abb. 5.28a–b a Die Wippe ist ein doppelseitiger Hebel. **b** Das Bewegungssegment in der Sagittalebene (L=Last, L1=Lastarm der Last, FM=Muskelkraft der Extensoren, L2=Kraftarm der Muskeln.

Die autochthonen Muskeln reagieren auf Arthrozeption, die mechanozeptorischen Informationen aus dem Wirbelgelenk regulieren deren Funktion. Nur ein zentriertes, frei bewegliches Wirbelgelenk bringt die Öffnungsklammer in Funktion. Dezentrierte, nicht deckungsgleiche Gelenke mit veränderter Arthrozeption lassen das stabilisierende System der autochthonen Muskeln zusammenbrechen.

Die Hebel für die Motorik sind Quer- und Dornfortsätze des Wirbels. Diese knöchernen Hebel sind von ihrer Länge nicht variierbar. Daher müssen die dort angreifenden Muskeln große Kraftvarianten kompensieren können.

Ventral des Drehpunkts wirkt das Körpergewicht als Last. Die senkrechte Verbindung der Wirkungslinie der Last zum Drehpunkt stellt die Länge des Lastarmes dar, die sehr stark variiert. Der Lastarm verändert sich bei jeder Neigung der Körperlängsachse. Beim Tragen eines Gewichts addiert sich dieses zum Körpergewicht, und der Teilkörperschwerpunkt verschiebt sich, sodass sich der Lastarm verlängert. Je länger der Lastarm und je größer die Last sind, desto stärker muss die Muskelkraft sein, um das Bewegungssegment in der Sagittalebene im Gleichgewicht zu halten (**Abb. 5.29a–b**).

Wirbeletage

Die Wirbeletage besteht nach de Sambucy aus folgenden 2 Teilen (**Abb. 5.30a–b**; Sohier 1991):

Ventraler Teil
Dieser wird aus dem Wirbelkörper und der Bandscheibe gebildet. Er ist der „passive Teil" und wird auch als *Schwammsäule* bezeichnet. Seine

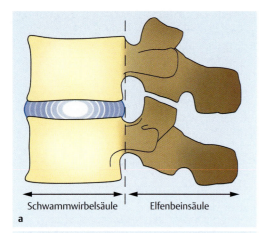

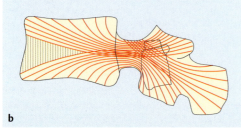

Abb. 5.30 a–b **a** Ventraler und dorsaler Bereich des Bewegungssegments. **b** Die Trajektorien weisen infolge der einwirkenden Kräfte einen typischen Verlauf auf.

Knochenstruktur weist eine kleinere Knochendichte auf als die im Bereich der dorsalen Wirbelsäule.

Die Trajektorien zeigen einen typischen Verlauf, der die Folge der einwirkenden Kräfte ist.

Im ventralen Bereich des Wirbelkörpers ist eine Zone mit einer sehr schwachen Knochendichte, die sich gewöhnlich als Schattenzone auf dem Röntgenbild darstellt.

Dorsaler Teil
Er besteht aus den Krafthebeln Dornfortsatz und Querfortsätze sowie dem Wirbelbogen. Hier ist die Knochendichte sehr hoch. Dieser Teil wird auch als *Elfenbeinsäule* bezeichnet.

Bandscheibe
Die Bandscheibe hat folgende Funktionen:
- Absorbiert Kompressions- und Stoßkräfte;
- Ermöglicht Bewegungen zwischen den Wirbelkörpern;
- Hält die Ligamente unter Spannung;
- Durch die Verbindung von Anulus fibrosus zur Wirbelkörperdeckplatte hält sie beispielsweise das Spannungsfeld der Trajektorien des Wirbelkörpers aufrecht. Dies trägt zur Stabilität der Wirbelsäule bei.

Der Aufbau der Bandscheibe lässt sich mit einer Zwiebel vergleichen (van den Berg 1999). Sie besteht aus einem äußeren, einem inneren und einem zentralen Teil. Der äußere Teil entspricht der dünnen braunen Zwiebelschale, der innere dem dicken, weißen Teil und der zentrale Nucleus pulposus dem Zwiebelkern. Dort ist keine deutliche Schalenstruktur mehr erkennbar.

Die kollagenen Fasern des äußeren und inneren Teils des Anulus fibrosus weisen eine ringartige Struktur auf, die in verschiedene Richtungen verläuft. Dadurch entsteht eine Art Kreuzbandsystem, das Stabilität in alle Richtungen gewährt und den Nucleus pulposus vor Dreh- und Scherspannungen schützt (**Abb. 5.31**). Der äußere Teil des Anulus fibrosus ist vor allem Zugbelastungen, der innere mehr Kompressionskräften ausgesetzt.

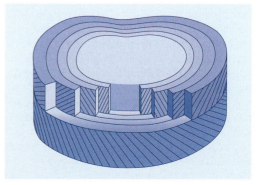

Abb. 5.31 Kreuzbandsystem der Bandscheibe.

Die longitudinal verlaufenden Fasern fangen Kräfte ab, die bei Flexion, Extension und Lateralflexion auftreten. Die schräg verlaufenden Fasern fangen Rotationskräfte auf, die horizontalen kommen bei Kompression unter Spannung (**Abb. 5.32a–b**).

Die Wirbelkörperdeckplatte ist eine knorpelähnliche Struktur, die vor allem den Nucleus pulposus vom Wirbelkörper abgrenzt. Im äußeren Bereich

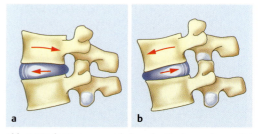

Abb. 5.32 a–b Bewegungsverhalten des Nucleus pulposus bei Extension und Flexion. **a** Extension: Die Tendenz, nach *ventral* auszuweichen, wird von einem intakten Anulus fibrosus verhindert. **b** Flexion: Ein intakter Anulus fibrosus verhindert auch die Tendenz, nach *dorsal* auszuweichen.

verbindet sich ein Teil des Anulus direkt mit dem Wirbelkörper. Durch diese Verbindungen zwischen Bandscheibe und Wirbelkörper können sich von der Bandscheibe ausgehende Kräfte auf die Trajektorien übertragen und umgekehrt.

Die Bandscheibe (Diskus) wird durch Diffusion ernährt. Alle Gefäße enden in der Kortikalis der Wirbelkörperdeckplatten unter der hyalinen Endplatte. Der wichtigste Ernährungsweg für den Diskus sind die semipermeablen Strukturen.

Die Meinung, der zentrale Bereich der Bandscheibe regeneriert nicht, weil er nicht durchblutet ist, ist inzwischen umstritten. Das zentrale Bandscheibengewebe erhält anscheinend Sauerstoff über die Wirbelkörper, wodurch Synthese und Regeneration möglich sind (van den Berg 1999). Auf der Basis dieses Stoffwechsels scheint auch das bradytrophe Bandscheibengewebe eine Potenzial zur physiologischen Heilung zu besitzen. Die Wundheilungsphasen der regenerierenden Bandscheibe entsprechen dem klassischen Heilungsverlauf des Bindegewebes (Kap. 2).

Der Diskus ist einem Schwamm vergleichbar, der Wasser aufnimmt oder abgibt; jeweils abhängig davon, ob er zusammengepresst (unter Belastung) oder losgelassen (unter Entlastung) wird. Mit der Flüssigkeitsaufnahme werden Ernährungsbestandteile nach innen oder nach außen gedrückt. Bei unterschiedlicher Belastung entsteht ein wechselnder Flüssigkeitsstrom hin und weg vom Diskus.

Zentrierung der Bandscheibe

Der Nukleus verhält sich wie ein mit Flüssigkeit gefüllter Ball, der die Fasern des Anulus fibrosus unter konstantem Druck hält. Bei einer axialen symmetrischen Belastung verteilt er die Kräfte in alle Richtungen senkrecht auf die Fasern des Anulus fibrosus. In dieser Haltung ist der Diskus sehr belastbar.

Bei einer asymmetrischen Belastung entstehen partielle Druck- und Scherkräfte, und der Nukleus tendiert dazu, zur konvexen Seite auszuweichen. Bei einem intakten Anulus fibrosus spannt sich dieser und verhindert die Dezentrierung des Nukleus.

Der Anulus fibrosus wird von den umgebenden Bandstrukturen unterstützt, die eine zuggurtende Wirkung auf die Bandscheibe ausüben. Durch lang anhaltendes Erhöhen des intradiskalen Druckes kommt es zur Dehydratation (Flüssigkeitsabgabe). Als Folge verminderter Ernährung und Überlastung entsteht eine Degeneration der Fibrillen des Anulus fibrosus, wodurch das hydraulische System der Bandscheibe zunehmend gestört und eine Bandscheibenvorwölbung oder ein -vorfall begünstigt werden.

Beispiel: Die gegenseitig auftretenden Kräfte zwischen Bandscheiben und Trajektorien werden anhand einer Skizze erklärt (**Abb. 5.33**). Um die Bewegungsdynamik zu verdeutlichen, sind in der Skizze Nucleus pulposus und Anulus fibrosus zeichnerisch getrennt. Diese Trennung entspricht bei einem erwachsenen Menschen nicht der Realität. Nach der Geburt besteht die Bandscheibe etwa zur Hälfte aus dem Nucleus pulposus. Die äußere Hälfte besteht aus kollagenen Fasern, die sich in unterschiedlich dicken Ringen strukturieren. Im Laufe des Wachstums verschwindet die Trennung, und die Bandscheibe entwickelt sich zunehmend zu einer homogenen, faserknorpeligen Struktur (van den Berg 1999).

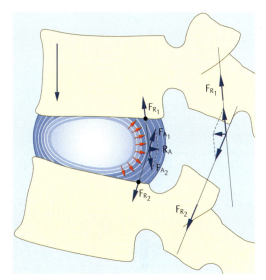

Abb. 5.33 Zentrierung der Bandscheibe durch Actio (FA)- und Reactio (FR)-Verhalten der Kräfte. Alle Fasern des Anulus fibrosus, die durch die Verformung unter Zugspannung geraten, lösen dieses Actio-Reactio-Verhalten aus.

In der Skizze wirkt eine Last im ventralen Bereich auf die Bandscheibe (z.B. das Körpergewicht bei Flexion der LWS mit Vorneigen der Körperlängsachse aus der Vertikalen), wodurch es zur Verformung des Nucleus pulposus kommt. Die Stützungsfläche wird größer, gleichzeitig gerät der Anulus fibrosus unter Spannung, vor allem an der konvexen Seite.

Durch die Verbindung zwischen Anulus fibrosus und Wirbelkörper entstehen an der Wirbelkörperdeckplatte gegeneinander wirkende Kräfte. Die Zugkraft des Anulus fibrosus ist in diesem Fall die Actio, der als Reactio die stabilisierende Kraft der Knochenstruktur gegenübersteht.

Auf der rechten Seite der Skizze sind die Kräfte isoliert dargestellt. Die Resultierende der Reactiokräfte hat eine zentrierende Wirkung auf den Nucleus pulposus, und erst bei einem nicht mehr intakten Anulus fibrosus käme es zu dessen Verschiebung. Das Spannungsfeld auf die Trajektorien im Wirbelkörper kann nicht mehr optimal hergestellt werden.

Die kollagenen Fasern des Anulus brauchen den ständigen Wechsel der Belastung. Bei einseitiger Belastung, wie z.B. dauerhaftem Zug auf einer Seite und Druck auf der anderen, degeneriert er. Die Ursache einseitiger Belastung kann die Veränderung der Momentandrehpunkte sein (z.B. bei einseitig in Konvergenz blockiertem Wirbelgelenk).

Die Wechselbelastung der Knochen- und Bandscheibenstrukturen wird durch die von Sohier (1991) beschriebene Öffnungs- oder Entlastungsklammer der Wirbeletage gewährleistet.

Öffnungsklammer (Sohier 1991)

Die Deckplatte des Wirbelkörpers hängt in den Trajektorien des Wirbelkörpers wie die Felge eines Fahrrads in den Speichen. (**Abb. 5.34a–b**). Das Trajektoriensystem ist Zugseilen vergleichbar, die über eine feste Rolle laufen. Über das Spannungsfeld dieser Trajektorienkonstruktion funktioniert die Öffnungsklammer. Die Kraft der dorsal angreifenden Muskeln baut das Spannungsfeld in dem Moment

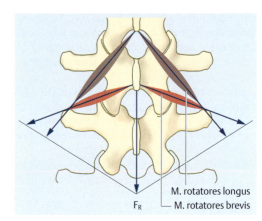

Abb. 5.35 Lage der Mm. rotatores.

auf, wenn der Momentandrehpunkt im Wirbelgelenk liegt. Bei nicht deckungsgleichen, dezentrierten Gelenken mit veränderten Momentandrehpunkten ist diese Funktion gestört.

Die Dichte und Morphologie der Knochenstrukturen ist immer Abbild der funktionellen Belastung, der sie ausgesetzt sind. Somit prägt sich die Zugseilkonstruktion der Trajektorien nur bei ausreichender Aktivierung der extensorischen Muskulatur aus, vor allem der Mm. rotatores und Mm. multifidi. Diese kurzen autochthonen Muskeln des transversospinalen Systems liegen sehr gelenknah und verkürzen sich auch bei maximalen Bewegungsausschlägen um weniger als 20% (**Abb. 5.35**). Dadurch erreichen sie nie eine mechanisch nachteilige Länge (aktive Insuffizienz).

Die Muskeln reagieren auf die arthrozeptiven Informationen aus dem Wirbelgelenk. Die Trajektorienbögen stehen während der Öffnungsklammeraktivität unter Spannung. Diese ist umso stärker, je größer die Extensionskraft ist. Auf die vorgespannten Trajektorien wirkt gleichzeitig die Belastung (z.B. durch das Körpergewicht) als Druckkraft, dadurch entsteht ein entgegengesetztes Spannungsfeld im Innern der Gewebe.

Die durch die Öffnungsklammer entstehende Linienführung der Trajektorien erklärt die Lokalisation der starken Knochendichtezonen und der generellen Morphologie der Trajektorienarchitektur. Durch den ventralen Entlastungsmechanismus wird der ventrale Wirbelkörper in seiner Schattenzone vor dem Einbrechen geschützt.

Bei Versagen der Öffnungsklammer kommt es zur Dauerbelastung der Bandscheibe, und die Aufhängung der Wirbelkörperdeckplatte ist verschwunden. Im Bereich des Nucleus pulposus verstärkt sich die Konkavität an Grund- und Deckplatte (**Abb. 5.36**). Der ventrale Wirbelkörper ist nicht

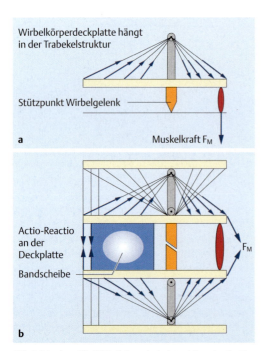

Abb. 5.34a–b **a** Die Wirbelkörperdeckplatte hängt in der Trabekelstruktur wie die Felge eines Fahrrads in den Speichen. **b** Durch die Öffnungsklammer wird die Bandscheibe entlastet. Der ventrale Wirbelkörperbereich wird vor dem Einbrechen geschützt. Durch das Spannungsfeld der Trabekel ist die Knochenstruktur stabil.

mehr ausreichend geschützt, und die Gewebe des ventralen Dreiecks werden nicht entlastet, sodass es leichter einbricht. Vor allem bei brüsken Flexionsbewegungen unter Belastung kann es zu spontanen Wirbelkörperfrakturen kommen. Die Fraktur entsteht am Scheitelpunkt der Krümmung. Die plötzliche Verlängerung des Lastkrafthebels und die damit verbundene Erhöhung der Intensität der Belastungskräfte kann ein Einbrechen zur Folge haben.

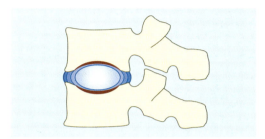

Abb. 5.36 Stimmt das Spannungsfeld der Trabekelstruktur nicht mehr, prägt sich die Konkavität der Deckplatte an dem Ort aus, wo der Nucleus pulposus am häufigsten liegt.

Folgende Ursachen führen zum Versagen der Öffnungsklammer:
- *Statische Haltungsveränderungen* (**Abb. 5.37**): Normalerweise liegt das Schwerelot in der LWS ventral oder im Bereich des Wirbelgelenks. Durch einen Haltungsverfall kann es sich nach dorsal verschieben, wodurch an den Wirbelgelenken eine nach dorsal-kaudal gerichtete Hangabtriebskraft entsteht. Die Stützung in den Gelenken geht verloren. Auch das Aufheben der LWS-Lordose führt zur Stellungsveränderung mit Verlust der Stabilität.
- *Funktionsstörungen der Wirbelgelenke* verändern ebenfalls die Arthrozeption. Bei einem in Konvergenz blockierten Gelenk erhalten die unilateralen Mm. rotatores ständig Informationen und reagieren mit einem Dauertonus, während sie auf der anderen Seite versagen.

Degeneration der Bandscheibe
Mit zunehmendem Alter der Bandscheibe nimmt die Zahl der lebensfähigen Zellen im Nukleus ab. Die lumbalen Disci intervertebrales werden trockener und fibröser und durch die Zunahme des Kollagens und den Verlust des Elastins weniger elastisch. Die Bandscheibe wird steifer und unflexibler gegenüber Formveränderungen. Durch das Vermindern ihrer Wasserbindungskapazität kann sie sich schlechter von mechanischen Belastungen erholen.

Sobald der Discus intervertebralis zunehmend fibröser wird, sind der Nucleus pulposus und der Anulus fibrosus kaum zu unterscheiden. Beide Regionen verschmelzen miteinander, und der Anulus greift scheinbar in den Nukleus über (Bogduk 2000). Durch das zunehmende Austrocknen des Nukleus kann er den Wasserdruck weniger aufrechterhalten. Bei konstantem Wasserdruck verteilt er die einwirkenden vertikalen Druckkräfte strahlenförmig auf den Anulus fibrosus. Als Folge des Austrocknens fehlt die Kraftübertragung, sodass die vertikalen Kräfte direkt auf den Anulus einwirken. Dieser ist somit größeren Belastungen ausgesetzt und unterzieht sich Veränderungen, die das Ergebnis der zunehmenden und unterschiedlichen Spannungen sind.

Die Kollagenlamellen des Anulus nehmen im Alter an Dicke zu. Dabei können Ritzen und Mulden entstehen, die sich zu Spalten und sichtbaren Fissuren entwickeln. Diese entstehen durch die Rumpfbewegungen im Alltag, die der überlastete Anulus ertragen muss.

Früher wurde eine Verschmälerung der Bandscheibe als ein pathologisches Zeichen der älter werdenden LWS gesehen. Aufwändige postmortale Untersuchungen haben diese Annahme jedoch widerlegt. Die Dimensionen der lumbalen Bandscheiben nehmen im Alter zu. Zwischen dem 2. und 7. Lebensjahrzehnt vergrößert sich der anterior-po-

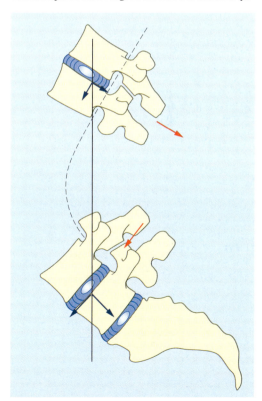

Abb. 5.37 Eine Stellungsveränderung der Wirbelsäule kann zum Richtungswechsel der Hangabtriebskraft führen.

steriore Durchmesser bei Frauen um ca. 10%, bei Männern um ca. 2%. In den meisten Disken ist eine Höhenzunahme von 100% zu verzeichnen (Vernon-Roberts u. Pirie 1977). Die Form verändert sich, wobei die obere und untere Fläche zunehmend konvex und die Wirbelkörperdeck- und -grundplatte zunehmend konkav werden.

Durch Versagen der Öffnungsklammer bricht das Spannungsfeld der Trabekelarchitektur ein. Dies könnte eine mögliche Erklärung für die Formveränderung der Wirbelkörper sein.

Der dorsale Anteil des Diskus scheint durch die dort liegenden schwächeren Strukturen eher zu degenerieren. Ventral liegt das kräftige Lig. longitudinale anterius, dorsal das wesentlich schwächere Lig. longitudinale posterius. Die äußeren Schichten des Anulus fibrosus werden über die längs verlaufenden Ligamente durchblutet. Da das Lig. longitudinale posterius sehr schmal ist, erhält der dorsale Anteil eine schlechtere Durchblutung.

Die Diskusalterung ist ein völlig schmerzfreier Vorgang. Erst eine durch die veränderte Mechanik entstehende Verlagerung führt zu einer Irritation der innervierten Struktur und damit zu einer Schmerzauslösung.

Nur der posteriore, der posterior-laterale und der laterale Bereich der Bandscheibe sind im äußeren Drittel sensibel innerviert. Die nervale Versorgung erfolgt aus dem N. sinuvertebralis des zugehörigen Bewegungssegments, aber auch von darüber und darunter liegenden Segmenten.

Neuroanatomie des Bewegungssegments der LWS

Rückenmark

Das Rückenmark endet auf Höhe L1–L2. Darunter verlaufen die Spinalnerven im Spinalkanal als Cauda equina. Da die meisten Bandscheibenvorfälle im Bereich der unteren LWS auftreten, kommt

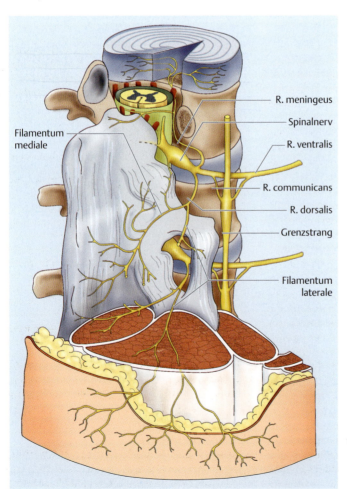

Abb. 5.38 Innervation des Bewegungssegments.

es nicht zu einer zentralen Läsion des Rückenmarks.

Die motorischen Nervenfasern verlassen das Rückenmark als Radix ventralis; die sensiblen Nervenfasern treten als Radix dorsalis ins sensible Hinterhorn des Rückenmarks ein.

Die Zellkörper der sensiblen Fasern liegen im Spinalganglion und sind für die Impulsfortleitung aus den Sensoren der Haut, Muskeln, Sehnen und Gelenkkapseln verantwortlich.

Die beiden Wurzeln vereinigen sich zum Spinalnerv, der im Foramen intervertebrale verläuft (**Abb. 5.38**).

Spinalnerv
Der Spinalnerv ist von einem „Ärmel" der Dura mater umhüllt. Nach Austritt aus dem Foramen geht diese Hülle ins Epineurium (äußerste Schicht des peripheren Nervs) über. Der Spinalnerv ist viel empfindlicher als der periphere Nerv.

Der Verlauf seiner Faszikelbündel ist nicht so wellenartig wie im peripheren Nerv, weshalb er empfindlicher auf Zugbelastung reagiert.

Da der Spinalnerv im Gegensatz zum peripheren Nerv kein Perineurium besitzt (mittlere Bindegewebsschicht des peripheren Nervs), fehlt ihm die chemische Schranke. Dadurch können z.B. Entzündungsmediatoren ungehindert eindringen. So können bei einer Verletzung (z.B. Bandscheibenvorfall) die frei werdenden Substanzen eintreten und die Schmerzrezeptoren reizen. Die Entzündung wird durch den Kontakt des Bandscheibengewebes mit der Nervenwurzel hervorgerufen. Das Bandscheibengewebe fungiert dabei als entzündliches Agens.

Es existieren viele Hinweise dafür, dass Bandscheibengewebe ein entzündliches Potenzial besitzt (Saal 1996). Die genaue Rolle und das Entstehen der Entzündung ist noch nicht geklärt. Das alte Modell der reinen Kompression der Nervenwurzel durch die Bandscheibe erklärt jedoch einen Großteil der radikulären Schmerzsyndrome nicht. Der lokale Entzündungsprozess führt zur Schwellung des Nervs und zum Ödem um den Spinalnerv, wodurch die Kapillaren komprimiert werden. Die neurale Struktur wird schlechter durchblutet (perineurales Ödem). Die Folge kann eine Ischämie sein.

Neben der eigentlichen Schädigung des Nervs durch die Kompression besteht die Gefahr des Verlusts der neuralen Mobilität. Der Nerv muss im Foramen gegen seine Grenzschicht (Knochen) gleiten können. Durch die Entzündungsmediatoren und die Ischämie kann der Nerv verkleben. Die Folge ist der Verlust der extra- (zur Grenzschicht) und intraneuralen (innerhalb des Nervs die Beweglichkeit der Faszikelbündel) Mobilität.

Diese Gefahr besteht auch besonders nach einer Bandscheibenoperation. Die Wundheilung nach einem Bandscheibenvorfall im Bereich der Bandscheibengewebe benötigt etwa 1 Jahr; der Turnover von kollagenen Fasern beträgt ca. 300–500 Tage.

Das Lymphsystem ist im Bereich der Wirbelsäule nur sehr mäßig ausgeprägt, was den Abtransport des perineuralen Ödems zusätzlich erschwert. Die oben genannten Folgen können zu einem chronischen Schmerzverlauf führen (z.B. Postnukleotomiesyndrom).

Nach dem Austritt aus dem Foramen intervertebrale spaltet sich der Spinalnerv in den R. ventralis und den R. dorsalis auf (**Abb. 5.39**). Vor der Aufspaltung geht der R. meningeus monosegmental in den Spinalkanal zurück und innerviert mit kollateralen Ästen verschiedene Strukturen. Diese Äste überbrücken verschiedene Segmente in kraniale und kaudale Richtung.

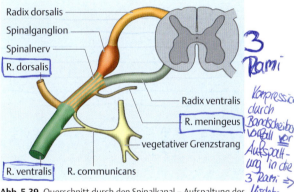

Abb. 5.39 Querschnitt durch den Spinalkanal – Aufspaltung des Spinalnervs.

R. meningeus (Synonym: N. sinuvertebralis, N. recurrens) innerviert:
- Lig. longitudinale posterius;
- Äußeren Anteil des Anulus fibrosus;
- Wirbelkörper/-bogen;
- Vorderen Anteil der Dura mater;
- Radix ventralis.

Da Dura mater und Lig. longitudinale posterius Zuflüsse von kollateralen Ästen mehrerer Segmente erhalten, strahlen sie niemals bei Kompression (z.B. durch eine Bandscheibenprotrusion oder einen medialen Bandscheibenvorfall) segmental aus.

R. dorsalis innerviert:
- Sensibel: Gelenkkapsel. Allerdings wird die Kapsel nie aus nur einem R. dorsalis innerviert, sondern von ca. 4 verschiedenen. Daher hat ein fort-

geleiteter Schmerz aus der Gelenkkapsel nie eine segmentale Zuordnung.
- Sensibel und vegetativ: Hautareal eine Handbreit paramedian der Wirbelsäule und Areale im Gesäß. Bei Irritation findet sich hier eine verminderte Abhebbarkeit von Haut/Unterhaut und eine verminderte Hyperämie (Irritation z.B. durch Bandscheibenvorfall oder Funktionsstörungen der Wirbelgelenke) (Dermatome R. dorsalis) (S. 400).
- Motorisch: Monosegmental die autochthone Rückenmuskulatur. Hier treten Tonusveränderungen auf.

R. ventralis innerviert:
- Sensibel, motorisch und vegetativ innerviert er die vordere Körperregion und die Extremitäten.
- Er bildet den Plexus lumbalis (L1–4) und den Plexus sacralis (L4–S1), aus denen jeweils die peripheren Nerven entstehen, die Fasern aus verschiedenen Spinalnerven erhalten (Unterscheidung der Symptomatik: Dermatombezogen bei Kompression des Spinalnervs und bei Kompression des peripheren Nervs) (S. 401 und S. 34/35).
- Nur die Kompression des R. ventralis löst die klassische radikuläre Symptomatik mit Schmerzausstrahlung im Bein ins zugehörige Dermatom aus.
- Hypoqualitäten der Sensibilität im Dermatom und der Motorik der Kennmuskeln mit abgeschwächten Reflexen sind die einzigen sicheren Zeichen einer radikulären Symptomatik.

Vegetatives Nervensystem

In der LWS und der HWS lagern sich die vegetativen Anteile erst nach Austritt aus dem Foramen intervertebrale dem R. ventralis an und können daher bei einem Bandscheibenvorfall nicht komprimiert werden. Nur im Bereich von Th2–L2 gibt es eine direkte Verbindung vom vegetativen Grenzstrang zum vegetativen Seitenhorn im Rückenmark (**Abb. 5.38**).

> Die Kompression durch Bandscheibenvorfall erfolgt vor der Aufspaltung in die 3 Rami. Daher treten immer Mischbefunde auf!

Lokalisation

Die häufigsten Bandscheibenvorfälle treten in der LWS zwischen L4/L5 und L5/S1 auf. Seltener sind sie in der HWS, wo die Bewegungssegmente C5/C6 und C6/C7 am meisten betroffen sind.

In der LWS wird oft die erst ein Segment tiefer austretende Wurzel komprimiert, d.h. bei einem Bandscheibenvorfall zwischen dem 4. und 5. Wirbelkörper wird die 5. Nervenwurzel komprimiert. Dorsal-lateral der Bandscheibe verläuft die ein Segment tiefer austretende Nervenwurzel. Die im gleichen Segment austretende Nervenwurzel entspringt schon im oberen Drittel „ihres Wirbelkörpers" in einer Aussackung der Dura dem Wirbelkanal, um dann schräg nach kaudal-ventral zum zugehörigen Foramen intervertebrale zu ziehen. Daher liegt diese Nervenwurzel sehr weit lateral im Foramen intervertebrale und ist von der Bandscheibe nicht so leicht zu irritieren.

Die häufigsten Bandscheibenvorfälle sind posterior-lateral, d.h. die Bandscheibe gleitet am Lig. longitudinale posterius vorbei und irritiert den Spinalnerv im Foramen intervertebrale.

Posterior-mediale Bandscheibenvorfälle sind seltener, da dort das Lig. longitudinale posterius liegt. Beim Zerreißen des Bandes können die Vorfälle nach medial dringen. Hier besteht die Gefahr des Cauda-eqiuna-Syndroms in der LWS beim Eindringen in den Spinalkanal. Es tritt eine plötzliche Lähmung der Blasen- und Darmfunktion auf, was eine Notfallindikation zur Operation ist!

In der HWS kann das Rückenmark verletzt werden.

Bei der Bandscheibensequestration hat sich der Vorfall von der eigentlichen Bandscheibe gelöst.

Symptomatik

Bandscheibenprotrusion (Vorwölbung – Anulus fibrosus noch intakt)
- Schmerz kann durch Druck gegen das Lig. longitudinale posterius und der Dura entstehen.
- Fortgeleiteter Schmerz über die Dura und das Ligamentum haben keine segmentale Zuordnung. Die Vorderseite der Dura mater ist durch ein Netzwerk sinuvertebraler Nervenäste stark sensibel innerviert (Edgar u. Ghadially 1976).
- Dura mater und Lig. longitudinale posterius erhalten Zuflüsse von kollateralen Ästen mehrerer Segmente.
- Ein duraler Schmerz kann von der LWS horizontal über die Beckenkämme nach vorne strahlen. Häufig tritt eine bilaterale Schmerzausstrahlung in beide Oberschenkel auf. Flexion der HWS kann diese pseudoradikulären Schmerzen verstärken.
- An der HWS können Kopfschmerzen auftreten, die bei Flexion zunehmen. Schmerzausstrahlung in den Arm tritt bei radikulärer Komponente auf. Eine durale Komponente zeigt extrasegmentale Ausstrahlungen nur bis in die Schultern, nicht in den Arm. Sie kann auch bilateral auftreten.

Schluckbeschwerden und punktuelle Schmerzausstrahlung in den Margo medialis der Skapula (Clowardzonen) treten bei anteriorem Bandscheibenvorfall auf.

Posterior-medialer Bandscheibenvorfall
- Dura und Lig. posterior werden irritiert.
- Schmerz besteht vor allem beim Vorwärtsbeugen, Sitzen oder Aufstehen vom Sitz. Weniger Beschwerden treten beim Stehen, Gehen und Liegen auf. Alle Bewegungen, die die durale Spannung erhöhen, reproduzieren und verstärken die Schmerzen.
- Gefahr des Cauda-eqiuna-Syndroms bei Eindringen in den Spinalkanal (Riss des Lig. longitudinale posterius) Blasen - und Mastdarmlähmung ist eine Notfallindikation zur Operation!
- In der HWS besteht die Gefahr der zentralen Läsion des Rückenmarks, was aber sehr selten auftritt.

Posterior-lateraler Bandscheibenvorfall
- Kompression des Spinalnervs im Foramen intervertebrale mit der klassischen radikulären Symptomatik, eventuell zusätzliche Hypoqualitäten der Neurologie.
- Die Beschwerden nehmen sowohl im Sitzen als auch beim Stehen und Gehen zu.

Anteriorer oder anterior-lateraler Bandscheibenvorfall
- Kompression des vorderen Längsbands.
- Beiden Formen sind sehr selten, da das vordere Längsband kräftiger ist als das hintere. Der flexionsgeprägte Lebensstil setzt besonders die posterioren Wirbelsäulenstrukturen unter Stress.
- Die Flexion der Wirbelsäule ist durch die anteriore Verschiebung von Bandscheibenmaterial behindert. Die Folge ist eine akute, fixierte Lordosierung.

Bandscheibensequestration
- Der Vorfall hat sich von der eigentliche Bandscheibe gelöst.
- Die Symptome hängen von der Lage des Sequesters ab.

Schmerzen können nicht nur von den komprimierten Strukturen, sondern auch von der Bandscheibe selbst ausgehen. Bis vor kurzem war die Existenz primär diskogener Schmerzen umstritten. Die Ergebnisse der Forschungen der letzen Jahre lassen es jedoch wahrscheinlich erscheinen, dass auch die Bandscheibe selbst Ursache für Schmerzen sein kann. Es finden sich Gefäße und freie Nervenendigungen in den Randbereichen der Bandscheibe,

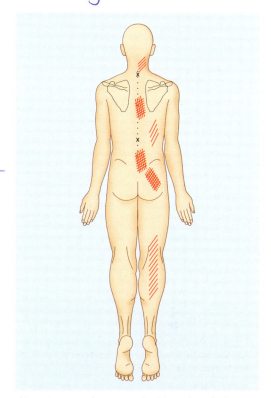

Abb. 5.40 Körperschema: typische Schmerzbereiche bei einer lumbalen Bandscheibenverletzung. Ein ähnliches Schmerzmuster kann sich bei Verletzungen des Nervensystems im Bereich der HWS zeigen.

im äußeren Bereich des Anulus fibrosus und im Bereich der Grund- und Deckplatten, auch hier vorwiegend bei degenerativ veränderten Bandscheiben (**Abb. 5.40**).

Entstehung ausstrahlender Schmerzen (**Tab. 5.7**)
- Von der LWS in das Bein.
- Von der HWS in den Arm.
- Kompression des Spinalnervs: Eine radikuläre Symptomatik wird durch die mechanische Kompression und die Entzündungsreaktion ausgelöst. Die Kompression des Nervs ist einem „Tritt auf einen Wasserschlauch" vergleichbar, woran die darauf folgende Symptomatik deutlich wird:
- Tritt auf die Mitte: es kommt keine Information an=Hypoqualität der Neurologie;
- Tritt auf die Seite: falsche Information=Parästhesie.
- Ausstrahlende Schmerzsymptomatik ohne Kompression des Nervs: Referred pain (fortgeleiteter Schmerz): Im Hinterhorn kommen zu viele Informationen (Afferenzen) an (der Wasserhahn ist zu weit aufgedreht). Die nozizeptive Hemmschwelle auf der Hinterhornebene wird abgesenkt, und die

Tabelle 5.7 Unterschiede radikuläre und pseudoradikuläre Schmerzsyndrome

Radikulärer Schmerz	Pseudoradikulärer Schmerz
▪ Dermatomgebundene Schmerzausstrahlung (Beachte: Überlappung der Dermatome!) ▪ scharfer, schneidender oder brennender Schmerz (neuraler Schmerz) ▪ Hypoqualität der Neurologie kann vorhanden sein: – Sensibilität – Motorik – Kennmuskeln – Reflexe ▪ eventuelle Parästhesie im Bereich des Dermatoms ▪ Stehen, Gehen, Sitzen verstärkt den Schmerz ▪ entlastende Ausgangsstellungen lindern die Symptome (Rücken-, Seiten-, Bauchlage)	▪ Kein dermatomgebundener Schmerz ▪ dumpfer, diffuser Schmerz ▪ Hyperqualität kann auftreten (z.B. Berührungsempfindlichkeit) ▪ überschreitet selten die Mitte, nur wenn die auslösende Struktur dort liegt ▪ niemals Hypoqualität der Neurologie ▪ dosierte Bewegung lindert oft den Schmerz (Mechanohemmen Nozizeptoren)

Folge ist eine Überempfindlichkeit aller aus diesem Segment innervierten Strukturen. Auslöser sind Nozireaktionen aus der Gelenkkapsel, den Ligamenten oder der Dura.

▌ *Häufig treten beide Syndrome kombiniert auf.*

Diagnostik

- Funktionelle Untersuchung: siehe *Physiotherapeutische Untersuchung*;
- Kernspintomographie;
- Computertomographie.

Differenzialdiagnosen

- Spinalkanalstenose;
- Kompressionssyndrome der oberen und unteren Extremitäten;
- Funktionsstörungen der Wirbel- und Sakroiliakalgelenke.

Therapie

Konservativ

- Periduralanästhesie (PDA): Die Nadel wird zwischen zwei Wirbelbögen in den Periduralraum geführt. Da sich im Raum zwischen Periost und Dura Fettgewebe befindet, bleibt das Anästhetikum lokal am Ort und kann selektiv an den dort entlanglaufenden Spinalnerven wirken.
- Medikamentöse Schmerzlinderung.
- Kapitel 5.2.

Sehr entscheidend für den Verlauf der Rehabilitation ist die Limitation der einwirkenden Kräfte auf das verletzte Kollagen. Der Patient muss konsequent auf die Warnsignale seines Körpers hören und sie respektieren. Aus diesem Grund ist der pauschale Einsatz von Schmerzmedikamenten in der akuten Entzündungsphase (0.–5. Tag) nicht immer von Vorteil. Die Gefahr einer Bagatellisierung und strukturellen Überlastung unter Einfluss der Medikamente ist sehr groß.

Allerdings rechtfertigen in vielen Fällen positive Aspekte und Wirkungen den Einsatz der Präparate. Sie sollten jedoch individuell angepasst und nicht standardisiert verabreicht werden.

Operativ

- Chirurgische Entfernen des vorgefallenen Bandscheibengewebes (mittlerweile häufig minimal invasiv).
- Eventuell zusätzliche Ektomie des gesamten Wirbelbogens (Laminektomie).

5.3.1 Physiotherapeutische Untersuchung von Patienten mit Bandscheibenprotrusion und -vorfällen

Anamnese

Schmerzsymptomatik

Bei der Schilderung der Schmerzen erhält die Therapeutin erste Informationen, ob es sich um eine radikuläre Symptomatik (durch Kompression des Spinalnervs) handelt, oder ob andere Strukturen (Wirbelgelenke, Ligamente, Muskeln, Dura) die Schmerzen auslösen. Sehr häufig treten radikuläre und pseudoradikuläre Schmerzen kombiniert auf.

Lumbale Bandscheibenvorfälle

Manche Patienten beschreiben als Schmerz auslösende Ursache ein akutes Ereignis, wie z.B. ein Verhebetrauma (meistens Belastung der Wirbelsäule in Flexion mit Rotation bei hoher Hubbelastung). Wesentlich häufiger nehmen jedoch die Schmerzen schleichend zu.

Länger bestehende Fehlbeanspruchungen der Wirbelsäule (meist in Flexionshaltung) und falsche Bewegungsmuster sind die eigentliche Ursache eines Bandscheibenvorfalls. Ungünstige Konstitution und Statik begünstigen zusätzlich die Degeneration. Die Dauer des Schmerzes ist von Bedeutung, da nach heutigen Erfahrungen ein länger als 6 Wochen andauernder Schmerz eine wesentlich schlechtere Prognose für eine konservative Therapie darstellt als einer, der erst seit einigen Tagen besteht.

Zervikale Bandscheibenvorfälle
Der Schmerz beginnt zentral in der mittleren oder unteren HWS. Dann strahlt er zunehmend in einen Arm und oft auch in die Skapula aus. Bei Beteiligung der Spinalwurzel breitet er sich bis in das zugehörige Dermatom aus, eventuell mit zusätzlichen Hypoqualitäten. Duraler Schmerz in der HWS verstärkt sich beim Vorbeugen des Kopfes, und häufig treten massive Kopfschmerzen auf. Durch die Aufhängung der Dura an Okziput und Sakrum verstärken auch Bewegungen der Beine in Flexion mit weiterlaufender Flexion der Wirbelsäule den Schmerz.

Durch regelmäßiges Aktualisieren des Schmerzverlaufs (Einsatz einer Schmerzskala) kann der Prozess der Erkrankung beurteilt werden.

Eine weitere Möglichkeit der Beurteilung des Behandlungserfolgs ist das Ausmaß der *Zentralisation* der Schmerzen. Dieser Begriff aus der Mc-Kenzie-Terminologie bezeichnet das Phänomen, dass eine Verkleinerung des schmerzhaften Bereichs in Richtung auf das betroffene Wirbelsäulenareal eine günstige Prognose bedeutet (Mc Kenzie 1972).

Konstitutions- und Haltungsauffälligkeiten

Besonders gefährdet sind Regionen mit großer Schubbelastung. So haben Patienten mit großem Gesichtsschädel und dorsal translatiertem Thorax bei zusammengesunkenem Flachrücken eine doppelte Schubbelastung in der unteren HWS. Vom Gesichtsschädel wirkt der Schub nach ventral-kaudal, vom Thorax nach dorsal-kaudal.

Antalgische Schonhaltung
Lumbaler Bandscheibenvorfall
Die Patienten können meist schmerzbedingt das betroffene Bein nicht voll belasten, und die LWS ist häufig entlordosiert.

Bei dorsal-medialem Bandscheibenvorfall tritt häufig eine starke Entlordosierung, jedoch keine Translation des Beckens zu einer Seite auf.

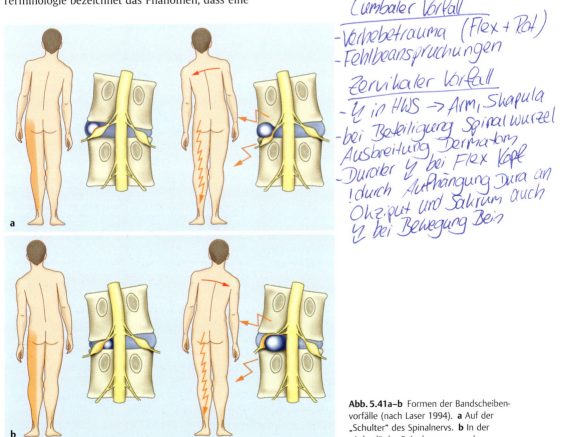

Abb. 5.41a–b Formen der Bandscheibenvorfälle (nach Laser 1994). **a** Auf der „Schulter" des Spinalnervs. **b** In der „Achsel" der Spinalnervenwurzel.

Bei dorsal-lateralen Vorfällen kommen unterschiedliche Haltungsmuster vor. Bei der antalgischen, skoliotischen Schonhaltung werden 3 Typen unterschieden:
- Die meisten Patienten neigen sich von der schmerzhaften Seite weg. Das bedeutet, bei Schmerzen im rechten Bein zeigt die LWS eine linkskonkave Lateralflexion mit einer Translation des Beckens nach rechts. Durch diese Beckenverschiebung entsteht in der unteren LWS die linkskonkave Lateralflexion, im thorakolumbalen Übergang und in der BWS besteht meistens eine Gegenkrümmung. Der Thorax steht über dem linken belasteten Bein. Diese Haltung entsteht, wenn der Vorfall auf die „Schulter" des Spinalnervs drückt (**Abb. 5.41a**).
- Seltener neigen sich die Patienten in der LWS zur schmerzhaften Seite. Diese Haltung entsteht, wenn der Vorfall auf die „Achsel" der Spinalnervenwurzel drückt (**Abb. 5.41b**).
- Eine akute Lordosierung tritt bei einem Bandscheibenvorfall nach anterior auf.

Zervikaler Bandscheibenvorfall
Patienten mit einem Bandscheibenvorfall in der HWS zeigen häufig eine antalgische Schonhaltung des Kopfes. Die untere HWS wird entlordosiert und der Kopf von der schmerzhaften Seite weggeneigt (akuter Torticollis spasticus).

Mc Kenzie (1972) beschreibt in seiner die LWS betreffenden Studie folgende Daten: 90% der Patienten zeigen eine akute Skoliosierung weg von und 10% zur schmerzhaften Seite hin.

Bandscheibenvorfälle mit ipsilateraler Skoliosierung zeigen häufiger neurologische Defizite und haben dementsprechend eine höhere Misserfolgsrate bei konservativer Therapie.

Haut und Unterhaut

Bei einer Kompression des dorsalen Spinalnervenastes (R. dorsalis) besteht eine veränderte Hautkonsistenz mit Empfindungsstörungen im zugehörigen Hautareal des Rückens.

Die Rr. dorsales versorgen diese Gebiete sensibel und vegetativ. Die Kibler-Falte ist in dem Hautareal positiv. Eine wichtige Rolle spielt die Lage der zugehörigen Hautareale. Die Haut- und Unterhautzonen, die von den Rr. dorsales der Spinalnerven sensibel und vegetativ versorgt werden, erstrecken sich zunächst vom Scheitel über das Okziput, anschließend mehr oder weniger handbreit paramedian bis in die Region des Hiatus sacralis (**Abb. 5.42**). In der HWS und BWS befinden sich die Hautareale ungefähr auf Höhe des Bewegungssegments. In der LWS verschieben sie sich zunehmend nach distal.

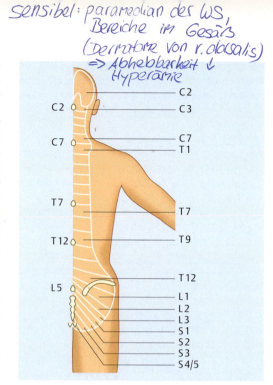

sensibel: paramedian der WS, Bereiche im Gesäß (Dermatome von r. dorsalis) => Abhebbarkeit ↓ Hyperämie

Abb. 5.42 Ausbreitungsgebiete der Rr. dorsales der Nn. spinales.

Der ventrale Ast des Spinalnervs (R. ventralis) versorgt sensibel, motorisch und sympathisch die vordere Körperregion und die Extremitäten. Bei seiner Kompression kommt es zu den klassischen radikulären Symptomen mit Schmerzausstrahlung und Hypoqualitäten in den Dermatomen (**Abb. 5.43**). Im Rahmen der neurologischen Untersuchung wird die Sensibilität in den Dermatomen geprüft (Berührungsempfindlichkeit, Temperaturempfinden, Schmerzempfinden).

Da der Spinalnerv bei Bandscheibenprotrusionen oder -vorfällen häufig schon vor dem Abgang der einzelnen Äste komprimiert wird, treten Mischbilder der Symptome auf. Der Spinalnerv zweigt sich erst nach Austritt aus dem Foramen intervertebrale auf.

Sehnenansätze und Ligamente

Da der R. dorsalis einen Teil der Wirbelgelenkkapsel sensibel versorgt, besteht hier ein Druckschmerz. Die segmentale autochthone Rückenmuskulatur wird aus den Muskelzweigen des R. dorsalis innerviert (Kap. 5.2).

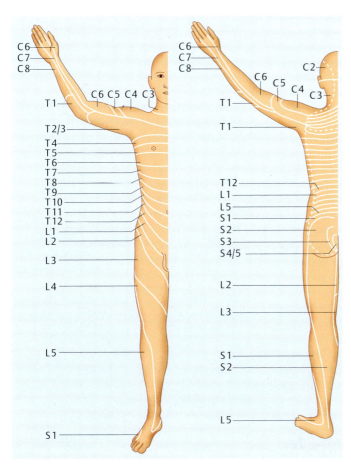

Abb. 5.43 Dermatome von ventral und dorsal.

Muskulatur

- Tonusveränderungen der Muskeln (Kap. 5.2).
- Vor allem die Muskeln, die den Körper in der antalgischen Schonhaltung fixieren, weisen einen erhöhten Tonus auf.
- Muskeln atrophieren, wenn die Kompression des Spinalnervs zu motorischen Ausfällen geführt hat. Hier werden zwar nur die Kennmuskeln genannt, Atrophien betreffen aber häufig wesentlich mehr Muskeln. Bei längerer Entlastung eines Beines kann die gesamte Beinmuskulatur atrophiert sein.

> **Lumbaler Bandscheibenvorfall**
> - Atrophie des M. quadriceps bei Vorfall L2/L3 und L3/L4;
> - Atrophie des M. tibialis anterior bei Vorfall L3/L4;
> - Atrophie des M. ext. hall. longus bei Vorfall L4/L5;
> - Atrophie des M. triceps surae bei Vorfall L5/S1.

> **Zervikaler Bandscheibenvorfall**
> - Atrophie des M. deltoideus bei Vorfall C4/C5;
> - Atrophie des M. biceps brachii bei Vorfall C5/C6 und C6/C7;
> - Atrophie des M. abductor digiti minimi und M. interosseii bei Vorfall C7/Th1.

Prüfen auf Verkürzung

Verkürzte Muskeln können die Einnahme einer Entlastungshaltung behindern. So ziehen beispielsweise verkürzte Hüftflexoren die LWS beim Gehen und Stehen in eine Hyperlordose und können eventuell den Kompressionsschmerz verstärken (Kap. 5.2).

Bei den Verkürzungstests muss beachtet werden, dass viele Tests in ihrer Ausgangsstellung der Provokationsstellung von Nerven entsprechen. Beispielsweise entspricht der Verkürzungstest der ischiokruralen Muskulatur dem SLR und der Verkürzungstest des M. rectus femoris dem *Prone knee bend*.

S.34!

Schmerzen in diesen Ausgangsstellungen können durch Nerv oder Muskel hervorgerufen werden. Durch leichte Variationen der Ausgangsstellungen (z.B. Hinzunahme der Dorsalextension des Fußes beim SLR) lässt sich der Nerv vom Muskel differenzieren (Kap. 3, *Kompressionssyndrome, Durchführung der Provokationstests*).

Prüfen auf Kraft

- Die Rückenmuskeln können z.B. nach Abklingen der akuten Schmerzphase in Bauchlage oder durch Vorneigung der Körperlängsachse aus dem hohen Sitz getestet werden.
- Die Bauchmuskeln sollten schonend geprüft werden. Die übliche Testung in Rückenlage mit Abheben des Kopfes und des Schultergürtels führt zu hoher Hebel- und Scherwirkung auf die LWS. Dadurch werden vorgeschädigte Bandscheiben und instabile Bewegungssegmente erheblich irritiert. Die gemeinsame statische Funktion aller Bauchmuskeln kann getestet werden. Der Bauch soll durch die Kontraktion flach (Mm. obliqui), schmal (M. transversus abdominis) und kurz werden. Dies ist mindestens 10 Sekunden lang zu halten.
- Der Test ist bei allen Patienten mit Wirbelsäulenbeschwerden anwendbar.
- Die Funktion der Mm. multifidi lässt sich durch Maßnahmen der segmentalen Stabilisation prüfen.

Beweglichkeit

Ziel beim Prüfen der Beweglichkeit ist, neben dem Aufsuchen hypo- und hypermobiler Wirbelsäulenabschnitte schmerzerleichternde Bewegungsrichtungen herauszufinden, die später in der Behandlung genutzt werden können.

- In der akuten Phase wird die Beweglichkeit hubfrei getestet. Alle Bewegungen, die aus der antalgischen Schonhaltung herausführen, können den Schmerz verstärken.
- Prüfung der Beweglichkeit angrenzender Gelenke.
- Bestehen nur noch Belastungsschmerzen, muss die Beweglichkeit in belasteten Ausgangsstellungen geprüft werden. Dabei ist zu untersuchen, welche Bewegungsrichtungen Schmerz auslösen.
- Segmentale Bewegungsprüfung.

Bewegungsverhalten

Beobachtung des spontanen Bewegungsverhaltens bei Bewegungsübergängen.
Der Gang ist bei fast allen Patienten mit Bandscheibenvorfällen verändert!

Lumbaler Bandscheibenvorfall

- Die antalgische Schonhaltung verstärkt sich häufig beim Gehen, da die Standbeinphase des betroffenen Beins verkürzt ist.
- Es ist auf eine Fußheber- bzw. Fußsenkerschwäche zu achten. Hierzu gehen die Patienten ohne Schuhe.
- Eine Fußheberschwäche wird besonders beim Fersenkontakt deutlich. Bei massiven Schwächen machen die Patienten in der Spielbeinphase eine Zirkumduktion des Beckens der betroffenen Seite, damit der Fuß den Boden nicht berührt.
- Eine Fußsenkerschwäche führt zu einer verminderten Abdruckphase. Ein schwacher M. quadriceps äußert sich durch verminderte Stabilität des Kniegelenks in der Standbeinphase. Dabei geht das Knie in Hyperextension, bei Belastungszunahme knickt es manchmal sogar ein.

Zervikaler Bandscheibenvorfall

- Der Kopf wird sehr starr gehalten.
- Die gangtypische Armbewegung ist reduziert.
- Durch hohe Spannung der Schultergürtelmuskeln sind die Schultern hochgezogen.
- Der betroffene Arm wird am Körper gehalten, um Bewegungen der neuralen Strukturen zu vermeiden.

Weitere spezifische Tests

- Prüfung der Sensibilität in den Dermatomen (Kap. 5.3.1, *Haut und Unterhaut*);
- Prüfung der Reflexe (Kap. 2);
- Prüfung der Kennmuskeln auf Kraft;
- Motorische Schnelltests liefern eine rasche Grobinformation, bei Auffälligkeiten wird isoliert mit Synergistenausschaltung nachgetestet.

Motorische Schnelltests

- Zehenspitzengang: Prüfung des M. triceps surae bei Vorfall L5/S1;
- Fersengang: M. extensor hallucis longus bei Vorfall L4/L5;
- Fußaußenkantengang: M. tibialis anterior bei Vorfall L3/L4;

- Ellenbogenflexion oder Handgelenkextension: M. biceps brachii oder M. extensor carpi radialis bei Vorfall C5/C6;
- Ellenbogenextension: M. triceps brachii bei Vorfall C6/C7;
- Kleinfingerabduktion oder Finger spreizen und schließen: M. abductor digiti minimi der Mm. interosseii bei Vorfall C7/Th1.

Die Muskeln der benachbarten Segmente werden immer mitgeprüft!

Provokationstests der neuralen Strukturen
Lumbaler Bandscheibenvorfall
- SLR (Lasgue/Bragard);
- Passive Nackenflexion, auch gekoppelt mit dem SLR (positiv bei Irritation der Dura und des Spinalnervs, da durch die Bewegung der Dura am Spinalnerv ein Zug entsteht).

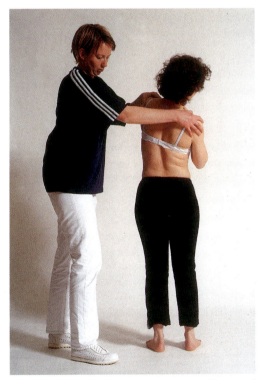

Abb. 5.44 Kemp-Test (Extension, Rotation, Lateralflexion und axialer Druck durch Gewichtskraft).

- Prone Knee Bend (umgekehrter Lasgue): Prüfung bei Vorfällen oberhalb L3/L4.
- Gekreuzter Lasgue: Beim Anheben des nicht schmerzenden Beines verstärkt sich der Schmerz im betroffenen Bein oder im Rücken. Dieser Test kann bei massiven Vorfällen positiv sein.

- Slump-Test: Durchführung *nicht* bei Patienten mit akuter Symptomatik!
- Provokation durch Verengung des Foramen intervertebrale: Sie ist sinnvoll, wenn noch unklar ist, ob eine Kompression des Spinalnervs vorliegt.
  Kemp-Test (**Abb. 5.44**):
  – Die Wirbelsäule wird beim sitzenden oder stehenden Patienten in die Bewegungskombination gebracht, die das Foramen maximal verengt.
  – Beim Test des rechten Spinalnervs wird die LWS in Extension, Rechtsseitenneigung und Rechtsrotation bewegt.
  – Die Therapeutin befindet sich dorsal vom Patienten und leitet die Bewegung über dessen Schultergürtel ein.
  – Die Arme des Patienten sind vor der Brust gekreuzt.
  – Bei einschießendem Schmerz ins rechte Bein liegt eine Kompression des Nervs vor.
  – Ein sich langsamer, entwickelnder, diffuser Schmerz kann auch durch das Facettengelenk ausgelöst werden.

Zervikaler Bandscheibenvorfall
- Provokation durch Verengung des Foramen intervertebrale: Sie ist sinnvoll, wenn noch unklar ist,

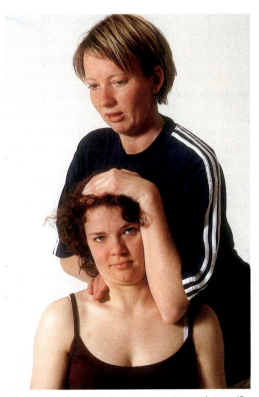

Abb. 5.45 Spurling-Test (Extension, Rotation und Lateralflexion).

ob eine Kompression des Spinalnervs vorliegt.
Spurling-Test (**Abb. 5.45**):
- Beim Test der rechten Seite wird die HWS in Extension, Rechtsseitenneigung und Rechtsrotation bewegt.
- Durch Anlegen des Zeigefingers als Hypomochlion lässt sich das Segment bestimmen.
- Die andere Hand liegt auf dem Kopf und führt die Bewegung. Sie sichert bei der Einstellung die *Chin-in-Position* der oberen HWS und verhindert damit ein Ausweichen in die Extension.
- Bei einschießendem Schmerz in den rechten Arm liegt eine Kompression des Spinalnervs vor.
- Eine sich langsam und diffus entwickelnde Schmerzsymptomatik kann durch das Facettengelenk verursacht werden.

- ULNT 1;
- ULNT 2a, b;
- ULNT 3;
- Slump-Test: Durchführung *nicht* bei Patienten mit akuter Symptomatik!

Checkliste: Physiotherapeutische Untersuchung von Patienten mit Bandscheibenprotrusion oder -vorfall

Anamnese	- Schmerzanamnese liefert erste Hinweise, ob eine radikuläre oder pseudoradikuläre Symptomatik im Vordergrund steht - Frage nach neurologischen Hypoqualitäten
Konstitutions-/Haltungsauffälligkeiten	- Antalgische Schonhaltung: akute Entlordosierung oder Lordosierung, Skoliosierung oder Tortikollis - Regionen mit hoher Schubbelastung sind besonders gefährdet
Haut und Unterhaut	Im Innervationsgebiet des R. dorsalis und des R. ventralis kann eine veränderte Hautkonsistenz mit Empfindungsstörungen auftreten
Sehnenansätze/Ligamente	- Druckschmerz im Bereich der Wirbelbogengelenke - Schmerzrosette um den Dornfortsatz
Muskulatur	- Rumpfmuskeln im akuten Zustand ohne große Hubbelastung testen - Viele Verkürzungstests entsprechen in ihren Ausgangsstellungen den Provokationstests von Nerven - Variationen der Ausgangsstellungen oder die Hinzunahme von Zusatzkomponenten ermöglichen die Differenzierung zwischen Muskel und Nerv
Beweglichkeit	- Hypo- und hypermobile Wirbelsäulenabschnitte bestimmen - Schmerzerleichternde Bewegungsrichtungen können in der Behandlung genutzt werden - Hüft- und Sakroiliakalgelenke prüfen - Schultergelenke bei Patienten mit Bandscheibenvorfall in der HWS testen - Schultergelenke bei Bandscheibenvorfall in der HWS prüfen - Im akuten Zustand Beweglichkeit nur in hubfreien Ausgangsstellungen testen - Bestehen nur noch unter Belastung Schmerzen, kann Beweglichkeit auch im Stand oder Sitz geprüft werden
Bewegungsverhalten	- Bewegungsverhalten bei Bewegungsübergängen beobachten - Der Gang ist durch die Schmerzen bei fast allen Patienten mit Bandscheibenvorfällen verändert - LWS: verkürzte Standbeinphase, auf Fußheber- oder -senkerschwäche achten - HWS: reduzierte gangtypische Armbewegung und veränderte Kopfhaltung

Weitere spezifische Tests	- Sensibilität Dermatom
	- Kraft der Kennmuskulatur
	- Reflexe
	- Neurale Provokationstests:
	  – LWS: SLR; Bragard, Prone knee bend, gekreuzter Lasgue, Slump, passive Nackenflexion
	  – HWS: ULNT 1,2a, 2b, 3; Slump
	- Provokation durch Verengung des Foramen intervertebrale:
	  – LWS: Kemp-Test
	  – HWS: Spurling-Test

Fallbeispiel: Eine 35-jährige Patienten klagt über einen LWS-Schmerz mit Ausstrahlung in die linke Gesäßhälfte und das linke Bein. Seit einigen Jahren hat sie rezidivierende Beschwerden in der LWS, die seit einer Woche sehr stark geworden sind und in das linke Bein ausstrahlen. An einen bestimmten Auslöser kann sie sich nicht erinnern. Die Schmerzzunahme trat morgens nach dem Aufstehen auf. Seit einem Tag nimmt sie eine Taubheit am linken Großzeh wahr. Eine Kernspintomographie bestätigt einen posterior-lateralen Bandscheibenvorfall L4/L5 links.

Durch Seitenlage rechts mit angewinkelten Beinen kann sie den Schmerz positiv beeinflussen.

Gehen ist nur sehr kurz möglich, und die linke Bein kann kaum belastet werden. Sie geht mit Knie- und Hüftflexion in der Standbeinphase. Dabei rollt sie den Fuß nicht ab, sondern geht mit Vorfußkontakt, der Fersenkontakt fehlt. Die LWS ist entlordosiert und das Becken nach links translatiert.

Das Strümpfe- und Schuheanziehen verstärkt ihre Schmerzen.

Hypothesen und Maßnahmen
Durch den posterior-lateralen Bandscheibenvorfall benötigt die Patientin eine Stellung in der LWS, die das Foramen intervertebrale vergrößert. Dies erreicht sie durch die Entlordosierung und Translation des Beckens, was eine rechtskonkave Lateralflexion der unteren LWS zur Folge hat. In der Seitenlage rechts wirkt sich die Schwerkraft positiv auf den Vorfall aus, durch die Flexion der Beine wird das Foramen durch die weiterlaufende Flexion geöffnet.

Das Bein wird zur Schonung der gereizten neuralen Strukturen in Flexion gehalten. Die Dorsalextension beim Fersenkontakt kann durch die Spannungszunahme über den N. tibialis als Teil des N. ischiadicus limitiert sein. Eine bereits bestehende Fußheberschwäche könnte ebenfalls vorliegen.

Das Schuhe- und Strümpfanziehen provoziert durch die weiterlaufende Flexion die Spannung der neuralen Strukturen.

Bei der Patientin steht die Schmerzlinderung im Vordergrund. Durch die intermittierende intervertebrale Traktion kann der Stoffwechsel der eingeschränkten Strukturen völlig schmerzfrei angeregt werden.

Die Traktion wird in der Seitenlage rechts durchgeführt, da in dieser Ausgangsstellung am wenigsten Schmerzen auftreten. Die hubfreie Flexionsbewegung der LWS kann sie in einer kleinen Bewegungsamplitude ohne Schmerzzunahme selbst durchführen.

Die Mobilisation steht in dieser frühen Therapiephase noch nicht im Vordergrund, es wird nur im schmerzfreien oder -schmerzarmen Bereich mit dem Ziel der Stoffwechselanregung bewegt. Durch die hubfreie Mobilisation der BWS in Flexion und Extension kommt es zur Sympathikusdämpfung.

Die Patientin erlernt Bewegungsübergänge ohne hohe Belastung der Wirbelsäule, wie z.B. über die Seitenlage aufzustehen. Zum Gehen bekommt sie übergangsweise Unterarmgehstützen. Durch Gehen im Dreipunktegang kann sie ihr linkes Bein entlasten, wodurch sich die Schmerzen beim Gehen reduzieren.

5.3.2 Physiotherapeutische Behandlung von Patienten mit Bandscheibenprotrusion und -vorfällen

Die Nachbehandlung von Patienten mit Bandscheibenproblematiken ist durch das alte Prinzip *Die Funktion bestimmt die Funktion* (Roux in Frisch 1995) geprägt. Nur der stetige Wechsel von Be- und Entlastung und die einwirkenden Zug-, Scher- und Rotationskräfte eines natürlichen Bewegungsverhaltens der Wirbelsäule liefern adäquate physiologische Reize für ein gutes Syntheseverhalten der Zellen und damit genügend Stoffwechselanregung für eine gute Bindegewebsregeneration.

Die schmerzlindernden Maßnahmen beginnen in einer als angenehm empfundenen Position. Zu Beginn der Behandlung versucht die Therapeutin, optimale Entlastungslagerungen für den Patienten zu entwickeln.

Häufig haben die Patienten schon eigene Ausgangsstellungen gefunden. Können sie nur in dieser Position schmerzfrei liegen, beginnt die Therapeutin hier mit den schmerzlindernden Maßnahmen (Kap. 5.2, *Entlastungslagerungen*).

> *Bei antalgischer Schonhaltung dürfen die Patienten auf keinen Fall mit Gewalt aus dieser Haltung gebracht werden!*

Die Dosierung und Auswahl der Maßnahmen orientieren sich an den Wundheilungsphasen des Bindegewebes:

- Entzündungsphase (0.–5. Tag);
- Proliferationsphase (5.–21. Tag);
- Konsolidierungs-/Umbauphase (ab 21.–300.–500. Tag).

[handschriftliche Notiz: Wundheilung im Bereich der Bandscheibe ca. 1 Jahr]

Dieses gilt für die konservative und postoperative Behandlung!

Ziele in der Entzündungsphase

In dieser Phase werden im Verletzungsgebiet Entzündungs- und Schmerzmediatoren ausgeschüttet. Die Entzündungszeichen Dolor (Schmerz) und

Functio laesa (eingeschränkte Bewegung) bestimmen hier die Situation des Patienten, weshalb folgende Ziele im Vordergrund stehen:

Körperstruktur/-funktion (Impairment)

- Schmerzen lindern und das Verletzungsgebiet entlasten;
- Durch Anregen des Stoffwechsels die Wundheilung positiv beeinflussen.

Aktivitäten (Activities)

Ökonomische Bewegungsabläufe erarbeiten, um eine erhöhte Belastung der verletzten Strukturen zu vermeiden. Der Schmerz bestimmt die Auswahl.

Teilnahme (Participation)

- Den Patienten über mögliche Entstehungsmechanismen und die Schmerzsituation aufklären;
- Ihm seine Rolle als aktiver Teilnehmer in der Rehabilitation vermitteln.
- Der Patient erlernt Strategien, um den Schmerz positiv zu beeinflussen.

Maßnahmen in der Entzündungsphase

Schmerzen lindern und das Verletzungsgebiet entlasten

- Intervertebrale intermittierende Traktion (z.B. im Schlingentisch): Durch Vergrößerung der Foramina intervertebralia wird die Kompression reduziert. Infolge der Verletzung kollagener Fasern beim Bandscheibenvorfall werden Entzündungs- und Schmerzmediatoren freigesetzt. Der Wechsel aus Druck und Zug regt den Stoffwechsel an, wodurch das lokale Ödem abgebaut und Schmerz auslösende Stoffe abtransportiert werden (Kap. 5.2).
Am Anfang werden die Patienten in der stabileren und weniger stauchenden Mehrpunktaufhängung gelagert. Bei abnehmenden Schmerzen und neben der Entlastung beginnender eine Mobilisation im Schlingentisch kann zur Einpunktaufhängung übergegangen werden.

> Der Patient darf nie ohne Betreuung mit einem Dauerzug in den Schlingentisch „gehängt" werden. Durch die Schwerkrafteinwirkung und die dorsale Entlastung kommt es zur Kernwanderung nach dorsal. Bei einer labilen Bandscheibensituation kann dies das akute Verletzungsgebiet negativ beeinflussen.

- Intervertebrale, intermittierende Traktion in Seiten- oder Bauchlage (**Abb. 5.46**): Bei posterior-lateralem Bandscheibenvorfall ist die kontralaterale Seitenlage als Ausgangsstellung sinnvoll. Die Traktion kann global über das Sakrum oder segmental durch direkte Handanlage am kranialen und kaudalen Wirbel erfolgen. Dies ist vor allem bei Hypermobilitäten kranial oder kaudal des Verletzungsgebiets sinnvoll.

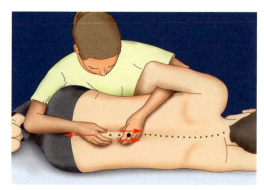

Abb. 5.46 Intervertebrale, intermittierende Traktion in Seitenlage.

Die Bauchlage kann durch Kissenunterlagerung der Schmerzsituation des Patienten angepasst werden. Die Traktion erfolgt über das Sakrum, während die kraniale Hand die kranialen Wirbelsäulenabschnitte fixiert (Kreuzgriff).
- Hubfreie Mobilisation der BWS kombiniert mit mobilisierender Massage.
- Durch die mechanischen Reize kommt es zur Sympathikusdämpfung, was eine Schmerzhemmung zur Folge hat (Kap. 3, Wirbelsäulensyndrome).
- Elektrotherapie.

Durch Anregen des Stoffwechsels die Wundheilung positiv beeinflussen

- Vorsichtige Anwendung klassischer Massage im Verletzungsgebiet: Der reflektorische Hypertonus der oberflächlichen Muskeln fixiert den Körper in seiner antalgischen Schonhaltung. Eine plötzliche Detonisierung ohne Reduzierung der Primärursache kann Schmerzen verstärken. In den meisten Fällen führt die dosierte Anwendung allerdings zu einem positiven Effekt.
Diese Maßnahmen wirken über die Stimulation dickafferenter Rezeptoren und der damit verbundenen Schmerzinhibition (Gate-control-Theorie). Auf der anderen Seite spielt der Abtransport und das Ausschwemmen der freigesetzten Schmerzmediatoren eine wichtige Rolle.

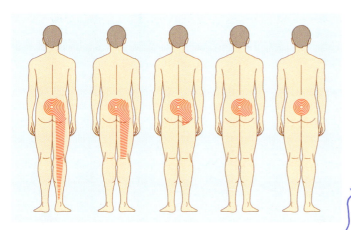

Abb. 5.47 Zentralisationsphänomen am Beispiel der LWS.

Handschriftliche Notizen:
- Pezziball, Beine drauf, in Flex, Ex bewegen
- Pezziball, Beine rechts/links
- Stab
- evtl. Bridging
- Pezziball FBL
- BWB
- Rocking Pelvis

erst dem Pat. die Schonhaltung lassen, nach und nach in andere Richtungen mobilisieren

- Lymphdrainage unterstützt den Abtransport des lokalen Ödems. Sie ist daher auch postoperativ eine sehr sinnvolle Maßnahme.
- Hitze- und Wärmeanwendung.
- Schonende Mobilisation der Wirbelsäule: In der frühen Therapiephase ist die Mobilisation im verletzten Bandscheibenfach aufgrund der geringen mechanischen Belastbarkeit noch nicht das primäre Behandlungsziel. Hier steht eher die globale sehr dosierte Bewegung im schmerzfreien oder schmerzarmen Bereich im Vordergrund, um die lokale Stoffwechselanregung zu erreichen. Wegen der reduzierten Blutversorgung der Bandscheiben steigt der Stellenwert frühzeitiger Belastungswechsel.

Die gewählten Ausgangsstellungen orientieren sich auch hier ausschließlich an der Schmerzsituation des Patienten. Alle Mobilisationen erfolgen hubfrei, und auch der Einsatz des Schlingentischs ist sehr sinnvoll.

Der Bandscheibenvorfall ist ein Trauma, bei dem kollagene Fasern zerstört werden. Für den Heilungsprozess (Synthese von neuem Kollagen) ist eine gute Durchblutung und eine ausreichende Lieferung von Stoffen (z.B. Sauerstoff und Vitamin C) notwendig. Für die Synthese von Kollagen benötigt die Bandscheibe Ernährungsreize durch einen ständigen Wechsel von Druck und Entlastung. Dadurch entstehen piezoelektrische Effekte, die für die Synthese der Chondroblasten notwendig sind. Durch Bewegungen im schmerzfreien Bereich kommt es zur Durchblutungsverbesserung und durch Wechsel der Belastung zu Ernährungsreizen in den synthetisierenden Geweben. Wichtig beim Bewegen ist die Schmerzfreiheit, da sich sonst der Sympathikotonus erhöht und die Durchblutung in allen passiven Geweben (Kapsel, Bänder) vermindert. Daher wird in Anlehnung an die antalgische Schonhaltung mit den Bewegungsrichtungen begonnen, die den Schmerz nicht verstärken. Alle Bewegungsrichtungen, die den Körper aus der Schonhaltung herausbewegen, lösen am Anfang häufig Schmerz aus. Sobald wie möglich wird dennoch schonend in diese Richtungen mobilisiert, da der Körper nach Abklingen der akuten Phase wieder symmetrisch in die physiologische Stellung der Wirbelsäulenabschnitte eingeordnet werden soll.

Zentralisationsphänomen nutzen
Durch Lagerungen begünstigt die Schwerkraft die Kernwanderung in Richtung Zentrum, wie z.B. in Bauchlage bei einem dorsal-medialen Vorfall in der LWS. Mithilfe von Kissenunterlagerungen am Bauch wird die LWS schmerzfrei gelagert. Auch durch günstige Lagerung während der Nacht kann die Kernwanderung stattfinden. Bei dorsal-lateralen lumbalen Vorfällen bietet sich die Halbseitenlage auf der nichtbetroffenen Seite mit Unterlagerung des Bauches an.

Der Schmerz kann durch die Kernwanderung zentralisiert werden und verlagert sich von der betroffenen Extremität nach proximal in die Wirbelsäulenregion (**Abb. 5.47**). Dieses Phänomen wird von McKenzie (in Soyka, Melholm 2000) als Zeichen der Besserung gedeutet. Er glaubt, das Zentralisationsphänomen ist die Umkehr der zunehmenden Schmerzentwicklung bei Diskusläsionen.

Ökonomische Bewegungsabläufe erarbeiten, um eine erhöhte Belastung der verletzten Strukturen zu vermeiden
- Sehr entscheidend für den Verlauf der Rehabilitation ist die Limitation der mechanischen Kräfte auf das verletzte Kollagen. Der Patient soll konsequent die Signale seines Körpers wahrnehmen.

Große Bewegungsausschläge im betroffenen Bewegungssegment sind zu vermeiden. Das Bestreben der Bewegungssicherung rechtfertigt die traditionellen isometrischen Stabilisationsübungen und das Erarbeiten rückengerechter Verhaltensmuster. Diese Strategie sollte bis zum Abschluss der Proliferationsphase verfolgt werden.

Häufig fällt den Patienten die Bewegungskontrolle im Alltag sehr schwer. Durch die schmerzinhibierte, reduzierte Körperwahrnehmung und entsprechend veränderten neuromuskulären Koordinationsmustern der stabilisierenden Muskulatur sind sie oft nicht in der Lage, die Bewegungsmuster in geeigneter Weise zu kontrollieren. Passive Maßnahmen zur Stabilisation können unterstützend eingesetzt werden.

- Unterarmgehstützen beim Gehen reduzieren Schmerzen im Bein, in das der Schmerz ausstrahlt.
- Hilfsmittel wie Schuh- und Strumpfanzieher vermeiden Schmerz verstärkende Bewegungsabläufe.
- Aufstehen über die Seitenlage: Breite Wickelung oder eine Lendenbandage können große Bewegungsausschläge reduzieren.
- Schanzkrawatte für die HWS.

Dem Patienten seine Rolle als aktiver Teilnehmer in der Rehabilitation vermitteln
- Die psychische Betreuung der Patienten spielt in der Rehabilitation eine wesentliche Rolle. Sehr häufig sind sie durch ihre scheinbare Hilflosigkeit massiv verunsichert. Daher sollten von Anfang an nicht nur passive Maßnahmen zur Anwendung kommen. Verunsicherung führt durch die Stressbelastung zur Erhöhung des Sympathikotonus, was sich negativ auf Schmerz und Wundheilung auswirkt.
- Der Patient erlernt selbstständig Möglichkeiten zur Schmerzlinderung, wie z.B. das Einnehmen von Entlastungsstellungen. *Stufenbett*
- Automobilisationen in der Entlastungsstellung können mehrmals täglich durchgeführt werden und reduzieren Bewegungsangst. *z.B. → Übung mit Ball*
- Der Einsatz von Hilfsmitteln erleichtert die Selbstständigkeit (z.B. Unterarmgehstützen, Schuhanzieher).
- Informationen zur Wundheilung und Hinweise, warum die Patienten ihr Bewegungsverhalten in dieser Phase kontrollieren müssen.

Ziele in der Proliferationsphase

In dieser Phase der Neubildung nimmt die Aktivität der synthetisierenden Zellen zu, es bildet sich ein primäres Narbengewebe. Die schlechte Ernährungssituation des Diskus fordert die physiologischen Bewegungsreize zur Verbesserung des Stoffwechsels und der Regeneration. Durch die Bewegung kommt es zum Flüssigkeitsaustausch, der als trophische Grundlage der zellulären Aktivität dient. Die Verschiebung der kollagenen Fasern stimuliert durch den piezoelektrischen Effekt Fibro- und Chondroblasten. Zunehmend produzieren die Zellen im Wundgebiet den Kollagentyp III. Mobilität, Elastizität und die Belastbarkeit der Bandscheibe nehmen durch die Anreicherung der Matrix mit Wasser allmählich zu.

Die Bewegung der Wirbelsäulensegmente wird progressiv gefördert. Die Ausgangsstellungen variieren von anfänglich entlasteten, hubfreien zu allmählich belasteten, vertikalen Ausgangsstellungen. Weiterhin bestimmt aber die Schmerzfreiheit des Patienten die Auswahl.

Die stabilisierenden Systeme der Wirbelsäule werden in Funktion gebracht. Auch hier wird in entlasteten Ausgangsstellungen mit segmentaler Stabilisation begonnen.

Stabilisierendes System der Wirbelsäule
Das stabilisierende System des Beckengürtels und der Wirbelsäule kann in eine *innere* und *äußere* Einheit eingeteilt werden (Vleeming 1995, Lee 1999).
Innere Einheit
Der Beckenboden, der M. transversus abdominis und der M. multifidus bilden die innere Einheit (**Abb. 5.48**).

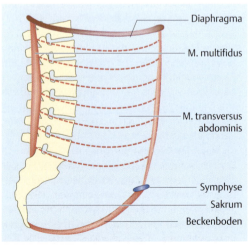

Abb. 5.48 Muskeln der inneren Einheit.

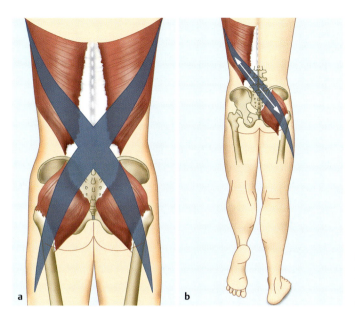

Abb. 5.49a–b Dorsales schräges System. **a** M. glutaeus maximus und M. latissimus dorsi strahlen in die thorakolumbale Faszie aus. **b** Stabilisation des Sakroiliakalgelenks während der Standbeinphase.

EMG-Untersuchungen zeigten, dass die Aktivität der Bauchmuskulatur eine normale Antwort auf die Kontraktion der Beckenbodenmuskulatur ist. Andersherum antwortet der Beckenboden mit einer gezielten Kontraktion bei Aktivitäten der Bauchmuskulatur (Sapsford et al. 1999).

Es besteht die Hypothese, dass alle 4 Anteile des M. levator ani auf bestimmte selektive Kontraktionen der verschiedenen Bauchmuskelanteile reagieren. Der M. pubococcygeus arbeitet im Synergismus mit dem M. transversus abdominis, der M. iliococcygeus und der M. ischiococcygeus mit den beiden Mm. obliqui und der M. puborectalis mit dem M. rectus abdominis. Sapsford et al. (1999) fanden heraus, dass Patienten ihren Beckenboden effektiver aktivieren können, wenn die Bauchmuskeln in das Training mit einbezogen werden.

Der M. levator ani und der M. multifidus kontrollieren die Position des Sakrums und damit weiterlaufend die Stellung der LWS. Kontraktionen des M. transversus abdominis übertragen die Spannung in die lateralen Anteile der thorakolumbalen Faszie und helfen damit, den intraabdominalen Druck aufrechtzuerhalten. Die stabilisiert wiederum die LWS.

Äußere Einheit
Sie besteht aus folgenden 4 Systemen:
- *Dorsales schräges System* (**Abb. 5.49a–b**): Es besteht aus dem M. glutaeus maximus und dem M. latissimus dorsi der kontralateralen Seite. Beide strahlen in die thorakolumbale Faszie ein. Bei Kontraktion beider Muskeln kommt es zur Spannungserhöhung in der thorakolumbalen Faszie. Dies führt zur Kompression und damit Stabilisation mit Approximation im Sakroiliakalgelenk, vor allem im dorsalen Gelenkanteil. Es gewährt vor allem bei rotatorischer Beanspruchung Stabilität im Beckengürtel.
- *Tiefes längs verlaufendes System* (**Abb. 5.50**): Dieses wird aus dem M. erector spinae, dem tiefen Blatt der thorakolumbalen Faszie, dem Lig. sacrotuberale sowie dem M. biceps femoris gebildet. Es überträgt Spannungen in die thorakolumbale Faszie (z.B. überträgt während des Gehens

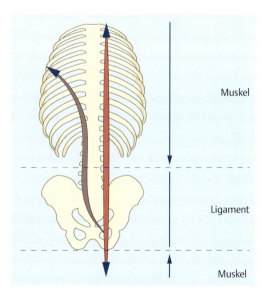

Abb. 5.50 Das tiefe längs verlaufende System besteht aus dem M. erector spinae, dem tiefen Blatt der thorakolumbalen Faszie, dem Lig. sacrotuberale und dem M. biceps femoris.

beim Fersenkontakt die exzentrische Beanspruchung des M. biceps femoris die Spannung auf das Lig. sacrotuberale und weiterlaufend in die thorakolumbale Faszie).

Durch die Verbindung zum Lig. sacrotuberale kann der M. biceps femoris den Bewegungsausschlag des Sakrums in Nutation limitieren. Damit hat das System Einfluss auf Bewegungsverhalten und Stabilität des Sakroiliakalgelenks.

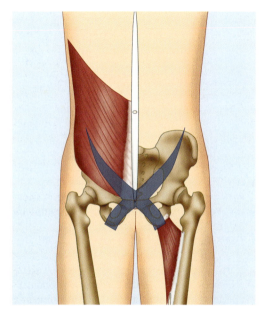

Abb. 5.51 Das ventrale schräge System wird aus den Mm. obliquus externus et internus und den Hüftadduktoren gebildet.

- *Ventrales schräges System* (**Abb. 5.51**): Der M. obliquus externus der rechten Seite geht über die abdominale Faszie eine Verbindung mit dem M. obliquus internus der linken Seite ein, welcher sich wiederum mit den Adduktoren der linken Seite verbindet. Das System wird bei allen Aktivitäten des Rumpfes und der oberen und unteren Extremitäten beansprucht.
- *Laterales System* (**Abb. 5.52**): Es besteht aus den Mm. glutaeus medius et minimus sowie den Adduktoren der Gegenseite. Das System sichert die Stabilität des Beckengürtels in der Frontalebene und ist vor allem in der Standbeinphase aktiv. Bei Stellungsveränderungen im Bereich des Sakroiliakalgelenks wird es sofort reflektorisch gehemmt.

Alle Systeme der inneren und äußeren Einheit gewährleisten Stabilität des Beckengürtels und des gesamten Rumpfes in allen Ebenen. Bei der Therapie von Patienten mit Bandscheibenvorfall muss die ko-

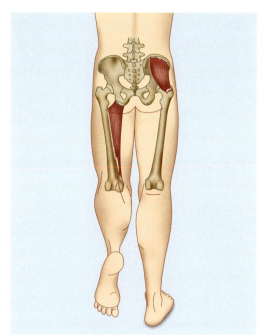

Abb. 5.52 Die Beckenstabilität in der Frontalebene wird über das laterale System gewährleistet.

ordinierte Funktion aller Systeme wiederhergestellt werden.

Folgende Ziele stehen in der Proliferationsphase im Vordergrund:

Körperstruktur/-funktion (Impairment)

- Ziele aus der Entzündungsphase:
  - Durch Anregen des Stoffwechsels die Wundheilung positiv beeinflussen;
  - Zentralisationsphänomen nutzen.
- Neue Ziele:
  - Volle Beweglichkeit der Wirbelsäulensegmente erarbeiten.
  - Schonhaltung durch Erarbeiten der Symmetrie abbauen. Der Schmerz bestimmt die Vorgehensweise.
  - Mobilisation neuraler Strukturen.

Aktivitäten (Activities)

- *Ziel aus der Entzündungsphase:* Ökonomische Bewegungsabläufe erarbeiten, um eine erhöhte Belastung der verletzten Strukturen zu vermeiden. Der Schmerz bestimmt weiterhin die Auswahl.
- Neue Ziele:
  - Haltungskorrektur;
  - Verbesserung von Kraft, Stabilisation und Ausdauer.

Teilnahme (Participation)

Dem Patienten seine Rolle als aktiver Teilnehmer in der Rehabilitation vermitteln (siehe *Entzündungsphase*). Reduzierung von Bewegungsangst.

Maßnahmen in der Proliferationsphase

Volle Beweglichkeit der Wirbelsäule erarbeiten
- Es wird im schmerzfreien Bereich begonnen.
- Angestrebt werden seitengleiche Bewegungen in alle Richtungen.
- Teilsteifigkeiten der Wirbelsäule werden mobilisiert (Kap. 3.2 u. 5.2).
- Am Anfang stehen hubfreie und hubarme Bewegungen. Später soll die schmerzbedingt verloren gegangene potenzielle Kopf- und Beckenbeweglichkeit auch in belasteten Ausgangsstellungen wieder vollkommen vorhanden sein.
- Bei segmentalen Funktionsstörungen kommen auch segmentale Mobilisationen der Facettengelenke aus der Manuellen Therapie zum Einsatz.
- Hypomobile Nachbarregionen, wie z.B. die BWS und die Sakroiliakalgelenke werden mitbehandelt.

Schonhaltung durch Erarbeiten der Symmetrie abbauen

> *Die vorbereitende Mobilisation hypomobiler Wirbelsäulenabschnitte und die Tonusregulation sind Voraussetzungen für die Einnahme der Symmetrie.*

Beispiel: Das Erarbeiten der Symmetrie kann im Schlingentisch beginnen, da der Körper in der entlastenden Ausgangsstellung eher bereit ist, die Symmetrie einzunehmen.
Patienten mit lumbalem Bandscheibenvorfall werden schmerzfrei in der Einpunktaufhängung gelagert. Durch gezielte Reize, z.B. in Form von leichten Führungswiderständen, versucht die Therapeutin, den Körper aus der Asymmetrie zu bringen. Zuerst werden Widerstände für die Muskeln gegeben, die den Körper in die antalgische Schonhaltung ziehen, da diese leichter aktivieren. Bei einem nach rechts translatierten Becken wird ein Reiz zuerst lateral an der rechten Beckenseite gegeben. Der Patient ist bestrebt, das Becken am Ort zu halten. Anschließend versucht die Therapeutin, durch einen leichten Reiz an der linken Seite die Muskeln auf dieser Seite zu stimulieren, zunächst statisch, später dynamisch. Mithilfe der Therapeutin soll der Patient das Becken in die Mitte bringen. Dreidimensionale statische Widerstände an Becken und Schultergürtel bei gehaltener Symmetrie stabilisieren diese Haltung. Der Schmerz bestimmt die Größe der Bewegungen und die Richtung sowie die Dosierung der Widerstände.

> *Der Schmerz darf jedoch nicht verstärkt werden!*

An der HWS kann in der Kopf- und Armaufhängung unter leichter Traktion versucht werden, die antalgische Schonhaltung abzubauen. Der Patient kann die Aktivierung der Muskeln über die Augenbewegung unterstützen. Die Augenbewegung in Richtung Brustbein stimuliert die ventralen Halsmuskeln, in Richtung Stirn die dorsalen, nach rechts und links aktivieren die Muskeln rotatorisch. Die Therapeutin gibt ganz leichte Widerstände an den Quer- oder Dornfortsätzen und stimuliert damit die segmentalen autochthonen Muskeln.
Später kann bei gehaltener Symmetrie über statische bilaterale Armmuster aus der PNF mit Approximation eine gute Kokontraktion der Rumpfmuskeln erreicht werden (bei lumbalen und zervikalen Vorfällen möglich).
Der Patient lernt, die Symmetrie zunächst in entlasteten, später auch in belasteten Ausgangsstellungen einzunehmen.

Mobilisation neuraler Strukturen
Verklebungen sind in der Wundheilungsphase durch vorsichtige Mobilisation zu vermeiden. Es kann fernab des Geschehens begonnen werden. Bei lumbalen Bandscheibenvorfällen ist eine Mobilisation über die *passive Nackenflexion* und/oder die Dorsalextension/Plantarflexion möglich. Der Patient wird schmerzfrei gelagert.

War der Lasègue bei 40° positiv, werden die Beine submaximal unterhalb dieser Grenze gelagert. In dieser Ausgangsstellung kann die Therapeutin den Kopf passiv intermittierend in die Flexion bewegen. Schmerzen bestimmen das Bewegungsausmaß. Die Kopfbewegung kann mit der Fußbewegung kombiniert werden (siehe *Kompressionssyndrome*).

In Seitenlage wird die HWS in Flexion bis zur mittleren BWS, das Bein im submaximalen SLR gelagert. In dieser Stellung kann am betroffenen Bewegungssegment durch intermittierende Traktion eine lokale Mobilisation der Dura und lumbalen Wurzeln erfolgen. Zu Beginn wird eine Probebehandlung mit geringer Wiederholungszahl (maximal 15) durchgeführt.

Bei zervikalen Vorfällen kann am nichtbetroffenen Arm mit der Mobilisation in Form von Spannungstests oder über die Beine begonnen werden (siehe *Kompressionssyndrome*). Durch die Kombination aus Armbewegung (Ellenbogen und Handkomponente führt der Patient selbst aus) und der intermittierenden segmentalen Traktion können lokal die Dura und die zervikalen Wurzeln mobilisiert werden.

Im Fall von chronischen Beschwerden ist eine intensivere Mobilisation möglich, da neben extra- auch intraneurale Verklebungen bestehen (siehe Kompressionssyndrome, Kap. 3).

Ökonomische Bewegungsabläufe erarbeiten, um eine erhöhte Belastung der verletzten Strukturen zu vermeiden
Bis zum Abschluss der Proliferationsphase empfiehlt sich noch ein verstärkt rückengerechtes Verhalten zum Schutz der verletzten kollagenen Strukturen.

Bewegungsübergänge mit stabiler Wirbelsäule verhindern in der Wundheilungsphase erneute Traumen durch unkontrollierte Bewegungen mit hoher Hubbelastung.

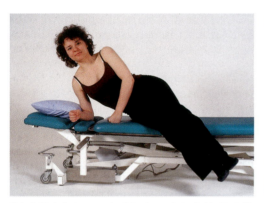

Abb. 5.53 Aufsetzen aus der Seitenlage mit der *En-bloc*-Technik.

Beispiele:
1. Aufstehen und Hinlegen über die Seitenlage
Beim Aufstehen über die rechte Seite stellt der Patient das linke Bein auf. Die linke Hand übt einen Druck von ventral gegen den linken Oberschenkel aus. Schulter- und Beckengürtel drehen dadurch leichter gleichzeitig in Seitenlage. Das Aufstehen erfolgt durch Abstützen beider Hände. Gleichzeitig werden beide Beine mit ca. 90° Hüft- und Knieflexion von der Unterlage entfernt. Die Wirbelsäule wird en bloc aufgerichtet (**Abb. 5.53**).
2. Bücktraining
Das Bücktraining mit mehr vertikaler Einstellung der Köperlängsachse vermindert die Belastung von LWS und HWS. Bei horizontaler Einstellung erhöht sich die Hubbelastung der dorsalen zuggurtenden Muskeln, wodurch die Belastung auf die Wirbelsäule steigt.

In der Frühphase geben Patienten mit lumbalen Bandscheibenvorfällen beim horizontalen Bücken manchmal Schmerzen im Gesäß an. Gründe dafür können die hohe Hubbelastung der reflektorisch hypoton geschalteten Muskeln, aber auch die Bewegung des Ischiasnervs sein. Später wird je nach Konstitution des Patienten (Relation Oberlänge – Unterlänge) der für seinen Körper ökonomischste Bücktyp gewählt (Kap. 2 u. 5.2).
3. Beratung zur ergonomischen Arbeitsplatzgestaltung (Kap. 2, Bewegungsverhalten).

Haltungskorrektur
Der Patient lernt, auf seine „aufrechte" Haltung zu achten, da sie sich auf das ganze Bewegungssystem auswirkt (z.B. Belastung der HWS, LWS, Kiefergelenke).

Nach Abklingen der Schmerzen wird zunehmend in Positionen mit vertikaler Einstellung der Körperlängsachse gearbeitet. Zuerst lernt der Patient die Einordnung der Köperabschnitte in entlasteten Ausgangsstellungen. Körperabschnitte, die besonders schwer einzuordnen sind, werden durch Abgabe von anhängenden Gewichten entlastet. So lässt sich z.B. ein dorsaltranslatierter Thorax mit abgegebenen Armgewichten bei etwas vorgeneigter Körperlängsachse leichter einordnen.

Ständiges Sitzen mit einer Kyphose der Wirbelsäule führt zur Dehnung des Lig. longitudinale posterius und damit zu einer Kompression der ernährenden Gefäße. Die Durchblutung im hinteren Anteil der Bandscheibe verschlechtert sich. Als Folge vermindert sich die Kollagensynthese, und das Bindegewebe wird geringer belastbar.

Durch die Absenkung des Schultergürtels und des Thorax steht die HWS in Hyperlordose mit sehr hoher Kompressionsbelastung der Wirbelgelenke im Bereich C5–C7.

> *In der physiologischen Lenden- und Halslordose ist die Summe aller Störfaktoren für Bandscheibe und Gelenke am geringsten. Dennoch muss die in der Rückenschule häufig vorherrschende Meinung, ausschließlich die aufrechte Haltung mit Vermeidung der Kyphose sei zu fordern, kritisch betrachtet werden, da kurzzeitige Bewegungen in die Flexion der Wirbelsäule im Alltag keinen Schaden auslösen. Wirbelgelenke und Bandscheiben müssen in alle Richtungen gleichmäßig belastet werden, um gut ernährt zu sein. Lediglich stereotype Haltungen in Kyphose, aber auch Lordose führen zu Schäden an den Bandscheiben.*

Die Patienten können in Rückenschulkursen die Haltungsschulung regelmäßig aktualisieren, jedoch nicht in der akuten Phase.

Verbessern von Kraft, Koordination und Ausdauer
Durch die Nozizeption aus dem gestörten Bewegungssegment sind die neuromuskuläre Situation und die Körperwahrnehmung nachhaltig gestört. Vor allem dominiert posttraumatisch eine Insuffizienz der lokalen segmentalen Muskulatur.

Besonders die wichtigen Muskeln (Mm. multifidi und M. transversus abdominis) zeigen ein verändertes Innervationsverhalten (van den Berg 2001). Durch diese Störung der Ansteuerung kommt es häufig zu einer klinischen Instabilität mit entsprechendem Verlust der Bewegungskontrolle und/oder des Bewegungsmusters (van den Berg 2001). Aufgrund der segmentalen Instabilität kann das Prinzip der Öffnungsklammer (S. 392) im Bewegungssegment nicht funktionieren.

Beim Kräftigen ist darauf zu achten, dass nicht zu früh mit zu langen Hebeln und zu hoher Hubbelastung begonnen wird. Zuerst muss die autochthone segmentale Stabilität gewährleistet sein. Bei zu frühem Arbeiten mit zu hoher Belastung werden nur die großen oberflächlichen Muskeln bei unzureichender Aktivität des autochthonen Systems aktiviert.

Der M. multifidus und der M. transversus abdominis waren Gegenstand neuerer Forschungsarbeiten (Hamilton u. Richardson 1997). Bereits schwache Kokontraktionen der Muskeln gewährleisten eine gute Segmentstabilität. Bei Patienten mit akuten erstmaligen Kreuzschmerzen atrophiert der M. multifidus an den Lumbalsegmenten sehr rasch, und die muskuläre Dysfunktion tritt durch eine reflektorische Hemmung des M. transversus abdominis auf (Hamilton u. Richardson 1997). Bei chronischen Kreuzschmerzpatienten ist die Aktivierung dieses Bauchmuskels bei raschen Extremitätenbewegungen merklich verzögert.

Stabilisierendes Muskelsystem der LWS
Die großen Muskeln sind lang, liegen oberflächlich und verbinden Thorax und Becken miteinander. Die Muskeln des lokalen autochthonen Systems sind kurz und liegen in der Tiefe. Sie verbinden die einzelnen lumbalen Segmente miteinander und gewährleisten damit eine Stabilität in alle Richtungen.

Die kurzen autochthonen Muskeln verändern ihre Länge durch ihre gelenknahe, eng am Rotationszentrum gelegene Lage auch bei maximalen Bewegungsausschlägen um weniger als 20%. Dadurch erreichen sie nie eine mechanisch nachteilige Länge (aktive Insuffizienz).

Der M. transversus abdominis setzt mittels der Fascia thoracolumbalis ebenfalls direkt an den Lumbalsegmenten an und hat dadurch möglicherweise ähnliche mechanische Eigenschaften (**Abb. 5.54a–b**).

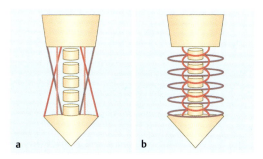

Abb. 5.54a–b Stabilisierendes Muskelsystem der LWS (nach Bergmark 1989). **a** Die großen oberflächlichen Muskeln verbinden Thorax und Becken miteinander. **b** Die Muskeln des lokalen Systems sind kurz und liegen in der Tiefe. Sie verbinden die einzelnen Bewegungssegmente miteinander.

Der Gelenkstabilitätsgrad hängt stärker von der Anzahl der gleichzeitig kontrahierenden Muskeln als von der Kraft der individuellen Muskelkontraktion ab. Daraus folgt, dass für eine maximale Gelenkstabilität lediglich eine schwache Muskelkontraktion erforderlich ist. Die Koordination der Anzahl der kontrahierenden Muskeln und der Grad der Kokontraktion muss vom Zentralnervensystem gesteuert werden. Nach einem Schmerzereignis kann diese Kokontraktion langsam wieder erarbeitet werden. Der Körper darf dabei nicht durch zu schnelle und zu hohe Belastung überfordert werden.

Beispiele:
1. Erarbeiten einer guten Kokontraktion durch den Taillentrimmer
- Ziele:
  - Maximale Verkürzung des M. transversus abdominis und M. obliquus internus abdominis mithilfe der Ausatmung.
  - Durch maximale Rippensenkung mit Verkleinerung des epigastrischen Winkels soll der M. obliquus externus abdominis maximal verkürzt werden.
  - Der kraniale Anteil des M. rectus abdominis wird durch die extensorische Stabilität der BWS in leicht gedehnter Stellung gehalten.
  - Die untere und mittlere BWS werden bei eingeordneten Körperabschnitten in Neutral-Null-Stellung und leichter Extension dynamisch stabilisiert.

- Die gleichzeitige ventrale und dorsale Aktivität führt zu einer guten Stabilität der Wirbelsäule; sie soll später in alle Ausgangsstellungen in den Alltag übertragen werden.
- Durch manipulierende Hilfen der Therapeutin muss der Patient diese Übung bei horizontal stehender Körperlängsachse zunächst erlernen, bevor er sie selbstständig durchführen kann.

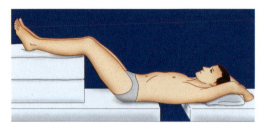

Abb. 5.55 Ausgangsstellung beim Taillentrimmer (nach Klein-Vogelbach 2001).

- Ausgangsstellung Patient (**Abb. 5.55**):
  - In Rückenlage auf 2 Bänken, die so weit voneinander entfernt stehen, dass der Rücken im Bereich untere und mittlere BWS frei über dem Zwischenraum „schwebt" (Brückenaktivität, die extensorisch stabilisiert).
  - Die Beine sind bequem in Hüft- und Knieflexion auf Packs gelagert oder werden in Flexion auf die Bank gestellt.
  - Die Arme liegen seitlich vom Kopf und können mit Kissen unterlagert sein.
- Ausgangsstellung Therapeutin:
  - Sie sitzt quer zum Patienten so hoch auf einem Hocker, dass ihre seine Oberschenkel den nicht unterstützten Teil der BWS berühren.
  - Die Hände liegen manipulierend am Thorax oder an der BWS.
- Durchführung:
  - Die Therapeutin bringt mit dem Thorax die BWS in Neutral-Null-Stellung bzw. leichte Extension.
  - Diese Stellung soll vom Patienten gehalten werden.
  - Der Druck zu den Therapeutenoberschenkeln reduziert sich.
  - Mit verlänger... Taille mithilfe... möglichen Un... und in dieser Stellung in der Atempause gehalten.
  - Der Patient palpiert dabei die maximale Verkleinerung des epigastrischen Winkels.
  - Die extensorisch dynamisch stabilisierte BWS verhindert eine Verkürzung des Oberbauches, die identisch mit einer Flexion der unteren und mittleren BWS ist.
  - In der Inspirationsphase unterstützt die Therapeutin die Atembewegungen und die Vergrößerung des epigastrischen Winkels, wenn sich dieser nicht gut öffnet.
  - Die Abstände zwischen Incisura jugularis, Bauchnabel und Bauchnabel sowie Symphyse bleiben gleich groß, während sich die BWS bei Exspiration extensorisch, bei Inspiration flexorisch und die LWS bei Exspiration extensorisch und während der Inspiration flexorisch widerlagernd stabilisieren.
- Variationen:
  - Mit angehängten Beingewichten kann die Leistung der Bauchmuskeln gesteigert werden, z.B. bei langsamer kreisbogiger Bewegung der Beine bei Hüft- und Knieflexion nach rechts und links.
  - Durch das Gewicht der Arme auf dem Thorax wird die Belastung der Extensoren der BWS erhöht.
  - Mithilfe diagonaler Arm- und Beinpattern (auch mit Widerständen) lässt sich die Intensität der Bauchaktivität beliebig steigern.
  - Durch gleichzeitiges Aktivieren des Beckenbodens wird die innere Einheit in die Stabilisation mit einbezogen.

Schmerzen sollten bei dieser Übung nicht auftreten. Durch Anpassung der Lagerung können sie meistens folgendermaßen beseitigt werden:

- Lagerung der Beine auf einem Kissen oder einer Kiste, sodass die Oberschenkellängsachsen vertikal stehen (Stufenbett).
- Durch Überkreuzen der Unterschenkel und maximale Hüftflexion, Abduktion und Außenrotation bei maximaler Knieflexion Versetzen der Beine in Spielfunktion.
- Durch Höhenverstellung der Bank kann der kraniale oder kaudale Körperabschnitt höher oder tiefer gelagert werden. So lässt sich z.B. bei fixierten Sitzkyphosen das Extensionsdefizit der LWS durch Höherstellen der kaudalen Behandlungsbank kompensieren.

2. Kräftigen der Rumpfmuskulatur durch PNF
Bei einem indirekten Behandlungseinstieg kann durch Irradiation die Muskelaktivität in die betroffenen Körperregionen weiterlaufen:
- Nach zervikalen Vorfällen lässt sich die HWS-Muskulatur durch bilaterale Beinmuster für den Rumpf aktivieren. Wird das Flexionsmuster der Beine für den Rumpf lange statisch gehalten, läuft

die Aktivität gut auf die ventralen Halsmuskeln weiter.
- Bilaterale Armmuster können durch rhythmische Stabilisation mit Approximation eine sehr gute Kokontraktion der Rumpfmuskeln hervorrufen. Sie sind bei lumbalen und zervikalen Vorfällen geeignet.
- Reziproke Armmuster verbessern die rotatorische Stabilität der Wirbelsäule.
- Kombinierte Skapula- und Beckenmuster stimulieren direkt den Rumpf. Sie können statisch mit der rhythmischen Stabilisation oder dynamisch eingesetzt werden. Durch die agonistische Umkehr wird gezielt die schwächere Muskelgruppe konzentrisch und exzentrisch trainiert. Dabei wird die stärkere Komponente statisch aktiviert.

Beispiel: Einem Patienten mit lumbalem Bandscheibenvorfall bereitet die „anteriore Elevation" am Becken Schwierigkeiten. Er kann seinen Unterbauch nicht gut verkürzen. In diesem Fall wird das zugehörige Skapulamuster „posteriore Depression" statisch gegen den Widerstand der Therapeutin gehalten, während sich das Becken dynamisch konzentrisch und exzentrisch in „anteriore Elevation" bewegt.

- Die Pattern können in Seitenlage erlernt werden, später sind auch andere Ausgangsstellungen (z.B. Vierfüßlerstand, Sitz oder Stand) möglich.
- Rhythmische Stabilisation der HWS über die Kopfpattern stimuliert durch gleichzeitige Approximation das Aufrichten der Wirbelsäule sehr gut. Es kann mit vertikaler Körperlängsachse (z.B. im Sitz) begonnen werden. Es sind aber auch andere Ausgangsstellungen möglich (z.B. Bauchlage mit Unterarmstütz).

Die genannten Beispiele lassen sich beliebig erweitern. Durch die dreidimensionalen Muster werden ganze Muskelketten aktiviert, und die Bewegungen entsprechen häufig den Belastungen der Wirbelsäule im Alltag. Die Wirbelsäule wird in allen Ebenen bewegt und stabilisiert.

Sobald es die Schmerzsituation erlaubt, erfolgt möglichst schnell der wichtige Transfer in die vertikale natürliche Körperposition. Durch den Fußkontakt mit dem Boden schließen sich die funktionellen Muskelketten, und das Bewegungssegment sowie die Rumpfmuskulatur erhalten wichtige Informationen aus der Peripherie.

Die reduzierte Beckenstabilität lässt sich über die Gangfazilitation verbessern. Die Arm- und Beinmuster können zum Ausdauertraining am Zugapparat oder mit dem Theraband genutzt werden.

Segmentale Stabilisation
Durch Widerstände an den Dorn- oder Querfortsätzen können die autochthonen Muskeln zuerst in entlasteten, dann zunehmend in belasteten Ausgangsstellungen stimuliert werden.

Beispiel: Aktivieren des M. multifidus und M. transversus abdominis in Bauchlage (Abb. 5.56)

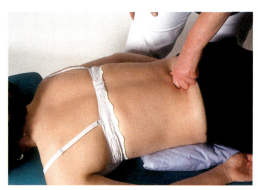

Abb. 5.56 Grifftechnik zur segmentalen Stabilisation in Bauchlage.

- Ausgangsstellung Patient: Bauchlage, die Wirbelsäule befindet sich in Neutral-Null-Stellung, der Bauch ist eventuell mit Kissen leicht unterlagert.
- Ausgangsstellung Therapeutin: Lateral vom Patienten auf Höhe der LWS, der Daumen und gebeugte Zeigefinger werden unmittelbar lateral des Dornfortsatzes angelegt.
- Durchführung:
  - Die Therapeutenhand am Dornfortsatz übt einen Druck von posterior nach anterior aus. Dies wird von einer leichten Gleitkomponente von kaudal nach kranial begleitet.
  - Der Patient erhält den Auftrag, den Rückenmuskel gegen den Finger der Therapeutin leicht anzuspannen und das Verschieben des Wirbels nicht zuzulassen. Es ist darauf zu achten, dass der Patient dabei nicht über die Bauchpresse kompensiert.

> *Bewegungen von Becken und Wirbelsäule sowie das Luftanhalten sind zu vermeiden!*

- Beherrscht der Patient die Aktivierung, kann er gleichzeitig die Taille schmal machen, wodurch die Aktivität des M. transversus abdominis gefordert wird.
- Während der Durchführung kann die Therapeutin seiten- und segmentspezifische Unterschiede in der Muskelkontraktion wahrnehmen. Patienten mit Schmerzsyndromen in der LWS zeigen signifikante Kontraktionsun-

terschiede und benötigen eine lange Erlernphase.
- Angestrebt wird eine seitengleiche bilaterale Kontraktion, die pro Segment 10 Sekunden gehalten und 10-mal wiederholt werden kann.
- Wenn der Patient das Gefühl für die Kontraktion entwickelt hat, kann er sie selbstständig mit einem gedachten Widerstand durchführen.
- Durch Steigern der Ausgangsstellung und zusätzliche Extremitätenbewegungen erfolgt der Transfer zur Alltagsbelastung.

Ziele in der Konsolidierungs-/Umbauphase

In dieser Phase wird das primäre Narbengewebe (Kollagen Typ III) in das belastbare Bindegewebe (Kollagen Typ I) umgewandelt. Dieser Prozess ist allerdings direkt von den einwirkenden Bewegungs- und Belastungsreizen abhängig. Die Belastungsintensität muss nun konsequent gesteigert werden.

Das Alltagsverhalten sollte zunehmend von den erlernten, rückengerechten zu normalen Wirbelsäulenbewegungen zurückkehren. Im schmerzfreien Bereich sind alle Bewegungsrichtungen erlaubt, ja sogar notwendig, um dem verletzten System einen adäquaten Stimulus zur funktionellen Regeneration zu setzen.

Anfangs wird in besonders belasteten Situationen (z.B. beim Heben, Tragen und Bücken) weiterhin mit korrigierten Verhaltensmustern bewegt. Aber auch diese Verhaltensmuster weichen allmählich einer natürlichen Ausführung. Bleiben diese Trainingsreize aus, ist die Wahrscheinlichkeit eines Rezidivs sehr groß.

Stoffwechselanregende Maßnahmen kommen weiterhin zum Einsatz, allerdings nimmt ihr Stellenwert ab. Der zeitliche Aufwand für diese Maßnahmen ist jetzt eher gering.

Im Mittelpunkt stehen in dieser Wundheilungsphase die aktiven Therapie- und Trainingsformen. Es werden die vollen Freiheitsgrade des Bewegungssegmentes genutzt. Nur dadurch wird es den Zug- und Rotationsbelastungen ausgesetzt, die als formativer Bildungsreiz für den Kollagen Typ I notwendig sind. Die Bandscheibe soll auf ihre natürliche Belastung vorbereitet werden.

Abhängig von der Schmerzsituation sind alle Bewegungsrichtungen anzustreben. Ganz speziell sollten die auslösenden Bewegungsmechanismen trainiert werden. Bleibt dieses Training aus, besteht Rezidivgefahr bei einem ähnlichen Bewegungsablauf.

Vorraussetzung für ein koordiniertes Training ist die freie Beweglichkeit der Bewegungssegmente. Spezifische segmentale Gelenktechniken können auch strukturell bedingte Bewegungseinschränkungen beeinflussen.

Folgende Ziele stehen im Vordergrund:

Körperstruktur (Impairment)

- Mobilisation hypomobiler Wirbelsäulenabschnitte;
- Verbessern der neuralen Beweglichkeit.

Aktivitäten (Activities)

Verbessern der Kraft, Koordination und Ausdauer.

Teilnahme (Participation)

Der Patient soll sein vor dem Trauma geführtes Leben allmählich in allen Bereichen wieder aufnehmen.

Maßnahmen in der Konsolidierungs-/Umbauphase

Mobilisation hypomobiler Wirbelsäulenabschnitte
Segmentale Mobilisation der Facettengelenke kann jetzt auch mit voller Rotationsbelastung durchgeführt werden. Die Mobilisation lässt sich mit neuraler Mobilisation koppeln, z.B. indem das Bein gleichzeitig im SLR gelagert wird.

Bei Funktionsstörungen der Sakroiliakalgelenke wird die Stellung korrigiert und das Gelenkspiel durch Maßnahmen aus der Manuellen Therapie wiederhergestellt.

Die BWS-Mobilisation bleibt weiterhin bedeutsam, sowohl bei lumbalen als auch zervikalen Bandscheibenvorfällen (Kap. 3, Beispiele).

Verbessern der neuralen Beweglichkeit
Die neuralen Strukturen werden allmählich in volle Spannung gebracht. Kleine Bewegungen am Bewegungsende in die Spannung hinein verfeinert die intraneurale Beweglichkeit. Durch die Kombination mit Gelenktechniken wird gleichzeitig die Mobilisation zu den Grenzflächen verbessert (Kap. 3, Beispiele).

Verbessern der Kraft, Koordination und Ausdauer
Im weiteren Verlauf der Umbauphase steigt die Bedeutung der medizinischen Trainingstherapie. Sie erfolgt zunächst in Einzel-, später in Gruppentherapie, aber immer unter Aufsicht.

Vor allem das Training der dynamischen Funktionen der Wirbelsäule mit einem steigenden koordinativen Anspruch dominiert die Trainingsinhalte. Zum Einsatz kommen besonders dreidimensionale Übungsformen mit freien Gewichten oder am Zugapparat. Es ist zweckmäßig, dass der Patient in seiner individuellen arbeitsüblichen Position trainiert, d.h. je nach beruflicher Tätigkeit muss das Behandlungsprogramm vorwiegend im Sitzen, Stehen oder mit vorgeneigter Körperlängsachse im Stehen erfolgen.

Häufig ist es günstig, zusätzlich ein Herz-Kreislauf-Training durchzuführen, um die aerobe Kapazität im weiteren Verlauf des Trainings zu verbessern. Patienten mit bandscheibenbedingten Beschwerden sind infolge des Bewegungsschmerzes oft sehr inaktiv. Bei starken Rauchern besteht das Problem, dass Nikotin Vitamin C bindet und damit die Kollagensynthese verschlechtert.

Durch die gezielte Trainingstherapie gewinnt der Patient allmählich wieder Zutrauen zu seinem Körper und in seine frühere Belastbarkeit. Dadurch kann er sich leichter wieder in seinen Alltag integrieren.

Maßnahmen bei peripherer Parese

Mögliche Folgeerscheinungen einer Parese
- Bewegungseinschränkung durch Verlust der aktiven Bewegungsmöglichkeit und einseitigen Zug intakter Muskeln auf ein Gelenk;
- Verlust der kontraktilen Substanzen im Muskel, Umbau in nichtkontraktiles Bindegewebe;
- Dezentrierte subluxierte Gelenke durch muskuläre Dysbalance;
- Trophische Störungen durch verminderte Muskelaktivität.

Fazilitieren der Muskelaktivität
- Taktile Stimulation des Muskels, z.B. durch Hautreizgriffe (manuelles Streichen auf dem Muskel in Kontraktionsrichtung) und Tapping (Klopfen) auf dem Muskel.
- Stimulation des Muskels durch Ausstreichen mit Eis.
- Die Muskeln befinden sich durch Lagerung in Annäherung (nicht maximal).
- Der Patient verfolgt die von der Therapeutin ausgeführte Bewegung gedanklich mit (mentales Training).
- Vojta-Therapie.
- PNF: Ausnutzen der Irradiation; ab Muskelwert 1 wird mit der wiederholten Kontraktion durch Pivot ein Reiz auf die Muskeln gesetzt.

Beispiel: Bei einer Fußheberschwäche kann das Bein statisch in das Muster Flex/Abd/IR mit Knieflexion eingestellt werden. Die distale Komponente am Fuß wird dynamisch erarbeitet. Bei Nachlassen der Muskelaktivität erfolgt ein Restretch auf die Muskeln.
- Fußheber- und Fußsenkerschwächen lassen sich durch Beinachsentraining in geschlossener Kette (z.B. im Halbsitz) verbessern.
- Gleichgewichtsreaktionen im Stand stimulieren die Muskeln reaktiv.
- Wichtig sind Hausaufgaben zum Eigentraining:

Beispiel: Übung Bodenmagnet (nach FBL) bei Fußheberschwäche
- Ausgangsstellung Patient: Sitz, Füße am Boden parkiert, den betroffenen Fuß so weit in Richtung Stuhl ziehen bis sich die Ferse vom Boden abhebt.
- Durchführung: Der Patient stellt sich einen Magnet unter der Ferse vor, der sie in Richtung Boden zieht. Eine Druckverstärkung des Fußes am Boden muss vermieden werden. Bei korrekter Durchführung kommt es zur reaktiven Aktivierung der Zehen- und Dorsalextensoren.
- Elektrotherapie: Durch Reizen des Muskels sollen die kontraktilen Substanzen erhalten bleiben. Mit dem Erstellen einer IT-Kurve werden die optimale Impuls- und Pausendauer bestimmt. Sobald jedoch der Muskel vom Patienten selbst aktiviert werden kann, sind seine eigenen Aktivitäten der Elektrotherapie vorzuziehen.

Vermeiden von Kontrakturen
- Lagern der betroffenen Gelenke in unterschiedlichen Funktionsstellungen;
- Dehnen der intakten Antagonisten sowie Anleiten zu selbstständig ausgeführten Dehnungen;
- Passive bzw. assistive Bewegung, günstig auch in dreidimensionalen Mustern, um einen Dehnungsreiz auf die kollagenen Strukturen zu setzen und zur Vermeidung von Verklebungen;
- Durch intermittierende Traktion in Behandlungsstellung (bis Stufe II) Vermeiden von Verklebungen der Gelenkkapsel.

Verbessern der Trophik
- Durch Hochlagern und manuelles Ausstreichen im Lymphbahnenverlauf Reduktion von Schwellungen;
- Bei Schwellungen Einsatz von Lymphdrainagen;
- Bindegewebsmassage zur Durchblutungsverbesserung;
- Bei mangelnder Durchblutung Warmhalten der betroffenen Körperabschnitte;
- Weiche Bürstungen;
- Neurale Mobilisation.

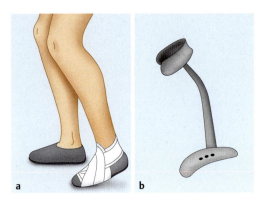

Abb. 5.57a–b Hilfsmittel. **a** Provisorium bis zur Schienenversorgung. **b** Finnische Feder.

Üben des Umgangs mit Hilfsmitteln

- Orthopädietechniker und Ergotherapeuten versorgen den Patienten mit Lagerungsschienen, gelenkstabilisierenden Bandagen (**Abb. 5.57a**) oder funktionsunterstützenden Schienen (z.B. finnische Feder (**Abb. 5.57b**) bei Fußheberschwäche, die durch Halten des Fußes in Neutral-Null-Stellung den typischen *Steppergang* verhindert).
- Üben des An- und Ablegens der Hilfsmittel;
- Aufklärung über die Bedeutung der Hilfsmittel und Motivation sowie Anleitung zu deren Gebrauch.

Alle beschriebenen Behandlungsprinzipien kommen auch bei Patienten mit Nukleotomien zum Einsatz. Die Wundheilungsphasen laufen im selben Rhythmus ab.

Zusammenfassung: Physiotherapeutische Behandlung von Patienten mit Bandscheibenprotrusion/-prolaps

Entzündungsphase (0.–5. Tag):
- In der akuten Entzündungsphase steht der Schmerz im Vordergrund.
- Entlastung und Resorptionsförderung des verletzten Gebietes werden in Stellungen durchgeführt, die durch den Schmerz bestimmt werden.
- Es kommen Maßnahmen wie intermittierende Traktion, Lymphdrainage und Senken des Sympathikotonus durch Mobilisation der BWS zum Einsatz.
- Der Patient nimmt selbstständig Ausgangsstellungen ein, in denen die Schwerkraft eine zentrierende Wirkung auf die verletzte Bandscheibe hat.
- Schonende hubfreie Mobilisation verbessert die Stoffwechselsituation.
- Mechanische Belastungen werden durch rückengerechtes Bewegungsverhalten reduziert.

Proliferationsphase (5.–21. Tag)
- Die Beweglichkeit der Wirbelsäulensegmente wird progressiv gefördert. Hier werden spezifische segmentale Gelenktechniken und hubfreie bis hubarme Mobilisationen angewendet. Nur durch den frühzeitigen Einsatz erhält das primäre Narbengewebe genügend Elastizität. Der Schmerz bestimmt aber weiterhin die Wahl der Ausgangsstellung und die Dosierung.
- Die stabilisierenden Systeme der Wirbelsäule werden in Funktion gebracht. Zuerst müssen die autochthonen Muskeln stimuliert werden, z.B. durch segmentale Stabilisation. Begonnen wird in entlasteten Ausgangsstellungen, die allmählich bis zur Vertikalen mit Fußsohlenkontakt gesteigert werden.
- Die neurale Beweglichkeit wird durch neurale Mobilisation wiederhergestellt. Sie erfolgt noch in entlasteten Ausgangsstellungen. Es darf nicht zur dauerhaften Schmerzzunahme durch die neurale Mobilisation kommen. Zu Beginn wird eine Probebehandlung mit geringer Wiederholungszahl (maximal 15 Wiederholungen) durchgeführt.
- Der Abbau der Schonhaltung erfolgt zunächst in entlasteten Ausgangsstellungen (z.B. im Schlingentisch).
- Rückengerechtes Bewegungsverhalten schützt die verletzten Strukturen vor Überlastung.

Konsolidierungsphase (ab dem 21. Tag)
- Hier dominieren aktive Trainingsformen, da die Bandscheibe auf ihre Alltagsbelastung vorbereitet werden muss. In der medizinische Trainingstherapie werden alle Freiheitsgrade des Bewegungssegments genutzt. Voraussetzung ist die freie Beweglichkeit.
- Allmählich werden auch die Bewegungsabläufe trainiert, in denen das Trauma passierte, falls es einen Auslöser gab. Dadurch sinkt die Rezidivrate.
- Das rückengerechte Verhalten wird zugunsten des natürlichen Bewegungsverhaltens der Wirbelsäule reduziert. Nur in sehr belastenden Situationen (bücken, heben und tragen) bleibt es anfangs noch im Einsatz, wird aber auch zunehmend reduziert.
- Der Patient gewinnt allmählich wieder Vertrauen zu seinem Körper und seiner Belastbarkeit.

- Die gesamte Konsolidierungsphase dauert etwa 300–500 Tage.

Periphere Parese
- Die Muskelaktivität kann durch Gleichgewichtsreaktionen, Techniken aus der PNF oder Vojta-Therapie fazilitiert werden. Unterstützend werden Tapping, Ausstreichungen mit Eis und Elektrotherapie eingesetzt.
- Der Patient erlernt Eigenübungen.
- Durch gezieltes Lagern und das Erlernen von Eigendehnungen werden Kontrakturen vermieden.
- Intermittierende Traktion fördert die Durchblutung der Gelenkkapsel und vermeidet Verklebungen.
- Durch Lymphdrainage bei Schwellungen, Bindegewebsmassage, weiche Bürstungen und neurale Mobilisation wird die Trophik zusätzlich verbessert.
- Physiotherapeuten entscheiden gemeinsam mit Ärzten, Orthopädietechnikern und Ergotherapeuten über die Versorgung mit Hilfsmitteln und erarbeiten mit dem Patienten das Handling.

5.4 Gonarthrose

Definition

Bei der Gonarthrose handelt es sich um eine Arthrose des Kniegelenks.

Ätiologie und Pathogenese

Die Gonarthrose ist nach der Spondylarthrose die zweithäufigste Arthrose. Sie ist oft die Folge struktureller Fehlstellungen der Kniegelenke (siehe *Arthrose* und Kap. 4).

Auch Traumen, wie z.B. Meniskusläsionen, Kreuzbandverletzungen und Gelenkfrakturen führen durch veränderte Mechanik im Kniegelenk zu Arthrosen. Kombiniert mit der Gonarthrose tritt häufig die Retropatellararthrose auf, bei der Beinachsenabweichungen und angeborene Fehlformen der Patella eine Fehlbelastung verursachen (Kap. 4.3).

Lokalisation

Beim Genu valgum und Genu varum findet sich die lateral bzw. medial betonte Gonarthrose. Bei einer Pangonarthrose sind der mediale und laterale Gelenkanteil gleichmäßig betroffen.

Symptomatik

Stadium I

Die Patienten schildern nach längeren Ruhephasen Startschmerzen. So haben sie morgens nach dem Aufstehen das Gefühl, „eingerostet" zu sein. Langes Sitzen mit Knieflexion verstärkt den Schmerz. Am Tag treten nur nach längerer Belastung Schmerzen auf, vor allem beim Treppensteigen oder Bergauf- und –abgehen.

Stadium II

Die Schmerzen werden stärker und die Belastungsphasen deutlich kürzer. Viele Patienten geben ein Verkürzungsgefühl in der Kniekehle an.

Stadium III

Die Schmerzen sind sehr stark. Es gibt keine schmerzfreien Phasen mehr. Neben dem Bewegungs- und Belastungsschmerz ist auch ein Ruheschmerz vorhanden.
Beispiel: Eine 56-jährige adipöse Patientin klagt seit Jahren bei Bewegung über Schmerzen im rechten Knie, die in letzter Zeit zugenommen haben. Seit einigen Wochen schmerzt das Knie auch nachts. Die aktive und passive Beweglichkeit im rechten Knie hat sich verschlechtert, sodass sie seit kurzem vor allem beim Treppengehen eine Gehstütze benötigt. Magenbeschwerden habe sie auch bekommen, vermutlich durch die vielen Schmerzmittel.

Diagnostik

Der Gelenkspalt verschmälert sich. Bei Beinachsenabweichungen in der Frontalebene ist in dem Gelenkanteil mit überwiegender Kompressionsbelastung eine vermehrte subchondrale Sklerosierung zu erkennen (Kap. 5.1, Röntgenuntersuchung). Die stärkere Anlagerung der Kalksalze erscheint auf dem Röntgenbild als Aufhellung (**Abb. 5.58**). Die vertikalen Trabekel sind stärker ausgeprägt, während sich die horizontalen reduzieren. Bei einem Genu varum überwiegt die Kompressionsbelastung medial. In diesem Fall ist ein Wechsel aus Be- und Entlastungsrhythmus nicht mehr gegeben.

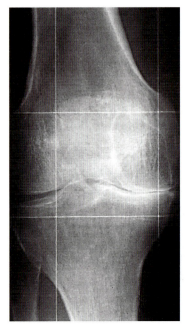

Abb. 5.58 Gonarthrose.

Im Röntgenbild mit Seitenansicht des Kniegelenks weisen kleine Ausziehungen im Bereich der Tuberositas tibiae auf hohe Belastung des Lig. patellae hin. Dies kann Folge einer dauernden Belastung in vermehrter Flexion des Kniegelenks sein. Das Tibiaplateau in der Sagittalebene ist eine schiefe Ebene für die Femurkondylen (**Abb. 5.59a**). Es zeigt eine leichte Neigung nach dorsal von etwa 10°.

In der Standbeinphase befindet sich ein gesundes Kniegelenk in Neutral-Null-Stellung oder leichter Flexion von ca. 5–10°. Die Neigung des Tibiaplateaus ist der Hangabtriebskraft der Femurkondylen nach ventral-kaudal entgegengerichtet, sodass sich die Kräfte zu Null addieren. Bei zunehmender Flexion in der Standbeinphase reicht die Neigung nach dorsal nicht mehr aus. Das Tibiaplateau wird zu einer schiefen Ebene mit Neigung nach ventral-kaudal (**Abb. 5.59b**). Die Femurkondylen haben die Tendenz, nach ventral zu rutschen, was über den M. quadriceps abgefangen wird (**Abb. 5.59c**).

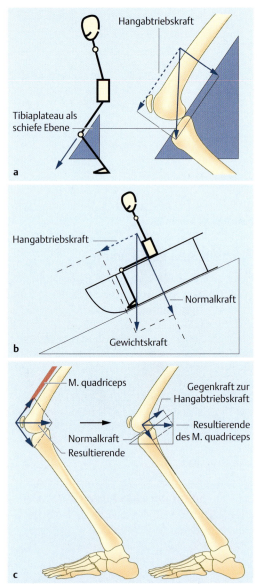

Abb. 5.59a–c Kniegelenk in der Sagittalebene (aus: Schomacher J. Ist der M. quadriceps nach Ruptur des vorderen Kreuzbands wirklich so wichtig? Manuelle Therapie. 1997;1:27–36.
a Bedingt durch die Hangabtriebskraft gleiten die Femurkondylen auf der schiefen Ebene des Tibiaplateaus nach anterior.
b Kraftzerlegung an der schiefen Ebene. Die Gewichtskraft kann in 2 Teilkomponenten zerlegt werden: Die Hangabtriebskraft wirkt parallel zum Hang und die Normalkraft als Druck senkrecht zum Hang. **c** Der M. quadriceps verhindert die Gleitbewegung nach anterior.

Durch die erhöhte Spannung steigt der Anpressdruck der Patella und die Zugbelastung des Lig. patellae.

Das hintere Kreuzband und das laterale Seitenband versuchen ebenfalls, die Hangabtriebskraft der Femurkondylen abzufangen. Eine dauernde Überlastung dieser Strukturen führt zu einem tiefen Schmerz in der Kniekehle und lateralem Knieschmerz.

Differenzialdiagnosen

- Gonarthritis (Kniegelenkentzündung): z.B. rheumatisch, bakteriell;
- Chondropathia patellae (parapatellares Schmerzsyndrom);
- Chondromalacia patellae (Knorpelerweichung der Patella);
- Tumoren im Kniegelenkbereich;
- Zustand nach Frakturen;
- Osteochondrosis dissecans (Nekrose der Femurkondylen).

Therapie

Konservativ

Kapitel 5.1.

Operativ

- Das Gelenk wird erst operiert, nachdem alle konservativen Maßnahmen ausgeschöpft sind.
- Varisierende und valgisierende Osteotomie (gelenkerhaltende Operationen) sowie Endoprothesen (Gelenkersatz): Kapitel 9 und 10.

5.4.1 Physiotherapeutische Untersuchung bei Patienten mit Gonarthrose

Anamnese

- Ist der Patient durch Schmerzen oder eine verminderte Gehfähigkeit im Haushalt, Beruf oder Hobby eingeschränkt?
- siehe auch Kapitel 5.1.

Konstitutions- und Haltungsauffälligkeiten

- *Beinachsenabweichungen* werden bei zunehmender Arthrose deutlicher.
- *Flexionskontraktur im Kniegelenk:* Diese zeigt sich besonders beim Gehen und in Rückenlage.
- *Extensionsdefizit im Kniegelenk:* Eine massive Athrophie des M. vastus medialis ist sichtbar.
- *Übergewicht:* Viele Patienten mit Gonarthrose sind übergewichtig.

Haut und Unterhaut

- *Schwellungen, glänzende und gespannte Haut*: Sie lassen auf eine aktivierte Arthrose schließen (entzündlicher Schub).
- *Erhöhte Hauttemperatur* des Knies bei aktivierter Arthrose.

Sehnenansätze, Gelenke und Ligamente

- *Schwellung:* Sie kann sowohl extra- als auch intrakapsulär sein. Ein intrakapsulärer Erguss wird durch die *tanzende Patella* getestet. Sie gleicht dabei einer schwimmenden Untertasse.
- Unterschieden werden Maximal- und Minimalerguss:
  - *Maximalerguss:* Oberhalb der Kniescheibe im Rec. suprapatellaris ist eine hufeisenförmige Schwellung sichtbar. Durch Ausstreichen kann die Flüssigkeit unter die Patella geschoben und eine tanzende Patella palpiert werden.
  - *Minimalerguss:* Die seitlichen Taschen neben den Kondylenwangen füllen sich mit Flüssigkeit, die dort palpiert werden kann. Durch Ausstreichen wird die Flüssigkeit zuerst nach lateral geschoben, danach kommt es durch festes Ausstreichen nach medial zur gesammelten Flüssigkeitsfüllung an der medialen Kondylenwange.
- *Druckschmerzen:* Sie können an Band- und Sehnenansätzen im gesamten Kniegelenkbereich auftreten.
- Reduzierte Verschiebbarkeit des *Lig. patellae:* Die Verschieblichkeit nach medial und lateral reduziert sich, was veränderte mechanische Belastungen der Patella zur Folge hat.
- *Baker-Zyste:* Sie lässt sich manchmal in der Kniekehle tasten. Dabei handelt es sich um eine Zyste, die bei chronischem Gelenkerguss ausgehend von der dorsalen Gelenkkapsel auftreten kann. Durch mechanische Reizung können Ganglien an der in der Kniekehle inserierenden Muskulatur vorhan-

den sein, wie z.B. Pes anserinus profundus, gebildet von den Sehnen des M. semimembranosus.

Muskulatur

- *Hypertone Muskeln:* M. popliteus, Gastroknemiusköpfe, ischiokrurale Muskelgruppe in der Kniekehle und M. rectus femoris, vor allem am Ursprung in der Leiste.
- Schmerzbedingt ist die Kraft sämtlicher Beinmuskeln reduziert.
- Aufgrund des Kraftverlusts ist die Stabilität des Kniegelenks reduziert. Bei zunehmender Arthrose verstärken sich vorhandene Beinachsenabweichungen weiter.

Kraftprüfungen mit hoher Hubbelastung sollten vermieden werden.

Beweglichkeit

- *Bewegungseinschränkungen* erfolgen im Kapselmuster. Die Flexion schränkt zuerst und stärker als die Extension ein. Die funktionelle Beeinträchtigung infolge der Flexionseinschränkung ist jedoch geringer als die durch das Extensionsdefizit verursachte. Durch Letzteres verändert sich die gesamte Statik beim Gehen und Stehen. Langfristig werden Hüft- und Sprunggelenke sowie die LWS überlastet.
- *Gelenkreibung:* Beim Prüfen der Beweglichkeit ist sie häufig zu spüren und zu hören. Durch den ständigen mechanischen Reibungsreiz ist die Temperatur erhöht. Die Folge können entzündliche Schübe mit vermehrter Ergussbildung und Reizung der Synovia sein.
- *Endgefühl:* Durch Verklebungen der Gelenkkapsel entsteht ein fest- bis hartelastisches Endgefühl. Die endgradige Bewegung in alle Richtungen wirkt Schmerz verstärkend. Reflektorische Verkürzungen der Muskulatur (z.B. M. popliteus) führen zu einem fest-elastischen Endgefühl. Osteophyten können ein hart-unelastisches Endgefühl auslösen. Da die Muskulatur meistens vorher reflektorisch gehemmt, tritt dies selten auf.
- *Gelenkspiel:* In der Behandlungsstellung in Flexion, Extension und Rotation ist es vermindert (Kap. 2, *Veränderte Beweglichkeit*).
- *Kaudalgleiten* der Patella: Bei Verklebungen des Rec. suprapatellaris ist es in aktueller Flexionsendstellung eingeschränkt.

- *LWS:* Dauernde Nozireaktion im Kniegelenk führt zur Rückkopplung auf das Bewegungssegment L3/L4, deren Folge sekundäre Funktionsstörungen sein können.
- Eine *Flexionskontraktur* des Kniegelenks kann sekundär zum Extensionsdefizit des Hüftgelenks führen.
- *Funktionsstörungen* im Bereich der Sprunggelenke oder der Fußwurzeln können die Fehlbelastungen im Kniegelenk erhöhen.

Bewegungsverhalten

- Kann der Patient selbstständig Strümpfe und Schuhe anziehen oder ist er auf Unterstützung angewiesen?
- Beeinträchtigen Schmerzen, Duchenne-Hinken oder ein Extensionsdefizit im Hüftgelenk während der Standbeinphase das Gehen des Patienten?
Die Patienten entlasten das schmerzhafte Kniegelenk beim Gehen durch *Duchenne-Hinken* (Neigung des Oberkörpers über das Standbein). Langfristig kommt es durch ein zusätzliches Extensionsdefizit im Hüftgelenk zur Veränderung der Statik und der Standbeinphase beim Gehen.
- Die Flexionseinschränkung im Kniegelenk beeinträchtigt beim Treppensteigen, Aufstehen und Hinsetzen sowie beim An- und Ausziehen von Schuhen und Strümpfen. Beim Aufstehen und Hinsetzen treten *Kompensationsmechanismen* auf. So wird z.B. das betroffene Kniegelenk nach vorne gestreckt.

Weitere spezifische Tests

Mit Gonarthrose verbundene neurologische Befunde sind sehr selten. Der N. saphenus ist der sensible Ast des N. femoralis. Er begleitet die A. femoralis am medialen Oberschenkel und tritt mit ihr in den *Hunter-Adduktorenkanal* ein. Dabei handelt es sich um einen Spalt zwischen dem M. adductor magnus und M. vastus medialis. Bei dauerhafter Spannungsveränderung (z.B. bei Gonarthrose nach Genu valgum) kann der Nerv an dieser Durchtrittstelle mechanisch irritiert werden. Die Folge ist ein medialer Knieschmerz.

Die Dynamik des Nervs wird über den *Prone knee bend* getestet (S. 236): Betonung der peripheren Komponente durch Hüftextension mit Abduktion bei Knieextension, da der Nerv am Knie dorsal der Extension/Flexion-Achse verläuft.

Checkliste: Physiotherapeutische Untersuchung bei Patienten mit Gonarthrose

Anamnese	• Hauptproblem • Schmerzen • Hilfsmittel • Beruf, Hobbys • Ist der Patient in seiner Teilnahme am gesellschaftlichen Leben eingeschränkt?
Konstitutions-/Haltungsauffälligkeiten	• Stabilität der Beinachse : reduziert sich aufgrund des reflektorischen Kraftverlusts, vorhandene Beinachsenabweichungen nehmen weiter zu • Beugekontraktur: führt durch die schiefe Ebene Tibiaplateau zum Hangabtrieb der Femurkondylen nach ventral-kaudal. Der Kompressionsdruck der Patella erhöht sich
Haut und Unterhaut	Temperaturerhöhung
Sehnenansätze, Gelenke, Ligamente	• Kapselerguss • Druckschmerz: Band- und Sehnenansätze im gesamten Kniebereich
Muskulatur	• Hypertonus: vor allem M. popliteus, M. gastrocnemius, ischiokrurale Muskeln, M. rectus femoris • Baker-Zyste, Ganglien: eventuell in der Kniekehle vorhanden • Kraftprüfung richtet sich nach dem Schmerz
Beweglichkeit	• Positives Kapselmuster: Flexion > Extension • Reiben im Gelenk: kann zur Temperaturerhöhung führen, als Folge entzündliche Schübe mit vermehrter Ergussbildung und Reizung der Synovia • Endgefühl: bei eingeschränktem Gelenkspiel festes und hartes Endgefühl durch Kapselverklebung; hart-unelastisches Endgefühl durch Osteophyten (selten, da Muskulatur vorher reflektorisch gehemmt), fest-elastisches Endgefühl durch reflektorische Verkürzung der Muskulatur • LWS: segmentale Untersuchung, vor allem L3/L4 • Hüftgelenke und Fußgelenke prüfen
Bewegungsverhalten	• Duchenne-Hinken: zur Entlastung des Kniegelenks durch Lastarmverkürzung • Kompensationsmechanismen: beim Aufstehen und Hinsetzen • Selbstständiges An- und Ausziehen von Strümpfen und Schuhen möglich? • Gang, Treppensteigen, Aufstehen und Hinsetzen
Weitere spezifische Tests	Prone knee bend für den N. saphenus

Fallbeispiel: Die 56-jährige adipöse Patientin gibt als ihr funktionelles Hauptproblem Schmerzen in der Nacht und morgens beim Aufstehen an. Die zunehmenden Probleme beim Treppensteigen sowie Aufstehen und Hinsetzen beeinträchtigen ihre Tätigkeiten im Alltag.

Beim Gehen hat sie in letzter Zeit das Gefühl, dass sich das betroffene Bein verkürzt und ein Verkrampfungsgefühl in der Kniekehle auftritt.

Hypothesen und Maßnahmen

Die zunehmende Flexionseinschränkung bereitet der Patientin Probleme beim Treppensteigen sowie Aufstehen und Hinsetzen. Ein massiver Ansatzreiz am Ursprung des M. rectus femoris und ein verbackenes Lig. patellae limitieren die Flexion reflektorisch. Diese Strukturen sind durch das Gehen mit zunehmender Flexion überlastet. Die Entfaltung des Rec. suprapatellaris ist im Seitenvergleich deutlich eingeschränkt.

Druckinhibition gekoppelt mit Mobilisation der verbackenen Weichteilstrukturen sowie Patellamobilisation nach kaudal im Wechsel mit widerlagernder Mobilisation in Knieflexion kann die Flexionstoleranz leicht verbessern. Die Patientin führt mehrmals täglich Automobilisationen durch. Sie bewegt beispielsweise morgens vor dem Aufstehen ihr Knie hubfrei in Flexion und Extension im schmerzfreien Bereich, sodass ihr das Aufstehen leichter fällt.

Für tagsüber lernt sie Automobilisationen im Sitz, die sie ohne großen Aufwand durchführen kann. Beim Treppensteigen hilft ihr ein Handstock.

Das Verkürzungsgefühl beim Gehen ist Folge des Extensionsdefizits. Durch Querdehnungen des M. popliteus gekoppelt mit Gelenktechniken zur Extensionserweiterung kann die Extensionstoleranz verbessert werden. Die anschließende widerlagernde Mobilisation im Halbsitz für die Extension bereitet ihr ein lockeres Gefühl beim Gehen, und das Verkrampfungsgefühl in der Kniekehle lässt nach. Im Alltag bewegt sie ihr Knie vor dem Gehen widerlagernd in Extension im Sitz über den Rollweg der Ferse.

Die nächtlichen Schmerzen lassen sich durch Entlastungslagerungen in Seiten- und Rückenlage lindern.

Durch diese Maßnahmen kann sie ihre Beschwerden bis zur Operation in 3 Monaten, bei der ihr eine Knieprothese implantiert wird, auf ein erträgliches Maß reduzieren. Die Physiotherapie 2–3-mal pro Woche erhält soweit wie möglich die Bewegungstoleranzen.

5.4.2 Physiotherapeutische Behandlung bei Patienten mit Gonarthrose

Ziele

Körperstruktur/-funktion (Impairment)

- Schmerzen lindern und das Kniegelenk entlasten;
- Verbessern der Ernährung des Knorpels und Resorptionsförderung;
- Erhalten und Verbessern der Beweglichkeit: Extension, Flexion und Rotation im Kniegelenk;
- Erhalten und Verbessern der Muskelkraft und Koordination.

Aktivitäten (Activities)

Ökonomische Bewegungsabläufe erarbeiten, um eine zu hohe Kompressionsbelastung des Kniegelenks im Alltag zu vermeiden.

Teilnahme (Participation)

Der Patient soll am gesellschaftlichen Leben teilnehmen, d.h. die Rollen ausüben können, die mit seinen beruflichen und privaten Interessen verbunden sind.

Maßnahmen

Schmerzen lindern, das Kniegelenk entlasten und die Knorpelernährung verbessern
- Wärmeanwendungen und schmerzlindernde Elektrotherapie.
- Eine intermittierende Traktion in aktueller Ruhestellung in Stufe I–II kann Schmerzen lindern und die Resorption fördern. Durch den Wechsel von Druck und Zug wirkt sie positiv auf die Knorpelernährung.
- Hubfreies Bewegen in Flexion und Extension im Wechsel mit Kurzzeiteis verbessert die Durchblutung (Kap. 2). Die Patienten können das Knie morgens vor dem Aufstehen hubfrei in Seitenlage bewegen. Durch die Verteilung der Synovia wird das Gelenk auf die Belastung vorbereitet und kann anschließend besser bewegt werden.
- Pendelbewegungen des Unterschenkels verbessern ebenfalls die Knorpelernährung.
- Entlastungslagerung in Seitenlage mit einem Kissen zwischen den Beinen vermeidet Fall verhindernde Aktivitäten der Beinmuskeln.
- In Rückenlage kann das Knie mit einer Minimalunterlagerung unterstützt werden, da sonst die flexorische Muskulatur durch die Beugekontraktur ständig aktiviert ist und mit einem ischämischen Schmerz reagiert.
- Erhalten oder Erarbeiten der vollen Knie- und Hüftextension entlasten den M. quadriceps und senkt somit den Anpressdruck auf die Patella.

Erhalten und Verbessern der Beweglichkeit: Extension im Kniegelenk

> Für alle Gelenkmobilisationen gilt generell, dass sie auf keinen Fall den Schmerz verstärken dürfen!

Wenn überhaupt, sind Längsdehnungen über das betroffene Kniegelenk nur mit besonderer Vorsicht durchzuführen. Dominiert der Schmerz das Beschwerdebild des Patienten, wird nicht mehr mobilisiert, sondern die Entlastung des Gelenks steht im Vordergrund.

Bei der Extension des Kniegelenks spielt die Schlussrotation eine besondere Rolle: Ventralgleiten der Tibia in Behandlungsstellung, auch mit Betonung der Schlussrotation (**Abb. 5.60**).

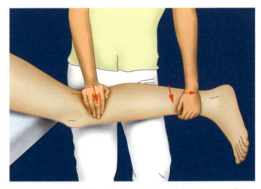

Abb. 5.60 Ventralgleiten der Tibia in der Behandlungsstellung.

Da viele Patienten nicht gut auf dem Bauch liegen können, kann die Extension in Rückenlage durch Dorsalgleiten der Femurkondylen bei fixierter Tibia durchgeführt werden. Bei Betonung der Schlussrotation legt der mediale Femurkondylus einen weiteren Weg nach dorsal zurück.

Ist der M. popliteus verkürzt, fehlt die Schlussrotation des Kniegelenks. Durch Weichteiltechniken (Druckinhibition, Quermassage und -dehnung) lässt er sich detonisieren dehnen, wobei Querdehnungen das Gelenk weniger belasten als Längsdehnungen.

Der Muskel ist sehr tief in der Kniekehle tastbar und verläuft schräg von medial-distal nach lateral-proximal.

Die widerlagernde Mobilisation erfolgt in hubfreier Ausgangsstellung.

Beispiel: Widerlagernde Mobilisation in hubfreier Ausgangsstellung
- Ausgangsstellung des Patienten: Seitenlage, betroffenes Bein in leichter Flexion auf einem Pack gelagert, das nichtbetroffene Bein liegt vorne in Flexion. Alternativ kann das betroffene Bein unten liegen und das andere vorne in Flexion unterlagert werden. Diese Ausgangsstellung ist beim selbstständigen Üben (z.B. morgens vor dem Aufstehen) leichter einzunehmen.
- Ausgangsstellung Therapeutin: Dorsal des Kniegelenks, eine Hand greift den distalen ventralen Oberschenkel, die andere Hand den proximalen, ventralen Unterschenkel. Das Sternum der Therapeutin hat Kontakt mit der Kniekehle.
- Durchführung: Die Druckverstärkung der Kniekehle gegen den Körper der Therapeutin führt zur Drehpunktverschiebung nach dorsal in die Extension des Kniegelenks. Das Kniegelenk bewegt sich also in einer horizontalen Ebene nach dorsal-kaudal. Gleichzeitig manipuliert die Therapeutin mit ihren Händen die Drehpunktverschiebung. Auch im Hüftgelenk kommt es zu einer Extension, sodass die Ferse nach kaudal wandert.

> Die widerlagernde Mobilisation kann sowohl im Wechsel mit Kurzzeiteis als auch zur Flexionserweiterung durchgeführt werden. Der Drehpunkt wandert dann nach ventral-kranial.

Erhalten und Verbessern der Beweglichkeit: Flexion im Kniegelenk
- Eine Verklebung des Rec. suprapatellaris lässt sich durch Mobilisation der Patella nach kaudal verhindern. Mobilisiert wird in der Behandlungsstellung.
- Dorsalgleiten der Tibia in Behandlungsstellung: Bei Betonung der Innen- und Außenrotation legen der mediale bzw. laterale Tibiaanteil einen weiteren Weg nach dorsal zurück (**Abb. 5.61**).
- Dehnen des M. quadriceps und M. rectus femoris (**Abb. 5.62**): Das Bein wird jeweils in endgradiger Knieflexion gelagert und der Muskel durch Querdehnung gedehnt. Der M. rectus femoris kann bei endgradiger Knieflexion über die Hüftextension längs gedehnt werden. Besonders gelenkscho-

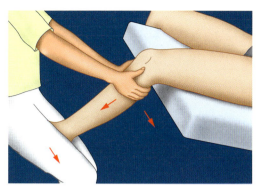

Abb. 5.61 Grifftechnik zur Flexionserweiterung im Kniegelenk mittels Traktion (linker Pfeil) und Dorsalgleiten (rechter Pfeil).

nendes Arbeiten ist in Seitenlage (z.B. im Schlingentisch) möglich. Bei endgradiger Knieflexion führt der Patient eine Hüftextension vom proximalen Hebel aus. Die Mobilisation ist mit Quermassage kombinierbar.
- Eigenmobilisation in Knieflexion im Sitzen.

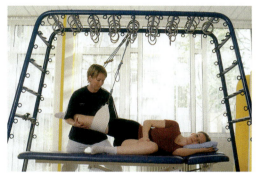

Abb. 5.62 Dehnung des M. rectus femoris in Seitenlage im Schlingentisch.

Beispiele:
1. Mobilisation der Patella nach kaudal
- Ausgangsstellung des Patienten: Sitz an der Bankkante, Knie am schmerzfreien Bewegungsende der Knieflexion. Die Fall verhindernde Aktivität des M. quadriceps wird durch Unterstützung des Unterschenkels verhindert.
- Ausgangsstellung Therapeutin: Lateral vom Patienten auf der betroffenen Seite, die Handwurzel liegt am kranialen Patellarand, die Hand liegt hohl auf der Patella und übt keinen Druck auf die Kniescheibe aus (Vorstellung: *Die Patella ansaugen*). Der Unterarm steht in Behandlungsrichtung, etwa in Verlängerung der Unterschenkellängsachse oder noch flacher.

> Die Patella darf nicht komprimiert werden!

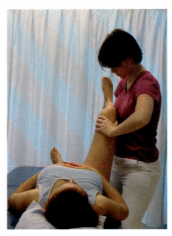
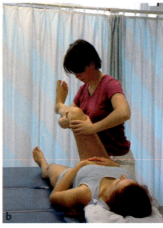

Abb. 5.63a–b Widerlagernde Mobilisation. **a** Für die Innenrotation. **b** Für die Außenrotation.

- Durchführung: In dieser Ausgangsstellung wird die Patella nach kaudal mobilisiert. Die Mobilisation kann mit postisometrischer Relaxation für den M. quadriceps kombiniert werden, wodurch dieser detonisiert wird.

2. *Eigenmobilisation in Knieflexion im Sitzen*
- Ausgangsstellung des Patienten: Aufrechter Sitz auf einem Hocker, das Knie kurz vor dem Bewegungsende in Flexion eingestellt.
- Wirkung: Durch den Rollweg der Ferse nach dorsal bei Dorsalextension des Fußes kommt es zu einer minimalen Verstärkung der Knieflexion. Infolge des Rollwegs der Tuber nach ventral bei Flexion der Hüftgelenke vom proximalen Hebel setzt eine minimale Verstärkung der Knieflexion ein.

Erhalten und Verbessern der Knierotation
- Widerlagernde Mobilisation;
- Eigenmobilisation in Rotation im Kniegelenk;
- Eigenmobilisation im Femoropatellargelenk.

Beispiele:
1. *Widerlagernde Mobilisation* (**Abb. 5.63a–b**)
- Ausgangsstellung des Patienten: Rückenlage, Hüftgelenk in 90° Flexion, Kniegelenk kurz vor dem Flexionsende; am günstigsten sind 90°, da hier die Rotationstoleranz am größten ist.
- Ausgangsstellung Therapeutin: Lateral vom Patienten, Unterschenkel des Patienten im Wiegegriff, die proximale Hand unterstützt den Oberschenkel. Der Oberschenkel hat lateral Kontakt zum Körper der Therapeutin.
- Durchführung: Die Therapeutin manipuliert durch ihren Körpereinsatz eine transversale Abduktion des Hüftgelenks. Die distale Hand sorgt dafür, dass die Tibiakante trotz der Bewegung des Unterschenkels im Raum deckenwärts gerichtet bleibt. Dadurch kommt es zur Innenrotation im Kniegelenk des proximalen Hebels (**Abb. 5.63a**).
- Die Bewegung in transversale Adduktion im Hüftgelenk bei deckenwärts gerichteter Tibia-

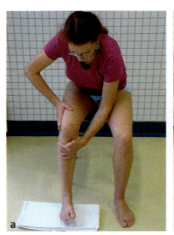
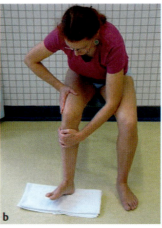

Abb. 5.64a–b Scheibenwischer (nach Klein-Vogelbach 1992). **a** Innenrotation. **b** Außenrotation.

kante führt zur Außenrotation des proximalen Hebels (5.63b).

2. *Eigenmobilisation in Rotation durch die Übung Scheibenwischer* (**Abb. 5.64a–b**)
- Ausgangsstellung des Patienten: Aufrechter Sitz, wenn möglich 90° Knieflexion, Hüftgelenke in leichter transversaler Abduktion, Sprunggelenke in Dorsalextension, sodass der Fuß auf der Ferse drehen kann. Der Patient kann die Bewegung mit seinen Händen manipulieren.
- Durchführung: Bei der Bewegung des rechten Kniegelenks liegt die rechte Hand am lateralen-distalen Oberschenkel, die linke Hand am medialen-proximalen Unterschenkel. Beide Hände unterstützen die Bewegung in Innen- und Außenrotation.

3. *Eigenmobilisation im Femoropatellargelenk*
- Ausgangsstellung des Patienten: Gleiche Ausgangsstellung wie beim Scheibenwischer.
- Durchführung: Der Patient palpiert mit der homolateralen Hand den Trochanterpunkt am Femur. Durch eine außenrotatorische Bewegung im Hüftgelenk nähert sich der Trochanterpunkt der Sitzfläche an. Dabei verändert sich der Druck unter der Ferse und wandert nach lateral. Der Druck unter dem Großzehengelenk soll gleichzeitig zunehmen. Der Vorfuß bewegt sich in Pronation gegen die inversorisch eingestellte Ferse. Die Tuberositas tibiae bleibt die ganze Zeit über räumlicher Fixpunkt. Die Adduktoren sollen nicht aktiviert werden. Eine spürbare Durchblutungsverbesserung des Beines ist die Folge. Im Femoropatellargelenk kommt es durch die konstante Tuberositas tibiae zu kleinen Bewegungen.

Behandlung der Nachbargelenke
Folgende Maßnahmen dienen dem Schutz der angrenzenden Gelenke vor Überlastungen bzw. deren Folgeerscheinungen:
- Bei Funktionsstörungen L3/L4: segmentale Mobilisation durch die Traktionsmobilisation der Facette (Klafftechnik), anschließend segmentale Stabilisation;
- Durchführung entlastender Maßnahmen im Bereich der LWS und Hüftgelenke (Kap. 5.2 u. 5.5);
- Mobilisation der Fußgelenke (Manuelle Therapie, Beispiele siehe Kap. 3), anschließend Stabilisation der Fußwölbungen (Kap. 3).

Erhalten der Muskelkraft und Koordination
Kraft und Koordination können nur in entlasteten oder teilbelasteten Ausgangsstellungen trainiert werden:

- Beinachsentraining im Sitz, Halbsitz oder Rückenlage mit Füßen an der Wand;
- Erarbeitung gangtypischer Bewegungsmuster (**Abb. 5.65a**), z.B. im Schlingentisch (**Abb. 5.65b**); mithilfe von Expanderzügen können reziproke gangtypische Bewegungen geübt und die Arme mit eingesetzt werden;
- Unbelastetes Quadrizepstraining.

Beispiele:
1. *Schlingentisch: Aufhängung in Seitenlage* (**Abb. 5.65b**)
- Das oben liegende Bein bewegt in Extension/Abduktion/Innenrotation mit Knieextension, gleichzeitig geht der obere Arm in Flexion/Adduktion/Außenrotation mit Ellenbogenflexion und das untere Bein in Flexion/Adduktion/Außenrotation mit Knieflexion.
- Am Oberschenkel oder an den Füßen können leichte Widerstände gegeben werden.
- Die Standbeinaktivität lässt sich durch Approximation verstärken.

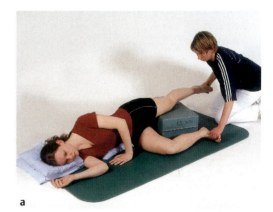

a

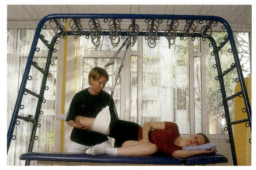

Abb. 5.65a–b Spiel- und Standbeinaktivität in Seitenlage.

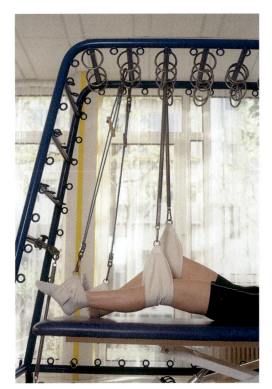

Häufig werden zur Kräftigung des M. quadriceps Übungen in der offenen Kette mit Gewichten am Unterschenkel durchgeführt. Diese sind sehr kritisch zu betrachten. Der lange Lastarm des Unterschenkels mit dem angehängten Gewicht steht dem relativ kurzen Kraftarm des M. quadriceps gegenüber. Dadurch steigt die Kompressionsbelastung im Femoropatellargelenk enorm an. Bei der Extension in der offenen Kette liegt das Hebelsystem der Klasse III (Geschwindigkeitshebel) vor.

Quadrizepsübungen in der geschlossenen Kette, z.B. im Stand mit dem Rücken an der Wand, werden von Patienten mit Retropatellararthrosen nur in den ersten 10–20° der Knieflexion toleriert. Die femoropatellaren Kräfte erhöhen sich bei zunehmender Knieflexion. Da der Schwerpunkt nach dorsal wandert, verlängert sich der Lastarm. Der Lastarm ist die senkrechte Verbindung zwischen Kniegelenkzentrum und Wirkungslinie des Schwerpunkts. Er steht dem kurzen Kraftarm des Muskels gegenüber. Der Kraftarm ist die senkrechte Verbindung zwischen der Wirkungslinie des M. quadriceps und dem Kniegelenkszentrum. Das Bein ist in dieser Ausgangsstellung ein Hebelsystem Klasse I (doppelseitiger Hebel).

Abb. 5.66 Schlingentisch: Reziproke Extension und Flexion im Kniegelenk.

2. *Schlingentisch: Aufhängung in Rückenlage* (**Abb. 5.66**)
- In Rückenlage lässt sich mit einer Knieschlinge mit Expander auf Höhe des Drehpunkts sehr gut die Knieextension üben.
- Bei Aufhängung beider Beine kann reziprok in Knieflexion und -extension gearbeitet werden.

3. *Unbelastetes Quadrizepstraining* (**Abb. 5.67a–c**)
- Hier wird in Rückenlage der M. quadriceps bei kokontraktiver Sicherung des Gelenks durch die Flexoren trainiert.
- Durchführung: Die extensorische Bewegung des Beckens in den Hüftgelenken führt nach kaudal weiterlaufend zur Flexion in den Kniegelenken. In der LWS kommt es zur Flexion. Bei geringer Bewegungstoleranz in Hüftextension kann der Oberkörper etwas höher gelagert werden. Bei nicht rutschender Ferse auf der Unterlage wirkt eine Dorsalextension des Fußes weiterlaufend flexorisch auf das Kniegelenk.
- Bewegungsauftrag: *Die Knieflexion darf nicht stattfinden!* Dadurch kommt es zur aktiven Widerlagerung durch den M. quadriceps als Flexionsverhinderer des Kniegelenks.

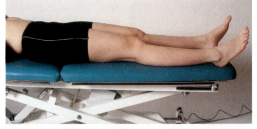
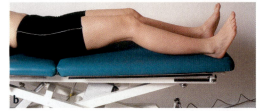
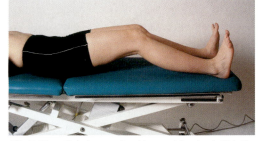

Abb. 5.67a–c Unbelastetes Quadrizepstraining (nach Klein-Vogelbach 1992).

Erarbeiten ökonomischer Bewegungsabläufe für den Alltag
- Horizontales ist günstiger als vertikales Bücken. Da die Wirkungslinie der Schwerkraft nahe am Kniegelenkzentrum liegt, bleibt der Lastarm kurz und damit die Kompressionsbelastung des Kniegelenks niedriger. Beim vertikalen Bücken liegt der Schwerpunkt zu weit dorsal (siehe *Quadrizepstraining in der geschlossenen Kette*).
- Beim Aufstehen und Hinsetzen bringt der Patient durch Vorneigen des Oberkörpers den Schwerpunkt über das Kniegelenk, wodurch wiederum Quadrizeps und Knie entlastet werden. Stuhllehnen können beim Hochstützen helfen. Bei starken Schmerzen wird das betroffene Bein nach vorne gestellt.

| *Für beide Entlastungsmechanismen ist eine gute Hüftflexion erforderlich!*

- Schmerzen beim Treppen- und Bergabgehen können durch einen Stock kontralateral oder 2 Gehhilfen gelindert werden. Beim Wandern kommen Wanderstöcke zum Einsatz.
- Schuhe mit gepufferten Sohlen verhindern einen sehr harten Aufprall beim Fersenkontakt und federn während der Standbeinphase ab.
- Beim Einkaufen einen Wagen benutzen anstatt eine Tasche zu tragen.
- Geeignete Sportarten: z.B. Schwimmen, Radfahren auf ebenem Gelände mit guter Gangschaltung (wenig Widerstand) und Golf.
- Geeignete Hilfsmittel: z.B. langer Schuhanzieher, Strumpfanziehhilfe.
- Benutzung des Fahrstuhls anstelle Treppensteigen.
- Sehr niedriges Sitzen mit starker Knieflexion sollte vermieden werden!

Zusammenfassung: Physiotherapeutische Behandlung von Patienten mit Gonarthrose

- Wenn der *Schmerz* dominiert, stehen Entlastung, Schmerzlinderung und Resorptionsförderung im Vordergrund: intermittierende Traktion in aktueller Ruhestellung, Bewegen unter Entlastung im schmerzfreien Bereich, begleitende physikalische Maßnahmen (Elektrotherapie, Wärme).
- *Beweglichkeit erhalten:*
  – Durch Traktion und Gleitmobilisation in Behandlungsstellung wird das Gelenkspiel erhalten. Die Elastizität der Kapsel ist Voraussetzung für Gelenkbewegungen ohne Dezentrierung.
  – Die Muskelelastizität wird durch Querdehnungen bzw. bei zweigelenkigen Muskeln mit Längsdehnungen über das schmerzfreie Gelenk in entlasteter Ausgangsstellung erhalten (z.B. Längsdehnung des M. rectus femoris im Schlingentisch in Seitenlage über die Hüftextension). Die Längsdehnung kann mit Querdehnung gekoppelt werden.
  – Passive Maßnahmen zur Mobilisation werden immer mit aktiven gekoppelt, z.B. widerlagernde Mobilisation für die Knieflexion, -rotation und -extension.
  – Automobilisationen anbieten, wie z.B. Übung *Scheibenwischer* zum Erhalt der Knierotation.
- *Muskelkraft und Koordination erhalten:*
  – Kraft- und Koordination werden in funktionellen gangtypischen Mustern (z.B. in Seitenlage im Schlingentisch oder im Halbsitz) trainiert.
  – Krafttraining in der offenen Kette hat höhere dezentrierende Komponenten als in der geschlossenen Kette.
- *Ökonomische Bewegungsabläufe im Alltag erarbeiten:*
  – Horizontales ist günstiger als vertikales Bücken!
  – Auf Vorneigung des Oberkörpers beim Aufstehen und Hinsetzen achten!
  – Sitzen auf sehr niedrigen Stühlen vermeiden!
  – Hilfsmittel wie Hand- und Wanderstock reduzieren die Belastung, vor allem beim Treppen- und Bergabgehen.
  – Gepufferte Sohlen reduzieren die Bodenreaktionskraft beim Fersenkontakt in der Standbeinphase.

5.5 Koxarthrose

Definition

Bei der Koxarthrose handelt es sich um eine Arthrose des Hüftgelenks.

Ätiologie und Pathogenese

Die Ursache der Koxarthrose ist ein Missverhältnis zwischen Knorpelqualität und Beanspruchung. Entscheidend ist die Größe der tragenden Knorpelfläche. Bei strukturellen Fehlstellungen des Hüftgelenks (z.B. Coxa valga und Hüftdysplasie) ist sie deutlich kleiner (Kap. 4.3).

Eine vermehrte Beanspruchung entsteht auch durch Inkongruenz der Gelenkflächen, z.B. bei einer sehr tiefen Gelenkpfanne (Protrusio acetabuli).

Erworbene Deformitäten der Gelenke und der umgebenden Weichteile können nach Entzündungen, aseptischen Nekrosen (z.B. M. Perthes), Tumoren, Gelenkfrakturen, aber auch bei Erkrankungen (z.B. Hämophilie) auftreten und zu einer Arthrose führen.

Das Hüftgelenk ist ein Gewicht tragendes Kugelgelenk, das mit seinen Nachbarn Kniegelenk und LWS eine funktionelle Einheit bildet. Ein gesundes Hüftgelenk ist sehr belastbar und anpassungsfähig. Muss es Funktionsstörungen der Nachbargelenke kompensieren, ist dies oft lange Zeit ohne deutliche Zeichen der Überforderung möglich.

Der umgekehrte Fall erweist sich als schwieriger. Büßt das Hüftgelenk seine Bewegungstoleranzen in allen 3 Ebenen ein, wird von den Nachbargelenken eine Adaptation gefordert, zu der sie nur sehr begrenzt fähig sind. Deshalb reagieren sie auf eine langfristige Überforderung mit funktionellen und strukturellen Störungen.

Das Kniegelenk ist durch seine relative Scharnierfunktion kaum in der Lage, Funktionsstörungen in der Frontal- und Transversalebene zu kompensieren. Als Folgen treten Varus- und Valgusgonarthrosen, Bandinsuffizienzen, Meniskusdegeneration und Retropatellararthrosen auf.

Das Sakroiliakalgelenk kompensiert mangelnde Beweglichkeit der Hüftgelenke und reagiert mit permanentem Bänderstress. Es wird hypermobil und neigt zu rezidivierenden Blockierungen. Über hypertone Muskeln in der Beckenregion kann es durch eine Beckenverwringung dauerhaft gestresst werden und degenerieren.

Die LWS stellt mit ihren Bandscheiben die empfindlichste Struktur dar. Durch eine Beugekontraktur der Hüftgelenke werden Wirbelgelenke dauerhaft mit maximaler Konvergenz belastet. Weist der Haltungsstatus gleichzeitig noch eine starke BWS-Kyphose mit verminderten Bewegungstoleranzen in Extension und Rotation auf, werden die Strukturen in der LWS von kaudal und kranial extrem belastet.

Lokalisation

Bei Coxa valga und Hüftdysplasie ist zuerst der kraniale Gewicht tragende, bei Coxa vara und Protrusionskoxarthrose der zentrale Gelenkanteil betroffen.

Symptomatik

Stadium I

Am stärksten ist der Patient durch die Schmerzen beeinträchtigt. Er gilt als 1. klinisches Symptom und wird durch Dauer und Intensität der Belastung provoziert. Morgens tritt ein „Einlaufschmerz" auf, der allmählich durch Bewegung verschwindet. Tagsüber ist nur längere Belastung schmerzhaft. Das Verharren in der gleichen Gelenkstellung über längere Zeit provoziert ebenfalls Schmerzen.

Stadium II

Die Schmerzen werden stärker und die Belastungsphasen deutlich kürzer. Die schmerzfreie Gehstrecke verringert sich, und es setzen Hinkmechanismen ein. Zunehmende Bewegungseinschränkungen erschweren den Positionswechsel, wie z.B. beim Aufstehen und Hinsetzen. Längeres Stehen wird unmöglich.

Stadium III

Die Patienten haben keine schmerzfreien Intervalle mehr, und es besteht auch Ruheschmerz. Die ständigen Schmerzen zwingen zu häufigem Positionswechsel.

Typische Schmerzlokalisationen (Abb. 5.68)
- Tiefer, durch das Gelenk ziehender Leistenschmerz;
- Trochanterregion: die Patienten können nicht auf der betroffenen Seite schlafen;

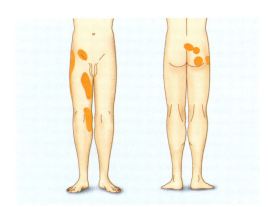

Abb. 5.68 Schmerzlokalisation bei Hüftarthrose rechts.

- Muskulatur: reflektorische Tonuserhöhung durch Nozizeption aus den Gelenkstrukturen;
- Gleichseitiges Sakroiliakalgelenk und LWS;
- Schmerzausstrahlung in den ventral-medialen Oberschenkel und die gleichseitige Gesäßhälfte;
- Schmerzausstrahlung in das gleichseitige Kniegelenk (Referred pain: Hüftgelenkkapsel und Kniegelenk werden aus Teilen der Wurzel L3 innerviert, Kap. 2, *Referred pain*).

Beispiele:
- Eine 42-jährige Frau klagt über zunehmende Schmerzen im linken Hüftgelenk. Das Anziehen von Schuhen und Strümpfen fällt ihr zunehmend schwer. Vor 10 Jahren hatte sie durch einen Autounfall eine Trümmerfraktur des Schenkelhalses.
- Ein 53-jähriger Bauarbeiter sucht den Arzt wegen zunehmender schmerzhafter Bewegungseinschränkungen im rechten Hüftgelenk auf. Der Arzt stellt eine Hüftdysplasie mit ausgeprägter Arthrose fest.

Diagnostik

Um Seitendifferenzen zu erkennen, sollen immer beide Hüftgelenke geröntgt werden (Kap. 5.1).

Der Gelenkspalt verschmälert sich, häufig zuerst im kranialen, Gewicht tragenden Teil des Hüftgelenks. Knöcherne Ausziehungen am lateralen Pfannenerker vergrößern die gewichttragende Fläche. Auf die erhöhte Kompressionsbelastung reagiert der Knochen mit vermehrter Anlagerung von Kalksalzen, diese subchondrale Sklerosierung erscheint als Aufhellung im Röntgenbild (**Abb. 5.69**).

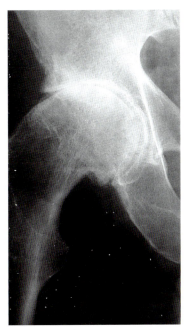

Abb. 5.69 Koxarthrose.

Ist der Trochanter minor deutlich zu sehen, befindet sich das Hüftgelenk in vermehrter Außenrotation.

Die Trabekelarchitektur im Schenkelhals gibt Hinweise auf die dominierenden Kräfte (**Abb. 5.70a–c**). Bei überwiegender Druckbelastung (z.B. vergrößerter CCD-Winkel, **Abb. 5.70c.**) vermehren sich die vertikalen Trajektorien, vor allem im medialen Be-

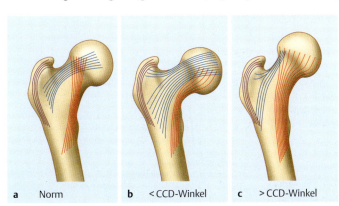

Abb. 5.70a–c Architektur der Trabekelstruktur. **a** Norm. **b** Coxa vara: verkleinerter CCD-Winkel – Überwiegen der horizontalen Trajektorien. **c** Coxa valga: vergrößerter CCD-Winkel – Überwiegen der vertikalen Trajektorien.

reich. Bei überwiegender Zugbelastung (z.B. verkleinerter CCD-Winkel, **Abb. 5.70b**.) sind mehr horizontale Trabekelstrukturen sichtbar.

Dezentrierungen des Hüftgelenks werden anhand der Pfannenkopfüberdachung beurteilt. Auf einem Röntgenbild in der Frontalebene können Dezentrierungen nach medial oder lateral beurteilt werden, bei der Seitenansicht wird die häufigste Dezentrierung des Hüftgelenks nach ventral sichtbar.

Das Hüftgelenk ist nicht so stabil wie es auf den ersten Eindruck erscheint. Der Hüftkopf artikuliert nur mit einem Teil der Hüftpfanne, Teile der Rollgleitbahn können als schiefe Ebene betrachtet werden. Auf einer schiefen Ebene entstehen Hangabtriebskräfte, die Dezentrierungen des Gelenks begünstigen können. Häufig handelt es sich nur um minimale Translationen des Hüftkopfes von 1–2 mm.

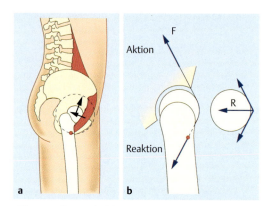

Abb. 5.72a–b **a** Verlauf des M. iliopsoas im Stand. **b** Die Resultierende der Kraft der Iliopsoassehne am Hüftkopf ist nach dorsal gerichtet und verhindert eine Dezentrierung nach ventral.

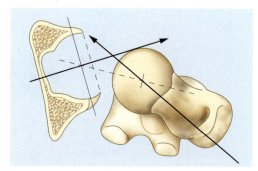

Abb. 5.71 Ausrichtung von Hüftkopf und -pfanne. Beide sind nach ventral ausgerichtet.

Auch ein Hüftgelenk ohne anatomische strukturelle Fehlstellung kann dezentrieren. Bei der Betrachtung des Hüftgelenks von kranial in der Transversalebene weisen Hüftkopf und Hüftpfanne jeweils eine Ausrichtung nach ventral auf (**Abb. 5.71**). Die Resultierende der einwirkenden Kräfte beim Gehen weist eindeutig nach ventral. Über die Beinachse überträgt sich die Bodenreaktionskraft nach ventral-medial-kranial vom Hüftkopf auf die -pfanne. Die Gewichtskraft des Körpers überträgt sich nach ventral-lateral-kaudal von der Hüftpfanne auf den -kopf.

Beim Gehen und Stehen verhindert die Sehne des M. iliopsoas die Dezentrierung nach ventral (**Abb. 5.72a**). Sie verläuft ventral des Hüftkopfes wie ein Seil auf einer festen Rolle. Die Resultierende der Zugkräfte der Sehne wirkt nach dorsal (**Abb. 5.72b**).

Beim Bewegen des Beines in der offenen Kette in Hüftflexion ist die Gefahr sehr viel größer. Die Drehmomente der Last und der Muskelkraft bewirken bei ungenügender dorsaler Verankerung die Dezentrierung des Hüftkopfes nach ventral (**Abb. 5.73a–b**).

Sohier (1991) beschreibt die Dezentrierung des Hüftkopfes nach ventral als Anteposition. Es handelt sich um eine translatorische Dezentrierung des Hüftkopfes, und die Gelenkrezeptoren reagieren

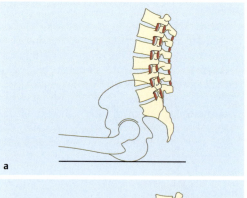

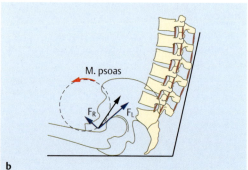

Abb. 5.73a–b **a** Aufgerichteter Sitz bietet eine gute Überdachung des Hüftkopfes. **b** Im angelehnten Sitz reduziert sich die Überdachung. Bei angehängtem Beingewicht kann durch die Aktivität des M. iliopsoas eine Dezentrierung nach ventral ausgelöst werden (FL=longitudinale Kraftkomponente, FR=rotatorische Kraftkomponente; die Resultierende beider Komponenten ist nach ventral gerichtet.

auf die Stellungsveränderung. Über die Verschaltung des Gammamotoneurons ist eine reflektorische Tonusveränderung der Muskulatur die Folge. Die Veränderung der Tragfläche durch die Dezentrierung kann die Degeneration des Gelenks begünstigen.

Die Dezentrierung des Hüftkopfes nach lateral beschreibt Sohier (1991) als *expulsive Hüfte*, die leichter bei Hüftdysplasien mit Coxa valga auftritt. Sie kann aber auch an gesunden Hüftgelenken durch Aktivitäten in Abduktion in der offenen Kette mit langem Hebel ausgelöst werden.

Die Dezentrierung nach medial *(impulsive Hüfte)* begünstigt Protrusionskoxarthrosen.

Die Dezentrierung des Hüftgelenks wird durch spezifische Bewegungsprüfungen nachgewiesen (siehe *Bewegung*).

Differenzialdiagnosen

- Hüftgelenkdysplasie;
- Zustand nach Frakturen;
- Koxarthritis (Gelenkentzündung), z.B. rheumatische oder bakterielle;
- Tumoren im Hüftgelenkbereich;
- Chondrokalzinose (Knorpelverkalkungen);
- Hüftkopfnekrose (Knochenzerfall des Hüftkopfs).

Therapie

Konservativ

Kapitel 5.1.

Operativ

Erst nach dem Ausschöpfen aller konservativen Maßnahmen wird operiert. (Varisierende und valgisierende Osteotomie bzw. Gelenk erhaltende Operationen sowie Endoprothesen bzw. Gelenkersatz siehe Kapitel 9 u. 10.)

5.5.1 Physiotherapeutische Untersuchung bei Patienten mit Koxarthrose

Anamnese

siehe Kapitel 5.1.

Konstitutions- und Haltungsauffälligkeiten

- Ab Stadium II zeigen sich Schonhaltung und Ausweichbewegungen.
- Das Hüftgelenk steht zunehmend in Flex./Add./AR, kompensatorische Hyperlordose der LWS.
- Bei doppelseitiger Koxarthrose im gleichen Stadium (was eher selten vorkommt) zeigen sich die Haltungsabweichungen symmetrisch.
- Bei einseitigem Schweregrad III und IV kommt es auf der betroffenen Seite durch die Flexions- und Adduktionskontraktur zur funktionellen Beinverkürzung.
- Eine strukturelle Beinverkürzung kann infolge einer Hüftkopfnekrose und einer Protrusionskoxarthrose auftreten. Bei beiden Formen der Beinverkürzungen ist ein Beckentiefstand der kürzeren Seite die Konsequenz.
- Die Beinverkürzung wird am nichtbetroffenen Bein durch Flexion in allen Gelenken kompensiert. Häufig ist eine Beckenverwringung mit Fehlstellungen im Sakroiliakalgelenk vorhanden (Tastbefund, Funktionsbefund). Die LWS weist eine konvexe Lateralflexion auf der betroffenen Seite auf, und das nichtbetroffene Hüftgelenk steht in Adduktion vom proximalen Hebel.

Haut und Unterhaut

- Temperatur: Bei aktivierter Arthrose ist die Temperatur im Hüftbereich erhöht.
- Gewebetonus: Im Becken- und LWS-Bereich ist der Gewebetonus erhöht.
- Hyperalgesie: Durch Herabsetzung der nozizeptiven Hemmschwelle im Innervationsgebiet L3 kann dort eine Hyperalgesie vorliegen.

Sehnenansätze und Ligamente

- Insertionstendopathien:
  - Vor allem Ansätze der Muskeln am Trochanter major und der Flexoren an der Spina iliaca anterior superior und inferior;
  - Manchmal Ursprung der Ischiokruralen durch dauerhafte Fall verhindernde Aktivität bei Verlagerung des Körperschwerpunkts nach ventral, bedingt durch die Beugekontraktur.
- Druckschmerz:
  - Ligamente des Sakroiliakalgelenks: Druckschmerz im Sulcus sacralis;
  - Ligamente in den Bewegungssegmenten der LWS;

– Das Leistenband kann durch die veränderte Faszienspannung schmerzhaft sein.

Muskulatur

- Hypertone Muskeln: Adduktoren; Außenrotatoren, Flexoren, M. quadratus lumborum und M. latissimus dorsi der betroffenen Seite. Die Beckenstabilisatoren des Standbeins reagieren durch die Mehrbelastung mit einem reaktiven Hypertonus. Häufig finden sich hier aktivierte Triggerpunkte.
- Verkürzte Muskeln (siehe *Beweglichkeit*). Durch die postisometrische Relaxation am Bewegungsende kann eine reflektorische von einer strukturellen Verkürzung differenziert werden. Verkürzte Muskeln erhöhen den Anpressdruck im Gelenk. Die Ausprägung der muskulären Kontraktur kann eine kapsuläre Kontraktur beschleunigen und verstärken. Bei deutlicher Gelenkdestruktion im Stadium III ist das Einnehmen der Dehnstellung aufgrund der Schmerzen nicht mehr möglich. Die „Dehnreserve" der Muskeln kann durch Querdehnungen geprüft werden.
- Kraftverlust:
  - Hüftgelenk: Im Stadium I und II kann bei gut erhaltener Gelenkfunktion (gute Beweglichkeit, keine Krepitation) die Muskelkraft normal, gegen Widerstand und Eigenschwere des Beines geprüft werden. Im Stadium 3 kommt es schmerzbedingt zur reflektorischen Hemmung der Muskeln, sodass keine objektive Aussage möglich ist und die Belastung des Gelenkes durch den Widerstand zu stark ansteigt.
  - Rumpfmuskeln: Die Rückenmuskeln können in Bauchlage oder durch Vorneigung der Körperlängsachse im erhöhten Sitz geprüft werden. Die Bauchmuskeln sind bei zusätzlichen LWS-Schmerzen schonend zu prüfen. Die übliche Testung in Rückenlage mit Abheben des Kopfes und des Schultergürtels führt zu hoher Hebel- und Scherwirkung der LWS. Eine der Hauptfunktionen der Bauchmuskeln ist die Beckenanbindung an den Thorax. Dabei erfolgt die Kontraktion von kaudal nach kranial und nicht von kranial nach kaudal wie im oben genannten Test. Diese stabilisierende Funktion wird durch die Beugekontraktur der Hüftgelenke deutlich behindert.
  Die gemeinsame Synergie der Bauchmuskeln kann durch die Aufträge *Bauch flach* (M. obliqui), *Taille schmal* (M. transversus abdominis), *Abstand Symphyse Bauchnabel und Bauchnabel/ Rippenwinkel verkürzen* (M. rectus abdominis) aktiviert werden (siehe *Funktion der Bauchmuskeln* und *Bandscheibenprolaps, innere Einheit*).

> *Der Test kann bei allen Patienten mit Wirbelsäulenbeschwerden angewendet werden!*

Beweglichkeit

Kapselmuster

Das Hüftgelenk steift im Kapselmuster zunehmend ein, d.h. in Stadium II beginnt die Bewegungseinschränkung in IR/Ext./Abd. Ab Stadium III sind deutliche Einschränkungen und Krepitation beim Bewegen vorhanden.

> *Reihenfolge der Bewegungsprüfung: Alle Bewegungen werden im Seitenvergleich gemessen!*

Ausgangsstellung Rückenlage
Flexion und Extension

- Beim Bewegen in Flexion wird die Winkelverkleinerung ventral zwischen Oberschenkel und Becken beobachtet.
- Häufig weicht das Bein in transversale Abduktion mit Außenrotation aus.
- Bei eingeschränkter Flexion zeigen Patienten unter aktiver Bewegung häufig eine überschießende Bauchmuskelaktivität.
- Bei der passiven Bewegung setzt vorzeitig die weiterlaufende Bewegung des Beckens ein. Das Endgefühl kann fest- oder hart-elastisch sein.

> *Sobald die Bewegung auf das Becken weiterläuft, sind LWS, Sakroiliakal- und Hüftgelenk der kontralateralen Seite an der Bewegung beteiligt. Am kontralateralen Hüftgelenk kommt es zu einer Extension und Abduktion vom proximalen Hebel (Thomas-Handgriff zur Messung der Extension am liegenden Bein. Bei eingeschränkter Extension hebt sich das Bein von der Unterlage ab. Die Abduktion am liegenden Bein kann bei der Messung der Extension durch Außenrotation am flektierten Bein widerlagert werden.).*

- Bei einer Dezentrierung des Hüftkopfes nach medial (impulsive Hüfte) ist die Flexion im Seitenvergleich leicht eingeschränkt. Das Bein hat die Tendenz, in Abduktion und Außenrotation auszuweichen. Da es sich um eine leichte Bewegungseinschränkung handelt, wird sie deutlicher, wenn die Flexion bilateral passiv getestet wird.

Rotation bei ca. 90 Flexion

- Die Innenrotation ist massiv eingeschränkt, das Endgefühl ist häufig hart und unelastisch.

- Bei fortgeschrittener Arthrose ist auch die Außenrotation eingeschränkt. Die Rotation ist „wakkelsteif".

Rotation in Extension/Flexion/Neutral-Null-Stellung
- Bei einer Dezentrierung nach ventral (Anteposition) tritt eine deutliche Einschränkung der Innenrotation mit fest-hartem Endgefühl auf.
- Die Außenrotation ist zwar ebenfalls eingeschränkt, aber nicht so stark.
- Die Endgefühlqualität hat weniger Elastizität (fest-hart).

Abduktion
- Die Abduktion wird in Extension und in verschiedenen Flexionswinkeln geprüft. Dadurch werden alle Anteile der Adduktoren auf Verkürzung getestet.
- Bei fortgeschrittenen Arthrosen ist die Abduktion in allen Winkelgraden mit hartem Endgefühl eingeschränkt.
- Bei Abduktion in Extension werden die ventral liegenden Adduktoren auf Verkürzung getestet: M. pectineus, M. gracilis, M. adductor longus.
- Der M. gracilis kann am Bewegungsende durch Knieflexion angenähert werden. Geht die Abduktion dann weiter, hat der Muskel die Bewegung limitiert.
- Bei 45° Flexion wird die Abduktion mit aufgestelltem Bein geprüft. Dabei werden die mittleren Adduktoren, vor allem der M. adductor brevis auf Verkürzung getestet.
- Durch einen leichten Überdruck am medialen Knie wird das Endgefühl geprüft.
- Der Test ist gleichzeitig ein Provokationstest für das Sakroiliakalgelenk. Durch die weiterlaufende Bewegung des Iliums kommt es zur Kompression im Sakroiliakalgelenk (Patrick-Kubis-Test). Diese Bewegung ist auch bei einer Dezentrierung des Hüftkopfes lateral (expulsive Hüfte) eingeschränkt.
- Bei maximaler Flexion und Abduktion wird der M. adductor magnus getestet.

Gelenkspiel
- Traktion und Kompression in aktueller Ruhestellung;
- Traktion in Behandlungsstellung (S. 439).

Ausgangsstellung Bauchlage
Extension
- Die Extension wird zuerst mit der Knieextension getestet.
- Anschließend wird durch Knieflexion der M. rectus femoris auf Verkürzung geprüft.

Rotation
- Die Rotation bei Flexion/Extension/Neutral-Null-Stellung ist für die Standbeinphase funktionell bedeutsam. Bei beginnenden Arthrosen findet sich hier zuerst eine Einschränkung der Innenrotation, da der Gewicht tragende Teil des Hüftkopfes Kontakt in der Pfanne hat.
- Wird die Innenrotation aktiv vom Patienten ausgeführt, arbeiten die Hüftaußenrotatoren exzentrisch.
- Bei Überlastungserscheinungen und Insertionstendopathien reagieren sie mit Schmerz. Dies tritt häufig kombiniert mit LWS- und SIG-Störungen auf.
- Bei beginnenden Arthrosen können Abduktion, Adduktion und Rotation im Stand geprüft werden. Dabei stellt sich die Frage, welche Bewegung unter Belastung Schmerzen auslöst.

LWS
- Es muss unbedingt die Beweglichkeit der LWS getestet werden, vor allem, wenn die Patienten Schmerzen in diesem Bereich angeben.
- Der lumbosakrale Übergang ist in Extension häufig hypermobil und neigt zu rezidivierenden Blockierungen.
- Der thorakolumbale Übergang kompensiert beim Gehen die mangelnde Extension und Rotation im Hüftgelenk und neigt dadurch ebenfalls zur Hypermobilität mit rezidivierenden Blockierungen.
- Besonders gefährdet sind die Gelenke des 3. Lendenwirbels, der in der LWS am wenigsten muskulär und ligamentär stabilisiert ist. Hier entwickelt sich oft eine segmentale Instabilität.
- Die Verkürzung des M. iliopsoas wirkt sich erheblich auf die LWS aus. Ist der distale Gelenkpartner Punctum fixum, zieht eine einseitige Verkürzung die LWS in Extension, in Lateralflexion zur betroffenen Seite und Rotation zur Gegenseite. Auf der verkürzten Seite wird das Becken über den M. iliacus in Flexion gezogen. Das Os sacrum folgt in einseitige Nutationsstellung.
- Im Sitzen behindern Verkürzungen der dorsalen Muskeln eine Flexionsbewegung des Beckens. Dadurch werden auch die Nutation des Sakrums, die Lordosierung der LWS und damit die Einordnung der Körperabschnitte im Sitzen behindert.
- Der Springingtest prüft die Bewegungsqualität und reproduziert Schmerz.

Sakroiliakalgelenke
- Beim Kapselmuster werden die Sakroiliakalgelenke bei jedem Schritt an ihr Bewegungslimit geführt und ständig überbeansprucht.
- Durch Verkürzungen und Tonusveränderungen der Beckenmuskeln kann es zu Beckenverwringungen mit Fehlstellungen der Sakroiliakalgelen-

ke kommen. Diese können dann zu funktionellen Beinlängendifferenzen führen.

> Vor der Versorgung mit Schuhausgleich muss immer das Sakroiliakalgelenk untersucht werden, damit es als Ursache ausgeschlossen werden kann (Kap. 3.2).

- Testung der Knie- und Fußgelenke im Seitenvergleich.

Bewegungsverhalten

Gang

- Das Bein wird im Stand und beim Gehen zunehmend entlastet. Beim Gehen kommt es zum Duchenne-Hinken.
- Infolge der Neigung des Oberkörpers über das Standbein verkürzt sich der Lastarm, und die Belastung des Hüftgelenks sinkt (Kap. 2).
- Durch die Entlastung des Beines sind der M. quadratus lumborum und der M. latissimus dorsi dauerhaft Fall verhindernd aktiv. Sie verlernen, sich kontrolliert exzentrisch zu verlängern. Dies äußert sich vor allem in einem harten Fersenaufprall beim Gehen, wodurch sich die Bodenreaktionskraft erhöht.
- Kombiniert mit einem positiven Trendelenburg-Zeichen kann Duchenne-Hinken auftreten. Die Hüftabduktoren werden reflektorisch hypoton geschaltet, wodurch eine Veränderung des Bewegungsablaufs erfolgt. Der Nachteil ist die Verkleinerung der Tragfläche durch die Adduktion des proximalen Hebels.
- Infolge der Außenrotationsstellung des Beines verkürzt sich der Abrollweg des Fußes, sodass die Patienten nicht mehr über die funktionelle Fußlängsachse abrollen.
- Eine vorzeitige Knieflexion am Ende der Standbeinphase kompensiert die verminderte Hüftextension.
- Bei massiven Extensionsdefiziten gehen und stehen die Patienten mit vorgeneigter Körperlängsachse. Dadurch kommt es zu einer Verlagerung des Körperschwerpunkts nach ventral. Die Folge ist eine dauerhafte Fall verhindernde Aktivität der gesamten dorsalen Muskelkette.
- Die Extensionseinschränkung im Hüftgelenk fördert häufig eine vermehrte Flexion der Kniegelenke. Dort kann es sekundär zu Dezentrierungen und Überlastungen kommen (Kap. 5.4).
- Aufstehen und Hinsetzen: Die eingeschränkte Hüftflexion verhindert eine Vorneigung der Körperlängsachse, sodass der Schwerpunkt nicht ausreichend nach vorne gebracht werden kann. Die Patienten verlagern den Schwerpunkt über den Einsatz der Arme nach vorne. Diese werden schwungvoll nach vorne bewegt oder zum Abstützen auf Armlehnen oder Sitzfläche benutzt.
- Die verminderte Hüftflexion führt zu massiven Schwierigkeiten beim Schuhe- und Strümpfeanziehen sowie beim Treppensteigen.

Weitere spezifische Tests

Mit Koxarthrose verbundene neurologische Befunde sind sehr selten. Die Nerven des Plexus lumbalis verlaufen von dorsal nach ventral durch den M. psoas. Tonusveränderungen des Muskels können Einfluss auf die neurale Dynamik haben.

Die Dynamik des Plexus lumbalis lässt sich mit dem Prone knee bend prüfen werden (S. 236).

Checkliste: Physiotherapeutische Untersuchung von Patienten mit Koxarthrose

Anamnese	- Hauptproblem - Schmerzen - Beruf, Hobbys - Hilfsmittel
Konstitutions-/Haltungsauffälligkeiten	- Schonhaltung - Beinverkürzung – Beckentiefstand - Beckenverwringung - Übergewicht
Haut und Unterhaut	- Temperatur - Gewebeverschieblichkeit LWS/Becken
Sehnenansätze/Ligamente	- Insertionstendopathien, v.a. an Trochanter major, Tuber ossis ischii u. Spina iliaca anterior superior - Druckschmerz an Ligamenten von LWS und SIG, manchmal am Leistenband

Muskulatur		▪ Hypertonus: 　– v.a. Flexoren, Adduktoren, Außenrotatoren 　– bei Verlagerung des KSP nach ventral zusätzlich dorsale Kette (Extensoren der Wirbelsäule und der Hüfte) ▪ Verkürzung: 　– v.a. Flexoren, Adduktoren und Außenrotatoren 　– "Dehnreserve" bei starken Schmerzen über Querdehnung prüfen 　– mithilfe postisometrischer Relaxation Differenzierung zwischen reflektorischer und struktureller Verkürzung ▪ Kraftprüfung: richtet sich nach dem Schmerz
Beweglichkeit		▪ Positives Kapselmuster: Innenrotation > Extension > Abduktion > Flexion ▪ Beugekontraktur führt zur Überlastung von SIG und LWS ▪ Endgefühl: 　– bei eingeschränktem Gelenkspiel fest-hart durch Kapselverklebung 　– hart-unelastisch durch Osteophyten (selten, da Muskulatur vorher reflektorisch hemmt) 　– fest durch Verkürzung der Muskulatur ▪ Innenrotation in der Transversalebene ist auch bei einer Dezentrierung nach ventral (Anteposition) eingeschränkt ▪ Patrick-Kubis-Test auch bei Dezentrierung nach lateral (expulsive Hüfte) positiv ▪ Flexionseinschränkung bei Dezentrierung nach medial (impulsive Hüfte) – bilaterale Flexion testen ▪ Beweglichkeit: 　– LWS und SIG 　– Knie- und Fußgelenke ▪ Gelenkspiel: 　– Traktion/Kompression in Ruhestellung 　– Traktion in Behandlungsstellung
Bewegungsverhalten		▪ Gang: 　– Duchenne-Hinken 　– Trendelenburg-Zeichen 　– vermehrte Außenrotation 　– reduzierte Extension fördert vorzeitige Knieflexion und Vorneigung der Körperlängsachse 　– harter Fersenaufprall durch reduzierte Exzentrik von M. latissimus dorsi und M. quadratus lumborum ▪ Kompensationsmechanismen beim Aufstehen/Hinsetzen und Treppensteigen
Weitere spezifische Tests		Prone knee bend (Plexus lumbalis)

Fallbeispiel: Eine 62-jährige Patientin gibt als Hauptproblem einen tiefen Leistenschmerz an. Die Schmerzen nehmen im Lauf des Tages zu. Sie hat zwar noch keinen Nachtschmerz, wacht allerdings manchmal auf, wenn sie auf der betroffenen Seite gelegen hat, was auf Dauer unangenehm ist.

Nach 10–15 Minuten Gehen erhöht sich die Schmerzintensität auf 7–8 der Schmerzskala. Der morgendliche Einlaufschmerz liegt bei 4. Bei zunehmender Schmerzintensität strahlt der Schmerz ins Gesäß und den ventralen Oberschenkel aus.

Beim Gehen hat sie das Gefühl, mit dem schmerzhaften Bein in ein Loch zu treten. Außerdem wird sie häufiger auf ihren „schaukelnden" Gang angesprochen.

Bei längerem Stehen hat sie das Gefühl, „das Kreuz breche durch". In letzter Zeit hat sie häufiger Krämpfe in der Wade und im dorsalen Oberschenkel. Zunehmende Bewegungseinschränkungen bemerkt sie durch Schwierigkeiten beim Aufstehen und Hinsetzen, weshalb sie tiefe Sitzgelegenheiten meidet.

Hypothesen und Maßnahmen

Die zunehmende Flexionseinschränkung der Hüfte bereitet Schwierigkeiten beim Aufstehen und Hinsetzen. Der Körperschwerpunkt kann nicht weit genug nach vorne verlagert werden. Aus diesem Grund vermeidet die Patientin tiefes Sitzen. Zudem werden gereizte Strukturen in der Leiste durch die starke Flexion komprimiert.

Hilfsmittel (z.B. ein Keilkissen auf dem Stuhl) vereinfachen Sitzen und Aufstehen, beim angelehnten Sitzen unterstützt ein Kissen die LWS bei leicht nach hinten geneigter Körperlängsachse. Sitzgelegenheiten mit Armlehnen erleichtern das Aufstehen.

Im erhöhten Sitz erlernt die Patientin, ihre vorhandenen Flexionstoleranzen über den proximalen Hebel zu nutzen. Eine kontrollierte Flexion und Extension des Beckens im Hüftgelenk erhält gleichzeitig die potenzielle Beweglichkeit der LWS und regt den Stoffwechsel im Bereich von LWS und Becken an. Diese Übung führt sie vor dem Aufstehen durch.

Der Kompressionsschmerz in der Leiste kann durch Insertionstendopathien der dort inserierenden Muskelansätze oder die Bursa iliopectinea ausgelöst werden. Die Reizung der Bursa wird durch eine Dezentrierung des Hüftkopfes nach ventral unterstützt. Sie liegt zwischen der Iliopsoassehne und dem Hüftkopf und ist damit einer größeren Reibung ausgesetzt. Insertionstendopathien können durch Stellungsveränderungen des Iliums verstärkt werden.

Der Hüftkopf wird passiv und aktiv nach dorsal zentriert. Funktionsstörungen des Sakroiliakalgelenks werden manualtherapeutisch korrigiert. Druckinhibition in Annäherung reduzieren die Sehnenspannung, verbackene Weichteilstrukturen werden durch Querfriktion mobilisiert. Widerlagernde Mobilisationen in hubfreien und -armen Ausgangsstellungen erhalten vorhandene Bewegungstoleranzen und regen die Durchblutung in den überlasteten Muskeln an.

Automobilisationen in Seitenlage und erhöhtem Sitz kann die Patientin mehrmals täglich durchführen. Morgens vor dem Aufstehen erleichtern die Automobilisationen den Einlaufschmerz.

Seit die Patientin diese Maßnahmen regelmäßig durchführt, haben auch die Muskelkrämpfe nachgelassen. Diese traten infolge der dauerhaften Fall verhindernden Aktivität beim Stehen und Gehen auf, bedingt durch die Beugekontraktur. Die ständige Kontraktion führte zur starken Durchblutungsreduzierung in den Muskeln.

Das Gefühl des „Abbrechens" in der LWS ist die Folge der kompensatorischen Hypermobilität in Extension. Lange einseitige Haltung mit fixierter Lordose provoziert ligamentären Schmerz. Die Rückenstrecker sind durch die dauerhafte Flexion des Beckens im Hüftgelenk massiv verkürzt.

Die Patient erlernt die hubfreie Mobilisation der LWS in Flexion, wodurch sich die exzentrische Verlängerung der lumbalen Rückenstrecker verbessert. Vorbereitende Weichteiltechniken bessern die Stoffwechselsituation.

Zur Verlängerung der Rückenstrecker können gezielt Beckenpattern genutzt werden, z.B. agonistische Umkehr im Muster *posteriore Elevation*. Segmentale Stabilisation und kontrollierte Funktion der Bauchmuskeln fördert die Stabilität.

Die Patientin erlernt das „Schmalmachen" der Taille. Dabei wird durch die Aktivität des M. transversus abdominis über Verspannung der thorakolumbalen Faszie die LWS stabilisiert. Sie führt dies zuerst in Rückenlage mit angestellten Beinen, später auch in belasteten Ausgangsstellungen aus.

Schmerzen in Seitenlage sind durch Insertionstendopathien im Bereich des Trochanters und die Kompression des Hüftkopfes ins Zentrum der Pfanne bedingt.

Intermittierende Traktion im Wechsel mit Kompression setzen Be- und Entlastungsreize im Gelenk, die die Ernährung verbessern. Bei Schmerzen in der Nacht führt die Patientin Automobilisationen durch und nimmt Entlastungslagerungen ein.

Der harte Fersenaufprall beim Gehen ist Folge der reduzierten exzentrischen Aktivität der Rückenstrecker. Eine zusätzliche funktionelle Beinverkürzung durch die Beugekontraktur kann ein weiterer Grund sein.

Widerlagernde Mobilisation in Extension verbessert oder erhält Extensionstoleranzen. Durch die gleichzeitige Flexion in der LWS müssen die Rückenstrecker sich exzentrisch verlängern.

Nachdem alle Vorraussetzungen geschaffen wurden, muss die Fähigkeit in den Gang übertragen werden, z. B. durch exzentrisches Fazilitieren der posterioren Elevation bei gleichzeitiger Approximation des anderen Standbeins.

Das Benutzen eines Handstocks, vor allem für längere Gehstrecken, reduziert das Duchenne-Hinken und entlastet das Gelenk sowie die Becken stabilisierende Muskulatur.

5.5.2 Physiotherapeutische Behandlung von Patienten mit Koxarthrose

Ziele

Körperstruktur/-funktion (Impairment)

- Schmerzen lindern und das Hüftgelenk entlasten;
- Verbessern der Knorpelernährung und Resorptionsförderung;
- Beweglichkeit erhalten und verbessern, vor allem Flexion, Extension, Abduktion und Innenrotation;
- Muskelkraft und Koordination erhalten und verbessern.

Aktivitäten (Activities)

Ökonomische Bewegungsabläufe erarbeiten, um zu hohe Kompressionsbelastungen des Hüftgelenks im Alltag zu vermeiden.

Teilnahme (Participation)

- Teilnahme am gesellschaftlichen Leben;
- Patient soll die Rollen ausüben können, die mit seinem beruflichen und privaten Leben verbunden sind.

Maßnahmen

Schmerzen lindern, Hüftgelenk entlasten und Knorpelernährung verbessern

- Wärmeanwendungen und Schmerz lindernde Elektrotherapie, auch an der LWS (Kap. 2).
- Traktion/Kompression: Eine Traktion des Hüftgelenks in Stufe I–II in aktueller Ruhestellung kann unterschiedliche Anteile des Hüftgelenks entlasten (**Abb. 5.74a**). Durch den intermittierenden Wechsel aus Druck und Zug wird die Knorpelernährung verbessert. Wird die Traktion in Stufe III in der Behandlungsstellung durchgeführt, dient sie der Mobilisation des Gelenks (**Abb. 5.74b**).
  - Traktion für den Gewicht tragenden Hüftgelenkanteil (**Abb. 5.75a**): Der Zug erfolgt in kaudaler Richtung in Verlängerung des Femurschafts. Dabei entsteht zwischen Pfannendach und Femurkopf eine Separation, während es im zentralen Gelenkanteil zu einem Kaudalgleiten kommt. Dies ist möglich, da im kaudalen Anteil der Ring der Hüftpfanne unterbrochen ist.
  - Traktion zur Entlastung des zentralen Hüftgelenkanteils (**Abb. 5.75b**): Bei der Traktion rechtwinklig zur Behandlungsebene finden in den Randbereichen Gleitbewegungen statt. Die Behandlungsebene am Hüftgelenk zeigt nach ventral, lateral und kaudal. Der Zug erfolgt in Verlängerung des Schenkelhalses.

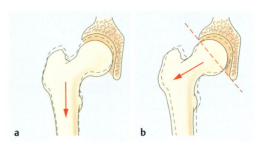

Abb. 5.75a–b Traktionsrichtung zur Entlastung des Hüftgelenks. **a** Gewicht tragender Gelenkanteil. **b** Zentraler Gelenkanteil.

Beispiele: Traktion/Kompression

1. Traktion Gewicht tragender Gelenkanteil

- Ausgangsstellung Patient: Die physiologische Ruhestellung im Hüftgelenk ist leichte Flexion, Abduktion und Außenrotation. Bei Koxarthrose mit zunehmender Einsteifung im Kapselmuster verschiebt sie sich mehr in Richtung Flexion, Adduktion und Außenrotation. Das Bein kann während der Schmerz lindernden Traktion mit einer Knie- und Fußschlinge im Schlingentisch aufgehängt werden.
  Die Fußsohle liegt am Bauch der Therapeutin. Durch maximale Dorsalextension wird der M. gastrocnemius in eine passive Insuffizienz gebracht und sichert damit gemeinsam mit der Knieschlinge das Kniegelenk von dorsal.
- Ausgangsstellung Therapeutin: Die Therapeutin steht in Schrittstellung distal vom Bein und verlagert ihr Gewicht auf das dorsale Bein.
- Durchführung: Wichtig ist ein minimaler Krafteinsatz, da dadurch eine weiterlaufende Bewegung der LWS in Lateralflexion vermieden wird. Das Becken des Patienten ist durch das Eigengewicht auf der Bank fixiert. Die Propiozeptoren des Gelenks nehmen eine Entlastung wahr, wodurch eine Senkung der Nozizeption mit einer Entspannung der umgebenden Muskeln einsetzt.

2. Kompression Gewicht tragender Gelenkanteil
Falls der subchondrale Knorpel noch intakt ist und die Kompression keinen Schmerz auslöst, kann sie im Wechsel mit der Traktion eingesetzt werden. Dabei wird ein Stauchungsreiz genau entgegengesetzt der Traktionsrichtung ausgelöst. Die Therapeutin übt hierzu über die Ferse oder durch Umfassen des distalen Femurs den Stauchungsreiz nach kranial aus.

Die Kompression kann auch durch Aktivierung der zentrierenden Hüftmuskeln erfolgen. Durch den Patientenauftrag *Verhindern Sie, dass ich Ih-*

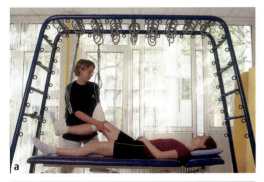

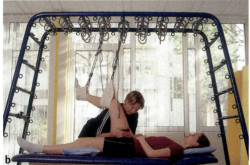

Abb. 5.74a–b Traktion im Schlingentisch. **a** Ruhestellung. **b** Behandlungsstellung.

ren Hüftkopf aus der Pfanne entferne!, werden Muskeln aktiviert, die eine longitudinale Wirkungslinie besitzen. Die Folge ist eine aktive Kompression. Diese im Wechsel mit der passiven Traktion zur Entlastung führt ohne Gefahr der Überlastung zu einer optimalen Wechselbelastung im Gelenk.

3. Traktion zentraler Gelenkanteil
- Ausgangsstellung Patient: Das Bein wird in leichter Hüft- und Knieflexion in den Schlingentisch gehängt oder auf die Schulter der Therapeutin gelegt.
- Ausgangsstellung Therapeutin: Sie steht lateral vom Patienten in Schrittstellung. Die Bankhöhe wird so eingestellt, dass die Hände der Therapeutin übereinander in der Leistenbeuge des Patienten liegen.
- Durchführung: Durch Gewichtsverlagerung auf das dorsale Bein mit leichter Knieextension erfolgt der Zug nach ventral, lateral und kaudal.

> *Diese Ausgangsstellung eignet sich auch zur mobilisierenden Traktion in Behandlungsstellung in Stufe III. Dabei wird z.B. das Bein in mehr Flexion und Innenrotation eingestellt. Die Traktionsrichtung bleibt gleich, da auch die Behandlungsebene konstant bleibt.*

4. Kompression zentraler Gelenkanteil
Sie erfolgt über einen Stauchungsreiz am Trochanter major in kranial-mediale Richtung.

> *Auch diese Kompression kann mit aktiver Traktion kombiniert werden. Dabei verhindert der Patient aktiv die Traktion. Die Grifftechnik entspricht der bei der Traktion des zentralen Gelenkanteils.*

- Hubfreies, widerlagerndes Bewegen in der mittleren, schmerzfreien Bewegungsbahn verbessert die Durchblutung (siehe *Beweglichkeit verbessern*). Die Patienten können das Hüftgelenk morgens vor dem Aufstehen bewegen. Durch die Verteilung der Synovia wird das Gelenk auf die Belastung vorbereitet und kann anschließend besser bewegt werden.
- Löst die aktive Bewegung des distalen Hebels Schmerzen aus, kann das Hüftgelenk nur über den proximalen Hebel Becken bewegt werden. Dabei kann das Bein schmerzfrei gelagert sein (Kap. 9, *Entlastungslagerung und Mobilisation über den proximalen Hebel*).
- Hypertone Muskeln mit aktivierten Triggerpunkten werden durch Weichteiltechniken positiv beeinflusst (Kap. 2).

- Entlastungslagerung in Seitenlage mit Kissen zwischen den Beinen verhindert Fall verhindernde Aktivitäten der Bein- und Beckenmuskeln.
- Entlastungslagerung in Rückenlage mit Unterlagerung des schmerzhaften Beines verhindert Fall verhindernde Aktivitäten der Hüftflexoren und entlastet damit auch die LWS.
- Zentrierung des Hüftgelenks mit Gelenktechniken nach Sohier (1991). Durch die Zentrierung verändert sich die Propriozeption des Gelenks reflektorisch, und die hypertonen Muskeln entspannen sich. Eine Entlastung des Gelenks mit verbessertem Stoffwechsel ist die Folge. Ein dezentriertes Gelenk ist nur ein Glied in einer funktionellen Kette, weshalb die Nachbargelenke immer mit untersucht und behandelt werden.

Beispiele:
1. Zentrierung einer Anteposition der Hüfte (**Abb. 5.76a**)
- Ausgangsstellung des Patienten: Rückenlage, Beine in Neutral-Null-Stellung.
- Ausgangsstellung der Therapeutin: Sie steht in Schrittstellung lateral des Beines, auf Höhe des Hüftgelenks, den Blick nach kaudal gerichtet. Die distale Hand umfasst von ventral den proximalen Unterschenkel unmittelbar distal des Kniegelenks. Daumen und Zeigefinger haben Kontakt mit dem Epicondylus medialis und lateralis des Femurs. Die proximale Hand liegt mit der Handwurzel in der Mitte der Leiste auf Höhe des Hüftkopfes. Die Finger sind nach kaudal gerichtet, der Unterarm steht in Behandlungsrichtung.
- Durchführung: Der dorsale Anteil der Hüftgelenkpfanne ist eine schiefe Ebene nach dorsal-kaudal. Daher muss die Schubrichtung bei der Zentrierung in diese Richtung erfolgen. Durch Gewichtsverlagerung auf das vordere Bein überträgt sich eine Kraft nach kaudal auf beide Therapeutenhände, während die proximale Hand gleichzeitig einen Schub nach dorsal gibt. Das Hüftgelenk wird vorher durch die distale Hand in die submaximale Innenrotation eingestellt und dort gehalten. Dadurch ist der Kopf schon in die dorsale Richtung vorpositioniert. Die Bewegung erfolgt intermittierend bis zum Nachlassen des Gewebes. Die distale Hand kann die Zentrierung durch eine leichte, zusätzliche Rotationsbewegung in Innen- und Außenrotation unterstützen. Ebenso wie ein Korkenzieher die Stellung des Flaschenkorken beeinflusst, wird hierbei die Stellung des Hüftkopfes verändert. Die anschließende Bewegungsprüfung in Innenrotation ist weicher und freier, wenn ein dezentrierter Kopf die Bewegung limitiert hat.

2. Zentrierung der expulsiven Hüfte (Dezentrierung des Hüftkopfes nach lateral; **Abb. 5.76b**)
- Ausgangsstellung des Patienten: Rückenlage, Bein in leichte Abduktion und Innenrotation vorpositioniert.
- Ausgangsstellung der Therapeutin: Sie steht in Schrittstellung lateral des Beines, distal des Hüftgelenks, ihr Blick ist nach kranial gerichtet.
- Durchführung: Die distale Hand umfasst von dorsal den distalen Oberschenkel unmittelbar proximal des Kniegelenks. Die Fingerkuppen haben Kontakt mit dem lateralen Femurkondylus von dorsal und sichern damit die Innenrotation. Die proximale Hand liegt mit der Handwurzel auf dem Trochanter. Die Finger sind nach kranial gerichtet, der Unterarm steht in Behandlungsrichtung. Durch eine leichte Rotationsbewegung der Therapeutin (bei Behandlung des rechten Hüftgelenks Rechtsrotation) überträgt sich eine kaudale und mediale Kraftkomponente auf den Hüftkopf.

3. Zentrierung der impulsiven Hüfte (Dezentrierung des Hüftkopfes nach medial; **Abb. 5.76c**)
- Ausgangsstellung des Patienten: Rückenlage, Bein in leichter Adduktion und Innenrotation vorpositioniert.
- Ausgangsstellung der Therapeutin: Sie steht in Schrittstellung lateral des Beines, auf Höhe des Hüftgelenks, der Blick ist nach kaudal gerichtet.
- Durchführung: Die distale Hand umfasst von ventral den proximalen Unterschenkel unmittelbar distal des Kniegelenks. Daumen und Zeigefinger haben Kontakt mit dem Epicondylus medialis und lateralis des Femurs.
Die proximale Handfläche liegt an der proximalen medialen Oberschenkelseite, der Unterarm ist nach lateral gerichtet.
Durch eine leichte Rotation der Therapeutin (bei Behandlung des rechten Hüftgelenks Linksrotation) überträgt sich eine kaudale und laterale Kraftkomponente auf den Hüftkopf.

Beweglichkeit erhalten und verbessern
Verbessern der Hüftrotation in Bauchlage über das Ilium

> Diese Mobilisation ist keine translatorische Gelenkmobilisation, da sie aufgrund der Gelenkform nicht parallel zur Behandlungsebene erfolgen kann, sondern eine anguläre Mobilisation über den proximalen Hebel.

- Ausgangsstellung Patient: Bauchlage. Die LWS-Lordose ist unterlagert. Das Kniegelenk befindet sich in 90° Flexion nahe an der Bankkante.
- Ausgangsstellung Therapeutin: Sie steht lateral vom Patienten, zur Verbesserung der Innenrotation auf derselben Seite und der Außenrotation kontralateral. Mit dem Wiegegriff umfasst sie den Unterschenkel des Patienten von ventral. Bei der Innenrotationsmobilisation liegt die Hand am medialen, bei der Außenrotationsmobilisation am lateralen Kniegelenk.

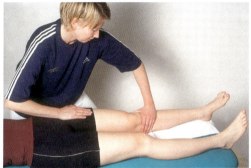
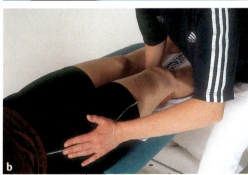
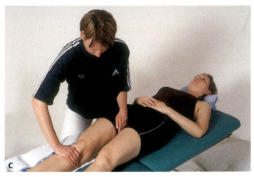

Abb. 5.76a–c Zentrierung des Hüftgelenks mit Gelenktechniken nach Sohier (1991). **a** Anteposition der Hüfte. **b** Expulsive Hüfte. **c** Impulsive Hüfte.

- Durchführung:
  - Innenrotation (**Abb. 5.77**): Das Hüftgelenk wird in Innenrotation eingestellt, bis sich die kontralaterale Seite leicht von der Bank abhebt. Die proximale Therapeutenhand nimmt mit der Handwurzel dorsal vom Trochanter Tiefenkontakt auf. Durch eine verwringende Bewegung der Hand mit den Fingern in Richtung Hosennaht wird der Tiefenkontakt verstärkt. Die Mobilisation erfolgt dann kreisbogig nach ventral-medial.
  - Außenrotation: Von der kontralateralen Seite wird das Hüftgelenk in Außenrotation eingestellt, bis sich die gleichseitige Beckenseite leicht von der Unterlage abhebt. Die proximale Therapeutenhand liegt lateral vom Sakrum auf dem gleichseitigen Ilium und mobilisiert kreisbogig nach ventral-lateral.

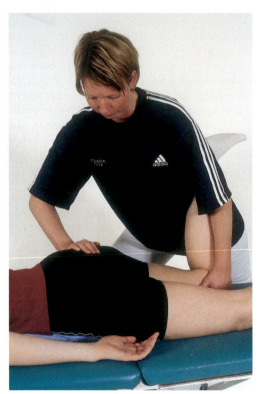

Abb. 5.77 Verbesserung der Hüftinnenrotation.

Widerlagernde Mobilisation

Aufgrund der Einsteifungstendenz fällt es den Patienten zunehmend schwerer, ihr Hüftgelenk selektiv zu bewegen. Die Folge sind Massenbewegungen mit vorzeitig weiterlaufender Bewegung auf den Rumpf. Die widerlagernde Mobilisation bietet die Möglichkeit, das Hüftgelenk vom Becken und Bein aus unter hubfreien Bedingungen so zu bewegen, dass vorzeitig einsetzende weiterlaufende Bewegungen vermieden werden. Dadurch lernt der Patient, sein Hüftgelenk wieder selektiv und koordiniert zu bewegen, und die Durchblutung der das Gelenk umgebenden Strukturen wird deutlich verbessert. Kombiniert mit Weichteiltechniken (z.B. Querdehnung, Quer- und mobilisierende Massage) verstärkt sich der durchblutungsfördernde Effekt.

Bei der widerlagernden Mobilisation in einer hubfreien oder hubarmen Ausgangsstellung wird die Hüftmuskulatur nur als „Beweger" beansprucht. Sie muss also keine Gewichte gegen die Schwerkraft halten oder bremsen, sodass die Kompressionsbelastung des Hüftgelenks gering ist. Selbst wenn ausschließlich im schmerzfreien Bereich und nicht bis an die Grenze der Bewegungstoleranz bewegt wird, empfindet sich der Patient erfahrungsgemäß als beweglicher und leichter und nutzt vorhandene Bewegungstoleranzen besser aus.

Durch die Durchblutungsverbesserung werden die das Gelenk umgebenden Muskeln detonisiert, was wiederum die Bewegung verbessert und die Schmerzen lindert.

Ein großer Vorteil der widerlagernden Mobilisation ist, dass sie nach einer gewissen Lernphase von den Patienten jederzeit selbstständig durchgeführt werden kann.

Das arthrotische Hüftgelenk benötigt Bewegung, da es ansonsten innerhalb kurzer Zeit extrem einsteift. Außerdem würden die Ernährungsreize für den noch vorhandenen Knorpel fehlen, sodass die Degeneration sehr rasch zunähme. Die widerlagernde Mobilisation ist eine Technik, die der Patient gut alleine durchführen kann. Durch die Bewegung von beiden Hebelarmen aus werden die noch vorhandenen Toleranzen voll ausgeschöpft und das Gelenk in allen Ebenen bewegt. Morgens im Bett durchgeführt, reduziert sie die Morgensteifigkeit, da das Gelenk „geschmiert" wird. Auch im Hinblick auf eine eventuell anstehende Operation (Hüftgelenkersatz durch eine Totalendoprothese) müssen die Bewegungstoleranzen so weit wie möglich erhalten bleiben. Die mit Weichteiltechniken gekoppelte widerlagernde Mobilisation ist gelenkschonend.

Prinzipien der widerlagernden Mobilisation
- Die Technik konzentriert sich immer auf jeweils ein Gelenk. Im Hüftgelenk werden Becken und Bein gegenläufig, das Gelenk von beiden Hebelarmen bewegt. Gleichzeitig wird die Drehpunktverschiebung betont, was die Bewegungen vom Hüftgelenk selbst initiiert.
- Die widerlagernde Mobilisation wird vorwiegend hubfrei durchgeführt, d.h. Becken- und Beinge-

wicht werden nicht gegen die Schwerkraft bewegt. (Je nach Behandlungsziel kann jedoch auch unter Belastung widerlagernd bewegt werden; dadurch lässt sich z.B. bei Präarthrosen, bei denen der Schmerz noch nicht im Vordergrund steht, die Koordination verbessern.)
- Die notwendigen Bewegungen des Beckens, die auch in der Wirbelsäule stattfinden, müssen dem jeweiligen Wirbelsäulenbefund des Patienten angepasst werden. Manchmal muss eine hubfreie Mobilisationsphase der LWS vorausgehen, durch die dem Patienten die selektive Beckenbewegung bewusst gemacht werden kann. Kommt es bei der Beckenbewegung zu LWS-Schmerzen, kann vom proximalen Hebel statisch widerlagert werden. Das bedeutet, der Patient erhält z.B. bei der Bewegung in Hüftflexion den Auftrag *Während Ihr Kniegelenk in Richtung Bauch wandert, darf sich der Abstand vom Schambein zum Bauchnabel nicht verkürzen.*
- Am wichtigsten ist die Instruktion des Patienten. Wahrnehmungshilfen für die geplante Bewegung von Becken und Bein sind Druckveränderungen zur Unterlage, Zielorientierungen und Abstandveränderungen am eigenen Körper.
- Wird die widerlagernde Mobilisation von der Therapeutin manipulativ durchgeführt, kann sie begleitend die das Gelenk umgebende Muskulatur mit der mobilisierenden Massage behandeln. Mit einer walkenden Bewegung quer zum Faserverlauf wird die Muskulatur während der Annäherung bearbeitet, wodurch sich die detonisierende Wirkung verstärkt. Hypertone Muskeln, die ein Gelenk umgeben, erhöhen die Kompressionsbelastung des Gelenks, durch detonisierende Maßnahmen sinkt die Gelenkbelastung.

Beispiel: Widerlagernde Mobilisation in Flexion, Extension, Abduktion und Innenrotation

1. Flexion (**Abb. 5.78**)
- Ausgangsstellung Patient: Seitenlage. Falls diese aufgrund beidseitiger Koxarthrose nicht möglich ist, kann auch in Rückenlage mobilisiert werden. Das zu mobilisierende Bein liegt oben. Häufig lässt sich das Bein nicht mehr in die Sagittalebene des Hüftgelenks einstellen, sondern muss kurz vor dem Bewegungsende außer in Flexion auch in Außenrotation mit transversaler Abduktion eingestellt werden. In dieser Position wird es gelagert oder von der Therapeutin gehalten.
Das untere Bein wird in leichter Hüft- und Knieflexion gelagert. Liegt auch hier eine Außenrotationsfehlstellung vor, ist der Unterschenkel mit einem Kissen zu unterlagern, da sonst die Gewichte nicht abgegeben werden können. Die Wirbelsäule befindet sich in Neutral-Null-Stellung.
- Ausgangsstellung Therapeutin: Sie steht ventral oder dorsal vom Patienten. Ihre Hände liegen manipulierend am lateralen proximalen Oberschenkel und am lateralen Becken.

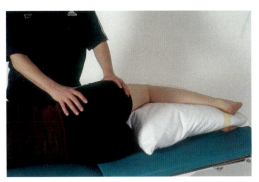

Abb. 5.78 Widerlagernde Mobilisation des Hüftgelenks in Flexion.

- Durchführung: Der Drehpunkt Hüftgelenk soll nach dorsal-kranial und etwas in Richtung Rückenlage bewegt werden. Diese Bewegung unterstützt die Therapeutin am Oberschenkel manipulierend durch Verschiebung der Oberschenkellängsachse in die genannten Richtungen. Das Kniegelenk wandert dabei etwas nach hinten und nach ventral-kranial. Die gleichseitige Spina iliaca anterior superior wandert nach ventral-kaudal in Richtung Oberschenkel.
Bei der Beckenbewegung muss die Bewegung der LWS beobachtet werden. Die Extension der Wirbelsäule soll bis in die BWS hochlaufen, wodurch eine Überlastung des häufig hypermobilen lumbosakralen Übergangs vermieden wird.
- Orientierung des Patienten: Der Tuber der oben liegenden Seite wandert in Richtung Hinterkopf. Becken und Oberschenkel bewegen sich aufeinander zu, wobei Falten in der Leiste entstehen. Zur Extension der Wirbelsäule benötigen manche Patienten noch folgenden Zusatzauftrag *Die Brustbeinspitze entfernt sich vom Bauchnabel, während sich das Becken zum Oberschenkel bewegt.*

Mit einer Alltagsbewegung vor und nach der Übung (z.B. Schuhe anziehen) können Patient und Therapeutin den Mobilisationseffekt überprüfen. In Bewegungspausen können die Hüftextensoren mit Quermassage und -dehnungen behandelt werden. Durch die zunehmende Beugestellung der Hüftgelenke beim Gehen und Stehen wandern die Gewichte kranial der Beuge- und Streckachse der Hüftgelenke zunehmend nach ventral. Diese Gewichtsverschiebung führt zu einer dauerhaften Fall ver-

hindernden Aktivität der Hüftextensoren. Die Muskeln reagieren auf die Überlastung mit einem schmerzhaften reflektorischen Hypertonus. Die widerlagernde Mobilisation und die Weichteiltechniken detonisieren die Muskeln gelenkschonend.

2. Extension (**Abb. 5.79**)
- Ausgangsstellung Patient: Seitenlage. Aufgrund des Extensionsdefizits steht das Hüftgelenk häufig in Flexion, Außenrotation und leichter transversaler Abduktion. Die Kniegelenke befinden sich ebenfalls in Flexion und Varusstellung, bei Adduktionsstellung des Hüftgelenks in Valgusstellung.
Das zu mobilisierende Bein liegt oben und wird in der oben genannten Stellung unterlagert. Es liegt kurz vor dem Bewegungsende der Extension. Das unten liegende Bein wird in mittlerer Hüft- und Knieflexion gelagert. Bei Außenrotationsfehlstellung ist der Unterschenkel mit Kissen zu unterlagern. Die Wirbelsäule befindet sich in Neutral-Null-Stellung.

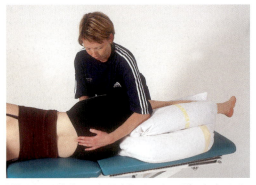

Abb. 5.79 Widerlagernde Mobilisation des Hüftgelenks in Extension.

- Ausgangsstellung Therapeutin: Sie steht ventral oder dorsal vom Patienten, eine Hand in der Leiste und eine am Tuber.
- Durchführung: Der Drehpunkt Hüftgelenk soll nach ventral-kranial und etwas in Richtung Bauchlage wandern. Das distale Oberschenkelende wandert nach dorsal-kaudal und die Spina iliaca anterior superior nach dorsal-kranial.
- Orientierung des Patienten: Der Tuber wandert in Richtung Kniekehle, die Leiste in Richtung Kopfende und nach vorne. Diese Instruktion setzt die Drehpunktverschiebung in Gang. Gelingt sie mühelos, kommt die Bewegung des Oberschenkels hinzu: Der Oberschenkel wird auf der Unterlage nach hinten bewegt, wobei Falten zwischen Gesäß und Oberschenkel entstehen.

In Bewegungspausen können die Hüftflexoren mit Druckinhibition detonisiert werden. Der M. iliacus wird in der Tiefe am ventral-medialen Beckenkamm in Richtung Beckeninnenseite, der M. psoas major am Bauch lateral des M. rectus abdominis in der Tiefe in Richtung LWS (siehe Spondylarthrose) und der M. rectus femoris an seinem Ursprung an der Spina iliaca anterior inferior zwischen den Sehnen des M. sartorius und M. tensor fasciae latae getastet. Diese beiden Muskeln lassen sich an der Spina iliaca anterior superior und der Muskelbauch des M. tensor fasciae latae kaudal-lateral der Spina tasten.
Nach der hubfreien widerlagernden Mobilisation in Extension kann diese in den Halbsitz übertragen werden. Der Patient nimmt dabei seine Extensionstoleranzen bei vertikaler Körperlängsachse wahr und nutzt sie dadurch anschließend besser beim Gehen.

3. Abduktion
- Ausgangsstellung Patient: Rückenlage. Die Lordose der LWS und des thorakolumbalen Übergangs sind so weit zu unterlagern, dass alle Becken- und Brustkorbgewichte abgegeben werden können.
Das nicht zu mobilisierende Bein ist angestellt und führt durch leichte Druckverstärkung auf die Unterlage zur Abnahme des Reibungswiderstands unter dem Becken. Das zu mobilisierende Hüftgelenk liegt in bestmöglicher Extension.
- Ausgangsstellung Therapeutin: Sie steht lateral vom Patienten mit einer Hand am kontralateralen Beckenkamm und der anderen lateral am betroffenen Hüftgelenk. (Alternativ kann das betroffene Bein in den Wiegegriff genommen werden, wobei eine Hand am gleichseitigen Beckenkamm liegt.)
- Durchführung: Der Drehpunkt Hüftgelenk wandert nach kaudal-medial. Das betroffene Bein rutscht auf der Unterlage in Verlängerung der Oberschenkellängsachse nach kaudal und eventuell nach lateral. Die kontralaterale Spina wandert nach kranial medial.
- Orientierung des Patienten: Die Leiste wandert zum Fußende und ein wenig in Richtung Körpermitte, wodurch die gegenüberliegende Taille kürzer wird. Gelingt dieser Bewegungsablauf, wird gleichzeitig die Ferse in Richtung Bankende geschoben und zur seitlichen Bankkante bewegt.

Die das Gelenk komprimierende Kraft der Hüftabduktoren reduziert sich bei zunehmender Abduktion des Hüftgelenks, da sich die Wirkungslinie der Abduktoren vom Drehpunkt entfernt, wodurch der Kraftarm länger wird. Aus diesem biomechanischen Grund ist das Freihalten der Abduktion ein äußerst wichtiges Behandlungsziel.

Die widerlagernde Mobilisation bietet eine gelenkschonende Maßnahme zur Verbesserung der Abduktion und lässt sich gut mit der mobilisierenden Massage kombinieren. In Bewegungspausen können die Hüftadduktoren in verschiedenen Abduktionswinkeln mit Quermassage und -dehnung behandelt werden (Kap. 3).

4. Innenrotation (**Abb. 5.80**)
- Ausgangsstellung Patient: Seitenlage. Das betroffene Bein sollte möglichst unten liegen. Ist dies nicht der Fall, kann auch die Seitenlage auf der anderen Seite oder die Rückenlage eingenommen werden.
  Das zu mobilisierende Bein liegt kurz vor der Extensionsendstellung, und der Fuß hängt am Bankende über. Die Wirbelsäule befindet sich in Neutral-Null-Stellung. Das obere Bein wird in 90° Hüft- und Knieflexion, leichter transversaler Abduktion und Außenrotation gelagert.
- Ausgangsstellung Therapeutin: Sie steht dorsal vom Patienten mit einer Hand am distalen Oberschenkel des zu mobilisierenden Beines und der anderen am lateralen Becken der oberen Seite.

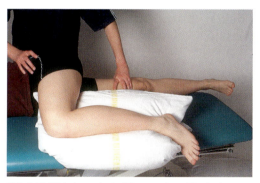

Abb. 5.80 Widerlagernde Mobilisation des Hüftgelenks in Innenrotation.

- Durchführung: Die Rotationszeiger stellen die Verbindungslinie der beiden Spinae und die Beuge-Streck-Achse des Kniegelenks dar. Das Becken bewegt sich auf der Unterlage in Richtung Bauchlage. Damit die Bewegung nicht von den Rotationstoleranzen des lumbosakralen Übergangs abhängig ist, wird der Brustkorb en bloc mitbewegt. Gleichzeitig dreht das unten liegende Bein innenrotatorisch und leicht extensorisch im Hüftgelenk nach hinten.
- Orientierung des Patienten: Der Patient orientiert sich an der Auflagefläche des Beckens auf der Unterlage und an der Kniescheibe. Während Becken und Brustkorb gleichmäßig in Richtung Bauchlage drehen, bewegt sich die Kniescheibe in Richtung Decke.

Befindet sich das zu mobilisierende Bein oben, können in Bewegungspausen die Hüftaußenrotatoren in ihrem Ansatzbereich dorsal vom Trochanter mit Quermassage und -dehnung behandelt werden.

Behandlung der Nachbargelenke
- Bei Funktionsstörungen der LWS segmentale Mobilisation durch die Traktion der Facette (Klafftechnik), anschließend segmentale Stabilisation.
- Funktionsstörungen des Sakroiliakalgelenks manualtherapeutisch behandeln (Kap. 3).
- Entlastende Maßnahmen im Bereich LWS und Kniegelenke (Kap. 5.2 u. 5.4).
- Der Einsatz des proximalen Hebels im Hüftgelenk beeinflusst die Bewegung der LWS.
- Aktivierung der autochthonen Rücken- und Bauchmuskeln, z.B. Taillentrimmer (Kap. 3.2 u. 5.2).
- Mobilisation der Fußgelenke (Manuelle Therapie, Beispiele siehe Kap. 3), anschließend Stabilisation der Fußwölbungen (Kap. 3).

Muskelkraft und Koordination erhalten und verbessern
Kraft und Koordination können überwiegend nur in den nachfolgend dargestellten entlasteten oder teilbelasteten Ausgangsstellungen trainiert werden.

Widerlagerndes Bewegen in Hüftextension im Halbsitz (Abb. 5.81)
- Ausgangsstellung Patient: Im Halbsitz an der Bank. Das Hüftgelenk des stehenden Beines ist ebenso wie das Kniegelenk leicht flektiert. Der Fuß steht unter oder etwas vor dem Hüftgelenk in leichtem Vorfußkontakt. Die Ferse hat keinen Bodenkontakt.
- Ausführung: Der Patient nimmt die Flexionsstellung von Hüft- und Kniegelenk wahr, indem er mit kleinen Bewegungsausschlägen um die Beuge- und Streckachse bewegt. Dann konzentriert er sich auf die Leiste des stehenden Beins. Dieses wird nach vorne-oben bewegt, wobei das Becken auf der halben Sitzfläche nach hinten rollt, die Kniekehle nach hinten-oben und die Ferse zum Boden wandert. Der Patient nimmt die Endstellung der Hüftextension wahr.
Der Bewegungsablauf wird wiederholt, bis er leicht und flüssig abläuft. Anschließend kann mit Innenrotation kombiniert werden, d.h. während das Kniegelenk nach hinten-oben bewegt, dreht es nach innen. Gelingt dieser Bewegungsablauf mühelos, kann die Therapeutin durch einen leichten Widerstand am dorsalen Oberschenkel die Muskelaktivität der Extensoren und Innenrotatoren verstärken.

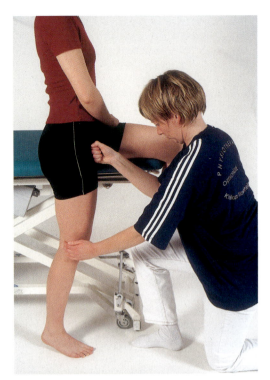

Abb. 5.81 Hüftextension im Halbsitz.

Nach dieser Mobilisation und Koordinationsschulung können sich die Patienten meistens besser aufrichten und empfinden dadurch eine Entlastung im LWS-Bereich. Außerdem wird anschließend beim Gehen die Extension besser genutzt.

Aktive Widerlagerung der Hüftextension im Halbsitz

Das Prinzip der aktiven Widerlagerung in relativ entlastenden Ausgangsstellungen unterbricht Ausweichbewegungen und fördert die Koordination.

Freies Bewegen gegen einen Widerstand muss unbedingt vermieden werden! Das Bein wirkt als Hebeltyp III, d.h. ein sehr langer Lastarm steht einem sehr kurzen Kraftarm gegenüber. Die Muskeln bringen durch ihre Kontraktion eine hohe komprimierende Kraft auf das Gelenk, wodurch sich die Gefahr der Dezentrierung vergrößert.

Die Ausgangsstellung kann zum schonenden Muskeltraining mit dem Prinzip der aktiven Widerlagerung eingesetzt werden. In der beschriebenen Ausgangsstellung rutscht nun der Vorfuß auf dem Boden nach hinten, wodurch eine extensorische Bewegung vom distalen Hebel im Hüftgelenk entsteht. Damit das Becken sich nicht gleichsinnig mitbewegt, behält der Patient die aufrechte Sitzhaltung bei und achtet darauf, dass sich der Abstand zwischen Bauchnabel und Symphyse nicht verlängert und auf der Kontaktfläche Becken/Bank keine Rollbewegung des Beckens stattfindet. Der Druck darf sich nicht verändern!

Je nach Befund lässt sich die Muskelarbeit der Hüftextensoren durch Abheben des Fußes steigern. Die Hüftextensoren arbeiten gegen die Bauchmuskulatur, die eine weiterlaufende Flexion des Beckens in den Hüftgelenken verhindert. Durch die aktive Widerlagerung der Bauchmuskulatur wird diese automatisch mittrainiert.

Mit dem Prinzip der aktiven Widerlagerung können alle Muskeln rund um das Hüftgelenk gelenkschonend trainiert werden. Die Intensität steigert sich, wenn eine Muskelgruppe gegen ihre Antagonisten arbeitet. Der Patient lernt dabei, seine Bewegungen zu kontrollieren und selektiv beispielsweise bei stabilem Rumpf durchzuführen.

Die therapeutischen Übungen eignen sich nach einer gewissen Lernphase auch als Eigentraining.

Mobilisation des Gelenks und Erhaltung der Muskelkraft durch PNF

- In Seitenlage durchgeführte Beckenpattern verbessern am oben liegenden Hüftgelenk dreidimensional die Bewegungstoleranzen vom proximalen Hebel. Am unteren Bein und am Rumpf kommt es zu einer verbesserten Muskelaktivität. Durch die abgegebenen Beingewichte kann sehr gelenkschonend gearbeitet werden.
- Arm- und Rumpfmuster können indirekt durch Irradiation die Muskelaktivität verbessern.
- Wenn die Schmerzen es zulassen, kommt die Gangfazilitation zum Einsatz.

Mobilisation des Gelenks und Muskelkräftigung im Schlingentisch

Der Schlingentisch lässt sich in Kombination mit anderen bereits beschriebenen Techniken sehr sinnvoll einsetzen. Die schwerelose Aufhängung ermöglicht eine Entlastung und damit Druckminderung im Gelenk. Dadurch werden günstige Voraussetzungen für die Diffusionsvorgänge in Knorpel, Kapsel, Bändern und Muskulatur geschaffen. Die Muskelkraft kann unter Entlastung funktionell trainiert werden. Durch die Wahl der Ausgangsstellung, der Aufhängung (Mehr- oder Einpunktaufhängung), des Widerstands durch die Therapeutin oder durch einen Expanderzug wird das Training beliebig gesteigert.

Beispiele:

1. Mobile Becken-Bein-Aufhängung in Seitenlage (**Abb. 5.82**)

In dieser Ausgangsstellung werden gangtypische Bewegungsabläufe geübt.

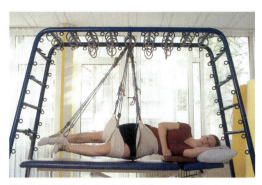

Abb. 5.82 Mobile Becken-Bein-Aufhängung in Seitenlage.

2. Mobile Becken-Bein-Aufhängung in Rückenlage
Diese Stellung kann zur Entlastung und Mobilisation der LWS eingesetzt werden. Zur Entlastung wird die stabile Mehrpunktaufhängung (mehrere Aufhängepunkte; die Flaschen- und Seilzüge befinden sich jeweils über den Gelenken des zu bewegenden Körperabschnitts; Kap. 5.2) und zur Mobilisation die mobile Einpunktaufhängung (nur ein Aufhängepunkt; alle Flaschen- und Seilzüge laufen über dem Drehpunkt des betreffenden Gelenks zusammen) gewählt.

Mobilisation des Gelenks und Muskelkräftigung im Wasser
Die Behandlung im Wasser ist grundsätzlich (mit wenigen Ausnahmen) eine zusätzliche und unterstützende Maßnahme zur Behandlung im Trockenen. Durch die Wirkung des Auftriebs wird das Hüftgelenk entlastet, und die Muskulatur muss keine Haltearbeit leisten. Voraussetzung für einen detonisierenden Effekt ist jedoch, dass der Patient keine Angst im Wasser hat, da Angst und Unsicherheit den Muskeltonus erhöhen. Die tonussenkende Wirkung wird durch eine Wassertemperatur im Behaglichkeitsbereich von 30–36° verstärkt.

Durch den Auftrieb im Wasser wird mit geringer Kraft bewegt. Eine Kraftverbesserung tritt daher nur beim Bewegen gegen den Strömungswiderstand auf.

> Alle gelenkmobilisierenden Techniken können auch im Wasser durchgeführt werden. Da jedoch die Widerlagerung durch die Behandlungsbank entfällt, wird eine Fixation durch die Therapeutin notwendig.

Beispiel: Mobilisation in Abduktion und Innenrotation (Abb. 5.83)
- Ausgangsstellung Patient: Die Maßnahmen werden auf der Schwimmbeckentreppe durchgeführt. Der Patient befindet sich in Rückenlage. Das Kniegelenk ist in 90° Flexion, der Fuß steht auf der Treppe, die Wassertiefe entspricht der Unterschenkellänge. Das andere Bein treibt gestreckt auf dem Wasser.
- Ausgangsstellung Therapeutin: Sie sitzt vor dem Patienten, dessen Unterschenkel zwischen ihren Knien gehalten wird. Die Hände liegen rechts und links am Becken des Patienten. Sie manipulieren eine Abduktion und Adduktion des Hüftgelenks vom proximalen Hebel durch die Beckenbewegung in der Frontalebene, eine Innen- und Außenrotation durch die Beckenbewegung in der Transversalebene.

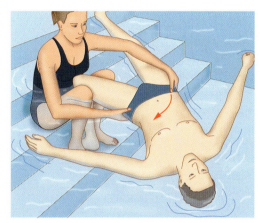

Abb. 5.83 Mobilisation des Hüftgelenks in Abduktion im Bewegungsbad.

Ökonomische Bewegungsabläufe im Alltag erarbeiten

Sitzen
- Durch die eingeschränkte Hüftgelenkflexion wird das Sitzen auf der gesamten Stuhlfläche nur für kurze Zeit toleriert. Viele Patienten sitzen immer an der vorderen Stuhlkante und belasten die betroffene Beckenseite beim Sitzen nicht.
- Der Brustkorb translatiert zur Gegenseite.
- Der Fuß der betroffenen Seite wird im Vorfußkontakt unter den Stuhl gestellt, wodurch sich das Hüftgelenk in Extension, die BWS und LWS in Flexion befinden. Durch diese Ausgangsstellung wird die maximale Hüftflexion vermieden. Das Beingewicht steht damit aber nicht gut auf dem Boden und ruft im Hüftgelenk flexorische und adduktorische Muskelaktivitäten hervor. Das Hüftgelenk gerät in eine ungünstige Stellung, in der die Pfanne kaum noch den Kopf überdacht.
- Durch eine höhere Sitzposition werden die notwendigen Bewegungstoleranzen für eine Beckenflexion in den Hüftgelenken und damit verbunden eine Einordnung der darüber liegenden Körperabschnitte erreicht. Bei einer maximalen

Hüftflexion von 90° sollte die Sitzposition nicht mehr als 70° Hüftflexion fordern.
- Zum Aufstehen und Hinsetzen ist deutlich mehr Hüftflexion nötig als zum Sitzen selbst. Ein Keilkissen auf dem Stuhl und Armlehnen erleichtert das Aufstehen.
- Im erhöhten Sitz lässt sich dem Patienten ein Bewusstsein für die Haltungskorrektur vermitteln. Die Einstellung der Beinachse kann unter relativ entlasteten Voraussetzungen geübt werden.
- Durch Vor- und Rückneigen der Körperlängsachse bei eingeordneten Körperabschnitten wird das Hüftgelenk mit kleinen differenzierten Bewegungen bei stabiler Wirbelsäule bewegt.
- Der Sitz auf einem großen Pezziball lässt sich zur Mobilisation des Hüftgelenks durch die Rollbewegung des Balls gut einsetzen.

Vermeiden hoher Kompressionsbelastung

- Statt langer Gehstrecken besser mit dem Rad fahren;
- Einsatz eines Handstocks kontralateral oder Unterarmgehstützen;
- Zum Wandern Wanderstöcke benutzen;
- Statt schwere Taschen zu tragen, einen Einkaufswagen nehmen;
- Taschen auf der betroffenen Seite und nicht kontralateral tragen: durch die Tasche wandert der Schwerpunkt zur betroffenen Seite, wodurch der Lastarm für die das Becken stabilisierende Muskulatur im Einbeinstand kürzer wird und die Kompressionsbelastung sinkt;
- Gepufferte Schuhsohlen reduzieren die Bodenreaktionskraft beim Fersenkontakt in der Standbeinphase.

Zusammenfassung: Physiotherapeutische Behandlung von Patienten mit Koxarthrose

- *Solange der Schmerz dominiert*, stehen Entlastung, Schmerzlinderung und Resorptionsförderung im Vordergrund:
  - Intermittierende Traktion in aktueller Ruhestellung im Wechsel mit Kompression (falls subchondraler Knorpel noch intakt ist);
  - Bewegen unter Entlastung im schmerzfreien Bereich;
  - Begleitende physikalische Maßnahmen (Elektrotherapie, Wärme);
  - Zentrierung des Hüftgelenks.
- *Beweglichkeit erhalten und verbessern:*
  - Durch Traktion in Behandlungsstellung wird das Gelenkspiel erhalten. Die Elastizität der Kapsel ist die Voraussetzung für Gelenkbewegungen ohne Dezentrierung.
  - Widerlagernde Mobilisation gekoppelt mit Weichteiltechniken. Die Mobilisation kann auch als Automobilisation durchgeführt werden.
  - Löst die Bewegung des distalen Hebels Schmerzen aus, wird nur vom proximalen Hebel mobilisiert; auch als Automobilisation.
  - Die Muskelelastizität wird durch Quer-, bei zweigelenkigen Muskeln mit Längsdehnungen über das schmerzfreie Gelenk in entlasteter Ausgangsstellung (z.B. Längsdehnung M. rectus femoris in Seitenlage über die Kniekomponente) verbessert.
  - Die Längsdehnung kann mit Querdehnung gekoppelt werden.
- *Behandlung der Nachbargelenke:*
  - Beseitigung von Funktionsstörungen in LWS, SIG und Fuß (Manuelle Therapie);
  - Stabilisation hypermobiler Wirbelsäulenabschnitte, z.B. durch segmentale Stabilisation, Beckenpattern und Taillentrimmer;
  - Entlastung der LWS und Kniegelenke (Kap. 5.2 u. 5.4).
- *Muskelkraft und Koordination erhalten und verbessern:*
  - Kraft und Koordination werden in funktionellen gangtypischen Mustern (z.B. Seitenlage im Schlingentisch oder Halbsitz) trainiert.
  - Falls die Belastung keine Schmerzen verstärkt, wird mit PNF im Stand und Gang gearbeitet.
  - Widerlagerndes Bewegen und aktive Widerlagerung der Hüftextension im Halbsitz verbessern die Ausnutzung vorhandener Extensionstoleranzen im Gang.
  - Krafttraining in der offenen Kette hat höhere dezentrierende Komponenten als in der geschlossenen Kette.
- *Ökonomische Bewegungsabläufe im Alltag erarbeiten:*
  - Sitzen auf sehr niedrigen Stühlen vermeiden;
  - Hilfsmittel (z.B. Keilkissen) anbieten;
  - Rad fahren anstelle langer Gehstrecken;
  - Einsatz eines Handstocks kontralateral oder Unterarmgehstützen;
  - Zum Wandern Wanderstöcke benutzen;
  - Einsatz von Einkaufswagen statt Tragen von Taschen; Einkaufstasche immer auf der betroffenen Seite tragen;
  - Gepufferte Sohlen reduzieren die Bodenreaktionskräfte.

5.6 Arthrose im Bereich der Schultergelenke

Definition

Im Bereich der Schulter wird zwischen der Arthrose des Glenohumeralgelenks und der Schultergürtelgelenke unterschieden:
- Omarthrose: Arthrose im Glenohumeralgelenk;
- Arthrose des Akromioklavikulargelenks;
- Arthrose des Sternoklavikulargelenks.

Ätiologie und Pathogenese

Die Armgelenke werden im Gegensatz zu den Beingelenken überwiegend auf Zug und weniger auf Druck belastet. Sie sind keine Gewicht tragenden Gelenke. Die Schulter besitzt durch die Inkongruenz der Gelenkflächen fast keine Knochenführung. Das Schultergelenk ist nicht am Rumpf, sondern am Schulterblatt befestigt. Die einzigen knöchernen Gelenkverbindungen zum Thorax sind die Schlüsselbeingelenke. Der knöcherne Ring der oberen Rippen gewährleistet zusätzliche Stabilität.

Eine sehr kleine Pfanne steht dem relativ großen Humeruskopf gegenüber. Die Inkongruenz wird teilweise durch das die Pfanne vergrößernde Labrum glenoidale ausgeglichen. Da dieses aber keine Knochenführung gewährleistet, wird das Schultergelenk in erster Linie mechanisch durch die Muskulatur und den Kapsel-Band-Apparat gesteuert. Das bedeutet, dass die Störungen der Bewegungsfunktion oft im Bewegungsleitwerk, d.h. im Weichteilmantel zu suchen sind (Kap. 3, *Tendopathien der Schulter*).

Primäre Arthrosen der Schulter sind daher selten, häufiger entstehen sekundäre Arthrosen:

Omarthrose

Ursachen
- Schädigungen der Rotatorenmanschette;
- Frakturen im Bereich des Humeruskopfes;
- Humeruskopfnekrose;
- Entzündliche Gelenkprozesse.

Arthrose des Akromioklavikulargelenks

Ursachen
- Das Akromioklavikulargelenk ist häufig hohen mechanischen Scherkräften ausgesetzt. So führt z.B. eine hypomobile BWS bei endgradigen Armbewegungen zu seiner Überlastung, da die Bewegung nicht ausreichend auf die BWS weiterlaufen kann.
- Nach Schultereckgelenksprengung.

Arthrose des Sternoklavikulargelenks

Ursachen
- Neigung des Sternoklavikulargelenks zur Hypermobilität, sodass veränderte Bewegungsachsen zur Überlastung führen;
- Erhöhung der Kompressionsbelastung im Sternoklavikulargelenk durch stereotype Haltung mit kyphosierter BWS.

> *Die Arthrosen der einzelnen Schultergelenke können isoliert oder kombiniert auftreten. Die Schulterbeweglichkeit ist die Summe der Bewegungen aus folgenden funktionell zusammen gehörenden Gelenken:*

3 knöcherne Schultergelenke
- Glenohumeralgelenk;
- Akromioklavikulargelenk;
- Sternoklavikulargelenk.

2 „Weichteilgelenke"
Sie sind keine echten Gelenke, sondern dienen nur der muskulären Bewegungsführung zwischen folgenden Strukturen:
- Skapula und Thorax (skapulothorakales „Gelenk");
- Humeruskopf und Akromion im subakromialen Raum (Fornix humeri).

2 Rippengelenke
- Sternokostales Gelenk der 1. Rippe;
- Kostotransversales Gelenk der 1. Rippe.

Der Ring aus den oberen Rippen ist ein stabilisierender Sockel für den Schultergürtel, der sonst keine knöcherne Verbindung zum Thorax hat. Ohne die Rippen wäre die Stabilität nicht ausreichend, da die häufig abgeschwächten Muskeln der Interskapularregion die Stabilität eines knöchernen Ringes nicht ersetzen können.

Keines der beteiligten Gelenke kann isoliert betrachtet werden, denn nur das einwandfreie Funktionieren aller garantiert eine harmonische Schulterbewegung.

Bei Bewegungseinschränkungen eines Gelenks kommt es zur kompensatorischen Zunahme der Beweglichkeit in den anderen Gelenken (Kap. 3, *Skapulohumeraler Rhythmus*).

Gelenke erfordern ein Kräftegleichgewicht zur Aufrechterhaltung der Stabilität während der Be-

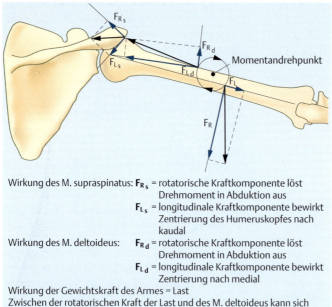

Wirkung des M. supraspinatus: F_{R_s} = rotatorische Kraftkomponente löst Drehmoment in Abduktion aus
F_{L_s} = longitudinale Kraftkomponente bewirkt Zentrierung des Humeruskopfes nach kaudal
Wirkung des M. deltoideus: F_{R_d} = rotatorische Kraftkomponente löst Drehmoment in Abduktion aus
F_{L_d} = longitudinale Kraftkomponente bewirkt Zentrierung nach medial
Wirkung der Gewichtskraft des Armes = Last
Zwischen der rotatorischen Kraft der Last und des M. deltoideus kann sich ein **Momentandrehpunkt** bilden. Das entstehende Drehmoment kann eine Kranialisation des Humeruskopfes auslösen.

Abb. 5.84 Kräftepaar M. deltoideus und Rotatorenmanschette.

wegung. In den meisten Gelenken liefern die passiven Kräfte der Bänder und der knöchernen Gelenkanteile mehr Stabilität als am Schultergelenk. Das Gleichgewicht des Humeruskopfes wird überwiegend durch aktive Kräfte der Muskeln aufrechterhalten.

Bei einem Kräfteungleichgewicht ist die Dezentrierung des Humeruskopfes die Folge (Kap. 3).

Beispiel: Abduktion 90°
Die kurzen, nach kaudal ziehenden Rotatoren bilden gemeinsam mit dem M. deltoideus ein Kräftepaar, das den Humerus in Abduktion bewegt. Die rotatorischen Komponenten der beiden Kräfte erzeugen ein Rotationsmoment, die longitudinalen zentrieren den Kopf in der Pfanne nach kaudal und medial. Die relativ kurzen Kraftarme dieses Kräftepaars stehen dem langen Lastarm (Armgewicht) gegenüber (**Abb. 5.84**).

Durch das Ungleichgewicht zwischen Kraft- und Lastarm kommt es bei der Abduktion sehr häufig zur Dezentrierung des Humeruskopfes nach kranial. Die Folge ist eine Verengung des subakromialen Raumes.

Durch das Verhältnis von Lastarm- zu Kraftarmlänge (8:1) kann die Abduktionskraft des M. deltoideus das Achtfache des Armgewichts betragen. Die Kräfte der Rotatoren können das Neun- bis Zehnfache des Armgewichts erreichen. Dies zeigt, dass sich die auf das Schultergelenk wirkenden Kräfte durchaus dem Körpergewicht annähern können.

Ist die Funktionseinheit der an der Bewegung beteiligten Gelenke beispielsweise durch eine Verletzung gestört, können die einwirkenden Kräfte zu degenerativen Veränderungen der Gelenke führen.

Beispiel: Normale Gleitbewegung im Glenohumeralgelenk bei Abduktion des Armes
Der M. deltoideus bewegt den Arm in die Abduktion. Die Rotatorenmanschette bewirkt während der Abduktion das Kaudalgleiten. Bei Insuffizienz der Rotatorenmanschette kommt es durch den Rollweg des Humeruskopfes nach kranial zum Anstoßen des Tuberculum majus an das Akromion. Die Folge ist eine Enge im subakromialen Raum mit erhöhter Belastung aller darin liegenden Strukturen (Engpasssyndrom; **Abb. 5.85a–b**).

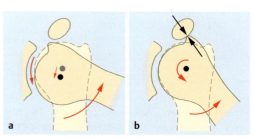

Abb. 5.85a–b Eingeschränkte Bewegung bei Abduktion. **a** Ausgangsstellung. **b** Endstellung.

Die Gelenkkapselveränderung bei einer Omarthrose kann sekundär zu einer *Frozen shoulder* führen. Die Fibrosierung der Gelenkkapsel mit Verklebungen im subakromialen Raum und im Rec. axillaris hat hochgradige aktive und passive Bewegungseinschränkungen zur Folge.

Eine Frozen shoulder kann auch primär ohne Omarthrose auftreten. Die Ursache ist unbekannt. Häufig sind davon Frauen in der Postmenopause betroffen. Die primäre Frozen shoulder ist ein Krankheitsbild, das sich selbst unterhält. Sie geht mit einer ausgeprägten Synovialitis einher, die oft nach 1–2 Jahren spontan wieder ausheilt.

Durch die Randwulstbildung (Osteophyten) kann ein Engpass im subakromialen Raum entstehen, der zum *Impingementsyndrom* (Berührungssyndrom) führt. Das Tuberculum majus stößt bei der Abduktion (vor allem bei 60–120°) unter dem Akromion an.

Beim Impingementsyndrom handelt es sich um ein Symptom und nicht um ein eigenständiges Krankheitsbild. Es gibt verschiedene Formen subakromialer Schmerzsyndrome (SAS), bei denen das Impingementsyndrom auftaucht (Kap. 3).

Ein Ungleichgewicht des an der Abduktion beteiligten Kräftepaars verursacht ebenfalls ein Impingementsyndrom. Das Überwiegen der nach kranial gerichteten Kraft führt zum Anstoßen des Tuberculum majus unter dem Akromion; häufig findet sich ein Ungleichgewicht nach Verletzungen der Rotatorenmanschette (siehe *Beispiel* S. 450 (Abduktion 90°).

Die Enge im subakromialen Raum führt zur Degeneration der Sehnen des M. biceps brachii caput longum und des M. supraspinatus. Bei plötzlich auftretender ungewohnter Belastung kann ein Sehnenriss die Folge sein. Da die beiden Sehnen eine zentrierende Funktion haben, kommt es bei ihrer Degeneration häufig zu einer Subluxationsstellung des Humeruskopfes. Verliert der M. supraspinatus an Funktion, subluxiert der Humeruskopf nach kranial, bei Funktionsverlust des M. biceps caput longum nach ventral.

Symptomatik

- Schmerzen bei Belastung des Armes, vor allem Armbewegungen über Kopf (z.B. Haare kämmen); später treten die Schmerzen auch in Ruhe auf.
- Krepitation bei Armbewegungen.
- Bei Verengung des subakromialen Raumes kommt es zu einem schmerzhaften Bogen (Painful arc): Schmerzen und Ausweichbewegungen treten bei 60–120° Abduktion auf.
- Die Synovialitis der Gelenkkapsel bei der Omarthrose schränkt die Bewegung im Kapselmuster ein (Außenrotation > Abduktion > Innenrotation).
- Dominiert das subakromiale Schmerzsyndrom (SAS), ist die Abduktion stärker eingeschränkt als die Außenrotation.
- Schmerzen können vom Schultergelenk in HWS, Kiefergelenk und Ellenbogengelenk ausstrahlen.
- Die Patienten können nicht auf der betroffenen Schulter liegen.
- Zunehmende Behinderung im Alltag, z.B. beim Ankleiden und bei der Körperpflege.
- Verstärkung der Schmerzen nach längeren „Haltephasen" von Schultergürtel und Armen, z.B. nach längerem Taschentragen bei einem Einkaufsbummel.
- Frühere Traumen im Bereich der Schulter können die Entstehung einer Arthrose begünstigen.
- Je nach Stadium reduzieren sich Beweglichkeit und Kraft.

Stadieneinteilung bei der Gelenkbewegung

Entsprechend der Schädigung des Gelenkknorpels verringert sich die Gleitfähigkeit, die glatte Gelenkflächen voraussetzt. Es kommt zum Überwiegen der Rollbewegung im Gelenk, da diese auch bei nicht so glatten Oberflächen möglich ist (Vergleich mit einem mit Spikes versehenen Rad, das trotzdem weiterrollt). Die überwiegende Rollbewegung führt zur Dezentrierung des Humeruskopfes mit zunehmender Einschränkung der Bewegung, da sonst der Kopf luxieren würde.

Stadium 1
Der Patient kann in seinem erhaltenen Bewegungsausmaß (passives Bewegungsausmaß) mit einem geringen Widerstand (ca. 50% des Maximalwiderstands) den Arm schmerzfrei und flüssig bewegen.

Stadium 2
Der Patient ist in der Lage, den Arm nur ohne äußeren Widerstand gegen die Eigenschwere schmerzfrei und flüssig zu bewegen.

Stadium 3
Der Patient kann nur noch unter Abnahme der Eigenschwere seinen Arm schmerzfrei und flüssig bewegen. Gegen die Schwere treten häufig ein Zahnradphänomen und verstärkte Krepitationsgeräusche auf.

Stadium 4
Trotz Bewegung unter Entlastung hat der Patient Schmerzen und eine zunehmende Bewegungseinschränkung.

Beispiel: Jahre nach einer rechtsseitigen Schulterluxation klagt eine 41-jährige Patientin über zunehmenden Schmerz und Abnahme der Beweglichkeit im rechten Schultergelenk. Vor allem das Haarekämmen und An- und Ausziehen bereiten ihr zunehmend Schwierigkeiten.

Diagnostik

- Funktionelle Untersuchung: siehe Kapitel 5.6.1.
- Röntgenbefund: siehe Kapitel 5.1.

| *Im Röntgenbild ist häufig ein Hochstand des Humeruskopfes zu sehen.*

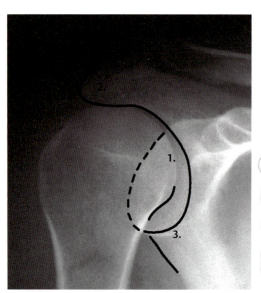

Abb. 5.86 Beurteilungskriterien beim Röntgenbild. (1 Stellung der Cavitas, 2 Neigung des Akromions, 3 kaudaler Bogen Humeruskopf und Cavitas). Der Bogen ist hier durch die Kranialisation des Kopfes unterbrochen.

Beurteilungskriterien beim Röntgenbild (anteriorposteriore Aufnahme; **Abb. 5.86**)
Cavitas
- Bei normaler Stellung der Skapula auf dem Thorax hat die Cavitas eine kleine ovlae Form.
- Bei Innenrotation der Skapula wird das Oval runder.
- Bei Außenrotation der Skapula wird das Oval schmaler.

Neigung des Akromions
- Bei Rotation der Skapula verändern sich die Neigung und die Pfannenebene des Glenohumeralgelenks.
- Bei Innenrotation der Skapula neigt sich das Akromion nach kaudal, und der subakromiale Raum verengt sich.

Bogen im kaudalen Bereich von Humeruskopf und Cavitas
Bei zentriertem Humeruskopf sollte der Bogen bündig sein. In **Abb. 5.86** ist er kranialisiert.

Differenzialdiagnosen

- Arthritis des Schultergelenks (Gelenkentzündung);
- Periarthrosis calcarea (Kalkablagerungen im Bereich der Rotatorenmanschette);
- Tumoren im Schultergelenkbereich;
- Zustände nach Luxationsfrakturen;
- Frozen shoulder.

Therapie

Konservativ

In den meisten Fällen bringt die konservative Behandlung Erfolg (Kap. 5.1).

Operativ

Operiert wird zurückhaltend und erst nach Ausschöpfung aller konservativen Maßnahmen. Die Operation ist nur selten indiziert, da aufgrund der oberflächennahen Lage des Gelenks meist konservativ hinreichend therapiert werden kann.

Chirurgisch besteht die Möglichkeit einer Endoprothese, als letzte Konsequenz die Arthrodese.

5.6.1 Physiotherapeutische Untersuchung bei Patienten mit Arthrose im Bereich der Schultergelenke

Anamnese

siehe *Symptomatik*.

Konstitutions- und Haltungsauffälligkeiten

- Schonhaltung in Elevation, Abduktion und Ventralrotation des Schultergürtels.
- Bei stark ausgeprägten Omarthrosen wird der Arm in Adduktion und Innenrotation vor dem Bauch gehalten.
- Atrophie, vor allem des M. deltoideus, der Außenrotatoren und des M. biceps brachii.

| *Ungünstige Konstitutionen und Haltungsabweichungen können die Symptomatik verschlimmern.*

Beispiele:
- Große Brustgewichte führen zu erhöhtem Tonus der Schulternackenmuskeln.
- Ein kleiner sagittal-transversaler Thoraxdurchmesser mit einem Flachrücken hat eine schlechte Aktivität der Interskapulärmuskeln zur Folge, da die Kraftarme sehr kurz sind.
- Der Humerus stellt sich bei Gebrauchsbewegungen in die Ebene der Skapula ein, die von der Brustkorbform abhängig ist. Aus der Einstellung des Humerus in der Ebene ergibt sich eine bessere Zentrierung des Humeruskopfes in der Pfanne. Bei Bewegungen vom Körper weg verteilt sich die Aktivität gleichmäßig auf alle 3 Anteile des M. deltoideus.
Bei einem kleinen sagittal-transversalem Thoraxdurchmesser steht die Skapula fast in der Frontalebene. Beim Einstellen des Humerus in die Skapulaebene ist daher mehr Abduktionsaktivität nötig und hat eine chronische Überlastung des M. deltoideus und M. supraspinatus zur Folge.
- Bei einer verstärkten Kyphose der BWS verschiebt sich der Schultergürtel mit den Armen nach ventral-kaudal, sodass es zu einer Innenrotation der Arme kommt. Die Mm. pectorales sind verkürzt. Bei allen Gebrauchsbewegungen der Hände und Arme im Gesichtsfeld ist eine vermehrte Außenrotation notwendig. Die Außenrotatoren können überlastet werden.
- Eine destabilisierte BWS mit zusammengesunkenem Thorax führt zu hoher Kompressionbelastung der Sternoklavikular- und Akromioklavikulargelenke sowie zur Überlastung der Außenrotatoren.
- Ein großer frontal-transversaler Thoraxdurchmesser erfordert eine ständige Haltearbeit der Schulternackenmuskeln und Abduktoren.

Sehnenansätze und Ligamente

- Die Sehnenansätze der Rotatorenmanschette und der langen Bizepssehne im Sulcus intertubercularis sind meist druckschmerzhaft und häufig treten begleitend Tendopathien auf (Kap. 3, *Tendopathien der Schulter*).
- Duckschmerz mit lokaler Aufquellung bei der Arthrose der Sternoklavikular- und Akromioklavikulargelenke.
- Eine veränderte Stellung des Humeruskopfes kann tastbar sein: Bei kranialer Subluxationsstellung ist der Abstand Akromion-Humeruskopf geringer als auf der Gegenseite; bei ventraler Stellung tritt er im Seitenvergleich ventral prominent hervor und dorsal-lateral der Skapula ist eine leichte Delle sicht- und tastbar.

Muskulatur

- Hypertonus der Schulternackenmuskulatur.
- Schmerzbedingt ist die Kraft der Armmuskeln reduziert, weshalb Kraftprüfungen nur unter geringer Hubbelastung durchgeführt werden sollten.
- Aufgrund des Kraftverlusts ist die Stabilität der Schulter reduziert (siehe *Beweglichkeit und Bewegungsverhalten*).

Prüfen auf Verkürzung

Durch die postisometrische Relaxation am Bewegungsende kann eine reflektorische von einer strukturellen Verkürzung differenziert werden. Verkürzte Muskeln erhöhen den Anpressdruck im Gelenk. Die Ausprägung der muskulären Kontraktur kann die kapsuläre Kontraktur beschleunigen und verstärken. Bei deutlicher Gelenkdestruktion im 3. und 4. funktionellen Stadium ist die Dehnstellung aufgrund der Schmerzen nicht mehr möglich. Die „Dehnreserve" der Muskeln lässt sich durch Querdehnungen prüfen.

Prüfen auf Kraft

Bei noch gut erhaltener Gelenkfunktion (gute Beweglichkeit, keine Krepitation) kann die Muskelkraft aller Schultermuskeln ganz normal gegen Widerstand und Eigenschwere des Armes geprüft werden (Stadium I und II).

In Stadium III und IV sind die Muskeln schmerzbedingt reflektorisch gehemmt. Das Testergebnis liefert dann keine objektive Aussage über die Muskelkraft. In diesen Stadien wird auf Testen gegen Widerstand und Eigenschwere des Armes verzichtet, da dabei die Belastung des Gelenks zu stark ansteigt.

Statische Widerstandstests

> *Statische Widerstandstests aus der Neutral-Null- bzw. momentaner Ruhestellung geben einen groben Überblick über Kraft und Kontraktionsschmerz der Muskeln.*

- Ausgangsstellung Patient: Aufrechter Sitz, Oberarme am Körper, Ellenbogen in 90° Flexion, Unterarmlängsachsen – wenn möglich – nach vorne gerichtet.

- Durchführung: Widerstand am ventralen Oberarm für die Flexoren, am dorsalen Oberarm für die Extensoren, am lateralen Oberarm für die Abduktoren, am medialen Oberarm für die Adduktoren, am lateralen Unterarm für die Außenrotatoren und am medialen Unterarm für die Innenrotatoren.

Schmerzen bei der Kontraktion können durch folgende Muskeln ausgelöst werden:
- Flexion: M. biceps brachii, M. pectoralis major;
- Extension: M. triceps caput longum;
- Abduktion: M. supraspinatus;
- Adduktion: M. subscapularis, M. teres major und minor;
- Außenrotation: M. infraspinatus, M. teres minor;
- Innenrotation: M. subscapularis, M. teres major, M. latissimus dorsi, M. pectoralis major, M. biceps brachii caput breve.

Beweglichkeit und Bewegungsverhalten

> Das sehr umfangreiche systematische Vorgehen bei der Prüfung der Schulterbeweglichkeit ist bei allen Schultererkrankungen und nicht nur bei der Omarthrose anzuwenden!

Bei der Omarthrose schränkt die Bewegung im Kapselmuster ein, d.h. am stärksten ist die Außenrotation, an 2. Stelle die Abduktion eingeschränkt. Eine freie Abduktion ist nur bei vorhandener Außenrotation möglich, da sie die Begleitrotation der Abduktion ist. Wird der Arm in Innenrotation abduziert, stößt das Tuberculum majus im Bereich 60–90° Abduktion am Akromion an (**Abb. 5.87**).

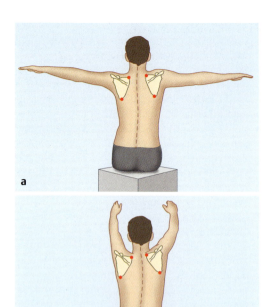

Abb. 5.88a–b Ausweichbewegung bei eingeschränkter Schulterbewegung. **a** Eingeschränkte Abduktion. **b** Eingeschränkte Flexion.

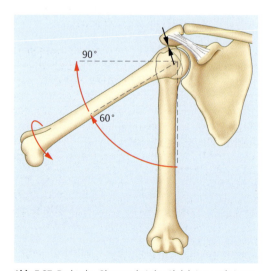

Abb. 5.87 Dreht der Oberarm bei der Abduktion nach innen, entsteht zwischen 60°–90° eine Kompression im subakromialen Raum.

Der Anfang der Untersuchung wird durch die Beurteilung notwendiger Alltags- und Gebrauchsfunktionen und nicht durch separate Funktionstests der einzelnen Gelenke bestimmt.

Bei der Untersuchung der oberen Extremität sind vor allem folgende 2 Bewegungsmuster von Interesse:
- Bewegungen, die in verschiedenen Ebenen zum Körper hin gerichtet sind:
  - eher in der Sagittalebene beim Essen;
  - eher in der Transversalebene beim Kämmen;
  - eher in der Frontalebene beim Gesichtwaschen;
  - für die tägliche Toilette der Schürzen- (Kombination aus Extension, Adduktion und Innenrotation) und der Nackengriff (Kombination aus Flexion, Abduktion und Außenrotation).
- Bewegungen, die vom Körper weg gerichtet sind und somit das gesamte Arbeitsfeld der oberen Extremität eingrenzen: Das Arbeitsfeld ist die Fläche, die der Patient mit seinem eingeschränkten Schultergelenk erreichen kann, z.B. wenn er einen Gegenstand von oben, von der Seite oder von unten aufheben und heranholen will.

Durch diesen groben Überblick mit Beobachtung der Ausweichbewegung erhält die Therapeutin Informationen über die Einschränkungen im Alltag, aber auch über mögliche Überlastungen der kompensierenden Nachbargelenke (**Abb. 5.88a–b**).

Daran schließt sich die spezifische Bewegungsprüfung mit Differenzialdiagnostik der Schmerz auslösenden Struktur an.

Röntgenbilder zeigen eventuell vorhandene Osteophyten, die einen harten, unelastischen, irreversiblen Bewegungsstopp auslösen können.

Aktive Bewegungsprüfung

Bei jeder Bewegungsrichtung wird zuerst die aktive Bewegung geprüft. Lassen es die Schmerzen zu, wird die Bewegung mehrmals durchgeführt, wobei auf folgende Punkte zu achten ist:
- Die Stellung der Arme in der Endstellung und auf dem Bewegungsweg, z.B. eine vermehrte Innenrotationsstellung bei der Abduktion und Flexion beim Kapselmuster der Schulter;
- Die Bewegung der Scapulae auf dem Thorax: Die Therapeutin kann bei der Beobachtung den Angulus inferior beider Scapulae mit Daumen und Zeigefinger umfassen und die Schwenkbewegung auf dem Thorax verfolgen.
- Ausweichbewegungen der benachbarten Gelenke, vor allem auch der Wirbelsäule.

Beispiele: Skapulabewegung

1. Skapulavorlauf
Eine eingeschränkte Beweglichkeit im Glenohumeralgelenk führt zu einer vorzeitig weiterlaufenden Bewegung der Skapula (**Abb. 5.88a–b**).

2. Skapulanachlauf
Schmerzen in den Schultergürtelgelenken und Verklebungen in den Faszien der skapulaführenden Muskeln (z.B. Faszie zwischen M. serratus anterior und M. subscapularis) können eine verzögerte Skapulabewegung zur Folge haben.

Auch ein verkürzter oder hypertoner M. levator scapulae (z.B. bei begleitenden Funktionsstörungen der HWS) führt zu einem Skapulanachlauf. Durch die verzögerte Skapulabewegung kann es im Glenohumeralgelenk zu einer Enge im subakromialen Raum kommen, da sich das Akromion nicht rechtzeitig wegbewegt –, eine mögliche weitere Ursache für eine Impingementsymptomatik.

In diesem Fall geben die Patienten vor allem Schmerzen bei der Abduktion im Bereich 60–120° an, als Ausweichbewegung tritt eine Außenrotation (falls vorhanden) und eine transversale Adduktion auf. Damit wird versucht, das Anstoßen des Tuberculum majus zu vermeiden (Painful arc).

Passive Bewegungsprüfung

Diese schließt sich direkt an die aktive Prüfung an.
- Test über den gesamten Bewegungsweg (Schmerzen, die nur durch Kontraktion von Muskeln ausgelöst wurden, sind jetzt verschwunden. Bei der Omarthrose ist häufig eine deutliche Krepitation spürbar.)
- Test des Endgefühls: Bei Omarthrose kann ein harter unelastischer Stopp durch Osteophyten ausgelöst werden.
  – Fester Stopp: bei Frozen shoulder durch fibröse Kapselverklebungen und strukturelle Muskelverkürzungen.
  – Fest-elastischer Stopp: setzt nur im frühen Stadium durch reflektorische Verkürzungen ein, die endgradige Bewegungen behindern wollen.
- Schultergürtelgelenke: Veränderungen im Akromioklavikular- und Sternoklavikulargelenk äußern sich in höheren Bewegungsgraden erst, wenn der Schultergürtel beginnt, sich mitzubewegen.
- Glenohumeralgelenk: Das Ausmaß der Bewegungseinschränkung im Glenohumeralgelenk kann durch die passive Bewegung mit fixierter Skapula erfasst werden. Am Humeruskopf ist die überwiegende Rollbewegung tastbar, z.B. fehlt bei der Abduktion die Grübchenbildung lateral vom Akromion, da der Humeruskopf nach kranial rollt.

Flexion und Abduktion
Bei der Flexion und Abduktion fixiert die Therapeutin die Margo lateralis von lateral oder den Schultergürtel von kranial mit dem Handballen, während sie mit der anderen Hand den Arm bewegt.

Außenrotation
Bei der Außenrotation aus der Neutral-Null-Stellung (bezogen auf Sagittal- und Frontalebene – Oberarm am Körper) beginnt die Bewegung des Unterarmes am Bauch des Patienten in der Innenrotation, da häufig keine Außenrotation oberhalb der Rotations-Neutral-Null-Stellung auftritt. Die Skapula wird von kranial kommend dorsal am Akromion mit dem Daumen fixiert, weil die weiterlaufende Bewegung eine Adduktion der Skapula ist.

Innenrotation
Sie kann nur aus der Abduktion oder in Kombination mit der Extension geprüft werden. Dabei wird das Akromion von ventral fixiert.

Hochrotation
Außen- und Innenrotation können auch aus 90° Abduktion und Flexion getestet werden, was aber nur bei geringeren Bewegungseinschränkungen zu empfehlen ist. Schmerzen in den Schultergürtelge-

lenken werden hier ebenso wie Verkürzungen der Muskeln deutlich (z.B. bei Außenrotation unterschiedliche Anteile des M. subscapularis, M. teres major; bei Innenrotation Verkürzungen des M. infraspinatus und M. teres minor).

- Prüfen auf Dezentrierung durch Abduktion gekoppelt mit Rotation. Durchführung siehe Kap. 3; S. 216.

Gleitbewegung der Skapula auf dem Thorax

Die passive Bewegung der Skapula sollte in alle Richtungen geprüft werden:

- In Seitenlage lässt sich die oben liegende Skapula in Elevation, Depression, Abduktion und Adduktion sowie in Innen- und Außenrotation passiv in den PNF-Mustern bewegen. Dabei werden Verkürzungen und Verklebungen der umgebenden Muskeln deutlich. Bei muskulärem Hypertonus können Bewegungsgeräusche auftreten.
- Bei einer Omarthrose ist die Beweglichkeit durch die ständige Kompensation der fehlenden Bewegung im Glenohumeralgelenk eher vergrößert, durch hypertone umgebende Strukturen sind häufig Bewegungsgeräusche vorhanden.

Translatorische Bewegungsprüfung

Nach der passiven Bewegungsprüfung wird die translatorische Gleitbewegung im Glenohumeralgelenk und in den Schultergürtelgelenken in alle Richtungen in Behandlungsstellung geprüft. Bei der Omarthrose muss bei der Behandlung die vorhandene Bewegungstoleranz genutzt werden, um eine weitere Bewegungseinschränkung möglichst lange zu verzögern (Beispiele siehe Kap. 5.6.2).

BWS, HWS und obere Rippen

Endgradige Flexion und Abduktion sind nur bei freier Beweglichkeit der BWS möglich. Ab ca. 150° geht die Bewegung in die BWS. Daneben laufen auch die bilaterale Flexion und die Abduktion als Extension in die BWS weiter. Bei unilateraler Flexion und Abduktion kommt es zur Lateralflexion zur Gegenseite und Rotation zur selben Seite. Bei der Armbewegung bewegen sich auch die oberen Rippen mit.

Funktionsstörungen in der HWS können eine Folge des erhöhten Muskeltonus der Schulternackenmuskulatur sein. Der Schulterbereich wird aus dem Segment C4/C5 versorgt, weshalb hier häufig Funktionsstörungen auftreten.

Weitere spezifische Tests

Die Spannungsveränderungen der Schulter-Nacken-Muskulatur und die Stellungsveränderung des Schultergürtels auf dem Thorax können den Plexus brachialis in seiner neuralen Mobilität an seinen Durchtrittsstellen (Mm. scaleni, zwischen 1. Rippe und Klavikula und zwischen M. pectoralis minor und Proc. coracoideus) komprimieren. Die Mobilität wird über die neuralen Dynamiktests der oberen Extremität (ULNT) getestet (Kap. 3).

Da die Schulterbeweglichkeit die normale Testung oft nicht zulässt, wird die Schulter im schmerzfreien Bereich der Abduktion gelagert und die Betonung auf die peripheren Komponenten und die HWS gelegt. Zum Seitenvergleich wird der andere Arm in der gleichen Ausgangsstellung getestet.

Bei eingeschränkter Dynamik des Plexus brachialis müssen die Beweglichkeit der 1. Rippe sowie des zervikothorakalen Übergangs und die entsprechende Muskulatur auf Verkürzung getestet werden.

Checkliste: Physiotherapeutische Untersuchung bei Patienten mit Arthrose im Bereich der Schultergelenke

Anamnese	- Hauptproblem - Funktionseinschränkungen im Alltag - Schmerzen - Beruf, Hobby - frühere Traumen
Konstitutions-/Haltungsauffälligkeiten	- Schonhaltung - Atrophien - Breitenverhältnisse Thorax–Schultergürtel - Stellung von BWS/HWS
Sehnenansätze/Ligamente	Druckschmerz, vor allem Rotatorenmanschette und lange Bizepssehne

Muskulatur	▪ Hypertonus der Schulternackenmuskulatur ▪ Kraft und Kraftausdauer sind schmerzbedingt gehemmt, sodass sich die Stabilität der Schulter reduziert ▪ Durch statische Widerstandstests werden die Muskeln auf Schmerz proboziert
Beweglichkeit	▪ Bei Omarthrose schränkt die Beweglichkeit im Kapselmuster ein: Außenrotation > Abduktion > Innenrotation ▪ Beim subakromialen Schmerzsyndrom (SAS) ist die Abduktion am stärksten eingeschränkt ▪ Nach der aktiven und passiven Bewegungsprüfung wird das Gelenkspiel durch die translatorische Untersuchung in Behandlungsstellung im Glenohumeralgelenk und Schultergürtelgelenke getestet ▪ Die Beweglichkeit der HWS, BWS und der oberen Rippen wird ebenfalls getestet
Bewegungsverhalten	▪ Alltags- und Gebrauchsfunktionen, wie z.B. „Nackengriff" und „Schürzengriff" werden beurteilt ▪ Gebrauchsbewegungen, die zum Körper hin gerichtet sind, werden von Bewegungen unterschieden, die vom Körper weg gerichtet sind
Weitere spezifische Tests	▪ Durch Spannungsveränderungen der Muskulatur und Stellungsveränderungen des Schultergürtels kann der Plexus brachialis in seiner neuralen Dynamik behindert werden ▪ Durch die neuralen Dynamiktests der oberen Extremität (ULNT) wird die Mobilität getestet

Fallbeispiel: Eine 41-jährige Patientin klagt Jahre nach einer rechtsseitigen Schulterluxation über zunehmenden Schmerz und Abnahme der Beweglichkeit im rechten Schultergelenk. Vor allem das Haarekämmen und An- und Ausziehen bereiten ihr zunehmend Schwierigkeiten. Über-Kopf-Arbeiten im Haushalt kann sie nur mit Schmerzen im Bereich der rechten Schulter durchführen.

Hypothesen und Maßnahmen

Das vorangegangene Trauma hat durch die Instabilität der Schulter zu einer sekundären Arthrose im Schultergelenk geführt. Bei der Bewegung in Flexion, Abduktion und Außenrotation überwiegt die Roll- die Gleitkomponente, sodass es zu einer Dezentrierung des Humeruskopfes, vor allem nach kranial kommt. Durch die Kranialisation bei den Gebrauchsbewegungen treten die Schmerzen durch die Kompression der Strukturen im subakromialen Raum auf. Eine begleitende Synovialitis kann die Elastizität der Kapsel reduzieren.

Bei der Patientin stehen zu Beginn der Behandlung die Schmerzlinderung und Entlastung der komprimierten subakromialen Strukturen im Vordergrund. Durch entlastende Traktion und Kaudalgleiten im Wechsel mit Bewegung im schmerzfreien Bereich (z.B. durch die widerlagernde Mobilisation in Abduktion) wird die Durchblutung angeregt. Die Stimulierung der Mechanorezeptoren hat einen Schmerz hemmenden Effekt.

Die Patientin erlernt Entlastungsstellungen, in denen sie das Armgewicht abgeben kann. Durch das aktive Kaudalgleiten im Sitz mit abgelegtem Arm kann sie selbst ihre subakromialen Strukturen entlasten.

Die Mobilisation der BWS führt zur Sympathikusdämpfung, was wiederum einen Schmerz hemmenden Effekt hat. In Seitenlage führt die Patientin die Mobilisation in Flexion und Extension selbstständig durch.

Sobald die Schmerzsituation es erlaubt, wird die Beweglichkeit in Flexion, Abduktion und Außenrotation durch Maßnahmen der Manuellen Therapie in Behandlungsstellung gefördert. Direkt an die passive Mobilisation schließt sich die aktive Zentrierung des Humeruskopfes an. Durch gezielte Widerstände am Humeruskopf wird das aktive Gleiten gefördert.

Die Patientin erlernt Automobilisationen, wobei sich am Anfang Mobilisationen vom proximalen Hebel anbieten, da dabei der lange Lastarm keine Dezentrierung des Humeruskopfes zur Folge hat. Die Stabilisation des Schultergürtels auf dem Thorax ist Voraussetzung für eine koordinierte Armbewegung. Daher beginnt die Stabilisation am Rumpf. Am Arm wird zu Beginn im geschlossenen System über Stützreaktionen die Kokontraktion gefördert. Sobald Schmerz und Rumpfstabilität dies zulassen, müssen gezielt die Armbewegungen trainiert werden, die die Schmerzen reproduziert haben.

5.6.2 Physiotherapeutische Behandlung bei Patienten mit Arthrose im Bereich der Schultergelenke

Ziele

Körperstruktur/-funktion (Impairment)

- Schmerzen lindern und das Schultergelenk sowie den Schultergürtel entlasten;
- Verbessern der Knorpelernährung;

- Beweglichkeit erhalten und verbessern;
- Muskelkraft und Koordination erhalten und verbessern.

> Im Kapitel 9; S. 577 finden sich Prinzipien der Behandlung der Schulter, die auch bei der Arthrose angewendet werden!

Aktivitäten (Activities)

Ökonomische Bewegungsabläufe erarbeiten, um eine zu hohe Kompression der Schulter- und Nachbargelenke im Alltag zu vermeiden.

Teilnahme (Participation)

- Teilnahme am gesellschaftlichen Leben;
- Patient soll seine Selbstständigkeit erhalten und damit die Rollen ausüben können, die mit seinem, beruflichen und privaten Leben verbunden sind.

Maßnahmen

Schmerzen lindern und das Schultergelenk sowie den Schultergürtel entlasten
- Schmerz lindernde Elektrotherapie.
- Eis oder Wärme.

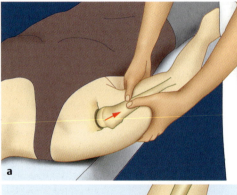

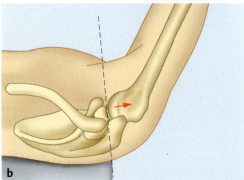

Abb. 5.89 a–b Traktion des Schultergelenks in aktueller Ruhestellung. **a** Am Patienten. **b** Am Skelett.

- Sympathikusdämpfung durch Mobilisation der BWS, z.B. hubfreie Mobilisation in Extension und Flexion in Seitenlage.
- Mobilisation der BWS: Die hubfreie Mobilisation beeinflusst den sympathischen Grenzstrang, wirkt schmerzlindernd und entlastend. Fehlende Bewegungstoleranzen werden verbessert, wodurch eine Überlastung der Schultergürtelgelenke bei den Armbewegungen vermieden wird (Kap. 3.2).
- Bindegewebsmassage: Die Senkung der Sympathikusaktivität führt zur Schmerzlinderung und Durchblutungsverbesserung in den passiven Strukturen.
- Ein HWS-Syndrom verschlechtert die gesamte Symptomatik und muss stets mitbehandelt werden (Kap. 3.2).
- Zusätzliche Tendopathien können mit Druckinhibition (indirekter Sehnenansatz), Querfriktion (Muskelsehnenübergang) und Ultraschall behandelt werden (Kap. 3.3).
- Angebot von Entlastungsstellungen: In bestimmten Entlastungsstellungen können unterschiedliche Muskeln entspannen, wodurch der intraartikuläre Druck abnimmt und die Bänder entlastet werden. Die Entspannung und Schmerzminderung führt zu einer verbesserten Trophik, was wiederum einen analgetischen Effekt hat. Um den Schultergürtel zu entlasten, muss das Gewicht der Arme abgegeben werden können.

Beispiele: Entlastungsstellungen
- Rückenlage: Das Ellenbogengelenk sollte mindestens in der frontalen Ebene des Schultergelenks liegen, um die ventralen Strukturen (vor allem die lange Bizepssehne) zu entlasten. Bei verstärkter BWS-Kyphose müssen Ellenbogen und Oberarm unterlagert werden.
- Seitenlage: Der obere Arm muss so unterlagert werden, dass sein Gewicht nicht an den dorsalen Strukturen zieht. Kopf und Taille sind ebenfalls zu unterpolstern, damit nicht zu viel Gewicht auf der unteren Schulter lastet und die Schulternackenmuskeln entspannen können.
- Sitz: Die Hände liegen auf den Oberschenkeln oder auf Armlehnen.
- Stand: Bei genügend Abduktions- und Innenrotationstoleranz können die Hände in die Taille gestützt oder in die Taschen gesteckt werden. Die Arme werden über die Daumen an Gürtel, Rock- oder Hosenbund oder anderweitig an Kleidungsstücken aufgehängt.
- Zudem sollten dem Patienten auch Entlastungshaltungen für den ganzen Körper als Arbeitshal-

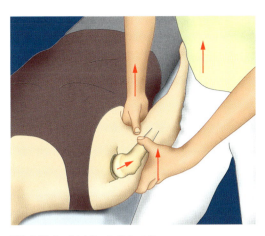

Abb. 5.90 Kaudalgleiten in Ruhestellung.

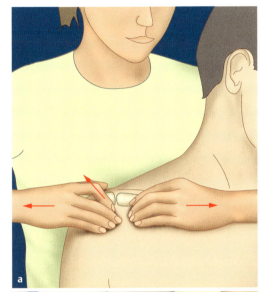

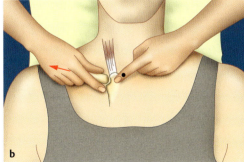

Abb. 5.91a–b Traktion. **a** Akromioklavikulargelenk. **b** Sternoklavikulargelenk.

tung, Ruhe- oder Einschlafstellung gezeigt werden (Kap. 1 u. 5.2).
- Traktion in aktueller Ruhestellung in Stufe I–II zur Schmerzlinderung und Entlastung des Gelenks. Durch die Senkung der Nozizeption kommt es zur Entspannung der periartikulären Strukturen (**Abb. 5.89a–b**).
- Das Kaudalgleiten des Humeruskopfes wird bei Impingementsymptomatik in aktueller Ruhestellung zur Entlastung des subakromialen Raums durchgeführt (**Abb. 5.90**).
- Traktion des Akromioklavikular- und des Sternoklavikulargelenks (**Abb. 5.91a–b**).
- Zentrierung nach kaudal und dorsal (siehe Kap. 3; S. 217).

Verbessern der Knorpelernährung
- Intermittierende Traktion in aktueller Ruhestellung;
- Intermittierende Kompression (Voraussetzung: subchondraler Knorpel ist noch intakt);
- Traktion mit Muskelaktivität gekoppelt: Der Patient soll die Traktion aktiv verhindern. In der Entspannungsphase führt die Therapeutin die Traktion passiv durch. Durch die Wechselbelastung kommt es zur Durchblutungsverbesserung der gelenknahen Muskulatur und zu einem Pumpeffekt auf den Knorpel.
- Bewegung im schmerzfreien Bereich: z.B. fördert widerlagernde Mobilisation in Abduktion und Flexion den lokalen Stoffwechsel.

Beweglichkeit erhalten und verbessern
- Das Kaudalgleiten zur Abduktionsverbesserung bzw. -erhaltung wird in Behandlungsstellung durchgeführt, d.h. am momentan schmerzfreien Bewegungsende der Abduktion. Durch zusätzliches Einstellen des Armes in Außenrotation bei zunehmender Abduktion wird die Kapsel dreidimensional gedehnt und dadurch die funktionell zusammengehörende Bewegungskombination verbessert.
- Für die Greifbewegungen über Kopf benötigt die Schulter dreidimensionale Bewegungstoleranzen in Flexion, Abduktion und Außenrotation. Durch Kaudalgleiten gekoppelt mit einem rotatorischen Gleiten im Sinne der Außenrotation um die Humeruslängsachse wird die Kapsel dreidimensional beeinflusst (**Abb. 5.92a**).
- Das Dorsalgleiten des Humeruskopfes dient zur Verbesserung der Flexion und Innenrotation (**Abb. 5.93a**).
- In Seitenlage wird das Dorsalgleiten zur Verbesserung der Kombinationsbewegung Extension/

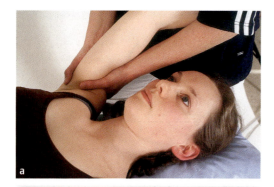

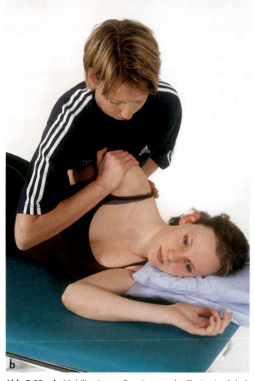

Abb. 5.92a–b Mobilisation. **a** Erweiterung der Flexion im Schultergelenk über 90°. **b** Verbesserung der Extension/Innenrotation in Seitenlage.

Als Test kann der Therapeut während der Bewegungsprüfung der Extension und Außenrotation den Humeruskopf gleichzeitig passiv nach dorsal zentrieren. Verbessert sich die Außenrotation oder Extension durch die Zentrierung nach dorsal, darf der Kopf auf keinen Fall nach ventral, sondern nach dorsal mobilisiert werden. Anschließend erfolgt das Erarbeiten der aktiven Zentrierung des Kopfes nach dorsal (**Abb. 5.93b**).

- Die Gleitmobilisationen richten sich nach dem Arthrosestadium. Bei völliger Knorpeldestruktion im 4. Stadium wird wegen der viel zu hohen Reibung keine Gleitmobilisation mehr durchgeführt. Vielmehr wird nur noch entlastend über Traktion Innenrotation eingesetzt. Durch die schiefe Ebene der Pfanne des Glenohumeralgelenks muss die Gleitbewegung nach dorsal-lateral erfolgen (**Abb. 5.92b**).
- Das Ventralgleiten wird zur Verbesserung der Außenrotation und Extension eingesetzt. Zuvor muss palpatorisch die Stellung des Humeruskopfes ermittelt werden. Seine häufigste Dezentrierung erfolgt nach ventral. Bei den Betroffenen ist die Mobilisation des Humeruskopfes nach ventral nicht sinnvoll, da der Kopf schon vorne hängt.

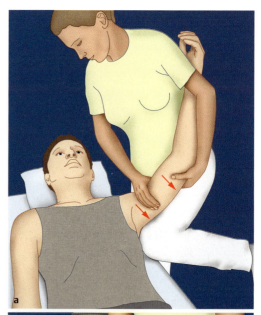

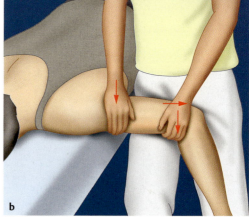

Abb. 5.93a–b Dorsalgleiten und Ventralgleiten des Humeruskopfes. **a** Verbesserung der Flexion und Innenrotation. **b** Verbesserung der Kombinationsbewegung Extension/Außenrotation.

und detonisierende Weichteiltechniken gearbeitet.
- Aktive Zentrierung des Humeruskopfes.
- Die rein passive Bewegungserweiterung durch die Gleitmobilisation lässt sich mit dosierten Widerständen direkt am Humeruskopf kombinieren. Dadurch werden die Zentrierer des Humeruskopfes aktiviert.
- Der Widerstand am Humeruskopf kann auch dreidimensional gegeben und mit statischen Armpattern kombiniert werden.

Beispiele: Dosierte Widerstände am Humeruskopf

1. Führungswiderstand am Humeruskopf
Nach der passiven Mobilisation in Abduktion durch Kaudalgleiten leistet die Therapeutin von kaudal einen Führungswiderstand in der Achselhöhle am Humeruskopf. Der Patient stellt sich eine Kugel vor, die er in Richtung Füße rollen möchte. Es darf nur mit wenig Kraft gearbeitet werden, da sonst die falschen Muskeln aktivieren.

Nach einer gewissen Lernphase kann der Patient diese Übung bei abgelegtem Armgewicht (z.B. Sitz seitlich am Tisch) alleine durchführen und damit auch seinen subakromialen Raum entlasten. Durch die aktive Kaudalisierung wird die kraniale Subluxationsstellung korrigiert.

Mit demselben Prinzip wird der ventralen Subluxationsstellung entgegengewirkt. Die Therapeutin leistet einen dosierten Widerstand dorsal am Humeruskopf, während der Patient den Humeruskopf am Ort halten soll. Durch einen gleichzeitigen Widerstand für die Schulterflexoren wird der M. biceps als korrigierender Muskel stimuliert.

> Es wird mit wenig Kraft und Hubbelastung und ohne Schmerzen gearbeitet.

2. Muster Flexion/Adduktion/Außenrotation bei ca. 90 Flexion
Am Humeruskopf leistet die Therapeutin einen Führungswiderstand für das aktive Dorsal- und Kaudalgleiten. Für die Zentrierung des Kopfes werden damit die Adduktoren und Außenrotatoren stimuliert. Mit der anderen Hand gibt die Therapeutin bei leichter Approximation einen Führungswiderstand für das Muster Flexion/Adduktion/Außenrotation. Die aktive Zentrierung des Humeruskopfes nach passiver Mobilisation ist für ein ökonomisches Bewegungsverhalten des Schultergelenks unerlässlich. In den periartikulären Strukturen wird dadurch die Durchblutung verbessert.

Die Kombination aus passiver Mobilisation mit anschließender Koordinationsschulung im verbliebenen Bewegungsausmaß lässt sich sehr gut im Schlingentisch durchführen. Durch das abgegebene Armgewicht entspannt sich der Patient.

Wechselnde Widerstände direkt am Humeruskopf im Hinblick auf rhythmische Stabilisation im schmerzfreien Bereich haben einen durchblutungsfördernden Effekt und verbessern die Kopfzentrierung.
- Ausführung der passiven Skapulamobilisation in Seiten- oder Bauchlage, anschließend des Skapulapatterns. Durch die Mobilisation wird die Durchblutung der skapulaführenden Muskeln verbessert, und der Tonus sinkt. Anschließend kann die Skapula über PNF-Skapulapattern aktiv bewegt werden. Damit soll die Aktivität der skapulaführenden Muskeln erhalten bleiben, da sich nur bei stabiler Skapula auf dem Thorax der Arm selektiv bewegen lässt. Die Skapulapattern eignen sich auch zur Mobilisation der Schultergürtelgelenke.
- Zur Verkürzung neigende Muskeln werden quer oder längs gedehnt.

> Bei fortgeschrittener Knorpeldestruktion sind Längsdehnungen über das Schultergelenk zu vermeiden werden, da verkürzte Muskeln den Anpressdruck im Gelenk erhöhen.

Beispiele: Querdehnung

1. Querdehnung des M. teres major (**Abb. 5.94**)
- Ausgangsstellung Patient: Seitenlage, der betroffene Arm oben, eventuell im Schlingentisch.

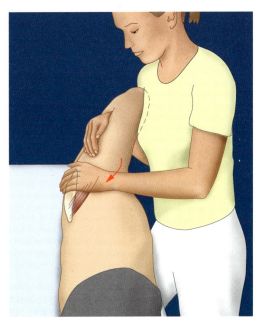

Abb. 5.94 Querdehnung des M. teres major.

- Ausgangsstellung Therapeutin: Ventral vom Patienten; den Arm des Patienten bei Ellenbogenflexion im Wiegegriff, die andere Hand von lateral an der Margo lateralis der Skapula.
- Durchführung: Der Arm wird in maximale Flexion und Außenrotation eingestellt. Der Handballen der Skapulahand führt an der Margo lateralis die Querdehnung in medialer Richtung aus. In dieser Einstellung kann der Muskel auch über den Arm oder die Skapula längs gedehnt werden.

2. Querdehnung des M. subscapularis (**Abb. 5.95**)
- Ausgangsstellung Patient: Rückenlage, den Arm in leichter Abduktion.
- Ausgangsstellung Therapeutin: Lateral vom Patienten, den Arm im Wiegegriff.
- Durchführung: Ventral der Margo lateralis können auf verschiedenen Höhen im subskapulären Raum unterschiedliche Anteile getastet werden. Mit leichtem Druck bewegt die Therapeutin die Fingerkuppen in die mediale Richtung. Mit dieser Technik lassen sich auch Faszienverklebungen zwischen M. subscapularis und M. serratus anterior lösen.

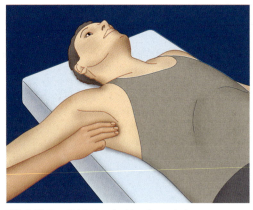

Abb. 5.95 Druckinhibition des M. subscapularis.

- Außerdem müssen folgende Muskeln häufig gedehnt werden:
  - M. trapezius pars descendens ;
  - M. levator scapulae;
  - M. pectoralis minor;
  - Mm. scaleni;
  - M. pectoralis major.
- Mobilisierende Massage: Hypertone und reflektorisch verkürzte Muskeln können auch über die mobilisierende Massage detonisiert werden: Durch manipulierendes Verschieben der Gelenke und Hebel der Schultergürtel-, Brustkorb- und Kopfregion werden die Muskeln gedehnt, anschließend in Bezug auf Ursprung und Ansatz wieder angenähert und in dieser Phase mit Massagegriffen gelockert.

Die Manipulation erfolgt am Anfang langsam. Dabei wird der Patient über die beabsichtigte Bewegung informiert, damit er Bremsaktivitäten unterlässt. Die mobilisierende Massage verbessert die Durchblutung und Entspannung und schult gleichzeitig die Wahrnehmung des Patienten.
- Unterbrechung der kompensatorischen Ausweichbewegungen durch Bewegungen vom proximalen Hebel: Bewegungsausschläge können entweder durch Drehpunktverschiebung oder vom proximalen, vom distalen oder von beiden Hebelarmen gleichzeitig ausgeführt werden. Bewegungssausschläge von proximal oder durch Drehpunktverschiebung erfordern andere Muskelgruppen als Effektoren als die Bewegung vom distalen Hebel, wodurch Ausweichbewegungen unterbrochen werden.

Beispiel: Flexion im Humeroskapulargelenk vom proximalen Hebel (**Abb. 5.96**)
- Ausgangsstellung Patient: Er steht im Abstand von einer Fußlänge vor einem Tisch, den er mit den Fingerspitzen berührt. Der Abstand der Hände ist etwas größer als der zu den Schultergelenken.
- Instruktion an den Patienten: „Ihre Fingerspitzen geben den Kontakt zum Tisch nicht auf und verstärken nicht den Druck, während Sie einige Schritte rückwärts laufen. Der Brustkorb entfernt sich so weit wie möglich von den Oberarmen." Die Therapeutin achtet darauf, dass das Akromion nicht in Elevation wandert und keine Schmerzen auftreten.

Mit dem Rückwärtsgehen entfernt sich die Skapula vom Humerus. Das Humeroskapulargelenk verschiebt sich nach dorsal-kaudal, wodurch eine Flexion entsteht. Da sich das Körpergewicht

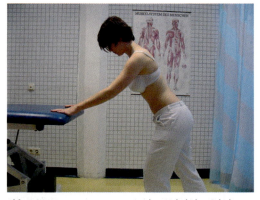

Abb. 5.96 Bewegung vom proximalen Hebel des Schultergelenks in Flexion.

von den Fingern entfernt, findet erfolgt keine Kompression im Schultergelenk. Damit müssen die Schultermuskeln nicht als „Beweger" arbeiten, sodass das Schultergelenk entlastend mobilisiert wird.
- Mobilisation über Drehpunktverschiebung.

Beispiel: Durch Elevation und Depression der Skapula bei hängendem Arm oder abgelegtem Armgewicht im Sitz bei eingeordneten Körperabschnitten lässt sich das Schultergelenk in Adduktion und Abduktion bewegen.

Bei der Elevation wandert das Akromion nach kranial-medial, der Abstand der Schultergelenke verringert sich und der kaudale Skapulawinkel entfernt sich von der Wirbelsäule. Durch gleichzeitige Verschiebung des Humeroskapulargelenks nach kranial-medial entsteht in diesem Drehpunkt eine Adduktion.

Bei der Depression wandert das Akromion nach kaudal-lateral, der Abstand der Schultergelenke wird größer, und der kaudale Skapulawinkel nähert sich der Wirbelsäule. Durch gleichzeitige Verschiebung der Humeroskapulargelenke nach kaudal-lateral entsteht in diesem Drehpunkt eine Abduktion.

Die Drehpunktverschiebungen können zunächst in Ruhestellung geübt werden. Beherrscht der Patient den Bewegungsablauf, wird der Arm kurz vor dem Bewegungsende gelagert.

Da die Muskelaktivität bei vertikal stehender Körperlängsachse hauptsächlich von den Skapulaelevatoren (M. trapezius pars descendens, M. levator scapulae) ausgeht, kann das Schultergelenk ohne Belastung mobilisiert werden. Bei der Depression kann der Patient seinen Scheitelpunkt nach kranial schieben, wodurch sich die Muskeln zusätzlich verlängern.

- Widerlagernde Mobilisation: Dabei wird manipulativ von beiden Hebeln bewegt, um das größtmögliche Bewegungsausmaß auszuschöpfen. Damit bremsende Muskeln nicht kontrahieren, darf nicht ruckhaft bewegt werden. Bei Schmerzen wird das Bewegungsausmaß kleiner gewählt, wobei trotzdem eine Durchblutungsverbesserung erreicht wird. Daher bietet sich die Maßnahme auch bei der Frozen shoulder an, weil hier die Durchblutungsverbesserung einen positiven Effekt auf die trophischen Störungen hat und ein Schwerpunkt in der Behandlung ist.

Übernimmt der Patient mehr Aktivität, wird die Koordination gefördert.

Beispiel: Widerlagernde Mobilisation in Abduktion
- Ausgangsstellung Patient: Seitenlage (alternativ z.B. im Schlingentisch in Rückenlage); der betroffene Arm liegt oben, die Hand von ventral an der Schulter.
- Ausgangsstellung Therapeutin: Dorsal vom Patienten, wobei eine Hand gabelförmig den Angulus inferior umfasst und der andere Arm das Armgewicht des Patienten übernimmt. Die Hand umfasst Daumen und Hand des Patienten.
- Durchführung: Während der Patientenarm nach lateral-kranial in die Abduktion geführt wird, manipuliert die andere Hand die Schwenkbewegung des Angulus inferior nach medial. Gleichzeitig wird über die Depression der Skapula der Drehpunkt Humeroskapulargelenk nach kaudal-lateral verschoben.

In Rückenlage im Schlingentisch kann die widerlagernde Mobilisation mit dem Kaudalgleiten des Humeruskopfes verbunden werden.

Die widerlagernde Mobilisation in Flexion, Rotation und Extension lässt sich in Seitenlage, auch mit Aufhängung im Schlingentisch durchführen. Alle widerlagernden Mobilisationen können mit der mobilisierenden Massage kombiniert werden.

- Bei bleibenden Bewegungseinschränkungen müssen zusammen mit dem Patienten Kompensationsbewegungen sowie entlastende Maßnahmen für die überlasteten Strukturen gefunden und geübt werden.
- Mobilisation mithilfe der Auftriebskraft im Bewegungsbad.

Verbessern der Muskelkraft und Koordination
- Bewegen vom distalen Hebel: Diese Bewegungen entsprechen dem normalen Bewegungsverhalten, dessen Harmonisierung ein wesentliches Behandlungsziel ist. Bei Omarthrosen ist eine völlige Harmonisierung häufig nicht möglich. Im verbliebenen Bewegungsausmaß wird so weit wie möglich die harmonische Bewegung angestrebt. Vorbereitende Übung ist die aktive Zentrierung des Humeruskopfes (S. 461).
- Dynamische Umkehrungen der Arm- und Skapulamuster als PNF-Technik im schmerzfreien Bewegungsausmaß fördern die Koordination.
- Dynamische Armpattern kombiniert mit statischen Skapulapattern verbessern die Stabilität der Scapulae auf dem Thorax bei selektiver Armbewegung und verhindern damit vorzeitig weiterlaufende Bewegungen.
- Folgende Aktivitäten erfordern Stabilität in der Schulter:
  – beim Bewegen des distalen Hebels;
  – bei schnellen, zielorientierten Willkürbewegungen (z.B. greifen, werfen);
  – Stützaktivitäten.

- Eine sehr wichtige Muskelgruppe zur Stabilisation sind die Außenrotatoren, die die Dezentrierung nach ventral und kranial verhindern.
  Die Stabilisation beginnt im geschlossenen System, z.B. in der Stützfunktion (Sitz am Tisch oder Vierfüßlerstand). Hierbei arbeiten die Muskeln in Kokontraktion. In diesen Ausgangsstellungen kann der Humeruskopf durch rhythmische Stabilisation direkt am Humeruskopf stabilisiert werden.
  Die Kaudalisierer des Humeruskopfes müssen ihre Funktion bei Alltagsbewegungen meist unter aktiver Verlängerung erfüllen. Dies kann im geschlossenen System beim Erarbeiten von Bewegungsübergängen fazilitiert werden.

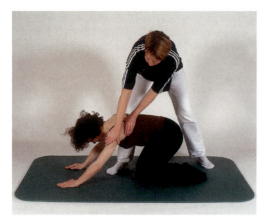

Abb. 5.97 Fazilitation der exzentrischen Verlängerung von M. latissimus dorsi und M. teres major als Kaudalisierer des Humeruskopfes.

Beispiel: Erarbeiten des Bewegungsübergangs vom Vierfüßlerstand in den Fersensitz mit stabilem Schultergürtel und Schultergelenk (Abb. 5.97)
- Bei diesem Bewegungsübergang stabilisiert der M. latissimus dorsi gemeinsam mit dem M. teres major und dem M. infraspinatus über die Stützfunktion den Humeruskopf kaudal. Die Muskeln müssen bei aktiver exzentrischer Verlängerung den Humeruskopf kaudalisieren. Voraussetzung für die Durchführung ist die Schmerzfreiheit bei der Belastung der Schulter mit dem Teilkörpergewicht.
- Ausgangsstellung Patient: Vierfüßlerstand, Hände unter dem Schultergelenk.
- Ausgangsstellung Therapeutin: Kontralateral der zu stabilisierenden Schulter.
- Durchführung: Die Hände der Therapeutin fazilitieren die exzentrische Verlängerung des M. latissimus dorsi, indem die kraniale Hand den Humeruskopf nach ventral-kranial und die kaudale Hand über den Margo lateralis die Skapula in die posteriore Depression schiebt. Der Patient lässt diese Bewegung nur langsam zu, während er sich auf das Gesäß absetzt.
- In der Alltagsfunktion benötigt das Schultergelenk die Stabilisation vor allem bei der Greiffunktion in der offenen Kette. Greifen erfolgt häufig im Muster Extension/Adduktion/Innenrotation. Dabei müssen die Außenrotatoren aus der Verlängerung heraus die Dezentrierung des Humeruskopfes nach ventral verhindern.
  Die Stabilität kann durch das gezielte Üben der Greiffunktion im Sitzen am Tisch trainiert werden. In dieser Ausgangsstellung besteht die Möglichkeit, anfangs das Armgewicht teilweise abzugeben. Die Therapeutin kann die aktive Führung des Humeruskopfes unterstützen, in dem sie eine leichte Approximation vom Kopf ins Gelenk setzt und den Humeruskopf gleichzeitig in die Außenrotation führt, während der Patient in Extension/Adduktion/Innenrotation greift.
  Die Grifftechnik ähnelt der im Vierfüßlerstand. Gleichzeitig kann die distale Therapeutenhand das Pattern in Extension/Adduktion/Innenotation an der Hand fazilitieren.
  Durch den Reiz am Humeruskopf erhält das Gelenk die Information zur Stabilität in Außenrotation, bevor der Patient in Innenrotation greift. Dadurch wird eine Dezentrierung nach ventral vermieden.
  Dieses Prinzip kann in verschiedenen Winkeln der Flexion durchgeführt werden (weitere Beispiele im Kap. 9).

Erarbeiten ökonomischer Bewegungsabläufe für den Alltag

> Alle Übungen zur Verbesserung der Kraft und Koordination vergrößern gleichzeitig die Ökonomie, da der Kopf durch die aktive Zentrierung mechanisch geringer belastet wird.

- Haltungskorrektur: Der Schultergürtel kann nur bei eingeordneten Körperabschnitten auf dem Brustkorb abgelegt werden. Ein Schwerpunkt ist die Stabilisation der BWS, um die Belastung der Schultergürtelmuskulatur als Haltemuskulatur zu reduzieren. Die Stabilisation erfolgt zu Anfang mit abgegebenen Armgewichten, z.B. im Sitz vor dem Tisch mit darauf abgelegten Unterarmen.
- Erarbeiten von Alltagsbewegungen und gegebenenfalls Angebot von Hilfsmitteln.

Beispiele:
- Griffverlängerungen für die Haarbürste und Greifzange vergrößern das Arbeitsfeld des Armes.
- Zum Waschen wird eine Bürste mit langem gebogenem Stil oder ein an einem Kleiderbügel oder einem gebogenem Kunststoffrohr befestigter Schwamm benutzt. Damit werden auch schwer zugängliche Körperregionen (Rücken, Gesäß) erreicht.
- Durch Vorbeugen des Oberkörpers kommt der Patient leichter an seinen Kopf. Beim An- und Ausziehen werden dadurch die Schultern entlastet.
- Beim Anziehen einer Jacke wird der betroffene Arm immer zuerst, beim Ausziehen zuletzt in den Ärmel geführt.
- Der Arm sollte im Alltag so weit wie möglich eingesetzt werden, da sonst die Einsteifung schneller fortschreitet. Dabei ist aber jegliche Schmerzprovokation zu vermeiden.

Zusammenfassung: Physiotherapeutische Behandlung von Patienten mit Arthrose im Bereich der Schulter

- Wenn der Schmerz dominiert, stehen Entlastung, Schmerzlinderung und Resorptionsförderung im Vordergrund: intermittierende Traktion oder Kompression in aktueller Ruhestellung, Traktion gekoppelt mit Muskelaktivität, Sympathikusdämpfung durch Mobilisation der BWS, Bewegen unter Entlastung im schmerzfreien Bereich, begleitende physikalische Maßnahmen (Elektrotherapie, Wärme). Entlastungsstellungen können die Patienten selbstständig einnehmen.
- Beweglichkeit erhalten und verbessern:
  - Durch Traktion oder Gleitmobilisation in Behandlungsstellung wird die Beweglichkeit in allen Ebenen im Schultergelenk erhalten und verbessert. Die anschließende aktive Zentrierung ist Voraussetzung für die Nutzung der neuen Bewegungstoleranzen.
  - Automobilisationen über den proximalen Hebel vermeiden hohe Belastung der Schulter und unterbrechen Ausweichbewegungen.
  - Die Muskelelastizität wird durch Querdehnungen in Behandlungsstellung gewährleistet.
- *Muskelkraft und Koordination erhalten und verbessern:*
  - In der geschlossenen Kette wird mit der Stabilität des Schultergürtels auf dem Thorax begonnen.
  - Durch gelenknahe Widerstände am Humeruskopf wird die aktive Zentrierung erarbeitet.
  - Im Alltag ist die Stabilität vor allem in der offenen Kette erforderlich. Daher werden auch alltagsnahe Bewegungsabläufe (z.B. greifen) erarbeitet. Dabei fazilitiert die Therapeutin gezielt die stabilisierenden Muskelgruppen, wie z.B. die Außenrotatoren.
- *Ökonomische Bewegungsabläufe erarbeiten:*
  - Voraussetzung für ökonomische Bewegungen sind Stabilität und Koordination im Bewegungsablauf.
  - Haltungskorrektur vermeidet Überlastung des Schultergürtels.
  - Die Selbstständigkeit im Alltag wird durch Hilfsmittel (z.B. Griffverlängerungen oder Greifzange) ermöglicht.

Es ist kontraproduktiv, wenn Entlastungsmechanismen nicht als solche erkannt werden und in der Therapie versucht wird, dem Patienten diese „abzugewöhnen"

6 Erkrankungen, die zu verminderter Belastbarkeit der Strukturen des Bewegungssystems führen

6.1 Überblick · *469*
6.2 Aseptische Osteochondronekrosen · *478*
6.3 M. Scheuermann · *478*
6.4 M. Perthes (juvenile Hüftkopfnekrose) · *487*
6.5 Osteoporose · *497*

Sturzprophylaxe und Verbessern der posturalen Kontrolle bei Osteoporose

*M. Scheuermann:
Haltungskorrekturen durch Mobilisation hypomobiler Wirbelsäulenabschnitte und Verbessern der Elastizität verkürzter Muskeln vorbereiten*

6 Erkrankungen, die zu verminderter Belastbarkeit der Strukturen des Bewegungssystems führen

6.1 Überblick

Definition

Die Erkrankungen beeinflussen die Ernährung der Körperstrukturen, das Wachstum und/oder die Regeneration der Zellen. Mechanische Belastungen haben Einfluss auf den Stoffwechsel der Strukturen.

Allgemeines

Die Erdanziehungskraft gibt jedem Körper sein Gewicht und bedeutet ständige Belastung für das Bewegungssystem. Hielten andere Kräfte ihn nicht davon ab, würde der Körper unweigerlich zu Boden gezogen. Um seine aufrechte Haltung beizubehalten, muss der Mensch Kräfte gegen die Erdanziehung entwickeln. An dieser Kraftentwicklung ist das gesamte Bewegungssystem mit allen seinen Komponenten, dem Skelett mit allen Gelenkanteilen, den passiven Stabilisatoren und den Muskeln beteiligt. Natürlich wirken die Kräfte auch innerhalb des menschlichen Körpers und üben damit auch Kräfte auf die jeweiligen Körperstrukturen aus. Werden im Bewegungssystem aktive und passive Kräfte benötigt, erhöht sich die Belastung auf das Bewegungssystem weit über das Gewicht der zu tragenden Masse.

In der Orthopädie gibt es viele Erkrankungen, die zu einer verminderten Belastbarkeit der Körperstrukturen führen, z.B. degenerative Erkrankungen, Entzündungen, chronische Schmerzen und Traumatisierung der Gewebe durch Operationen.

Im Folgenden werden Erkrankungen beschrieben, die durch Veränderungen des Stoffwechsels die Belastbarkeit von Strukturen des Bewegungssystems schwächen.

Veränderungen der Durchblutung im Bereich der Wachstumsfugen:
Beispiele:
- *Aseptische Osteochondrosen* sind Wachstumsstörungen im Epiphysenbereich, die bei Kindern als Folge von Durchblutungsstörungen unbekannter Ursache vorkommen. Dabei kommt es zu lokalen Störungen der Verknöcherungsvorgänge. Begleitend können im subchondralen Knochen avaskuläre und seltener Knorpelnekrosen auftreten.
- Die häufigsten sind *M. Perthes, M. Scheuermann, Osteochondrosis dissecans* und *M. Schlatter* (Osteochondrose an der Tibiaapophyse).

Veränderungen der Knochendichte
Beispiel: Bei der Osteoporose verringern sich gleichmäßig Grundsubstanz und Mineralien des Knochens. Sie kann sich immer dann entwickeln, wenn es im Verhältnis zwischen Knochenbildung und Knochenresorption zu einer negativen Skelettbilanz kommt. Diese entsteht entweder durch verstärkte Knochenresorption oder verminderter Knochenneubildung.

Ätiologie und Pathogenese

Die Ätiologie vieler Erkrankungen ist bis heute nicht endgültig geklärt, wie z.B. die Entstehung der Durchblutungsstörungen im Wachstum bei M. Perthes und M. Scheuermann.

Neben mechanischen Störungen werden auch genetische Faktoren genannt (siehe jeweils unter den Erkrankungen). Ein großer Teil der Erkrankungen tritt in bestimmten Lebensphasen auf.
Beispiele:
- M. Perthes: Kinder von 5–9 Jahren;
- M. Scheuermann: Beginn der Erkrankung in der Regel im Alter von 11–13 Jahren;
- Primäre Osteoporose: Postklimakterisch, senil.

Diagnostik

Erste Hinweise erhält der Untersucher bei vielen Erkrankungen bereits durch die Beobachtung von Haltung und Bewegungsverhalten (z.B. Gehen) und dem Prüfen der Bewegung.
Beispiele:
- Verstärkte Kyphose bei M. Scheuermann oder Osteoporose.
- Hinkmechanismen mit Leisten- und Knieschmerz bei Kindern (Differenzialdiagnostik zwischen

M. Perthes und Epiphysiolysis capitis femoris, der Lockerung der Wachstumsfuge im Schenkelhals erforderlich).
- Bewegungseinschränkungen der Hüftgelenke bei M. Perthes und Epiphysiolysis capitis femoris.
- Bewegungseinschränkungen der Wirbelsäule mit fixierter Kyphose bei M. Scheuermann.
- Bildgebende Verfahren sind ergänzend zur klinischen Untersuchung unverzichtbar.
- Die Auswahl richtet sich nach den darzustellenden Gewebestrukturen.
- Röntgenbild: zur Darstellung knöcherner Strukturen (z.B. Wirbelkörperdeformitäten bei Osteoporose).
- MRT: Veränderungen von Weichteilstrukturen (z. B. ist der M. Perthes im Initialstadium nur im MRT sichtbar).
- Messverfahren zur Bestimmung des Knochenmineralgehalts (Knochendichte).
- Photonenabsorptionsmessung oder quantitative Computertomographie (S. 504, *Osteoporose*).

Therapie

Je nach Erkrankung kommen verschiedene konservative und operative Therapieformen zum Einsatz. Bei allen Erkrankungen müssen die Patienten über die verminderte Belastbarkeit der Strukturen informiert werden. Viele Erkrankungen erfordern Veränderungen der Lebensumstände, wie z.B. Ernährung (Osteoporose) und sportliche Belastungen.

Die mechanischen Beanspruchungen müssen der veränderten Belastbarkeit angepasst werden. Oft sind prophylaktische Maßnahmen zur Prävention sinnvoll (z.B. Osteoporose; physiolehrbuch, Physiotherapie in der Gynäkologie, Kap. 2.52).

> *Bio- und pathomechanisches Verständnis für die veränderte Belastbarkeit ist Voraussetzung für die Therapie betroffener Patienten.*

Zusammenfassung: Erkrankungen, die zu verminderter Belastbarkeit der Strukturen des Bewegungssystems führen

- In der Orthopädie gibt es viele Erkrankungen, die zu reduzierter Belastbarkeit der Körperstrukturen führen, z.B. degenerative Erkrankungen, Entzündungen, chronische Schmerzen und Traumatisierung der Gewebe durch Operationen.
- Veränderungen des Stoffwechsels können die Belastbarkeit von Strukturen des Bewegungssystems schwächen.
- Beispiele:
  - Veränderungen der Durchblutung im Bereich der Wachstumsfugen (M. Perthes, M. Scheuermann, Epiphysiolysis capitis femoris);
  - Veränderungen der Knochendichte (Osteoporose).
- Die Ätiologie vieler Erkrankungen ist bis heute nicht endgültig geklärt, wie z.B. die Ursache der Durchblutungsstörungen in den Wachstumsfugen. Neben mechanischen werden auch genetische Faktoren genannt.
- Außer der klinischen Untersuchung sind bildgebende Verfahren zur Diagnostik erforderlich. Die Auswahl richtet sich nach der darzustellenden Körperstruktur (M. Perthes ist im Initialstadium noch nicht auf dem Röntgenbild, sondern nur im MRT nachweisbar).
- Zur Behandlung der Erkrankung kommen konservative und z.T. auch operative Maßnahmen zum Einsatz. Die Physiotherapie spielt in beiden Bereichen eine wichtige Rolle. Sie kann zur Prävention z.B. einer Osteoporose ebenfalls ein bedeutsames Arbeitsfeld einnehmen. Die Prävention gewinnt in Zeiten extremer Kostenentwicklung im Gesundheitswesen zunehmend an Bedeutung.

6.1.1 Physiotherapeutische Untersuchung bei Patienten mit Erkrankungen, die zu verminderter Belastbarkeit der Strukturen des Bewegungssystems führen

Bei Erkrankungen mit verminderter Belastbarkeit der Strukturen des Bewegungssystems ist es sinnvoll, sich mit dem Arzt über die Ergebnisse der bildgebenden Diagnostik auszutauschen. Strukturelle Veränderungen, die Einfluss auf Bewegung und Belastbarkeit haben, müssen der behandelnden Therapeutin bekannt sein, da sie die Therapie beeinflussen (z.B. veränderte Beweglichkeit).
Beispiele:
- Veränderungen der Form des Hüftkopfes bei M. Perthes und die damit zu erwartenden Bewegungseinschränkungen.
- Veränderungen der Wirbelkörper bei M. Scheuermann und Osteoporose und die damit einhergehende reduzierte Aufrichtefähigkeit des Körpers.

Anamnese

Schmerzen
Kinder und Jugendliche mit entsprechenden Erkrankungen klagen häufig über Ermüdungszeichen (z.B. im Bereich der Wirbelsäule beim M. Scheuermann, beim Gehen in Hüfte und Knie beim M. Perthes). Wenige Betroffene haben zu Beginn Schmerzen (z.B. nur 20% bei M. Scheuermann, vor allem wenn er im thorakalen Bereich lokalisiert ist; Buckup 2001).

Kinder mit M. Perthes fallen durch ihre zunehmenden Hinkmechanismen auf, während die Schmerzen im Hüftbereich oft gering sind. Diese dominieren meistens nach Belastung (z.B. bei M. Schlatter im Bereich der Tuberositas tibiae).

Patientinnen mit Osteoporose klagen oft über chronische Rückenschmerzen. Akute Schmerzen können auf eine Spontanfraktur hindeuten. Oft nehmen die Betroffenen Erschütterungsschmerz wahr S. 506, *Osteoporose*).

Rezidivierende Belastungen und Bewegungsgewohnheiten sind maßgeblich an der Entstehung der Erkrankungen beteiligt und müssen daher in der Anamnese berücksichtigt werden.
Beispiele:
- Jungen mit Übergewicht, die sich stärkeren sportlichen Belastungen (z.B. Fußball spielen) aussetzen, erkranken manchmal an M. Schlatter.
- Bewegungsmangel gekoppelt mit Rauchen und kalziumarmer Ernährung fördert die Entstehung von Osteoporose.
- Ernährung und Medikamente fördern die stoffwechselbedingten Erkrankungen (z.B. fördern Kortison Osteoporose und Alkohol die Femurkopfnekrose bei Erwachsenen).

Konstitutions- und Haltungsauffälligkeiten

- Fehlbildungen und Formveränderungen der Körperstrukturen beeinflussen die Haltung.

Beispiele:
- Keilform der Wirbelkörper bei M. Scheuermann und Osteoporose führt zur fixierten Kyphose.
- Formveränderungen des Hüftkopfes bewirken Beinlängenverkürzungen.
- Die Konstitution kann bestimmte Erkrankungen begünstigen.

Beispiele:
- Jugendliche mit M. Schlatter oder Epiphysiolysis capitis femoris haben oft Übergewicht.
- Schlanke weiße Frauen mit sitzender Beschäftigung und geringer Sonnenexposition erkranken häufiger an Osteoporose als übergewichtige oder dunkelhäutige Frauen (Niethard u. Pfeil 2003).

Haut und Unterhaut

Aufquellungen sind sicht- und tastbar.
Beispiele:
- Bei Patienten mit M. Schlatter ist das Gewebe kaudal der Patella aufgequollen.
- Bei Osteoporose liegt die Haut infolge der zunehmenden Rumpfverkürzung in Falten (*Tannenbaumphänomen*, S. 503).

Sehnenansätze und Ligamente

Ligamente und Sehnenansätze können druckschmerzhaft sein
Beispiele:
- Bei M. Schlatter ist die Tuberositas tibiae druckempfindlich und aufgequollen.
- Bei Osteoporose und M. Scheuermann sind manchmal die Ligamente um den Dornfortsatz druckschmerzhaft.
- Bei Osteoporose sind Beckenkamm und Rippenbogen mit entsprechenden Muskelansätzen oft druckempfindlich.

Muskulatur

Die veränderten Bewegungstoleranzen reduzieren die Elastizität verschiedener Muskelgruppen. Anfänglich besteht eine reflektorische Dehnungsempfindlichkeit, die im Laufe der Zeit in eine strukturelle Verkürzung übergehen kann.
Beispiele:
- M. Scheuermann: Verkürzungen des M. pectoralis major und minor;
- M. Perthes: Verkürzungen der Adduktoren und Flexoren.

Reflektorische Hemmung der intramuskulären Koordination und Kraft lassen Muskeln atrophieren.
Beispiel: M. quadriceps bei M. Schlatter.

Beweglichkeit

Formveränderungen und Fehlbildungen haben Einfluss auf Bewegungstoleranzen der Gelenke und somit auf die aktive und passive Bewegung der Gelenke im betroffenen Körperabschnitt. Bildgebende Verfahren informieren Arzt und Physiotherapeutin über Formveränderungen und Fehlbildungen.

Bei einzelnen Erkrankungen löst nur die aktive Bewegung, vor allem gegen Widerstand Schmerzen aus.
Beispiele:
- Die Knieextension gegen Widerstand löst beim M. Schlatter Schmerzen aus.
- Die veränderte Thoraxbeweglichkeit bei Osteoporose und M. Scheuermann kann die Atembewegung einschränken.
- Bei vielen Erkrankungen ist auch die passive Bewegung in bestimmte Richtungen vermindert.
- Positives „Viererzeichen" bei M. Perthes: Die Kombination aus Flexion, Abduktion und dem Versuch einer Außenrotation in Rückenlage ist behindert. Normalerweise bildet das Bein in Rückenlage dabei eine liegende Vier. Bei M. Perthes besteht jedoch ein starke Einschränkung der Abduktion und Außenrotation, was die Kombinationsbewegung behindert (S. 492, *M. Perthes*).

Bewegungsverhalten

Der Körper verändert sein Bewegungsverhalten auch ohne bewusste Steuerung des Patienten, indem er die betroffene Struktur entlastet und eventuelle kompensatorische Überlastungsschäden abklingen können.

> *Daher ist es kontraproduktiv, wenn die Therapeutin den Entlastungsmechanismus nicht als solchen erkennt und versucht, dem Patienten diesen sinnvollen Mechanismus „abzugewöhnen".*

Bei Erkrankungen der unteren Extremität sind Hinkmechanismen zur Entlastung der Körperstrukturen zu beobachten.
Beispiele:
- Die funktionelle Beinverkürzung bei M. Perthes äußert sich besonders beim Fersenkontakt. Es sieht aus als würde der Patient in ein „Loch treten".
- Die Standbeinphase wird z.B. durch vorzeitige Fersenablösung und Knieflexion verkürzt.
- Bei M. Schlatter entlastet die Vorneigung der Körperlängsachse den M. quadriceps und übt somit weniger Zug an der Tuberositas tibiae aus.
- Patientinnen mit Osteoporose gehen mit wenig Rotation der Wirbelsäule.

Chronische Schmerzen der Wirbelsäule können die Inaktivität fördern. Dadurch entsteht ein Circulus vitiosus, da infolge der Inaktivität die Belastbarkeit der Strukturen weiter abnimmt.
Beispiele:
- Bewegungsmangel fördert Osteoporose.
- Bewegungsmangel hat Einfluss auf die Ernährung der Körperstrukturen.

Einseitige Haltungen in vermehrter Flexion der Wirbelsäule können im Jugendalter die Entwicklung des M. Scheuermann begünstigen. Bei diesem Bewegungsverhalten sind Aspekte des Verhaltens und Erlebens bedeutsam.
Beispiel: Bei schnellem Längenwachstum möchten sich die Betroffenen „klein machen", damit sie ihre Klassenkameraden nicht überragen und in der Gruppe auffallen.

Sportliche Spitzenbelastungen gekoppelt mit schnellem Längenwachstum im Jugendalter können zu Störungen der lokalen Durchblutung vor allem an den Wachstumsfugen führen (z.B. M. Schlatter).

Checkliste: Physiotherapeutische Untersuchung bei Patienten mit Erkrankungen, die zu verminderter Belastbarkeit der Strukturen des Bewegungssystems führen

Anamnese	▪ Kinder und Jugendliche (M. Perthes, M. Schlatter, M. Scheuermann) klagen bei Belastung selten über Schmerzen, sondern eher über Ermüdungserscheinungen. ▪ Patientinnen mit Osteoporose haben oft chronische Rückenschmerzen. Akute Rückenschmerzen können auf eine Spontanfraktur hindeuten. ▪ Ernährung, Medikamente und Bewegungsgewohnheiten begünstigen die Entstehung und Entwicklung einiger Erkrankungen (z.B. Osteoporose).
Konstitutions-/Haltungsauffälligkeiten	▪ Die Haltung kann infolge von Formvariationen der Wirbelkörper verändert sein (Osteoporose, M. Scheuermann). ▪ Verformungen des Hüftkopfes (M. Perthes) führen zu veränderter Beinlänge. ▪ Übergewicht während des Wachstums im Jugendalter begünstigt Erkrankungen wie M. Schlatter und Epiphysiolysis capitis femoris. ▪ Schlanke weiße Frauen mit wenig Bewegung erkranken häufiger an Osteoporose als Übergewichtige.
Muskulatur	Die veränderten Bewegungstoleranzen beeinflussen die Elastizität der Muskeln. Anfängliche reflektorische Elastizitätsdefizite gehen langfristig in strukturelle Verkürzungen über. Die passive Bewegung stoppt dann mit festem Endgefühl.
Ligamente/Sehnenansätze	Durch die Überlastung können sie druckschmerzhaft sein, z.B. im Bereich der Dornfortsätze der Wirbelsäule bei M. Scheuermann oder Osteoporose.
Haut und Unterhaut	Bei Osteoporose sind beide durch die Rumpfverkürzung in Relation „zu lang" und erscheinen daher faltig (Tannenbaumphänomen).
Beweglichkeit	▪ Die Ergebnisse der bildgebenden Diagnostik liefern Informationen über Formveränderungen, die Einfluss auf die Beweglichkeit haben. ▪ Formveränderungen beeinträchtigen die aktive und passive Bewegung. ▪ In Nachbarregionen kann es kompensatorisch zu vermehrter Beweglichkeit kommen.
Bewegungsverhalten	▪ Entlastungsmechanismen, die sich ohne bewusste Steuerung des Patienten entwickeln, führen oft zu auffälligem Bewegungsverhalten. Die Therapeutin muss diese als solche erkennen und darf nicht versuchen, sie dem Patienten „abzugewöhnen". ▪ Bei Erkrankungen der unteren Extremität ist das Gehen verändert (M. Schlatter, M. Perthes, Epiphysiolysis capitis femoris). ▪ Chronische Schmerzen bei Osteoporose haben Bewegungsmangel zur Folge, was wiederum die Osteoporose begünstigt. ▪ Sportliche Spitzenbelastungen gekoppelt mit extremem Längenwachstum fördern Durchblutungsstörungen der Wachstumsfuge (z.B. M. Schlatter).

6.1.2 Physiotherapeutische Behandlung bei Patienten mit Erkrankungen, die zu verminderter Belastbarkeit der Strukturen des Bewegungssystems führen

Allgemeines

Patienten mit Erkrankungen, die zu verminderter Belastbarkeit der Strukturen des Bewegungssystems führen, zeigen häufig ein auffälliges Bewegungsverhalten. Der Körper hat ohne Bewusstsein des Patienten Strategien gefunden, um der reduzierten Belastbarkeit möglichst lange standzuhalten.

Entlastungsmechanismen sind natürlich und sinnvoll. Therapeutisch dagegen vorzugehen, ist nur gerechtfertigt, wenn der Entlastungsmechanismus nicht mehr relevant ist, also weiterbesteht, obwohl er nicht mehr benötigt wird. Manchmal müssen alternative Entlastungsmechanismen gemeinsam mit dem Patienten erarbeitet werden, da sie sonst andere Körperstrukturen zu stark belasten und Überlastungserscheinungen auftreten (z.B. übergangsweise Gehen an Unterarmgehstützen bei Erkrankungen der unteren Extremität).

Bei der Maßnahmenauswahl muss sich die Therapeutin der Kräfte bewusst sein, die auf die Strukturen mit reduzierter Belastbarkeit wirken. Die quantitative Einschätzung der Belastung, die verschiedene Haltungen und Bewegungen in den einzelnen Strukturen erzeugen, ist mit großen Schwierigkeiten behaftet. Belastungen im Körperinneren lassen sich selten genau rechnerisch ermitteln.

Meistens gilt es, sich mit relativ groben Abschätzungen aus der Berechnung generalisierter und stark vereinfachter biomechanischer Modelle zufrieden zu geben (Kap. 2.1.2, *Innere und äußere Kräfte*). Trotzdem stellen die auf diese Weise gewonnenen Einblicke in die grundsätzliche Größenordnung einzelner Belastungen des Bewegungssystems bei bestimmten Körperhaltungen und Bewegungen oft wertvolles Hintergrundwissen für die Behandlungsplanung, insbesondere für die Dosierung von Belastungen für den individuellen Patienten dar.

Mechanische Beanspruchungen im Körpergewebe sind Druck- und Zugkräfte, die durch folgende Faktoren ausgelöst werden:
- Masse der zu tragenden Last (Gewicht wird durch die Erdanziehung bestimmt);
- Aktive und passive Kraftentwicklung zur Stabilisierung der Haltung und Bewegung gegen die Schwerkraft;
- Beschleunigungs- und Bremseffekte.

Schäden entstehen, wenn an einer beliebigen Stelle des belasteten Systems die Gewebebeanspruchung die Belastbarkeit übersteigt.

Beispiel: Patienten mit Osteoporose neigen zu Spontanfrakturen, z.B. im Bereich der Wirbelsäule. Mechanische Belastungen, die einem gesunden Knochen nicht schaden würden, führen bei dem vorgeschädigten Geweben zu Verletzungen. Manchmal reicht schon eine plötzliche Erschütterung aus, wie z.B. beim Übersehen einer Stufe beim Treppensteigen und dem damit verbundenen harten Aufprall des Fußes auf dem Boden.

> *Eine exakte Bestimmung der Belastung der Strukturen des Bewegungssystems in den verschiedenen Belastungssituationen ist praktisch nicht möglich!*

Die Belastbarkeitsdefizite der Körperstrukturen lassen sich teilweise durch bildgebende Verfahren (CT, MRT, Röntgen) einschätzen. Außerdem helfen klinische Zeichen wie Schmerz und Entzündung bei der Einschätzung der momentanen Belastbarkeit der Strukturen.

Viel schwieriger zu beantworten ist dagegen die Frage, wie intensiv die Entlastung sein muss und wie viel Belastung die Struktur verträgt. Zu wenig Belastung reduziert die ausreichende Nährstoffversorgung. Dafür sind zellspezifische Reize notwendig, um in allen Geweben einen intensiven Stoffwechsel und damit ihre Gesunderhaltung zu gewährleisten (Kap. 2.2, *Bindegewebe des Bewegungssystems*).

Zum Erhalt bzw. zur Verbesserung seiner Belastbarkeit benötigt das Bewegungssystem entsprechende Belastungsreize. Für deren richtige Dosierung müssen der Therapeutin die Mittel zur Verstärkung und Reduzierung von Belastung und Beanspruchung bewusst sein.

Belastungen und Beanspruchungen lassen sich durch folgende Faktoren variieren:
- Last der zu tragenden Masse (Erdanziehungskraft): Körpergewicht lässt sich nicht von einem Tag auf den anderen reduzieren. Eine langfristige Gewichtsabnahme kann jedoch eine enorme Entlastung bewirken.

Beispiel: Jugendliche mit Durchblutungsstörungen der Wachstumsfugen haben oft zu viel Körpergewicht. 60 % des Körpergewichts wirken beim Gehen und Stehen auf Becken und Hüftköpfe. Die Hüftgelenke werden z.B. bei Kindern mit Epiphysiolysis capitis femoris durch zu hohes Körpergewicht zu stark belastet. Dadurch besteht die Gefahr, dass der Hüftkopf bei gelockerter Wachstumsfuge abrutscht und eine Hüftkopfnekrose auslöst. Da der Hüftkopf in den verschiedenen Phasen des M. Perthes eine sehr reduzierte Belastbarkeit zeigt, müssen die Kinder vorübergehend mit Teilbelastung an Unterarmgehstützen gehen.

Das Gewicht manchen Bauches, dessen Hebellänge auf die Stabilisatoren der Wirbelsäule wirkt, macht klar, dass Gewichtsreduktion ein entscheidender Faktor zur Entlastung von Körperstrukturen ist (Kap. 2.4, *Tiefen*).

Durch Lage- und Stellungsveränderungen des Körpers im Raum oder der bewegten Hebel lassen sich Gewichtskraft und aktive Muskelkraft reduzieren (z.B. Bewegen in hubfreien Ausgangsstellungen).

- Die zur Bewegung oder zur Stabilisierung gegen die Schwerkraft notwendige aktive oder passive Kraftentwicklung variiert.

Beispiel: Bei Kindern mit M. Schlatter ist der M. quadriceps reflektorisch gehemmt. Die Zugbelastung des Lig. patellae an der Tuberositas tibiae führt zu Schmerzen an der gelockerten Wachstumsfuge (**Abb. 6.1a–b**). Daher ist es nicht sinnvoll, in dieser Phase den M. quadriceps mit dem ganzen Körpergewicht zu belasten. Vorübergehendes Gehen an Unterarmstützen und Beinachsentraining in teilbelasteten Ausgangsstellungen reduziert die Zugbelastung und erhält trotzdem die Muskelfunktion. Die gezielte Kräftigung auch in der offenen Kette erfolgt erst nach Ausheilung der Erkrankung.

- Bei unterschiedlichen Gelenkstellungen variieren die Spannungszustände der aktiven und passiven stabilisierenden Systeme. Dadurch verändern sich die Kräfte z.B. am Knochen, an dem diese Strukturen inserieren.

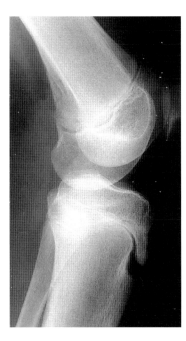
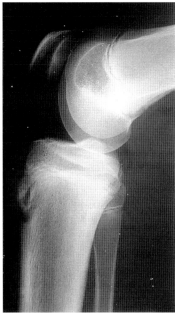

Abb. 6.1a–b Röntgenaufnahmen M. Schlatter.

Beispiel: Bei reduzierter Belastung der Wachstumsfuge an der Tuberositas tibiae bei M. Schlatter darf der M. quadriceps nicht in Rückenlage mit seitlichem Überhang des Unterschenkels trainiert werden. Bei dieser Übung muss der Muskel aus maximaler Vordehnung den Lastarm Unterschenkel gegen die Schwerkraft bewegen. Dies führt zu sehr starker Zugbeanspruchung an der Insertion des Lig. patellae und damit an der gelockerten Tuberositas tibiae.
- Zusätzlich kann die Summe der Belastungsreize durch Veränderung von Dauer und Wiederholungszahl variiert werden.

Ziele

Körperstruktur-/funktion (Impairment)

Verbessern der Zentrierung und Kongruenz der Gelenke (Containment)
Bei M. Perthes kommen spezifische manualtherapeutische Gelenktechniken (z.B. Rotationsgleiten über das Ilium in Bauchlage; **Abb. 5.77**; S. 442) zum Einsatz, um die runde Formung des Hüftkopfes im Reparationsstadium des Hüftkopfes zu unterstützen:
- Fördern der piezoelektrischen Effekte im Bindegewebe des Bewegungssystems durch spezifische mechanische Beanspruchungen.
- Überlastete Körperstrukturen spezifisch entlasten und unterbelastete Strukturen spezifisch belasten.

Beispiele:
- Zellspezifische mechanische Beanspruchungen fördern die Ernährung und Belastbarkeit der Körperstrukturen.
- Spezifisches Be- und Entlasten subchondraler Knochen durch Traktion und Kompression.
- Bewegungen mit reduziertem Körpergewicht (z. B. in hubfreien Ausgangsstellungen) fördern die Wechselbelastung des Knochens.
- Fördern der Knorpelernährung durch Wechsel aus Druck und Zug. Bei Entlastung nimmt der Knorpel wie ein Schwamm Flüssigkeit und damit Nährstoffe auf.

Schmerzen lindern
Da Patienten mit Osteoporose oft an chronischen Schmerzen leiden, lernen sie Maßnahmen, die den Schmerz beeinflussen können (z.B. Entlastungslagerungen, -stellungen, Einsatz feuchter Wärme).

Daneben ist es wichtig, die Bewegungsfähigkeit und -bereitschaft zu erhalten. Daher dürfen zur Schmerzbeeinflussung nicht nur passive Maßnahmen (Hands-on-Therapien) zum Einsatz kommen, weil dies die Bewegungsarmut fördert und dadurch die Belastbarkeit reduziert. Es müssen Bewegungen mit wenig Schmerz gefunden werden, wie z.B. Walking oder Bewegen in der Gruppe.

Erhalten und verbessern der dynamischen Stabilität
Die Körperregionen mit reduzierter Belastbarkeit sind durch ausreichende Stabilität vor unkontrollierter beschleunigter Bewegung zu schützen. Stabil sind aber nur gleichzeitig bewegungsbereite Gelenke (Kap. 2.3.2, Prinzipien der aktiven stabilisierenden Therapie).

Bei allen Erkrankungen der Wirbelsäule und der unteren Extremität finden Maßnahmen wie Beinachsentraining angepasst an verschiedene Alltagssituationen, Aktivierung der inneren und äußeren Einheit zur Stabilisation von Wirbelsäule und Becken Anwendung.

Patienten mit M. Scheuermann und Osteoporose müssen vor allem in aufgerichteter Stellung der Wirbelsäule die Extensoren und Rotatoren der Wirbelsäule in Funktion bringen. Diese aktivieren die Öffnungsklammerfunktion zur Stabilisation des Bewegungssegments (Kap. 5.3, *Öffnungsklammer*), was vor allem die ventralen Wirbelkörper entlastet.

Aktivitäten (Activities)

Fördern der Ausdauerbelastung ohne zu große Beanspruchung der Körperstrukturen
- Ausdauertraining kann chronische Schmerzen positiv beeinflussen (Kap. 2.1, *Leitsymptom Schmerz*).
- Walken in der Gruppe motiviert Osteoporosepatienten zu dosierter Bewegung.
- Regelmäßige sportliche Aktivität stimuliert den Knochenaufbau, reduziert den Knochenabbau und beschleunigt den Einbau von Kalzium in den Knochen.
- Außerdem reduziert Ausdauertraining Übergewicht.

Erarbeiten von ADL mit reduzierter Belastung der Körperstrukturen
- Patienten mit M. Perthes erlernen das Aufstehen und Hinlegen, ohne das Bein als langen Hebel im Hüftgelenk anzuhängen. Sie unterstützen es während des Aufstehens mit dem anderen Fuß am distalen Unterschenkel *(Huckepackgriff)*.
- Von Osteoporose Betroffene lernen das Bücken mit eingeordneten Körperabschnitten, um den ventralen Wirbelkörper vor dem Einbrechen zu schützen.

Teilnahme (Participation)

Sportberatung
Günstig sind Sportarten, die wenig Beschleunigungskräfte bewirken.

> *Auf keinen Fall besteht generelles Sportverbot!*
> *In verschiedenen Erkrankungsstadien ist Sport jedoch untersagt, wie z.B. bei M. Perthes während des Aufbaus des Hüftkopfes und bei Epiphysiolysis capitis femoris mit Abrutschgefahr des Hüftkopfes.*

Sturzprophylaxe bei Osteoporose und Verbessern der posturalen Kontrolle
- Zu späte Innervation der posturalen Muskeln erhöht bei veränderter Umgebung das Sturzrisiko und damit die Gefahr von Frakturen.

Beispiele:
- Eine schnelle Körperdrehung, wenn Patienten plötzlich von hinten angesprochen werden oder eine kleine Kante oder Stufe übersehen, bringt sie aus dem Gleichgewicht. Daher müssen sie lernen, ihren Körperschwerpunkt innerhalb der Unterstützungsfläche zu verlagern. Durch Gleichgewichtsreaktionen können sie auf schnelle Verlagerungen des Körperschwerpunkts auch außerhalb der Unterstützungsfläche reagieren.
- Bei sturzgefährdeten Osteoporosepatienten kann zusätzlich der Einsatz von Hilfsmitteln, wie z.B. Hüftprotektoren zur Vermeidung einer Schenkelhalsfraktur zur Anwendung kommen. Diese bestehen aus Kunststoffschalen und werden frei getragen oder in die Hose eingenäht. Die mechanischen Schutzvorrichtungen absorbieren beim Sturz auf den Trochanter teilweise die Aufprallenergie und leiten diese auf das umliegende Weichteilgewebe um.

> *Angst vor Stürzen fördert die Bewegungsangst, was wiederum zu Immobilisation und damit weiterer reduzierter Belastbarkeit des Bewegungssystems führt.*

Informationen zu Selbsthilfegruppen (chronische Erkrankungen, wie z.B. Osteoporose, S. 512)
- Die Teilnahme an einer Gruppe verhindert, dass sich die Patienten mit ihrem Schicksal alleine gelassen fühlen.
- Gruppenaktivitäten fördern zudem die Motivation und Eigenverantwortung zur Bewegung.
- Informationen zu Einflüssen von Ernährung, Bewegung und neuen Therapien auf ihr Krankheitsbild lassen Patienten aktiver an der Therapie teilhaben.

Checkliste: Physiotherapeutische Behandlung bei Patienten mit Erkrankungen, die zu verminderter Belastbarkeit der Strukturen des Bewegungssystems führen

Allgemeines	▪ Die Patienten haben häufig ein auffälliges Bewegungsverhalten. Der Körper wählt Strategien, um möglichst lange mit der reduzierten Belastbarkeit zurechtzukommen. Dies geschieht unbewusst und ist daher auch nur bedingt beeinflussbar. Therapeutisch dagegen vorzugehen, ist nur gerechtfertigt, wenn der Entlastungsmechanismus nicht mehr relevant ist. ▪ Manchmal müssen gemeinsam mit dem Patienten alternative Entlastungsmechanismen erarbeitet werden, da dies sonst andere Körperstrukturen zu stark belastet und Überlastungserscheinungen auftreten (z.B. übergangsweise Gehen an Unterarmgehstützen bei Erkrankungen der unteren Extremität). ▪ Bei der Maßnahmenauswahl muss sich die Therapeutin der Kräfte bewusst sein, die auf die Strukturen mit reduzierter Belastbarkeit wirken. Die quantitative Einschätzung der Belastung, die verschiedene Haltungen und Bewegungen in den einzelnen Strukturen erzeugen, ist mit großen Schwierigkeiten behaftet. ▪ Belastungen im Körperinneren lassen sich selten genau rechnerisch ermitteln. Meistens gilt es, sich mit relativ groben Abschätzungen aus der Berechnung generalisierter und stark vereinfachter biomechanischer Modelle zufrieden geben. ▪ Trotzdem stellen die auf diese Weise gewonnenen Einblicke in die grundsätzliche Größenordnung einzelner Belastungen des Bewegungssystems bei bestimmten Körperhaltungen und Bewegungen oft wertvolles Hintergrundwissen für die Behandlungsplanung, insbesondere für die Dosierung von Belastungen für den individuellen Patienten dar.
Körperstruktur und -funktion (Impairment)	▪ Verbessern der Zentrierung und Kongruenz der Gelenke (Containment) ▪ Fördern der piezoelektrischen Effekte im Bindegewebe des Bewegungssystems durch spezifische mechanische Beanspruchungen. ▪ Spezifisches Ent- bzw. Belasten überlasteter bzw. unterbelasteter Körperstrukturen: – Zellspezifische mechanische Beanspruchungen fördern die Ernährung und Belastbarkeit der Körperstrukturen. – Gelenktechniken (z.B. Traktion und Kompression) sowie zentrierende Techniken und Bewegungen mit reduziertem Körpergewicht (z.B. hubfreies Bewegen) begünstigen die Wechselbelastung aus Druck und Zug, ohne die Strukturen zu überlasten. ▪ Schmerzen lindern: – Da Patienten mit Osteoporose oft unter chronischen Schmerzen leiden, sind neben Maßnahmen wie Entlastungslagerungen, physikalischen Maßnahmen, Weichteiltechniken solche wichtig, die Bewegungsfähigkeit und Bewegungsbereitschaft fördern (z.B. Bewegungsangebote in einer Osteoporosesportgruppe). – Ausschließlich passive Maßnahmen fördern die Bewegungsarmut! ▪ Erhalten und Verbessern der dynamischen Stabilität: – Beinachsentraining angepasst an die verschiedenen Alltagssituationen und Aktivierung der äußeren und inneren Einheit zur Stabilisation der Wirbelsäule und des Beckens kommen zur Anwendung. – Stabilität darf nicht mit Starrheit verwechselt werden! – Bewegungsbereite, stabile Gelenke sind Voraussetzung für posturale Kontrolle und vermeiden damit gleichzeitig Stürze.
Aktivitäten (Activities)	▪ Ausdauertraining kann chronische Schmerzen positiv beeinflussen: – Regelmäßige sportliche Aktivität stimuliert den Knochenaufbau, reduziert den Knochenabbau und beschleunigt den Einbau von Kalzium in den Knochen. – Ausdauertraining reduziert außerdem Übergewicht. ▪ Erarbeiten von ADL mit reduzierter Belastung der Körperstrukturen: – Kinder mit M. Perthes lernen Aktivitäten mit langem Hebel zu vermeiden, die den Aufbauprozess des Hüftkopfes stören. – Patienten mit Osteoporose bücken sich mit eingeordneten Körperabschnitten, um so die ventralen Wirbelkörper zu entlasten und damit vor Einbrüchen zu schützen.

Teilnahme (Participation)	▪ Sportberatung: 　– Auf keinen Fall besteht ein generelles Sportverbot. 　– Günstig sind Sportarten, die wenig Beschleunigungskräfte bewirken. 　– Bei einigen Krankheiten ist in bestimmten Phasen Sport verboten, z.B. während des Aufbaus des Hüftkopfes und bei Frakturen im Falle von Osteoporose. ▪ Sturzprophylaxe und Verbessern der posturalen Kontrolle bei Osteoporose: 　– Angst vor Stürzen fördert Bewegungsangst und dadurch Immobilisation mit der Folge weiterer verminderter Belastbarkeit. 　– Zu späte Innervation der posturalen Muskeln erhöht bei veränderter Umgebung das Sturzrisiko und damit die Gefahr von Frakturen. 　– Durch Übungen, die Gleichgewichtsreaktionen auslösen, lernen die Patienten, auf schnelle Verlagerungen des Körperschwerpunktes zu reagieren. 　– Hilfsmittel, wie z.B. Hüftprotektoren, können stark gefährdete Patienten zusätzlich vor Frakturen schützen.

6.2 Aseptische Osteochondronekrosen

Allgemeines

- Durchblutungsmangel unbekannter Ursache im Bereich der Wachstumsfuge (Epiphysenfuge) führt zu lokalisierten Wachstumsstörungen, die den Knochen (Osteonekrose) zerstören.
- Seltener ist Epiphysen- oder Gelenkknorpel mitbeteiligt (Osteochondronekrose; chondros= Knorpel).
  Aseptisch bedeutet „nicht durch Infektion bedingt". Bei bekannten Durchblutungsstörungen (z.B. infolge Infektion, Trauma, therapeutische Bestrahlung oder Tumoren) handelt es sich nicht um aseptische Osteochondronekrosen.
- Die aseptische Osteochondronekrose betrifft besonders diejenigen Epiphysenbereiche, deren Durchblutung physiologisch nicht optimal ist (z.B. Epiphysenfuge des Schenkelhalses oder im Bereich der Tuberositas tibiae).
- Die Erkrankung tritt gehäuft in Lebensperioden mit Wachstumsschüben auf, in denen die Durchblutung der Epiphysenfugen kritisch werden kann. Zu dieser Zeit sind Hormondrüsen besonders aktiv.

Häufigste aseptische Osteochondrosen
- M. Scheuermann (Deck- und Bodenplatten der Wirbelkörper);
- M. Perthes (Kopf und Hals des Oberschenkels);
- M. Schlatter (Ansatzstelle der Quadrizepssehne – Tuberositas tibiae);
- Osteochondrosis dissecans der Femurkondylen („Gelenkmäuse");
- M. Kienböck (Os lunatum=Mondbein der Handwurzelknochen);
- M. Köhler I (Os naviculare=Kahnbein der Fußwurzelknochen);
- M. Köhler II bzw. M. Freiburg-Köhler (Köpfe der Mittelfußknochen).

Im Folgenden werden *M. Scheuermann* und *M. Perthes* detailliert besprochen (Weiteres S. 474/475, *Allgemeines*).

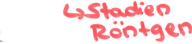
• M. Ahlbäck
↳ Stadien
Röntgen

6.3 M. Scheuermann
Aseptische Osteochondrose

Definition

Bei der Erkrankung handelt es sich um eine Wachstumsstörung an den Grund- und Deckplatten der Wirbelsäule. Ein Fehlwachstum bedingt den Einbruch von Bandscheibenmaterial in die Wirbelkörper und deren Keilform. Die Folge ist eine Kyphosierung der Wirbelsäule, vor allem thorakal mit kompensatorischer Lordose im Zervikal- und Lumbalbereich. Der M. Scheuermann ist die häufigste Wirbelsäulenerkrankung, die besonders männliche Jugendliche im Alter von 10–14 Jahren betrifft.

Ätiologie und Pathogenese

Die Wachstumsstörung wird beispielsweise durch mechanische Überbeanspruchung, Haltungsfehler und Stoffwechselstörung der Kollageneiweißsynthese (z.B. durch Fehlernährung) verstärkt. Neben endogenen Faktoren können auch dauerhafte Haltungsabweichungen mit vermehrter Kyphose die Entstehung eines M. Scheuermann begünstigen.

Durch die Fehlhaltung wird der ventrale Wirbelanteil dauerhaft einer erhöhten Druckbelastung ausgesetzt. Bei entsprechender Disposition resultiert daraus ein keilförmiges Wirbelwachstum, da der Wirbel bei zurückbleibendem Wachstum im ventralen Bereich dorsal weiterwächst.

Die Keilform der Wirbelköper verändert die Neigung ihrer Grund- und Deckplatten, deren Folge ein vergrößerter Hangabtrieb in den betroffenen Bewegungssegmenten sein kann. Der Körper versucht, in den nicht erkrankten Wirbelsäulenabschnitten den verstärkten Hangabtrieb zu kompensieren. Diese Wirbelsäulenabschnitte zeigen verstärkte Gegenkrümmungen mit kompensatorisch vermehrter Beweglichkeit.

Die Wachstumsstörung beginnt lokal an den Boden- und Deckplatten der Wirbelkörper. Teile der Bandscheibe brechen in die Boden- und Deckplatten sowie in die Randleisten der Wirbelkörper ein. Die Einbrüche werden nach ihrem Entdecker *Schmorl-Knorpelknötchen* genannt (Krämer 1998). Durch die Verminderung des Bandscheibenmaterials rücken die Wirbel aufeinander zu.

Die ventralen Teile der Wirbelkörper bleiben im Wachstum zurück, woraus eine Keilform resultiert. Im Thorakalbereich verstärkt sie die physiologische Kyphose und führt zum Rundrücken. Kompensatorisch verstärkt sich meist die Lordose im Hals- und Lumbalbereich, und die lumbalen Wirbel werden durch Druckwachstumsreiz auf die Knochenzellen tonnenförmig höher. Im Lumbalbereich vermindert die Keilform die physiologische Lordose und bewirkt einen lumbalen Flachrücken.

Bei asymmetrischem Wachstum kann die Seitwärtsverbiegung der Wirbelsäule mit leichter Rotation der Wirbel die *Scheuermann-Skoliose* verursachen, als deren Endresultat Teile der Wirbelsäule versteifen. Kompensatorisch werden dazwischen liegende Teile hypermobil. Muskulatur, Gelenke und Bänder zeigen Überlastungsschäden.

Beispiel: Eine besorgte Mutter stellt ihren 12-jährigen Jungen mit sehr schlechter Körperhaltung dem Arzt vor, obwohl er über keine bemerkenswerten Rückenbeschwerden klagt. Eine verstärkte thorakale Kyphose (Rundrücken) ist auffällig. Die Kyphose gleicht sich auch bei maximaler Schulterflexion nicht aus. Dies differenziert eine strukturelle Kyphose von einer reinen Haltungsschwäche.

Diagnostik

Röntgenbefund

Bei starker Ausprägung sind folgende Auffälligkeiten vorhanden (**Abb. 6.2**):

- Keilwirbel: Die Wirbel sind vorne niedriger und entstehen durch Wachstumsstörung an den Wirbelvorderseiten.
- Schmorl-Knorpelknötchen: Sie entwickeln sich durch das Einbrechen von Bandscheibenteilen in den Boden- und Deckplatten der Wirbelkörper. Die erbsengroße Defekte sind röntgenologisch früh sichtbare Veränderungen.
- Tonnenwirbel: Diese entstehen im Laufe der Erkrankung infolge der Höhenzunahme der Wirbel, vor allem im Lumbalbereich als Kompensation der Belastung durch die thorakale Kyphose.

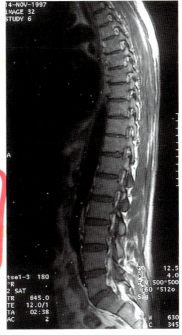

Abb. 6.2 Kernspintomographie des M. Scheuermann.

Winkelmessung nach Cobb

Bei seitlicher Röntgenaufnahme ergibt sich ein Winkel der thorakalen Kyphose von 40° (Kap. 4.5). Kompensatorisch kann die physiologische Lordose im Hals- und Lumbalbereich verstärkt sein.

Differenzialdiagnosen

- Spondylarthritis ankylopoetica (M. Bechterew);
- Konstitutionelle Fehlhaltungen;
- Osteoporose (Abnahme der Knochenmasse);
- Osteomalazie (Erweichung des Knochens durch Mineralmangel);
- Bandscheibenschäden;
- Tumoren;
- Degenerative Erkrankungen (z.B. Arthrose).

Therapie

Konservativ

> Die Physiotherapie hat hier einen hohen Stellenwert. Die Beeinflussung der Haltung begünstigt das Wirbelsäulenwachstum unter physiologischen Bedingungen und wirkt der Pathomechanik mit Fehlbildung der Wirbelkörper entgegen.

- Psychologische Unterstützung der Jugendlichen bei psychosozialen Problemen und daraus folgenden Körperfehlhaltungen.
- Kyphosen mit einem Cobb-Winkel > 50° werden mit einem Korsett korrigiert.
- Aktivkorsetts zwingen den Patienten, durch eine Kinn-Mahn-Pelotte (s. **Abb. 4.27**) eine korrekte Haltung einzunehmen.
- Passivkorsetts vermindern die Lendenlordose und korrigieren so die Thorakalkyphose.

Operativ

Eine Operation ist relativ selten erforderlich. Vor allem schwere dorsal-lumbale Kyphosen bilden eine Operationsindikation.
Bei noch ausreichendem Restwachstum genügt eine dorsal komprimierende Instrumentation. Sie entlastet den vorderen Wirbelkörper und ermöglicht damit ein vermehrtes Wachstum des ventralen Wirbelkörpers und die Korrektur des Keilwirbels.

> Operiert werden schwere Kyphosen (erst nach Wachstumsabschluss), bei denen konservativ kein Behandlungserfolg erzielt wurde!

Vorgehensweise
- Entfernen der Bandscheibe von ventral (ventrale Osteodiskektomie);
- „Anfrischen" der Deck- und Bodenplatten der Wirbelkörper zur Verbesserung der Durchblutung;
- Anlagern von Spongiosa im Deck- und Bodenplattenbereich der Wirbelkörper;
- 2–3 Wochen lang Bettlagerung mit Halotraktion;
- Montage von Doppelstäben dorsal der Wirbelsäule.

6.3.1 Physiotherapeutische Untersuchung bei Patienten mit M. Scheuermann

Anamnese

- Betroffene Jugendliche haben selten Beschwerden. Grund für das Aufsuchen eines Arztes und anschließend eines Physiotherapeuten ist die auffällige Kyphose. Manchmal geben die Jugendlichen eine „Rückenmüdigkeit" vor allem nach Belastung (z.B. Sport, Wandern) an.
- Erwachsene mit M. Scheuermann entwickeln Beschwerden in den überlasteten kompensatorisch hypermobilen Wirbelsäulenabschnitten im Bereich der Muskeln, Gelenke und Bänder. Eine vorzeitige Degeneration der Gelenke und der Bandscheiben ist die charakteristische Spätfolge der Erkrankung.

> M. Scheuermann ist zwar in erster Linie eine Erkrankung der thorakalen und thorakolumbalen Wirbelsäule, verursacht aber als Spätfolge – bedingt durch kompensatorische Hypermobilität – ausgeprägte lumbosakrale Beschwerden.

Konstitutions- und Haltungsauffälligkeiten

Die Analyse der Haltung und Konstitution mit der Fragestellung, welche Muskeln sich in einer verlängerten und welche in einer angenäherten Stellung befinden, liefert eine Hypothese über die eventuelle Adaptation der betroffenen Muskeln. Daraus lassen sich Erklärungen zu Körperabschnitten mit mangelnder Stabilität und/oder Regionen mit Verlust von Verlängerungsfähigkeit der Muskulatur ableiten.
Je nach Lokalisation der Erkrankung können ein hohlrunder, ein Rund- oder Flachrücken entstehen:
- Thorakale Lokalisation: Verstärkte BWS-Kyphose mit kompensatorischer HWS- und LWS-Hyperlordose;
- Thorakolumbale Lokalisation: Infolge der Kyphose im thorakolumbalen Übergang entwickelt sich ein totaler Rundrücken.
- Lumbale Lokalisation: Die LWS-Lordose ist abgeflacht, was zu einem Flachrücken führt.

Thorakaler M. Scheuermann

- Das Sakrum steht nahezu horizontal, mit der Folge einer erhöhten Schubbelastung im lumbosakralen Übergang nach ventral-kaudal.
- Durch Neigung der Beckenlängsachse nach ventral stehen die Hüftgelenke in vermehrter Flexion vom proximalen Hebel.
- Durch die starke BWS-Kyphose werden die Akromioklavikular- und Sakrokokzygealgelenke vermehrt komprimiert.
- Der Schultergürtel rutscht häufig nach ventral-kaudal. Eine vermehrte Innenrotation der Schultern ist die Folge. Bei der gangtypischen Armbewegung werden die Schulteraußenrotatoren und -abduktoren mehr belastet, vor allem wenn zusätzlich noch Becken oder Thorax sehr breit sind.
- Der Kopf steht in Relation zum Thorax weit ventral.

Thorakolumbaler M. Scheuermann
- Eine ausgeprägte kurzbogige thorakolumbale Kyphose kann vorhanden sein.
- Bei totalem Rundrücken ist die LWS-Lordose abgeflacht.
- Die Hüftgelenke stehen vom proximalen Hebel in Extension.
- Körperabschnitt Thorax und Kopf: siehe *Thorakaler M. Scheuermann*.

Lumbaler M. Scheuermann
- Die LWS-Lordose ist abgeflacht.
- Die verminderte Lordose vermindert die Stabilität der Wirbelsäule.
- Der Körperabschnitt Thorax verliert seine dynamische Stabilität und sinkt zusammen.
- Eine kurzbogige Nackenkyphose kann vorhanden sein.

Haut und Unterhaut

Bei verminderter Thoraxbeweglichkeit besteht häufig ein fester Gewebetonus im Bereich der Rippen.

Ligamente

In den erkrankten Wirbelsäulenabschnitten können durch die Dauerbeanspruchung bei verstärkter Kyphose interspinale Ligamente druckschmerzhaft sein.

Muskulatur

Prüfen auf Verkürzung

Je nach Haltungstyp neigen vor allem folgende Muskeln zur Verkürzung:
- Ventrale Brustmuskulatur: M. pectoralis major und minor;
- Innenrotatoren der Schulter: z.B. M. subscapularis, M. latissimus dorsi;
- Extensoren der HWS und LWS bei Hyperlordose;
- Je nach Beckenstellung: Hüftflexoren oder -extensoren;
- Verkürzte Oberbauchmuskeln verhindern bei der Einatmung die Verbreiterung des epigastrischen Winkels.

Prüfen auf Kraft

- Alle verkürzten Muskeln verlieren an Kraft, Ausdauer und Koordination, da sie nicht mehr über die gesamte Bewegungsbahn aktiviert werden.
- Die gesamte Rumpf- und beckenstabilisierende Muskulatur sind geschwächt.

Prüfen auf Hypertonie

- Bauchmuskeln, vor allem im Bereich des Oberbauchs;
- Interskapuläre Muskeln infolge des nach ventral-kaudal gerutschten Schultergürtels;
- Ventrolaterale Halsmuskeln (z.B. Mm. scaleni);
- Paravertebrale Muskeln, vor allem in Bereichen mit kompensatorischer Hypermobilität;
- Je nach Massenverteilung sind Hüftflexoren oder -extensoren hyperton: mehr Gewicht vor der Körperlängsachse hat einen Hypertonus der Hüftextensoren zur Folge.

Beweglichkeit

- Atembewegung: Bei starker thorakaler Kyphose dominiert häufig die Bauchatmung.
- Die segmentale Beweglichkeit wird in der gesamten Wirbelsäule geprüft. In erkrankten Abschnitten ist sie deutlich herabgesetzt. Aufgrund der unterschiedlichen Neigung der Grund- und Deckplatten verändert sich der Bewegungsradius im Raum. Dies wird besonders bei der Extension deutlich: obwohl sich die Wirbelgelenke in Konvergenz befinden, erscheint der Wirbelsäulenabschnitt weiterhin kyphotisch.

- Haltung und Bewegung müssen unterschieden werden:
  - Kyphose=Haltung;
  - Extension=Bewegung.
- Die benachbarten Wirbelsäulenabschnitte sind häufig kompensatorisch hypermobil.
- Die Beweglichkeit der Schulter- und Hüftgelenke kann durch Muskelverkürzungen eingeschränkt sein.

Bewegungsverhalten

- Vor allem Patienten mit thorakolumbalem M. Scheuermann gehen mit wenig Rotation, da die Bewegung im thorakolumbalen Übergang deutlich vermindert ist.
- Sehr große Jugendliche tendieren oft dazu, sich „klein zu machen", was die Kyphosierung noch unterstützt.
- Im Sitzen wird die gesamte Wirbelsäule kyphotisch, nur die HWS bleibt in Hyperlordose.

Checkliste: Physiotherapeutische Untersuchung bei Patienten mit M. Scheuermann

Anamnese	• Jugendliche mit M. Scheuermann haben selten Beschwerden. • Die starke Haltungsauffälligkeit ist häufig der Grund für eine Verordnung von Physiotherapie. • Erwachsene entwickeln Beschwerden in den überlasteten Wirbelsäulenabschnitten, die kompensatorisch zur Hypermobilität neigen. • Eine Spätfolge können ausgeprägte Beschwerden besonders im Bereich des lumbosakralen Übergangs sein.
Konstitutions-/Haltungsauffälligkeiten	Je nach Lokalisation der Erkrankung können ein hohlrunder, ein Rund- oder Flachrücken entstehen.
Muskulatur	• Dauerhaft fallverhindernd arbeitende Muskeln werden reflektorisch hyperton. • Ständig angenäherte (je nach Haltungstyp unterschiedliche) Muskeln neigen zur Verkürzung. • Verkürzte und reflektorisch hypertone Muskeln verlieren Kraft, Koordination und Ausdauer. • Die gesamten Becken- und rumpfstabilisierende Muskeln sind geschwächt.
Beweglichkeit	• Bei starker thorakaler Kyphose dominiert häufig die Bauchatmung. • Die segmentale Beweglichkeit wird in der gesamten Wirbelsäule geprüft. In den erkrankten Bereichen ist sie herabgesetzt. Die unterschiedliche Neigung der Grund- und Deckplatten verändert die Hangabtriebskräfte der Wirbelkörper. • Benachbarte Bewegungssegmente reagieren oft mit kompensatorischer Hypermobilität.
Bewegungsverhalten	• Patienten mit M. Scheuermann im thorakolumbalen Übergang gehen mit wenig Rotation. • Im Sitzen dominiert die kyphotische Haltung der gesamten Wirbelsäule, nur die HWS bleibt in Hyperlordose.

6.3.2 Physiotherapeutische Behandlung bei Patienten mit M. Scheuermann

Allgemeines

Da die Patienten im jugendlichen Alter selten Beschwerden haben, dienen die Behandlungsmaßnahmen neben einer bestmöglichen Haltungskorrektur und Wirbelsäulenmobilisation im erkrankten Bereich der Prophylaxe von Überlastungserscheinungen.

Ziele

Körperstrukturen/-funktion (Impairment)

- Verbessern der dynamischen Stabilität der Wirbelsäule in aufgerichteter Haltung mit dem Ziel, ein weiteres Zusammensinken durch bessere axiale Druckverteilung auf die Wirbelkörper zu verhindern.
- Erhalten und Verbessern der Beweglichkeit der erkrankten Bewegungssegmente der Wirbelsäule, um Einsteifungen zu vermeiden und wechselnde mechanische Belastungen auf die Wirbelkörper auszuüben.
- Herabsetzen der Dehnungsempfindlichkeit und Verbessern der Elastizität hypertoner Muskeln.
- Schmerzen lindern bei Patienten mit Überlastungsbeschwerden.

Aktivitäten (Activities)

- Der Patient soll seine Haltungsabweichung und/oder sein unökonomisches Bewegungsverhalten wahrnehmen.
- Er soll seine Haltungsabweichung im Alltag und/oder sein unökonomisches Bewegungsverhalten selbst korrigieren können.
- Falls er ein Korsett tragen muss, erhält er Tipps zum korrekten Umgang (Kap. 4.5.2, Handhabung des Korsetts).

Teilnahme (Participation)

- Der Patient soll die Vorteile der aufrechten Haltung erkennen und damit Bereitschaft zu eigenverantwortlichem Üben entwickeln.
- Er wird über Sportarten informiert, die zur Aufrichtung der Wirbelsäule beitragen, und gemeinsam mit ihm wird entschieden, welche Sportarten sinnvoll sind.

Maßnahmen

> Die Haltungskorrektur ist durch die Mobilisation der hypomobilen Wirbelsäulenabschnitte und die Elastizitätsverbesserung verkürzter Muskeln vorzubereiten.

Hubfreie und hubarme Mobilisation der hypomobilen Wirbelsäulenabschnitte

- Hubfreie Mobilisation der betroffenen Wirbelsäulenabschnitte (vor allem in Extension), da dies den ventralen Wirbelkörperbereich entlastet. Deutliche taktile Reize des Therapeuten oder eine begleitende mobilisierende Massage fördern die Wahrnehmung des Patienten für den hypomobilen Wirbelsäulenabschnitt.
- Der thorakolumbale Übergang muss vor allem in Rotation und Lateralflexion mobilisiert werden.
- Bei lumbalem M. Scheuermann ist die LWS in Lateralflexion und Extension zu mobilisieren.
- Beim Gehen äußern sich Bewegungseinschränkungen der LWS und des thorakolumbalen Übergangs.
- Zur gangtypischen Mobilisation der Wirbelsäulenabschnitte eignen sich Mobilisationen bei vertikal eingestellter Körperlängsachse mit teilabgegebenem Brustkorbgewicht.

Beispiel: Übung „Hula Hula rechts links" zur Mobilisation der LWS in Lateralflexion

- Ausgangsstellung Patient:
  - Auf einem Pezziball sitzend, die Hüftgelenke in nicht mehr als 90° Flexion.
  - Oberschenkel- und Fußlängsachsen zeigen nach vorne, die Oberschenkel stehen etwa handbreit auseinander.
  - Die Hände liegen übereinander auf dem Sternum, die Arme sind auf dem Thorax parkiert.
- Durchführung:
  - Durch die Parkierung der Arme soll der Körperabschnitt Thorax ein relatives Punctum fixum bleiben.
  - Manchmal ist am Anfang eine taktile Hilfe der Therapeutin an BWS und Sternum nötig, damit der Patient spürt, ob er den Brustkorb stabil hält.
  - Der Ball soll leichte Rollbewegungen nach rechts und links machen.
  - Beim Rollweg nach rechts wird die rechte Beckenhälfte leichter, was anfangs durch den Griff der Therapeutin am lateralen Becken manipuliert wird.

> Die Kniegelenke des Patienten bleiben nach vorne gerichtet. Sie dürfen nicht in die Gegenrichtung bewegt werden, da sie sonst eine Rotation einleiten und damit die Lateralflexion behindern.
> Der Thorax darf nicht zur Gegenseite translatieren.
> Der Druck unter den Fußsohlen soll gleich bleiben.
> Bei sehr kleinem Bewegungsausschlag wird vor allem die untere LWS bewegt, bei größerem Weg setzt sich die Bewegung nach kranial fort. In den Hüftgelenken kommt es zur Rotation des proximalen Hebels.

- Zur Steigerung kann die Therapeutin leichte Widerstände am Ball setzen, die der Patient abbremsen muss. Damit wird aus der Mobilisation eine Übung zur Stabilisation der LWS und des Körperabschnitts Becken.
- Die Rotatorenmanschette der Hüftgelenke und die seitliche Lumbalmuskulatur bremsen die Bewegung und lernen dadurch, koordiniert zu arbeiten.

> Auf dosierte Widerstände achten!
> Die Variante eignet sich z.B. für Patienten mit hypermobiler LWS und hypomobilem Thorax bei thorakalem M. Scheuermann.

Mobilisation des Körperabschnitts Thorax

Die Mobilisation erfolgt durch Lenken der Atemrichtung in hypomobile Thoraxbereiche, z.B. mithilfe von Atempattern und Lösen des Gewebes durch Packgriffe.

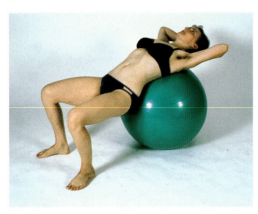

Abb. 6.3 Lagerung mit dem Rücken auf dem Pezziball zur Dehnung der ventralen Kette.

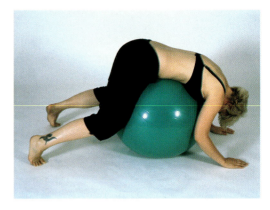

Abb. 6.4 Bauchlage auf dem Pezziball zur Entlastung der LWS.

Drehdehnlagen
Diese können die Patienten zu Hause selbstständig einnehmen. Dabei sollten Arme und Beine so unterlagert werden, das keine Fall verhindernden Aktivitäten entstehen.

Mobilisierende Lagerung für die verkürzten Brustmuskeln und die BWS
- Der Patient befindet sich in Rückenlage.
- Die Beine sind angestellt oder auf einem Stuhl gelagert, um eine Hyperlordose der LWS zu vermeiden.
- Längs zwischen den Schulterblättern liegt eine kleine feste Handtuchrolle.
- Die Arme in Flexion, Abduktion und Außenrotation neben dem Kopf ablegen, gegebenenfalls mit Kissen unterlagern.

> In dieser Ausgangsstellung kann der Patient bewusst die Atmung in den Oberbauch und die seitlichen und ventralen Thoraxbereiche lenken (Kap. 5.2.2).

Mobilisierende Lagerung in Rückenlage auf dem Pezziball (Abb. 6.3)
- Hände hinter dem Kopf verschränken
- Hüft- und Kniegelenke befinden sich in Flexion
- Das Gesäß hat so weit wie möglich Kontakt zum Ball.

> Diese Lagerung dehnt die gesamte ventrale Kette.

Entlastungslagerung in Bauchlage auf dem Pezziball (Abb. 6.4)
Sie eignet sich vor allem bei hyperlordotischer LWS und bei Schmerzen im lumbosakralen Übergang.

Dehnung der verkürzten Brust- und Oberbauchmuskeln (Abb. 6.5 a–b)
- Bilaterale PNF-Armpattern mit den Techniken *Contract relax* oder *Hold relax*.
- Für die Dehnung eignet sich das Muster aus Extension/Adduktion/Innenrotation in Flexion/Abduktion/Außenrotation.

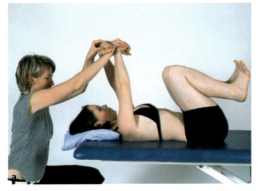
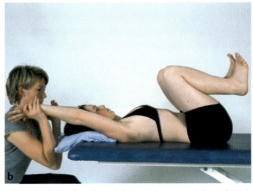

Abb. 6.5 a–b Bilaterale PNF-Armpattern zur Dehnung der verkürzten Brust- und Oberbauchmuskulatur. **a** Ausgangsstellung. **b** Endstellung.

- Die Stabilisation am Bewegungsende mit leichter Approximation läuft als Extension in die BWS weiter und stabilisiert den Körperabschnitt Thorax.
- Durch die Approximation kommt es zur Kokontraktion der dorsalen und ventralen Rumpfmuskulatur.

Segmentale Mobilisation mit gelenkspezifischen manualtherapeutischen Techniken
siehe Kap. 5.2.2 und 5.4.2.

Verbessern der dynamischen Stabilität der Wirbelsäule
- Durch segmentale Stabilisation mit gezielten Widerständen direkt am Dornfortsatz oder Querfortsatz bei eingeordneten Körperabschnitten.
- Die Aktivierung der inneren und äußeren stabilisierenden Systeme bringt das physiologische Dekompressionssystem des Bewegungssegmentes der Wirbelsäule in Funktion. Dadurch wird der ventrale Wirbelkörper entlastet (Kap. 5.3.2, *Stabilisierende Systeme*).
- Die Funktion der Mm. multifidi bringt über die knöchernen Hebel Dornfortsätze das Entlastungssystem (Kap. 5.3, *Öffnungsklammer nach R. Sohier*) in Funktion (**Abb. 5.56**; S. 415).
- Die Aktivierung wird auch in Alltagssituationen (z.B. Greiffunktionen über Kopf) eingebunden.
- Die Kombinationen mit Alltagsfunktionen rekrutiert die effiziente handlungsorientierte selektive Aktivierung der stabilisierenden Systeme in der richtigen zeitlichen Reihenfolge (Feed-forward; Kap. 2.3).

Kombination aus Skapula- und Beckenpattern
Das Muster „anteriore Elevation" am Becken kombiniert mit der „posterioren Depression" der Skapula ist eine gangtypische Kombination. Die stärkere Komponente kann z.B. statisch gehalten werden, während die schwächere gezielt mit der agonistischen Umkehr durch konzentrische, exzentrische und statische Muskelarbeit gekräftigt wird.

Haltungskorrektur
Die hypothetische Norm der aufrechten Haltung wird in der Auseinandersetzung mit der Schwerkraft als eine Stellung definiert, in der die Körperabschnitte optimal gegen die Schwerkraft und übereinander ausgerichtet sind. Sie ist durch Ökonomie, minimalen Energieverbrauch und maximale Effizienz charakterisiert (Bacha 2004).

Beim Erarbeiten der aufrechten Haltung und deren Integration in die Alltagsfunktionen müssen bei der Vermittlung die Phasen des motorischen Lernens berücksichtigt werden (Kap. 2.4). Vermittlungsstrategien, die räumliche Vorstellungen zum Entlastungsmechanismus am Bewegungssegment und Sinn und Zweck der Haltungskorrektur vermitteln, sind effektiver als Bewegungsverbote. Die Zentrierung der Bandscheibe (**Abb. 6.6**) vergleiche Kap. 5.3.2 sowie die Lage der stabilisierenden Muskelketten können den Patienten durch Bilder oder Demonstrationen mithilfe eines Therabands am Skelett vermittelt werden.

Die Wahrnehmungsschulung und aktive Korrektur beginnt zunächst mit teilabgegebenen Gewichten (z.B. Reduzierung der Armgewichte bei der Einordnung des Körperabschnitts Thorax beim Sitzen mit auf dem Tisch abgelegten Unteramen oder im Stand vor einer Wand mit dort abgestützten Unterarmen). Die eingeordneten Körperabschnitte sollen bei vor- und rückgeneigter Körperlängsachse gehalten und aus dem hohen Sitz Vor- und Rückneigung erarbeitet werden (weitere Beispiele siehe Kap. 2 u. 5).

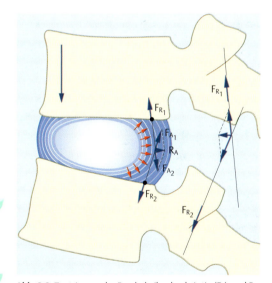

Abb. 6.6 Zentrierung der Bandscheibe durch Actio (F_A)- und Reactio-Verhalten der Kräfte. Alle Fasern des Anulus fibrosus, die durch die Verformung unter Zugspannung geraten, lösen dieses Actio-Reactio-Verhalten aus.

Wahrnehmungsschulung von Haltungsabweichungen
- Druckveränderungen auf der Unterstützungsfläche bei Gewichtsverschiebungen der Körperabschnitte.
- Tonusveränderungen der Muskeln bei Gewichtsverschiebungen durch Palpation.
- Erklärung der mechanischen Folgen einer Haltungsabweichung mit vermehrter Kyphose für die Wirbelkörper anhand von Schaubildern und Knochenmodellen.
- Durch Abstandsveränderungen einzelner Körperabschnitte nimmt der Patient eine Verstärkung der kyphotischen Haltung wahr. Die Bauchabstände (Abstand zwischen Symphyse und Bauchnabel sowie zwischen Bauchnabel und Brustbeinspitze) eignen sich zur Eigenwahrnehmung (weitere Übungsbeispiele siehe Kap. 3, *Haltungsabweichungen*).

Wahrnehmungsschulung unökonomischer Alltagsbelastungen
- Alle alltäglichen Bewegungen mit Flexion der Wirbelsäule bei Hubbelastung verstärken die Druckbelastung der ventralen Wirbelkörper.
- Dem Patienten sind beispielhaft fehlerhafte und korrekte Bewegungsabläufe bewusst zu machen. Er erhält den Auftrag, sich bis zur nächsten Behandlung Situationen zu überlegen, in denen er Mühe hatte, seine Haltung zu korrigieren. Diese werden gemeinsam mit der Physiotherapeutin ausgewertet und verbessert.

> Keine Bewegungsverbote erteilen und kurzzeitig darf die Wirbelsäule auch in Flexion belastet werden. Die korrekte Ausrichtung der Trabekel benötigt Wechselbelastung (Kap. 2).

- Schulung von Alltagsbewegungen mit Korsett (z.B. Bücken). Den Patienten fällt vertikales Bücken leichter als horizontales, da die Hubbelastung für die Rückenstrecker geringer ist.
- Sport- und Freizeitaktivitäten dürfen keine Stauchungsbelastung der Wirbelsäule beinhalten: Sprungdisziplinen und andere Sportarten mit dauerhafter Wirbelsäulenkyphose (z.B. Rennradfahren und Rudern) sind ungünstig, wohingegen Rückenschwimmen vorteilhaft ist.
  Zu bevorzugen sind Sportarten, die die Aufrichtung fördern und Wechselbelastungen fördern (z.B. Walking, Tanzen, Reiten).
- Bei Schmerzen werden Schmerz lindernde Maßnahmen, wie Weichteiltechniken, Wärmeanwendungen, Entlastungsstellungen und -lagerungen angewendet (Kap. 3.3).

Nach operativer Aufrichtung
- Erarbeiten von Bewegungsübergängen mit stabilisierter Wirbelsäule.
- Statisches Training der Rumpfmuskulatur (zuerst Aktivieren der inneren Einheit, Kap. 5.3.2).
- Nutzung der Irradiation durch dynamische Aktivitäten der Extremitäten. Dabei ist auf weiterlaufende Bewegungen auf die Wirbelsäule zu achten, die aktiv widergelagert werden müssen.
- Angebot von Wahrnehmungshilfen, z.B. Bauchabstände und Druckveränderungen.
- Schulung von Alltagsbewegungen mit stabilisierter Wirbelsäule.

Zusammenfassung: Physiotherapeutische Behandlung bei Patienten mit M. Scheuermann

- Die Haltungskorrektur sollte durch die Mobilisation der hypomobilen Wirbelsäulenabschnitte und die Elastizitätsverbesserung verkürzter Muskeln vorbereitet werden. Neben hubfreien und hubarmen Mobilisationen kommen auch gelenkspezifische, segmentale Mobilisationstechniken zum Einsatz.
- Gezielte Atemlenkung und Dehnlagerungen fördern die Mobilität des Thorax.
- Bei Lagerungen zur Verbesserung der Elastizität der zur Verkürzung neigenden Muskeln sind Fall verhindernde Muskelaktivitäten zu vermeiden.
- Maßnahmen aus der PNF können die Elastizität verbessern (z.B. Fördern der aktiven exzentrischen Verlängerung durch die agonistische Umkehr. Gleichzeitig fördern sie intra- und intermuskuläre Koordination. Rotatorisches Weiterlaufen der Bewegung auf die Wirbelsäule unterstützt die Mobilität.
- Beim Erarbeiten der aufrechten Haltung und deren Integration in die Alltagsfunktionen sind die Phasen des motorischen Lernens zu berücksichtigen. Vermittlungsstrategien, die räumliche Vorstellungen zum Entlastungsmechanismus am Bewegungssegment und Sinn und Zweck der Haltungskorrektur vermitteln, sind effektiver als Bewegungsverbote.
- Bei der Schulung der Haltungsveränderungen nehmen die Patienten Druckveränderungen auf der Unterstützungsfläche, Abstandsveränderungen von Körperabschnitten und Spannungsveränderungen von Muskeln durch Palpation wahr.

- Die Patienten sollen im Alltag beobachten, wann die Einordnung der Körperabschnitte gut gelingt und wann dies Mühe bereitet. Die Physiotherapeutin erarbeitet mit ihm gemeinsam Strategien, die die Integration in den Alltag verbessern.
- Sport- und Freizeitaktivitäten dürfen wenig Stauchungsbelastungen und dauerhafte Flexionsbelastungen der Wirbelsäule beinhalten. Zu bevorzugen sind Sportarten, die die Aufrichtung fördern.
- Gegen Schmerzen werden Schmerz lindernde Maßnahmen, wie Weichteiltechniken, Wärme, Entlastungsstellungen und -lagerungen angewendet (Kap. 3.3).
- Bei operativer Aufrichtung wird vorbereitend das Bewegungsverhalten mit stabilisierender Wirbelsäule erarbeitet.

6.4 M. Perthes (juvenile Hüftkopfnekrose)

Definition

Beim M. Perthes handelt es sich um eine Durchblutungsstörung des Schenkelkopfknochenkerns. In Ausnahmefällen sind auch Schenkelhals und Hüftpfanne betroffen.

Die nicht durch Infektion bedingte Durchblutungsstörung der Hüftkopfepiphyse unbekannter Ursache führt zu einer Auflösung von Knochen und Knorpel. Betroffen sind besonders Jungen im Alter von 4–8 Jahren.

> Die Erkrankung ist die häufigste aseptische Knochennekrose und die bedeutendste Osteochondrose im Kindesalter.

Ätiologie und Pathogenese

Die Ursache der verringerten Durchblutung ist bisher unbekannt. Vermutet werden Minderanlagen der Blutgefäße im Bereich der Femurkopfepiphyse. In Zeiten mit starkem Längenwachstum kann es hier zur Minderversorgung kommen. Die Gefäße verlaufen im oberen Bereich des Femurhalses und sind deshalb besonders leicht betroffen. Die Dauer der Erkrankung zieht sich über mehrere (ca. 4) Jahre hin.

Pathomechanik des Hüftkopfes
Der Wiederaufbau des Hüftkopfes erfolgt im Reparationsstadium (**Abb. 6.7a–c**). Dabei lagern sich neue Knochenbälkchen an. Während dieser Phase ist die Femurkopfepiphyse vermindert belastungsfähig. Wird sie dann zu stark belastet, besteht die Gefahr der Deformierung des Femurkopfes. Als typische Deformität entwickelt sich eine Abflachung und Verbreiterung des Hüftkopfes (Coxa plana/Pilzform). Bleiben dabei Hüftkopf und Pfanne noch kongruent, wird von *pathologischer Kongruenz* gesprochen (**Abb. 6.7b**). Ihr steht die prognostisch viel ungünstigere inkongruente Form gegenüber, bei der die Gelenkpartner ungleiche Krümmungsradien aufweisen (**Abb. 6.7c**). Dabei handelt es sich um eine präarthrotische Deformität, da sich die Gelenkkontaktfläche reduziert und die Rollreibung im Gelenk deutlich zunimmt.

Beim M. Perthes ist das Behandlungsziel die Ausheilung ohne Deformität des Hüftkopfes, damit die Gelenkkongruenz möglichst erhalten bleibt. Bewegung ohne Belastung in allen Ebenen unterstützt die kongruente Formung. Die Knochenbälkchen brauchen gleichmäßige Bildungsreize.

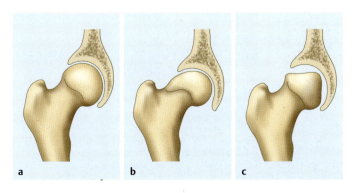

Abb. 6.7a–c Kongruenz von Hüftkopf und Hüftpfanne. **a** Physiologische Kongruenz. **b** Pathologische Kongruenz. **c** Inkongruenz.

Stadien

Folgende 5 klar definierte Stadien, die mittels Röntgen und MRT diagnostiziert werden können, werden unterschieden (siehe *Diagnostik*):
- Initialstadium;
- Kondensation;
- Fragmentation;
- Reparation;
- Ausheilung.

Diagnostik

- Die betroffenen Kinder klagen oft nur über Knieschmerzen und einem Ermüdungsgefühl nach Belastung (z.B. Gehen und Springen). Sehr häufig projizieren sich (vor allem kindliche) Hüftschmerzen ins Kniegelenk.

Der oft beschriebene Hüftschmerz ist eher die Ausnahme (Niethard 2003).

- Manchmal geben die Kinder auch Nachtschmerzen an, die fälschlicherweise als Wachstumsschmerzen gedeutet werden können.

Jeder Knie- und Hüftschmerz bei Kindern ist einer exakten Diagnostik zu unterziehen!

- Die klinische Untersuchung kann bei einigen Verlaufsformen zu Beginn der Erkrankung völlig unauffällig sein. Manchmal wird der M. Perthes als Zufallsbefund beim Ausschluss einer Hüftdysplasie erkannt. Mit zunehmenden Befall des Hüftkopfes kommt es zu Bewegungseinschränkungen.
- Positives Viererzeichen (bereits im Frühstadium): Bei Flexion, Abduktion und „Versuch einer Außenrotation" in der Hüfte sowie gleichzeitiger Kniebeugung bilden die Beine des liegenden Patienten von oben gesehen keine „4" mehr. Der Grund ist, dass Außenrotation und Abduktion in der Hüfte eingeschränkt sind (siehe *Physiotherapeutische Untersuchung*).

Zwar gilt das Viererzeichen als wichtigstes klinisches Symptom bei M. Perthes, es ist aber auch bei anderen kindlichen Hüftaffektionen positiv (z.B. Koxitis).

- Hüftadduktionskontraktur und Innenrotationseinschränkung;
- Hüftbeugekontraktur: Sie findet sich in schweren Fällen und lässt sich mit dem Thomas-Handgriff feststellen.
- Hinken durch einseitige Beinverkürzung.

Röntgenbefund

Der M. Perthes lässt sich auf der Anterior-posterior-Röntgenaufnahme in die bereits erwähnten (siehe *Stadien*) folgenden 5 zeitlich aufeinanderfolgenden Stadien einteilen:

- *Initialstadium:* Röntgenologisch zeigt sich der verbreiterte Gelenkspalt, da der Kopfkern retardiert ist. Charakteristisch ist die anschließende Zunahme der Kalkdichte des Schenkelkopfknochenkerns.

Das Kernspintomogramm bildet die Nekrose ab, bevor röntgenologische Veränderungen erkennbar sind. Dadurch unterstützt es in diesem Stadium die Differenzialdiagnostik.

- *Kondensationsstadium:* Infolge von Mikrofrakturen schrumpft der Hüftkopf zusammen. Der Hüftkopf entrundet sich und verliert an Substanz.
- *Fragmentationsstadium:* Der Hüftkopf zerfällt in Schollen. Nach dem Abräumen der kleinen Teile bleiben Fragmente übrig.
- *Reparationsstadium:* Bildung neuer Knochenbälkchen; Gefahr der Deformierung in Pilzform.
- Ausheilungsstadium: Endphase.

Die Stadien dauern jeweils bis zu 1,5 Jahre. Während des Ablaufs der Knochenresorption und Reos-

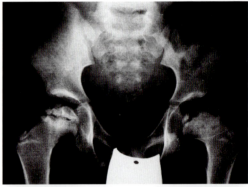

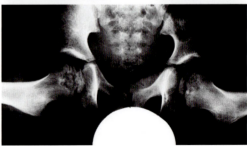

Abb. 6.8a–b M. Perthes. **a** Ausgeprägter beidseitiger M. Perthes links mit schölligem Zerfall der Epiphyse; Stadium III nach Catterall (Buckup 2001). **b** Dazugehörige Lauenstein-Aufnahme.

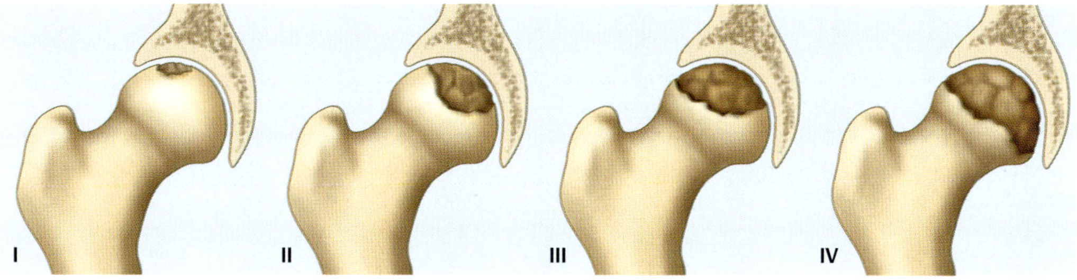

Abb. 6.9 Klassifikation des M. Perthes nach Catterall (Buckup 2001).

sifikation vermindert sich die Knochenfestigkeit mit möglichen Kopfdeformierungen.

Prognostisch wichtig sind die Ausdehnung der Hüftkopfzerstörung nach Catterall (Buckup 2001) und die Risikofaktoren. Diese lassen sich nur anhand der axialen *Röntgenaufnahme nach Lauenstein* klassifizieren (**Abb. 6.8a–b**). Dabei wird die Hüfte um 60° gebeugt und um 25° abduziert.

Schweregrade nach Catterall (Abb. 6.9)

1. Zu Beginn der Erkrankung findet sich die Nekrose anterior-lateral und kranial am Hüftkopf.
2. Vorderes Drittel oder die Hälfte des Hüftkopfes sind betroffen.
3. Bis zu 75% des Hüftkopfes sind betroffen, nur der dorsale Anteil des Hüftkopfes bleibt frei.
4. Der gesamte Hüftkopf ist betroffen.

Differenzialdiagnosen

- Hüftgelenkdysplasie;
- Coxitis fugax (Entzündung des Hüftgelenks bei Säuglingen);
- Angeborene Skelettdysplasien (Entwicklungsstörung durch Defekte von Knochen- und Knorpelgewebe);
- Angeborene Skelettdystrophien (Entwicklungsstörung durch Defekte im Stoffwechsel der Binde- und Stützgewebe);
- Unterfunktion der Hirnanhangdrüse mit verminderter Produktion z.B. von Wachstumshormon;
- Mangel an Schilddrüsenhormonen;
- Folge von Traumata.

Verlauf und Prognose

Die Prognose hängt sowohl vom Alter der Patienten als auch dem Ausmaß der Deformierung ab. Meistens verbleiben präarthrotische Deformitäten, die später zur sekundären Arthrose führen. Erkrankt das Kind vor dem 6. Lebensjahr, ist die Prognose unabhängig von allen anderen Faktoren eher gut, während bei Erkrankungsbeginn nach dem 6. Lebensjahr trotz adäquater konservativer und operativer Therapie ein schlechteres Endresultat zu erwarten ist. Bei Mädchen sind die Langzeitresultate schlechter als bei Jungen (Buckup 2001).

Als prognostisch ungünstige Zeichen im Röntgenbild gelten nach Catterall folgende Risikofaktoren:
- Laterale Kalzifikation: Auftreten eines Kalkschattens auf dem Röntgenbild lateral des Femurkopfes;
- Subluxation: Verschiebung des Kopfzentrums nach lateral;
- Mitschädigung der Metaphyse: osteolytische Herde im Bereich der an die Epiphyse angrenzende Metaphyse;
- Dreieckförmige Osteoporose am lateralen Femurkopf *(Gage sign)*;
- Horizontalisierung der Fuge: Ausrichtung der Epiphysenfuge in Richtung Horizontalebene.

Es gibt sowohl Verlaufsformen mit starker Deformierungstendenz, die immer entlastet oder operiert werden müssen als auch sehr leichte Formen, die sogar ohne weitere Behandlung weiterbelastet werden können.

Therapie

Konservativ

Das Primärziel besteht darin, die Hüftkopfdeformierung zu verhindern und somit die Hüftgelenkkongruenz (Containment) zu verbessern. Die Beweglichkeit muss erhalten bzw. verbessert werden (Kap. 6.4.2).

Heute wird die Wirksamkeit der Entlastung des Hüftgelenks durch lange Bettruhe, entlastende orthopädische Apparate (z.B. Thomas-Schiene, Mainzer-Orthese) oder Stockentlastung bezweifelt (Buckup 2001). Lange Entlastungsphasen wirken sich psychisch nachteilig auf die Kinder aus.

Aufgrund der ungenügenden Entlastung und nicht idealen Einstellung des Hüftkopfes in der Pfanne haben sich auch Orthesen nicht bewährt.

Das Erhalten und Verbessern der Beweglichkeit sind durch intensive Physiotherapie sehr wesentliche Bestandteile der konservativen Therapie. Eine Bewegungseinschränkung stellt einen bedeutenden Risikofaktor für den weiteren Verlauf der Erkrankung dar. Vor allem die Abduktionsfähigkeit muss erhalten werden.

Operativ

Bei geeigneter Indikation verbessert die chirurgische Intervention die Prognose im Vergleich zum Spontanverlauf. Voraussetzung ist eine möglichst gute Beweglichkeit. Die operative Verbesserung der Zentrierung des Hüftkopfes kann entweder am Femur oder am Becken erfolgen.
- Operative Zentrierung durch Osteotomie am Femur: intertrochantere Varisierungsosteotomie (Kap. 9.1).
- Operative Zentrierung durch Osteotomie im Bereich des Beckens:
  – Beckenosteotomie nach Salter (Kap. 9.1);
  – 3fache Beckenosteotomie nach Tönnis (Kap. 9.1).

Zusammenfassung

Definition
Durchblutungsstörung des Hüftkopfes bei Kindern und Jugendlichen unklarer Genese.

Ätiologie und Pathogenese
- Die Ursache der Durchblutungsstörung ist unbekannt.
- Die Erkrankung dauert mehrere Jahre.
- Jungen erkranken häufiger als Mädchen, typisches Alter 4–8 Jahre.
- 5 Stadien: Initial-, Kondensations-, Fragmentations-, Reparations- und Ausheilungsstadium.
- Möglicherweise entstehen Deformierungen des Hüftkopfes.
- Als typische Deformität entwickelt sich die Pilzform des Hüftkopfes.
- Die Deformierung führt zur pathologischen Kongruenz mit der Gefahr einer sekundären Arthrose.

Diagnostik
- Die Kinder klagen über geringe Schmerzen im Hüftbereich, manchmal auch nur Knieschmerzen.
- Alle Knie- und Hüftschmerzen bei Kindern sind ernst zu nehmen und einer exakten Diagnostik zu unterziehen. Sie dürfen nicht als reine „Wachstumsschmerzen" erklärt werden!
- Bei zunehmenden Hüftkopfbefall entwickeln sich Bewegungseinschränkungen:
  – Positives Viererzeichen;
  – Adduktionskontraktur, Innenrotationseinschränkung;
  – Beugekontraktur;
  – Funktionelle Beinverkürzung führt zur Veränderung des Gangbilds.
- Die Diagnose erfolgt letztendlich röntgenologisch. Neben der Anterior-posterior-Aufnahme wird ein axiales Röntgenbild nach Lauenstein angefertigt, auf dem auch die einzelnen Stadien (siehe *Ätiologie*) sichtbar sind.
- Die frühzeitige Diagnostik im Initialstadium ist durch Kernspinuntersuchung möglich.
- Die Lokalisation und Ausdehnung der Hüftkopfnekrose wird nach Catterall eingeteilt und mittels der axialen Röntgenaufnahme nach Lauenstein festgestellt.

Prognose
- Sie hängt vom Erkrankungsalter, dem Catterall-Stadium und vorhandenen Risikofaktoren ab.
- Der Erhalt einer möglichst guten Beweglichkeit ist für eine günstige Prognose sehr wichtig.

Differenzialdiagnostik
Je nach Erkrankungsstadium sind sowohl röntgenologisch, aber auch klinisch andere kindliche Hüfterkrankungen auszuschließen (z.B. Coxitis fugax).

Therapie
- Konservativ:
  – Die Wirksamkeit durch dauerhafte Entlastung mit Schienen oder Bettruhe ist nicht bewiesen.
  – In Phasen mit Schmerzen und starken Bewegungseinschränkungen hat sich Entlastung mit Unterarmgehstützen als sinnvoll erwiesen.
  – Erhalten und Verbessern der Beweglichkeit fördert die Ausheilung mit besserer Zentrierung und Kongruenz.
- Operativ:
  – Für eine operative Therapie ist eine gute Beweglichkeit erforderlich.
  – Ziel ist die optimale Zentrierung, die durch Osteotomie des Femurhalses oder am Becken erreicht werden kann.

6.4.1 Physiotherapeutische Untersuchung bei Patienten mit M. Perthes

Allgemeines

Patienten unter 5 Jahren und ohne deutliche Bewegungseinschränkungen werden in der Regel nicht physiotherapeutisch behandelt, sondern nur der Verlauf vom Arzt beobachtet.

Deutliche Bewegungseinschränkungen deuten auf eine ungünstige Prognose hin, weshalb in diesen Fällen unbedingt eine physiotherapeutische Behandlung notwendig ist. Die Patienten werden manchmal kurzzeitig stationär aufgenommen und mit beidseitiger Extension der Beine gelagert. Während der Physiotherapie wird die Extension entfernt.

Betroffene nach dem 5. Lebensjahr können mit entlastenden Orthesen versorgt werden. Auch sie benötigen physiotherapeutische Betreuung. Die Orthesen sind vor allem zu tragen, wenn sie unbeaufsichtigt sind, nicht unbedingt den ganzen Tag lang.

> Aus biomechanischer Sicht ist die Orthese fragwürdig, da der Knochen des gesamten Beines durch die Entlastung zu wenige Bildungsreize erhält und sich der Gang häufig zuungunsten der LWS verändert.

Anamnese

Häufig bemerken die Eltern bei ihrem Kind zuerst nur ein Hinken. Schmerzen treten bei etwa der Hälfte der Kinder auf und werden meistens als projizierter Schmerz im Kniegelenk empfunden. Der typische Hüftschmerz in der Leiste kommt selten vor. Die Kinder geben nach Belastung ein Müdigkeitsgefühl des Beines an. Die Beschwerden können äußerst wechselhaft sein und lassen sich mit reaktiven Reizzuständen der hüftgelenkumgebenden Strukturen erklären.

Konstitutions- und Haltungsauffälligkeiten

- Bei starken Bewegungseinschränkungen sind die Kontrakturen schon im Stand sichtbar.
- Das Becken steht im Hüftgelenk in Flexion.
- Die LWS befindet sich in Hyperlordose.
- Das Bein steht eventuell in Adduktion vom proximalen Hebel – Beckenhochstand.
- Das Bein wird weniger belastet – Beckenhochstand.
- Bei eingeschränkter Innenrotation ist das Bein eventuell in Außenrotation.
- Bei stationärer Behandlung mit Extensionslagerung muss die Haltung im Liegen beobachtet werden:
- Durch Gewichtszüge am Bettende, die über Ledermanschetten in Verlängerung der Beinlängsachsen auf die Beine wirken, lässt sich eine Entlastung des Hüftgelenks erzielen. Der beidseitige Zug verhindert eine einseitige Überlastung der LWS und des Sakroiliakalgelenks. Dabei ist auf symmetrische Becken- und Beinlage zu achten. Die Gewichte dürfen nicht zu groß gewählt werden, da sich sonst der Tonus der Rumpf- und Hüftmuskeln stark erhöht, die eine Gegenaktivität entwickeln.
- Beobachtung der Haltung mit Thomas-Schiene: Ist der Schuhausgleich am anderen Bein ausreichend oder besteht ein Beckenschiefstand?
- Prüfung des Sitzes und der Auflagefläche des Tubers auf der Orthese bezüglich der Gewichtsübertragung vom Tuber auf die Orthese.

Muskulatur

- Erhöhter Muskeltonus in Adduktoren, Flexoren und Außenrotatoren. Je nach Bewegungseinschränkung und Stellung des Gelenks können noch andere Muskeln betroffen sein.
- Durch die Entlastung des Beines erhöht sich infolge der ständigen Fall verhindernden Aktivität der Tonus der gleichseitigen paravertebralen Muskeln und der kontralateralen Abduktoren.
- Entstehen von Druckschmerz an Sehnenansätzen durch reflektorische Reizzustände.

Prüfen auf Verkürzung

- Zur Systematik der Bewegungsprüfung am Hüftgelenk siehe Kapitel 5.5.1).
- Testen der Hüftmuskeln auf Verkürzung: Bei massiven Einschränkungen mit hartem Endgefühl wird die Dehnreserve der Muskeln gelenkschonend durch Querdehnung geprüft (Kap. 5.5.1).

Prüfen auf Kraft

- Während der Entlastungsphase nur statische Prüfung der Muskelkraft.
- Bei erlaubter Belastung wird die Kraft im geschlossenen System geprüft. Bewegungen in der offenen Kette unterstützen Dezentrierungen und haben hohe Scherkomponenten.

- Prüfung der Muskelkraft der Rumpfmuskeln und des anderen Beines als „Beckenstabilisierer" auf dem Standbein.

Beweglichkeit

Je ausgedehnter der Hüftkopfbefall, desto stärker ist die Bewegungseinschränkung!

- Zuerst sind vor allem die Abduktion und die Rotation in beide Richtungen eingeschränkt. Das „Viererzeichen" ist positiv (**Abb. 6.10a–b**):
  - In Rückenlage wird der Fuß des zu testenden Beines auf das kontralaterale Kniegelenk gelegt, wobei sich der Oberschenkel durch Abduktion und Außenrotation so weit wie möglich der Unterlage nähern soll.
  - Die Endstellung gleicht einer liegenden Vier.
  - Der Test erfolgt im Seitenvergleich.

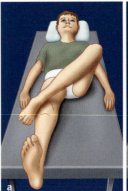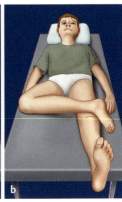

Abb. 6.10a–b Viererzeichen im Seitenvergleich. **a** Eingeschränkte Beweglichkeit. **b** Freie Beweglichkeit.

Auf Ausweichbewegungen der kontralateralen Beckenseite achten!

- Im weiteren Verlauf schränkt die Innenrotation ein. Sie muss bei 90° Flexion und in Bauchlage im Muster Extension/Flexion/Neutral-Null-Stellung geprüft werden, da jeweils andere Hüftkopfanteile Pfannenkontakt haben.
- In schweren Fällen schränkt die Flexion zunehmend ein, zusätzlich kann eine Adduktionskontraktur entstehen.
- Die zunehmende Beugekontraktur führt zur funktionellen Verkürzung des Beines und wird mithilfe des Thomas-Handgriffs untersucht.
- Zu Beginn werden die Bewegungen reflektorisch muskulär gehemmt, da der Körper Bewegungen der erkrankten Hüftanteile vermeiden will. Bei zunehmender pathologischer Kongruenz wird die Einschränkung infolge der behinderten Gleitreibung fester und härter.
- Das Ausmaß der Deformierung ist für die zu erwartenden Bewegungseinschränkungen ein relevanter Befund. Daher muss die Physiotherapeutin die Röntgenaufnahmen sehen und sich mit dem Arzt austauschen.

Bewegungsverhalten

Gang
- Leichtes Duchenne-Hinken, um die Belastung des Hüftgelenks zu reduzieren.
- Trendelenburg-Zeichen durch reflektorisch hypoton geschaltete Abduktoren.
- Verkürzte Standbeinphase mit verminderter Extension und Rotation.
- Beobachtung beim Gehen mit Orthese hinsichtlich der Gewichtsverlagerung auf die Orthese. Bei zu geringer Übernahme bleibt der Oberkörper über dem nichtbetroffenen Bein, und die Schrittauslösung des Beines fällt schwer.

Alltagsbewegungen
- Das Anziehen von Schuhen und Strümpfen kann durch verminderte Abduktion und Außenrotation behindert werden.
- Tiefes Sitzen ist auf Dauer unangenehm und sollte wegen der Druckbelastung des Hüftgelenks auch vermieden werden!
- Selbstständiges An- und Ausziehen der Orthese.

Checkliste: Physiotherapeutische Untersuchung bei Patienten mit M. Perthes

Anamnese	Bei etwa der Hälfte der Kinder treten Schmerzen auf, die meistens als projizierter Kniegelenksschmerzen angegeben werden.
Konstitutions-/Haltungsauffälligkeiten	Bei starken Bewegungseinschränkungen sind die Kontrakturen schon im Stand sichtbar: • Das Becken steht im Hüftgelenk in Flexion. • Die LWS befindet sich in Hyperlordose. • Das Bein ist eventuell in Adduktion vom proximalen Hebel – Beckenhochstand. • Das Bein wird weniger belastet – Beckenhochstand. • Bei eingeschränkter Innenrotation steht das Bein eventuell in Außenrotation. • Bei stationärer Behandlung mit Extensionslagerung muss die Haltung im Liegen beobachtet werden. • Beim Tragen einer Orthese wird die Haltung mit Orthese beobachtet.
Muskulatur	• Tonuserhöhungen variieren je nach Lokalisation und Bewegungseinschränkung, z.B. Flexoren, Adduktoren und Außenrotatoren. • Die Sehnenansätze neigen zu Druckschmerz. • Bei fest-hartem Endgefühl wird die Dehnreserve der Muskeln über Querdehnung geprüft. • Die Kraft wird nicht durch Bewegungen in der offenen Kette geprüft, da diese hohe Scherkomponenten und dezentrierende Mechanismen unterstützen. • Die Testung erfolgt im Bereich der Hüfte statisch oder bei erlaubter Belastung im geschlossenen System. • Auch rumpf- und beckenstabilisierende Muskeln werden geprüft.
Beweglichkeit	Je ausgedehnter der Hüftkopfbefall, desto stärker ist die Bewegungseinschränkung! • Viererzeichen positiv; • Einschränkung der Innenrotation in Flexion und in Extension/Flexion/Neutral-Null-Stellung; • Extensionseinschränkung; • Flexionseinschränkung und Adduktionskontraktur; • Da das Ausmaß der Deformierung und die damit verbundene pathologische Kongruenz für die Beweglichkeit sehr entscheidend ist, muss die Physiotherapeutin die Ergebnisse der bildgebenden Diagnostik kennen.
Bewegungsverhalten	• Gang: – Leichtes Duchenne-Hinken, um die Belastung des Hüftgelenks zu reduzieren; – Trendelenburg-Zeichen durch reflektorisch hypoton geschaltete Abduktoren; – Verkürzte Standbeinphase mit verminderter Extension und Rotation; – Beobachtung beim Gehen mit Orthese hinsichtlich der Gewichtsverlagerung auf die Orthese. • Alltagsbewegungen: – Oft wird tiefes Sitzen vermieden. – An- und Ausziehen beobachten.

6.4.2 Physiotherapeutische Behandlung bei Patienten mit M. Perthes

Ziele

Körperstruktur/-funktion (Impairment)

- Verbessern der Ernährung des Hüftkopfes;
- Verbessern der Gelenkbeweglichkeit;
- Erhalten der Muskelaktivität während der Entlastungsphase und Fördern der intra- und intermuskulären Koordination.

Aktivitäten (Activities)

- Gangschulung mit Unterarmgehstützen oder Orthese;
- Alltagstraining mit Orthese;
- Training ökonomischen Bewegungsverhaltens im Alltag, um hohe Druckbelastungen des Hüftgelenks zu vermeiden.

Teilnahme (Participation)

Beratung zu Sportfähigkeit.

Maßnahmen

Allgemeines

Die Beweglichkeit des Hüftgelenks wird gelenkschonend erhalten bzw. verbessert. Der Hüftkopf soll ohne Druckbelastung in der Pfanne bewegt werden. Infolge der Bewegung kommt es zu einer gleichmäßigen Formung des Hüftkopfs in der Regenerationsphase, wodurch die Wahrscheinlichkeit einer Inkongruenz sinkt.

- Voraussetzung für gute Beweglichkeit ist die optimale Kopfernährung, die durch intermittierende Traktion im Wechsel mit Kompression gefördert wird. Dabei sind gezielt die erkrankten Kopfbereiche zu beeinflussen. Die Therapeutin muss dazu vorher die Röntgenaufnahmen anschauen.
- Auch Traktion im Wechsel mit statische Muskelaktivität fördert durch mechanische Wechselbelastung den Stoffwechsel. Die Kokontraktion unterstützt die aktive Zentrierung (Kap. 5.5.2).
- Bewegen vom proximalen Hebel: Das Bein wird kurz vor dem Bewegungsende gelagert. Die Bewegung des Beckens führt zur Winkelveränderung im Hüftgelenk. Die Beckenbewegung unterbricht Ausweichbewegungen des Rumpfes.
- Widerlagernde Mobilisation: Die Bewegung beider Hebelarmen mit Drehpunktverschiebung stoppt Ausweichbewegungen und fördert die Koordination für die selektive Hüftbewegung (Durchführung der Mobilisation in alle Richtungen siehe Kap. 5.5.2).
- Mobilisation im Schlingentisch und im Bewegungsbad (Kap. 5.5.2).
- Verbesserung der Hüftrotation über das Ilium in Bauchlage (anguläre passive Gelenkmobilisation aus der Manuellen Therapie; Kap. 5.5.2).
- Mobilisierende Traktion in Behandlungsstellung des Hüftgelenks (Kap. 5.5.2).
- Querdehnungen der verkürzten Muskeln.
- Längsdehnungen; bei zweigelenkigen Muskeln (z.B. M. rectus femoris) kann über das nichtbetroffene Kniegelenk gearbeitet werden.

In der Entlastungsphase lässt sich die Muskelkraft nur bedingt erhalten. Hier wird vor allem über Irradiation gearbeitet. Statische Übungen können die Patienten alleine durchführen, auch bei Lagerung in der Extension.

Bei der Aktivierung der Muskulatur sind Bewegungen in der offenen Kette vom distalen Hebel mit Hubbelastung zu vermeiden. Das Bein als Hebel der Klasse 3 (Geschwindigkeitshebel) wirkt als langer Lastarm.

Beispiel: Beim Anheben des gestreckten Beines muss der M. iliopsoas ungefähr die 8fache Kraft des Beingewichts aufbringen, da der Kraftarm nur 1/8 der Länge des Lastarms besitzt. Diese hohe Kraft wirkt als Kompression und Scherkraft auf das Hüftgelenk.

Bei zunehmender Belastung wird in verstärktem Maße dynamisch konzentrisch und exzentrisch am betroffenen Bein gearbeitet. Günstig sind Ausgangsstellungen in der geschlossenen Kette, z.B. bei Teilbelastung im Halbsitz (Kap. 5.5.2).

Bei Entlastung
Fußpattern aus der PNF

Die isolierten symmetrischen oder asymmetrischen Fußpattern erzielen eine gute Irradiation auf die gesamte Beinmuskulatur bei niedriger Belastung der Hüftgelenke.

*Durchführung Fußpattern in Rückenlage symmetrisch (**Abb. 6.11**)*
- Die Beine werden in Extension/Abduktion/Innenrotation gelagert
- Die Füße befinden sich im Überhang.
- Die Therapeutin steht kaudal vom Patienten und leistet an beiden Füßen Widerstand für die Plantarflexion und Eversion.

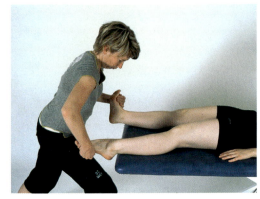

Abb. 6.11 Symmetrisches Fußpattern in Rückenlage.

- Agonistische Umkehr: Beide Füße arbeiten konzentrisch und exzentrisch gegen den Widerstand der Therapeutin. Der kräftigere Fuß kann auch statisch und der schwächere dynamisch, konzentrisch und exzentrisch arbeiten. An beiden Beinen erfolgt die Irradiation für die Standbeinphase.
- Dynamische Umkehr: Die Füße arbeiten im Wechsel in Plantarflexion mit Eversion und in Dorsalextension mit Inversion für die Spielbeinphase. Die reziproke Durchführung aktiviert die Beine gangtypisch.

*Durchführung Fußpattern in Rückenlage asymmetrisch (**Abb. 6.12**)*
- Das rechte Bein wird in Extension/Abduktion/Innenrotation und das linke daneben in Extension/Adduktion/Außenrotation gelagert.
- Die Fersen befinden sich im Überhang.
- Die Therapeutin steht in Verlängerung der Diagonalen kaudal vom Patienten und leistet am rechten Fuß Widerstand für Plantarflexion und Eversion, am linken für Plantarflexion und Inversion.
- Die Techniken können wie beim vorherigen Beispiel angewendet werden.

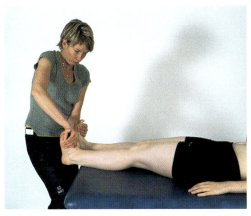

Abb. 6.12 Asymmetrisches Fußpattern in Rückenlage.

- Bei der dynamischen Umkehr arbeitet der rechte Fuß in Dorsalextension mit Inversion, der linke in Dorsalextension mit Eversion.
- Die Anwendung aller Fußpattern irradiert alle Beinmuskeln gangtypisch. Die stabil gelagerten Beine verhindern eine zu hohe Belastung auf die Hüftgelenke.
- Bei erlaubter Teilbelastung kann die Muskelaktivität der Füße auch statisch mit gleichzeitiger Approximation erfolgen. Die Fußmuskelübungen stabilisieren gleichzeitig Fußlängs- und Querwölbung. Durch die lange Entlastung können diese später oft nicht mehr gehalten werden.

> Die Fußpattern lassen sich auch in Bauch- oder Seitenlage durchführen, wobei die Beine je nach Muster unterschiedlich gelagert werden.

Skapula-, Becken- und Armmuster
Sie können ebenfalls eingesetzt werden. Dynamische Beinmuster am kontralateralen Bein sind mit Vorsicht anzuwenden, da dabei größere Kräfte auf die betroffene Seite wirken.

Bei Patienten mit Orthese
- Üben des An- und Ausziehens der Orthese;
- Lösen und Einrasten der Kniesperre für Bewegungsübergänge, z.B. beim Hinsetzen und Aufstehen.

Gehen
- Auf ausreichende Schuherhöhung am nicht betroffenen Bein ist zu achten.
- Am Anfang sind Unterarmgehstützen notwendig, auf die später verzichtet werden kann.

- Gangfazilitation aus der PNF, z.B. Erarbeiten einzelner Gangphasen isoliert im Stand im Gehbarren (**Abb. 6.13**):
  - Auslösung der Spielbeinphase über anteriore Elevation, dynamisch, konzentrisch und exzentrisch;
  - Übergang von Spielbein- zu Standbeinphase durch posteriore Elevation, konzentrisch und exzentrisch;
  - Kräftigung der Standbeinmuskeln der nichtbetroffenen Seite durch Widerstände am Becken.
- Reaktive Schrittauslösung durch Gleichgewichtsreaktionen am besten vom Körperabschnitt Brustkorb aus.

Beispiel: Durch seitliche Gewichtsverlagerung auf die betroffene Seite lernt der Patient, das Gewicht auf die Orthese zu übergeben. Dies führt zur Entlastung des nichtbetroffenen Beines als potenzielles Spielbein.
Um Schrittfolgen auszulösen, „trägt" die Therapeutin den Brustkorb horizontal geradlinig nach vorne.

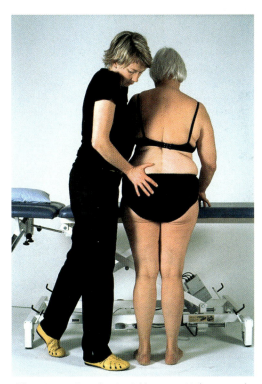

Abb. 6.13 Seitwärtsgehen im Gehbarren zur Verbesserung der Beckenstabilität.

Druckreduzierende Maßnahmen für das Hüftgelenk im Alltag:
- Da das Bein nicht als langer Hebel angehoben werden darf, sollen es die Patienten mit den Händen unterstützen.
- Bei längerem Sitzen die Druckbelastung durch Abstützen des Oberkörpers reduzieren, z.B. durch Reitsitz auf dem Stuhl oder Anlehnen an die Rückenlehne.
- Zu Hause besser liegen als sitzen, z.B. beim Fernsehen.
- Zur Entlastung das Gehen an Unterarmgehstützen üben.
- Elternanleitung.
- Auch nach Ausheilung sind weiterhin hohe Druckbelastungen zu vermeiden: Die Schultasche so leicht wie möglich und auf der betroffenen Seite tragen, da sich durch die Schwerpunktverlagerung zur betroffenen Seite der Lastarm verkürzt und damit die Belastung für das Hüftgelenk sinkt.
- Sportberatung: Eine leichte sportliche Betätigung, bei der die Bewegung im erkrankten Hüftgelenk im Vordergrund steht, ist möglich. Sportarten mit Stauchungskomponenten (z.B. Sprung- und Laufdisziplinen) sind ungünstig, wohingegen sich Schwimmen und Radfahren gut eignen. Ein vollständiger Verzicht auf jeglichen Sport für mehrere Jahre ist nicht sinnvoll, da die Bewegung auf das betroffene Hüftgelenk positiv wirkt ist und das Kind weiter in seinem sozialen Umfeld eingebunden bleibt.
- Haltungskorrektur, Beinachsentraining.
- Schmerzhafte Muskelansätze werden mit Druckinhibition oder Querfriktion und heißer Rolle behandelt (Kap. 3.4.2).
- Therapie bei Umstellungsosteotomien: siehe *Kap. 9, Gelenkerhaltende Operationen.*

Zusammenfassung: Physiotherapeutische Behandlung bei Patienten mit M. Perthes

- Traktion im Wechsel mit Kompression beeinflusst die Stoffwechselsituation des Hüftkopfes positiv. Dabei werden gezielt dessen betroffenen Regionen behandelt.
- Bei der Mobilisation steht Bewegen mit wenig Belastung im Vordergrund. Bewegungserweiterung vom proximalen Hebel und widerlagernde Mobilisationen sowie im Schlingentisch oder im Bewegungsbad sind sinnvoll.
- Spezifische manualtherapeutische Techniken (z.B. Verbesserung der Rotation in Bauchlage) fördern die schöne runde Formung des Kopfes während der Reparationsphase.
- Querdehnungen über das Hüftgelenk fördern die Elastizität, wohingegen Längsdehnungen zu vermeiden sind.
- Obwohl in der Entlastungsphase die Muskelkraft nur bedingt erhalten werden kann, werden auch in dieser Phase die intra- und intermuskuläre Koordination durch Maßnahmen aus der PNF (z.B. Fußpattern) zur gangtypischen Aktivierung eingesetzt.
- Bei Orthesenträgern wird der Umgang mit dem Hilfsmittel erarbeitet.
- Unter zunehmender Belastung erfolgt das Erarbeiten der Gewichtsübernahme auf das betroffene Bein durch reaktive Schrittauslösung und Gangfazilitation aus der PNF.
- Druckreduzierende Maßnahmen im Alltag werden mit dem Kind geübt und mit den Eltern besprochen.
- Bewegen des Beins mit langem Hebel und langes tiefes Sitzen sind zu vermeiden.
- Zur Entlastung ist in Phasen mit Schmerzen und starken Bewegungseinschränkungen das Gehen an Unterarmgehstützen empfehlenswert.
- Ein generelles Sportverbot besteht nicht. Jeglicher Verzicht über mehrere Jahre wirkt sich negativ aus, da das Kind dadurch in seinem sozialen Umfeld beeinträchtigt wird. Allerdings sind Sportarten mit wenig Stauchungsbelastungen (z.B. Schwimmen, Radfahren) zu bevorzugen.

6.5 Osteoporose

Definition

Bei der Osteoporose handelt es sich um eine oft in Schüben verlaufende systemische Skeletterkrankung, die durch niedrige Knochenmasse und eine Störung der Mikroarchitektur des Knochengewebes mit konsekutiv erhöhter Knochenbrüchigkeit und erhöhtem Frakturrisiko charakterisiert ist.

Allgemeines

Die ärztliche und physiotherapeutische Untersuchung und Behandlung werden exemplarisch für die Osteoporose beschrieben, deren Prinzipien auf andere Erkrankungen mit verminderter Knochendichte übertragbar sind.

Wesentliches Charakteristikum aller Erkrankungen mit verminderter Knochendichte ist die erhöhte Frakturgefahr durch die reduzierte Knochenstabilität. Daher stellt die Frakturprophylaxe neben der Schmerzlinderung und dem Erhalten der Beweglichkeit den Therapieschwerpunkt dar.

Knochenbestandteile
Organische Bestandteile

Wie alle anderen Formen des Bindegewebes ist der Knochen aus Matrix und Zellen aufgebaut (Kap. 2.2, *Bestandteile des Bindegewebes*).

Matrix
Die Matrix besteht aus kollagenen Fasern (Kollagentyp I), der Grundsubstanz (Glykosamino- und Proteoglykane), Wasser und nichtkollagene Proteinen. Der Anteil an kollagenen Fasern hält den Knochen elastisch. Die Grundsubstanz bindet sich nicht wie in anderen Geweben an Wasser, sondern an Mineralien. Dadurch erhält der Knochen seine stabile Struktur. Die kollagenen Proteine verbinden Zellen, Fasern und Grundsubstanz miteinander.

Zellen
- Osteoblasten (knochenproduzierende Zellen):
  - Verantwortlich für den Aufbau und Erhalt des Knochens.
  - Liegen in Gruppen an der Knochenoberfläche.
  - Synthetisieren Kollagentyp I, Glykoproteine, Proteoglykane und das Enzym alkalische Phosphatase, das eine bedeutende Rolle bei der Kalzifizierung des Knochens spielt.
  - Nachdem sich der Osteoblast in die kalzifizierte Matrix eingebaut hat, verringert sich seine Aktivität. Ab diesem Moment wird er zum Osteozyten.
- Osteozyten (matrixproduzierende Zellen):
  - Liegen in der mineralisierten Matrix.
  - Produzieren genauso viel Matrix, wie für den Erhalt des Knochengewebes notwendig ist.
  - Da die Matrixsynthese von einer guten Durchblutung abhängt, befinden sich die Osteozyten dicht bei einem Blutgefäß.
  - Störungen in der Durchblutung führen direkt zum Zelltod und damit zum Zerfall des Knochens.
  - Die Osteozyten sorgen für den Erhalt des Knochens, indem sie den Knochenabbau dem -aufbau anpassen.
- Osteoklasten (knochenabbauende Zellen)
  - Der Knochenabbau bestimmt die Dicke des Knochens.
  - Er ist genauso wichtig wie der Aufbau. Beispielsweise ist ohne Knochenabbau keine Frakturheilung möglich, und der Knochen wäre sehr dick. Er könnte nicht als Kalzium- und Phosphatspeicher dienen. Beide Stoffe werden beim Knochenabbau freigesetzt.

> *Die Aktivität der Osteoblasten und der Osteoklasten wird unter anderem hormonell gesteuert. Dadurch können Knochendicke und -stabilität sowie die Kalziumfreigabe bzw. -speicherung sehr genau kontrolliert werden.*

Anorganische Bestandteile
Mineralanteil des Knochens
Dieser Anteil besteht vor allem aus Kalziumhydroxlapatitkristallen. Kalzium und Phosphat sind die beiden wichtigsten Mineralbestandteile.

Regulation des Kalziumhaushalts
Auch der Knochen benötigt physiologische Belastungsreize in Form von Be- und Entlastung. Belastungsreize auf den Röhrenknochen wirken in Form von Kompressions- und Zugkräften (**Abb. 6.14a–b**). Durch die entstehenden Biegespannungen kommt

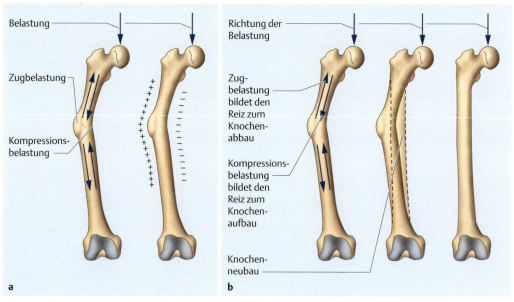

Abb. 6.14a–b Belastungsreize auf den Röhrenknochen wirken in Form von Kompressions- und Zugkräften. Durch die Biegespannung entsteht der piezoelektrische Effekt, der die Knochenzellen zu Auf- und Abbau stimuliert.

es zu piezoelektrischen Effekten (Änderung der elektrischen Spannung). Diese stimulieren die Knochenzellen zum Auf- und Abbau des Knochens. Sind weniger negative Teilchen im betroffenen Knochenbereich, werden die Osteoklasten, bei steigender Zahl der negativen Teilchen die Osteoblasten zum Knochenaufbau stimuliert.

Auch die mechanische Formulierung der Zellen selbst hat einen stimulierenden Effekt auf die Aktivität. Kompression bildet den Reiz zum Knochenaufbau, Zugbelastung zum Knochenabbau. Hohe Belastung verursacht eine Zunahme, geringe Belastung eine Abnahme der Mineralisierung.

Die Regulation des Mineralgehalts und damit die Stabilität des Knochens hängt jedoch nicht nur von Belastungsreizen, sondern auch von Hormonen, Vitaminen und der Ernährung ab. Ein erstes Anzeichen für den Qualitätsverlust des Knochens ist die Demineralisierung in Form einer Osteoporose.

> Ein konstanter Kalziumspiegel ist für unseren Körper von sehr großer Bedeutung.

Das über die Nahrung aufgenommene Kalzium wird entweder zu 99% im Knochenskelett gespeichert oder verlässt den Körper über Urin und Stuhl. Die Regulierung des Kalziumhaushalts wird von folgenden Faktoren beeinflusst:
- *Vitamin D* ermöglicht die Aufnahme von Kalzium aus der Nahrung (**Abb. 6.15**).
- *Kalzitonin* ist für die Speicherung von Kalzium im Knochen verantwortlich. Es erhöht die Aktivität der Osteoblasten und senkt die der Osteoklasten, wodurch die Mineralisierung des Knochens verstärkt wird.
- *Parathormon:*
  - Kann dem Knochen Kalzium entziehen und die Resorption von Kalzium aus dem Vorurin erhöhen.
  - Es sorgt dafür, dass nur ganz geringe Mengen Kalzium aus dem Urin ausgeschieden werden.
  - Die Steigerung der Aktivität der Osteoklasten und Hemmung der Aktivität der Osteoblasten führt zur Demineralisierung des Knochens.
  - Das Hormon wird in der Nebenschilddrüse gebildet.
  - Verringert sich die Kalziumkonzentration im Blut, wird vermehrt Parathormon produziert und infolgedessen Kalzium aus dem Knochen freigesetzt.
  - Die Erhöhung des Kalziumspiegels im Blut hemmt die Aufnahme von Eiweißen in der Nebenschilddrüse und senkt die Produktion von Parathormon. Die Folge ist eine verminderte Freisetzung von Kalzium aus dem Knochen.

Kalziumaufnahme

Die Ernährung spielt eine große Rolle bei der Entwicklung der Osteoporose. Zwar wird immer wieder zum Verzehr von Milchprodukten und Kuh-

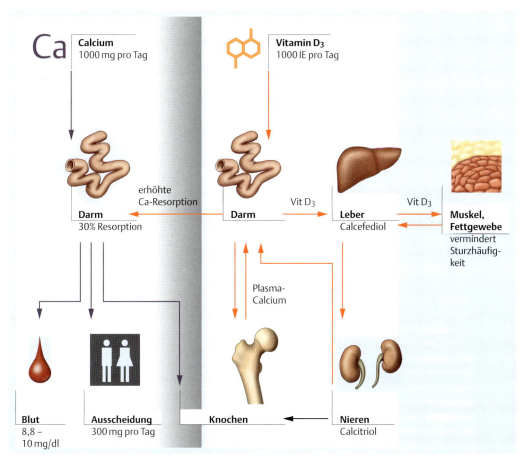

Abb. 6.15 Stoffwechselwege von Kalzium und Vitamin D.

milch geraten, ob diese Empfehlung jedoch ohne weiteres akzeptiert werden kann, ist fraglich (van den Berg 1999). Obwohl Tiere, Vegetarier und ein sehr großer Teil der Weltbevölkerung keine Kuhmilch zu sich nehmen, leiden sie nicht unter Osteoporose. Bei Vegetariern ist die Kalziumkonzentration im Urin sogar niedriger als bei Nichtvegetariern, und sie weisen eine höhere Knochendichte und weniger Osteoporose und Knochenfrakturen auf (van den Berg 1999).

Überhaupt stellt sich die Frage, ob der Mensch Kalzium aus der Milch aufnehmen kann. Der Konsum von tierischen Eiweißen führt zur Absenkung des pH-Wertes im Körper. Ob das beim Trinken von Kuhmilch auch passiert, wird diskutiert (van den Berg 1999). Zur Neutralisierung des gesenkten pH-Wertes muss der Körper die Basen rekrutieren, wie z.B. Kalziumphosphate aus den Knochen. Die Folge ist unter anderem dessen Demineralisierung (Untersuchungen der Körperreaktionen auf tierische Eiweiße bestätigen Wachmann 1968, Ellis, 1972, Abelow 1992, Willet 1994, Dietel 1995). Daraus lässt sich schließen, dass Milch sicherlich nicht als einzige und beste Kalziumprophylaxe anzusehen ist. Auch durch den Verzehr von Obst und Gemüse kann viel Kalzium aufgenommen werden (van den Berg 1999).

Hypothesen für die häufig auftretenden Osteoporosen in europäischen Industrienationen

- Die Nahrung enthält nicht mehr die notwendige Menge an Vitaminen und Mineralien.
- Der Mensch hat zu wenig Bewegung.

> Je stärker der Knochen physiologisch belastet wird, desto höher sind Mineralisierung, Knochendicke und damit Stabilität des Knochens. Dagegen nimmt die Dicke des Knochens bei weniger Belastung ab (Sabo 1995).
> Eine Osteoporosetherapie sollte das Training des Bewegungssystems durch adäquate Belastung zum Ziel haben und eine Ernährungsberatung im Sinne einer ausgewogenen, naturbelassenen Nahrung einschließen.

Ätiologie und Pathogenese

Die WHO hat die Osteoporose in die Liste der 10 bedeutendsten Erkrankungen aufgenommen (Oberender 2002) In der Bundesrepublik wird die Zahl der Betroffenen auf 5-6 Millionen geschätzt.

Demographische Entwicklungen in den Industriestaaten mit Veränderungen der Altersstruktur unterstreichen die Bedeutung des Krankheitsbildes. Frauen erkranken 4-5-mal häufiger als Männer und bei ihnen treten auch früher Frakturen auf. Insgesamt erleidet jede 3. Frau meist nach der Menopause eine Fraktur (Hellmeyer et al. 2004).

Das Knochengewebe unterliegt einem lebenslangen kontinuierlichen Auf- und Abbau durch Osteoblasten und Osteoklasten. Jährlich erneuern sich ca. 4-10% der gesamten Knochenmasse durch den als *Bone remodelling* bezeichneten Vorgang. Vor der Pubertät erfolgt der Knochenstoffwechsel neben der genetischen Prädisposition durch das Kalzium-Vitamin-D-System und über mechanische Beanspruchung. Von der Pubertät an wird der Knochen zu einem von Sexualhormonen gesteuerten Organ.

Das Hauptsteuerungshormon ist bei der Frau das Östradiol. Die maximale Knochenmasse bildet sich im 20--30. Lebensjahr *(Peak bone mass)* und hängt von genetischer Disposition, Geschlecht, Menarchealter, Ernährung, Lebensgewohnheiten, körperlicher Aktivität und dem Konsum von Genussmitteln ab.

Bis zum Eintritt der Menopause vermindert sich bei regelmäßigem Zyklus und Vermeidung von Risikofaktoren (Nikotin, viele tierische Eiweiße) die Knochenmasse geringfügig. Der physiologische Abfall des Östradiolspiegels in der Menopause hat unterschiedlichen Auswirkungen auf den weiblichen Organismus. Die Gefahr der postklimakterischen Osteoporose steigt.

Im 40. Lebensjahr hat der Knochen die größte Masse angenommen. Das Gleichgewicht der abbauenden Osteoklasten und der anbauenden Osteoblasten verschiebt sich zugunsten der Osteoklasten, die jetzt verstärkt abbauen. Der Abbau beginnt langsam (etwa 0,5-1% pro Jahr) im Alter von 40 Jahren, beschleunigt vorübergehend (etwa 3-6%) und stagniert in höherem Alter wieder (etwa 0,5-1%).

Die innere, schwammartige Knochensubstanz (Substantia spongiosa) wird früher und stärker abgebaut als die äußere festere (Substantia corticalis). Die mittlere Geschwindigkeit des Abbaus bei Frauen betrifft die äußere Substantia corticalis mit etwa 3% im Jahr, die innere Substantia spongiosa mit etwa 6%.

Bei Männern ist der Knochenabbau zu ungefähr 30% geringer als bei Frauen. Aus diesem Grund sind Letztere auch wegen ihres anderen Hormonhaushalts häufiger von Osteoporose betroffen. Bei der Osteoporose befällt der Knochenabbau besonders die innere Substantia spongiosa. Der Abbau der Substantia corticalis kann altersentsprechend verlaufen.

Nach Auftreten bzw. Ursache werden primäre und sekundäre Osteoporosen unterschieden. Der osteoporotische Knochen bleibt in seiner Zusammensetzung normal, nur die Knochenstruktur verändert sich, wobei sich einige Unterschiede zwischen der postklimakterischen Osteoporose (Typ I) und der Altersosteoporose (Typ II) ergeben:

Primäre Osteoporosen
Typ I: postklimakterische Osteoporose
Der Typ I tritt bei Frauen nach der Menopause mit *High turnover* (verstärkter Knochenabbau) auf. Hinsichtlich des Knochenstoffwechsels stellt der postmenopausale Östradiolmangel den *Remodelling-Zyklus* auf eine erhöhte Frequenz ein. Knochenauf- und -abbau erfolgen mit höherer Geschwindigkeit (High turnover).

Durch die verstärkte Aktivität der Osteoklasten werden die Knochenbälkchen verdünnt, und bei weiterem Fortschreiten des Knochenabbaus verschwinden die Querverbindungen des Wirbelkörpers vollständig (**Abb. 6.16a–b**). Dies kann am Wirbelkörper zu Sinterungsfrakturen und Einbrüchen schon bei physiologischen Krafteinwirkungen führen, wie z.B. beim Anheben einer Last oder Rotation des Rumpfes bei vorgebeugtem Oberkörper. Bei der Osteoporose in der Postmenopause werden zunächst die Trabekel abgebaut, Frakturen entstehen vorwiegend im spongiosareichen Wirbelkörper.

Der Östradiolverlust wirkt auf die Muskulatur katabol und verstärkt biomechanisch durch die Abnahme der Muskelkraft den Knochenabbau. Die Muskulatur bewirkt weniger Kompressionskräfte auf den Knochen, was den Abbau fördert.

Individuell findet in den ersten 10-15 Jahren nach der Menopause ein sehr unterschiedlich ausgeprägter Knochenmassenverlust statt. Ein Mineralsalzverlust von 0,5-1% pro Jahr wird in der Postmenopause als normal angesehen. Bei einem Drittel aller Frauen kommt es zu einem Knochenmassenverlust von bis zu 5%, in Einzelfällen bis zu 10% pro Jahr *(Fast loser)*. Dadurch können diese Frauen von Osteoporose betroffen sein (Hellmeyer et al. 2004).

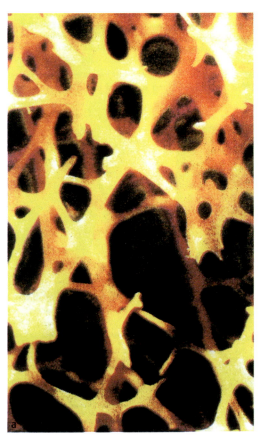 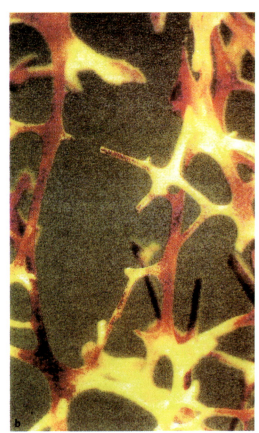

Abb. 6.16a–b Osteoporose. **a** Gesunde Knochenstruktur. **b** Osteoporotischer Knochen.

Typ II: Altersosteoporose

Sie tritt bei Männern und Frauen ab ca. 65 Jahren mit *Low turnover* (verminderte Knochenneubildung) auf. Der allmähliche Knochenabbau erfolgt langsam und betrifft gleichermaßen die Kortikalis und die Spongiosa. Im Vergleich zur postklimakterischen Osteoporose ist hier nicht die Osteoklastenaktivität erhöht, sondern die Osteoblastenaktivität vermindert.

Da der gesamte Knochen betroffen ist, kommt es zu Frakturen der biomechanisch stark belasteten Abschnitte: Wirbelkörper, Schenkelhals, Rippen, subkapitaler und distaler Humerus.

Frauen im Alter von 65–75 Jahren können auch Mischformen beider Osteoporosetypen erleiden. In diesen Fällen geht eine Östrogenmangelosteoporose (postklimakterische Osteoporose) in eine Altersosteoporose über.

In 15–20% der derzeit beobachteten Fälle sind Männer von Osteoporose betroffen. Die Osteoporose des alten Menschen (senile Osteoporose) ist nicht scharf von der postmenopausalen Osteoporose abzugrenzen, weist aber wichtige pathogenetische und diagnostische Besonderheiten auf.

Neben Wirbelkörpereinbrüchen oder Kompressionsfrakturen treten im fortgeschrittenen Alter vermehrt Frakturen der Röhrenknochen auf, insbesondere des proximalen Femur. Dabei handelt es sich selten um Spontanfrakturen, häufiger ist ein Sturz die Ursache.

Im Gegensatz zu früheren Lehrmeinungen verringert sich die jährliche Rate an Knochensubstanzverlust mit zunehmendem Alter nicht, sondern bleibt auf hohem Niveau bzw. steigt weiter an. Neben Sexualhormonmangel bei beiden Geschlechtern und Immobilität wurde vor allem eine generelle Unterversorgung mit Kalzium und Vitamin D als wichtige pathogenetische Faktoren für diese progrediente Osteoporose identifiziert. Infolge Vitamin-D-Mangels wird Kalzium ungenügend aus der Nahrung resorbiert (**Abb. 6.15**; S. 499) und vermehrt über Urin und Stuhl ausgeschieden. Die Hypokalzämie versucht der Körper mit einer vermehrten Parathormonsekretion zu kompensieren

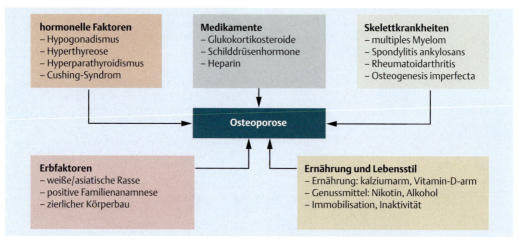

Abb. 6.17 Potenzielle Risikofaktoren für die Entwicklung einer Osteoporose.

(seniler Hyperparathyreoidismus). Dies bedeutet vermehrter Abbau von Knochensubstanz zur Aufrechterhaltung der Kalziumhomöostase (Ringe 2002).

Sekundäre Osteoporosen
Alle Faktoren, die zu einer sekundären Osteoporose führen, sind gleichzeitig zur Entwicklung einer Osteoporose beitragende Risikofaktoren (**Abb. 6.17**):
- Genetische Disposition;
- Endokrinologische Erkrankungen, z.B. primärer und sekundärer Hyperparathyreoidismus;
- Osteomalazie;
- Hyperthyreose;
- Anorexia nervosa;
- Osteogenesis imperfecta;
- Gastrointestinale und hepatobiliäre Störungen;
- Die Medikamentenwirkstoffe Phenytonin, Heparin und Glukokortikoide führen zur Abnahme der Knochendichte.
- Die kontinuierliche Anwendung von Glukokortikoiden erfolgt z.B. bei chronisch entzündlichen Darmerkrankungen (z.B. M. Crohn) und zahlreichen Autoimmunerkrankungen (Rheumatoidarthritis, Kollagenosen, Vaskulitiden).

Eine Sonderform der Osteoporose, die 0,4/100.000 Frauen in jüngeren Jahren betrifft, ist die *assoziierte Schwangerschaftsosteoporose*. Hier besteht jedoch eine hohe Dunkelziffer (Hellmeyer et al. 2004). Es wird kontrovers diskutiert, ob es sich bei dieser Sonderform um eine Verminderung der Osteoblasten oder zu einer vermehrten Aktivierung der Osteoklasten handelt (Hellmeyer et al. 2004).

Trotz nachgewiesenen Knochendichteverlusts in der Schwangerschaft besteht kein statistisch signifikanter Zusammenhang zwischen Schwangerschaft und späterer postmenopausaler Osteoporose (Hellmeyer et al. 2004).
Beispiele:
- Eine 51-jährige Chefsekretärin klagt über starke diffuse Schmerzen in der BWS, die zeitweilig ringartig nach ventral ausstrahlen. Die Frau ist sehr schlank, macht ständig Abmagerungskuren, raucht viel und hält sich selten im Freien auf, da sie beruflich sehr eingespannt ist.
- Eine 64-jährige Frau erleidet nach dem Ausrutschen auf dem nassen Küchenboden eine Schenkelhalsfraktur. Nach der Operation klagt sie über zusätzliche Schmerzen in der BWS und LWS.
Eine Kyphose der mittleren BWS und eine starke Lendenlordose fallen auf. Röntgenaufnahmen der Wirbelsäule zeigen Wirbel in Keil- und Fischform sowie Einbrüche der Deck- und Bodenplatten. Der Arzt führt eine Messung der Knochendichte durch.

Diagnostik

- Schmerzen, vor allem in der unteren BWS und oberen LWS bei gebücktem Arbeiten.
- Reduzierte Körperlänge durch Einbrüche in Deck- und Bodenplatten.
- Durch die Rumpfkürzung besteht ein Tannenbaumphänomen, d.h. schräge Hautfalten am Rücken und Vorwölbung der Bauchdecken (**Abb. 6.18**).
- Kyphose der mittleren BWS und kompensatorisch verstärkte Lendenlordose.
- Gibbusbildung, d.h. spitzwinkliger nach dorsal gerichteter Knick in der Wirbelsäule. Bei starker

Ausprägung können die Rippen das Becken berühren.
- Häufige Knochenbrüche in der Anamnese durch Bagatelltraumen, vor allem Schenkelhals- und Wirbelkörperfrakturen. Da die Tragfähigkeit des Knochens proportional dem Quadrat seiner Dichte ist, steigt die Bruchgefahr mit Zunahme des Knochenverlusts überproportional an. Wirbelfrakturen treten spontan auf und lösen plötzlich akute Schmerzen bei dem ansonsten chronischen Schmerzbild aus. Femurfrakturen sind häufig die Folge eines Sturzes.

Keilwirbel
- Reduktion der Höhe des vorderen Anteils der Wirbelkörper. Diese Veränderung tritt gehäuft in der mittleren BWS im Bereich der massivsten Kyphose auf.
- Einseitige Haltungen mit Kyphose und Bewegungen mit Flexion der Wirbelsäule unter starker Belastung können zu Wirbeleinbrüchen im ventralen Bereich führen.

Fischwirbel (Abb. 6.19)
- Höhenverlust in der Mittelregion des Wirbelkörpers. Dabei handelt es sich um eine bikonkave Fraktur.
- Die Bruchform tritt typischerweise im LWS-Bereich auf.
- Die Grund- und Deckplatten der Wirbelkörper sind bogenförmig eingedellt und die Zwischenwirbelräume erweitert.

Kompressionsfraktur
- „Zusammendrückfraktur" des gesamten Wirbelkörpers.
- Sichtbar ist eine starke Höhenverminderung im vorderen und hinteren Bereich des Wirbelkör-

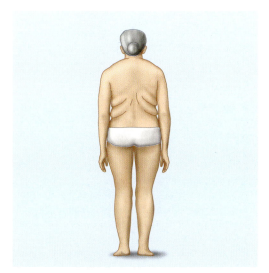

Abb. 6.18 *Tannenbaumphänomen* durch Rumpfverkürzung bei Osteoporose.

> Der Schmerz der Osteoporose bleibt rätselhaft. Ihr Mechanismus wurde noch nicht untersucht, sodass nur wenige Theorien bestehen. Es liegt nahe, dass der Schmerz direkt von Belastungen stammt, die auf den geschwächten Wirbelkörper einwirken, oder Mikrofrakturen perivaskuläre sensorische Nerven innerhalb der Wirbelspongiosa mechanisch irritieren (Wyke 1985).

Röntgenbefund

> Die Wirbelsäule sollte auf jeden Fall geröntgt werden, da dadurch folgende Merkmale sichtbar werden können:

- Abnahme der Knochenbälkchen in der Substantia spongiosa (sichtbar erst ab Verlust von etwa 30% des Mineralgehalts);
- Verdickung der äußeren Substantia corticalis, die das Corpus vertebrae wie einen Rahmen verstärkt;
- Dellen in den Boden- und Grundplatten.

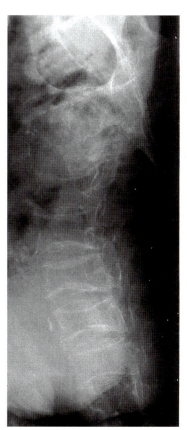

Abb. 6.19 Osteoporose der Wirbelsäule. Die Wirbelkörper zeigen typische Veränderungen (Fischwirbel).

pers mit uneben konturierten Wirbelkörperabschlussplatten.
- Die Kompakta ist vermehrt strukturiert.
- In der Hauptbelastungszone mittlere BWS finden sich „Plattwirbel".

Messung der Knochendichte
- Neben konventionellem Röntgen steht bei Verdacht auf Frakturen als radiologisches Verfahren der Knochendichtebestimmung das *DXA-Verfahren* (Dual X-ray absorptiometry) zur Verfügung. Die *Osteodensitometrie* (Messung der Knochendichte) ist die einzige quantitative, verlässliche Untersuchungsmethode, die eine Stadiendifferenzierung erlaubt. Bei der Untersuchung wird der Knochen an der LWS, dem Schenkelhals, am Ganzkörper oder an Spezialregionen flächig abgebildet und das Messergebnis als Gewichtswert pro Flächeneinheit (g/cm^2) angegeben. Die Messung basiert auf der Abschwächung eines Photonen- oder Röntgenstrahls durch den Knochen – Hydroxyl – Apatit:

Die Strahlenbelastung der Methode ist gering, sodass sie auch in der Schwangerschaft einsetzbar ist.

- Seit einigen Jahren wird als röntgenstrahlfreie Methode die *quantitative Ultrasonometrie* angewandt. Dabei wird die Ultraschallleitungsgeschwindigkeit am Os calcaneus und den Phalangen gemessen.
- *Quantitative Computertomographie:* Die Dichte des Knochengewebes in den einzelnen Schichten wird mit Phantombildern verglichen.
- Szintigraphie und Knochenstanze aus dem Beckenkamm dienen zur Abgrenzung von malignen Prozessen. Bei Osteoporose ergeben sie einen Normalbefund. Die Ausnahme bildet eine Fraktur, an deren Bruchstelle szintigraphisch eine Mehraktivität erkennbar ist.

Laborwerte
Kalzium, Phosphor und das Enzym *Alkalische Phosphatase* (korreliert mit der Aktivität der Osteoklasten) bleiben im Normbereich.

Bei Osteomalazie ist dies nicht der Fall!

Differenzialdiagnosen

Bei Osteoporose besteht die schwierigste Differenzialdiagnostik in der Orthopädie.

- Metastasen;
- Knochentumoren;
- Plasmozytome, d.h. Tumoren von Plasmazellen, die Antikörper produzieren und sich vor allem in Wirbelkörpern ausbreiten;
- Osteomalazie.

Therapie

Besonders wichtig ist die Basistherapie: Nach sorgfältiger Anamnese erfolgt die entsprechende Beratung bezüglich Bewegungsreizen, Sonnenexposition (30-minütiger Aufenthalt im Freien täglich ist empfehlenswert), Ernährung und Genussmittelkonsum.

Prävention und Abbau von Risikofaktoren sind nur bei ausreichender Information der Patienten möglich.

Aufklärung über Gefahren
- Nikotinabusus kann zur Beschleunigung des Knochenabbaus, eingeschränkter Lungenkapazität, Störungen der Hormonproduktion in der Leber und arteriosklerotischen Veränderungen in den Blutgefäßen führen, was eine Unterversorgung der Wirbelkörper mit Sauer- und Nährstoffen zur Folge hat.
- Mit übermäßigem Alkoholkonsum geht oft eine schlechte Ernährung und somit zu wenig Zufuhr an Kalzium und Vitamin D einher. Alkoholbedingte Organschäden können die Aktivierung und Aufnahme von Vitaminen und Kalzium behindern. Außerdem verhindert Alkohol den Knochenaufbau.
- Mangelnde körperliche Bewegung fördert das Fortschreiten der Osteoporose, und schwache reaktionsverzögerte Muskulatur erhöht die Gefahr von Stürzen und damit Frakturen.
- Bekämpfung von Übergewicht (Gelenk- und Knochenentlastung) und falschen Ernährungsweisen, die zu Gefäßveränderungen und zum Fortschreiten der Osteoporose führen.
- Informationen zu Selbsthilfegruppen.

Arzt und Physiotherapeut müssen den Patienten informieren!

Medikamente
- **Ca/D-Präparate:** Da sich in der Mehrzahl der Fälle durch Ernährung und Sonnenlicht keine ausreichende Kalzium-/Vitamin-D-Versorgung sicherstellen lässt, ist die Substitution mit einem Kalzium-/Vitamin-D-Präparat die wichtigste basistherapeutische Maßnahme.
Studien unter Altenheimbewohnern (im Mittel 84-jährige Frauen) sowie unter Männern und Frauen (im Mittel 70 Jahre) zeigten, dass eine Supplementation von ca. 1000 Einheiten Vitamin D und 1000 mg Kalzium pro Tag die Knochendichtewerte leicht anhebt und das Risiko nichtvertebraler Frakturen signifikant senkt (Ringe 2002).
- **Analgetika:** Bei chronischen Schmerzpatienten ist eine gründliche Aufklärung des Arztes über Wirkung der Opiode, Entstehung chronischer Schmerzen, strukturelle Veränderungen im Nervensystem, Einfluss der Medikamente darauf und wie die Patienten aktiv bei der Therapie mitwirken können, unabdingbar. Ziel ist nicht die völlige Beseitigung des Schmerzes, sondern der Erwerb von Handlungskompetenzen im Umgang mit chronischem Schmerz (Kap. 2.1).
- Knochenumbaumodifizierte Therapie (spezielle Osteoporosetherapeutika mit Wirkung auf die Knochenzellen): Diese Medikamente hemmen den Knochenabbau oder stimulieren den Knochenanbau, wodurch das Risiko für Frakturen sinkt.

> *Physiotherapie ist essenziell und unterstützt die Basistherapie bei Osteoporose!*

Zusammenfassung: Osteoporose

Definition
Systemische Skeletterkrankung mit Reduzierung der Knochenmasse und Störung der Mikroarchitektur des Knochens.
- Bei zunehmender Erkrankung steigt das Frakturrisiko!

Ätiologie und Pathogenese
- Osteoporose gehört weltweit zu den bedeutendsten Erkrankungen.
- Frauen erkranken 4–5-mal häufiger als Männer.
- Die maximalste Knochenmasse bildet sich während des 20–30. Lebensjahrs (Peak bone mass). Sie hängt von genetischer Disposition, Geschlecht, Menarchealter, Ernährung, Lebensgewohnheiten, körperlicher Aktivität und dem Konsum von Genussmitteln ab.
- Es werden primäre und sekundäre Osteoporosen unterschieden.
- Zur primären Osteoporose zählen die postklimakterische und die Altersosteoporose.
Bei der postmenopausalen Osteoporose kommt es zu vermehrter Osteoklastenaktivierung. Vor allem die horizontalen Trabekel im Wirbelkörper werden abgebaut, wodurch die Gefahr der spontanen Wirbelfrakturen steigt.
Bei der Altersosteoporose sinkt die Osteoblastenaktivität. Neben Wirbelbrüchen treten auch Frakturen von Röhrenknochen auf, vor allem des proximalen Femur.
- Faktoren, die eine sekundäre Osteoporose auslösen, sind gleichzeitig Risikofaktoren.
- Eine Sonderform stellt die Schwangerschaftsosteoporose dar.

Diagnostik
- Neben der klinischen Untersuchung mit Erfassung der Risikofaktoren und Funktionsbeeinträchtigungen spielen die bildgebende Diagnostik (Röntgen, quantitative Computertomographie), die Messung der Knochendichte (DXA) und die biochemische Bestimmung der Marker für die Resorption eine wichtige Rolle.
- Röntgenologisch sind die Formveränderungen der Wirbelkörper sichtbar (Fisch-, Keilwirbel).

Differenzialdiagnostik
Tumore und Metastasen müssen ausgeschlossen werden.

Therapie
- Besonders wichtig ist die Basistherapie: Nach sorgfältiger Anamnese erfolgt die entsprechende Beratung hinsichtlich Bewegungsreizes, Sonnenexposition (30-minütiger Aufenthalt im Freien täglich ist empfehlenswert), Ernährung und Genussmittelkonsum.
- Physiotherapie ist ein wesentlicher Bestandteil der Basistherapie.
- Bei Schmerzen kommen Opiode zum Einsatz.

6.5.1 Physiotherapeutische Untersuchung bei Patienten mit Osteoporose

Anamnese

Schmerzen (Abb. 6.20)
- Bewegungs- und belastungsabhängige Schmerzen fördern die Inaktivität.
- Verformungen der Wirbelkörper führen zu Spannungsänderungen in den intervertebralen Ligamenten. Wirbelperiost, Wirbelgelenke und Ligamente rufen chronisch rezidivierende Rückenschmerzen hervor. Der Hauptschmerz findet sich häufig im thorakolumbalen Übergang mit gürtelartiger Ausstrahlung in den Bauchraum.

Ein sehr akuter, starker Schmerz kann auf eine Spontanfraktur – häufig im Bereich Th11–L2 – hinweisen!

- Durch die verstärkte BWS-Kyphose verspüren die Patienten infolge der Fall verhindernden Daueraktivität muskuläre Schmerzen der thorakalen Rückenstrecker.
- Die Verkürzung des Rumpfes bewirkt die aktive Insuffizienz der Rumpfmuskeln, die sehr rasch ermüden und in den Ansatzgebieten schmerzen, besonders am Beckenkamm, an den Dornfortsätzen und am Schulterblattrand. Die Patienten geben ein Gefühl der Haltlosigkeit an, das sie häufig veranlasst, eine Gehhilfe zu benutzen.
- In der LWS und HWS können aufgrund der Hyperlordose Facettenschmerzen auftreten.
- In der LWS kommt es manchmal durch die Überlastung begleitend zu einer Spinalkanalstenose. Die Anlagerung von Osteophyten kann zur Einengung der neuralen Strukturen im Spinalkanal und im Foramen intervertebrale mit den typischen Symptomen der *Claudicatio spinalis* führen (Kap. 5.2.1).
- Charakteristisch sind der Erschütterungs- (z.B. beim Autofahren oder Treppensteigen) und der Bewegungsschmerz (z.B. beim Umdrehen im Bett).
- Wenn der Rumpf zusammensinkt, nähert sich der Brustkorb dem Becken, sodass der untere Anteil des Rippenbogens in Kontakt mit dem Beckenkamm gelangt. Die dazwischen liegenden Weichteile werden komprimiert und rufen Reizerscheinungen hervor. Sehr schmerzempfindlich ist das Periost der Rippen. Meistens ist der Kontakt auf einer Seite stärker, weshalb der Schmerz einseitig auftritt. Er verstärkt sich bei Lateralflexion.

Eine Lateralflexion mit Belastung durch das Körpergewicht (z.B. im Stand) ist zu vermeiden, da sie Rippenfrakturen provozieren kann!

- Schmerzen an den Sternokostal- und Sternoklavikulargelenken sowie der Symphyse entstehen als Folge der verstärkten Brustkyphose mit Verkürzungen der ventralen Muskeln, z.B. des M. pectoralis major. Durch den ventral liegenden Körperschwerpunkt sind sie mechanisch einer hohen Kompressionsbelastung ausgesetzt.

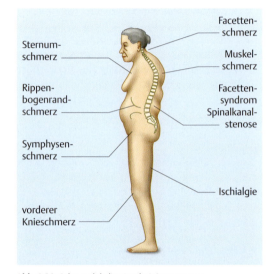

Abb. 6.20 Schmerzlokalisation bei Osteoporose.

- Ventrale Knieschmerzen: Bei sehr rascher Entwicklung der Brustkyphose (häufig bei Typ I) können sich aufgrund einer verstärkten Lordose die HWS und die LWS nicht rechtzeitig anpassen. Der Patient muss die Knie leicht in Flexion bringen, um geradeaus schauen zu können. Die Folge ist eine starke Fall verhindernde Aktivität des M. quadriceps mit erhöhtem Anpressdruck auf die Patella. Somit entsteht die Symptomatik einer Chondropathia patellae mit belastungsabhängigem Schmerz in der Umgebung der Kniescheibe, insbesondere beim Treppensteigen, beim In-die-Hocke-Gehen oder nach längerem Sitzen.
- Schmerzen im Glutäal- und Trochanterbereich sind das Resultat der LWS-Symptomatik und der dauerhaft Fall verhindernden Aktivität.

Konstitutions- und Haltungsauffälligkeiten

Durch die Umbauprozesse am Skelettsystem stellen sich bei der Osteoporose charakteristische Haltungs- und Konstitutionsveränderungen ein:
- Asymmetrische Wirbelsinterungen (Keil- bzw. Fischwirbel) verstärken die physiologischen Wirbelsäulenkrümmungen, sodass die HWS- und LWS-Lordose sowie die BWS-Kyphose zunehmen. Meist beginnt dies an der BWS.
- Liegt aus der Jugend eine Skoliose vor, verstärken sich die Primär- und Sekundärkrümmungen.
- Der Höhenverlust der Wirbel und die Zunahme der Wirbelsäulenkrümmungen bewirken die massive Abnahme der Rumpflänge. Dadurch kann der gesamte Körperlängenverlust bis zu 7 cm betragen (Krämer 1991).
- Aufgrund der Rumpfverkürzung wirken die Arme überdimensional lang.
- Die Rumpfmuskeln und die darüber liegenden Weichteile werden zu lang, sodass Querfalten der Haut und subkutanen Fettschichten entstehen (Tannenbaumphänomen, **Abb. 6.18**; S. 503).
- Rumpfverkürzung und starke Kyphose haben eine Vorwölbung des Abdomens zur Folge. Die Wirksamkeit der Bauchmuskeln, ihre Kompressionsfunktion auf die inneren Organe und ihre Stabilitätsfunktion für Becken und LWS werden deutlich reduziert. Die Folgen sind Schwierigkeiten beim Pressen während des Stuhlgangs und eine vermehrte Flexion des Becken im Hüftgelenk. Dadurch wird der sich ohnehin entwickelnden LWS-Hyperlordose noch Vorschub geleistet.
- Sehr rasch entstehende Brustkyphosen (Osteoporose Typ I) lassen sich nicht immer sofort durch Hyperlordosen der HWS und LWS ausgleichen, weshalb die Patienten beim Stehen eine vermehrte Knieflexion auslösen, um weiter geradeaus schauen zu können.
- Durch die starke Kyphose verlagert sich der Körperschwerpunkt nach ventral, und die Belastung im Vorfußbereich nimmt massiv zu. Die Wölbungen flachen ab.
- Schmerzen und zunehmende Veränderungen der Beweglichkeit beeinträchtigen die Patienten in ihrer Alltagsfunktion und Selbstständigkeit. Wegen der Angst vor Stürzen reduzieren die Patienten ihre Tätigkeiten außer Haus, wodurch sich ihre soziale Isolation verstärkt.

Gelenke und Ligamente

- Die begleitenden Facettenbeschwerden in HWS und LWS bewirken lokale Aufquellungen und druckschmerzhafte Zonen.
- Aufgrund der Hyperlordose der LWS kommt es zu Irritationen der Ligg. iliolumbalia und häufig zu Druckschmerz der Kreuzdarmbeinfugen.
- Beckenkamm und Rippenbogen reagieren bei starker Rumpfverkürzung auf Druck mit massiven Schmerzen.
- Die Sternoklavikular- und Sternokostalgelenke sowie die Symphyse sind aufgrund der Kompressionsbelastung bei sternosymphysialer Belastungshaltung schmerzhaft. Dauernde mechanische Überlastung der Gelenkstrukturen, bedingt durch die Stellungsveränderung des Schultergürtels, kann lokale Ödeme in der aufrichtenden Muskulatur hervorrufen und die Absonderung der Synovialflüssigkeit stören. Die Aussage basiert auf Untersuchungen von Obolenskaja und Goljanitzki im Jahre 1927 am Arbeitern einer Teefabrik (Brügger 1989).

Muskulatur

- Hypertone Rückenstrecker im BWS-Bereich: Hier löst das Brustkorbgewicht eine Fall verhindernde Aktivität aus.
- Hypertone Nackenstrecker: Durch die Brustkyphose wandert der Kopf vor die Unterstützungsfläche. Die Nackenstrecker werden Fall verhindernd aktiv und verstärken die Lordose.
- Die lumbalen Rückenstrecker verhindern ein Vornüberfallen. Durch Zurücknehmen der Arme auf den Rücken können sie etwas entlastet werden.
- Die Hüftextensoren werden aufgrund des ventralen Drehmoments des Beckens auf den Hüftköpfen und den ventralen Körperschwerpunkt dauerhaft Fall verhindernd aktiv. Diese Überaktivität lässt sich nur durch den Einsatz eines Gehstocks reduzieren.
- In den hypertonen Muskeln treten Druckschmerzen auf, vor allem an den Muskelansätzen.
- Eine Palpation der autochthonen Muskeln der BWS und der Ligamente rund um den Dorn im BWS-Bereich ist sehr schmerzhaft (Kap. 3.3.1, *Palpation beim BWS-Syndrom*). Infolge ihrer Überdehnung sind der M. semispinalis thoracis und der M. multifidus sehr schmerzhaft.
- Tendopathien der Strukturen, die an der Kniescheibe inserieren (Kap. 3.12, *Palpation bei Chondropathia patella*).

Prüfen auf Verkürzung

| Muskelverkürzungen sind die Folge des Haltungsverfalls.

Besonders betroffen sind die folgenden Muskeln:
- HWS-Extensoren, z.B. M. trapezius pars descendens, M. levator scapulae und kurze autochthone Nackenmuskeln;
- M. pectoralis major und minor;
- Innenrotatoren und Adduktoren der Schulter;
- Lumbale Rückenstrecker;
- Gerade Bauchmuskeln;
- Hüftflexoren.

Prüfen auf Kraft und Koordination

Die Wirksamkeit der Bauchmuskeln, ihre Kompressionsfunktion auf die inneren Organe und ihre Stabilitätsfunktion für Becken und LWS sind deutlich reduziert. Die Folgen sind Schwierigkeiten beim Pressen während des Stuhlgangs und eine vermehrte Flexion des Becken im Hüftgelenk. Dies leistet der sich ohnehin entwickelnden LWS-Hyperlordose noch Vorschub.

Die Muskulatur der meist älteren Menschen ermüdet rasch und reagiert auf Kontraktion und Dehnung mit Schmerzen, was wiederum Bewegungsarmut zur Folge hat. Häufig ist die Reaktion der Muskulatur verzögert, wodurch sich die Sturzgefahr erhöht. Besonders betroffen sind folgende Bereiche:
- Gesamte Rumpfmuskulatur;
- Schultergürtelmuskulatur;
- Beckenstabilisierende Muskulatur (z.B. Hüftextensoren und -abduktoren im Synergismus mit den Bauchmuskeln)

Durch das Auslösen von Gleichgewichtsreaktionen kann die Reaktion auf plötzliche Körperschwerpunktverlagerungen geprüft werden:
- Auslösung von Schutzschritten;
- Prüfen der Schwerpunktverlagerungen im Sitzen.

Beweglichkeit

| Wegen der geringen Knochenstabilität wird die Beweglichkeit mit abgegebenen Gewichten geprüft.

- Die Wirbelsäulenbeweglichkeit nimmt in alle Richtungen ab und durch die Skelettumwandlung verändern sich die mechanischen Bedingungen bei Bewegung.
- Die Schulterbeweglichkeit ist aufgrund der verminderten BWS-Beweglichkeit und den Muskelverkürzungen in Flexion, Abduktion und Außenrotation eingeschränkt.
- Im Hüftgelenk führt die Verkürzung der Hüftflexoren vor allem zu eingeschränkter Extension.
- Infolge der reduzierten Rippenbeweglichkeit zeigen die Patienten überwiegend Bauchatmung.

| *Die segmentale Rippen- und BWS-Beweglichkeit nicht in Bauchlage prüfen, da durch den von dorsal einwirkenden Druck 2 Kräfte gegeneinander wirken: der Druck der Therapeutin und die Auflage auf der Behandlungsbank. Die entstehende Biegespannung erhöht die Frakturgefahr der Rippen.*

Bewegungsverhalten

- Um am Umweltgeschehen im Gehen, Stehen und Sitzen teilnehmen und den Blick geradeaus richten zu können, kompensieren die Patienten die starke Kyphose mithilfe von Hyperlordosen. Reicht dies nicht aus, gehen sie in eine vermehrte Knieflexion.
- Beim Gehen legen die Patienten die Hände häufig auf den Rücken, wodurch ein Gegengewicht zum ventral liegenden Körperschwerpunkt gebildet wird.
- Sind die eigenen Kompensationsmöglichkeiten des Bewegungssystems mit Hyperlordosen und Knieflexion ausgeschöpft, benötigen die Patienten bei weiterer Verlagerung des Körperschwerpunkts nach ventral eine Abstützung, um die Unterstützungsfläche nach vorne zu vergrößern. Sie könnten sonst ihre Gewichte nicht mehr über der Mitte der Unterstützungsfläche verteilen und damit eine Falltendenz nach vorne bekommen. In diesen Fällen ist das Benutzen eines Gehstocks anzuraten, um ein Nach-vorne-Kippen zu vermeiden.
- Die Rotationseinschränkung der Wirbelsäule führt zu kleineren Schritten beim Gehen, und die gangtypische Armbewegung ist deutlich vermindert.
- Die Patienten bevorzugen Haltungen, bei denen sie sich nicht anstrengen müssen (z.B. Sitzen mit vorgeneigtem Oberkörper mit auf den Oberschenkeln aufgestützten Armen; Rückenlage mit Unterlagerung der Schulter-Nacken-Region durch dicke Kissen). Da sie meist keine Minimalunterlagerung wählen (immer nur so viel unterlagern, dass die Gewichte abgegeben sind, ohne das nötige Ausmaß der Kyphose zu verstärken), lässt dies die Kyphose weiter fortschreiten.

Weitere spezifische Tests

- Zur Einschätzung von Sturzgefahr, Mobilität und posturaler Kontrolle:
  - Functional-reach-Test (Kap. 2.4);
  - Timed-up-and-go-Test (Kap. 2.4);
  - Tinetti-Test (prüft die Sturzgefahr in unterschiedlichen Situationen; Kap. 2.4).
- Zur Einschätzung der Gehfähigkeit und Ausdauer:
- Gehtest über 10 Meter (Kap. 2.4)
- Gehtest über 6 Minuten (Kap. 2.4).

Checkliste: Physiotherapeutische Untersuchung von Patienten mit Osteoporose

Anamnese	<ul><li>Bewegungs- und belastungsabhängige Schmerzen fördern die Inaktivität der Patienten.</li><li>Angst vor Stürzen können zur sozialen Isolation führen.</li><li>Hauptschmerzen treten oft im thorakolumbalen Übergang auf und strahlen gürtelartig nach vorne in den Bauchraum.</li><li>Atemabhängiger Schmerz im thorakalen Bereich, der ringförmig zum Brustbein ausstrahlt.</li><li>Ein plötzlicher akuter Spontanschmerz kann bei dem sonst chronischen Schmerzverlauf auf eine Wirbelfraktur hinweisen.</li><li>Typisch ist der Erschütterungsschmerz (z.B. beim Treppensteigen).</li></ul>
Konstitutions-/Haltungsauffälligkeiten	<ul><li>Die Umbauprozesse der Osteoporose führen zu typischen Veränderungen.</li><li>Rumpfverkürzung durch den Höhenverlust der Wirbelkörper.</li><li>Tannenbaumphänomen.</li><li>Verstärkung der Wirbelsäulenkrümmungen.</li><li>Schwerpunktverlagerung nach vorne infolge zunehmender Kyphose.</li></ul>
Gelenke und Ligamente	<ul><li>Die Ligamente rund um den Dornfortsatz reagieren auf Druck mit Schmerzen.</li><li>Das Periost von Rippenbogen und Beckenkamm reagiert bei massiver Rumpfverkürzung mit starken Schmerzen.</li><li>Sternokostal- und Sternoklavikulargelenke sowie Symphyse werden durch die Haltungsveränderung dauerhaft mit Kompression belastet.</li></ul>
Muskulatur	<ul><li>Die Haltungsveränderung fordert ständige Fall verhindernde Muskelaktivitäten, vor allem der dorsalen Muskelgruppen (lange Extensoren der Wirbelsäule, Hüftextensoren).</li><li>Die ventralen Muskelgruppen neigen infolge dauernder Annäherung zur Verkürzung (z.B. Hüftflexoren, gerade Bauchmuskeln, Brustmuskulatur, Innenrotatoren der Schulter).</li><li>Die Muskulatur der meist älteren Menschen ermüdet rasch und reagiert auf Kontraktion und Dehnung mit Schmerzen, was wiederum zur Bewegungsarmut führt. Häufig ist die Reaktion der Muskulatur verzögert, wodurch sich die Sturzgefahr erhöht.</li><li>Besonders betroffen sind folgende Bereiche: – Gesamte Rumpfmuskulatur; – Schultergürtelmuskulatur; – Beckenstabilisierende Muskulatur (z.B. Hüftextensoren und -abduktoren im Synergismus mit den Bauchmuskeln).</li><li>Das Auslösen von Gleichgewichtsreaktionen ermöglicht die Prüfung der Reaktion auf plötzliche Körperschwerpunktverlagerungen: – Auslösen von Schutzschritten; – Prüfen der Schwerpunktverlagerungen im Sitzen.</li></ul>
Beweglichkeit	*Die Beweglichkeit mit abgegebenen Gewichten prüfen.* *Segmentale Gelenktechniken dürfen im Bereich des Thorax durch die Erhöhung der Biegespannung der Rippen nicht in Bauchlage durchgeführt werden!*<ul><li>Die Wirbelsäulenbeweglichkeit nimmt in alle Richtungen ab. Die Haltungsveränderung und die damit verbundenen Muskelverkürzungen beeinträchtigen die Bewegung der Schulter- und Hüftgelenke.</li><li>Aufgrund der reduzierten Rippenbeweglichkeit dominiert die Bauchatmung.</li></ul>
Bewegungsverhalten	<ul><li>Starke Kyphosen der BWS müssen mit Hyperlordosen kompensiert werden, damit sich der Blick in Fortbewegungsrichtung orientieren lässt.</li><li>Die starke Schwerpunktverlagerung nach vorne erfordert manchmal ein Abstützen. In diesem Fall ist das Benutzen eines Gehstocks sinnvoll.</li><li>Kleinschrittiger Gang mit wenig gangtypischer Armbewegung.</li><li>Patienten bevorzugen Haltungen, die sie nicht anstrengen (z.B. Sitzen mit Abstützen des Oberkörpers, Rückenlage mit Unterlagerung der Schulternackenregion mit dicken Kissen). Dies fördert eine verstärkte Kyphosierung.</li></ul>

Fallbeispiel: Die 52-jährige Frau W. verspürt seit 4 Monaten einen zunehmenden Schmerz in der BWS, vor allem wenn sie etwas mit vorgebeugtem Oberkörper vom Boden aufhebt. Beim Autofahren bemerkt sie beim Fahren auf unebenem Gelände einen stechenden Schmerz in der BWS.

Vor 2 Monaten hatte sie beim Treppensteigen eine Stufe übersehen und einen messerartigen, stechenden Schmerz zwischen den Schulterblättern wahrgenommen. Der Arzt diagnostizierte eine Osteoporose und eine Spontanfraktur, die vermutlich Folge der Erschütterung beim Übersehen der Treppenstufe war. Sie lag 3 Wochen in der Klinik und wurde mit einer stabilisierenden Orthese versorgt.

Da Frau W. alleine lebt, war sie nach dem Klinikaufenthalt sehr unsicher, ob sie in Zukunft alleine zurecht kommt und ihren Haushalt sowie ihre stundenweise für eine Firma in der Buchhaltung ausgeübte Schreibtätigkeit noch bewältigen kann. Sie verlässt nur noch selten das Haus, besonders nicht bei nasser oder frostiger Witterung, da sie Angst vor Stürzen hat.

Die Frakturstelle schmerzt nach wie vor und fühlt sich beim Gehen außerdem steif und bewegungseingeschränkt an. Momentan ist die Patientin noch krank geschrieben und erhält 2-mal/Woche Physiotherapie.

Hypothese und Maßnahmen

Das Hauptproblem der Patientin ist momentan die Bewegungsangst, die sich als Folge der Diagnosenstellung Osteoporose und der aufgetretenen Spontanfraktur entwickelt hat. Sie verstärkt die Immobilität der Patientin und reduziert damit die Belastbarkeit der Knochen weiter. Frau W. fühlt sich durch die Diagnose und die ihr vom Arzt erklärten damit verbundenen Folgen für das Bewegungssystem sehr gestresst. Dies fördert zusätzlich die Schmerzproblematik.

Schmerz lindernde Maßnahmen (z.B. Weichteiltechniken kombiniert mit Bewegungen im schmerzfreien Bereich) unterstützen die Bewegungsfähigkeit und reduzieren das Steifigkeitsgefühl. Die Patientin erlernt Entlastungslagerungen, die sie zuhause selbstständig einnimmt.

Die Beweglichkeit wird durch hubfreie Mobilisationen und Gelenktechniken ohne Biegespannungen auf dem Thorax (vor allem in Seitenlage) gefördert. Durch das Auslösen von Gleichgewichtsreaktionen in verschiedenen Ausgangsstellungen lernt die Patientin die Reaktion auf Schwerpunktverlagerung. Dies darf aber nicht nur in abstrakten Übungs-, sondern auch in Alltagssituationen geübt werden, z.B. an der Treppe, in einem Raum, in dem sich mehrere Personen bewegen und die Patientin anrempeln oder auf unebenem Gelände.

Das Gehen muss sie auch auf der Straße trainieren, um plötzlich auf unvorbereitete Situationen reagieren zu können. Auf diese Weise verliert sie ihre Angst, das Haus zu verlassen.

Zu der von der Physiotherapeutin empfohlenen Selbsthilfegruppe nimmt die Patientin Kontakt auf und geht wöchentlich zu den Treffen. Der Austausch und die Bewegung in der Gruppe geben ihr Zutrauen zu ihrem Körper, und die persönlichen Kontakte entziehen sie ihrer sozialen Isolation.

6.5.2 Physiotherapeutische Behandlung bei Patienten mit Osteoporose

Allgemeines

Osteoporosepatienten suchen Ärzte und Physiotherapeuten wegen ihrer Schmerzen auf. Statische Haltungs- und Formabweichungen stören sie weniger, da sie allmählich eingetreten sind und sie sich daran gewöhnt haben.

Dennoch müssen beide Störungen behandelt werden, da beispielsweise die Fehlstatik die Schmerzen verursacht. Eine Schmerzreduzierung ist sehr wichtig, da Schmerz die Mobilität der Patienten beeinträchtigt. Dies setzt einen Circulus vitiosus in Gang. Der Bewegungsmangel steigert den Knochenabbau und damit die Frakturgefahr sowie die sinterungsbedingten Beschwerden.

Da es sich um einen chronischen Schmerzverlauf handelt, ist die vollständige Schmerzbeseitigung oft nicht möglich. Daher erwerben die Betroffenen in der Therapie Kompetenzen im Umgang mit den Schmerzen (Kap. 2.1, *Verhaltensstrategien auf der Beziehungsebene Therapeutin und Patient bei chronischem Schmerz*).

Die Ausformung der inneren Baustruktur (z.B. das Balkenwerk der Spongiosaplastik im Knochen) hängen von der auf sie einwirkenden Belastung ab. Da diese physikalische Beziehung zwischen Form und Funktion zeitlebens erhalten bleibt, wird auch eine Adaptationsfähigkeit der Gewebe des Stütz- und Bewegungssystems an neue Belastungssituationen aufrechterhalten. Die Belastungen müssen allerdings angemessen sein, d.h. eine Überlastung ist unbedingt zu unterlassen. Es gilt, dieses Potenzial in der Physiotherapie bei der Prophylaxe und Behandlung der Osteoporose zu nutzen.

> Bei der Behandlung sind unfallträchtige Situationen zu vermeiden!

Ziele

Körperstruktur/-funktion (Impairment)

- Schmerzen lindern und die durch den Haltungsverfall überlasteten Strukturen entlasten.
- Erhalten bzw. Verbessern der Bewegungstoleranzen, um eine bestmögliche Haltungskorrektur zu erreichen.

Aktivitäten (Activities)

- Durch Ökonomisieren des Bewegungsverhaltens sollen der Knochenaufbau gefördert sowie eine wirksame Prophylaxe gegen die schleichenden Wirbelkörperverformungen betrieben werden.
- Verbessern der motorischen Geschicklichkeit und Falltraining zur Prophylaxe vor Stürzen und Vermeidung von Frakturen.

Teilnahme (Participation)

Reduzieren von Bewegungsangst durch:
- Aufklärung über Risikofaktoren (S. 502);
- Informationen zu Sport und Selbsthilfegruppen (S. 512).

Maßnahmen

Schmerzen lindern

- Wärme- oder Kälte- (z.B. bei Tendopathien) sowie Elektrotherapie (Kap. 2.1.2).
- Entlastungslagerungen: In der Akutphase hat es keinen Sinn, eine Fehlhaltung zu korrigieren, da es sich dabei um eine schmerzbedingte Schonhaltung handelt.

Beispiele:
- Stufenbettlagerung mit ausreichender Unterpolsterung des Schulter-Nacken-Gebiets entsprechend der Kyphose (nicht zu viel, aber so viel wie nötig Unterlagerung!);
- Seitenlage mit einem Kissen zwischen den Beinen;
- Hubfreie Mobilisation aller Wirbelsäulenabschnitte – auch als Eigenübung.

> *Mobilisation der Wirbelsäule und Rippen mit Techniken aus der Manuellen Therapie Techniken in Seiten- und Rückenlage sind zu bevorzugen (Techniken in Bauchlage vermeiden, da durch die Biegespannung der Rippen Frakturgefahr besteht).*

- Dehnlagen aus der Lösungstherapie (z.B. Mondsichellage). Dabei ist jedoch auf gute Unterlagerung der Extremitäten zu achten, damit keine Fall verhindernden Aktivitäten ausgelöst werden.
- Atempattern aus der PNF nur mit äußerster Vorsicht anwenden.

> Keinen forcierten Stretch setzen!

Haltungskorrektur

Hier wird in Ausgangsstellungen mit abgegebenen oder teilabgegebenen Gewichten begonnen.

Beispiele:
- Bewegungsbad;
- Mit abgegebenen Schultergürtelgewichten, z.B. im Sitz mit auf dem Tisch abgelegten Armen, Stand vor der Wand mit Unterarmstütz (hoher Vierfüßlerstand).

> *Wegen der geringen Knochenstabilität sind Heben und Tragen von schweren Gegenständen sowie Hebel- und Stoßbelastungen bei Tätigkeiten im Haushalt und im Alltag generell zu vermeiden. Das richtige Bewegungsverhalten muss bei allen alltäglichen Tätigkeiten immer wieder geübt werden (Kap. 2, ADL, Hinweise zum ökonomischen Bewegungsverhalten).*

Ökonomisieren des Bewegungsverhaltens

- Dosiertes Koordinationstraining, wie z.B. Gehen auf weicher Matte oder Übungen auf dem Pezziball (auf gute Sicherung der Patienten achten!).
- Koordination beim Gehen auf unebenem Gelände (z.B. Rasen, über Bordsteinkanten, Wege mit Hindernissen).
- Kräftigung der Rücken-, Bauch- und Beinmuskeln ohne oder mit gelenknahen Widerständen, um Scherkräfte auf die Knochen zu vermeiden (z.B. durch Becken- und Skapulapattern, auch kombiniert). Statische Arm- und Beinpattern mit leichter Approximation führen zu axialer Knochenbelastung.
- Aktivieren der stabilisierenden Systeme: innere und äußere Einheit (Kap. 5.3.2).
- Günstig sind Maßnahmen aus PNF, wie z.B. Fazilitation von Bewegungsübergängen.
- Während des Gehens, vor allem wenn dies noch in aufrechter Haltung möglich ist, werden alle Wirbelkörper, das Skelett des Beckengürtels und der Beine physiologischen, sich ständig verändernden Belastungen ausgesetzt, die einem Knochenschwund entgegenwirken.
- Ein täglicher Aufenthalt von 30 Minuten im Freien sorgt für eine ausreichende Vitamin-D-Produktion.

Verbessern der motorischen Geschicklichkeit und Falltraining zur Sturzprophylaxe

- Reaktionsfähigkeit, Schnelligkeit, Geschicklichkeit und Gleichgewicht lassen sich spielerisch schulen (Selbsthilfegruppen), wobei jedoch Hüpfen, Springen und Stoßen zu vermeiden sind.
- Falltraining wird z.B. im Bewegungsbad oder alternativ auf weichen Matten durchgeführt.
- Die Teilnahme an einer Osteoporose-Selbsthilfegruppe ist empfehlenswert. In der Gruppe gewinnen die Teilnehmer an Sicherheit, was das Vertrauen in das eigene Bewegungssystem fördert. Außerdem wird so Bewegungsarmut verhindert, und die Patienten lernen die Prophylaxe vor Stürzen.
- Äußere Faktoren zur Vermeidung von Stürzen:
  - feste Schuhe mit rutschfesten Sohlen;
  - Stolperfallen meiden, z.B. Teppichkanten, herumliegende Kabel;
  - Anbringen von Haltevorrichtungen, rutschfeste Matten vor und in der Badewanne;
  - gute Beleuchtung;
  - Benutzen von Gehhilfen;
  - Anwendung von Hilfsmitteln, z.B. Hüftprotektoren (Kunststoffschalen über dem Trochanter schützen vor Schenkelhalsfrakturen, da sie die Aufprallkräfte reduzieren);
- Prinzipien für Gruppenspiele:
  - miteinander statt gegeneinander spielen;
  - auf individuelle Belastungsdosierung achten;
  - „Rückendisziplin";
  - Vermeiden unfallträchtiger Situationen.

Reduzieren von Bewegungsangst

- Die Körperwahrnehmung lässt sich durch sensitive Spiele schulen, bei denen die Wahrnehmungsfähigkeit von Signalen des eigenen Körpers und der jeweiligen Umwelt verbessert wird.
- Über folgende Sinne werden Eindrücke gewonnen:
  - Bewegungssinn (kinästhetische Wahrnehmung);
  - Sehsinn (visuelle Wahrnehmung);
  - Hörsinn (auditive Wahrnehmung);
  - Tastsinn (taktile Wahrnehmung).
- Bei den sensitiven Spielen erkennen die Teilnehmer:
  - Aktions- und Einsatzmöglichkeiten von Körperteilen;
  - Wahrnehmung unterschiedlicher Spannungszustände in der Muskulatur;
  - verschiedene Gleichgewichtslagen;
  - regelmäßige tägliche Spaziergänge sind eine gute Prophylaxe vor Osteoporose.

Sport

- Um ihre Bewegungsangst zu verringern, können die Patienten eigenverantwortlich regelmäßiger sportlicher Betätigung nachgehen. Eine Vielzahl von Studien weist deren positiven Effekt auf die Knochendichte nach (Bravo et al. 1995, Hartard et al. 1995, Preisinger et al. 1996).
- Ein optimal dosiertes Training besteht aus gemischten Anteilen von Kraft, Ausdauer und Koordination und wirkt sich vorteilhaft auf Knochen und Muskulatur aus.
- Die ist den therapeutischen Wirkungen verschiedener Medikamente gleichzusetzen. Dafür ist jedoch eine angemessene und individuelle Dosierung erforderlich, und zwar überschwellig im Bereich > 70% der maximalen Leistungsfähigkeit und ca. 3–4 mal/Woche 40–60 Minuten lang.
- Regelmäßiges Training reduziert auch das Risiko einer Fraktur durch Stürze. Eine verbesserte Koordination und Reaktionsbereitschaft der Muskulatur lässt Stürze besser abfangen. Gerade bei älteren Menschen ist die Körperbeherrschung gut trainierbar (Dannbeck et al. 1997).
- Für die Schmerzbewältigung bei Osteoporose spielen auch die psychosozialen Effekte von Bewegung und Sport eine große Rolle, da dabei folgende Faktoren gefördert werden (Rieder 1995):
  - Selbstsicherheit;
  - Zutrauen;
  - Spaß und Freude;
  - Wiederentdeckung eigener Ressourcen;
  - Anerkennung und Wertschätzung;
  - Kontakte, Geselligkeit und soziale Unterstützung.
- Medizinische Trainingstherapie unter Betreuung von Physiotherapeuten zur Verbesserung der Ausdauer und Kräftigung der stabilisierenden Systeme des Rumpfes und der Beine sowie Ausdauersportarten (z.B. Joggen, Walken, Wandern, Radfahren) sind empfehlenswert.
- Zur Verbesserung der Koordination eignen sich auch Tanzen oder Aquagymnastik.

Selbsthilfegruppe

Bundesselbsthilfeverband für Osteoporose e.V., Kirchfeldstr. 149, 40215 Düsseldorf, Tel. 0211/31 91 65, Fax: 0211/33 22 02, E-Mail: info@bfo-aktuell.de, Website: http://www.bfo-aktuell.de.

Zusammenfassung: Physiotherapeutische Behandlung bei Patienten mit Osteoporose

- Die physikalische Beziehung zwischen Form und Funktion ebenso wie die Adaptationsfähigkeit der Gewebe des Stütz- und Bewegungssystems an neue Belastungssituationen bleibt zeitlebens erhalten. Allerdings müssen die Belastungen angemessen sein, und Überlastungen sind unbedingt zu verhindern. Es gilt, dieses Potenzial in der Physiotherapie bei der Prophylaxe und Behandlung der Osteoporose zu nutzen.
- Bei der Behandlung sind unfallträchtige Situationen zu vermeiden!
- Da bei Osteoporose überwiegend chronische Schmerzen auftreten, lernen die Patienten Kompetenzen zum Umgang mit ihrem Schmerz.
- Schmerzen werden durch physikalische Maßnahmen (Wärme, Kälte, Elektrotherapie) und Entlastungslagerungen beeinflusst. Hubfreie Mobilisationen fördern durch die Wechselbelastung die Knochenernährung und Bewegungsfähigkeit. Bei der Durchführung gelenkspezifischer Mobilisationstechniken wird in Seiten- oder Rückenlage gearbeitet (Bauchlage wegen der auftretenden Biegespannung auf den Rippen vermeiden!).
- Die Haltungskorrektur beginnt in Ausgangsstellungen, in denen Teilgewichte abgeben sind. Die Sicherheit beim Gehen wird auch in alltagsnahen Situationen geübt, z.B. Gehen über Hindernisse und unebenen Boden, plötzliche Ablenkung und Reagieren auf Anrempeln.
- Die stabilisierende Muskulatur (innere und äußere Einheit) wird in Funktion gebracht. Dafür sind Maßnahmen aus der PNF günstig (z.B. Fazilitation von Bewegungsübergängen).
- Reaktionsfähigkeit, Schnelligkeit, Geschicklichkeit und Gleichgewicht lassen sich spielerisch schulen (Hüpfen, Springen und Stoßen vermeiden!).
- Falltraining kann z.B. im Bewegungsbad oder alternativ auf weichen Matten durchgeführt werden.
- Die Teilnahme an einer Osteoporose-Selbsthilfegruppe ist empfehlenswert. Dort gewinnen die Patienten Sicherheit, was das Vertrauen in das eigene Bewegungssystem fördert. Der regelmäßige Besuch reduziert auch Bewegungsarmut, und die Patienten lernen die Prophylaxe vor Stürzen (Informationen zu Hilfsmitteln, z.B. Hüftprotektoren).
- Die Wahrnehmungsfähigkeit von Signalen des eigenen Körpers und der jeweiligen Umwelt kann verbessert werden.
- In sensitiven Spielen erkennen die Teilnehmer:
- Aktions- und Einsatzmöglichkeiten von Körperteilen;
- Wahrnehmung unterschiedlicher Spannungszustände in der Muskulatur.
- Informationen zur Vermeidung von Risikofaktoren fördern die Eigenverantwortung und Kompetenzen im Umgang mit Schmerzen und Krankheit. Regelmäßige tägliche Spaziergänge sind eine gute Prophylaxe vor Osteoporose.
- Üben verschiedener Gleichgewichtslagen.
- Sportliche Betätigung können die Patienten eigenverantwortlich durchführen, um so ihre Bewegungsangst zu verringern. Empfehlenswert sind Ausdauersportarten, wie z.B. Joggen, Walken und Radfahren.
- Die Koordination kann auch durch Tanzsport und Aquagymnastik verbessert werden.
- Trainingstherapie an Geräten dient der Verbesserung der Rumpf- und Beinstabilität.
- Psychosoziale Effekte von Sport und Bewegung haben positiven Einfluss auf Schmerzen und Bewegungsangst.

Der bestmögliche Erhalt der Beweglichkeit und Belastbarkeit des Patienten mit Bechterew ist ohne Physiotherapie nicht möglich!

7 Entzündliche rheumatische Erkrankungen

7.1 Spondylitis ankylosans oder Spondylarthritis ankylopoetica (M. Bechterew) · *518*

Patienten zur Teilnahme an Übungsgruppen ermutigen

*Niemals **nur** in Extension arbeiten! Kurzzeitige Belastungen in Flexion sind nicht schädlich!*

7 Entzündliche rheumatische Erkrankungen

Allgemeines

Entzündliche Erkrankungen führen zu Veränderungen der Strukturen des Bewegungssystems.
Beispiele:
- *M. Bechterew:* Fortschreitende Verknöcherung des Anulus fibrosus und der Längsbänder der Wirbelsäule. Die Einsteifungstendenzen haben mangelnden piezoelektrischen Effekt zur Folge, was wiederum zu mangelnder Knochendichte (Osteoporose) führen kann.
- *Chronische Polyarthritis:* Entzündliche Veränderungen der Synovialmembran und zunehmende Ausdünnung der Knorpelschicht reduzieren die Belastbarkeit der Gelenkstrukturen.

Nach monate- und teilweise jahrelangen entzündlichen Schüben kommt es bei vielen entzündlichen Erkrankungen zu Einsteifungstendenzen der Wirbelsäule oder der peripheren Gelenke. Während der Entzündungsschübe dominiert das Leitsymptom Schmerz, nach Abklingen dominieren reduzierte Beweglichkeit und oft zunehmende Invalidität.

Während der entzündlichen Schübe liegt der Schwerpunkt der Behandlung auf der Schmerzreduzierung und dem Erhalt der Beweglichkeit. Nach dem Abklingen des Schubes wird Wert auf das Erhalten und Verbessern der Beweglichkeit gelegt. Vor allem bei Patienten mit chronischer Polyarthritis ist die Erhaltung bzw. Verbesserung der Selbstständigkeit im Alltag ein wesentliches Behandlungsziel (z.B. Üben des Umgangs mit Hilfsmitteln zum Greifen bei starker Deformierung der Hand).

Da bei entzündlichen Erkrankungen Form- und Gestaltänderungen der verschiedenen bindegewebigen Strukturen des Bewegungssystems auftreten, muss sich die Therapeutin Kenntnis über das Ausmaß der strukturellen Veränderungen verschaffen. Als Informationsquelle dienen hierbei die Ergebnisse der bildgebenden Diagnostik. Die Form- und Gestaltveränderungen beeinflussen Beweglichkeit und Biomechanik der Gelenke.

Beispiel: Die chronische Polyarthritis kann durch die Entzündungen der Synovialmembran eine reduzierte Stabilität der Ligamente und Kapsel bewirken. Bei der Flexion der Kopfgelenke stabilisiert das Lig. transversum den Dens axis am ventralen Atlasbogen (**Abb. 7.1**). Infolge der entzündlichen Veränderung des Bandes bei chronischer Polyarthritis wird es instabil. In diesem Fall ist die segmentale Flexionsmobilisation der Kopfgelenke kontraindiziert.

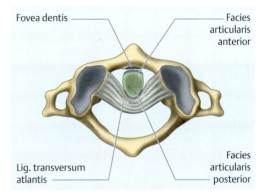

Abb. 7.1 Lig. transversum atlantis (Ansicht von kranial).

Der rheumatische Formenkreis umfasst zahlreiche Erkrankungen des Stütz- und Bewegungssystems. Spondylitis ankylosans und chronische Polyarthritis haben in der Physiotherapie einen hohen Stellenwert.

Die entzündlichen Erkrankungen führen ebenfalls zu reduzierter Belastbarkeit des Bewegungssystems. Bei der Untersuchung und Behandlung werden die in Kapitel 6 beschriebenen Prinzipien eingesetzt.

Im Folgenden wird exemplarisch für die entzündlichen Erkrankungen des rheumatischen Formenkreises die *Spondylitis ankylosans* (M. Bechterew) besprochen.

7.1 Spondylitis ankylosans oder Spondylarthritis ankylopoetica (M. Bechterew)

Definition

Die Erkrankung führt zur Verknöcherung der Zwischenwirbelräume, der Rippen- und Sakroiliakalgelenke mit der Folge einer allmählichen Versteifung.

Ätiologie und Pathogenese

Der M. Bechterew gehört zur großen Gruppe der rheumatisch-entzündlichen Erkrankungen. Dabei werden überwiegend die kleinen Wirbelbogengelenke und das Sakroiliakalgelenk befallen. Am häufigsten betroffen sind Männer im Alter von 20–40 Jahren. Die Krankheit beginnt häufig mit entzündlich bedingten nächtlichen Kreuzschmerzen und verläuft chronisch progredient mit entzündlichen Schüben.

Hauptsymptom des M. Bechterew ist die Versteifung der Wirbelsäule und des Thorax, die durch Verkalkungsprozesse an den Ligamenten der Wirbelsäule (vor allem der Längsbänder) und entzündliche Vorgänge an den kleinen Wirbel- und Rippenwirbelgelenken entsteht. Das kollagene Bindegewebe der Wirbelgelenkskapseln und der Längsbänder verknöchert. Außerdem sind die knorpeligen Verbindungen zwischen Sternum und Rippen sowie die Sehnen-Knochen-Übergänge betroffen.

Gelenkbefall

Als erste pathologische Veränderung tritt eine Entzündung an den sakroiliakalen, intervertebralen und kostotransversalen Gelenken in Erscheinung. Die Hüftgelenke sind in etwa der Hälfte der Fälle mitbetroffen, etwa ein Drittel befällt die Schulter, und nicht selten auch weitere periphere Gelenke der unteren Extremität. Sie befallen asymmetrisch. Die Entzündung führt zur Destruktion des Gelenkknorpels, woraus letztendlich eine Versteifung des Gelenks resultiert.

Durch die ausgeprägten paravertebralen Verkalkungen gleicht die Wirbelsäule im Röntgenbild einem Bambusstab. Die Versteifung schreitet meistens von kaudal nach kranial fort. Die HWS wird erst spät betroffen und bleibt lange Zeit beweglich. Das Atlantoaxialgelenk bleibt meistens verschont. Durch die Verknöcherung übernehmen die Bänder und Gelenke die Tragfunktion der Wirbel. Die verminderte Belastung an Grund- und Deckplatten führt zur Osteoporose (Verminderung der Knochenmasse; Kap. 6) der Wirbelkörper. Infolgedessen versteift die Wirbelsäule in einer mehr oder weniger stark ausgeprägten Kyphose. Durch eine kyphotische Gewohnheitshaltung ohne ausgleichende Bewegungen verkalkt das vordere Längsband in Annäherung und fixiert dadurch die Wirbelsäule dauerhaft in einer zunehmenden Kyphose.

Eine bilaterale symmetrische Sakroiliakalarthritis bewirkt die Verknöcherung beider Sakroiliakalgelenke. Im Frühstadium findet sich manchmal eine asymmetrische, einseitige Beteiligung der Sakroiliakalgelenke, im fortgeschrittenen Stadium ist ein bilateraler symmetrischer Befall typisch. Neben der Wirbelsäule können auch die großen Gelenke (vor allem die Hüftgelenke) betroffen sein.

Die Erkrankung muss nicht immer mit einer völligen Einsteifung der Wirbelsäule enden. Durch eine rechtzeitige Therapie lassen sich die Fehlformen mit vermehrter Kyphose vermeiden. Die Erkrankung kann auch jederzeit zum Stillstand kommen, oft noch vor dem Befall der kranialen Wirbelsäulenabschnitte.

Risikofaktoren

- Patienten, bei denen das vererbbare humane Leukozytenantigen B-27 (HLA-B-27) nachweisbar ist, sind für M. Bechterew prädisponiert.
- Patienten, die oft an Infekten des Magen-Darm-Trakts oder der Harn- und Geschlechtsorgane durch die Bakterien Klebsiellen und Chlamydien leiden, erkranken häufiger an M. Bechterew.

Beispiel: Ein 41-jähriger Ingenieur klagt seit Jahren über hauptsächlich nächtliche lumbale Kreuzschmerzen. Wegen einer Schwellung des rechten Kniegelenks konsultiert er einen Orthopäden. Manchmal tritt ein Fersenschmerz auf. Die Beweglichkeit seiner Wirbelsäule hat in letzter Zeit abgenommen. Er vermeidet körperliche Belastung, weil ihm tiefes Ein- und Ausatmen schwer fällt.

Diagnostik

- Überwiegend lumbale Kreuzschmerzen vor allem nachts und frühmorgens. Der Schmerz ist oft so stark, dass die Patienten davon aufwachen. Fersenschmerz ist eher selten.
- Schwellung der großen Extremitäten-, meist Kniegelenke.

- Zunehmende Kyphose der Wirbelsäule, die so stark ausgeprägt sein kann, dass das Gesicht des Patienten zum Boden gerichtet ist.
- Begleitskoliose.
- Starke Einschränkung bis Aufhebung der Wirbelsäulenbeweglichkeit, die sich anhand folgender Tests bestätigen lässt:
  - Finger-Boden-Abstand;
  - Kinn-Sternum-Abstand;
  - Kopf-Wand-Abstand (Stehen mit dem Rücken an der Wand).
- Durch die Beteiligung der Sakroiliakalgelenke steifen auch die Hüftgelenke schmerzhaft ein.
- Verminderte Atembewegung durch Einsteifung der Kostovertebral- und Sternokostalgelenke. Die Atemdifferenz zwischen Ein- und Ausatmung beträgt beim M. Bechterew 2 cm oder weniger. Die mangelnde Atemexkursion kann rezidivierende Atemwegsinfekte zur Folge haben.

Röntgenuntersuchung der Wirbelsäule und der Sakroiliakalgelenke

Im Anfangsstadium der Erkrankung kann der Röntgenbefund noch unauffällig sein und erst im weiteren Verlauf folgende Befunde zeigen:
- „Buntes Bild" im Bereich der Sakroiliakal- und Intervertebralgelenke, d.h. gleichzeitiges Auftreten von Osteolyseherden (Knochenauflösung) und Sklerose (Knochenverhärtung). *erst später*

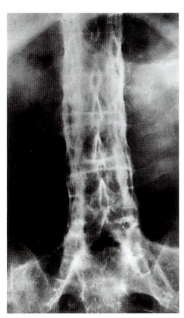

Abb. 7.2 Bambusstabform der Wirbelsäule bei M. Bechterew (Ausschnitt LWS). *→ durch paravertebrale Verkalkung*

- Durch die Kalzifizierung der Wirbelsäulenbänder entsteht die Bambusstabform der Wirbelsäule (**Abb. 7.2**). Meist verknöchert die Wirbelsäule in einer starken Kyphose. Die Verknöcherung des Anulus fibrosus beginnt in der Regel in Höhe von L1/L2 und Th11/12 und breitet sich als subligamentäre Verkalkung nach kranial und kaudal aus.
Bei schwerer fortgeschrittener Erkrankung erfasst sie die ganze Wirbelsäule, die im Röntgenbild wie ein Bambusstab aussieht. Im Endstadium finden sich neben subligamentären Verknöcherungen an zahlreichen Facetten Zeichen einer knöchernen Ankylose.
- Wirbelkörperspangenbildung (Syndesmophyten).

Szintigraphie

Sie zeigt schon im Frühstadium eine vermehrte Anreicherung radioaktiver Substanzen in entzündlichen Knochenregionen. Röntgenologisch finden sich zu diesem Zeitpunkt noch keine Veränderungen.

Blutwerte

- HLA-B-27 (Humane Leukozytenantigen B-27) ist in etwa 75–85% der Fälle erhöht. Die humanen Leukozytenantigene können aber auch bei anderen Erkrankungen (z.B. Arthritis psoriatica, M. Reiter) vermehrt sein. In Abgrenzung zur chronischen Polyarthritis (cP) wird der M. Bechterew zur Gruppe der seronegativen Spondylarthritiden gezählt.
- Erhöhte Blutsenkungsgeschwindigkeit (BSG) liegt nicht immer vor und weist lediglich auf einen unspezifischen Entzündungsprozess hin.
- Entzündungsanämie (Minderung des Hämoglobins und damit der Sauerstoffversorgung).
- Erhöhung des C-reaktiven Proteins.

Differenzialdiagnosen

- Andere rheumatische Erkrankungen;
- Osteoporose;
- Osteomalazie (Knochenerweichung durch Mineralverlust);
- M. Scheuermann (juvenile Adoleszentenkyphose);
- Tumoren.

Therapie

Der M. Bechterew ist eine chronisch progrediente Erkrankung mit entzündlichen Schüben. Bis das Endstadium erreicht wird (unbewegliche Bambus-

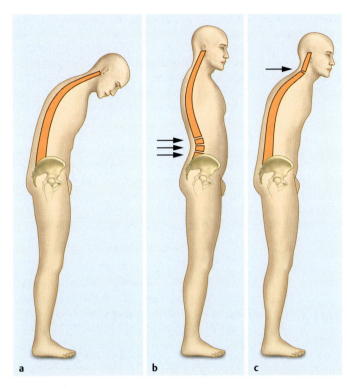

Abb. 7.3a–c a Totalkyphose. b Operative Aufrichtung der in Fehlstellung versteiften Wirbelsäule durch lumbale Mehretagenosteotomie. c Osteotomie im zervikothorakalen Übergang.

stabwirbelsäule), dauert es viele Jahre. Eine Heilung ist nicht möglich, jedoch kann das Voranschreiten aufgehalten werden.

Mithilfe der Therapie soll möglichst lange die Beweglichkeit der Wirbelsäule erhalten bleiben und in aufrechter Position einsteifen. Den Hauptanteil leistet hier die Physiotherapie.

Konservativ

- Analgetika vom Typ der nichtsteroidalen Antiphlogistika wirken Schmerz lindernd und hemmen die Entzündung.
- Basismedikamente wie bei der Therapie der primär chronischen Polyarthritis werden wegen der starken Nebenwirkungen nur in schwersten Fällen verordnet.
- Kortisonpräparate dürfen nicht verabreicht werden, weil sie die Osteoporose fördern.
- Die Einsteifung der Wirbelsäule sollte so gelenkt werden, dass sie aufrecht erfolgt.
- Um Frakturen zu vermeiden, sind Sportarten zu unterlassen, die die Wirbelsäule stärker belasten (z.B. Sprungdisziplinen). Durch die strukturelle Veränderung verliert die Wirbelsäule ihre Elastizität.
- Dauerhafte Arbeitshaltungen in Kyphosierung sollten ebenfalls vermieden werden.

Operativ

Das Ziel der Operation ist es, den aufrechten Gang mit nach vorne gerichtetem Blick wiederzuerlangen. Sie ist bei Patienten mit extremer Wirbelsäulenkyphose indiziert, die aufgrund ihrer Einsteifung im sozialen Leben massiv beeinträchtigt sind, z.B. nur noch in Richtung Boden sehen können. Abhängig von der Lokalisation werden folgende OP-Verfahren angewandt (**Abb. 7.3a–c**):

Lumbal

- Eine „lordosierende" Osteotomie über mehrere Wirbelkörper hinweg (Mehretagenosteotomie) unter Vollnarkose korrigiert lumbal die Kyphose (**Abb. 7.3b**).
- Durch die Pedikel der Wirbelbögen werden Schrauben eingebracht.
- Die Schrauben werden durch Metallstäbe verbunden, um so die aufgerichtete Wirbelsäule in Stellung zu halten.

Zervikothorakal

Diese Operation wird nur mit lokaler Betäubung vorgenommen, um sofort neurologische Symptome erkennen zu können (**Abb. 7.3c**). Es besteht das Risiko einer Querschnittlähmung.

Zusammenfassung: Spondylitis ankylosans oder Spondylarthritis ankylopoetica (M. Bechterew)

Definition
Die Erkrankung führt zu fortschreitender Verknöcherung im Bereich der Wirbelsäule, Rippen und Sakroiliakalgelenke.

Ätiologie und Pathogenese
- Die Versteifung schreitet von kaudal nach kranial voran.
- Die chronische Erkrankung kommt manchmal auch zum Stillstand. Nach jahrelanger Aktivität klingt die Entzündung ab. Dann lassen die Schmerzen nach, die Wirbelsäule bleibt aber in unterschiedlicher Deformität versteift.
- Prädispositioniert sind Menschen, bei denen der vererbbare HLA-B-27-Faktor im Blut nachweisbar ist, Befall des Magen-Darm-Trakts mit Bakterien wie Klebsiellen und Chlamydien.
- Männer sind häufiger betroffen als Frauen.
- Das typische Erkrankungsalter liegt bei 20–40 Jahren.

Diagnostik
- Lumbosakraler Schmerz, häufig nachts und frühmorgens, der die Patienten aufwachen lässt.
- Zunehmende Kyphosierung der Wirbelsäule bei zunehmender Einsteifung.
- Die verminderte Thoraxbeweglichkeit hat Einfluss auf Ausdauerleistung, die durch Reduzierung der Vitalkapazität sinkt.
- Die Atemmaße sind reduziert; die Differenz zwischen Ein- und Ausatmung ist oft geringer als 2 cm.
- Finger-Boden-Abstand und Kinn-Sternum-Abstand sind reduziert.
- Röntgenologisch: Buntes Bild der Sakroiliakalgelenke und Bambusstabform der Wirbelsäule.
- Blutwerte: HLA-B-27 bei ca. 75–85% erhöht.
- In Abgrenzung zur chronischen Polyarthritis gehört der M. Bechterew zur Gruppe der seronegativen Spondylarthritiden.

Differenzialdiagnosen
Vor allem andere rheumatische Erkrankungen, die auch zur seronegativen Gruppe der Spondylarthritiden gehören.

Therapie
- Konservativ:
  - Die Erkrankung kann nicht geheilt werden.
  - Das Voranschreiten der Einsteifungstendenz erfolgt über viele Jahre.
  - Die Patienten benötigen dauerhaft Therapie.
  - Ziel ist das Erhalten der Beweglichkeit und die Einsteifung in aufrechter Haltung.
  - Bei akuten Schüben steht die Schmerzlinderung im Vordergrund.
  - Neben der Physiotherapie als zentralem Pfeiler kommen nichtsteroidale Antiphlogistika zum Einsatz, in seltenen extremen Fällen Basismedikamente, die sonst bei chronischer Polyarthritis zum Einsatz kommen.
- Operativ:
  - Nur bei extremer Kyphose, die zur Beeinträchtigung der Teilnahme am sozialen alltäglichen Leben führt.
  - Durch Osteosynthesen wird die Wirbelsäule in Aufrichtung versteift.

7.1.1 Physiotherapeutische Untersuchung bei Patienten mit Spondylitis ankylosans oder Spondylarthritis ankylopoetica (M. Bechterew)

Anamnese

Im Frühstadium klagen die Patienten häufig über nächtliche, nicht genau lokalisierbare Kreuzschmerzen, teilweise mit Ausstrahlung ins Gesäß. Manchmal sind unklare Schwellungszustände an peripheren Gelenken (vor allem Kniegelenke) vorhanden. Auch Morgensteifigkeit und ein initialer Fersen- und Achillessehnenschmerz können auftreten.

Konstitutions- und Haltungsauffälligkeiten

Haltung
- Abgeflachte Lordose der LWS.
- Die Beckenstellung in den Hüftgelenken befindet sich in Extension: Der entzündliche Beginn an den Sakroiliakalgelenken führt zu einer Instabilität der sakroiliakalen Bänder. Durch die Beckenextension stellt sich das Kreuzbein mehr vertikal, was der luxierenden Tendenz nach ventralkaudal entgegenwirkt.
- Verstärkte Kyphose der BWS.
- Abgeflachte Lordose in der unteren HWS, verstärkte in der oberen HWS.

- Der Schwerpunkt des Körpers liegt sehr weit vorne, was mehr Belastung der Vorfüße bedeutet.
- Meist abgeflachte Quer- und Längswölbung.
- Bei starker Kyphose befinden sich die Schultergelenke in Extension, da die Arme als Gegengewichte nach hinten bewegt werden.

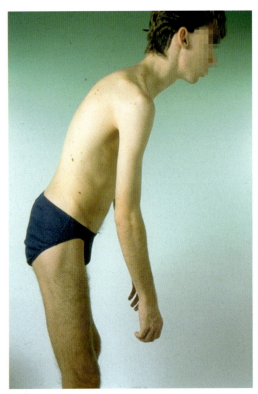

Abb. 7.4 Typische Haltung bei M. Bechterew.

- Veränderte Skapulastellung durch die vermehrte Kyphose, Flügelstellung der Skapulä.
- Seltener steift die Wirbelsäule in totaler Flachrückenform ein („Bügelbrettwirbelsäule").
- Bei zunehmender Versteifung steht der Thorax in Inspirationsstellung (**Abb. 7.4**).

Gelenke

Auftreten von Druckschmerz im Bereich der Sakroiliakal-, Wirbel- und Rippengelenke.

Muskulatur

- Zu Beginn der Erkrankung dominiert ein starker Hypertonus der Wirbelsäulenextensoren, vor allem der BWS. Bei völliger Versteifung atrophiert die gesamte Rumpfmuskulatur.

- Häufig wechselnde Tendopathien, z.B. Ansatzreiz der Bizepssehne durch das Extensionssyndrom der Arme (Kap. 3.4, *Tendopathien der oberen und unteren Extremität*).

Prüfen auf Verkürzung

Häufig verkürzte Muskeln
- M. glutaeus maximus und Mm. ischiocrurale wegen der Beckenstellung;
- Bauchmuskeln;
- M. pectoralis major und minor;
- M. sternocleidomastoideus;
- HWS-Extensoren, vor allem die kurzen autochthonen Muskeln.

Prüfen auf Kraft

- Die Kraft der gesamten Rumpfmuskulatur ist herabgesetzt.
- Eine verminderte Aktivität der Bauchmuskeln führt zur Vorwölbung des Bauches und damit verbunden häufig zu Verdauungsproblemen und einem „Blähbauch".

Beweglichkeit

- Das Prüfen der Beweglichkeit der Wirbelsäule erfolgt in allen Ebenen segmental und aktiv. Bei Schmerzen muss die Bewegung hubfrei und falls möglich auch im Stand oder Sitz geprüft werden. Alltagsnahe Bewegungen (kombinierte Bewegung in Flexion und Extension, Kap. 3.3.1) verdeutlichen Beeinträchtigungen im Alltag. Die Beweglichkeit ist in allen Ebenen eingeschränkt.

> *Vor der Bewegungsprüfung muss sich die Therapeutin über die Ergebnisse der bildgebenden Diagnostik informieren.*

- Da die Versteifung meistens von kaudal nach kranial erfolgt, ist die Beweglichkeit der oberen HWS oft am besten.
- Die Atembewegung des Thorax kann in alle Richtungen eingeschränkt sein. Die Bewegung wird durch Palpation erfasst. Da sich die oberen Rippen vor allem in der Sagittalebene bewegen, ist die Bewegung ventral unter den Klavikulä gut zu tasten. Die Bewegung der unteren Rippen wird lateral palpiert, da die Hauptbewegung in der Frontalebene stattfindet (Kap. 3.3.1, *Funktionsstörungen der Rippen bei BWS-Syndromen*).

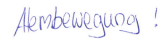

7.1 Spondylitis ankylosans oder Spondylarthritis ankylopoetica (M. Bechterew)

Atembewegung
- Bei zunehmender Thoraxversteifung überwiegt die reine Bauchatmung, weshalb der Bauch häufig vorgewölbt ist.
- Dokumentation der Thoraxbeweglichkeit durch Atemmaße bei Neutral-Null-Stellung und maximaler Ein- und Ausatmung (Messstellen: Axilla, Brustbeinspitze, unterer Rippenrand).
- Die Beweglichkeit der Sakroiliakalgelenke kann deutlich eingeschränkt sein. Schmerzprovokationstests der Sakroiliakalgelenke führen zur Schmerzverstärkung:
- Patrick-Kubis-Test (Kap. 3.3.1, *Sakroiliakalgelenksyndrome*).
- Menell-Test in Bauchlage: Eine Hyperextension im Hüftgelenk in Bauch- oder Seitenlage bei fixiertem Becken führt durch die weiterlaufende Bewegung des Iliums zur Schmerzverstärkung.
- Menell-Test in Seitenlage: Auf das oben liegende Ilium wird lateral ein Druck in medial-ventraler Richtung ausgeübt, sodass ein Klaffen im dorsalen Sakroiliakalgelenk und Kompression im ventralen Anteil die Folge ist. Die Bewegung kann schmerzhaft eingeschränkt sein (**Abb. 10.5**; S. 606).
- Beim Hebetest ist die Beweglichkeit deutlich eingeschränkt (Kap. 3.3.1, *Sakroiliakalgelenksyndrome*).
- Die Beweglichkeit der Hüftgelenke ist vor allem in Rotation eingeschränkt.
- Durch die Ausweichmechanismen beim Gehen entsteht häufig der Eindruck, dass eine Einschränkung der Hüftextension vorliegt. Durch die Beckenstellung steht das Hüftgelenk jedoch vom proximalen Hebel in maximaler Hüftextension, weshalb die Bewegung vom distalen Hebel in Extension nicht mehr möglich ist.
- Die Kombination aus Flexion und Adduktion kann wegen der SIG-Beteiligung durch reflektorische Verkürzung des M. piriformis und M. glutaeus maximus eingeschränkt sein.
- Aufgrund der verminderten BWS-Beweglichkeit und Verkürzungen der Brustmuskulatur besteht häufig eine Einschränkung der Schultergelenksbeweglichkeit in Flexion, Abduktion und Außenrotation.

Bewegungsverhalten

Gang
- Kleine Schritte beim Gehen aufgrund verminderter Rotationstoleranzen der Wirbelsäule und Hüftgelenke.
- Das Standbein wird beim Überholen des Spielbeins vorzeitig vom Boden gelöst, da das Hüftgelenk infolge der veränderten Statik des Beckens nicht stärker gestreckt werden kann. Die Extensionstoleranz im Hüftgelenk ist durch die Beckenstellung vom proximalen Hebel ausgeschöpft.
- Die Hüftgelenke befinden sich durch die ventrale Stellung des Kopfes in der Pfanne in Außenrotation.
- Beim Gehen fehlt die Dynamik und durch die verminderte Rotation wirken die Bewegungen nicht harmonisch. Der Patient benötigt wesentlich mehr Energie, da die Beschleunigung durch die Rotation fehlt. Er kompensiert durch eine vermehrte Armbewegung, vor allem der Unterarme.
- Die gangtypische Armbewegung in den Schultergelenken ist deutlich vermindert, sie findet vor allem in den Ellenbogengelenken statt.

Bewegungsverhalten im Alltag
- Bei ausgeprägter Kyphose mit geringen Bewegungstoleranzen in der HWS sind die sozialen Kontaktmöglichkeiten eingeschränkt, da eine horizontale Blickrichtung nicht möglich ist.
- Die fehlenden Rotationstoleranzen führen zur Beeinträchtigung bei der Orientierung im Straßenverkehr.
- Durch die Thoraxversteifung kann die Ausdauerleistung aufgrund der geringeren Vitalkapazität beeinträchtigt sein. Eine gute Kondition erfordernde Alltagsbewegungen (z.B. Treppensteigen, Bergaufgehen) sind oft beeinträchtigt.
- Bei extremer Kyphose können die Patienten nur mit erhöhtem Kopfteil schlafen.

Weitere spezifische Tests

Atembefund
- Messung der Vitalkapazität mit dem Spirometer.
- Die Atemfrequenz kann durch die geringe Thoraxbeweglichkeit erhöht sein. Normal ist bei Erwachsenen eine Atemfrequenz in Ruhe von ca. 18–20 Atemzüge pro Minute.
- Ausdauerleistung: 6- oder 12-Minuten-Gehtest (Kap. 2.4).

Zusammenfassung: Physiotherapeutische Untersuchung bei Patienten mit Spondylitis ankylosans oder Spondylarthritis ankylopoetica (M. Bechterew)

Anamnese
- Nächtliche lumbosakrale Schmerzen;
- Manchmal unklare Schwellungszustände an Extremitätengelenken;
- Gelegentlich Fersen- und Achillessehnenschmerz.

Konstitutions- und Haltungsauffälligkeiten
- Die Wirbelsäulenkrümmungen in den lordotischen Abschnitten (HWS, LWS) sind abgeflacht. Die BWS neigt zu zunehmenden Kyphosierung.
- In den Hüftgelenken kommt es durch die Beckenstellung zur Extension vom proximalen Hebel.

Muskulatur
- Bei zunehmender Einsteifung atrophiert die Rumpfmuskulatur.
- Die Haltungs- und Konstitutionsauffälligkeiten haben spezifische Verkürzungen zur Folge: M. glutaeaus maximus, ischiokrurale und Bauchmuskeln, M. pectoralis major und minor, kurze Nackenextensoren, M. sternocleidomastoideus.
- Kraftverlust der gesamten Rumpfmuskulatur, Blähbauch kann zu Verdauungsstörungen führen.

Beweglichkeit
- Wenn es der Schmerz zulässt, wird die Beweglichkeit der Wirbelsäule aktiv auch im Stand und Sitz in alltagsnahen Kombinationsbewegungen geprüft, um Beeinträchtigungen im Alltag zu verdeutlichen.
- Bei Schmerzen erfolgt die Bewegungsprüfung hubfrei.
- Die segmentale Beweglichkeit wird in der gesamten Wirbelsäule geprüft. Die Ergebnisse der bildgebenden Diagnostik liefern Informationen zu verknöcherten Regionen.
- Atembeweglichkeit: Umfangmaße Thorax, Palpation der Atembewegung.
- Beweglichkeit der Sakroiliakalgelenke, Hüft- und Schultergelenke.

Bewegungsverhalten
Gang
- Durch die mangelnde Rotationsfähigkeit der Wirbelsäule (vor allem thorakolumbaler Übergang) fehlen die gangtypischen Bewegungen der Körperabschnitte Becken/Thorax/Arme.
- Die zunehmende Versteifung in Kyphose kann so weit führen, dass die Patienten keine horizontale Blickrichtung mehr haben, was ihre Teilnahme am alltäglichen sozialen Leben massiv einschränkt.

Weitere spezifische Tests
- Ausdauerleistung durch 6- oder 12-Minuten-Gehtest;
- Vitalkapazität und Atemfrequenz.

7.1.2 Physiotherapeutische Behandlung bei Patienten mit Spondylitis ankylosans oder Spondylarthritis ankylopoetica (M. Bechterew)

Allgemeines

An M. Bechterew Erkrankte sind Langzeitpatienten der Physiotherapie und müssen meist ihr Leben lang regelmäßig behandelt werden. Daneben ist begleitend ein ausgedehntes Heimprogramm durchzuführen.

Das Ziel der physiotherapeutischen Behandlung ist es, der Einsteifungstendenz von Wirbelsäule und Thorax entgegenzuwirken. Bei progredientem Verlauf wird die Einsteifung in möglichst aufrechter Haltung angestrebt. Nur bei regelmäßiger Mobilisation von Wirbelsäule und Thorax kann die Leistungsfähigkeit des Patienten erhalten bleiben.

Die Physiotherapeutin muss regelmäßig mit dem behandelnden Arzt Rücksprache halten, weil aktuelle Röntgenaufnahmen den momentanen Verknöcherungsgrad zeigen. Da bereits verknöcherte Gelenke irreversibel versteift sind, sollte nicht versucht werden, sie zu mobilisieren. Dagegen müssen die noch verknöcherungsfreien Gelenke durch mobilisierende Maßnahmen möglichst lange beweglich gehalten werden.

In den verknöcherten Bereichen kann es als Folge mangelnder mechanischer Beanspruchung und dem damit verbundenen fehlenden piezoelektrischen Effekt zu Osteoporose kommen. Dadurch verliert der Knochen an Belastbarkeit.

> *Bestmöglicher Erhalt der Beweglichkeit und Belastbarkeit des Patienten ist ohne ausreichende physiotherapeutische Maßnahmen nicht möglich!*
> *Während eines akuten Schubs wird nicht intensiv mobilisiert, sondern Schmerz lindernd und entlastend gearbeitet!*

Ziele

Körperstruktur/-funktion (Impairment)

- Erhalten der Beweglichkeit aller Wirbelsäulenabschnitte sowie der Hüft- und Schultergelenke;
- Verbessern der Atmung durch Mobilisation des Thorax und Förderung der Ausdauerleistung;
- Erhalten bzw. Verbessern der Muskelkraft der Rumpfmuskulatur;
- Im akuten Schub: Schmerzlinderung sowie Angebot von Entlastungsstellungen und -lagerungen.

Aktivitäten (Activities)

- Haltungskorrektur, um eine Einsteifung in bestmöglicher Aufrichtung zu erreichen;
- Erstellen eines Übungsprogramms zur Eigenmobilisation und Kräftigung;
- Durch Erhalten der Ausdauerleistung bleibt der Patient selbstständig.

Teilnahme (Participation)

- Das Einsteifen der Wirbelsäule in aufrechter Haltung ermöglicht dem Patienten, seine sozialen Kontakte aufrechtzuerhalten.
- Die Alltagsaktivitäten bleiben unbeeinträchtigt (z.B. Teilnahme am Straßenverkehr).
- Informationen zu Selbsthilfegruppen.

Maßnahmen

- Die Patienten benötigen eine hohe Compliance und müssen sich lebenslanger Therapie unterziehen.
- Aktivitäten in der Gruppe fördern die Motivation und soziale Kontakte. Der Patient wird von Anfang an in die Therapie aktiv eingebunden.
- Die Übernahme von selbstständig durchführbaren Übungsprogrammen beeinflusst den Krankheitsverlauf auch in Phasen der Therapieunterbrechung positiv.

Mobilisation
- Hubfreie Mobilisation aller Wirbelsäulenabschnitte, auch Anleitung zum Eigentraining:
  - Die Wirbelsäule muss in alle Richtungen mobilisiert werden, da nur so die Grund- und Deckplatten einen allseitigen Druck und Zug erhalten. Dieser Bildungsreiz auf die Knochenstruktur bekämpft die Osteoporosetendenz.
  - In der BWS ist die Extensionsmobilisation sehr wichtig, weil sie der Versteifung in Kyphose entgegenwirkt.

> Niemals nur in Extension arbeiten!
> Kurzzeitige Belastungen in Flexion sind nicht schädlich!

- Mobilisierende Massage kombiniert mit der hubfreien Mobilisation ermöglicht eine Detonisierung der hypertonen paravertebralen Muskeln und fördert die Wahrnehmung für den entsprechenden Wirbelsäulenabschnitt.
- Falls die Sakroiliakalgelenke noch nicht verknöchert sind, kann die Beweglichkeit durch Maßnahmen aus der Manuellen Therapie erhalten bleiben (z.B. Mobilisation des Iliums nach ventral mit dem Kreuzgriff; Kap. 5.5, *Sakroiliakalgelenksyndrome*).
- Mobilisation der BWS in Rückenlage über einen Keil, auch als Eigenmobilisation (Kap. 5.5, *BWS-Syndrome*).
- Mobilisation der Rippengelenke, z.B. durch den Kreuzgriff in Bauchlage, Dehnen der Interkostalmuskeln in Seitenlage (Kap. 5.5, *BWS-Syndrome, Rippenfunktionsstörung*).
- Atempattern aus der PNF können die Atembewegung in deutlich eingeschränkte Thoraxregionen lenken.
- Weichteiltechniken, z.B. Hänge- und Packegriffe, Hautrollungen und Ausstreichungen der Interkostalräume lösen das Gewebe im Thoraxbereich (**Abb. 7.5**), vorbereitend eventuell ein heiße Rolle anwenden.

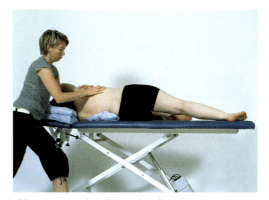

Abb. 7.5 Ausstreichen der Interkostalräume.

- Dehnlagen aus der Atemtherapie, wie z.B. die Mondsichel- oder Rückendrehdehnlage (**Abb. 7.6**) mobilisieren die Wirbelsäule und lenken die Atmung in eingeschränkte Thoraxgebiete. Durch die eingeschränkte Beweglichkeit lassen sich die Ausgangsstellungen nur begrenzt einnehmen, weshalb die Extremitäten unterlagert werden müssen. Es dürfen keine Fall verhindernden Aktivitäten entstehen.

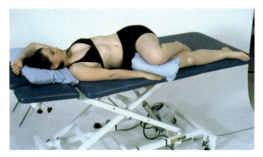

Abb. 7.6 Rückendrehdehnlage.

Die Dehnlagen können die Patienten zu Hause selbstständig durchführen. Wichtig bei allen Dehnlagen ist die langsame Entwicklung, da sich die Strukturen des Körpers Stück für Stück an die zunehmende Dehnung anpassen müssen. Währenddessen wird die Aufmerksamkeit des Patienten auf verschiedene Körperregionen gelenkt, z.B. durch eine vorgestellte Tastarbeit entlang der Wirbelsäule bei der Mondsichellage. Nach Auflösung der Dehnlage bleibt der Patient zunächst liegen und lenkt seine ganze Aufmerksamkeit in seinen Körper, um Veränderungen wahrzunehmen (z.B. Seitenvergleich der gedehnten und nichtgedehnten Seite, Auflagefläche der gedehnten Seite, Wahrnehmung der Atembewegung).

- Widerlagernde Mobilisation der Hüftgelenke, vor allem Rotation (auch als Eigenübung der Patienten möglich; Kap. 5.4.2).
- Widerlagernde Mobilisation der Schultergelenke, vor allem Flexion, Abduktion, Außenrotation. Durch die Bewegungen des proximalen und distalen Hebels werden gleichzeitig die skapulaumgebenden Muskeln detonisiert und die Skapulastellung beeinflusst (Kap. 5.4.2).
- Bei Bewegungen im Schultergelenk vom distalen Hebel ist zunächst die Skapula aus ihrer Fehlstellung (Flügelstellung mit vermehrter Abduktion) zu entfernen, da sonst die Stellung der Schultergelenkpfanne verändert ist. Über Skapulapattern lässt sich die korrigierte Stellung stabilisieren. Kombinierte Arm- und Skapulapattern fördern die koordinierte Bewegung des Armes und des Schultergürtels.
- Bei der Mobilisation der Schulter muss die verminderte BWS-Beweglichkeit berücksichtigt werden. Ein zu forciertes endgradiges Bewegen in Flexion und Abduktion ohne Möglichkeit der weiterlaufenden Bewegung auf die BWS fördert Hypermobilitäten der Schultergürtelgelenke und Tendopathien der überlasteten Muskeln.
- Kombinierte Skapula- und Beckenpattern (z.B. in Seitenlage oder Vierfüßlerstand) können in gangtypischen Mustern durchgeführt werden. Die Depression posterior der Skapula lässt sich z.B. mit der Elevation anterior derselben Beckenseite kombinieren. Bei diesem Muster kommt es zur Verkürzung der oberen Rumpfseite als Spielbeinseite. Durch die Irradiation auf den gesamten Körper haben die kombinierten Pattern einen guten kräftigenden Effekt.
- Zur Mobilisation der Wirbelsäule werden die Skapula- und Beckenpattern etwas abgeändert. Durch Verlassen der steilen Diagonale mit mehr Bewegung nach ventral und dorsal laufen die kombinierten Muster als Rotation auf die Wirbelsäule weiter.
- Bilaterale Armpattern haben eine starke Irradiation auf den Rumpf zur Folge. Die Anwendung verschiedener Techniken der Armpattern verfolgt unterschiedliche Behandlungsziele.

Beispiele:
- Das Muster Flexion/Abduktion/Außenrotation-Extension/Adduktion/Innenrotation kann mit der Technik „Hold relax" zur Dehnung des M. pectoralis major eingesetzt werden. Dabei wird nach statischer Anspannung in die Extension/Adduktion/Innenrotation dynamisch konzentrisch in die Flexion/Abduktion/Außenrotation gearbeitet (**Abb. 6.5**; S. 484).
- Durch die „dynamische Umkehr" kommt es zu einem Wechselspiel zwischen ventraler und dorsaler Muskulatur des Rumpfes ohne zwischenzeitlichen Spannungsverlust.
- Bei leichten Schmerzzuständen der Schulter ist der Einsatz der „rhythmischen Stabilisation" in einem schmerzfreien Bereich der Bewegungsbahn angezeigt. Dies fördert die Koordination der Schultermuskeln und die lokale Stoffwechselanregung bewirkt die Schmerzlinderung mit Tonussenkung der Schultermuskulatur.

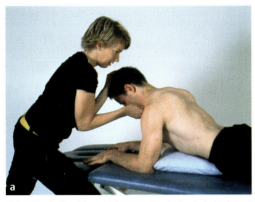 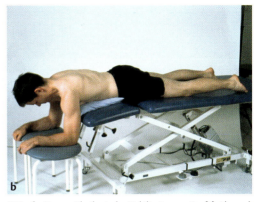

Abb. 7.7 a–b Bauchlage: Unterarmstütz; rhythmische Stabilisation mit Kopfpattern. **a** Rhythmische Stabilisation am Kopf. **b** Abwandlung auf Hocker bei reduzierter Wirbelsäulenbeweglichkeit.

Haltungskorrektur

| Da sich die Haltung oft nur noch bedingt korrigieren lässt, ist die Aufrichtung so weit wie möglich zu nutzen!

- siehe Kap. 2, *Ökonomisches Bewegungsverhalten*.
- Die korrigierte Haltung kann z.B. durch rhythmische Stabilisation an Skapula und Becken sowie stabilisierendes Halten mit Widerständen an Schultergürtel, Becken und Kopf in verschiedenen Ausgangsstellungen stabilisiert werden.
- Intensive Lernphasen während der Therapie sollen dem Patienten die Wahrnehmung für die korrigierte Haltung und Abweichungen deutlich machen. Erst bei guter Wahrnehmung und Umsetzung der Veränderungen ist er in der Lage, die Haltungskorrektur in den Alltag zu integrieren (Kap. 2.4, *Motorisches Lernen*).
- Da die HWS meistens am längsten beweglich bleibt, neigt sie zur Hypermobilität. Da dies zu Schmerzen führt, muss die HWS-stabilisierende Muskulatur gekräftigt werden.

Beispiel: Stabilisation der HWS in Bauchlage mit Unterarmstütz auf einem Hocker
- In dieser Ausgangsstellung kann der Thorax je nach Stärke der Kyphose unterlagert werden.
- Die Stützfunktion der Arme stabilisiert den Schultergürtel, der aber nicht überlastet wird, weil der Körperschwerpunkt auf der Bank bleibt.
- Die Vorstellung, der Scheitelpunkt strebe weiter kranialwärts bei gleichzeitiger Bewegung des Hinterkopfes in Richtung Decke, ermöglicht die Einordnung der HWS.

| In derselben Ausgangsstellung werden auch die rhythmische Stabilisation an Skapula und Becken sowie Kopfpattern angewendet, um so die tiefen prävertebralen Halsmuskeln zur Stabilisation der HWS zu stimulieren (**Abb. 7.7 a–b**).

Entlastungsstellungen und -lagerungen
- Sie werden gemeinsam mit dem Patienten erarbeitet, damit er sie in akuten Phasen selbstständig zur Schmerzlinderung einsetzen kann (Kap. 5.2.2).
- Eigendehnungen der Schulter-Nacken-Muskulatur ermöglichen den Patienten die Detonisation des überlasteten Bereichs.
- Entlastung der HWS durch manuelle Traktion in Verlängerung der Körperlängsachse sowie Abgabe der Kopf- und Armgewichte durch Aufhängung im Schlingentisch.

Sonstiges
- Begleitender Einsatz von Wärme, Elektrotherapie und Massagen zur Schmerzlinderung.
- Mobilisation und Stabilisation im Bewegungsbad.
- Fördern der Ausdauer durch regelmäßige Spaziergänge, Walking oder Ergometertraining.
- Die regelmäßige Teilnahme an einer M.-Bechterew-Selbsthilfegruppe ist zu empfehlen, da sich dabei Erfahrungen mit der Erkrankung austauschen und gemeinsam Übungsprogramme durchführen lassen.

Adresse: Deutsche Vereinigung Morbus Bechterew e.V., Selbsthilfeorganisation der Patienten mit M. Bechterew, Geschäftsstelle des Bundesverbandes, Metzgergasse 16, 97421 Schweinfurt, Tel. 09721/22033, Fax: 09721/22955, www.bechterew.de, www.bechterew-selbsthilfe.de.

Zusammenfassung: Physiotherapeutische Behandlung bei Patienten mit Spondylitis ankylosans oder Spondylarthritis ankylopoetica (M. Bechterew)

Körperstruktur/-funktion (Impairment)
- Erhalten der Beweglichkeit aller Wirbelsäulenabschnitte sowie der Hüft- und Schultergelenke.
- Verbessern der Atmung durch Mobilisation des Thorax und Fördern der Ausdauerleistung.
- Erhalten bzw. Verbessern der Muskelkraft der Rumpfmuskulatur.
- Im akuten Schub: Schmerzlinderung und Angebot von Entlastungsstellungen sowie -lagerungen.

Aktivitäten (Activities)
- Haltungskorrektur, um eine Einsteifung in bestmöglicher Aufrichtung zu erreichen.
- Erstellen eines Übungsprogramms zur Eigenmobilisation und Kräftigung.
- Durch Erhalten der Ausdauerleistung bleibt der Patient selbstständig.

Teilnahme (Participation)
- Das Einsteifen der Wirbelsäule in aufrechter Haltung ermöglicht dem Patienten, seine sozialen Kontakte aufrechtzuerhalten. Die Alltagsaktivitäten bleiben unbeeinträchtigt (z.B. Teilnahme am Straßenverkehr).
- Informationen zu Selbsthilfegruppen.
- In den verknöcherten Bereichen kann es durch mangelnde mechanische Beanspruchung und dem damit verbundenen fehlenden piezoelektrischen Effekt zu Osteoporose kommen, wodurch der Knochen an Belastbarkeit verliert.
- Die Therapeutin muss sich über die Ergebnisse der bildgebenden Diagnostik und damit den aktuellen Verknöcherungsgrad der Wirbelsäule informieren.

- Während eines akuten Schubes wird nicht intensiv mobilisiert, sondern schmerzlindernd gearbeitet.
- Die Patienten benötigen eine hohe Compliance für eine lebenslange Therapie. In Therapiepausen beeinflussen die Patienten ihren Krankheitsverlauf eigenverantwortlich durch selbstständiges Üben.
- Manualtherapeutische Gelenktechniken und hubfreie Mobilisationen mobilisieren die Wirbelsäulenabschnitte und die Sakroiliakalgelenke. Bei Schmerzarmut werden auch Automobilisationen in belasteten Ausgangsstellungen durchgeführt.
- Dehnlagerungen verbessern die Thoraxmobilität. Dabei ist jedoch auf ausreichende Unterlagerung der Extremitäten zu achten.
- Zusätzlich werden Weichteiltechniken und Rippenmobilisationen eingesetzt.
- Mithilfe von Rumpfpattern oder der Nutzung weiterlaufender Aktivitäten bei Pattern der Extremitäten wird die Stabilität des Rumpfes erarbeitet.
- Aktivierung der tiefen prävertebralen Muskulatur zur Stabilisation der HWS durch Einsatz von Stützfunktionen und rhythmische Stabilisation der Kopfpattern.
- Entlastungslagerungen und -stellungen werden gemeinsam mit dem Patienten erarbeitet.
- Die regelmäßige Teilnahme an einer M.-Bechterew-Selbsthilfegruppe ist zu empfehlen. Dort können Erfahrungen ausgetauscht und Übungsprogramme gemeinsam durchgeführt werden. Dies steigert die Motivation und Ausdauer.

Nach allen Operationen sind lange Immobilisationsphasen zu vermeiden!

8 **Charakteristika der Physiotherapie in der operativen Orthopädie**

9 **Gelenkerhaltende Operationen**

Die Therapie ist erst abgeschlossen, wenn das verletzte Gewebe durch Therapie und Training auf alle zukünftigen Anforderungen des beruflichen, privaten und sportlichen Patientenalltags vorbereitet wurde

8 Charakteristika der Physiotherapie in der operativen Orthopädie

In der operativen Orthopädie behandeln Physiotherapeuten Patienten mit gelenkerhaltenden, -ersetzenden, -versteifenden oder -resezierenden Operationen, von denen die gelenkerhaltenden und -ersetzenden den größten Anteil ausmachen.

Während das Arbeitsfeld der konservativen Orthopädie in erster Linie Rehabilitationszentren und freie Praxen umfasst, erfolgt die operative Orthopädie vor allem in Akutkliniken. Die operative Orthopädie und die Traumatologie sind in den meisten Kliniken zu gemeinsamen Abteilungen zusammengefasst. Neben den vielen Gemeinsamkeiten gibt es auch gewisse Unterschiede, die für die physiotherapeutische Behandlung Konsequenzen haben.

Gemeinsamkeiten bestehen darin, dass die behandelnden Therapeuten gute anatomische Kenntnisse und biomechanisches Wissen besitzen müssen, um sie bei den einzelnen Operationen zu nutzen und die verletzten Körperstrukturen in angepasster Art und Weise zu belasten.

Unterschiede ergeben sich auf der Ebene des Verhaltens und Erlebens der Patienten. In der Orthopädie werden sie meist mental auf die Operation vorbereitet, d.h. die Implantation einer Hüftendoprothese bei einer Koxarthrose wird nicht plötzlich vorgenommen. Oft müssen die Patienten Wochen oder gar Monate auf die Operation warten. Obwohl sie aufgrund der zunehmenden Schmerzen den Zeitpunkt der Operation herbeisehnen, haben viele Patienten trotzdem große Angst davor. Sie befürchten durch falsches Bewegungsverhalten etwas zu zerstören oder Schmerzen auszulösen. Da starke Bewegungsangst die postoperative Rehabilitation sehr negativ beeinflussen kann, muss die behandelnde Physiotherapeutin bei der Therapie bestimmte Verhaltensstrategien einsetzen (Kap. 2.1).

In der Traumatologie erfolgt die Operation in der Regel unvorbereitet, wenn z.B. nach einem Verkehrsunfall eine Fraktur operativ versorgt werden muss. Die Betroffenen weisen neben den üblichen postoperativen Leitsymptomen zusätzlich Zeichen der Traumaverarbeitung auf (siehe physiolehrbuch Physiotherapie in der Traumatologie, Kap. 1.5).

Nach einem Trauma oder einer Operation gehen die verschiedenen Muskelfunktionen praktisch verloren. Infolge der veränderten Biomechanik sowie der gestörten oder fehlenden sensorisch-afferenten Inputs ist das Bewegungssystem in seinen neuromuskulären Basisfunktionen beeinträchtigt. Untersuchungen zeigten, dass nach Traumen oder Operationen periphere Nervenleitgeschwindigkeit, Reflexe und zentrale Antworten nach peripherer Reizung im Normbereich bleiben (Engelhardt 1997). Somit kann von intakten zentralen und peripheren Bahnen und Verschaltungen ausgegangen werden.

Freiwald et al. (1998) nehmen als mögliche Ursache der vorhandenen Koordinationsprobleme eine phylogenetische Strategie des menschlichen Organismus an, d.h. der Betroffene entwickelt Schon- und Kompensationsmechanismen. Bereits geringe Veränderungen der Sensomotorik können aufgrund eines zentralen Ansteuerungsdefizits zu ausgeprägten Veränderungen in der Motorik führen. Nach Traumen und Operationen ist der propriozeptive Informationsfluss (z.B. durch Umbauprozesse im Weichteilgewebe) gestört. Wichtige Aufgabe der Physiotherapeuten ist daher, dieses Problem in der Rehabilitation so früh wie möglich anzugehen, um den Informationsfluss wiederherzustellen (Hauser-Bischof 2003).

Koordinierte geschickte Bewegungen verlangen eine aufgabenspezifische Aktivierung der Muskulatur sowie eine angepasste Rekrutierung der Agonisten. Bei veränderter kortikaler Repräsentation infolge Nichtgebrauchs ist dies vielleicht nicht möglich. Als Kompensationsstrategie mit der Absicht, mehr Kontrolle zu gewinnen, kann es zu übermäßiger Kokontraktion kommen. Die Folge sind weiterer Verlust der motorischen Kontrolle und vermehrte Muskelsteifigkeit. Die Muskelsteifigkeit entspricht der benötigten Kraft, um die Länge eines sich im Ruhezustand befindlichen Muskels zu verändern (Dietz u. Berger 1983).

Die reziproke Innervation variiert mit den Umweltbedingungen. Die Antagonisten müssen entweder koaktiv sein oder entspannen, d.h. bei der Ausführung einer Bewegung müssen sie „wissen", was zu tun ist. Die Einwirkung der Schwerkraft entscheidet, ob sie exzentrische Kontrolle gewährleisten müssen. Die Antagonisten erhalten ihre Informationen über Interneuronverbindungen auf Rückenmarkebene. Diese erhalten ihre Informationen wiederum über kortikospinale und andere absteigende Bahnen (Pearson u. Gordon 2000). Damit be-

stimmt das Ziel einer Bewegung, wie die reziproke Innervation sein muss (ob gehemmt oder koaktiv).
Beispiel: Heißt das Ziel, einen Arm auf dem Tisch zu stabilisieren, während sich der andere bewegt, kontrahiert der M. triceps brachii. Ist das Ziel jedoch, den einen Arm beim Halten einer Tasse in der Luft zu stabilisieren, während sich der andere wie zuvor bewegt, kontrahiert nur der M. biceps brachii und nicht der M. triceps brachii (Pearson u. Gordon 2000).
Hypothese: Antagonisten, die bei einer entsprechenden zielorientierten Bewegung normalerweise entspannt sein müssen, sind dann koaktiv, wenn sie bisher schmerzhafte Bewegungen vermeiden/verhindern wollen (Horst 2004).

Muskelsynergien, die der Ausführung einer funktionellen Aufgabe dienen, werden als *Willkür-* oder *funktionelle Synergie* bezeichnet (Umphred 2001). Dabei müssen die Synergien variabel je nach den Erfordernissen der Aufgabe und der Umwelt organisiert werden.

Die ärztlichen und physiotherapeutischen Zielsetzungen bei und nach den einzelnen Operationen können zwar unterschiedlich sein, bei allen steht aber die Wiederherstellung einer bestmöglichen Funktion im Vordergrund. Viele Operationen sollen Schmerzen reduzieren und damit dem Patienten die Teilnahme am gesellschaftlichen Leben wieder ermöglichen.

Andere Operationen haben einen vorbeugenden Charakter. So sollen z.B. Umstellungsosteotomien zur Korrektur der Beinachse das Gelenk vor vorzeitigem Verschleiß schützen und damit den Patienten solange wie möglich erwerbsfähig halten.

Bei der Rehabilitation in der postoperativen Phase müssen sich alle Therapeuten darüber im Klaren sein, dass Funktionsverbesserung sich nicht nur durch verbesserte Beweglichkeit eines Gelenks oder eines verbesserten Muskelwerts auszeichnet. Vielmehr steht sie in engem Kontext zum Ziel und den Erwartungen des Patienten und bedeutet, dass eine Person lernt, eine bestimmte zielorientierte Aufgabe in einer für sie entscheidenden Umweltsituation möglichst selbstständig (nach individuellen Potenzialen) auszuführen.

So früh wie möglich werden Bewegungsstrategien im Alltag gefördert und die strukturelle Behandlung der Körperstrukturen in zielorientierte Willküraktivitäten des Patienten eingebunden. Das Ziel besteht darin, dem individuellen Befund entsprechend größtmögliche Selbstständigkeit und optimale Lebensqualität auf der Ebene von Aktivität und Partizipation zu fördern.

Unter diesem Aspekt wird deutlich, warum die so häufig empfohlene Verordnung, ein Gelenk wegen reduzierter Belastbarkeit nur „passiv zu bewegen", unsinnig ist. Nach Operationen sollen Patienten Funktionen wieder erlernen. Shumway-Cook und Woollacott (2001) definieren Funktionen als „die komplexe Aktivität des gesamten Organismus mit dem Ziel, eine bestimmte Aufgabe zu vollziehen." Optimale Funktion beinhaltet Verhaltensweisen, die ein aufgabenspezifisches Ziel in einer relevanten Umweltsituation erreichen. Die reduzierte Belastbarkeit fordert in der Frühphase allerdings oft die Abnahme von Körpergewicht durch den Therapeuten. Dadurch lassen sich trotzdem Bewegungen mit zielorientiertem Bewegungsauftrag durchführen.

Reines passives Bewegen fördert nicht die Ansteuerung der Synergien. Der Patient hat hierbei keine zielmotorische Aufgabe. Es bleibt fraglich, ob ein Lerneffekt für wieder erlangte Funktionen gewonnen werden kann. Außerdem kommt es nicht zur automatischen Rekrutierung gelenkstabilisierender Muskelsysteme. Auch taktile Reize der Therapeutin während eines Bewegungsablaufs spielen nur eine informative Rolle, wenn sie innerhalb einer zielmotorischen Handlung erfolgen. Sie sollten dort wo nötig und solange wie erforderlich, aber nur so wenig wie möglich appliziert werden, um die größtmögliche Selbstständigkeit des Patienten zu fördern und die bestmögliche Ökonomie und Sicherheit zu gewährleisten.

> *Nur bei integrierter Aktivität ist ein Erlernen von Bewegungen möglich.*

In der Orthopädie haben Physiotherapeuten meist die Möglichkeit, den Patienten präoperativ zu untersuchen und auf die Operation vorzubereiten. Die Strukturen des Bewegungssystems benötigen in der frühen postoperativen Phase ein spezifisches Bewegungsverhalten, da sie durch die reduzierte Belastbarkeit geschwächt sind. Das Üben des Umgangs mit postoperativ notwendigen Hilfsmitteln (z.B. Gehen an Unterarmgehstützen) und Bewegungsübergängen (z.B. En-bloc-Drehen) erleichtert den Patienten den postoperativen Start. Durch eine gute präoperative Vorbereitung fällt ihnen postoperativ das neue Bewegungsverhalten leichter und sie gewinnen ihre Selbstständigkeit schneller zurück.

Da politische Entwicklungen in den Akutkliniken zunehmend kürzere Liegezeiten fordern und die Kostenreduzierung in den Kliniken eine immer kleinere Personaldecke bietet, werden ehemals selbstverständliche Leistungen (z.B. präoperative Untersuchung und Behandlung) nicht mehr erbracht.

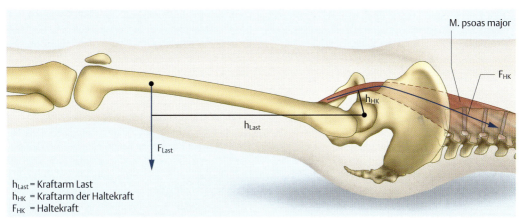

Abb. 8.1 Hebelverhältnisse bei der Hüftflexion in der offenen Kette: Der Lastarm ist wesentlich länger als der Kraftarm.

Kenntnisse über die präoperativen funktionellen Defizite (Beweglichkeit, Bewegungsqualität, Muskelkraft und daraus resultierendes Bewegungsverhalten im Alltag, wie z.B. Ausweichmechanismen) lassen die Physiotherapeuten postoperativ realistische Behandlungsziele festlegen. Die präoperativen funktionellen Defizite addieren sich nach der Operation zu den typischen von Schmerz, Angst und Traumatisierung der Gewebe verursachten postoperativen Problemen.

Den Grad der Belastbarkeit der durch die Operation traumatisierten Strukturen gibt der behandelnde Arzt vor. Für die Physiotherapeuten unerlässlich sind Kenntnisse der Operationstechnik und den damit verbundenen Traumatisierungen der einzelnen Strukturen. Aus dem Wissen bezüglich der Biomechanik/Pathomechanik der Gelenke und der funktionellen Anatomie lassen sich geeignete Untersuchungs- und Behandlungsmaßnahmen ableiten.

> Bei allen Therapiemaßnahmen muss sich die Physiotherapeutin der Kräfte bewusst sein, die auf die Strukturen wirken! Verletzte Strukturen können eine axiale Kraftkomponente oft besser tolerieren als eine, die Scher- oder Zugkraft auf das verletzte Gewebe setzt. Bei der Analyse helfen Prinzipien der Hebelgesetze und der Kraftzerlegung in longitudinale und rotatorische Komponenten.

Beispiel: Beim Abheben des im Knie gestreckten Beines aus der Rückenlage wirkt das Bein als Hebeltyp 3 (Geschwindigkeitshebel). Der Lastarm ist etwa 8-mal so lang wie der Kraftarm des M. iliopsoas, weshalb auch das Achtfache des Beingewichts auf das Hüftgelenk wirkt (**Abb. 8.1**). Bei der Zerlegung der Kraft des Muskels und der Last in seine Teilkomponenten wird deutlich, dass sich zwischen der rotatorischen Kraft des Muskels und der Last ein Momentandrehpunkt bildet. Dieser begünstigt ein Drehmoment, das den Hüftkopf nach ventral dezentrieren lässt.

Diese Kenntnisse sind z.B. bei der Nachbehandlung von Patienten mit einer Endoprothese im Bereich des Hüftgelenkes sehr wichtig. Nach dem Entfernen des Kapselgewebes besteht eine erhöhte Luxationsgefahr, und zwar mindestens 3 Monate postoperativ. Aus diesem Grund sind Bewegungen in der offenen Kette mit langem Hebel während dieser Phase unbedingt zu vermeiden.

Viele Therapeuten beginnen bei Patienten mit Hüftendoprothese schon in der frühen postoperativen Phase mit Abduktionstraining in Seitenlage. Diese Maßnahme ist ebenso fragwürdig wie die oben genannte. Auch hier wirkt der Hebeltyp 3, und ein sehr langer Last- steht dem sehr kurzen Kraftarm der Abduktoren gegenüber, die wiederum durch die Operation am Anfang häufig reflektorisch gehemmt sind. Der lange Lastarm begünstigt die Dezentrierung des Hüftkopfes nach lateral. Ein weiterer Aspekt ist der Bezug zur Alltagsfunktion, die Abduktoren müssen ihre Hauptaufgaben im Stehen und Gehen erfüllen. Da die implantierten Endoprothesen zunehmend von Anfang an eine gute Belastungsstabilität gewährleisten, sollten die Abduktoren sinnvoller in der vertikalen Ausgangsstellung im geschlossenen System trainiert werden.

> Das Beispiel verdeutlicht, dass Belastungsstabilität nicht immer mit aktiver Bewegung oder Bewegen gegen Widerstand gleichzusetzen ist. Eine verletzte Körperstruktur kann sehr wohl eine volle Belastbarkeit beim Einwirken einer axialen Kraft haben (z.B. Stehen auf beiden Beinen mit voller Belastung). Beim aktiven Bewegen muss aber

> weiterhin die Hebellänge kurz gehalten und kein distaler Widerstand gesetzt werden, wenn sich zwischen den einwirkenden Kräften ein Momentandrehpunkt bildet, der Dezentrierung oder Scherkomponenten im Operationsgebiet auslöst.

In den meisten Kliniken gibt es für die einzelnen Operationen spezifische Nachbehandlungspläne, nach denen sich Ärzte und Physiotherapeuten richten. Sie sind Richtwerte, die die behandelnde Therapeutin immer wieder kritisch hinterfragen sollte. Die bei den einzelnen Funktionen auf das Bewegungssystem einwirkenden Belastungen sind so vielfältig, dass sie sich nie vollständig in fertigen Plänen erfassen lassen.

> *Individuelle Probleme des jeweiligen Patienten während der postoperativen Phase haben immer Vorrang!.*

Beispiel: Der Nachbehandlungsplan schreibt in der 2. postoperativen Woche eine Belastungssteigerung beim Gehen vor. Da das operierte Knie aber einen deutlichen Erguss aufweist und rot sowie leicht erwärmt ist, sollte nach Rücksprache mit dem Arzt vom vorgegebenen Plan abgewichen und die Belastung nicht noch gesteigert werden.

> *Nach allen Operationen sind lange Immobilisationsphasen zu vermeiden!*

Bei den meisten Operationen geht die Tendenz zu frühfunktioneller Nachbehandlung. Alle verletzten Gewebe brauchen für ihre Heilung am besten durch Bewegung hervorgerufene und an den biomechanischen Verhältnissen orientierte Bildungsreize (siehe *Wundheilungsphasen*).

Knochen, Knorpel, Gelenkkapsel, Sehnen und Bänder bestehen aus Bindegewebe. Die Anteile an kollagenen Fasern und Matrix sind je nach Belastungsbeanspruchung unterschiedlich hoch. Im Gegensatz zum Knorpel besitzt ein Band einen sehr hohen Anteil an kollagenen Fasern und einen geringeren an Matrix, wodurch es seine hohe Zugbelastbarkeit erhält. Dagegen weist Knorpel einen hohen Anteil an der wasserhaltigen Puffersubstanz Matrix und einen geringeren an kollagenen Fasern auf, da er in erster Linie Stoßabsorbierung und damit Schutz des subchondralen Knochens leistet.

Wie alle Gewebe des Körpers enthält auch Bindegewebe Zellen (z.B. Fibroblasten), die für die Produktion kollagener Fasern sowie extrazellulärer Matrix verantwortlich sind. Bei der Regeneration des verletzten Bindegewebes erhalten die Fibroblasten ihre Aufträge nur aus der funktionellen Belastung und Bewegung. Dies eröffnet ihnen die Möglichkeit, die Richtung der auf das Gewebe treffenden mechanischen Kräfte wahrzunehmen. Die Kollagensynthese richtet sich vom Beginn der Heilung an in die funktionelle Richtung aus.

In einer heilenden Wunde, die z.B. durch Immobilisation nicht korrekt belastet wird (Ruhigstellung), muss sich das heilende Gewebe irgendwie ausrichten, ohne konkrete Informationen über die Richtung der mechanischen Kräfte zu empfangen. Dadurch entsteht eine wenig belastbare Narbe aus fibrösem Bindegewebe. Besonders in Gelenkkapseln, Bandstrukturen und Sehnen kann das heilende mit dem gesunden Gewebe der Umgebung verkleben. In diesem Fall führen schwere Verwachsungen zu einer deutlichen Einschränkung des Bewegungsausmaßes mit negativen Folgen für die Biomechanik des Gelenks.

Folgen einer langen Ruhigstellung

Neben der wenig funktionellen Heilung hat langes Ruhigstellen folgende negative Auswirkungen auf das gesunde Gewebe des betroffenen Körperabschnitts:
- Bildung einer unfunktionellen Narbe im verletzten Bindegewebe;
- Atrophie der Muskeln und Sehnenansätze;
- Atrophie des Knochens und Knorpels;
- Reduzierte Belastbarkeit der intakten periartikulären Gewebe (Kapsel, Bänder).

> *Unterschiedliche Arten von Bindegewebe (Bänder, Sehnen, Knochen) benötigen eine unterschiedlich lange Heilungsdauer. Dabei spielen die Durchblutungssituation ebenso wie hormoneller Status, Ernährungssituation, Alter und Konstitution eine wesentliche Rolle.*

Je nach funktioneller Anforderung und Gebrauch verändern sich auch Muskeln und Weichteilstrukturen (bei Nichtgebrauch z.B. durch Immobilisation atrophieren sie) und auch der Fasertyp kann variieren (z.B. phasische Fasern werden zu tonischen).

Muskeln müssen ihre Länge entsprechend der Aufgabe und Umwelt ändern. Ausreichende strukturelle Elastizität ist die Voraussetzung für kontrollierte exzentrische Verlängerung, die für posturale Kontrolle benötigt wird. Durch Veränderungen im Bindegewebe (z.B. Wasserverlust, Kollagendeposition und Sarkomerreduzierung) führt Immobilität zur Steifigkeit. Die Remodulierung des Knochens wird neben den Druckkräften auch von den Reizen der Weichteilstrukturen auf den Knochen beeinflusst.

Neben den strukturellen Veränderungen ist die Reduzierung der kortikalen Repräsentation bei Nichtnutzung durch Immobilisation ein wesentlicher Faktor. Je nach Gebrauch sind Rezeptoren plastisch. Werden bestimmte Körperteile wegen Schwäche, Schmerz, Angst vor Bewegung oder Ruhigstellung durch einen Gips nicht benutzt, verändern sich die kortikalen Repräsentationsareale im Gehirn. Benachbarte Hirnareale übernehmen die Repräsentationsareale (Merzenich et al. 1984).

Das Visualisieren von Körperteilen fördert offensichtlich die kortikale Repräsentation und sogar die mentale Vorstellung von Muskelkontraktionen kann zu einer Zunahme der Willküraktivität führen (Yue u. Cole 1992). Diese Erkenntnisse werden in die frühe postoperative Behandlung einbezogen. Patienten bewegen häufig auch mit weniger Angst, wenn sie dabei das Gefühl der visuellen und mentalen Kontrolle haben.

> Alle Verletzungen der Körperstrukturen haben sowohl periphere wie auch zentrale Konsequenzen:
> Peripher: z.B. Veränderungen im Bindegewebe;
> Zentral: z.B. Veränderungen der kortikalen Repräsentation und Mechanismen der Hypersensibilisierung (siehe Schonmechanismen, Bewegungsangst).

Bei Verletzungen des Bindegewebes alleine auf festgelegte Standard-Therapierichtlinien zurückzugreifen, ist gefährlich. Vielmehr muss eine individuelle Anpassung an den jeweiligen Patienten und die Operation erfolgen. Nach der Operation sollte die Physiotherapeutin vom Arzt über eventuell während der Operation aufgetretene Besonderheiten informiert werden (z.B. starke Einblutungen ins Gewebe oder Knochenfissuren während des Einsetzens eines Gelenkimplantats).

Am besten erarbeiten Ärzte und Physiotherapeuten gemeinsam die postoperativen Nachbehandlungspläne. Da sie nur als Groborientierung dienen, muss Raum für individuelle Anpassungen bleiben. Die Therapeutin sollte möglichst schnell Zugang zum Operationsbericht und den Ergebnissen bildgebender Untersuchungen (z.B. Röntgenbefund) erhalten. Außerdem muss sie vom Arzt über bleibende strukturelle Veränderungen erfahren, die Einfluss auf Beweglichkeit und Bewegungsqualität haben.

> Die postoperative Behandlung orientiert sich an den verschiedenen Phasen der Wund- und Knochenheilung (Kap. 2.1.2)!

Wundheilungsphasen des Bindegewebes (Muskeln, Sehnen, Kapsel, Bänder) und ihre Bedeutung für die Physiotherapie

Entzündungsphase (bis zum 5. Tag)

Ab dem 1. Tag der Verletzung wandern Fibroblasten in die Wunde ein und proliferieren schnell. Zusammen mit einspießenden Kapillaren bildet sich ein Granulationsgewebe. Die Phase wird von Gewebeschwellungen und Schmerzempfindung begleitet. Die Gewebeschwellung ermöglicht den Immunzellen aus der Blutbahn sowie den Fibroblasten aus dem umgebenden Gewebe in das Wundgebiet einzuwandern. Die Immunzellen säubern wie ein Staubsauger das Wundgebiet, zerstören Bakterien, zersetzen Gewebereste und lösen Blutgerinnsel auf.

> Diese frühe Entzündungsreaktion sollte nicht durch lang andauernde starke Kühlung des verletzten Gewebes künstlich unterbrochen werden, da eine gewisse Schwellung für das Eindringen der heilenden Substanzen in das Wundgebiet unerlässlich ist!

Während eines normalen Wundheilungsprozesses versucht der Körper, das Gewebe so gut wie möglich zu durchbluten und so genügend Nährstoffe und Sauerstoff für die Heilung zur Verfügung zu stellen. Zur Reparatur des verletzten Gewebes werden Entzündungsmediatoren freigesetzt, die eine Vasodilatation und eine Zunahme der Permeabilität der Gefäßwände zur Folge haben. Dagegen bewirken längere Eisanwendungen eine Vasokonstriktion der Gefäße und Kapillare und stören somit die Wundheilung. Mehrere Untersuchungen stellten fest, dass längere Eisanwendungen aufgrund von Schädigungen des Lymphsystems bzw. der Lymphgefäßwände häufig sogar Ödeme nach sich ziehen (Leduc et al. 1979, Lievens u. Leduc 1984, Meeuwsen u. Lievens 1986).

In der Regel sollte die entzündliche Phase nach einigen Tagen nachlassen. Hält sie jedoch über Wochen an und wird chronisch, können die Immunzellen ihre zerstörende Aktivität viel zu lange aufrechterhalten. Bei der Aufräumarbeit im Wundgebiet werden Enzyme ausgeschüttet, die die Gewebezellen schädigen. Zur Abtötung der Bakterien liefert die Gewebeflüssigkeit sehr reaktive Moleküle (z.B. freie Sauerstoff- und Hydroxylradikale, Wasserstoffperoxid), die auf Dauer die Membran zerstören und die Matrix schwächen. Zwar geschehen alle lokalen Reaktionen zum Nutzen des Heilungsprozesses, führen auf Dauer jedoch zu einer Zerstörung des Gewebes.

Eine lang andauernde Entzündung kann auch spezielle Immunzellen (z.B. T-Lymphozyten) aktivieren, die normalerweise Bakterien, Tumorzellen und Viren zerstören. Chronische Gewebeentzündungen können schwerwiegende Gewebedysfunktionen und -nekrosen (z.B. sympathische Reflexdystrophie/M. Sudeck) nach sich ziehen.

> In der Entzündungsphase stehen Bewegen im schmerzfreien Bereich, Prophylaxen (Thrombose, Pneumonie) und Schmerzlinderung im Vordergrund.
> Starke Schmerzen führen zur einer Sympathikusaktivität und damit zur Durchblutungsverschlechterung im passiven Gewebe (Kapsel, Sehnen, Bänder), wodurch der Heilungsprozess gestört wird.
> Beim Bewegen werden große auf die verletzten Strukturen einwirkende Kräfte vermieden, da sie noch nicht ausreichend belastbar sind.

Proliferationsphase (6.–21. Tag)

Hier beginnt die Produktion kollagener Fasern und das Gewebe gewinnt an Festigkeit. Die Fibroblasten werden nach der Verletzung des Gewebes von den Entzündungszellen mobilisiert und sind für die Produktion von Bindegewebsmatrix und Kollagen zuständig. Sie können Aktin- und Myosinmoleküle synthetisieren. Diese Moleküle ziehen die Zelle zusammen, und es entsteht eine Vorwärtsbewegung. So können die Fibroblasten ins Wundgebiet einwandern. Während sie sich in der gereinigten Wunde frei bewegen und vermehren, sprießen Kapillare ein, die ein neues Kapillarbett bilden (Revaskulisierungsphase). Die neuen Kapillare verbessern die Durchblutung und damit den Sauerstoffpartialdruck in der Wunde. Erst jetzt können die Fibroblasten die für die Kollagensynthese wichtigen Materialien (z.B. Aminosäure und Zucker) bilden.

Nach der Wundvorbereitung, die einige Tage in Anspruch nimmt, beginnt die Kollagensynthese. Dabei wird zuerst ein Kollagengewebe vom Typ III gebildet. Es handelt sich um ein weiches Narbengewebe mit zufälliger Faseranordnung. Dadurch füllt sich die Wunde mit einem dreidimensionalen Netz, was eine wichtige Voraussetzung dafür ist, dass die Wunde Kräften von außen widerstehen kann.

In den ersten Tagen war die Wunde bezüglich Festigkeit nur auf die Fibrinfäden und das Blutgerinnsel angewiesen. Da das Blutgerinnsel in der 1. Woche schon zunehmend abgebaut wird, hat die Wunde keine Zugfestigkeit, weshalb hohe mechanische Reize (z.B. durch Massagen) vermieden werden müssen. Die Festigkeit einer postoperativen Wunde wird zusätzlich durch die Naht hergestellt, aber auch hier gelten dieselben Prinzipien.

Der Produktion von Kollagen Typ III muss möglichst rasch eine Synthese des stark belastungsfähigen Kollagen Typ I (Kapsel, Bänder, Sehnen, Muskel) folgen, weil das Bindegewebe in einer Wunde möglichst schnell an Zugfestigkeit gewinnen muss. Ab der 2. Woche der Gewebeheilung, wenn die Sauerstoffzufuhr wiederhergestellt ist, beginnen die Fibroblasten mit dieser Aufgabe. Außerdem befinden sich in der Wunde noch Myofibroblasten, die sie zusammenziehen und so merklich verkleinern. Dennoch ist die Zugbelastung noch sehr gering.

Bei der Physiotherapie und bei Alltagsaktivitäten müssen die Kräfte weiterhin sehr klein sein. Eine mechanische Überlastung führt zu einer überschießenden Ödembildung und durch die Schmerzverstärkung lässt sich dann die Beweglichkeit nicht verbessern.

> Mechanische Überlastungen müssen in allen Phasen vermieden werden!
> Unter Myofibroblasteneinfluss stehendes Gewebe darf nicht gedehnt werden (Kap. 2.1.2)!

Im Vordergrund stehen Bewegungen mit geringer Belastung, aber im größtmöglichen Bewegungsausmaß. Am Ende der Proliferationsphase sollte möglichst ein freies Bewegungsausmaß im erlaubten Rahmen vorhanden sein. Durch eine Durchblutungsverbesserung wird das Gewebe mit Sauerstoff angereichert, was für die Matrixproduktion wichtig ist, da sonst die Fibrillen durch pathologische Querbrücken verkleben. Bessere Durchblutung lässt sich z.B. durch Bewegung im schmerzfreien Bereich gekoppelt mit Kurzzeiteisanwendung erreichen.

Die neu gebildeten Fibrillen erhalten ihre Festigkeit mithilfe besonderer Enzyme, die die Fibroblasten auf ihnen ablagern. Diese stellen Querverbindungen zwischen den Kollagenmolekülen in der Fibrille her (intramolekulares Cross-linking), und nach einigen Wochen werden die Fibrillen belastungsstabil.

Nach einigen Operationen sind Bewegungen in bestimmte Bewegungsrichtungen für einen längeren Zeitraum als 3 Wochen zu begrenzen. In dieser Phase kann es sinnvoll sein, die Muskelgruppen, die diese Bewegungen durchführen, statisch mit abgelegten Gewichten zu aktivieren. Auch statische Aktivitäten haben einen günstigen Einfluss auf die Matrixsynthese (Miura 1983). Statische Kokontraktionen der gelenknahen Muskulatur führen zu Wechselbelastung des Knorpels, der Kapsel, der

Ligamente und der Sehnen selber. Vor allem intermittierenden Anspannungen fördern die Wechselbelastung und damit die Kollagen- und Matrixsynthese.

Konsolidierungsphase (21.–60. Tag)
In dieser Phase wird das neu gebildete Kollagen zunehmend stabilisiert und organisiert. Fibroblasten beginnen vermehrt mit der Synthese von Grundsubstanz, wodurch die Elastizität des Gewebes kontinuierlich ansteigt. Da der Schutz der Myofibroblasten im Wundbereich nicht mehr notwendig ist, reduzieren sich die Myofibroblasten, während sich die Fibroblasten vermehren. Die Kollagenfasern werden dicker und belastbarer.

Der Umbau vom Kollagen Typ III in den Kollagen Typ I beginnt, sodass die Belastung des Gewebes deutlich gesteigert werden kann. Die Bewegungen finden bis in den endgradigen Bereich statt, zunehmend auch mit Gewichtsbelastung. Das bedeutet, der Patient muss nun motiviert werden, sich aktiv endgradig zu bewegen und alltagsnahes Bewegungsverhalten zu üben. Am Anfang können zusätzliche Hilfsmittel (z.B. Tapeverbände oder Bandagen) seine Sicherheit fördern. Auf diese Weise erlebt das neue Gewebe die geforderte kollagene Belastung dosiert und wird in den maximalen Belastungsspitzen und Bewegungsausschlägen vor Überlastung geschützt. Die beschützte Bewegungserfahrung verleiht dem Patienten neues Vertrauen in seinen verletzten Körperabschnitt. Die trainierten Bewegungsabläufe können sich automatisieren und harmonisieren.

> Es erfolgt eine konsequente Belastungssteigerung, ohne jedoch zu überlasten! Bei Überlastung treten wieder Entzündungszeichen (z.B. überschießendes Ödem) auf!
> Im Vordergrund stehen Kraft, Kraftausdauer und Koordinationsschulung mit Gewöhnung des Gewebes an Alltagsbelastungen.

Beispiele:
- Patienten nach einer Knieoperation erlernen das reziproke Treppensteigen.
- Nach einer Bandscheibenoperation lernt ein Patient, auch in belasteten Ausgangsstellungen zu bewegen. Das Aufheben von Gegenständen mit zunehmendem Gewicht wird in alltagsnahen Ausgangsstellungen und in der Art und Weise geübt, wie er es bei seiner Arbeit benötigt. Oft ist es nicht möglich, sich mit steifer Wirbelsäule zu bücken, Bewegungen „en bloc" werden kontinuierlich abgebaut.

Organisations- und Umbauphase (ca. 60.–360. Tag)
Bis etwa zum 120. Tag bleibt die Kollagensynthese hoch. Am 150. Tag sind ca. 85% des Kollagens Typ III in Kollagen Typ I umgewandelt. Die Zahl der Fibroblasten geht kontinuierlich zurück. Das überwiegend zelluläre Gewebe des Wundbereichs entwickelt sich in normales belastbares Bindegewebe des Kollagens Typ I. Dies geschieht allerdings nur, wenn das Gewebe seine physiologischen Belastungsreize erhält und nicht immobilisiert wird. Die Bewegungen werden weiter bis in den endgradigen Bewegungs- und Belastungsbereich gesteigert.

> Die Therapie ist erst abgeschlossen, wenn das verletzte Gewebe durch Therapie und Training auf alle zukünftigen Anforderungen des beruflichen, privaten und sportlichen Patientenalltags vorbereitet wurde.

Knochenheilung

Die Heilung nach einer Osteotomie (Knochendurchtrennung) verläuft nach den gleichen Prinzipien wie bei einer Fraktur. Unterschiede im Heilungsverlauf ergeben sich lediglich hinsichtlich der Stabilität und der Stellung der Knochenfragmente sowie dem begleitenden Weichteilschaden.

Der Prozess der Knochenheilung erfolgt normalerweise mit größerer Geschwindigkeit als in den meisten anderen Geweben des Bewegungssystems. Er läuft gesetzmäßig in 4 verschiedenen Phasen ab.

Initialphase (Entzündungsphase; Dauer: 3–4 Tage)
Nach einer Fraktur entsteht normalerweise ein großes Hämatom, da nicht nur der reich durchblutete Knochen, sondern auch viele Weichteilstrukturen und damit Gefäße verletzt sind. Bei einer operativen Durchtrennung des Knochens wird die Einblutung in das Gewebe auf ein Minimum reduziert. In das Verletzungsgebiet wandern Makrophagen, Leukozyten und Mastzellen ein, die für die Freisetzung von Schmerz- und Entzündungsmediatoren verantwortlich sind. Die Entzündungsmediatoren bewirken eine Entzündung, womit die Wundheilung ihren Anfang nimmt.

Eine lokalisierte Entzündungsreaktion räumt das bei jeder Knochendurchtrennung entstehende Frakturhämatom ab. Dieser Prozess beginnt nach ca. 8 Stunden. Die Dauer hängt von der Größe des Hämatoms ab. Makrophagen und Osteoklasten werden aktiv, wenn sie das zerstörte Weichteil- und Knochengewebe als Fremdkörper erkennen und resorbieren. Als nächstes gelangen Mesenchymzellen ins Verletzungsgebiet und entwickeln sich zu Fibro-, Chondro- und Osteoblasten (Kap. 2.2, *Bestandteile des Bindegewebes*).

Da die Fibroblasten während der Wundheilung kontraktile Eigenschaften besitzen, werden sie als Myofibroblasten bezeichnet. Sie stabilisieren das Wundgebiet durch Wundkontraktion. Das Frakturgebiet wird dann ausgehend vom umliegenden Gewebe revaskularisiert. Die vorhandenen Fibro-, Osteo- und Chondroblasten synthetisieren das Granulationsgewebe, das die Fraktur überbrückt. Nach ca. 3–4 Tagen entwickelt sich um den defekten Knochen eine Weichteilhülle, die auch *Weichteilkallus* genannt wird. Nach dessen Bildung ist die Entzündungsphase beendet.

Kallusbildung (Proliferationsphase)
Während der ersten 2 Wochen nach der Knochendurchtrennung entsteht ein fibrös knorpeliges Knochengewebe (Bindegewebs- bzw. Weichteilkallus). Der Weichteilkallus hat die Aufgabe, das Frakturgebiet ruhig zu stellen und damit zu stabilisieren. Bei breitflächigem Kontakt der Knochen kommt es zur primären Kallusbildung, bei größerer Distanz überwiegt die Heilung durch einen Brückenkallus (periostaler Knochenkallus) aus den Zellen des umliegenden Gewebes.

Besteht eine Restbeweglichkeit der Fragmente gegeneinander, kann eine überschüssige Kallusbildung entstehen. In dieser Phase ist der Knochen noch nicht belastbar, und die Stabilität wird nur über die Osteosynthesen gewährleistet.

> *Scherbelastungen auf den durchtrennten Knochen durch Arbeit mit zu viel Hubbelastung und der Einsatz zu langer Lastarme ist zu vermeiden!*

Kallusmineralisation (Konsolidierungsphase)
Bis zur 6. Woche lagern sich Kalziumkristalle in das Kallusgewebe ein. Durch Mineralisierung ersetzt der harte Kallus den Kallus. Das Ergebnis ist eine feste mechanische Verbindung, wenn auch noch ohne volle Belastbarkeit.

Der Faserknochen besitzt keinen hohen Differenzierungsgrad, und die typische Knochenarchitektur hat sich noch nicht ausgebildet. Sie benötigt Bildungsreize aus Druck und Zug, weshalb nach 6 Wochen häufig eine Belastungssteigerung erfolgt.

Definitive Knochenkallusbildung (Organisations- und Umbauphase)
Mit zunehmender mechanischer Belastung erreicht der Faserknochen einen höheren Differenzierungsgrad. Die Knochenarchitektur richtet sich an der mechanischen Belastung aus. Im spongiösen Knochen bilden sich die Druck- und Zugtrajektorien aus, im Röhrenknochen verdichten sich die Knochenbälkchen und bilden kompaktes Knochengewebe.

Die physiologischen Belastungsreize regulieren den Knochenauf- und -abbau. Letztendlich ist der Knochen wieder eine homogene Knochenstruktur, die kaum Narben erkennen lässt. Der gesamte Prozess der Knochenheilung wird zusätzlich durch den Einfluss von Wachstumshormonen gesteuert.

> *Die Belastbarkeit des Knochens hängt nicht nur vom Heilungsstadium, sondern auch von der Art der ärztlichen Versorgung ab. Bei der physiotherapeutischen Behandlung ist zunächst der Stabilitätsgrad der verletzten Struktur zu berücksichtigen.*

Die Deutsche Gesellschaft für Unfallchirurgie hat eine Klassifikation zur Einschätzung der Belastbarkeitsdefizite herausgegeben, die Ärzten und Physiotherapeuten als Richtlinien für die Behandlung des Patienten dienen. Die Stabilität der Strukturen wird mittels der Begriffe lagerungs-, bewegungs-, belastungs- oder trainingsstabil eingeteilt. Anhand dieser Klassifikation von Belastungsdefiziten schätzt der Operateur ein, wie gut beispielsweise die von ihm implantierte Platte die Umstellungsosteotomie des Schenkelhalses oder die Naht einer Sehne einwirkenden Kräften standhält. Mithilfe seiner Einschätzung wird die Struktur in eine Klassifikationsgruppe eingeordnet, die der Therapeutin Richtlinien für ihre Behandlung gibt.

Die Klassifikation ist eine pragmatische Lösung für die Behandlung in der postoperativen Phase. Dennoch muss die Therapeutin ein biomechanisch analytisches Verständnis entwickeln, um die einwirkenden Kräfte bei verschiedenen Ausgangsstellungen, Grifftechniken und Bewegungen sowie Alltagsfunktionen richtig einschätzen zu können (S. 533, *Beispiel*).

> *Die natürliche Bewegung ist die ursprünglichste Form einer gezielten Therapie des Bewegungssystems und fördert bei richtiger Anpassung an die Phasen der Wundheilung die funktionelle und physiologische Heilung. Außerdem verhindert sie die Chronifizierung von Schmerzen nach Verletzungen und Operationen.*

Die Umwandlung von Narben- in Originalgewebe dauert je nach Bindegewebstyp unterschiedlich lange:
- Bindegewebstyp I (Kapsel, Bänder, Sehnen, Muskeln): Turnover: 300–500 Tage;

- Bindegewebstyp II (Knorpel): Turnover: Bei Erwachsenen über 17 Jahre nie, da die *Blue-line-Grenze* zum subchondralen Knochen geschlossen und der Knorpel nicht durchblutet ist.
- Bindegewebstyp IV (Knochen): Turnover: 6 Wochen.

Folgen der Operation in den Gelenkstrukturen

Jede Operation, ob Arthrotomie (Eröffnung der Gelenkkapsel) oder Arthroskopie (Spiegelung des Gelenks) beeinflusst die Ernährung der Gelenkstrukturen und stört nachhaltig die Funktion und Versorgung des operierten Gelenks. Bei allen Operationen kommt es zur kompletten Ausspülung der Synovialflüssigkeit. Die Regeneration der Gelenkflüssigkeit benötigt 7–14 Tage. Da die Gelenkflüssigkeit Träger von Nähr- und Baustoffen ist, die für die Wundheilung sehr wichtig sind, fehlt in dieser Zeit die Zufuhr dieser wichtigen Bestandteile. Alle bekannten Funktionen der Gelenkschmiere (Kap. 2.2, *Bestandteile des Bindegewebes*) sind nun reduziert und zeitweilig gar nicht mehr möglich. Dadurch steigt die Belastung auf das kollagene Netzwerk des Knorpels, dessen Belastbarkeit unmittelbar von einer guten synovialen Funktion abhängt.

In den ersten 14 Tagen nach der Operation müssen Ärzte und Physiotherapeuten diese reduzierte Belastbarkeit des Gelenks beachten. Die Physiotherapeutin kann durch Maßnahmen wie Bewegung im schmerzfreien Bereich und Traktion mit leichter Kompression im Wechsel dem Gelenk die richtigen Belastungsreize geben, ohne es zu überlasten. Damit lässt sich die Ernährung der Gelenkstrukturen positiv beeinflussen. Das Ziel der Therapie ist eine schnelle Harmonisierung der kapsulären Funktion und somit der trophischen Basis des Arthrons (Gesamtgelenk mit allen beteiligten Strukturen). Eine Optimierung der Durchblutungssituation kann auch durch mechanische Stimulationen in den sympathischen Referenzgebieten erfolgen (s. Kap. 2.1.1, *Wirkmechanismen mechanischer Stimuli im sympathischen Ursprungsgebiet*, Untersuchung von Sato und Schmidt 1973).

Beispiel: Lagen der sympathischen Versorgungsgebiete der Extremitäten
- Untere Extremität/LWS/Becken: Th10–L2;
- Obere Extremität/BWS/Thorax: Th3–Th7 (Th9);
- Kopf/Hals: C8–Th3.

Die Membrana synovialis synthetisiert die Gelenkflüssigkeit. Überschießende Entzündungsreaktionen können ihre Funktion stören, wobei sich Qualität und Quantität der wichtigen Gelenkflüssigkeit erheblich verändern. Bei dem entstehenden überschießenden Gelenkerguss nehmen durch die vermehrte Flüssigkeitseinlagerung die Adhäsionskräfte und der physiologische Unterdruck im Gelenk ab, sodass sich die Gelenkstabilität reduziert. Zusätzlich werden Entzündungsmediatoren ausgeschüttet, die einen negativen Einfluss auf die Chondrozyten haben. Alle Funktionen verlieren an Leistungsfähigkeit, und die Belastbarkeit des gesamten Gelenkes sinkt erheblich.

> Das nach jeder operativen Gelenköffnung wesentliche Behandlungsziel der schnellen Normalisierung der Funktion der Membrana synovialis lässt sich durch die zuvor genannten Maßnahmen erreichen.

Rolle der Haut bei postoperativ veränderter Beweglichkeit und Schmerzen

Alle auf das Bewegungssystem einwirkenden Kräfte werden über die Haut übertragen. Dabei verteilt das weiche Gewebe durch Dehnung und Verformung deren Wirkung auf größere Flächen. Die Verformung und Verschiebung von Haut und darunter liegendem Gewebe dämpft Spitzenwerte der Kräfte. Die Beweglichkeit der Gelenke setzt Dehnfähigkeit der Haut voraus. Auf der konvexen Seite benötigt die Haut mehr Dehnfähigkeit. Ein merklicher Kraftaufwand zur Dehnung der Haut auf dieser Seite würde die Bewegungsfähigkeit massiv beeinträchtigen.

Postoperativ entstehen oft Einschränkungen, z.B. durch Schwellungen. Aufgrund der Schwellung ist die Haut vorgespannt und toleriert nur noch eine geringe zusätzliche Längenzunahme. Dehnung der Haut ruft eine Spannungsempfindung hervor, die bei zunehmender Reizstärke in Schmerz übergeht. Schmerzen der Haut durch Spannungszunahme rufen oftmals zusätzlich postoperative Bewegungseinschränkungen hervor (Kap. 2.2, *Ursachen für veränderte Beweglichkeit*). Lymphdrainage, Hochlagerung und Aktivierung der Muskelpumpe bekämpfen Schwellungen in der postoperativen Phase. Dagegen beeinflussen Lanzeiteisanwendungen die Wundheilung negativ, sind nicht resorptionsfördernd und sollten vermieden werden (S. 535, *Wundheilungsphasen*).

Bei der Planung chirurgischer Schnitte und der Nahtführung spielen die Verformungseigenschaften der Haut eine wichtige Rolle. Narben in der Nähe von Gelenken können die Beweglichkeit dauerhaft beeinträchtigen, da Narbengewebe weniger dehnbar ist und einen höheren Anteil an Kollagenfasern besitzt als normale Haut (Dunn et al. 1985, Clark et al. 1996).

Anders als in der Haut sind im Narbengewebe die Kollagenfasern bereits in ungedehntem Zustand vorzugsweise in Längsrichtung der Narbe ausgerichtet (Brinckmann 2002). Dadurch entfällt der Anfangsbereich großer Dehnfähigkeit wie bei normaler Haut. Zu Beginn der Dehnung richten sich bei gesunder Haut die Fasern aus ihrem welligen Verlauf erst aus und gewährleisten dadurch vor allem große Elastizität. Haut ist ein viskoelastisches Material. Wird die Dehnung einer Probe konstant gehalten, nimmt sie mit der Zeit zu (Kriechverformung). Die Grundsubstanz im Korium (mittlere Schicht) zwischen den Kollagenfasern beeinflusst die Reibung zwischen ihnen und die Flüssigkeitsverschiebung (**Abb. 8.2**).

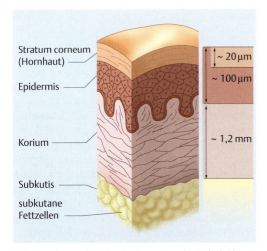

Abb. 8.2 Die Grundsubstanz im Korium (mittlere Schicht) beeinflusst die Reibung zwischen den Kollagenfasern und die Flüssigkeitsverschiebung. Schematische Übersicht über den Aufbau der Haut aus den Schichten Stratum corneum (Hornhaut), Epidermis und Korium mit typischer Angabe der Schichtdicken. Diese können an einigen Körperstellen weit höher liegen als hier angegeben.

Die biomechanischen Eigenschaften der Haut verdeutlichen ebenso wie bei anderen Geweben (Kapsel, Ligamente, Muskeln) die Bedeutung frühzeitiger Beanspruchung, damit die Ausrichtung der Kollagenfasern eher funktionellen Belastungen entspricht. Ebenso wichtig ist die schnellstmögliche Anleitung der Patienten, die Beweglichkeit des Narbengewebes durch Massage positiv zu beeinflussen. Bei reizfreien geschlossenen Narben kann mit der Massage nach dem Fädenziehen begonnen werden. Zuvor kann die Physiotherapeutin schon die Haut um die Narbe herum mit vorsichtigen Weichteil- und Faszientechniken bearbeiten. Spannungen der Narbe werden dabei vermieden. Weiche Griffe aus der Lymphdrainage bessern Schwellungen und Gewebeverschieblichkeit.

Erhöhte Druckbeanspruchung der Haut über einen längeren Zeitraum führt zur Ischämie und nachfolgend zur Nekrose. Die Folge sind Sauerstoffmangel und die Ansammlung von Stoffwechselprodukten, die Entzündungen hervorrufen können (Brand et al. 1999).

Mangelnde Selbstständigkeit der Patienten in der postoperativen Phase kann durch lange einseitige Lagerung dauernde Druckbeanspruchungen der Haut hervorrufen. Die entstehenden Schmerzen signalisieren den Bedarf nach Lageveränderung des Körpers. Die Zeitdauer der Unterbrechung der Durchblutung, die ohne bleibende Schäden toleriert werden kann, hängt von der Höhe des Drucks und der Dauer der Beanspruchung ab. Hoher Druck wird nur für kurze Zeit toleriert. Dieser Faktor spielt in der postoperativen Behandlung eine Rolle.

Patienten mit größeren operativen Eingriffen (z.B. im Bereich des Rumpfes oder des Beckens) sind häufig gezwungen, längere Zeit in einseitigen Haltungen zu liegen. Der dadurch einseitig auf die Haut einwirkende Druck begünstigt die Ausprägung von Druckgeschwüren, vor allem bei zusätzlich großem Körpergewicht oder Erkrankungen (z.B. Diabetes), die die Physiologie der Haut verändern. Besonders anfällig sind die Hautbereiche, die ständig erhöhter Temperatur und Feuchtigkeit ausgesetzt sind (Gesäß oder dünne, direkt über Knochen liegende Hautschichten). Vergrößerungen der Auflageflächen führen zu lokaler Druckminderung, weshalb die Haut baldmöglichst Erholungszeiten durch Umlagerungen benötigt.

Bleibt die Druckbeanspruchung bezüglich Höhe und Zeitdauer innerhalb der Toleranzgrenzen, öffnen sich nach Absetzen des Drucks alle Gefäße, und es entwickelt sich eine Schwellung. Wird die Zeit bis zur nächsten Druckbeanspruchung zu kurz gewählt, sind die Toleranzgrenzen bei der nächsten Beanspruchung deutlich verkürzt. Dieser Faktor zeigt sich bei Patienten mit schlecht angepassten Orthesen, Schienen und Schuhen. Meist verwenden sie diese nach zunächst kurzer Tragephase gar nicht mehr.

> *Veränderungen der Haut durch Lagerung oder Hilfsmittel muss die Physiotherapeutin registrieren und an Pflegepersonal und Orthopädietechniker weitergeben. Bei Umlagerungen müssen alle zusammenarbeiten.*

Verändertes Bewegungsverhalten nach Operationen

Operationen an der unteren Extremität benötigen ein verändertes Bewegungsverhalten beim Gehen. Die reduzierte Belastbarkeit der verletzten Körperstrukturen und die Verankerung der Implantate (Endoprothesen und Metallimplantate wie Drähte, Platten) erfordern meistens eine Teil- oder Entlastung unmittelbar nach der Operation. Sie ist nur durch den Einsatz von Unterarmgehstützen möglich.

Gehhilfen gewährleisten dem operierten Bein ein ausreichendes Maß an Entlastung. Die langjährigen Erfahrungen in der Physiotherapie lassen jedoch an der konkreten Umsetzung der Teilbelastung zweifeln, da die Umstellung auf diese ungewohnte Situation nur wenigen Patienten ohne Schwierigkeiten zu gelingen scheint. Die dadurch entstehende deutlich stärkere Beanspruchung kann sich negativ auf die Einheilung des Implantats auswirken (Wirtz et al. 1998).

Schwierigkeiten bei der Umsetzung
Die Teilbelastung wird in der Regel in der Akutklinik mittels einer Waage geübt. Die Patienten erlernen zunächst im Stand, mit dem Fuß des operierten Beines den Druck von z.B. 20 kg einzuschätzen. Anschließend werden die Patienten aufgefordert, im Dreipunktegang über die Waage zu gehen. Dies kann sinnvollerweise nur an einer Waage geübt werden, die in den Boden eingelassen ist oder sich auf einer Höhe mit der Gehfläche befindet.

Die Umsetzung der Verordnung 20 kg stellt die Patienten vor eine schwierige Aufgabe. Zwar ist die Maßeinheit ein alltäglicher vertrauter Begriff, das entsprechende Körpergefühl dafür zu entwickeln, bedeutet aber eine völlig neue Erfahrung, die Anforderungen an das motorische Lernen der Patienten stellt. Im Stand gelingt es den meisten Patienten mühelos, die Belastung einzuschätzen. Der Übertrag in die Fortbewegung vor allem über einen längeren Zeitraum funktioniert jedoch oft nicht.

Normalerweise geht der Mensch, ohne darüber nachzudenken, wie er das tut. Gehen ist ein gespeichertes Bewegungsmuster, das das Kind im Rahmen der motorischen Entwicklung allmählich erlernt. Patienten mit Unterarmgehstützen müssen plötzlich jeden Schritt bewusst planen. Die sich daraus ergebende Unsicherheit zeigt sich darin, dass viele nicht gleichzeitig gehen und sprechen können. Dies ist ein Zeichen für erhöhte Sturzgefahr, da das Gehen an Unterarmgehstützen in diesem Fall noch nicht automatisiert ist. Die Sturzgefährdung lässt sich gut mithilfe standardisierter Tests erfassen, z.B. Timed-up-and-go- und Gehtest über 6 Minuten (Kap. 2.4).

Ein Problem bei der Vergabe der Teilbelastung ergibt sich durch den Bezug zum Körpergewicht. Eine Studie bei Patienten mit Totalendoprothese des Hüftgelenks zeigte, dass das stärkste Korrelationsmaß zwischen Einhaltung der Teilbelastung und dem Körpergewicht besteht (Gallob et al. 1999). Schwergewichtige Probanden überschritten die Belastungsvorgabe signifikant stärker als leichtgewichtige. Da bei der Vorgabe das Körpergewicht des Patienten nicht berücksichtigt wird, variiert gleichermaßen auch der Grad der Teilbelastung.

Beispiel: Eine Person mit 50 kg Körpergewicht kann bei der Vorgabe von 20 kg ihr Bein nahezu mit dem halben Körpergewicht belasten. Für einen 100 kg schweren Menschen bedeutet es nur 1//5 des Körpergewichts. Damit ist nachvollziehbar, dass schwergewichtige Personen mehr Mühe mit der Einhaltung der Teilbelastung haben. Hinzu kommen die häufig mit Übergewicht gekoppelte schlechte Ausdauer, Kraft und Koordination.

Savvidis und Löer (1989) vertreten die Ansicht, die Teilbelastung solle dem Gewicht der Extremität angepasst sein, da sich die Körperstrukturen langfristig dem hohen Körpergewicht angleichen (Rahmanzadeh 1984). Daher kann davon ausgegangen werden, dass die Knochenstruktur eines schwereren Patienten trotz invasiven Eingriffs an größere Gewichtsbelastungen gewöhnt ist. Ältere Patienten belasten tendenziell stärker (Gallob et al. 1999).

Die Untersuchung bei Patienten mit Totalendoprothese bezüglich der Einhaltung der Teilbelastung ergab, dass diejenigen, die im Rahmen der postoperativen rehabilitativen Maßnahmen im Akutkrankenhaus gezielt auf eine entsprechende Teilbelastung vorbereitet wurden, im Vergleich zu denen ohne Instruktionen im Durchschnitt weniger belasteten. Trotzdem konnten auch sie die 20 kg Teilbelastung nicht einhalten. Die subjektive Einschätzung der Patienten war oftmals falsch. Die Bedeutung eines Teilbelastungstraining in herkömmlicher Art (Waage, Stand) kann hinsichtlich seiner Effektivität als gering eingestuft werden (Gallob et al. 1999).

> *Aufgrund der Erkenntnisse der Untersuchung können folgende Schlüsse gezogen werden:*
> *Patienten nach Implantation einer Hüfttotalendoprothese sind in der Praxis überwiegend nicht fähig, eine Teilbelastung von 20 kg umzusetzen.*

> Da sie bei dieser Belastungsstufe kaum Schmerzen verspüren, können sie auch nicht als „Warnsignal" für zu hohe Kraftbelastungen genutzt werden.
> Eine Verbesserung der Umsetzung von Belastungsvorgaben durch Schulung der Patienten im Rahmen der Physiotherapie mithilfe von Kraftmessplatten, die mit visuellem Feedback eine effektivere Schulungsform darstellen, ist vonnöten. Hier ist die Industrie gefordert, sinnvolle und kostengünstige technische Hilfen zu entwickeln (Gallob et al. 1999).
> An der operierten Extremität war die Bodenkontaktzeit im Durchschnitt um 11 % kürzer als an der nichtoperierten.
> Die höchsten Belastungsspitzen traten beim Aufsetzen der Ferse und beim Abdruck mit dem Fußballen auf. Im Sinne der Dreipunktbelastung sollte der Einsatz der Gehstützen zeitlich und räumlich so koordiniert werden, dass diese Kräfte überwiegend die Gehstützen tragen. Im Dreipunktegang erfolgt eine unzureichende Abstimmung des Bewegungsablaufs.

Gallob et al. (1999) maßen mithilfe von 2 parallel angeordneten Kraftmessplatten, auf denen die Patienten 8 m zurücklegten, die einwirkenden Kräfte der mittleren 3 m. Die Messung der Bodenreaktionskräfte ergab, dass im Mittel Belastungsspitzen auf der operierten Seite von 120 % über dem Sollwert von 20 kg lagen. In Relation zum durchschnittlichen Körpergewicht bedeutet dies, die Patienten setzten ihr operiertes Bein kurzzeitig mit 60 % ihrer Gesamtkörpermasse auf. Es ist fraglich, ob dies noch den Anforderungen einer postoperativen Schonung gerecht wird. 44 % der Probanden überschritten die Messwerte des geschätzten Belastungsrahmens erheblich.

> *Die subjektive Belastungseinschätzung fällt vielen Patienten sehr schwer!*

Frühzeitige Teilbelastung in der postoperativen Phase kann mögliche Risiken reduzieren. So wies eine Studie an der Chirurgischen Universitätsklinik Ulm nach, dass eine Teilbelastung von 20 kg ausreicht, um den venösen Rückstrom um das Achtfache zu erhöhen. Damit limitiert die frühzeitige Teilbelastung das Thromboserisiko (Münzinger 2003).

Verändertes Bewegungsverhalten und Bewegungsangst

Da die Schmerzwahrnehmung subjektiv ist, kann sie sich zwischen einzelnen Patienten sehr stark unterscheiden. Es besteht eine enge Verflechtung zwischen Schmerzwahrnehmung und -verarbeitung. Die Schmerzwahrnehmung wird von psychosozialen Faktoren (Gedanken und Gefühlen des Patienten) beeinflusst.

In der frühen postoperativen Phase ruft die Gewebeschädigung akute Schmerzen hervor, die verschiedene Patienten mit derselben Operation oft sehr unterschiedlich stark wahrnehmen. Die einzelnen Operationsvorgänge können variieren (z.B. können stärkere Einblutungen ins Gewebe postoperativ Schmerz und Beweglichkeit negativ beeinflussen). Sehr ängstliche Patienten klagen häufig über stärkere Schmerzen als solche mit wenig Angst, weshalb Letztere oft dazu neigen, sich zu stark zu belasten.

Patienten mit Angst vor der Zukunft nach der Operation (Berufstätigkeit, alleine leben, Familie versorgen) verspüren länger Schmerzen und sind länger in ihrer Selbstständigkeit beeinträchtigt. Diese Bewegungsangst entsteht aus Sorge, das verletzte Gewebe erneut zu gefährden und wieder Schmerzen auszulösen. Daher vermeiden die Betroffenen jede Art von Bewegung und sind dauerhaft angespannt. Dieser erhöhte Muskeltonus beeinflusst wiederum den Schmerz negativ.

Droht dem Organismus Gefahr, wird das limbische System alarmiert. Das vegetative Nervensystem steuert eine Reihe automatischer Reaktionen und hat Verbindungen zum Mandelkern (Amygdala) des limbischen Systems. Dieser Vorgang hat das Ziel, den Organismus zu schützen. Muss ein verletzter oder schmerzender Körperteil geschützt werden, damit er heilen kann, versuchen die Muskeln, diesen Körperteil „einzufrieren". Dabei kommt es zu biochemischen Veränderungen, die Körperteile ruhigstellen. Die verringerte Konzentration der Hyaluronsäure reduziert die Gleitfähigkeit im Gelenk. Die Matrixproduktion vermindert sich und damit die Elastizität der Gelenkkapsel. Bindegewebe verliert durch vermehrte Myofibroblastenaktivität zusätzlich an Elastizität. Im Blut verschiebt sich der pH-Wert. Die Sauerstoffkonzentration nimmt ab und die CO_2-Konzentration nimmt zu (van den Berg 2000).

Da Nerven sehr viel Sauerstoff brauchen, lösen diese Veränderungen wiederum Schmerzen aus. Entzündungsmediatoren werden produziert (Bradykinin, Prostaglandin, Serotonin) und innerhalb des Nervensystems über den axoplasmatischen Fluss transportiert (Kap. 3). Dieser Prozess wird aufrechterhalten, solange der Organismus schädigenden Reizen ausgesetzt ist. Dauerndes Bewegen in den Schmerz hinein unterhält ständig diesen Mechanismus in der postoperativen Phase und trägt damit zur Chronifizierung von Schmerz bei.

Sogar die Angst vor schädigenden Reizen kann zur Hypersensitivität des gesamten Nervensystems führen (Butler 2000). Serotonin ist ein wichtiger Transmitter für das Langzeitgedächtnis (Le Doux 1996, Squire u. Kandel 1996). Diese Tatsache könnte erklären, warum Schutzmechanismen gelernt werden; d.h. sämtliche Strategien, die zum Zeitpunkt der Verletzung oder Operation erforderlich waren, bleiben dauerhaft bestehen, obwohl das Gewebe bereits geheilt ist.

Erfährt der Patient bei einer Bewegung viel Schmerz, erfolgt anstatt einer Hemmung eine Fazilitation oder Hypersensitivierung der oben beschriebenen Reaktion des vegetativen Nervensystems. Inhibierend auf diesen Vorgang kann wiederholte schmerzfreie Bewegung wirken, da sie die Reizantwort vermindert (Habituation; Shumway-Cook u. Woollacott 1995). Werden bisher schmerzhafte Bewegungen in kleinen „homöopathischen" Dosen mit wenig Schmerz durchgeführt, gewöhnt sich der Patient an die Bewegung. Er erlebt sie als positive Erfahrung und baut seine Angst ab.

| *Die Bewegung sollte nicht sinnlos und ohne Kontext erfolgen. Nur die wiederholte Fazilitation der zielorientierten Bewegung im sinnvollen Zusammenhang zur Alltagsfunktion führt letztendlich zur Inhibition ohne Schmerz. Dagegen fördern unsinnige Bewegungen ohne Kontext höchstwahrscheinlich die Angst und Schutzmechanismen (Horst 2004).*

Beispiel: Eine Patientin nach einer Schulteroperation lässt in Rückenlage schmerzbedingt kaum Flexionsbewegungen des Armes zu, wenn die Therapeutin versucht, ihn passiv in die Flexion zu bewegen. Der Humeruskopf zeigt dabei eine starke Ventralisationstendenz, die taktil erfassbar ist.
Beim Versuch, im Sitzen am Tisch ein Glas zu greifen und zum Mund zu führen, gelingt die Bewegung mit deutlich weniger Schmerz, und der Humeruskopf ist besser zentriert. Das Armgewicht wird dabei wegen reduzierter Belastbarkeit unterstützt.

Warum gelingt die Aufgabe im Sitzen leichter als in Rückenlage?
Die jeweilige biomechanische Situation bestimmt, welche neuromuskuläre Aktivität benötigt wird. Unwillkürlich gesteuerte Aufgaben der motorischen Kontrolle benötigen propriozeptive Informationen, z.B. durch die Schwerkraft oder den Griff der Therapeutin am Humeruskopf, der die Zentrierung des Kopfes unterstützt. Zusätzlich sind visuelle Informationen und eine Vorstellung der geplanten Bewegung nötig, die auf Erfahrung beruht. Das Greifen eines Glases vom Tisch ist ein bekannter Bewegungsablauf, d.h. eine willkürliche Handlung, die sowohl kortikal als auch subkortikal kontrollierte Anteile enthält. Nur wenn die Schwerkraft auf den Unterarm wirkt und diese propriozeptiv wahrgenommen wird, kann die notwendige exzentrische Aktivität des M. biceps brachii organisiert werden. Alle rumpfstabilisierenden Aktivitäten, die bei diesem Vorgang zum Halten des Gleichgewichts benötigt werden, sind ebenfalls unwillkürlich gesteuert. Der Rumpf ist aktiv, bevor sich der Arm bewegt. Dadurch bewegt sich das Gelenk unter besser stabilisierenden Bedingungen.

Propriozeptive Informationen sind für die Organisation der Gelenkstabilität sehr wichtig. Sie müssen nicht zwangsläufig taktil vermittelt werden (z.B. Unterstützung der Muskelverlängerung des M. biceps oder außenrotatorische Stabilisierung des Humeruskopfes), können aber unterstützend eingesetzt werden. Oft reicht es aus, die Ausgangsstellung so zu wählen, dass die Schwerkraft auf den entsprechenden Körperteil einwirkt.

| *Die propriozeptiven Informationen haben nur einen Lerneffekt für die Wiedererlangung der Funktion, wenn sie in einem sinnvollen zielorientierten Kontext eingebunden sind. Die Flexion des Armes in Rückenlage hat kein Ziel und wenig Alltagsbezug. Dagegen ruft die Greiffunktion im Sitzen bekannte Bewegungsmuster ab und rekrutiert automatisch posturale Kontrolle und damit eine stabilere Bewegungssituation.*

Umgang mit unter Bewegungsangst leidenden Patienten
Hier sind einfühlsames Vorgehen und Strategien erforderlich, die zur Angstreduzierung beitragen. Der Patient muss ausreichend über die Wundheilung und die momentane Belastbarkeit der Gewebe informiert werden. Um zu gewährleisten, dass er die Informationen aufgenommen und verstanden hat, sind sie in einer für den Patienten verständlichen Sprache zu vermitteln.

Schon in der frühen postoperativen Phase sollte er Strategien lernen, mit denen sich der Schmerz beeinflussen lässt (z.B. veränderte Lagerungen oder Bewegen in hubfreien Ausgangsstellungen). Richtige Coping-Strategien (Kap. 2.1, S. 21 u. 62) in der Akutphase wirken einer Chronifizierung von Schmerzen entgegen. Die Wirkungen der Maßnahmen müssen dem Patienten verdeutlicht werden (z.B. Einfluss auf die muskuläre Spannung durch Veränderung der Lagerung oder auf die Wundheilung durch Bewegen im schmerzfreien Bereich, Schmerzlinderung durch die Ausschüttung von Opioiden durch Bewegen; Kap. 2.1.2).

Beim Verbessern der Beweglichkeit im operierten Körperbereich sind häufig indirekte Vorgehensweisen günstig, die die Bewegung beeinflussen.

Beispiel: Einfluss des Rollwegs des Beckens auf die Knieflexion im Sitzen
- Ausgangsstellung Patientin: Sitz im Stuhl, Füße haben Bodenkontakt, das operierte Kniegelenk befindet sich am schmerzarmen Bewegungsende der Knieflexion.
- Durchführung:
  - Die Physiotherapeutin fazilitiert am Becken die Flexion im Hüftgelenk vom proximalen Hebel.
  - Durch den Rollweg des Beckens auf dem Stuhl verschiebt sich weiterlaufend der Femur im Raum nach vorne, sodass die Drehpunktverschiebung im Kniegelenk eine Flexion auslöst.
  - Die Integration der Bewegungen in alltagsnahe Bewegungsabläufe verbessert ebenfalls die Beweglichkeit eher als direkte Techniken, da die Patienten nicht so sehr auf den Schmerz fokussiert sind.

Eine angstfreie Bewegung gelingt besser durch Erarbeiten zielorientierter alltagsbezogener Bewegungen.

Beispiel: Nutzen der Knieflexion beim Treppensteigen
- Der Patient wird aufgefordert, das operierte Bein auf die Stufe zu stellen.
- Zwar ist reziprokes Treppensteigen erst bei voller Belastbarkeit möglich, aber alleine der Auftrag mit dem Fuß die Stufe zu erreichen, rekrutiert schon die Flexorenkette am Bein.

Auch das Wissen, dass ein postoperativer Schmerz normal und kein Zeichen für eine weitere Schädigung ist, kann beruhigend wirken!

9 Gelenkerhaltende Operationen

9.1 Untere Extremität: Gelenkerhaltende und pfannenverbessernde Operationen am Hüftgelenk

Ziel der Operationen ist die Zentrierung des Hüftkopfes durch Vergrößerung und Verlagerung der Hüftpfanne. Der zentrierte Hüftkopf ist Voraussetzung für die korrekte Nachverknöcherung einer bereits verformten Hüftpfanne.

Eine Fehlstellung der Hüftgelenkpfanne lässt sich durch eine Osteotomie am Becken oder am Pfannendach korrigieren. Eine Pfannenkorrektur kann auch die Belastungszone des Hüftkopfes verändern (z.B. bei M. Perthes oder Hüftkopfnekrose des Erwachsenen).

Die Auswahl des Verfahrens richtet sich nach dem Alter, der Ausprägung der Fehlstellung, vorhandenen Bewegungstoleranzen und dem Ausprägungsgrad vorhandener arthrotischer Veränderungen.

> Alle Pfannenkorrekturen können bei gleichzeitiger Fehlstellung des Schenkelhalses mit varisierenden und derotierenden Korrekturosteotomien verbunden werden.

Operationen vor dem Wachstumsabschluss, die eine elastische Symphyse voraussetzen
- Salter-Beckenosteotomie;
- Pfannendachplastik.

Operationen nach dem Wachstumsabschluss (bis ca. 45. Lebensjahr)
- Chiari-Beckenosteotomie;
- Triple-Osteotomie nach Tönnis;

Salter-Beckenosteotomie

Indikationen
- Kinder im Alter bis ca. 10 Jahre, da die Symphyse nur in dieser Lebensphase noch elastisch ist. Seltener werden junge Erwachsene mit Hüftdysplasie operiert.
- M. Perthes (Osteochondronekrose des Hüftgelenks); Ziel ist die Veränderung der Belastungszone.

Operatives Vorgehen
- Oberhalb des Hüftgelenks wird das Os ilium osteotomiert (durchtrennt).
- Da die Symphyse noch elastisch ist, lässt sich der Beckenteil mit der Gelenkpfanne nun nach ventral-kaudal und lateral biegen.
- Zur Stabilisierung wird zwischen die beiden Beckenteile ein Knochenkeil eingeschlagen.
- Kirschner-Drähte fixieren die neue Stellung und den Knochenkeil.
- Durch diese Korrektur der Überdachung ist der Hüftkopf wieder zentriert.
- Gegebenenfalls kann die Operation mit einer intertrochantären Varisations-Derotations-Osteotomie kombiniert werden (bei Hüftdysplasie mit gleichzeitiger Coxa valga und Coxa antetorta).

Postoperative Behandlung
- Etwa 6 Wochen lang Ruhigstellung im Becken-Bein-Gips nur bei Kleinkindern, anschließend bis zur Vollbelastung Versorgung mit einem Schederad.
- Bei älteren Kindern beginnt eine vorsichtige Mobilisation des Hüftgelenks ab dem 14. Tag. Ab der 4. Woche ist Gehen mit Sohlenkontakt erlaubt, vorher komplette Entlastung, und ab der 7. Woche Belastungszunahme

> Entscheidend ist die Röntgenkontrolle!

Pfannendachplastik

Indikation
Ausschließlich in den ersten Lebensjahren durchführbar, da nur dann die Symphyse elastisch genug ist.

Ziel der Operation
Normalisierung des Pfannendachwinkels.

Operatives Vorgehen
- Ohne Osteotomie des Os ilium wird ein Knochenkeil kurz oberhalb der Hüftpfanne in den Beckenknochen eingeschlagen.
- Da der Symphysenknorpel noch sehr elastisch ist, biegt der Knochenkeil den Beckenteil mit dem Pfannendach nach ventral-kaudal und lateral.

Postoperative Behandlung
Etwa 6 Wochen lang Entlastung.

Chiari-Beckenosteotomie

Indikationen
- Hüftdysplasie mit deutlicher Inkongruenz zwischen Femurkopf und Azetabulum;
- Leichte Dysplasiekoxarthrose, bei der aufgrund einer Bewegungseinschränkung keine Triple-Osteotomie möglich ist.
- Sekundärpfanne;
- Veränderung der Belastungszone bei M. Perthes und Hüftkopfnekrose.

Ziel der Operation
Die Medialverschiebung des distalen Beckenfragments soll ein breites tragfähiges Pfannendach schaffen.

Operatives Vorgehen
- Osteotomieren des Os ilium direkt am Ansatz der Gelenkkapsel von kaudal nach medial-kranial (**Abb. 9.1**).
- Der untere Knochenteil wird mit dem Gelenk nach medial verschoben, wodurch sich die Gelenkpfanne vergrößert. Die Verschiebung wird mit Kirschner-Drähten fixiert.

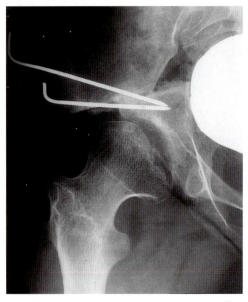

Abb. 9.1 Chiari-Beckenosteotomie.

- Die Gelenkkapselteile werden anschließend interponiert (dazwischen geschoben). Die Gelenkkapselteile wandeln sich postoperativ zu Ersatzfaserknorpel um.

> *Die Glutäalmuskulatur am Becken muss korrekt zurückversetzt sein!*
> *Gefahr: Der N. cutaneus femoris lateralis kann verletzt werden, da er etwas medial und unterhalb der Spina iliaca anterior superior verläuft.*

Postoperative Behandlung
- Das operierte Bein wird in eine Kehler-Schiene gelagert oder 3 Wochen mit einer Becken-Bein-Fuß-Gipsschale stabilisiert. Nach Entfernen der Drainage dürfen die Patienten ohne Belastung aufstehen und das Hüftgelenk wird vorsichtig mobilisiert.
- Nach 4–6 Wochen erfolgt eine Belastungssteigerung, abhängig vom Röntgenbefund.

> *Die physiologischen Verhältnisse lassen sich mit der Operation selten erreichen.*

Triple-Osteotomie nach Tönnis

Indikationen
- Ausschließlich bei Hüftdysplasien mit Kongruenz der Gelenkflächen, freiem Gelenkspiel und nur geringgradigen Arthrosezeichen möglich.
- Nach Wachstumsabschluss bis etwa zum Alter von 40 Jahren wird operiert.

> *Es darf noch keine Sekundärpfanne vorhanden und die Beweglichkeit nicht eingeschränkt sein.*

Operatives Vorgehen
- Da die Symphyse ab dem Jugendalter zu sehr an Elastizität verliert, müssen neben dem Os ilium (siehe *Salter-Beckenosteotomie*) auch Os pubis und Os ischii kurz oberhalb der Hüftpfanne osteotomiert werden.
- Die Beckenosteotomie in 3 Ebenen schwenkt die Hüftpfanne derart, dass sie den Kopf mit dem ursprünglichen Pfannendachknorpel überdacht. Somit muss sich keine Ersatzpfanne bilden.

> *Die Glutäalmuskulatur am Becken muss korrekt zurückversetzt sein.*
> *Gefahr: N. femoralis und N. ischiadicus können verletzt werden.*

Postoperative Behandlung
- Redon-Spül-Saug-Drainage.
- Nach Entfernen der Drainage können die Patienten mit Sohlenkontakt aufstehen.
- Von Anfang an vorsichtige Mobilisation des Hüftgelenks ohne Belastung.
- Die Flexion wird für 6 Wochen auf 70° limitiert.
- Nach 6 Wochen erfolgt eine Belastungssteigerung auf das halbe Körpergewicht für weitere 6 Wochen.
- Das operierte Bein wird in einer Kehler-Schiene gelagert oder 3 Wochen mit einer Becken-Bein-Fuß-Gipsschale stabilisiert.
- 6 Wochen nur kurzzeitiges erhöhtes Sitzen erlaubt.

Korrekturosteotomien am Schenkelhals
- Intertrochantäre Varisierungs- oder Valgisierungsosteotomie;
- Intertrochantäre Umstellungsosteotomie nach Imhäuser;
- Epiphysenspickung bei Epiphysiolysis capitis femoris.

Intertrochantäre Varisierungs- oder Valgisierungsosteotomien

Ziel
Ziel ist eine vollständige Überdachung des Hüftkopfes durch Korrektur des Schenkelhalswinkels.

Indikationen
- Coxa vara;
- Coxa valga;
- Beginnende Koxarthrose aufgrund einer Fehlstellung;
- M. Perthes;
- Hüftdysplasie;
- Hüftkopfnekrose.

Varisierungsosteotomie
- Bei Coxa valga wird der CCD-Winkel verkleinert (**Abb. 9.2**).
- Bei gleichzeitiger Coxa antetorta lässt sich durch eine Derotation der Antetorsionswinkel verkleinern.
- Biomechanische Folgen:
  – Der Abstand zwischen Trochanter major und Becken verringert sich. Die Folge ist eine aktive Insuffizienz der kleinen Glutäen.
  – Das Bein wird verkürzt.

Valgisierungsosteotomie
- Bei Coxa vara wird der CCD-Winkel vergrößert, was eine Verringerung der Biegespannung des Schenkelhalses zur Folge hat.
- Biomechanische Folgen:
  – Der Abstand zwischen Trochanter major und Becken verlängert sich. Eine passive Insuffizienz der kleinen Glutäen kann postoperativ zu einem schmerzhaftem Hypertonus führen.
  – Das Bein wird länger.

> Beide Operationen können bei M. Perthes und Hüftkopfnekrose des Erwachsenen angewendet werden. Hier ist die Veränderung der Belastungszone des Hüftkopfes das Ziel.

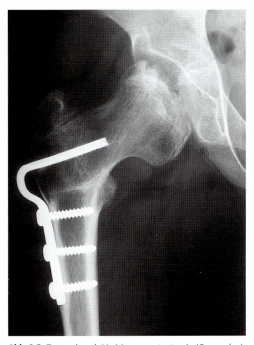

Abb. 9.2 Zustand nach Varisierungsosteotomie (Coxa valga).

Operatives Vorgehen
- Nach Abtrennen des M. vastus lateralis am proximalen Femur wird ein Knochenkeil entfernt. Der Winkel des Keils entspricht dem Korrekturwinkel.
- Einsetzen einer Winkelplatte, die den korrigierten Winkel hält.
- Gleichzeitig ist eine Rotationskorrektur möglich.
- Rutscht der Trochanter major zu weit nach kranial (Gefahr einer Insuffizienz der Hüftmuskulatur!), lässt er sich durch eine Osteotomie versetzen.

> *Gefahren: Beinverkürzung und Schwäche der Hüftmuskulatur sowie Verletzung des N. femoralis.*

Postoperative Behandlung
- Das Bein wird mit Kompressionsverband auf einer Braun- oder Kehler-Schiene gelagert.
- Mobilisation ohne Belastung in alle Bewegungsrichtungen ab dem 1. postoperativen Tag.
- 6 Wochen maximaler Sohlenkontakt; anschließend je nach Röntgenbefund bis zur 12. Woche bis zur vollen Belastung steigern.
- Später kann ohne Probleme eine Totalendoprothese implantiert werden.

Intertrochantäre Umstellungsosteotomie nach Imhäuser

Indikation
Epiphyseolysis capitis femoris, wenn die Epiphysenfuge mehr als 30° abgerutscht ist (Kap. 6).

Operatives Vorgehen
- Zwischen Trochanter major und minor des Oberschenkelknochens (d.h. distal der abgerutschten Epiphysenfuge) wird ein Keil mit ventral-lateraler Basis entnommen. Dadurch lassen sich die beiden Knochenteile stärker flektieren und valgisieren.
- Nach zusätzlicher Innenrotation wird die neue Stellung mit einer Winkelplatte fixiert.
- Durch die distale Osteotomie ist die Gefahr einer sekundären Hüftkopfnekrose herabgesetzt (bei Korrektur im Bereich des Schenkelhalses wäre diese Gefahr erhöht).

Postoperative Behandlung
- Redon-Saugdrainage;
- Mindestens 6 Wochen lang Entlastung oder Sohlenkontakt;
- Weitere Belastungssteigerung hängt vom Röntgenbefund ab.

Epiphysenspickung

Indikationen
- Epiphyseolysis capitis femoris acuta;

> *Bei Epiphyseolysis capitis femoris lenta (verzögerte Form) wird nur operiert, wenn die Epiphyse maximal 30° verrutscht ist.*

Operatives Vorgehen
- Ablösen des M. vastus lateralis am proximalen Femur.
- Unterhalb des Trochanter major werden Kirschner-Drähte in Schenkelhalsrichtung durch die Epiphysenfuge in den Kopf gespickt, ohne die Gelenkfläche zu verletzen.
- Anstelle von Kirschner-Drähten können kurz vor Abschluss des Wachstums Schrauben verwendet werden.
- Die andere Seite wird prophylaktisch mitgespickt.

Postoperative Behandlung
- Redon-Spüldrainage bis zum 2. postoperativen Tag;
- Teilbelastung in der 6. postoperativen Woche;
- Vollbelastung in der 10. postoperativen Woche; Belastungssteigerung abhängig vom Röntgenbefund.
- Vollbelastung der prophylaktisch gespickten Seite;
- Metallentfernung nach Wachstumsabschluss. Sehr selten tritt eine Chondrolyse (Knorpelauflösung) oder eine Hüftkopfnekrose auf, die zu verfrühter Arthrose (Gelenkverschleiß) führen.

> *Auf korrekte Lagerung achten! Die Patienten neigen zu starker Außenrotationsfehlstellung mit großer Einschränkung der Innenrotation und Extension.*

Zusammenfassung: Gelenkerhaltende und pfannenverbessernde Operationen am Hüftgelenk

- Bei den gelenkerhaltenden Operationen im Hüftgelenk werden pfannenverbessernde Operationen von Umstellungsosteotomien im Bereich des Schenkelhalses unterschieden.
- Ziel der pfannenverbessernden Operationen ist die Zentrierung des Hüftkopfes durch Vergrößerung und Verlagerung der Hüftpfanne. Der zentrierte Hüftkopf ist Voraussetzung für die korrekte Nachverknöcherung einer bereits verformten Hüftpfanne.
- Eine Fehlstellung der Hüftgelenkpfanne lässt sich durch eine Osteotomie am Becken oder am Pfannendach korrigieren. Eine Pfannenkorrektur kann auch die Belastungszone des Hüftkopfes verändern (z.B. bei M. Perthes oder Hüftkopfnekrose des Erwachsenen).
- Die Auswahl des Verfahrens richtet sich nach dem Alter, der Ausprägung der Fehlstellung, vorhandenen Bewegungstoleranzen und dem Ausprägungsgrad vorhandener arthrotischer Veränderungen. Alle Pfannenkorrekturen können bei gleichzeitiger Fehlstellung des Schenkelhalses mit varisierenden und derotierenden Korrekturosteotomien verbunden werden.
- Operationen vor dem Wachstumsabschluss, die eine elastische Symphyse voraussetzen:
  – Salter-Beckenosteotomie;
  – Pfannendachplastik.
- Operationen nach dem Wachstumsabschluss bis zum ca. 45. Lebensjahr:
  – Beckenosteotomie nach Chiari;
  – Triple-Osteotomie des Beckens nach Tönnis
- Das Ziel bei den Korrekturosteotomien im Bereich des Schenkelhalses ist eine vollständige Überdachung des Hüftkopfes durch Korrektur des Schenkelhalswinkels.
- Folgende Operationen werden unterschieden:
  – Intertrochantäre Varisierungs- oder Valgisierungsosteotomie;
  – Intertrochantäre Umstellungsosteotomie nach Imhäuser;
  – Epiphysenspickung bei Epiphysiolysis capitis femoris.

9.1.1 Physiotherapeutische Untersuchung bei Patienten mit gelenkerhaltenden und pfannenverbessernden Operationen am Hüftgelenk

Präoperativ

Der präoperative Befund entspricht der Operationsindikation (Coxa valga, Coxa vara, M. Perthes, Hüftdysplasie, Koxarthrose; Kap. 4–6).

Postoperativ

- Schmerzanamnese.
- Lagerungskontrolle des operierten Beines: Bein in Rotationsnullstellung; in den ersten Tagen leichte Hochlagerung in Kehler- oder Braun-Schiene; eventuell hochgestelltes Fußteil im Bett. Nach einigen Tagen Entfernung der Schiene, Lagerung in Extensions-Flexionsnullstellung, durch leichte Abduktion wird der Hüftkopf in der Pfanne zentriert.

> *Bei Becken-Bein-Gips ist auf eventuelle Druckstellen und eine starke Schwellungszunahme zu achten!*

- Beobachten des Bewegungsverhaltens bei Bewegungsübergängen, beim Aufstehen und Hinlegen ins Bett, Toilettengang, Gehen an Unterarmgehstützen.

Beispiele:
- Das Bein darf nicht als langer Hebel aktiviert werden. Gefahr besteht z.B. bei zu schwungvollem Aufrichten des Oberkörpers aus der Rückenlage.
- Zum Aufstehen muss das Bett ausreichend hoch sein, um tiefes Sitzen am Bettrand in der Frühphase zu vermeiden.
- Bei Schmerzen in den Beinen unbedingt die *Thrombosedruckpunkte* prüfen, z.B. im Wadenbereich (**Abb. 9.3**). Bei mehr als 3 positiven Punkten ist wegen Thromboseverdacht unbedingt der Arzt zu informieren! Auf keinen Fall darf der Patienten aufstehen und behandelt werden.
- Kontrolle der Temperatur im Wundgebiet. Eine starke Erhöhung weist auf eine beginnende überschießende Entzündungsreaktion hin, weshalb sofort der Arzt zu informieren ist!

- Prüfen der Sensibilität des operierten Beines, da eine Verletzung des N. cutaneus femoris zu einer Hypoästhesie im ventral-lateralen Oberschenkelbereich führt.
- Sensibilitätsabschwächung im medialen Kniebereich ist Folge einer Irritation des N. saphenus.
- Prüfen der Motorik des operierten Beines:
  - Verletzungen des N. femoralis führen zur Schwäche der Hüftbeuger und des M. quadriceps.
  - Der M. quadriceps kann in Rückenlage mit seitlichen Überhang getestet werden. Dabei ist auf eine stabile Lage des Oberschenkels zu achten und das weiterlaufende Anhängen des Hebels bei der Knieextension zu beachten!
- Der N. peronaeus kann lagerungsbedingt hinter dem Fibulaköpfchen irritiert werden, was eine Fußheberschwäche zur Folge hat.
- Prüfen der Beweglichkeit des anderen Hüftgelenks.
- Prüfen der Beweglichkeit des operierten Hüftgelenks nur mit abgegebenem Beingewicht, erst bei Belastungssteigerung (Teilbelastung) aktive Hüftbeweglichkeit mit kurzem Hebel.
- Die Kraft am anderen Hüftgelenk sollte nicht gegen starke Widerstände oder mit langem Hebel geprüft werden, da sich die Kraft auf die operierte Seite überträgt. Bewegungen mit kurzem Hebel gegen die Schwerkraft sind ausreichend. Wichtiger ist die Beobachtung der Beckenstabilität beim Gehen und beim Rutschen im Bett.
- Messen der funktionellen Beinlänge in symmetrischer Rückenlage. Da ein zu langes Bein (häufig bei valgisierender Umstellungsosteotomie) die Entlastung des operierten Beines erschwert, ist bei Differenzen über 1 cm ein sofortiger Schuhausgleich notwendig. Bei voller Belastbarkeit wird das Ergebnis im Stand überprüft.
- In der Spätphase bei voller Belastbarkeit gleicht der Befund dem vor der Operation.

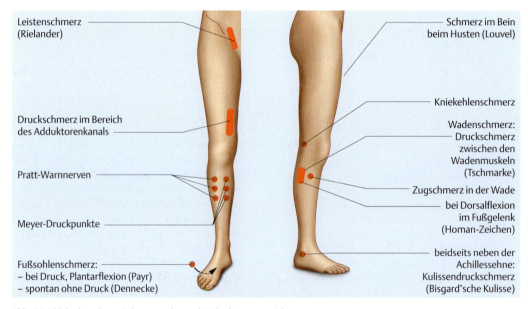

Abb. 9.3 Phlebothrombose: Schmerzpunkte und Früherkennungszeichen.

Zusammenfassung: Physiotherapeutische Untersuchung bei Patienten mit gelenkerhaltenden und pfannenverbessernden Operationen am Hüftgelenk

- Der präoperative Befund entspricht der Operationsindikation (Coxa valga, Coxa vara, M. Perthes, Hüftdysplasie, Koxarthrose; Kap. 4–6).
- Postoperativ:
  - Schmerzanamnese;
  - Lagerungskontrolle – auf Druckstellen achten!
  - Schwellungszunahme;
  - Starke Temperaturerhöhungen können auf überschießende Entzündungsreaktionen hinweisen.
- Bei plötzlichen Schmerzen im Oberschenkel oder Wadenbereich Thrombosedruckpunkte prüfen. Bei mehr als 3 positiven Punkten muss der Arzt informiert werden.
- Prüfen der Sensibilität: Sensibilitätsstörungen im ventral-lateralen Oberschenkel weisen auf Irritationen des N. cutaneus femoris lateralis hin, im medialen Kniebereich können sie durch Irritationen des N. saphenus entstehen.
- Kraftverluste des M. quadriceps und M. iliopsoas können Folge einer Irritation des N. femoralis sein.
- Lagerungsbedingt kann der N. peronaeus komprimiert werden, was eine Fußheberschwäche bewirken kann.
- Beobachten des Bewegungsverhaltens bei Bewegungsübergängen, beim Aufstehen und Hinlegen, Toilettengang und Gehen an Unterarmgehstützen.
- Beweglichkeit des operierten Hüftgelenkes am Anfang nur mit abgegebenem Beingewicht prüfen, die Beweglichkeit wird vor allem durch reflektorische Tonusveränderungen limitiert.
- Beweglichkeit des anderen Hüftgelenks prüfen. Die Kraft am nichtoperierten Bein darf nicht gegen starke Widerstände oder mit langem Hebel geprüft werden.
- Funktionelle Beinlänge kontrollieren, bei Differenzen über 1 cm ist sofort ein Schuhausgleich erforderlich. Erst bei voller Belastbarkeit wird die Beinlänge im Stand geprüft.
- In der Spätphase bei voller Belastbarkeit gleicht der Befund dem vor der Operation.

Fallbeispiel: Die 32-jährige Frau H. klagt seit ihrer Schwangerschaft im letzten Jahr über beginnende Hüftbeschwerden im rechten Hüftgelenk. Der röntgenologische Befund zeigt eine beginnende sekundäre Arthrose durch eine Hüftdysplasie. Der Arzt rät ihr zur Umstellungsosteotomie, um ein Fortschreiten der Arthrose zu verhindern.

Hypothesen und Maßnahmen
- Eine Chiari-Osteotomie verbessert die Überdachung des Hüftkopfes.
- Nach der Operation hat die Patientin Angst, durch Bewegungen das Operationsergebnis zu gefährden. Am 3. postoperativen Tag registriert sie ein taubes Gefühl im ventrolateralen Oberschenkel. Sie hat wenig Gefühl für ihr Bein. Die Physiotherapeutin bemerkt ein ausgeprägtes Hämatom im ventralen Beckenbereich.
- Da die Patientin starke Bewegungsangst hat, beginnt die Therapeutin mit der Erweiterung der Hüftflexion über den proximalen Hebel bei leicht hochgelagertem Bein. Vorbereitend beeinflusst sie das Hämatom durch Lymphdrainage. Als Eigenübung soll die Patientin mehrmals täglich die Muskelpumpe mit Fußbewegungen aktivieren.
- Die Flexionssynergie des Beines wird neben dem Hämatom durch reflektorischen Hypertonus des M. quadriceps limitiert. Das Hämatom und die neurale Irritation können die Ursache sein.
- Widerlagernde Mobilisation des Kniegelenks in Rückenlage in kleinem Bewegungsausmaß fördert die Elastizität von Muskeln und ventralen Oberschenkelfaszien. Das Bein bleibt dabei auf einem Pack hochgelagert.
- Zunehmend kann das Bein in mehr Hüftflexion gelagert werden. Die Flexorenkette wird zum Schluss über Fußpattern mit dosiertem Führungswiderstand bei gelagertem Bein aktiviert.
- Die Dorsalextension mit Pronation aktiviert weiterlaufend die Kette Flexion/Abduktion/Innenrotation (**Abb. 9.4**). Die proximale Hand setzt am Oberschenkel nur einen Führungskontakt.
- Als Eigenübung führt die Patientin selbstständig die Beckenbewegung und die Muskelpumpe durch.
- Am 6. postoperativen Tag darf sie in die Seitenlage. Diese Ausgangsstellung eignet sich zur Verbesserung der Extension im Hüftgelenk durch den proximalen Hebel. Dabei wird das Bein zunehmend in submaximaler Hüftextension gelagert. Gleichzeitige Knieflexion fördert die Elastizität des M. rectus femoris und beeinflusst auch die Beweglichkeit der Neuralstrukturen.
- Die neurale Mobilität lässt sich zusätzlich durch Sliders über Knie- und Hüftkomponente verbessern. Die Vorpositionierung des Oberkörper erfolgt in Slump-Position. Während das Hüftgelenk in Extension bewegt, wird das Knie durch Drehpunktver-

schiebung nach dorsal-kaudal (widerlagernde Mobilisation) in Extension bewegt (Kap. 3, *Prinzipien der neuralen Mobilisation*). Anschließend werden Hüft- und Kniegelenk in Flexion bewegt. Dadurch nähert sich der Nerv über einen Drehpunkt an, während er über den anderen gespannt wird. Dies fördert die Ernährung und damit die Regeneration nach der Kompression durch das Hämatom. Außerdem werden Verklebungen vermieden.

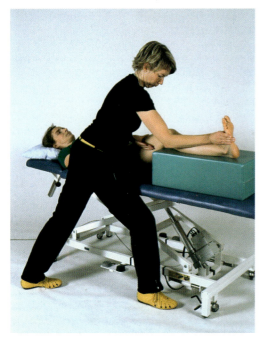

Abb. 9.4 Stabilisierendes Halten im Muster Flexion/Abduktion/Innenrotation. Das Beingewicht ist auf einem Pack gelagert, die proximale Hand bietet nur Führungskontakt. Am Fuß erfolgt statischer Widerstand.

- Die Patientin erlernt das selbstständige Drehen in die Seitenlage mit einem Kissen zwischen den Oberschenkeln und bewegt in dieser Ausgangsstellung das Becken in Extension vom proximalen Hebel.
- Sie bemerkt, dass sie sich zunehmend mehr Bewegungen zutraut und sich das Bein lockerer anfühlt.
- Nach einigen Tagen treten im Oberschenkel ein Kribbeln und später ein leichter Schmerz auf. Die Therapeutin erklärt ihr, dass dies eine normale Reaktion bei der Regeneration des Nervs ist.
- Sie kann beim Gehen mit Sohlenkontakt ihr Bein leichter nach vorne bringen. Die zu Beginn sehr deutlich sichtbare Einkürzung der Rumpfseite bei der Zehenablösung reduziert sich durch die bessere Nutzung von Hüft- und Knieflexion.

Zur besseren Rekrutierung der Flexorenkette des Beines übt sie die Nutzung ihrer Flexionsfähigkeit an der Treppe. Sie lernt, das operierte Bein auf die Stufe und wieder herunterzustellen. Dabei wird nicht stärker belastet, und die Abstände zwischen Beckenkamm und Rippenbogen dürfen sich nicht verkürzen. Die Hebelwirkung auf das Hüftgelenk ist im Stand durch den kürzeren Lastarm geringer als in Rückenlage.

9.1.2 Physiotherapeutische Behandlung bei Patienten mit gelenkerhaltenden und pfannenverbessernden Operationen am Hüftgelenk

Allgemeines

> Da bei den Eingriffen große Knochendurchtrennungen am Schenkelhals erfolgen, darf in den ersten 6 Wochen auf keinen Fall mit viel Hubbelastung, sondern nur mit abgegebenem Beingewicht oder sehr kurzem Lastarm gearbeitet werden!

- Beim Gehen muss die Entlastung korrekt eingehalten werden.
- Erarbeiten ausreichender Stützkraft des Schultergürtels.
- Der laterale Hautschnitt über dem Trochanter major spaltet die Fascia lata und löst den M. vastus lateralis an seinem Ursprung ab. Bei Knieflexion zunehmende Schmerzen im ventrolateralen Oberschenkel werden von den durchtrennten Muskelstrukturen verursacht. Daher ist häufig postoperativ eine dosierte Dehnung des M. quadriceps mit Verbesserung der Knieflexion erforderlich. Durch Irradiation werden M. quadriceps und M. tensor fasciae latae von Anfang an aktiviert. Bei eingelagertem Hämatom empfiehlt sich zusätzlich Lymphdrainage.
- Durch die Veränderungen der Muskelursprünge und Ansätze verändern sich infolge der neuen Zugrichtung die wirksamen Hebel der Muskeln.
- Der Abstand zwischen Ursprung und Ansatz kann sich verändern, wodurch passive und aktive Insuffizienzen entstehen.
- Der Patient erlernt durch ein funktionelles, dem Stabilitätsgrad angepasstes Koordinationstraining die Umstellung auf die neuen Achsenverhältnisse.

Ziele

Körperstruktur/-funktion (Impairment)

Frühphase
- Schonendes Wiederherstellen der Hüft- und Beckenbeweglichkeit;
- Erhalten der Muskelaktivität am operierten Bein und damit Prophylaxe von Atrophien;
- Kräftigung der Fuß- und Rumpfmuskeln, Stützmuskulatur und Beinmuskeln am anderen Bein;
- Schmerzen lindern;
- Resorptionsförderung bei überschießenden Ödemen;
- Thromboseprophylaxe;
- Pneumonieprophylaxe, vor allem bei Patienten mit Bettruhe und Becken-Bein-Gips.

Bei zunehmender Belastung
Erarbeiten der vollen Beweglichkeit in allen Bewegungsebenen.

Aktivitäten (Activities)

Frühphase
- Erarbeiten des Gehens an Unterarmgehstützen mit der erlaubten Belastung;
- Der Patient muss lernen, unerlaubte Bewegungen und zu hohe Belastungen zu vermeiden.

Bei zunehmender Belastung
- Das operierte Bein soll bei allen Aktivitäten des täglichen Lebens voll einsetzbar sein.
- Kräftigen und Verbessern der Koordination der gesamten Hüft- und Beinmuskulatur (siehe *Konservative Therapie*).

Teilnahme (Participation)

Frühphase
Informationen zur Wundheilung und aktuellen Belastbarkeit der Körperstrukturen reduzieren Bewegungsangst und unvorsichtiges Bewegungsverhalten (Kap. 8, *Wundheilungsphasen des Bindegewebes*).

Maßnahmen

Wiederherstellen der Beweglichkeit und Erhalten der Muskelaktivität am operierten Bein

> In der Frühphase wird die Beweglichkeit nur sehr schonend wiederhergestellt. Dabei sind die vorgegebenen Bewegungsgrenzen zu berücksichtigen (z.B. bleiben in den ersten 6 Wochen die Flexion auf 90° und die Abduktion auf 20° limitiert.

Da die Beweglichkeit präoperativ meist nicht massiv eingeschränkt war, liegen keine strukturellen Veränderungen vor. Postoperativ wird die Beweglichkeit durch Schmerzen und damit verbundene reflektorisch veränderte, muskuläre Tonuszustände behindert.

Sehr schonend lässt sich die Beweglichkeit durch die Erweiterung über den proximalen Hebel Becken verbessern. Weil das Beingewicht abgelegt ist und die Muskelaktivität hauptsächlich im Bereich des Rumpfes liegt, wirken keine Scherkräfte auf das Operationsgebiet. Die Erweiterung ist in Rücken-, Seiten- und Bauchlage möglich.

Die Umlagerung in Seiten- oder Bauchlage muss mit dem Operateur abgesprochen werden. Bei den meisten gelenkerhaltenden Operationen ist die Umlagerung nach einigen Tagen möglich.

Durchführung der Erweiterung über den proximalen Hebel

1. Flexion
- Das Bein wird submaximal ans Ende der momentanen Beweglichkeit auf Packs gelagert. Durch die Beckenflexion im Hüftgelenk lässt sich die Flexion verbessern.
- Das Bein wird zunehmend in einem höheren Flexionswinkel gelagert. Bei den meisten Operationen ist in der Frühphase eine Flexion von 90° anzustreben.
- Nach der Erweiterung kann die Flexorenkette bei abgelegtem Bein statisch in jedem Winkel aktiviert werden, wobei es zur Antagonistenhemmung der Hüftextensoren kommt.
- Die Flexoren werden durch Irradiation der Spielbeinphase aktiviert.

Beispiele: Gangtypische Irradiationen
- Am operierten Bein nur Fußpattern: Dorsalextension mit Inversion, wodurch Flexion/Adduktion/Außenrotation als Aktivität auf das Bein übergehen.
- Dorsalextension mit Eversion, wodurch Flexion/Abduktion/Innenrotation auf das Bein übergehen.
- Extension/Abduktion/Innenrotation am anderen Bein mit Approximation: Statisch oder mit agonistischer Umkehr auf der mittleren Bewegungsbahn durchgeführt, verhindert es zu große Kräfte auf der operierten Seite. Bei Beckenosteotomien nur statisch mit abgelegtem Beingewicht durchführen.
- Über die Arme: Extension/Abduktion/Innenrotation auf derselben Seite, Skapula in „Depression

posterior", Flexion/Adduktion/Außenrotation kontralateral, Skapula in "Elevation anterior".
- In Seitenlage sind auch Kombinationen von Becken- und Skapulapattern möglich, am Becken "Elevation anterior" auf der operierten Seite nur dosiert Widerstand geben. Die Hauptaktivität liegt in der Bauchmuskulatur und am unten liegenden Hüftgelenk, weshalb es auch bei Entlastung des Hüftgelenks möglich ist.

| *Bei Beckenosteotomien noch keine Beckenpattern gegen Widerstand, sondern erst bei zunehmender Belastung durchführen!*

2. Extension
- Das Bein wird in Rücken- oder Seitenlage submaximal in Extension gelagert; die Beckenextension im Hüftgelenk erweitert die Bewegung von proximal.
- Zur Verkürzung des Abstands zwischen Symphyse und Bauchnabel kann die Therapeutin einen taktilen Stimulus am Unterbauch geben.
- In Seitenlage wird mit dieser Technik bei gleichzeitiger Lagerung des Kniegelenks in Flexion sehr gut der M. rectus femoris detonisiert.
- Der M. rectus femoris lässt sich über seine Kniekomponente auch mit der postisometrischen Relaxation detonisieren, wodurch gleichzeitig der M. vastus lateralis detonisiert wird.
- Nach der Erweiterung kann eine statische Aktivität der Hüftextensoren durch Irradiation der Standbeinphase erreicht werden.

Beispiele:
- Flexion/Adduktion/Außenrotation am kontralateralen Bein; durch statische Aktivität oder agonistische Umkehr auf der mittleren Bewegungsbahn wirken keine zu großen Kräfte auf die kontralaterale Seite.

| *Bei Beckenosteotomien ist es besser, nur über die Fußpattern an beiden Füßen oder über die Arm- oder Skapulakomponenten zu arbeiten.*

- Fußpattern am operierten Bein (nur einen Führungswiderstand geben!): Plantarflexion mit Pronation: In Rückenlage werden die Beine in der Diagonalen in leichter Abduktion gelagert. Manche Patienten irradiieren besser symmetrisch, andere besser reziprok.
  - Symmetrisch: An beiden Füßen wird das Muster Plantarflexion mit Pronation geübt, durch die agonistische Umkehr arbeiten die Muskeln konzentrisch und exzentrisch.
  - Reziprok: Am kontralateralen Bein wird das Muster Dorsalextension mit Inversion, am operierten Bein Plantarflexion mit Pronation geübt.

3. Abduktion
- Der Patient lernt, seine gleichseitige Rumpfseite zu verlängern, was zur Abduktion von proximal führt. Da das Bein auf der Unterlage gleiten muss, wird der Reibungswiderstand durch Unterlagerung mit einem Tuch auf glatter Unterlage reduziert.
- Im Schlingentisch fällt der Reibungswiderstand komplett weg. In dieser Ausgangsstellung kann anschließend der distale Hebel dazugenommen werden. Ist nur assistives Bewegen erlaubt, unterstützt die Therapeutin die Bewegung. Dadurch lernen aktiv insuffiziente Abduktoren, wieder mit geringer Belastung zu kontrahieren.
- Nach der Erweiterung werden die Abduktoren statisch im neuen Bewegungsausmaß (z.B. durch Irradiation der Standbeinphase) aktiviert. Bilaterale Fußpattern in Dorsalextension mit Eversion stimulieren ebenfalls gut die laterale Muskelkette und damit auch den häufig gehemmten M. vastus lateralis.

4. Rotation
Sie kann je nach Extensions- oder Flexionswinkel in der Transversal- und Frontalebene erweitert werden.
- Transversalebene: In Rückenlage stellt der Patient das nichtoperierte Bein auf und lernt, zur Erweiterung der Innenrotation den Druck unter der operierten Beckenseite zu verstärken, zur Erweiterung der Außenrotation wird der Druck geringer.
- Frontalebene: In Rückenlage stellt der Patient das nichtoperierte Bein auf und lagert das operierte in ca. 90° Flexion auf Packs. Die Innenrotation wird durch Verlängerung der gleichseitigen Rumpfseite, die Außenrotation durch Verkürzung der Rumpfseite erweitert. Dabei gibt die Therapeutin einen taktilen Reiz am Tuber oder Beckenkamm.

Weitere Maßnahmen zur Erweiterung
- Widerlagernde Mobilisation, wobei die Therapeutin die Bewegung des distalen Hebels unterstützt.
- Postisometrische Relaxation mit gut unterstütztem Beingewicht, erst ab Teilbelastung Gabe von distalen Widerständen.
- Quermassage und -dehnung der hypertonen Muskeln (vor allem Außenrotatoren und Adduktoren), jedoch nicht im Bereich von Hämatomen.
- Nach Wundheilung ist auch die Behandlung im Bewegungsbad möglich.

Resorptionsförderung und Schmerzlinderung
- Die Mobilisationen lassen sich mit Kurzzeiteis kombinieren, was zur Schmerzreduzierung und Durchblutungsverbesserung führt und sich positiv auf die Wundheilung und überschießende Ödeme auswirkt.
- Zur Resorptionsförderung kann das Bein ca. 30° hochgelagert und im Lymphbahnenverlauf von distal nach proximal ausgestrichen werden.
- Lymphdrainage.
- Die Aktivierung der Muskelpumpe erfolgt mithilfe von Fußpattern aus der PNF.
- Weiche Massagegriffe fördern die Ausschüttung von Opioiden und wirken Schmerz lindernd.
- Bewegungen des thorakolumbalen Übergangs dämpfen den Sympathikus, z.B. in Seitenlage. (Die sympathischen Versorgungsgebiete des Beckens und der Beine liegen im Bereich von Th10–L2.)

Thromboseprophylaxe
- Der Patient trägt Kompressionsstrümpfe. Dabei ist auf deren korrekten Sitz zu achten.
- Dynamische Aktivitäten der Füße regen die Muskelpumpe an; in langsamem Rhythmus werden die Füße endgradig in Dorsalextension und Plantarflexion bewegt.
- Hochlagerung der Beine.
- Statisches Muskeltraining am operierten Bein.
- Die Patienten müssen mehrmals täglich ein Eigenprogramm durchführen, zu dem genaue Angaben von Wiederholungszahl und Tageszeit erteilt werden.
- Dürfen die Patienten bereits aufstehen, sollen sie zwar viel, aber wegen der Schwellungsneigung immer nur kurze Zeit gehen.

Pneumonieprophylaxe
- Die Lenkung der Atemrichtung durch manuellen Handkontakt seitens der Therapeutin oder des Patienten bewirkt die Vertiefung des Atmens.
- Nasenstenose: Der Patient hält sich ein Nasenloch zu, wodurch sich die Einatmung vertieft.
- Die Lippenbremse verlängert die Ausatmung und damit indirekt auch die Einatmung.
- Viele atemtherapeutische Maßnahmen beruhigen bzw. entspannen und senken dadurch den Blutdruck und die Herzfrequenz.
- Aus diesem Grund ist die Durchführung unmittelbar vor dem Aufstehen meist ungünstig, da dann der Kreislauf angeregt werden soll.
- Der entspannende Effekt wirkt sich Sympathikus dämpfend und damit Schmerz lindernd aus.

Erarbeiten des selbstständigen Gehens an Unterarmgehstützen

> Für das Gehen an Unterarmgehstützen mit Entlastung oder Teilbelastung ist eine ausreichende Schultergürtelstabilität ebenso notwendig wie das Körpergefühl für die Stützaktivität.

- Skapulapattern, auch bilateral in Rückenlage.
- Armpattern in Extension/Abduktion/Innenrotation, auch mit mittlerem Drehpunkt, da sich dabei der Schultergürtel häufig besser in Depression posterior verankert.
- Anleitung des Armpatterns bilateral gegen den Widerstand eines Therabands als Eigenübung.
- Skapulapattern statisch auch im Stand an Unterarmgehstützen oder im Gehbarren.
- Die Therapeutin gibt im Stand von kaudal Widerstände an den Griffen der Unterarmgehstützen, ohne jedoch die Stützen anzuheben.
- Hilfreich ist die Vorstellung "Löcher in den Boden zu drücken"; ist auch als Eigenübung geeignet.
- Bei kompletter Entlastung darf der Patient das Bein beim Gehen nicht abrollen. Die ständige Fall verhindernde Arbeit der Abduktoren der kontralateralen Seite und der gleichseitigen Lateralflexoren bewirkt häufig Tonuserhöhungen in diesen Muskeln. Sie können durch Weichteiltechniken, hubfreie Mobilisation der LWS und Beckenpattern (falls erlaubt) detonisiert werden. Sohlenkontakt ist funktionell auf jeden Fall günstiger.
- Bei erlaubtem Sohlenkontakt lernt der Patient das Gehen im Dreipunktegang, d.h. er rollt den Fuß des operierten Beines ohne Druckverstärkung zwischen den Unterarmgehstützen über dem Boden ab, während das andere Bein einen Schritt macht. Die Vorstellungshilfe "über eine Torte abzurollen" kann zur Verdeutlichung beitragen.
- Bei erlaubter Teilbelastung lernt der Patient das Einschätzen des Gewichts durch das Gehen über eine Waage. Die Waage sollte sich auf gleichem Niveau befinden, also z.B. im Boden versenkt sein (Kap. 8, *Bewegungsverhalten*).
- Die Stabilität des kontralateralen Standbeines ist Voraussetzung für eine selektive Spielbeinphase des operierten Beines. Abduktoren- und Rotatorentraining auf dem Standbein kräftigen die beckenstabilisierende Muskulatur.
- Da bei Entlastung des Beines keine reaktive Hüftextension zum Vorwärtstransport des Körpers über dem Standbein auftritt, gehen die Patienten meistens mit zuwenig Hüftextension. Ein ventraler Führungskontakt in der Leiste kann ihnen die

schmerzfreie Bewegungstoleranz am operierten Hüftgelenk bewusst machen. Der Führungskontakt fördert den Vorwärtstransport des Drehpunkts Hüftgelenk über den Standfuß. Vorher muss die Beweglichkeit in entlasteter Position wiederhergestellt werden.
- Bewusstmachen des Abrollweges über die funktionelle Fußlängsachse durch Gehen auf einer Linie. Die notwendigen Rotationstoleranzen werden vorher in entlasteter Position verbessert.
- Bei erlaubter Teilbelastung (mindestens das halbe Körpergewicht) ist das Gehen im Vier- und Zweipunktegang möglich.
- Bei Vollbelastung gehen die Patienten so lange an Unterarmgehstützen, bis kein Trendelenburg- oder Duchenne-Hinken mehr auftritt.
- Das Gehen muss zunehmend in Situationen geübt werden, in denen der Patient z.B. durch das Kreuzen des Weges anderer Personen oder durch gleichzeitiges Gehen und Sprechen abgelenkt ist (Multiple task; Kap. 2.4). Dies unterstützt den Automatisierungsprozess und bereitet den Patienten auf alltägliche Situationen vor.
- Das Treppensteigen mit Unterarmgehstützen wird vor der Entlassung aus der Klinik geübt.
- Üben des Türenöffnens und -schließens mit Unterarmgehstützen.

Bewusstmachen verbotener Bewegungen
- Das Bein darf nicht als langer Hebel angehoben werden. Häufig ist zu Anfang auch das aktive Bewegen mit kurzem Hebel nicht erlaubt. Die verbotenen Bewegungen werden dem Patienten am besten am nichtoperierten Bein gezeigt.
- Beim Aufstehen unterstützt der Patient das operierte mit seinem anderen Bein, indem er den Fuß unter den distalen Unterschenkel schiebt. Bei instabilen Beckenosteotomien sollte die Therapeutin das Beingewicht abnehmen, da die Bauchmuskeln und Hüftflexoren bei der Unterstützung des operierten Beines mit viel Hub arbeiten müssen.
- Sitzen sollte in der Frühphase vermieden werden. Bei ausreichendem Bewegungsausmaß kann der Patient z.B. auf einer Stehhilfe oder an die Tischkante gelehnt erhöht sitzen.
- Beim Aufstehen und Hinsetzen stellt der Patient immer das operierte Bein zuerst nach vorne.
- Üben des An- und Ausziehens mithilfe von Strumpf- und Schuhanziehern.
- Beim Drehen in Seitenlage sollte zu Anfang ein Kissen zwischen den Beinen liegen, da sonst die Abduktoren Fall verhindernd aktiv sind und das Bein als Hebel gehalten wird.
- Drehen auf die operierte Seite ist erst nach abgeschlossener Wundheilung und in Absprache mit dem Operateur erlaubt.

Checkliste: Physiotherapeutische Behandlung bei Patienten mit gelenkerhaltenden und pfannenverbessernden Operationen am Hüftgelenk

Körperstruktur/-funktion (Impairment)	<ul><li>Frühphase:<ul><li>Schonendes Wiederherstellen der Hüft- und Beckenbeweglichkeit</li><li>Erhalten der Muskelaktivität am operierten Bein und damit Prophylaxe von Atrophien</li><li>Kräftigung der Fuß-, Rumpf-, Bein- und Stützmuskulatur am anderen Bein</li><li>Schmerzen lindern</li><li>Resorptionsförderung bei überschießenden Ödemen</li><li>Thromboseprophylaxe</li><li>Pneumonieprophylaxe, vor allem bei Patienten mit Bettruhe und Becken-Bein-Gips</li></ul></li><li>Bei zunehmender Belastung: Erarbeiten der vollen Beweglichkeit in allen Bewegungsebenen</li></ul>
Aktivitäten (Activities)	<ul><li>Frühphase:<ul><li>Erarbeiten des Gehens an Unterarmgehstützen mit der erlaubten Belastung</li><li>Der Patient muss lernen, unerlaubte Bewegungen und zu hohe Belastungen zu vermeiden!</li></ul></li><li>Bei zunehmender Belastung:<ul><li>Das operierte Bein soll bei allen Aktivitäten des täglichen Lebens voll einsetzbar sein</li><li>Kräftigen und Verbessern der Koordination der gesamten Hüft- und Beinmuskulatur</li></ul></li></ul>
Teilnahme (Participation)	Informationen zu Wundheilung und aktueller Belastbarkeit der Körperstrukturen reduzieren Bewegungsangst und unvorsichtiges Bewegungsverhalten

Bewegungserweiterung	- In der Frühphase kommen Bewegungen des proximalen Hebels zum Einsatz. Dabei wird das Bein am submaximalen Bewegungsende gelagert. - Die Aktivität der Muskulatur am operierten Bein erfolgt vor allem durch Irradiation - Starke Schwellungen und Hämatome können die Beweglichkeit beeinträchtigen und lassen sich durch Hochlagerung, Lymphdrainage und Aktivierung der Muskelpumpe beeinflussen. - Bei gleichzeitiger Irritation von Neuralstrukturen können Techniken zur neuralen Mobilisation eingesetzt werden (z.B. Sliders).
Thrombose- und Pneumonieprophylaxe	- Beide sind vor allem bei überwiegend bettlägerigen Patienten relevant.
Gehen an Unterarmgehstützen	- Das selbstständige Gehen mit Gehstützen muss unter verschiedenen Bedingungen erarbeitet werden. - Zunehmend wird die Gangsicherheit auch unter alltagsnahen Bedingungen geübt (z.B. auf dem Klinikflur). Dabei kreuzen andere Personen den Weg und eventuell muss Hindernissen ausgewichen werden. Gleichzeitiges Sprechen und Gehen fördert den Automatisierungsprozess. - Üben des Türöffnens und -schließens sowie Treppensteigen. - Sicheres Gehen an Unterarmgehstützen erfordert einen stabilen Schultergürtel. Die Stützfunktion muss gezielt erarbeitet werden, z.B. mittels Skapula- und Armpattern.
Bewusstmachen verbotener Bewegungen	- Die reduzierte Belastbarkeit der verletzten Strukturen erfordert ein kontrolliertes Bewegungsverhalten. - Am Anfang sind Aktivitäten mit langem Hebel und tiefes Sitzen verboten. - Das Drehen in Seitenlage und das Aufstehen und Hinsetzen mit Entlastung des operierten Beines werden geübt.

9.2 Untere Extremität: Gelenkerhaltende Operationen am Kniegelenk: Korrekturosteotomien bei Genu valgum und Genu varum

- Valgisierende Osteotomie am Tibiakopf bei Genu varum;
- Varisierende Osteotomie am Tibiakopf bei Genu valgum;
- Suprakondyläre varisierende Femurosteotomie.

Valgisierende Osteotomie am Tibiakopf

Indikationen
- Mediale Gonarthrose bei Genu varum.
- Die Bänder müssen noch stabil sein.
- Die Schmerzen dürfen nicht durch eine Retropatellararthrose hervorgerufen werden.

Operatives Vorgehen
- Im mittleren Fibuladrittel wird ein Knochenstück entnommen. Dabei kann der N. peronaeus profundus geschädigt werden.
- Keilentnahme am Tibiakopf mit Basis lateral.
- Leichte valgisierende Überkorrektur des Unterschenkels. Fixiert wird mit einer Plattenosteosynthese oder alternativ geklammert.
- Liegt gleichzeitig eine Retropatellararthrose vor, ist durch eine Ventralisierung des distalen Fragmentes eine Entlastung möglich.
- Zusätzlich können eine "Gelenktoilette" und eine Meniskektomie durchgeführt, Osteophyten abgetragen sowie freie Gelenkkörper entfernt werden.

Postoperative Behandlung
- Zwischen Tibiakante und Muskulatur wird eine tiefe Redon-Drainage angelegt, die am 2. postoperativen Tag entfernt wird.
- Mobilisation bereits am ersten Tag postoperativ.
- Die Belastung richtet sich nach der Osteosynthese; nach Plattenosteosynthese kann etwas eher belastet werden (nach ca. 4 Wochen) als bei Klammerung (nach 6 Wochen).

Varisierende Osteotomie am Tibiakopf

Indikationen
- Laterale Gonarthrose bei Genu valgum.
- Die Bänder müssen noch stabil sein.
- Die Schmerzen dürfen nicht durch eine Retropatellararthrose hervorgerufen werden.

Operatives Vorgehen
- Ablösen der Muskulatur am Tibiakopf.
- Von einem Spenderhüftkopf wird ein autologer Knochenkeil zugeschnitten.
- Der Keil wird oberhalb der Fibula in den Tibiakopf eingeschlagen, dessen Basis somit lateral in Richtung Wadenbein liegt. Zur zusätzlichen Stabilisierung fixieren Knochenklammern den Keil. Alternativ kann ein Fixateur externe verwendet werden.

Postoperative Behandlung
- Hochlagern auf einer Schiene;
- Mobilisation bereits am 1. postoperativen Tag.
- Die Entlastung sollte insgesamt ca. 4–6 Wochen erfolgen.

Suprakondyläre varisierende Femurosteotomie

Indikationen
- Laterale Gonarthrose durch eine Valgusfehlstellung des distalen Femurs;
- Genu valgum mit einer Winkelabweichung von mehr als 15°.

Operatives Vorgehen
- Ablösen des M. vastus medialis im distalen Femurbereich. Über den Femurkondylen wird von medial ein Knochenkeil entfernt. Die Basis des Keils liegt medial (**Abb. 9.5**).

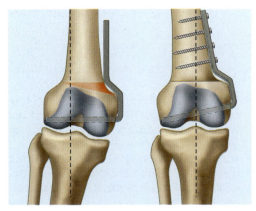

Abb. 9.5 Suprakondyläre varisierende Femurosteotomie. Nach der operativen Korrektur soll die Lotlinie durch das Kniezentrum verlaufen.

- Anlegen einer mit Haltezangen oder Schrauben fixierten Winkelplatte an der medialen Seite zur Befestigung des Keils.

Postoperative Behandlung
- Hochlagerung des Beines auf einer Schiene.
- Mobilisation bereits am 1. postoperativen Tag. Entfernen der Redon-Saugdrainage am 2. postoperativen Tag.
- Entlastung des Beins für ca. 4–6 Wochen.

9.2.1 Physiotherapeutische Untersuchung bei Patienten mit Korrekturosteotomien bei Genu valgum und Genu varum

Präoperativ

Der präoperative entspricht dem konservativen Befund.

Postoperativ

- Schmerzanamnese.
- Lagerungskontrolle des operierten Beines: Bein in Rotationsnullstellung; in den ersten Tagen leichte Hochlagerung in Kehler- oder Braun-Schiene; eventuell Hochstellen des Fußteils im Bett. Nach einigen Tagen Entfernung der Schiene und Lagerung in Extensions-Flexions-Nullstellung. Bei Extensionsdefizit wird das Kniegelenk mit einer Minimallagerung unterlagert, da sonst die Flexoren eine statische Daueraktivität entwickeln mit der Folge eines ischämischen Schmerzes.
- Beachtung starker Schwellungszunahme, da massive Hämatome im ventralen Unterschenkelbereich zu einem Kompartment-Syndrom führen können (siehe *Physiotherapeutische Behandlung, Allgemeines*).
- Symptome: starke Schmerzen, Schwellungen und partiell oder komplett aufgehobene Funktion der Fußheber. Die Fußpulse bleiben auch beim vollentwickelten Kompartment-Syndrom erhalten.
- Beobachten des Bewegungsverhaltens bei Bewegungsübergängen, beim Aufstehen und Hinlegen ins Bett, Toilettengang und Gehen an Unterarmgehstützen. Der Lastarm Unterschenkel sollte in der Frühphase noch nicht frei gehalten werden.
- Beurteilung der Beinachsen in Rückenlage im Seitenvergleich.
- Bei Schmerzen in den Beinen sind unbedingt die Thrombosedruckpunkte (z.B. im Wadenbereich) zu prüfen (**Abb. 9.3**; S. 550).

Bei mehr als 3 positiven Punkten unbedingt den Arzt informieren, da Thromboseverdacht besteht!
Nicht mit dem Patienten aufstehen und behandeln!

- Überprüfen der Temperatur im Wundgebiet; starke Erhöhung weist auf beginnende überschießende Entzündungsreaktionen hin. In diesem Fall ist umgehend der Arzt zu informieren!
- Prüfen der tanzenden Patella, da begleitend ein Kniegelenkerguss auftreten kann, vor allem wenn die Kapsel eröffnet wurde.

- Testen der Sensibilität des operierten Beines, weil eine Verletzung des N. saphenus zu einer Hypoästhesie im medialen Kniebereich führt.
- Prüfen der Motorik des operierten Beines: Der N. peroneus kann lagerungsbedingt hinter dem Fibulaköpfchen oder intraoperativ bei der Fibuladurchtrennung irritiert werden, mit der Folge einer Fußheberschwäche.
- Testen der Beweglichkeit des anderen Knie- sowie der beiden Hüft- und Sprunggelenke! Beim Hüftgelenk der operierten Seite nimmt der *Wiegegriff* der Therapeutin das Unterschenkelgewicht ab.
- Prüfen der Beweglichkeit des operierten Kniegelenks nur mit abgegebenem Unterschenkelgewicht, erst bei Belastungssteigerung (Teilbelastung) wird die aktive Kniebeweglichkeit geprüft.
- Bei suprakondylärer Umstellungsosteotomie sind der M. rectus femoris und der M. vastus lateralis häufig reflektorisch hyperton.
- Die Kraft am anderen Bein lässt sich bei stabil gelagertem operierten Bein voll prüfen. Die Beckenstabilität beim Gehen und beim Rutschen im Bett muss beobachtet und die Beinachse des anderen Beines unter Belastung beurteilt werden.
- Das Messen der funktionellen Beinlänge sollte in symmetrischer Rückenlage erfolgen. Da ein zu langes Bein die Entlastung des operierten Beines erschwert, ist bei Differenzen über 1 cm ein sofortiger Schuhausgleich notwendig. Bei voller Belastbarkeit muss das Resultat im Stand überprüft werden.
- In der Spätphase bei voller Belastung: Befund siehe *Genu valgum* und *Genu varum*.

Zusammenfassung: Physiotherapeutische Untersuchung bei Patienten mit Korrekturosteotomien bei Genu valgum und Genu varum

- Bei der Anamnese ist nach postoperativen Sensibilitätsstörungen zu fragen. Die Sensibilität muss regelmäßig im Unterschenkelbereich kontrolliert werden.
- Bei starker Schwellungszunahme besteht bei allen Umstellungsosteotomien die Gefahr eines Kompartementsyndroms. Daher empfiehlt sich zur Resorptionsförderung von Anfang an Lymphdrainage.
- Beim Bewegungsverhalten sollte der Hebel Unterschenkel in der offenen Kette nicht gegen die Schwerkraft aktiviert werden. Häufig zeigt sich auch am anderen Bein eine Achsenabweichung, die in Rückenlage im Vergleich zum operierten Bein beurteilt wird. Zusätzlich wird sie hier auch unter Belastung beurteilt, z.B. beim Gehen und Aufstehen und Hinsetzen.
- Bei Schmerzen in der Wade Thrombosedruckpunkte prüfen und auf Temperaturveränderungen achten.
- Die Beweglichkeit des operierten Beines wird unter Abnahme der Schwere getestet.
- Bei den Tibiakopfumstellungen ist durch einen reflektorisch hypertonen M. gastrocnemius häufig die Beweglichkeit im oberen Sprunggelenk eingeschränkt.
- Die Beinachsenkorrektur kann die funktionelle Beinlänge verlängern.

9.2.2 Physiotherapeutische Behandlung bei Patienten mit Korrekturosteotomien bei Genu valgum und Genu varum

Allgemeines

- Durch die Keilentnahme entsteht ein großer Knochendefekt, weshalb in den ersten 6 Wochen keine Belastung bzw. maximal Sohlenkontakt erlaubt sind.
- Nach 6 Wochen kann die Belastung gesteigert werden, nach Osteotomiedurchbauung (nach ca. 8 Wochen Röntgenkontrolle!) sogar auf volle Belastung.
- Das freie Halten des Unterschenkels ist – vor allem bei Umstellungsosteotomien des Tibiakopfes – in den ersten 4–6 Wochen zu vermeiden.
- Bei den Umstellungsosteotomien am Tibiakopf besteht infolge der Einlagerung eines tiefen Hämatoms die Gefahr des Kompartment-Syndroms. Die Kompression kann eine Durchblutungsstörung im Bereich des M. tibialis anterior bewirken. Es entsteht eine ischämische Partialnekrose mit ödematöser Aufquellung des Muskels. Der Raum wird für den Muskel in seiner Faszie zu eng, was aufgrund des Drucks zur Schädigung der Muskeln und sekundär des N. peroneus profundus führen kann. Dieser Gefahr lässt sich durch Hochlagerung und intensive Resorptionsförderung entgegenwirken.
- Als Folge der Durchtrennung der Fibula bei Umstellungsosteotomien des Tibiakopfes ist die Beweglichkeit der Sprunggelenke schmerzbedingt häufig eingeschränkt. Diese Einschränkungen

lassen sich durch Mobilisation ohne Belastung verhindern.
- Durch die Achsenkorrektur gerät das mediale oder laterale Seitenband unter Zug und reagiert daher postoperativ häufig mit Schmerzen.
- Beim assistiven Bewegen bei der Tibiakopf- und suprakondylären Umstellung ist auf eine stabile Grifftechnik zu achten (**Abb. 9.6**).
- Sofortige Mobilisation auf einer Bewegungsschiene beugt Verklebungen der Kapsel vor und fördert die Knorpelernährung. Dabei muss stabil gelagert und im schmerzfreien Bereich bewegt werden.

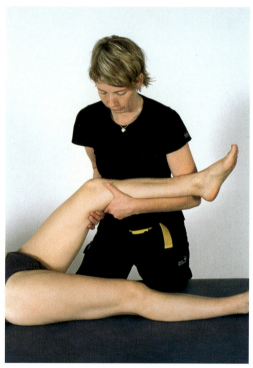

Abb. 9.6 Stabile Grifftechnik bei Tibiakopf- und suprakondylärer Umstellung.

Ziele

Körperstruktur/-funktion (Impairment)

Frühphase
- Schonendes Wiederherstellen der Kniebeweglichkeit;
- Erhalten der Muskelaktivität am operierten Bein und damit Prophylaxe von Atrophien;
- Kräftigen der Fuß-, Hüft- und Rumpfmuskeln sowie der Stütz- und Beinmuskulatur am anderen Bein;

- Schmerzen lindern;
- Resorptionsförderung;
- Thromboseprophylaxe;
- Pneumonieprophylaxe ist meist nur in den ersten Tagen notwendig, da die in der Regel jüngeren Patienten (unter 65 Jahren) vom 1. Tag an aufstehen dürfen.

Bei zunehmender Belastung
Erarbeiten der vollen Beweglichkeit in allen Bewegungsebenen.

Aktivitäten (Activities)

Frühphase
- Erarbeiten des Gehens an Unterarmgehstützen mit der erlaubten Belastung;
- Der Patient lernt, unerlaubte Bewegungen und zu hohe Belastungen zu vermeiden.

Teilnahme (Participation)

Frühphase
Informationen zur Wundheilung und aktuellen Belastbarkeit der Körperstrukturen reduzieren Bewegungsangst und unvorsichtiges Bewegungsverhalten (Kap. 8).

Bei zunehmender Belastung
- Das operierte Bein soll bei allen Aktivitäten des täglichen Lebens voll einsetzbar sein.
- Kräftigen und Verbessern der Koordination der gesamten Hüft- und Beinmuskulatur (siehe *Konservative Therapie, Kap. 4*).

Maßnahmen

Erhalten bzw. Wiederherstellen der Beweglichkeit
- Widerlagernde Mobilisation für Extension und Flexion ist in Seitenlage günstig. Der Reibungswiderstand lässt sich durch Unterlagern mit einem Tuch und den Arm der Therapeutin reduzieren.

> *Rotationen durch Rolltendenzen des Beines auf der Unterlage sind zu vermeiden!*
> *Bei der Anwendung postisometrischer Relaxation darf kein distaler Widerstand gesetzt werden.*

- Die Rotationsmobilisation erfolgt erst bei knöcherner Durchbauung, da sonst vor allem bei den Tibiakopfosteotomien die Gefahr der Scherwirkung besteht.

- Kleine alternierende Bewegungen gekoppelt mit Kurzzeiteis haben einen guten resorptionsfördernden Effekt bei Kniegelenkerguss.
- Erhalten der Beweglichkeit der Patella durch Kaudalgleiten in Behandlungsstellung bei Knieflexion.
- In der Frühphase wird die Flexion bis 90° erweitert und nach 6 Wochen zunehmend die endgradige Flexion angestrebt. Zu diesem Zeitpunkt ist auch die Mobilisation der Knierotation möglich.
- Sofortige zusätzliche Mobilisation auf der Bewegungsschiene.
- Die Beweglichkeit der Sprunggelenke ist durch reflektorisch hypertone Muskeln eingeschränkt; was meist vor allem die Dorsalextension betrifft. Sie lässt sich jedoch durch postisometrische Relaxation erweitern.
- Durchführung von Fußpattern ohne Widerstand und nur gegen Führungskontakt verbessert die Sprunggelenkbeweglichkeit und ist gleichzeitig eine gute Thromboseprophylaxe.
- Erhalten der Muskelaktivität am operierten Bein durch gangtypische Irradiation in Rücken- und Seitenlage, bei Belastungszunahme im Halbsitz und Stand.
- Statische Quadrizepsaktivität in maximaler Knieextension bewirkt aufgrund der Bewegung der Kniescheibe nach kranial einen Pressmechanismus auf den Rec. suprapatellaris, der die Resorption eines Kapselergusses fördert.
- Thromboseprophylaxe (siehe *Korrekturosteotomien am Hüftgelenk);*
- Pneumonieprophylaxe (S. 555.).

Erarbeiten des Gehens an Unterarmgehstützen ohne Belastung des Beines

Gehen ohne Belastung ist zu Beginn für den Patienten eine völlig neue motorische Erfahrung. Durch die ungewohnte kleine Unterstützungsfläche, die nur durch das andere Bein und die Unterarmgehstützen gewährleistet wird, fühlen sich die Patienten oft sehr unsicher.

Besonders für das Treppensteigen benötigen sie sehr viel Kraft im anderen Bein. Oft ist es sinnvoll, dies schon am Gehbarren vorzubereiten. Das Gehen über kleine Hindernisse und niedrige Stufen im Gehbarren fördert durch die festere Haltemöglichkeit Sicherheit und Kraft (**Abb. 9.7**). (Weitere Hinweise zum Gehen siehe Kap. 9.1).

Bewusstmachen verbotener Bewegungen

- Das Bein darf nicht als langer Hebel angehoben und der Unterschenkel muss mit dem anderen Fuß unterstützt werden. Die Therapeutin demonstriert die verbotenen Bewegungen am nichtoperierten Bein.

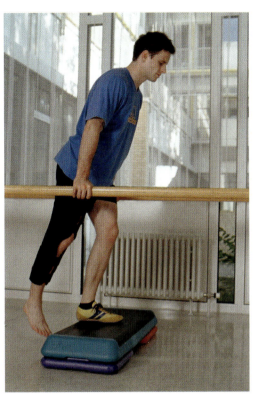

Abb. 9.7 Gehen über eine Stufe im Gehbarren, wobei das Bein komplett entlastet wird.

- Beim Aufstehen und Hinsetzen achtet der Patient darauf, dass immer zuerst das operierte Bein nach vorne gestellt wird.
- Beim Drehen in Seitenlage sollte am Anfang ein Kissen zwischen den Beinen liegen, da sonst der Drehpunkt Knie nicht unterstützt wird und dadurch Scherkräfte auf den Tibiakopf oder den distalen Femur wirken.
- Die Patienten können sich auf beide Seiten legen.
- Übung des An- und Ausziehens zusammen mit dem Patienten (eventuell unter Einsatz von Strumpf- und Schuhanziehern).

> **Zusammenfassung: Physiotherapeutische Behandlung bei Patienten mit Korrekturosteotomien bei Genu valgum und Genu varum**
>
> - Da die Keilentnahme einen großen Knochendefekt bewirkt, ist in den ersten 6 Wochen keine Belastung bzw. maximal Sohlenkontakt erlaubt.
> - Nach 6 Wochen kann die Belastung gesteigert werden, nach Osteotomiedurchbauung (nach ca. 8 Wochen Röntgenkontrolle!) sogar auf volle Belastung.
> - Das freie Halten des Unterschenkels ist vor allem bei Umstellungsosteotomien des Tibiakopfes in den ersten 4–6 Wochen zu vermeiden.
> - Die Beweglichkeit des Kniegelenks wird in der Frühphase durch Bewegen unter Abnahme der Schwerkraft gefördert, z.B. durch widerlagernde Mobilisation in Seitenlage. Diese Maßnahme hat durch die Verbesserung der Durchblutung und des Lymphabflusses gleichzeitig einen positiven Einfluss auf Schwellungen. Die Kopplung mit Kurzzeiteis verstärkt den Effekt noch.
> - Wegen der Gefahr eines Kompartment-Syndroms sollen Schwellungsentwicklungen gut kontrolliert und begleitend Lymphdrainage eingesetzt werden.
> - Fußpattern oder postisometrische Relaxation fördern die Beweglichkeit des oberen Sprunggelenks in die Dorsalextension.
> - Vorsichtige Weichteiltechniken der Wadenmuskulatur gekoppelt mit Fußbewegung z.B. in Seitenlage sind möglich, wenn keine starken Hämatome in dieser Region liegen.
> - Als Eigenübung können die Patienten die statische Quadrizepsaktivität z.B. im Langsitz gekoppelt mit aktiver Dorsalextension und die Aktivierung der Muskelpumpe über die Fußbewegung durchführen.
> - Das Gehen an Unterarmgehstützen mit kompletter Entlastung des anderen Beines erfordert viel Kraft im anderen Bein. Um die Kraft und Ausdauer unter sicheren Bedingungen zu trainieren, kann das Treppensteigen vorab im Gehbarren geübt werden.

9.3 Untere Extremität: Eingriffe bei habitueller Patellaluxation

- Operation nach Elmslie-Trillat;
- Operation nach Roux-Goldthwait;
- Operation nach Krogius-Roux.

Da der Luxationsweg der Patella nach lateral verläuft, haben alle Operationen die Umlenkung der Zugrichtung der Patella nach medial zum Ziel (Ursache der habituellen Patellaluxation siehe *Chondropathia patellae*).

Als Operationen werden Zügelungsplastiken der Patella in Form reiner Weichteiloperationen, in schweren Fällen kombiniert mit einer Versetzung der Tuberositas tibiae nach medial-distal durchgeführt. Knöcherne Eingriffe sollten erst nach Wachstumsabschluss erfolgen, um Wachstumsstörungen zu vermeiden.

Bei den knöchernen Eingriffen wird der *Q-Winkel* verkleinert, der zur Beurteilung der Lateralposition der Tuberositas tibiae und damit der Lateralisierung der Patella dient. Er ist der relativ spitze Winkel der Linie von der Spina iliaca anterior superior bis hin zur Patellamitte und von der Patellamitte zur Tuberositas tibiae. Beim Mann beträgt er normalerweise 10–15°, bei der Frau 8–10°. Bei der Operation wird er auf mindestens 10° verkleinert, bei zu lateral liegender Tuberositas ist der Winkel zu groß.

Operation nach Elmslie-Trillat

Indikationen
- Habituelle und rezidivierende Patellaluxation;
- Bei Lateralisation und Subluxation der Patella ohne Retropatellararthrose;

Operatives Vorgehen
- Eventuell vor der Operation Arthroskopie, um Knorpelschädigungen festzustellen.
- Spalten des Retinaculum patellae laterale.
- Die Tuberositas tibiae, an der das Lig. patellae ansetzt, wird osteotomiert und nach medial versetzt.
- Raffen der Gelenkkapsel an der medialen Seite wird Versetzen des M. vastus medialis weiter nach distal.
- Eventuell können nach lateraler Arthrotomie (Gelenköffnung) Zusatzeingriffe (z.B. Osteophytenentfernung, Gelenktoilette, Entfernen freier Gelenkkörper, Pridie-Bohrungen und Knorpelglättungen) erfolgen.

Postoperative Behandlung
- Redon-Saugdrainage.
- 6 Wochen lang Entlastung.
- Mindestens 2 Wochen lang limitiertes Bewegungsausmaß im Bereich Extension/Flexion: 0–0–60°;
- Nur assistives Bewegen ist erlaubt.
- Nach 4 Wochen zunehmend freies Bewegen gestattet, Steigerung des Bewegungsausmaßes auf 90° Flexion.
- Nach Osteotomiedurchbauung (nach ca. 6 Wochen) auf Vollbelastung steigern und Flexionsausmaß weiter vergrößern.
- Bei schlechter Quadrizepsaktivität: Elektrostimulation des M. vastus medialis in den ersten 2 Wochen.
- Nach etwa 3 Monaten darf der Patient mit Sportarten ohne zu große Belastung beginnen (z.B. Kraulschwimmen und Fahrradfahren im Flachland!).

Operation nach Roux-Goldthwait

Indikationen
- Rezidivierende angeborene und habituelle Patellaluxation im Kindesalter;
- Sich ständig wiederholende und therapieresistente Subluxation;
- Laterales Hyperkompressionssyndrom.

Operatives Vorgehen
- Spaltung des Lig. patellae.
- Der laterale Teil des Lig. patellae wird distal abgelöst, unter dem medialen Teil durchgeführt und medial der Tuberositas tibiae in Höhe des Pes anserinus refixiert.

Postoperative Behandlung
- Redon-Saugdrainage.
- Etwa 6 Wochen lange Ruhigstellung im Gipstutor.
- Alternativ Versorgung mit beweglicher ROM-Schiene (Range of movement), die die Bewegung auf das erlaubte Ausmaß limitiert und gleichzeitig Beinachsenstabilität in der Frontalebene gewährt.
- Belastung mit 10–20 kg von Anfang an möglich.
- Bis zur 12. Woche limitierte Flexion: anfangs 40°, danach bis 60° steigern; erst nach 12 Wochen freie Flexion.

Operation nach Krogius-Roux

Indikationen
- Habituelle und rezidivierende Patellaluxation;
- Lateralisation und Subluxation der Patella ohne Retropatellararthrose.

Operatives Vorgehen
- Am Retinaculum patellae mediale wird ein Streifen abgelöst, der bis in den M. vastus medialis hineinreicht. Das distale Ende des Streifens wird an der Tibia nach lateral verlagert.
- Das distale Ende des Lig. patellae wird an der Tuberositas tibiae abgelöst, nach medial verlagert und mit einer Schraube fixiert.

Postoperative Behandlung
- siehe *Operation Elmslie-Trillat*.

Fallbeispiel: Bei der 15-jährigen Maren B. luxierte nach einem Reitunfall vor 1 Jahr die linke Kniescheibe. Sie wurde damals reponiert und das Knie 2 Wochen lang im Gipstutor ruhig gestellt. Nach 5 Monaten luxierte die Kniescheibe beim In-die-Hocke-Gehen erneut. Seitdem luxierte sie wiederholt, oft ohne Auslöser, z.B. beim Treppensteigen oder beim Aufstehen aus dem Sitz. Schließlich konnte die Patientin die Kniescheibe selbst reponieren. Die behandelnden Ärzte rieten zur Operation.

Nach der Operation nach Elmslie-Trillat vor 1 Woche wurde sie aus der Klinik entlassen und kommt zur ambulanten Physiotherapie. Sie geht mithilfe einer Mecron-Schiene und ohne Belastung (**Abb. 9.8**). Die unbewegliche Bandage stabilisiert das Knie in der Sagittal- und Frontalebene und kann durch die Klettverschlüsse leicht an- und ausgezogen werden.

Zwar hat die Patientin in der Klinik das Treppensteigen gelernt, es strengt sie aber sehr an. Die Beweglichkeit ist auf 60° Flexion und 0° Extension limitiert. Ihr wurden keine Eigenübungen gezeigt, und sie hat noch Angst zu bewegen. Mithilfe der Therapeutin erreicht sie das erlaubte Ausmaß in Rücken- und in Seitenlage mühelos.

Der M. quadriceps hat noch keinen 1er Wert (= statische Kontaktion ist tastbar) er ist total gehemmt. Die Patientin äußert, sie habe kein Gefühl für die Aktivierung. Beim Aufstehen und Hinlegen unterstützt sie ihren Unterschenkel trotz Schiene mit den Händen, da sie Angst hat, er könne herunterfallen.

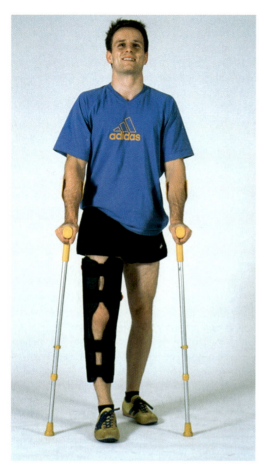

Abb. 9.8 Mecron-Schiene.

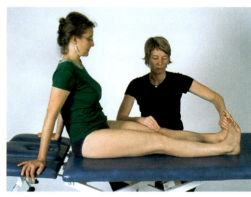

Abb. 9.9 Erlernen der Quadrizepsaktivität bei starker reflektorischer Hemmung. Die Therapeutin setzt einen taktilen Stimulus.

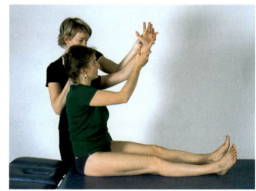

Abb. 9.10 Lifting im Langsitz. Die Aktivität der Rumpfmuskulatur bewirkt die Irradiation der Beinmuskulatur.

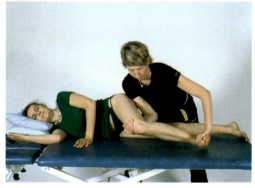

Abb. 9.11 Irradiation der Standbeinaktivität ist schon ohne Belastung erlaubt. Das obere Bein wird in Spielbeinaktivität gebracht. Bei erlaubtem Sohlenkontakt wird das unten liegende operierte Bein mit Fußsohlenkontakt gelagert.

Die Therapeutin erarbeitet zusammen mit der Patientin im Langsitz die Aktivierung des M. quadriceps (**Abb. 9.9**). Zuerst wird das Bewusstsein durch die Funktion am gesunden Bein geschult. Durch einen taktilen Stimulus am kranialen Rand der Patella nimmt sie die Bewegung der Patella bei der Muskelkontraktion wahr, außerdem entstehen Falten seitlich der Patella. Anschließend wird dieselbe Übung am operierten Bein erarbeitet. Ein leichter Reiz der Therapeutin an der Patella nach kaudal „rüttelt" den Muskel „wach". Zwischendurch stimulieren Weichteiltechniken im Muskelverlauf die Formung des Muskels bei der Kontraktion sowie zusätzliches Tapping bei der Aktivierung.

Über dynamische Fußpattern in Dorsalextension und Inversion mit agonistischer Umkehr wird weiterlaufend der M. quadriceps aktiviert. Kompressionsreize auf die Patella stimulieren außerdem die Gelenkrezeptoren.

Als Eigenübung dient eine reaktive Übung, bei der die Patientin langsam ihre Körperlängsachse aus dem Drehpunkt Hüftgelenk nach hinten verlagert, bis weiterlaufend eine Aktivität in den Beinen tastbar wird.

Außerdem soll sie das Gefühl für die Bewegung der Kniescheibe im Langsitz entwickeln. Die Kontraktion des Muskels am gesunden Bein kann unterstützend wirken. Es wird erst die Kontraktion am gesunden Bein erarbeitet und anschließend versucht, mithilfe mentaler Vorstellung die Bewegung des Muskels am operierten Bein zu wecken.

Beim nächsten Therapietermin gelingt eine kurzzeitige Anspannung von etwa 5 Sekunden. Die intramuskuläre Koordination ist noch gestört, was sich durch die sehr zittrige Kontraktion deutlich zeigt.

In dieser Therapiesitzung erarbeitet die Therapeutin die Aktivierung des M. quadriceps anhand von Rumpfmustern. Im Langsitz führt sie mit der Patientin „Chopping" und „Lifting" aus der PNF durch (**Abb. 9.10**). Diese verliert zunehmend ihre Angst, als sie merkt, dass die Bewegungen keine Schmerzen auslösen. In Seitenlage lagert die Therapeutin das operierte Bein als Standbein mit Fußsohlenkontakt gegen die Wand, während am oben liegenden Bein dynamisch die Spielbeinaktivität erarbeitet wird (**Abb. 9.11**).

9.3.1 Physiotherapeutische Untersuchung und Behandlung bei Patienten mit Eingriffen bei habitueller Patellaluxation

Präoperativ

Präoperativer Befund: siehe *Genu valgum* und *Chondropathia patellae*.

Der M. tensor fasciae latae und der M. vastus lateralis sind auf Verkürzung zu testen, da sie die Luxationstendenz verstärken. Gegebenenfalls müssen sie zudem präoperativ gedehnt werden.

Postoperativ

- Vor allem die statische Quadrizepsaktivität wird geprüft, da der Muskel massiv reflektorisch gehemmt ist. Besonders der M. vastus medialis muss z.B. durch bilaterale Fußpattern in Dorsalextension und Inversion mit Knieextension aktiviert werden. Über die Einleitung dieser Fußkomponente kann der Patient die statische Aktivität als Hausaufgabe durchführen, was auch im Gipstutor möglich ist. Zusätzlich lässt sich der M. vastus medialis durch Elektrotherapie stimulieren.
- Zur Erhaltung der Muskelaktivität wird in den ersten Wochen überwiegend über Irradiation gearbeitet, nach Belastungssteigerung Training in der geschlossenen Kette (z.B. Halbsitz).

Beispiel: Konzentrisches und exzentrisches Training des M. quadriceps und der Knieflexoren im Halbsitz
- Ausgangsstellung: Der Fuß steht unter dem Hüftgelenk im Vorfußkontakt.
- Durchführung:
  - Aufgrund des Widerstands in der Kniekehle kann der M. quadriceps konzentrisch und exzentrisch gegen den Widerstand der Therapeutin arbeiten.
  - Auftrag für die konzentrische Arbeit: "Bringen Sie die Kniekehle gegen meinen Widerstand nach hinten, wobei die Ferse bodenwärts wandert!"
  - Auftrag für die exzentrische Arbeit: "Lassen Sie Ihr Knie nur langsam nach vorne schieben!"
  - Werden die Widerstände ventral am Knie gesetzt, arbeiten die Knieflexoren konzentrisch und exzentrisch. Dadurch wird die dorsale Kniestabilität funktionell sinnvoll trainiert.
  - Sobald eine Teilbelastung erlaubt ist, wird das Beinachsentraining in teilbelasteten Ausgangsstellungen möglich.
- Bei Übungsstabilität ist eine sofortige Mobilisation auf der Bewegungsschiene im erlaubten Ausmaß durchzuführen.
- Nutzen der intensiven Irradiation! Bei Gipstutor ist die gangtypische Irradiation auch in teilbelasteten Ausgangsstellungen möglich.
- Bei Übungsstabilität ist die Mobilisation der Patella nach kaudal möglich, jedoch auf keinen Fall nach lateral!
- Eine intensive Resorptionsförderung ist notwendig, da sehr häufig Kapselergüsse auftreten:

Beispiel: Hochlagern und kleine alternierende Bewegungen hubfrei in Flexion und Extension gekoppelt mit Kurzzeiteis.

- Die Flexionserweiterung wird behutsam durchgeführt, massive passive Dehnungen des M. quadriceps sind kontraindiziert, da dadurch der Anpressdruck der Patella steigt, was zu einem parapatellaren Schmerzsyndrom mit reflektorischer Tonuserhöhung des M. quadriceps führen kann.
- Die Patienten sollten auch nach freigegebener Flexion nicht lange mit maximaler Flexion sitzen, um den Anpressdruck nicht dauerhaft zu erhöhen.
- Da die Patienten im Gipstutor ihr Bein belasten dürfen, tritt keine Knochenatrophie auf. Die Gefahr der Kapselverklebung und einer massiven Muskelatrophie ist jedoch hoch.
- Nach Gipsentfernung ist eine intensive Stoffwechselanregung der Kapsel durch intermittierende Traktion erforderlich. Intermittierende Kompres-

sion im Femoropatellar- und -tibialgelenk fördert die Knorpelernährung. Diese Techniken können auch schon während der Entlastungsphase durchgeführt werden, da sie keine Scherkomponente auf die Operationsgebiete setzen.
- Mobilisation sowie Rotation des Kniegelenks in alle Richtungen.
- Widerlagernde, hubfreie bzw. hubarme Mobilisation.
- Bei Fettbrückenbildung eventuell auch Gleitmobilisation unter leichter Kompression (Kap. 2.2 u. 2.3).
- Weitere Untersuchung und Behandlung: *Korrekturosteotomien bei Genu valgum und Genu varum.*

9.4 Untere Extremität: Synovektomien

Indikationen
- Gelenkinfektionen im fortgeschrittenen Stadium;
- Rezidivierende Infekte mit der Gefahr einer Ankylose (Gelenkversteifung);
- Chronische Polyarthritis.

Operatives Vorgehen
- Gelenkpunktion mit Abstrich zur bakteriellen Untersuchung.
- Mit einer Arthroskopie kann die Synovia ohne Gelenkeröffnung entfernt werden. Bei einer Arthrotomie erfolgt die Eröffnung des Gelenks.
- Entfernen eitriger, nekrotischer, fibrinöser Beläge und Herausschälen der gesamten Synovia.
- Anschließend wird zur kontinuierlichen Spülung eine Spül-Saug-Drainage angelegt. Die Spülung erfolgt mit 10–20 l Flüssigkeit pro Tag, deren Abfluss eine Sogrollenpumpe gewährleistet.

Postoperative Behandlung
- Patienten gehen maximal mit Sohlenkontakt oder 10–15 kg Teilbelastung. Zu hohe Belastung ist zu vermeiden, da eine intensive Schwellungsneigung besteht.
- Sofortige intensive Mobilisation des Kniegelenks, da die Gelenkkapsel nach Synovektomie sehr leicht verklebt. Alle Maßnahmen zur Bewegungserweiterung sind möglich.
- Der Unterschenkel darf frei gehalten werden.
- Hochlagern des Beins auf einer Schiene.
- Bei starken Schmerzen können über einen Periduralkatheter Analgetika gegeben werden.
- Gezielte Gabe von Antibiotika nach Bestimmung der Bakterien durch ein Antibiogramm.

9.4.1 Physiotherapeutische Untersuchung und Behandlung bei Patienten mit Synovektomien

Da Synovektomien sehr häufig am Kniegelenk erfolgen, wird die physiotherapeutische Behandlung an dieser Stelle erwähnt. Ihre Prinzipien lassen sich auf alle Synovektomien an anderen Gelenken übertragen.

- Nach einer Synovektomie durch Arthrotomie mit Anlage einer Spül-Saug-Drainage verspüren die Patienten meist starke Schmerzen. Die Arthroskopie ermöglicht eine deutliche Schmerzreduzierung und schnellere Mobilisation.
- Lagerungskontrolle: leichtes Hochlagern des Beines, Anwendung von Eis zur Schmerzlinderung, wegen der Wundheilung jedoch kein Langzeiteis.
- Aus der Hochlagerung führen die Patienten selbstständig Übungen zur Resorptionsförderung durch. Statische Muskelarbeit des gesamten Beines sowie dynamische Dorsalextension und Plantarflexion mehrmals pro Stunde haben einen resorbierenden Effekt und sind eine gute Thromboseprophylaxe.
- Eine sofortige Mobilisation auf der Bewegungsschiene ist wichtig, weil sich die Patienten aufgrund der Schmerzen meistens wenig aktiv bewegen können.
- Die Gefahr der Kapselverklebung ist relativ hoch, intermittierende Traktion im Wechsel mit Kompression hat einen guten stoffwechselanregenden Effekt. Sie sollte als resorptionsfördernde Maßnahme in Ruhestellung bis Stufe II, zur Bewegungsverbesserung in Stufe III in Behandlungsstellung erfolgen.
- Die tanzende Patella ist meist deutlich positiv, da häufig ein deutlicher Kapselerguss vorliegt. Ein Kniegelenkerguss hält die Gelenkkapsel unter Spannung, wodurch sie weniger verklebt. Ein sehr massiver Erguss setzt jedoch die Kapsel so stark unter Spannung, dass jede Bewegung Schmerzen auslöst und die Mobilisation behindert.

9.4 Untere Extremität: Synovektomien

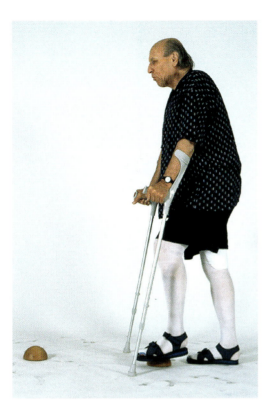

Abb. 9.12 Gehen über kleine Hindernisse fördert den Einsatz der Knie- und Hüftflexion.

- Die Beweglichkeit des Kniegelenks lässt sich mit allen Maßnahmen aus der Manuellen Therapie erweitern. Auch die Rotation des Kniegelenks kann verbessert werden.
- Die widerlagernde Mobilisation in alle Bewegungsrichtungen fördert die Durchblutung der periartikulären Strukturen. Übernimmt der Patient zunehmend mehr Aktivität, verbessert dies die Koordination.

> Alle Maßnahmen dürfen zu keiner Schmerzverstärkung führen, da eine vermehrte Sympathikusaktivität die Durchblutungsverminderung der passiven Strukturen zur Folge hat. Damit wird der Stoffwechsel in der Gelenkkapsel reduziert, und die Regeneration der Synovia ist gestört.

- Solange eine Spül-Saug-Drainage liegt, wird das Kniegelenk assistiv im schmerzfreien Bereich bewegt. Das Gleiten der Patella nach kaudal aus der Behandlungsstellung vermeidet die Verklebung des Rec. suprapatellaris.
- In der Frühphase erhält in erster Linie die Irradiation die Muskelaktivität am operierten Bein. Ab Teilbelastung ist das sofortige Training in der geschlossenen Kette (z.B. im Halbsitz und Sitz) angesagt.
- Bei starken Schwellungen sollte begleitend eine Lymphdrainage durchgeführt werden.
- Gangkorrektur im Dreipunktegang an Unterarmgehstützen: Von Anfang an ist darauf zu achten, dass der Patient sein Kniegelenk in den Bewegungsablauf der Spiel- und Standbeinphase einsetzt.
- Zielorientierte Übungen fördern die Nutzung von Flexion und Extension (z.B. Fuß auf eine Stufe stellen und zurück nehmen).
- Gehen über kleine Hindernisse ist bei Patienten möglich, die schon sicher die Unterarmgehstützen einsetzen (**Abb. 9.12**).

Zusammenfassung: Physiotherapeutische Untersuchung und Behandlung bei Patienten mit Zügelungsplastiken der Patella und Synovektomien

- Bei den Operationen nach habitueller Patellaluxation ist das Ziel die Umlenkung der Zugrichtung der Patella nach medial.
- Als Operationen werden Zügelungsplastiken der Patella als reine Weichteiloperationen durchgeführt, in schwereren Fällen kombiniert mit einer Versetzung der Tuberositas tibiae nach medial-distal.
- Knöcherne Eingriffe sollten erst nach Wachstumsabschluss erfolgen, um Wachstumsstörungen zu vermeiden!
- Bei den knöchernen Eingriffen wird der Q-Winkel verkleinert.

- Postoperativ ist die Flexion in der Regel auf 60° limitiert, das freie Halten des Unterschenkels ist bis zur 6. Woche nicht erlaubt. Der M. quadriceps wird häufig sehr stark reflektorisch gehemmt, weshalb er in der Therapie von Anfang an aktiviert werden muss (siehe *Fallbeispiel, S. 563*). Die Mobilisation der Patella nach kaudal ist kontraindiziert.
- Die Synovektomie kommt bei massiven entzündlichen Veränderungen der Synovia zum Einsatz.
- Im Falle einer starken Entzündung (z.B. nach Gelenkinfektion) wird anschließend eine Spül-Saug-Drainage gelegt. Das Knie muss von Anfang an auch mit Drainage bewegt werden, da eine hohe Verklebungsgefahr besteht.

- Bei starken Schmerzen kann über einen Periduralkatheter ein Schmerzmittel gegeben werden.
- Es kommen alle manualtherapeutischen Gelenktechniken zur Verbesserung der Beweglichkeit zur Anwendung.
- Sobald die Schmerzsituation dies erlaubt, wird die Gleitbewegung auch unter leichter Kompression gefördert.
- Die Patienten gehen am Anfang mit Sohlenkontakt, da die Ergussneigung sehr hoch ist.
- Auf den Einsatz der Knieflexion und Extension beim Gehen ist zu achten und durch zielorientierte Übungen zu erarbeiten.

9.5 Untere Extremität: Korrekturen von Fuß- und Zehenfehlstellungen

Klumpfuß

Indikationen

Der Begriff *Pes equinovarus* betont die beiden Hauptkomponenten des Klumpfußes (Kap. 4.6). Der durch eine Plantarflexionskontraktion im oberen Sprunggelenk bedingte Spitzfußanteil ist von allen Komponenten am schwierigsten zu korrigieren.

Operatives Vorgehen
- Die Achillessehne wird z-förmig verlängert, um den Spitzfuß zu korrigieren.
- Zusätzliches Durchtrennen des oberen und unteren Sprunggelenks zur Entlastung der dorsalen Anteile der Kapseln (dorsale Kapsulotomie).
- Der Ansatz der Achillessehne wird bei der z-förmigen Verlängerung seitlich belassen, damit der varisierte Rückfuß durch Valgisierung in eine physiologische Position gelangen kann.
- Bei Misslingen oder einem Späteingriff nach dem 3. Lebensmonat kann die Operation erweitert werden. Die Verlängerung der tiefen Flexorensehnen reduziert die Supinationswirkung der tiefen Flexoren.
- Bei einem Klumpfuß als Folge neuromuskulärer Imbalance werden die Sehnen nicht verlängert, sondern vollständig durchtrennt, um das Rezidivrisiko zu mindern.
- Zur Mobilisierung des Fußes werden zusätzlich alle medialen und dorsalen Kapselanteile sowie die Bänder des Fußes durchtrennt.
- Bei älteren Kindern erfolgt die Verlagerung der Ansatzstelle des M. tibialis anterior von der medialen und plantaren Fläche des Os cuneiforme mediale und der Basis des Os metatarsale I auf den äußeren Fußrand. Dies wirkt dem Spitzfuß entgegen und reduziert die supinierende Wirkung des M. tibialis anterior.

Postoperative Behandlung
- 6 Wochen lang postoperative Ruhigstellung des Fußes im Oberschenkelgips mit ca. 40° Knieflexion. Beim wöchentlichen Gipswechsel wird der Fuß zur Prävention vor Verklebungen passiv in Korrekturstellung bewegt.
- Anschließend folgt 12 Monate lang die Lagerung in Nachtlagerungsschienen mit einer Fußposition in maximaler Dorsalextension und Eversion.
- Sobald die Patienten laufen, erhalten sie Schuheinlagen, die die Fersen umfassen und mit hochgezogenem Innenrand.
- Nach der Gipsentfernung (ca. 6 Wochen postoperativ) ist eine intensive Mobilisation des Fußes vor allem in Dorsalextension und Eversion erforderlich.
- Bei schweren ossären Deformitäten kann nach Wachstumsabschluss eine T-Arthrodese durchgeführt werden, die das untere Sprung-, Talonavikular- und Kalkaneokuboidgelenk umfasst. Die Korrektur erfolgt in Form von Keilentnahme und Rotation des Vorfußes mit anschließender Spongiosaeinlagerung. Der Fuß wird bis zum knöchernen Durchbau (erst im Liegegips, anschließend im Gehgips) ruhig gestellt.

Hallux valgus

Bei den Resektionsinterpositionsarthroplastiken kommen verschiedene Techniken zum Einsatz. Dabei werden Teile der Phalangen oder Mittelfußknochen entfernt und dazwischen gestielte Lappen aus Kapsel- und Knochenhautteilen gelagert (interponiert).

Gelenkerhaltende Operationen erhalten nur junge Patienten ohne Arthrose des Großzehengrundgelenks, bei älteren wird das Gelenk entfernt.

Operation nach Brandes-Keller

Indikationen
- Bevorzugt bei älteren Patienten mit Arthrose des Großzehengrundgelenks;
- Schmerzhafter Hallux rigidus.

Operatives Vorgehen
- Entfernen der basisnahen zwei Drittel des Großzehengrundglieds.
- Elimination des medialen Köpfchenteils des 1. Mittelfußknochens.
- Zwischen beide Schnittflächen, die keine Gelenkflächen mehr aufweisen, wird ein Lappen aus Kapselperiostteilen gelegt.
- Zusätzlich kann die Sehne des Großzehenstreckers verlängert werden.

Postoperative Behandlung
- Die Zehe wird 2 Wochen lang mittels eines Kirschner-Drahtes in Extension fixiert.
- Alternative Fixation ist durch eine Nagltraktion mit Bügelgipsschuh möglich.
- Die Mobilisation erfolgt mit einem Vorfußentlastungsschuh.

Operation nach McBride

Indikation
Bevorzugt bei jüngeren Patienten ohne Arthrose des Großzehengrundgelenks.

Operatives Vorgehen
- Ablösen der Sehne des M. adductor hallucis am Grundglied der Großzehe;
- Wiederanlagerung der abgelösten Sehne am medial-plantaren Kopfteil des 1. Mittelfußknochens;
- Mediale Kapselraffung am Großzehengrundgelenk.

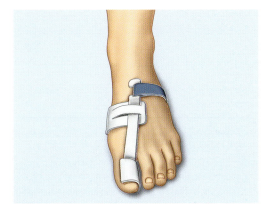

Abb. 9.13 Nachtlagerungsschiene bei Hallux valgus.

Postoperative Behandlung
- Kompressionsverband im Mittelfußbereich, beginnend an den Metatarsalköpfchen;
- 6–8 Wochen lang regelmäßiger Verbandwechsel;
- Vorfußentlastungsschuh;
- 3 Monate lang Nachtlagerungsschiene (**Abb. 9.13**);
- Teilbelastung nach ca. 3 Wochen, volle Belastung nach 6–8 Wochen.

Krallen- und Hammerzehen

Operation nach Hohmann

Indikationen
- Krallen- und Hammerzehen mit Beugekontraktur des proximalen Interphalangealgelenks;
- Erfolglose konservative Therapie.

Operatives Vorgehen
- Die Resektion der Mittelfußköpfe beseitigt die Beugekontraktur des proximalen Interphalangealgelenks.
- Fixation mit Kirschner-Draht.
- Alternative: Anlegen eines korrigierenden Kompressionsverbands, der das Grundglied nach plantar und das Zehenmittelglied nach dorsal zügelt.
- Zusätzlich können die Zehenstrecksehnen gerafft werden.

Postoperative Behandlung
- Tägliche Kontrolle des Zügelverbands.
- Falls eine Fixation mit Kirschner-Draht erfolgt, wird dieser 2 Wochen nach der Operation entfernt.
- Postoperativ 3 Wochen lang Einlagen.

9.5.1 Physiotherapeutische Untersuchung und Behandlung bei Patienten mit Korrekturen von Fuß- und Zehenfehlstellungen

Klumpfuß

Präoperativ
Kap. 4.6, *Konservative Untersuchung und Behandlung des Klumpfußes.*

Postoperativ
- Nach einem reinen Weichteileingriff gleicht die Behandlung nach der Ruhigstellung der konservativen Klumpfußbehandlung (Kap. 4.6).
- Während des Gipswechsels wird der Fuß passiv in Dorsalextension und Eversion bewegt. Intensi-

ves Streichen am Fußrücken und Außenrand stimuliert die Dorsalextensoren und die Eversoren.
- Resorptionsfördernde Maßnahmen, z.B. Hochlagern, Bewegen der proximalen nicht ruhig gestellten Gelenke sowie statische Aktivität im Gips.
- Bei älteren Kindern und Erwachsenen: Gangschule an Unterarmgehstützen ohne Belastung und im Gehgips und Treppensteigen.
- Übung von Bewegungsübergängen mit Gips (Aufstehen, Hinsetzen, An- und Ausziehen).
- Bei reinen Weichteileingriffen gezieltes Muskeltraining gegen die Fehlstellung; bei Muskelversetzung Muskelwert 3 anstreben. Dabei werden begleitend taktile Reize wie Streichreize auf der Muskulatur eingesetzt.
- Nach Achillessehnenverlängerung intensive Längs- und Querdehnung; intensive Narbenmassage verhindert Verklebungen.
- Stabilisationstraining bei älteren Kindern und Erwachsenen bei voller Belastbarkeit: Beinachsentraining im Stand und Halbsitz, Gleichgewichtsschulung mit und ohne Schuhzurichtung, zuerst auf stabiler und anschließend auf labiler Unterstützungsfläche (z.B. aufgerollte Matte oder Trampolin).

Hallux valgus

Während der Ruhigstellung
- Hochlagern, manuelles Ausstreichen des Beines im Lymphbahnenverlauf, eventuell Lymphdrainage.
- Bewegen der proximalen Gelenke, statische Aktivität der gesamten Beine, auch zur Thromboseprophylaxe.
- Zur Schmerzlinderung Anwendung lokaler Eisapplikation, aber kein Langzeiteis (Kap. 2 u. 8,. *Wundheilung*).
- Freihalten der Beweglichkeit des oberen und unteren Sprunggelenks, bei reflektorischem Hypertonus ist postisometrische Relaxation möglich.
- Gangschule mit Vorfußentlastungsschuh und Unterarmgehstützen.

Nach der Ruhigstellung
- Intensive Mobilisation der Zehen in die Korrekturstellung.
- Abduktion der Großzehe: Passive Mobilisation durch Gleiten der Grundphalanx gegen Metatarsale I nach medial und Traktion aus der Behandlungsstellung. Anguläres Bewegen unter leichtem Zug, anschließend über Beinachsentraining mit besonderer Stimulation der medialen Längswölbung den M. abductor hallucis longus trainieren. Im Sitz und Stand können die Patienten nach einer gewissen Lernphase selbstständig ihre Fußwölbungen aktivieren. Die Behandlung gleicht neben der Bewegungsverbesserung der konservativen Spreizfußbehandlung (Kap. 3.13).
- Dehnen des M. extensor hallucis longus: Da er bei ausgeprägtem Hallux valgus durch die Rotation des Metatarsale I und der Grundphalanx mit seiner Wirkungslinie lateral der Bewegungsachse für Abduktion und Adduktion wandert, verstärkt er die adduktorische Tendenz und verkürzt.
- Auf eine endgradige Extension der Großzehe achten, gegebenenfalls durch Traktion und Gleitmobilisation nach dorsal verbessern. Beim Gehen werden in der Abdruckphase 70–80° Extension benötigt. Bei eingeschränkter Extension rollen die Patienten mit mehr Divergenz oder über den Fußaußenrand ab. Die Folge ist eine Überlastung der Vorfuß- und Sprunggelenke sowie der Hüft- und Kniegelenke.

Zwar können die Patienten die Traktion auch selbstständig durchführen, eine regelmäßige Kontrolle der korrekten Durchführung ist jedoch unerlässlich!

- Bei voller Belastbarkeit kann im Stand in Schrittstellung gezielt die Abdruckphase mit der Technik agonistische Umkehr aus der PNF erarbeitet werden. Es kann über Approximation am Becken
- Kontrollierte Zehenstände bei symmetrischer Belastung der Vorfüße können die Patienten als Eigenübung durchführen. Voraussetzung für die symmetrische Zehenbelastung ist die ausreichende Verwringungsfähigkeit des Vorfußes in Pronation gegen den Rückfuß. Die Beweglichkeit kann vorbereitend durch Gelenktechniken, Weichteiltechniken und Fußpattern erarbeitet werden.

Krallen- und Hammerzehen

Während der Ruhigstellung
siehe *Klumpfuß*.

Nach der Ruhigstellung
- siehe *Klumpfuß*.
- Verbessern der Extension im proximalen Interphalangealgelenk: passiv durch Traktion in Behandlungsstellung; Dehnen der Zehenflexoren, auch Weichteiltechniken unter der Fußsohle (z.B. in Bauchlage). Nach passiver Vorbereitung kann die aktive exzentrische Verlängerung der

- Zehenflexoren in Bauchlage und in Schrittstellung erarbeitet werden.
- Zuerst kann die aktive Stimulation mit der Fußeinlage mit Metatarsalabstützung erfolgen.

> Der Transfer der kontrollierten Verlängerung in die Alltagsfunktion ist sehr wichtig.
> Die Fußwölbungen müssen aktiv aufgebaut werden (Kap. 3.13).

9.6 Obere Extremität: Operative Eingriffe bei rezidivierender Schulterluxation

Die wiederholt auftretenden Schulterluxationen lassen sich in folgende 3 Gruppen einteilen:
- *Habituelle Luxation:* Sie beginnt häufig schon im Kindesalter. Ohne vorausgegangenes Trauma kommt es zu rezidivierenden Schultergelenkluxationen. Meist liegen eine konstitutionelle Dysplasie des Schultergelenks oder ein zu kleiner Retrotorsionswinkel zugrunde (normal: ca. 30°).
- *Willkürliche Schulterluxation:* Der Patient kann sein Schultergelenk willkürlich luxieren oder subluxieren.
- *Posttraumatische rezidivierende habituelle Schulterluxation:* Sie entsteht als Folge einer traumatischen Schulterluxation in folgenden Fällen:
  - Die Schulter wurde nicht lange genug ruhig gestellt.
  - Abriss des Labrum glenoidale.
  - Massive Läsion des kaudalen Pfannenrands (Bankart-Läsion).
  - Läsion des N. axillaris.

Der Humeruskopf luxiert meist nach ventral-kaudal, wobei es häufig zur Bankart-Läsion kommt. Begleitend findet sich oft eine Impression im Bereich des dorsal-lateralen Humeruskopfes (Hill-Sachs-Delle).

Die Indikation zur Operation hängt vom Unsicherheitsgefühl des Patienten und seinen subjektiven Beschwerden ab. Er klagt über ein starkes Instabilitätsgefühl im Bereich des Schultergelenks, wodurch berufliche und sportliche Aktivitäten stark eingeschränkt werden. Unter Umständen luxiert das Gelenk schon bei Alltagsbewegungen, vor allem bei Kombination von Abduktion mit Außenrotation.

Folgende Operationsmöglichkeiten stehen zur Verfügung:
- Korrektur des unteren Pfannenrandes (Bankart-Läsion):
  - Operation nach Eden-Hybinette;
  - Operation nach Lange.
- Entlastung der Hill-Sachs-Läsion und Korrektur des Retrotorsionswinkels: Subkapitale Rotationsosteotomie nach Weber.
- Rezidivierende Luxation ohne Bankart-Läsion und Hill-Sachs-Delle: Kapselraffung.

Operation nach Eden-Hybinette

Indikation
Bei posttraumatischer rezidivierender Schulterluxation mit größerem knöchernen Defekt am unteren Pfannenrand.

Operatives Vorgehen
- Am vorderen Pfannenrand wird ein kortikospongiöser Knochenkeil vom Beckenkamm eingebracht. Dadurch hebt sich der vordere Pfannenrand leicht an, sodass sich Gelenkmechanik ändern kann.
- Nach Entfernen der Kapsel wird der Knochenblock mit Zugschrauben am vorderen Pfannenrand fixiert.

> Die Zugschrauben dürfen den Pfannenrand nicht nach lateral überragen, sonst stößt der Kopf bei der Innenrotation an!

- Anschließend wird die Kapsel refixiert.

Postoperative Behandlung
- 3 Wochen lang Ruhigstellung im Thorax-Abduktionsgips oder der Thorax-Abduktionsschiene in 70° Abduktion, 30° Flexion und leichter Innenrotation.
- Nach Gipsabnahme Tragen eines Abduktionskissens für weitere 3 Wochen.
- Mobilisation des Schultergelenks unter Vermeidung der Außenrotation.

Operation nach Lange

Indikation
Durch Trauma bedingte rezidivierende vordere Schulterluxation mit Bankart-Läsion.

Operatives Vorgehen
- Das Einbringen eines kortikalen Beckenkammspans hebt den Pfannenrand geringgradig an, sodass sich die Gelenkmechanik leicht ändern kann.

- Entnahme eines autologen Knochenspans aus dem Beckenkamm.
- Durchtrennen der Sehne des M. subscapularis an ihrem Ansatz, dem Tuberculum minus.
- Ablösen des kurzen Bizepskopfes und des M. coracobrachialis am Proc. coracoideus.
- Leichtes Anheben des vorderen unteren Pfannenrandes mit einem Meißel.
- Einführen des entnommenen Knochenspans entlang des Meißels in den Knochenspalt.
- Refixierung der Sehnen der abgelösten Muskeln.
- Versetzen der Sehne des M. subscapularis bei der Refixation leicht nach lateral.

Postoperative Behandlung
- siehe *Operation nach Eden-Hybinette*.

Beide Operationen können durch das Anheben des Pfannenrandes zu einer leichten Einschränkung der Außenrotation führen.

Subkapitale Rotationsosteotomie nach Weber

Indikationen
- Ausgeprägte Hill-Sachs-Läsion;
- Zu kleiner Retrotorsionswinkel.

Operatives Vorgehen
- Nach subkapitaler Humerusosteotomie wird durch Innenrotation des Humeruskopfes um 30° die dorsal-laterale Hill-Sachs-Delle aus dem Gelenkkontakt herausgedreht.
- Eine gleichzeitige Straffung der ventralen Kapsel und des M. subscapularis ist notwendig, da sie sonst zu lang sind und eine ventrale Instabilität persistiert.

Wird der M. subscapularis zu stark lateralisiert, besteht die Gefahr einer Außenrotationseinschränkung!

Postoperative Behandlung
- Der Vorteil der Operation ist die frühfunktionelle Nachbehandlung. Sie ist jedoch selten notwendig, da der häufigste Grund der rezidivierenden Luxationen ein defekter Pfannenrand (Bankart-Läsion) ist.
- 3 Tage lang Gilchrist-Verband.
- Ab dem 3. Tag sind passives Bewegen des Armes und Pendelübungen erlaubt.
- Ab der 3. Woche assistives übergehend zu aktivem Bewegen.

Aktive Außenrotation ist erst nach 4 Wochen erlaubt.

Kapselraffung

Indikation
Durch Trauma bedingte rezidivierende vordere Schulterluxation ohne Bankart-Läsion.

Operatives Vorgehen
- Ablösen des M. coracobrachialis und des Caput breve des M. biceps brachii am Proc. coracoideus und der Sehne des M. subscapularis am Tuberculum minus.
- Inzision der Gelenkkapsel parallel zum Verlauf des Collum anatomicum am Humeruskopf.
- Durch Straffung der ventralen, dorsalen und kaudalen Teile der luxierten Gelenkkapseltasche verringert sich das Kapsellumen.
- Anschließend wird die Gelenkkapsel von ventral oder dorsal gedoppelt.
- Refixation der Sehnen des M. subscapularis, Caput breve des M. biceps brachii und des M. coracobrachialis.

Postoperative Behandlung
- 4 Wochen lang Gilchrist-Verband;

In den ersten 1,5 Monaten sind keine Außenrotation des Armes und 6 Monate lang keine Sportarten erlaubt, die die Schulter belasten (z.B. Wurfsportarten).

9.6.1 Physiotherapeutische Untersuchung bei Patienten mit operativen Eingriffen bei rezidivierender Schulterluxation

Präoperativ

Konstitutions- und Haltungsveränderungen

- Haltungsbefund: Besonders die Stellung des Körperabschnitts Thorax, die Lage des Schultergürtels auf dem Thorax und die Stellung der Arme.
- Bei einem breiten Thorax können die Arme nicht im Lot hängen; Pendelübungen sind nur mit Verlagerung des Oberkörpers zur Seite oder nach vorne möglich.

Beweglichkeit

- Die Beweglichkeit der BWS wird vor allem in Extension geprüft, da eine endgradige Armbewegung nur mit weiterlaufender Extension der BWS möglich ist.

- Aktive und passive Beweglichkeit der Schultergelenke im Seitenvergleich.

Muskulatur

Prüfen der Skapulastabilität
- Die dynamische Kontrolle kann in Bauchlage, Vierfüßlerstand, Unterarmstütz und mit Greiffunktionen geprüft werden (S. 575, *Prüfen der dynamischen Skapulastabilität*).
- Häufig liegen Atrophien der Außenrotatoren und des M. deltoideus vor.
- Die Ansätze der Außenrotatoren am Tuberculum majus sind manchmal druckschmerzhaft, da sie versuchen, den Kopf ständig nach dorsal zu zentrieren.

Spezifische Tests zum Prüfen der Stabilität des Glenohumeralgelenkes

Die Tests haben auch eine hohe Relevanz in der konservativen Schulterbehandlung (z.B. bei Tendopathien als Folge der Überlastung durch Instabilität). Auch die Entwicklung einer Impingement-Symptomatik (S. 588 und Kap. 5.6) kann eine Instabilität als Ursache haben.

> Das Ausmaß der Translation des Humeruskopfes liefert Hinweise auf die Weite der Gelenkkapsel und auf den Zustand des korakohumeralen Bandes (Hauser-Bischof 2003). Die Tests können präoperativ eine Instabilität bestätigen. Sie werden nicht in der frühen postoperativen Phase eingesetzt.

Positiver anteriorer Apprehension-Test
- Bei maximaler Außenrotation, 90° Abduktion und transversaler Extension kann der Humeruskopf nach ventral geschoben werden (Kap. 2.3.1, S. 119).
- Die ventrale Instabilität ist die häufigste Form.

Dorsaler Apprehension-Test (Abb. 9.14)
- Bei dorsaler glenohumeraler Instabilität wird die hintere Apprehension in Rückenlage durch transversale Adduktion und Innenrotation geprüft. Dabei wird Druck über die Längsachse des Oberarms auf den Humeruskopf ausgeübt (Rowe 1981).
- Das Zeichen ist positiv, wenn eine Apprehension-Reaktion zu beobachten ist.
- Starke Abwehrspannung kann auch schon ein Hinweis auf einen positiven Test sein.

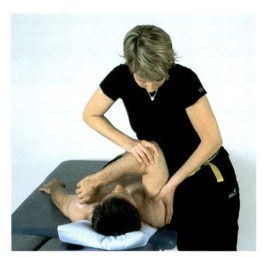

Abb. 9.14 Dorsaler Apprehension-Test.

Sulkus-Zeichen (Abb. 9.15)
- Durch Zug des Humerus nach distal im Verlauf der Humeruslängsachse bei Neutral-Null-Stellung des Schultergelenks im Sitz bei gleichzeitiger Fixation der Skapula, wird die Translation nach kaudal getestet.

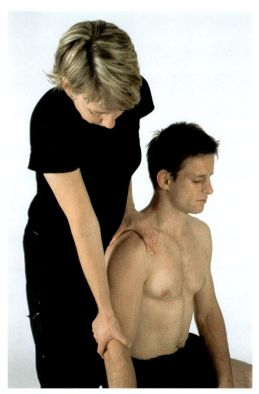

Abb. 9.15 Sulkus-Zeichen.

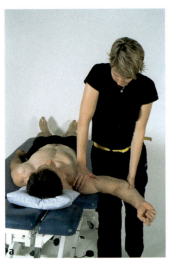 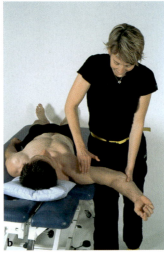

Abb. 9.16 a–b Release-Zeichen.

- Der Weg verlängert sich bei zunehmender Laxität der Kapsel, nimmt aber normalerweise bei Hinzunahme der Außenrotation ab. Ist dies nicht der Fall, liegt wahrscheinlich eine Läsion des korakohumeralen Ligaments vor.
- Bei vergrößerter Beweglichkeit zieht sich das Gewebe lateral, ventral und dorsal vom Akromion ein.
- Häufig tritt bedingt durch das Labrum glenoidale ein schnappendes Gefühl auf.

Release-Zeichen (Abb. 9.16 a–b)
- Prüfen der ventralen und ventral-kaudalen Instabilität in Rückenlage bei in 90° Abduktion und Außenrotation eingestelltem Arm.
- Die Therapeutin schiebt den Humeruskopf nach dorsal und entfernt plötzlich ihre Hand.
- Durch die aufgehobene passive Stabilisierung schnellt der Humeruskopf nach vorne und löst eine Apprehension-Reaktion mit Abwehrspannung des Patienten aus.

Load-and-shift-Zeichen (Abb. 9.17)
- Der Test prüft die anterior-posteriore Translation des Humeruskopfes (Rockwood 1990).
- Beim sitzenden Patienten fixiert eine Hand der Therapeutin die Skapula, während die andere am Humeruskopf liegt.
- Zuerst übt die Humerushand einen leichten Druck des Humeruskopfes nach medial aus (Load) und prüft dann die Translation des Kopfes nach ventral und dorsal (Shift).
- Dabei wird das Ausmaß der Translation geschätzt.

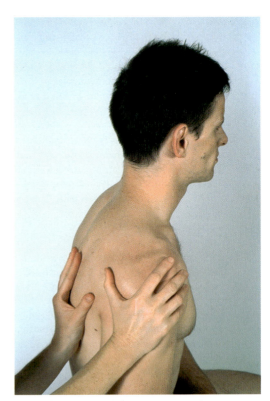

Abb. 9.17 Load-and-shift-Zeichen.

- Einteilung der glenohumeralen Translation gemäß der *Society of American Shoulder and Elbows Surgeons (Hauser-Bischof 2003)*:
  – keine/milde Instabilität: 0–1 cm;
  – mäßige Instabilität: 1–2 cm;
  – schwere Instabilität: > 2 cm.

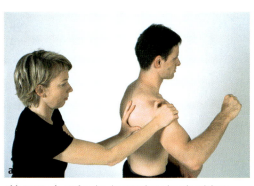
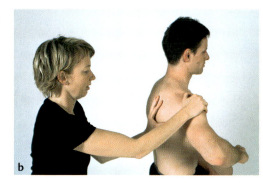

Abb. 9.18 a–b Prüfen der dynamischen Skapulastabilität.

Prüfen der dynamischen Skapulastabilität
(Abb. 9.18 a–b)
- Der Patient führt im Sitz in Neutral-Null-Stellung, 45° und 90° Flexion in der Skapulaebene schnelle kleine wechselnde Rotationen aus.
- Dabei prüft die proximale Hand der Therapeutin die Position des Humeruskopfes und die Stellung der Skapula.
- Bei funktionellem Stabilitätsverlust können Humeruskopf und Skapula nicht in der zentrierten Position gehalten werden.

> Der Test eignet sich nach erarbeitetem Skapulasetting und aktiver Zentrierung des Humeruskopfes auch zur Eigenübung!
> Alternativ kann die Bewegung des Armes durch statische rhythmische Stabilisation in Innen- und Außenrotation ersetzt werden.

Postoperativ

- Schmerzanamnese.
- Lagerungskontrolle: Der Arm sollte in der Skapulaebene gelagert sein, d.h. Oberarm mit einem Kissen unterlagern, damit sich das Ellenbogengelenk vor der Schulter befindet, sonst besteht die Gefahr der Schmerzverstärkung durch Ventralisation des Humeruskopfes verbunden mit Spannungserhöhung der ventralen Kapsel.
- Bei Ruhigstellung in Thorax-Abduktionsschiene oder Gilchrist-Verband (**Abb. 9.19**) ist die Haltung zu beachten. Bei einer zu hoch sitzenden oder falsch eingestellten Schiene wird das Schultergelenk nach kranial gestaucht, sodass ein Schulterhochstand die Folge ist und die Schulternackenmuskeln zur Verkürzung neigen. Können die Patienten das Armgewicht nicht komplett auf die Schiene abgeben, arbeiten die Schulter-Nacken-Muskeln ständig Fall verhindernd. Die Patienten sollen lernen, die Fehlstellung durch korrektes Anlegen der Schiene und Aktivität in Schulterdepression zu korrigieren.

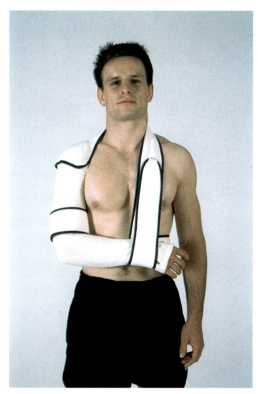

Abb. 9.19 Gilchrist-Verband.

Häufig werden statt einer Thorax-Abduktionsschiene weichere, bequemere Hilfsmittel benutzt, die durch Klettverschlüsse einfach anzule-

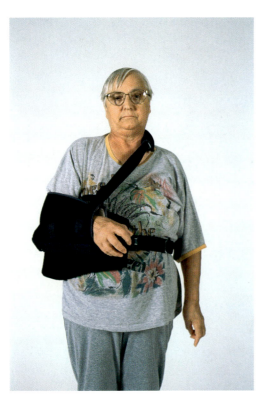

Abb. 9.20 Sling-shot-Verband.

gen und bequemer beim Tragen sind (z.B. Sling-shot-Verband; **Abb. 9.20**).
- Beobachten von Schwellungen und Hämatomen sowie Dokumentation von Veränderungen.
- Prüfen der Sensibilität.
- Vor allem Patienten mit Instabilität und Impingement haben häufig eine verstärkte BWS-Kyphose und manchmal auch einen zusammengesunkenen Flachrücken. Aufgrund dieser Fehlhaltungen rutscht der Schultergürtel auf dem Thorax nach ventral-kaudal. Dadurch verstärkt sich der Neigungswinkel der Schulterpfanne nach ventral-medial. Die Hangabtriebskräfte für den Humeruskopf nach ventral nehmen zu. Durch Adaptation des Körpers werden die Außenrotatoren auf Dauer reflektorisch hypoton geschaltet. Ihre zentrierende Funktion lässt nach, sodass der Humeruskopf bei der Bewegung nicht gut nach kaudal und dorsal zentriert wird. Die Folge ist ein Anstoßen des Humeruskopfes am Tuberculum majus. Dies ist häufig die Ursache für die Entstehung einer subakromialen Enge. Durch den Engpass wird z.B. die Supraspinatussehne mechanisch überlastet. Daher müssen nach der Operation die Haltung und die Lage des Schultergürtels so weit wie möglich korrigiert werden.

- Bei Ruhigstellung ist das Testen der Beweglichkeit der Hand- und Ellenbogengelenke wichtig. Die Ellenbogenflexion und -extension bereiten manchmal Schmerzen. Das Gleiten der langen Bizepssehne im Sulcus intertubercularis schmerzt aufgrund der Wunde, meist lässt der Schmerz jedoch schon nach einigen Tagen nach. Das Ellenbogengelenk muss von Anfang an vorsichtig mobilisiert werden, da sonst die Sehne verklebt.
Bei reflektorischer Tonuserhöhung des Bizeps kann die Extension des Ellenbogens in Rückenlage weiterlaufend zu einer Ventralbewegung des Drehpunkts Schulter mit der Folge einer Schmerzverstärkung führen. Daher sollte die proximale Hand der Therapeutin das Schultergelenk bei der Extension des Ellenbogens fixieren.
Oft bewirkt die Tonuserhöhung auch Schmerzen in der Ellenbeuge, vor allem bei Ruhigstellung in Flexion des Ellenbogens. Sekundär kommt dann ein lateraler Ellenbogenschmerz hinzu, der durch die sekundär aufgetretene Dezentrierung des Radius nach proximal gekoppelt mit Ventralisation des Radiusköpfchens im proximalen Radioulnargelenk verursacht werden kann.
Das Prüfen des Joint play im Radiohumeral- und proximalen -ulnargelenk ermittelt die Ursache, sodass sich der Radius zentrieren lässt. Der M. pronator teres zeigt bei dieser Problematik ebenfalls ein Tonuserhöhung. Die Extension und endgradige Pro- und Supination sind mit fest-elastischem Endgefühl eingeschränkt.
- Bei einer Thorax-Abduktionsschiene ist auf die Leichtgängigkeit des Ellbogenscharniers zu achten, damit kein Widerstand überwunden werden muss.
- Die ärztliche Verordnung muss über die Übungs- und Belastungsstabilität (Zug- und Druckbelastung) ebenso wie über ein operationsbedingt zu erwartendes bleibendes Außenrotationsdefizit Auskunft geben. Bei Übungsstabilität wird die Beweglichkeit des operierten Schultergelenks im erlaubten Ausmaß passiv oder assistiv geprüft.
- Am Anfang wird die Außenrotation häufig limitiert, da das Ventralgleiten des Humeruskopfes nicht erwünscht ist. Daher sollte auch die Extension hinter der mittleren Frontalebene in der Frühphase vermieden werden.
- Flexion und Abduktion sind in den ersten 4–6 Wochen manchmal auf 90° limitiert, da es bei endgradiger Flexion und Abduktion immer zur Begleitaußenrotation kommt.
- Der Operationsbericht liefert Angaben über durchtrennte oder versetzte Muskelansätze. Bei einer Lateralisation des M. subscapularis ist

6 Wochen lang eine Anspannung und Dehnung des Muskels untersagt.
- Selbstständiges An- und Ausziehen mit Beobachtung des Bewegungsverhaltens: Bleiben die Bewegungen beim An- und Ausziehen des Hilfsmittels und der Kleidung im erlaubten Rahmen?

Zusammenfassung: Physiotherapeutische Untersuchung bei Patienten mit operativen Eingriffen bei rezidivierender Schulterluxation

Präoperativ
- Neben der aktiven und passiven Schulter-, BWS- und HWS-Beweglichkeit können spezifische Stabilitätstests das Ausmaß der Translation des Humeruskopfes und der Stabilisationsfähigkeit von Humeruskopf und Skapula bestimmen.
- Die Tests sind auch in der konservativen Schulteruntersuchung und -behandlung von Bedeutung, z.B. bei Tendopathien oder Impingement-Symptomatiken.

Postoperativ
- Lagerung und Sitz des Hilfsmittels zur Ruhigstellung des Armes werden kontrolliert.
- Stellungsveränderungen der Skapula auf dem Thorax fördern dezentrierende Komponenten, z.B. Vergrößerung der Hangabtriebskräfte. Die Beweglichkeit von Ellenbogen und Hand können durch reflektorische Tonuserhöhungen (z.B. M. biceps brachii und M. pronator teres und Neuralstrukturen) und durch Hämatome eingeschränkt sein.
- Die ärztliche Verordnung muss Auskunft über Limitierungen der Bewegung, zu erwartende bleibende Bewegungseinschränkungen sowie Übungsstabilität geben.
- Der Operationsbericht liefert Angaben über durchtrennte oder versetzte Muskelansätze. Daraus kann die Physiotherapeutin biomechanische Konsequenzen ableiten, z.B. Veränderungen des Wirkungsgrads, Verlängerungen oder Verkürzungen der Kraftarme (Abstand der Wirkungslinie = Muskelverlauf zum Drehpunkt).

9.6.2 Physiotherapeutische Behandlung bei Patienten mit operativen Eingriffen bei rezidivierender Schulterluxation

Ziele

Körperstruktur/-funktion (Impairment)

- Bei Übungsstabilität Mobilisation des Schultergelenks bei zentriertem Humeruskopf im erlaubten Bewegungsausmaß;
- Mobilisation und Stabilisation von BWS und HWS;
- Schmerzlinderung;
- Detonisieren hypertoner Muskeln;
- Resorptionsförderung.

Aktivitäten (Activities)

- Verbessern der dynamischen Stabilisationsfähigkeit des Schultergürtels und des Glenohumeralgelenks;
- Haltungskorrektur.

Teilnahme (Participation)

- Der Patient soll seinen Arm bei allen Aktivitäten des täglichen Lebens (Beruf, Hobby, Körperpflege) wieder voll einsetzen können.
- Er soll Vertrauen gewinnen und seine Bewegungsangst reduzieren.

Grundlegende Prinzipien beim Erarbeiten der vollen Armfunktion

> *Die Prinzipien werden hier exemplarisch dargestellt und sind auf alle postoperativen und konservativen Behandlungssituationen in der Region Schulter übertragbar. Sie reichen weit über die "Schulterbehandlung" hinaus!*

Bei der Mobilisation des Schultergelenks werden die Bewegungen immer durch eine Zielvorgabe der Bewegung eingeleitet. Dies ist für die verletzte Kapsel schonender als rein passives Bewegen. Nur durch einen zielgerichteten Bewegungsauftrag kann das Feed-forward des zentrierenden Muskelsystems erfolgen. Koordinierte geschickte Bewegungen verlangen eine aufgabenspezifische Aktivierung der Muskulatur und eine angepasste Rekrutierung der Agonisten. Die jeweilige biomechanische Situation (z.B. Einwirkung der Schwerkraft) bestimmt, welche neuromuskuläre Aktivität benötigt wird.

In Seitenlage ist die Muskelaktivität eine andere als in vertikalen Ausgangsstellungen. Im Alltag wird der Arm überwiegend in vertikalen Ausgangsstellungen genutzt, weshalb so schnell wie möglich in diesen gearbeitet werden sollte. Bei reduzierter Belastungsfähigkeit durch Schmerzen und verletzte Strukturen muss die Therapeutin den Arm sichern und stabilisieren. Dabei geben die Hände sinnvolle Unterstützung:

- Die proximale Hand unterstützt am Humeruskopf die Roll-Gleit-Bewegung für die entsprechende Bewegungsrichtung. Weichteiltechniken im Verlauf der Muskeln, die sich verlängern müssen, können die kontrollierte Verlängerung der Muskeln fördern.
- Die distale Hand unterstützt den Arm.

Im Sitzen am Tisch kann das Armgewicht auf dem Tisch abgelegt sein (z.B. beim Greifen eines Gegenstands). Die manualtherapeutischen Griffe am Humeruskopf oder im Bereich der Muskulatur erteilen die für die Aufgabe erforderliche propriozeptive Information, sei es im Sinne der Mobilität oder Stabilität. Dabei ist darauf zu achten, dass die Dosis der taktilen Stimuli stimmt.

> *Die Hand der Therapeutin unterstützt dort wo nötig, so lang, aber so wenig wie möglich, um größtmögliche Selbstständigkeit des Patienten zu fördern.*
> *Aufgabe der Therapeutin ist die zielorientierte Handlung zu fördern und motorische Strategien zu optimieren, d.h. dafür zu sorgen, dass Strukturen nicht überlastet werden und das der Patient sein Ziel sicher erreicht!*
> *Kenntnisse der funktionellen Anatomie, Neurophysiologie und Biomechanik der Schulter helfen bei der Entscheidung, welche Fazilitationsmittel in welcher Situation sinnvoll sind.*

Das ZNS kontrolliert Bewegungen kortikal und subkortikal (Ghez u. Krakauer 2000). Distale Muskeln werden kortikal kontrolliert. Sie bewegen sozusagen zielorientiert und benötigen visuelle und/oder akustische Informationen.

Dagegen werden proximale Muskeln subkortikal gesteuert. Die Bahnen verlaufen medial durch das Rückenmark und haben im Gegensatz zu den distalen Muskeln sehr viele synaptische Verbindungen. Aus diesem Grund können den Kopf kontrollierende Muskeln mit denen von Becken und Sakrum für ständige posturale Anpassungen zusammenwirken.

Da proximale Muskeln wie auch exzentrische Kontroll- und Gleichgewichtsreaktionen, die für posturale Kontrolle benötigt werden, subkortikal gesteuert werden, benötigen sie propriozeptive Informationen. Die Muskeln werden während zielorientierter Handlungen proaktiv rekrutiert.

Beispiele:
- Der Rumpf muss stabil sein, bevor sich der Arm zu einem Objekt bewegen kann.
- Der Kopf muss stabil sein, bevor für Sprach- und Schluckfunktionen Zunge und Mund bewegt werden können.

Die für die Gelenkstabilität erforderliche neuromuskuläre Kontrolle ist ebenfalls auf propriozeptive Information angewiesen. Bei Zunahme der Kapsel-Bänder-Spannung werden Rezeptoren stimuliert, die diese Information aufnehmen und zum Rückenmark weiterleiten. Dies löst einen spinalen Reflex aus, der unwillkürlich die zur Stabilisation des Gelenks benötigten Muskeln aktiviert (Pollack 2000).

Zur Stabilisierung des Schultergelenks arbeiten Bänder und Muskeln synergistisch. Untersuchungen zeigten, dass der N. axillares afferente Informationen aus der Gelenkkapsel aufnimmt, was zur Aktivierung der Rotatorenmanschette führt (Guanche et al. 1995).

Beispiel: Abstellen eines Glases auf dem Tisch
Dies ist eine willkürliche Handlung, die sowohl kortikal als auch subkortikal kontrollierte Anteile umfasst. Um zu entscheiden, wie ein Patient bei der Durchführung am besten zu fazilitieren ist, gilt es, Hypothesen aufzustellen, warum er die erforderliche Aktivität nicht ausführen kann. Zunächst muss bekannt sein, welche Muskeln wie und wann aktiv sind und unter welchen Schwerkraftbedingungen die Aktivitäten erfolgen.

Zur Aktivierung der gelenkstabilisierenden Muskeln der Schulter muss eine propriozeptive Information für die schwachen Außenrotatoren durch die proximale Hand der Therapeutin erfolgen. Die Hand unterstützt die Außenrotation des Humerus durch gelenknahen Griff, während die distale Hand bei Bedarf Unterstützung am Arm gibt. Durch den Griff am Humeruskopf werden die Außenrotatoren angenähert.

Lautet der Auftrag, das Glas mit der Öffnung nach unten auf den Tisch abzustellen, ist sehr viel Pronation des Unterarmes nötig. Die Bewegung läuft bei mangelnder Stabilität als Innenrotation in die Schulter weiter. Die stabilisierenden Muskeln müssen dies außenrotatorisch widerlagern, wobei die Hand der Therapeutin zu Beginn unterstützt.

Für die Aufgabe wäre es nicht sinnvoll den M. triceps zu trainieren, auch wenn der Arm im Ellenbogen gestreckt wird. Nur wenn die Schwerkraft dabei senkrecht auf den Arm wirkt und diese propriozeptiv wahrgenommen wird, kann die notwendige exzentrische Aktivität des M. biceps organisiert werden.

Alle rumpfstabilisierenden Aktivitäten, die hier zum Halten des Gleichgewichts nötig sind, werden ebenfalls unwillkürlich gesteuert. Der Rumpf ist aktiv, bevor sich der Arm bewegt. Können diese unbewusst gesteuerten Aktivitäten nicht organisiert werden, da sie durch Bewegungsangst oder Schmerzen reflektorisch gehemmt sind, müssen die entsprechenden propriozeptiven Informationen appliziert werden. Zug auf dem Muskelbauch des M. biceps im Längsverlauf geben dem Muskeln die notwendige Information, dass er sich verlängern muss.

> Bei dieser Handlung Widerstand für die Innenrotation zu geben, um die Außenrotatoren zu rekrutieren, wäre nicht sehr sinnig, da in diesem Fall die Aktivierung nicht unwillkürlich erfolgte. Beim Versuch, die Schulter willkürlich gegen den applizierten Widerstand zu bewegen, ginge die gesamte Kontrolle verloren!

Propriozeptive Informationen müssen nicht zwangsläufig taktil vermittelt werden, oft reicht die Einwirkung der Schwerkraft aus. Entscheidend ist jedoch, dass sie nur dann zu einem Lerneffekt führen, wenn sie im Kontext mit einer willkürlichen Handlung erfolgen.

Beispiel: Nutzen des Armes zum Essen oder Haarekämmen
Hierfür müssen in der 1. Bewegungsphase die Schulterextensoren und -innenrotatoren sowie Skapulaelevatoren entspannt sein. Die reziproke Hemmung der Muskelsynergie lässt sich nur erreichen, wenn der Betroffene aufgefordert wird, die Hand in einer Ausgangsstellung zum Kopf zu bewegen, die real ist und die Schwerkraft nicht auf Extensoren und Innenrotatoren einwirkt.

Während der Bewegung kann die Therapeutin durch Weichteiltechniken in den Muskeln in Längsrichtung Zug geben.

> Würde die Bewegung z.B. in Seitenlage erarbeitet, wirkte bei zunehmender Armhebung die Schwerkraft auf die Extensoren. Außerdem fehlte die proximale Stabilität durch den Rumpf, da dort die Auseinandersetzung mit der Schwerkraft und damit posturale Kontrolle in Seitenlage ausbliebe.

Maßnahmen

- Lagerungskontrolle: Der Ellenbogen befindet sich vor der Schulter in der Skapulaebene, Oberarm ist mit Kissen unterlagert.
- Während der Ruhigstellung soll der Patient mehrmals täglich sein Hand- und Ellbogengelenk bewegen. Ein fester Faustschluss und kraftvolles Öffnen der Hand unterstützen die Resorptionsförderung.
- Ausstreichen des Armes von distal nach proximal aus leichter Hochlagerung. Vorbereitend können kleine Bewegungen des Schultergürtels den Lymphabfluss proximal anregen.
- Statische Aktivität des gesamten Armes und Schultergürtels.
- Eventuell Lymphdrainage.
- Zur Schmerzlinderung Einsatz von Kurzzeiteis im Wechsel mit Bewegen der Skapula.
- Üben des selbstständigen An- und Ablegens der Schiene bzw. des Verbands.
- Detonisieren der hypertonen Nackenstrecker durch postisometrische Relaxation und Weichteiltechniken.
- Stimulation des vegetativen Grenzstrangs durch hubfreie Mobilisation der BWS, was den Stoffwechsel im gesamten Arm positiv beeinflusst.
- Bei Übungsstabilität Durchführen dynamischer, ansonsten statischer Skapulapattern. Dies bewirkt eine bessere Durchblutung der Nackenmuskeln fördert die Stabilität der Scapulae auf den Thorax. Dabei wird der Arm zunächst stabil in Seitenlage mit einem Kissen auf dem seitlichen Rumpf gelagert. Allmählich kann er zunehmend im erlaubten Bewegungsausmaß vor dem Körper auf einem Kissen gelagert werden. Die Bewegung der Skapula verbessert die Bewegung vom proximalen Hebel.
- Die Mobilisation des Schultergelenks beginnt mit abgegebenem Gewicht (z.B. im Schlingentisch).

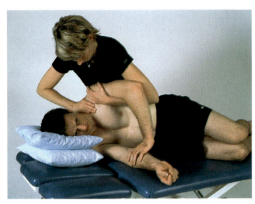

Abb. 9.21 Bei der hubfreien Mobilisation der Flexion in Seitenlage unterstützt die proximale Hand die Zentrierung des Humeruskopfes nach dorsal-kaudal.

Der Transfer der neu gewonnenen Bewegungsfähigkeit muss so schnell wie möglich in vertikalen Ausgangsstellungen erfolgen (**Abb. 9.21**, **Abb. 9.22**). Bei der Bewegung kann die proximale Hand der Therapeutin die Zentrierung des Humeruskopfes fazilitieren.
- Nach der Wundheilung ist die Mobilisation im Bewegungsbad möglich.
- Widerlagernde Mobilisation in alle Bewegungsrichtungen.
- Erarbeiten der aktiven Gleitbewegung des Humeruskopfes:

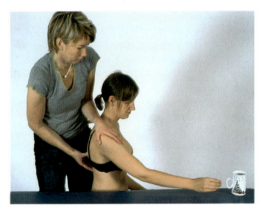

Abb. 9.22 Erarbeiten der Greiffunktion am Tisch.

Beispiele:
1. Abduktion
- In verschiedenen Winkeln der Abduktion lernt der Patient das aktive Kaudalgleiten.
- Dazu stellt er sich in der Achsel eine Kugel vor, die er in Richtung Füße rollen soll.
- Die Therapeutin gibt einen taktilen Reiz in der Achselhöhle.

> *Dieses aktive Kaudalgleiten kann schon in der Thorax-Abduktionsschiene beginnen.*
> *Alternativ kann der Arm des sitzenden Patienten seitlich auf einem Tisch in der Skapulaebene gelagert werden.*

2. Verhindern der Ventralisierung des Humeruskopfes
- Die Zentrierung des Humeruskopfes nach dorsal wird in erster Linie von den Außenrotatoren gewährleistet.
- Die Therapeutin versucht, ohne Kraft den Humeruskopf nach ventral zu schieben, was die dorsal ansetzende Muskulatur jedoch verhindern muss.

> *Es ist auf sehr dosierten Führungsreiz zu achten, da kein passiver Gleitweg nach ventral entstehen darf!*

- Zu Anfang wird der Arm z.B. in der Schiene, auf dem Tisch oder in Seitenlage in Flexion auf einem Kissen vor dem Körper gelagert, da dabei die Außenrotation über die Spannungseinleitung von distal über die Hand rekrutiert werden kann.
- Die proximale Hand der Therapeutin kann den Humeruskopf nach dorsal-kaudal zentrieren.
- Nach Freigabe aller Bewegungsrichtungen kann die Mobilisation in PNF-Mustern mit den Techniken *Rhythmische Stabilisation*, *Hold relax* oder *Contract relax* erfolgen. Die Grifftechnik wird am Anfang so verändert, dass die proximale Hand am Humeruskopf bleibt und ihn während der Bewegung zentriert.
- Anschließend wird in diesen Mustern gekräftigt, z.B. mit der agonistischen Umkehr zum konzentrischen und exzentrischen Muskeltraining oder dynamische Umkehr mit Umschaltung vom agonistischen in das antagonistische Muster ohne Spannungsverlust.

- Bei voller Belastbarkeit lässt sich über die Stützfunktion in verschiedenen Ausgangsstellungen der Schultergürtel im geschlossenen System stabilisieren. Als Steigerung kann die Stützfunktion auf labiler Unterstützungsfläche erarbeitet werden (z.B. auf einem Pezziball).
- Zur Stabilisation der Skapula wird das Skapulasetting in verschiedenen Ausgangsstellungen erarbeitet. Bei abgelegtem Arm wird begonnen, dem Patienten die Stellung der Skapula bewusst zu machen. Er nimmt die Stellungsveränderung bei veränderter Brustkorbstellung wahr und erlernt die Einnahme einer aufgerichteten BWS und HWS. Die Vorstellung der aktiven Verlängerung des Scheitelpunkts fördert die Aufrichtung (S. 639).

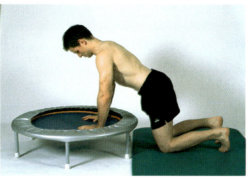

Abb. 9.24 Stützfunktion auf labiler Unterstützungsfläche (Trampolin). Selbst ausgelöste Druck-Stauch-Impulse stimulieren die stabilisierenden Muskeln.

Anschließend lernt der Patient, diese Position bei kleinen Bewegungen des Armes zunächst mit wenig und später abhängig von der Belastbarkeit mit zunehmenden Hub und in Kombination mit Greiffunktionen oder beim Schreiben, Essen und Kämmen zu stabilisieren.

Immer so schnell wie möglich in alltagsnahen Ausgangsstellungen und Funktionen üben!

Beispiele:
- *Stützfunktion in Bauchlage (Abb. 9.23):* Arme und Schultergürtel stützen auf einem Hocker am Ende der Bank. Der Vorteil dieser Ausgangsstellung ist die Lage des Körperschwerpunkts. Da er sich über der Behandlungsbank befindet, lastet noch relativ wenig Gewicht auf dem Schultergürtel.

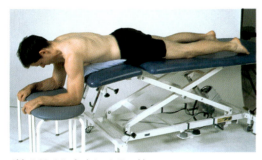

Abb. 9.23 Stützfunktion in Bauchlage.

In dieser Ausgangsstellung können z.B. statische und dynamischen Skapula- und Kopfpattern durchgeführt werden. Statische und dynamische Handpattern lassen die Muskelaktivität in der Kette in den Schultergürtel weiterlaufen.

- Dorsalextension mit Fingerextension und ulnarer Abduktion.
- Volar- mit Fingerflexion und radialer Abduktion.
- Dorsal- mit Fingerextension und radialer Abduktion.
- Volar- mit Fingerflexion und ulnarer Abduktion. In dieser Ausgangsstellung arbeiten die Schultermuskeln mit Kokontraktion.
- Sitz mit Unterarmstütz, hoher Vierfüßlerstand (Stand vor der Wand, Unterarme in Stützfunktion an der Wand), ebenso wie Vierfüßlerstand und Bauchlage mit Unterarmstütz sind weitere günstige Ausgangsstellungen, in denen die Schultermuskeln in Kokontraktion arbeiten. Zuerst erfolgt die Stützfunktion auf stabiler, später auf labiler Unterstützungsfläche (z.B. Pezziball, Trampolin).
- Die Stützfunktion z.B. auf einem Trampolin kann durch selbst ausgelöste Druck-Stauch-Impulse die stabilisierenden Muskeln stimulieren (**Abb. 9.24**).
- Dynamische Armpattern zur Kräftigung der gesamten Armmuskulatur. Um eine bestimmte Muskelgruppe zu betonen, wird mit Pivot gearbeitet. Dabei arbeiten die kräftigen Komponenten statisch, die schwachen dynamisch.
- Erarbeiten von Greiffunktionen in verschiedenen Winkeln des Armes bei stabilisierter Skapula und Glenohumeralgelenk (Beispiele: Kap. 2 u.S. 580, *Grundlegende Prinzipien beim Erarbeiten der Armfunktion*).

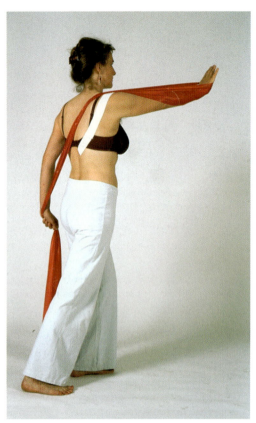

Abb. 9.25 Tapezügel im Verlauf des M. infraspinatus und des M. trapezius pars ascendens unterstützen die Stabilisation. Das Theraband gibt zusätzlich einen approximierenden Reiz.

- Bei voller Belastbarkeit lässt sich die Kraftausdauer am Zugapparat oder mit dem Theraband trainieren. Dabei werden alltagsspezifische Bewegungsabläufe geübt.
- Die Übungen in Stützfunktion stabilisieren auch die BWS und HWS.
- Auch alle Übungen zur Automatisierung der Haltungskorrektur sind geeignet (Kap. 1 u. 3).
- Die langsame Steigerung des Bewegungsausmaßes der Schulter nach der Operation sowie der Hubbelastung führen den Patienten allmählich an die "kritischen Bewegungszonen" heran, die früher die Luxation auslösten. In der Spätphase der Rehabilitation müssen die Bewegungen zunächst langsam und kontrolliert geübt werden (z.B. Überkopfbewegungen).

Die Bewegungsabläufe werden am Zugapparat oder mithilfe eines Therabands allmählich gesteigert, erst in der mittleren Bewegungsbahn und später bis in die äußere Bewegungsbahn.

Dabei können anstelle der Hand der Therapeutin für die Gelenkstabilität Tapeverbände die Außenrotatoren fazilitieren. Im Verlauf des M. infraspinatus wird vom Humeruskopf zur Skapula und bei mangelnder Skapulastabilität von der Skapula zum thorakolumbalen Übergang ein Tapezügel gelegt. Für die proximale Stabilität kann zusätzlich der approximierende Reiz eines Therabands genutzt werden (**Abb. 9.25**).

Checkliste: Physiotherapeutische Behandlung bei Patienten mit operativen Eingriffen bei rezidivierender Schulterluxation

| Körperstruktur/-funktion | • Bei Übungsstabilität: Mobilisation des Schultergelenks bei zentriertem Humeruskopf im erlaubten Bewegungsausmaß. Zunächst wird nur mit abgelegtem Arm ohne Hubbelastung bewegt. Die proximale Hand der Therapeutin zentriert dabei den Humeruskopf. Wichtig ist von Anfang an eine zielorientierte Bewegung, die nur mit entsprechendem Bewegungsauftrag und Bezug zu Alltagsfunktionen möglich ist.
• Die Flexion kann schon in nur geringem Bewegungsausmaß durch den Auftrag "Bitte greifen Sie an Ihre Nase!" begleitet werden. Dieser Auftrag führt zur besseren Rekrutierung als die abstrakte Vorstellung, den Arm ohne Ziel nach vorne zu bewegen.
• Skapulapattern bei gelagertem Arm können die Beweglichkeit vom proximalen Hebel fördern, dabei haben die Patienten häufig weniger Schmerzen.
• Die Beweglichkeit des Ellenbogens ist vor allem bei dauernder Ruhigstellung in Ellenbogenflexion durch reflektorische Tonuserhöhung der Flexoren und Dezentrierung des Radius bedingt; spezifische Gelenk- und Weichteiltechniken beseitigen Schmerzen und Bewegungseinschränkung (Kap. 9.6.1).
• Mobilisation und Stabilisation der BWS und HWS:
– Eine aufgerichtete dynamische Stabilität von Thorax und Kopf ist die Bedingung für die zentrierte Schulterbewegung.
– Die Mobilisation bewirkt gleichzeitig die Schmerzlinderung durch Dämpfen des Sympathikus.
• Detonisieren hypertoner Muskeln: Weichteil- und Entspannungstechniken werden eingesetzt, z.B. im Bereich der Schulternackenmuskulatur, des M. biceps brachii und M. pronator teres.
• Resorptionsförderung, z.B. Lymphdrainage und Aktivierung der Muskelpumpe über die Hand sowie Hochlagerung des Armes. |

Aktivitäten (Activities)	• Verbessern der dynamischen Stabilisationsfähigkeit des Schultergürtels und des Glenohumeralgelenks. • Zunächst wird die aktive Zentrierung des Humeruskopfes bei abgelegtem Arm, später zunehmend bei Bewegungen im erlaubten Bewegungsausmaß erarbeitet. Von Anfang an muss der Patient ein Gefühl für die Veränderungen der Skapulastellung und deren Korrektur lernen. Die Stabilität wird im offenen und bei zunehmender Belastbarkeit auch im geschlossenen System durch Stützfunktionen geübt. • Haltungskorrektur.
Teilnahme (Participation)	• Der Patient soll seinen Arm bei allen Aktivitäten des täglichen Lebens (Beruf, Hobby, Körperpflege) wieder voll einsetzen können. • Von Anfang an sind zielgerichtete abstrakten Bewegungsformen vorzuziehen. • Der Patient soll Vertrauen gewinnen und seine Bewegungsangst reduzieren. • Die allmähliche Steigerung der Belastung und des Bewegungsausmaßes führen ihn ganz allmählich an die "kritischen Zonen". In der Spätphase der Rehabilitation bei voller Belastbarkeit werden vor allem in diesem Bereich kontrollierte Bewegungsabläufe erarbeitet.

9.7 Obere Extremität: Operationen nach Ruptur der Rotatorenmanschette

Die Rotatorenmanschette wird aus den Sehnen von M. supraspinatus und infraspinatus, M. teres minor und M. subscapularis gebildet und ist verantwortlich für die Zentrierung und Kompression des Humeruskopfes im Glenoid. Die Kompression und Zentrierung ermöglichen eine optimale Stabilisation des Glenohumeralgelenks durch Kontrolle der Translationsbewegung. Sobald die Rotatorenmanschette in irgendeiner Form verletzt wird, ist die dynamische Stabilisationsfähigkeit insuffizient und es besteht das Risiko von zusätzlichen Verletzungen (z.B. Labrum- und Kapselverletzungen).

Von einer Ruptur sind meist die Sehne des M. supraspinatus oder posterior die des M. infraspinatus betroffen. Die Ruptur des M. supraspinatus ist oft die Folge einer Impingement-Symptomatik aufgrund struktureller Veränderungen des Akromions oder Verdickungen des Lig. coracoacromiale. Eine weitere mögliche Ursache ist die Entzündung der Bursa. In diesen Fällen resultiert eine Verletzung auf der Außenseite der Rotatorenmanschette, die auf Dauer nach innen fortschreiten kann. Durch die Lage der Sehne im subakromialen Raum und ihre schlechte Blutversorgung ist sie sehr häufig degenerativ verändert. Der Grund ist meistens eine Dezentrierung des Humeruskopfes mit Kompression der subakromialen Strukturen (Impingement-Symptomatik) über einen langen Zeitraum.

Mechanische Überlastung mit teilweise chronischen Entzündungen können die Sehne schwächen. Die repetitive Fehl- bzw. Überbeanspruchung der Muskeln kann zu einer *Overuse tendinitis* der Rotatorenmanschette führen. Diese Form der Tendinitis kommt typischerweise in der posterioren Rotatorenmanschette vor (M. infraspinatus und M. teres minor). Die Sehnenverletzungen befinden sich dann häufig auf ihrer Unterfläche. Verletzungen entstehen durch das Abbremsen der Adduktions- und Innenrotationsbewegung aus der Vordehnung heraus.

Bei dem sich langsam über lange Zeit entwickelnden Verschleiß der Rotatorenmanschette reicht oft ein kleiner Auslöser zur Ruptur der Sehne, die zu Anfang oft gar nicht bemerkt wird. Dann entwickeln sich chronische Beschwerden mit zunehmender Bewegungseinschränkung des Schultergelenks, und sekundär entsteht eine Omarthrose.

Bei jungen Menschen mit frischen Läsionen und ausgeprägter Symptomatik sowie bei Patienten, die beruflich ihren Arm sehr stark einsetzen müssen (z.B. bei Überkopfarbeiten) wird die Rotatorenmanschette operativ rekonstruiert. Die wichtige zentrierende Wirkung der Supraspinatussehne auf den Humeruskopf kann nur durch operative Rekonstruktion wiederhergestellt werden.

Bei älteren Menschen mit Degeneration wird eher konservativ behandelt.

SLAP-Läsion

Ein weiterer kritischer verletzungsanfälliger Bereich, der die Stabilität der Schulter beeinträchtigt, ist die Verbindung der langen Bizepssehne mit dem anterioren Labrum glenoidale. Die Sehnen von M. biceps und M. triceps tragen zur Unterstützung des Labrums bei, das aus Knorpel- und Fibringewebe besteht. Der Ring umgibt die Oberfläche der Fossa glenoidalis. Die innere Oberfläche wird aus Synovia gebildet, die äußere steht in Verbindung mit der Kapsel und dem Periost der Skapula. Das anteriore Labrum erscheint dicker und breiter als das

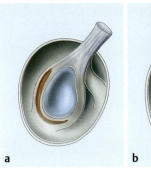
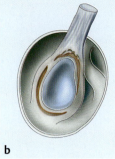
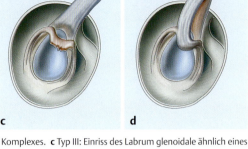

Abb. 9.26a–d Klassifizierung der 4 SLAP-Läsionstypen. **a** Typ I: Degenerative Auffaserung des superioren Labrum glenoidale, jedoch noch feste Verankerung am Glenoid und der langen Bizepssehne. **b** Typ II: Zusätzlich besteht eine Ablösung des Labrum glenoidale mit Ursprung der langen Bizepssehne vom Glenoidrand. Dies führt zur Instabilität des Kapsel-Labrum-Komplexes. **c** Typ III: Einriss des Labrum glenoidale ähnlich eines Korbhenkelrisses ohne Ablösung der Bizepssehne an ihrem Ursprung. **d** Typ IV: Korbhenkelriss des Labrums in Kombination mit Längsspaltung der Bizepssehne und teilweiser Dislokation mit dem rupturierten Anteil der Bizepssehne.

posteriore. Durch die Vergrößerung der Gelenkfläche trägt es zur Kontrolle der glenohumeralen Stabilität bei.

Die lange Bizepssehne ist mit dem superioren Labrumpol verbunden. Eine Verletzung in diesem Bereich wird als *SLAP-Läsion* (superiores Labrum glenoidale anterior zu posterior) bezeichnet. Die Sehne bildet einen y-förmigen Bizepsanker am anterioren Labrum glenoidale und verläuft dann im Sulcus intertubercularis nach distal. Sie gilt als einer der wesentlichen Depressoren des Humeruskopfes. Verletzungen in diesem Bereich sind Folgen von mechanischem Dauerstress mit begleitender Degeneration. Verletzungen begünstigen die Kranialisation des Humeruskopfes.

Klassifikation der SLAP-Läsionen (Abb. 9.26a–d)
- Typ I: Degenerative Auffaserung des superioren Labrum glenoidale, jedoch noch feste Verankerung am Glenoid und der langen Bizepssehne.
- Typ II: Zusätzlich besteht eine Ablösung des Labrum glenoidale mit Ursprung der langen Bizepssehne am Glenoidrand. Dies führt zur Instabilität des Kapsel-Labrum-Komplexes.
- Typ III: Einriss des Labrum glenoidale ähnlich eines Korbhenkelrisses ohne Ablösung der Bizepssehne an ihrem Ursprung.
- Typ IV: Korbhenkelriss des Labrums in Kombination mit Längsspaltung der Bizepssehne und teilweiser Dislokation mit deren rupturiertem Anteil.

> *Durch SLAP-Läsionen nimmt die Translation des Humeruskopfes zu, was zu reduzierter Stabilität des Glenohumeralgelenks führt.*
> *Bei der operativen Rekonstruktion wird der Bizepssehnenanker wiederhergestellt.*

Funktionstests zur Feststellung einer Ruptur der Rotatorenmanschette und SLAP-Läsionen
Palm-up-Zeichen (Abb. 9.27)
- Der sitzende Patient wird aufgefordert, den Arm in 90° Abduktion und 40° transversaler Adduktion bei voller Supination des Unterarmes zu halten.
- Leichter Gegendruck der Therapeutin am Unterarm erzeugt den typischen Schmerz.

O'Brien-Test (Abb. 9.28)
- Der sitzende Patient wird aufgefordert den Arm in 90° Flexion, Ellenbogenextension und Pronation zu halten.
- Leichter Gegendruck der Therapeutin am Unterarm erzeugt den typischen Schmerz.

> *Der Verdacht bestätigt sich durch bildgebende Diagnostik in Form einer Kernspintomographie (S. 585 Abb. 9.29, Abb. 9.30).*

Operationsmöglichkeiten

- Intratendinöse oder transossäre Sehnennaht;
- Plastische Rekonstruktion.

> *Beide Operationen werden mit einer subakromialen Dekompression durchgeführt. Die Erweiterung des subakromialen Raums soll eine postoperative Reruptur durch Anstoßen des Tuberculum majus am Akromion verhindern.*

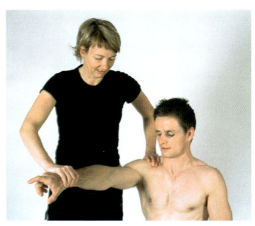

Abb. 9.28 O'Brien-Test.

Intratendinöse oder transossäre Sehnennaht

Indikationen
- Akute traumatisch bedingte Ruptur bei jüngeren Patienten;
- Chronisch degenerative Rupturen im mittleren Lebensalter.

Operatives Vorgehen
- Nach Spaltung des M. deltoideus und Resektion des Lig. coracoacromiale wird eine Akromionplastik durchgeführt (Kap. 9.8).

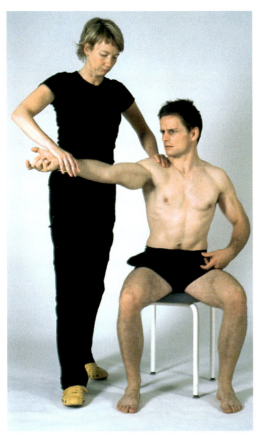

Abb. 9.27 Palm-up-Zeichen.

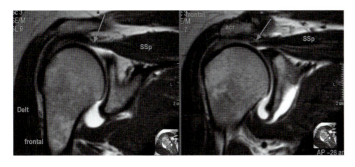

Abb. 9.29 MRT einer Ruptur der Rotatorenmanschette.

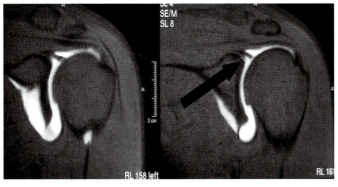

Abb. 9.30 MRT einer SLAP-Läsion.

- Nach Darstellen des Ansatzbereichs der Muskeln der Rotatorenmanschette weiteres Vorgehen je nach Stärke der Sehnenruptur:
  - Kleinere Teilrupturen der Sehnen werden intratendinös zusammengenäht.
  - Refixieren größerer und knochennaher Sehnenrupturen durch eine transossäre Naht.
  - Oberhalb der Sehnenansätze wird am Tuberculum majus eine Knochenrinne gemeißelt.
  - Die Sehnenfäden werden durch knöcherne Bohrkanäle gezogen und dadurch die Sehne in der knöchernen Rinne refixiert.
  - Zum Schluss erfolgt das Durchtrennen des Lig. coracohumerale.

Postoperative Behandlung
- Nach 2-tägigem Tragen eines Gilchrist-Verbands 1 Monat lang Abduktionskeilkissen oder Slingshot-Verband.
- Ab dem 2. postoperativen Tag ist assistives Bewegen der Schulter erlaubt. Das Bewegungsausmaß bleibt in der Regel limitiert (45° Flexion und Abduktion).
- Ab der 6. Woche ist zunehmende Belastung und freies Bewegen sowie Muskelaufbautraining an Isokinetikgeräten erlaubt.

> *Keine endgradige Adduktion und Innenrotation bei Verletzungen der posterioren Rotatorenmanschette!*

Plastische Rekonstruktion

Indikation
Stark ausgeprägte Ruptur der Rotatorenmanschette bei jüngeren Patienten, bei denen weder eine intratendinöse noch eine transossäre Naht der rupturierten Sehnen zum Erfolg geführt hat.

Operatives Vorgehen
- Resektion des Lig. coracoacromiale.
- Durch Einschneiden der Sehnen des M. subscapularis entsteht ein kranialer Sehnenlappen, der mit dem rupturierten Teil der Sehne des M. supraspinatus vernäht wird.
- Liegt die Sehnenruptur weiter dorsal-lateral, wird durch Einschneiden der Sehne des M. infraspinatus und eventuell des M. teres minor ein Sehnenlappen geformt. Dieser wird nach kranial in den Rupturdefekt verschoben und transossär fixiert.
- Bei sehr großen Defekten lassen sich Sehnenteile des M. infraspinatus und des M. subscapularis kombiniert in den Defekt verschieben und transossär fixieren.
- Für die plastische Rekonstruktion der dorsalen Rotatorenmanschette kann auch ein Sehnenlappen vom M. latissimus dorsi genutzt werden (= Latissimus flap).

Postoperative Behandlung
- siehe Intratendinöse oder transossäre Sehnennaht.

9.7.1 Physiotherapeutische Untersuchung bei Patienten mit Operationen nach Ruptur der Rotatorenmanschette

Präoperativ

- Im Falle eines akuten Risses der Supraspinatussehne liegt eine *Pseudoparalyse* des Armes mit vollständiger Aufhebung der aktiven Abduktion vor, da der M. supraspinatus der Startmuskel für die Bewegung ist. Er presst in der Initialbewegung den Humeruskopf nach medial gegen die Pfanne, wodurch der korrekte Momentandrehpunkt für die Startbewegung entsteht.
- Bei der sich langsam entwickelnden degenerativ bedingten Ruptur entwickelt der Körper Adaptationsmechanismen. Die Patienten leiten die Abduktion mit einer Schulterelevation ein, manchmal neigen sie sich zur betroffenen Seite und bringen dadurch passiv den Arm über die Startfunktion hinweg.
- Auf der betroffenen Seite lässt sich ein Humeruskopfhochstand palpieren. In manchen Fällen ist der Kopf bei hängendem Arm kaudalisiert. Bei der aktiven Bewegung dominiert der Rollweg nach kranial.
- Durch den Hochstand besteht eine subakromiale Enge, und die Patienten weisen einen *Painful arc* auf (Schmerzen und Ausweichmechanismen vor allem im Bereich von 60–120° Abduktion).
- Beim Prüfen der passiven Abduktion überwiegt der Rollweg des Humeruskopfes nach kranial bei fehlendem Gleitweg nach kaudal, was den subakromialen Raum zusätzlich verengt. Infolge der Kompression der subakromialen Strukturen tritt Schmerz auf.
- Die Zentrierung des Humeruskopfes ist bei Verletzungen der Rotatorenmanschette bei allen Bewegungen gestört, sodass das aktive Gleiten nach der Operation erst wieder erlernt werden muss.

Test der initialen Aktivität der Rotatorenmanschette (Abb. 9.31)
- Ausgangsstellung Patient: Sitz, Arm in der Skapulaebene auf dem Tisch abgelegt, korrigierte Haltung und Skapulastellung.
- Durchführung:
  – Die Therapeutin übt einen leichten Zug in der Längsachse des Humerus aus.
  – Der Patient versucht, den Humeruskopf in der Pfanne zu halten.
  – Bei Kranialisation des Kopfes liegt eine Hand in der Achsel und gibt dort einen Stimulus.

> *Die oberflächlichen Muskeln (M. pectoralis major, M. deltoideus, M. latissimus dorsi) sollen entspannt bleiben. Der Test dient auch zur Behandlung der aktiven Zentrierung des Kopfes.*

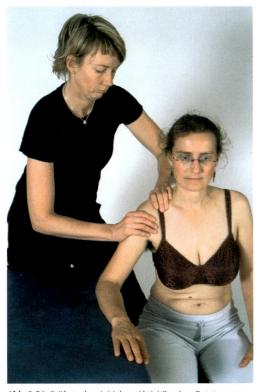

Abb. 9.31 Prüfen der initialen Aktivität der Rotatorenmanschette.

Postoperativ

- Schmerzanamnese.
- Lagerungskontrolle: Ellenbogen befindet sich vor der Schulter.
- Bei Ruhigstellung im Gilchrist- oder Sling-shot-Verband ist die Haltung zu beobachten.
- Die Patienten sollen lernen, eine Fehlstellung mit Schulterelevation durch korrektes Anlegen des Verbands und Aktivität in Schulterdepression zu korrigieren.
- Beobachten von Schwellungen und Hämatomen sowie Dokumentation von Veränderungen.

> *Auch auf Sensibilitätsstörungen durch Schwellungszunahme achten!*

- Konstitution des Patienten: eine große Thoraxbreite verhindert, dass der Arm im Lot hängt, was eine dauerhafte abduktorische Aktivität zur Folge hat. Die Betroffenen müssen ihr Armgewicht in der Frühphase immer wieder im Gilchrist- oder Sling-shot-Verband abgeben, um eine Überlastung der genähten oder rekonstruierten Sehne zu vermeiden.
- Bei Ruhigstellung ist die Beweglichkeit der Hand- und Ellenbogengelenke zu prüfen. Ellenbogenflexion und -extension bereiten manchmal Schmerzen. Das Gleiten der langen Bizepssehne im Sulcus intertubercularis schmerzt aufgrund der Wunde, meist lässt der Schmerz jedoch schon nach einigen Tagen nach. Das Ellenbogengelenk muss von Anfang an vorsichtig mobilisiert werden, da sonst die Sehne verklebt.
- Die ärztliche Verordnung muss über die Übungs- und Belastungsstabilität (Zug- und Druckbelastung) Auskunft geben. Bei Übungsstabilität wird die Beweglichkeit des operierten Schultergelenks passiv oder assistiv im erlaubten Ausmaß geprüft.
- Adduktion und Innenrotation ist am Anfang häufig limitiert.
- Die aktive Außenrotation ist meist erst nach 6 Wochen erlaubt.
- Die initiale Aktivität der Rotatorenmanschette darf von Anfang an geprüft werden (**Abb. 9.31**).

Zusammenfassung: Physiotherapeutische Untersuchung bei Patienten mit Operationen nach Ruptur der Rotatorenmanschette

Präoperativ
- Aktive Abduktion ist nicht möglich oder nur mit starken Ausweichstrategien, da in der Startfunktion der Kopf nicht gut zentriert wird.
- Hochstand des Humeruskopfes ist oft palpierbar, manchmal besteht allerdings im Ruhezustand mit hängendem Arm Tiefstand. Bei Bewegung dominiert die Kranialisation des Kopfes.
- Painful arc durch Kranialisation des Humeruskopfes bei Abduktion und Flexion.
- Passive Abduktion mit fixierter Skapula reproduziert durch Kompression der subakromialen Strukturen den Schmerz.
- Prüfen der initialen Aktivität der Rotatorenmanschette.

Postoperativ
- Schmerzanamnese.
- Lagerungskontrolle des Armes (Ellenbogen befindet sich vor der Schulter).
- Kontrolle von Haltungskorrektur und Sitz des Gilchrist- bzw. Sling-shot-Verbands.
- Auf Schwellungen, Hämatome und Sensibilitätsstörungen durch Schwellungszunahme achten.
- Konstitution: z.B. Abduktionssyndrom (breiter Thorax bei schmalem Schultergürtel).
- Testen der Ellenbogen- und Handbeweglichkeit.
- Prüfen der Schulterbeweglichkeit mit abgegebenem Armgewicht im schmerzfreien erlaubten Bewegungsradius: Transversale Adduktion und Innenrotation sind meistens limitiert.
- Die aktive Abduktion ist erst nach 6 Wochen erlaubt.

9.7.2 Physiotherapeutische Behandlung bei Patienten mit Operationen nach Ruptur der Rotatorenmanschette

Ziele

Postoperativ
- Bei Übungsstabilität Mobilisation des Schultergelenks bei zentriertem Humeruskopf im erlaubten Bewegungsausmaß;
- Schmerzlinderung;
- Detonisieren hypertoner Muskeln;
- Resorptionsförderung;
- Muskuläre Stabilisation des gesamten Schultergürtels und Kräftigung der gesamten Arm- und Schultergürtelmuskulatur;
- Mobilisation und Stabilisation der BWS und HWS;
- Haltungskorrektur.

Maßnahmen

Hier kommen alle bereits bei rezidivierender Schulterluxation beschriebenen Maßnahmen zur Anwendung (Kap. 9.6.2).

> *Einen besonders hohen Stellenwert hat das Erarbeiten der aktiven Zentrierung des Humeruskopfes mit nachfolgender Stabilisation des Schultergelenks.*

9.8 Dekompression bei Impingement-Syndrom (subakromiale Enge)

Das subakromiale Impingement-Syndrom ist ein multifaktorielles Problem. Obwohl die Schmerzen meistens infolge einer Irritation der Weichteile im Subakromialraum entstehen, kann die Ursache eine artikuläre Dysfunktion sowohl in Form einer Instabilität als auch einer eingeschränkten Gelenkbeweglichkeit sein. Daneben können strukturelle Veränderungen des Akromions, wie z.B. Arthrose des Akromioklavikulargelenks oder die atypische Form der Akromionunterseite, die Enge begünstigen *(Outlet-Impingement*; **Abb. 9.32**, **Abb. 9.33**).

Bei der 2. Form des Impingement-Syndroms zeigt der subakromiale Tunnel keine strukturellen Veränderungen. Sie gehen vielmehr von den Weichteilen im subakromialen Raum (Supraspinatussehne, Bursa subacromialis aus *(Non-Outlet-Syndrom*; **Abb. 9.34**).

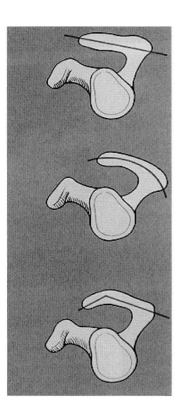

Abb. 9.32 Akromionformen.

Operationsmöglichkeiten

- Akromioplastik;
- Arthroskopische subakromiale Dekompression.

Akromioplastik

Indikation
Verengung des subakromialen Raums durch Osteophyten, Akromionverformung, Kalkablagerungen, Bursitis (Schleimbeutelentzündung) oder Sehnenrupturen der Rotatorenmanschette.

Operatives Vorgehen
- Nach vorsichtiger Inzision des M. deltoideus wird dieser an der Akromionspitze abgelöst. Dabei ist auf die Schonung des Nervus axillaris zu achten.
- Nach Ablösen des Lig. coracoacromiale von der Bursa subacromialis wird es reseziert.
- Keilförmige Osteotomie der Akromionspitze.
- Abfeilen vorhandener Osteophyten.
- Entfernen der Bursa subacromialis, wenn sie zusätzlich chronisch entzündet ist (Bursektomie).
- Zum Abschluss Refixation des M. deltoideus an seinem Ansatz.

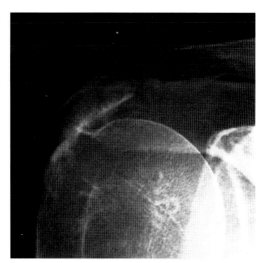

Abb. 9.33 Outlet-Impingement.

Postoperative Behandlung
- 2 Tage lang Gilchrist-Verband.
- Da die Bewegung in allen Ebenen erlaubt ist, wird häufig kein Abduktionskissen verordnet.
- Zu Beginn erfolgt die Bewegung im schmerzfreien Bereich mit abgegebenem Armgewicht.
- Die Belastungssteigerung hängt von der Zentrierung des Kopfes und der Schmerzsituation ab.

Arthroskopische subakromiale Dekompression

Indikationen
- Eingeengter Subakromialraum durch Kalkablagerungen bei Tendinosis calcarea;
- Stark ausgeprägte Sehnenrupturen der Rotatorenmanschette bei älteren Patienten.

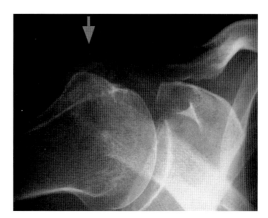

Abb. 9.34 In Abduktion stößt das Tuberculum majus an das Akromion.

Operatives Vorgehen

- Arthroskopisch werden eine Ruptur der Rotatorenmanschette und eine Läsion der Gelenkpfannenlippe ausgeschlossen.
- Die Bursa subacromialis und Kalkanlagerungen in der Sehne des M. supraspinatus werden arthroskopisch entfernt.
- Das Lig. coracoacromiale wird teilreseziert und die Oberfläche der Akromionspitze abgetragen.
- Nach Spülen des Wundgebiets Anlegen einer Drainage.

Postoperative Behandlung

- Manchmal 2 Tage lang Ruhigstellung im Gilchrist-Verband, oft sofortige Mobilisation.
- Die Mobilisation ist in alle Bewegungsrichtungen erlaubt, jedoch noch keine Bewegungen gegen Widerstand.
- Erst nach 4–6 Wochen wird eine zunehmende Belastung zulässig.
- Zur Verbesserung der Beweglichkeit bieten sich alle Techniken und auch Gelenktechniken an.

> Ein zu langer Lastarm in der Frühphase fördert die Dezentrierung des Humeruskopfes. Daher wird nach beiden Operationsverfahren erst die aktive Kopfzentrierung und Bewegung mit geringer Hubbelastung empfohlen!

9.8.1 Physiotherapeutische Untersuchung bei Patienten mit Dekompression bei Impingement-Syndrom

Präoperativ

Anamnese

- Vor allem bei Flexion und Abduktion auftretender Schmerzen, vermeiden die Betroffenen Überkopfbewegungen.

> Auch begleitende Beschwerden von HWS und BWS müssen erfasst werden.

Beispiel: Ein durch eine Funktionsstörung (häufig C2/C3) reflektorisch verkürzter M. levator scapulae behindert die initiale Außenrotationsbewegung der Skapula bei Flexion und Abduktion des Armes. Der gestörte skapulohumerale Rhythmus begünstigt eine Impingement-Symptomatik (Kap. 3.5).
- Obwohl die Patienten die Schmerzen häufig im Deltabereich wahrnehmen, liegt die Ursache nicht dort. Hier handelt es sich um einen *Referred pain*. Der M. deltoideus liegt nicht zwischen Humeruskopf und Akromion, kann also auch nicht an dieser Stelle komprimiert werden.

Konstitutions- und Haltungsauffälligkeiten

- Häufig weisen die Patienten eine verstärkte BWS-Kyphose und manchmal auch einen zusammengesunkenen Flachrücken auf. Als Folge dieser Fehlhaltungen rutscht der Schultergürtel auf dem Thorax nach ventral-kaudal.
- Durch Adaptation des Körpers werden die Außenrotatoren auf Dauer reflektorisch hypoton geschaltet. Ihre zentrierende Funktion lässt nach, sodass der Humeruskopf bei der Bewegung nicht gut nach kaudal und dorsal zentriert wird und die Folge ein Anstoßen des Humeruskopfes am Tuberculum majus ist. Dies ist häufig die Ursache für die Entstehung einer subakromialen Enge und muss daher nach der Operation unbedingt beeinflusst werden.
- Ein Hochstand des Humeruskopfes ist tastbar.

Beweglichkeit

- Vor allem im Bereich von 60–120° Abduktion treten Schmerzen auf.
- Die Patienten zeigen häufig Bewegungseinschränkungen in die Abduktion.
- Bei einer begleitenden Bursitis bereitet die Abduktion unter Zug weniger Schmerzen.
- Beim Bewegen überwiegt die Roll- der Gleitbewegung.
- Die passive Abduktion mit fixierter Skapula reproduziert den subakromialen Schmerz.

> Bestehen bereits Verklebungen der Kapsel, können Traktion und Gleiten in Behandlungsstellung eingeschränkt sein.

Muskulatur

- Sichtbare Atrophien des M. deltoideus und der Außenrotatoren.
- Die Sehnenansätze der subakromialen Strukturen (M. supraspinatus, M. biceps caput longum) sind häufig druckschmerzhaft. Begleitend kann eine Ruptur der Supraspinatussehne vorliegen.
- Stabilität der Skapula auf dem Thorax.

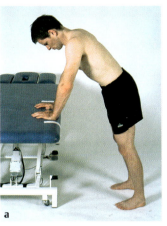
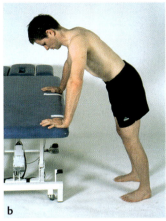

Abb. 9.35 a–b Wall-press-Test.

Beispiel: Aktivität des M. serratus anterior – Wall-press-Test (Abb. 9.35 a–b)
- Der Test beurteilt die Stützfunktion gegen die Wand. Dabei wird beobachtet, ob sich der Abstand zwischen der Margo medialis und den Rippen verändert.
- Die Belastung lässt sich durch beschleunigtes Abfangen des Körpergewichts steigern.
- *Stützfunktion an der Bankkante:*
  - Der Patient steht vor der Behandlungsbank und stützt sich mit vorgeneigter Körperlängsachse auf.
  - Der Abstand der Hände wird durch seitliche Pflasterstreifen auf der Bank vorgegeben.
  - Er bekommt den Auftrag, sein Gewicht mit den Händen zwischen den Pflasterstreifen und unmittelbar seitlich davon aufzufangen.
  - Dabei wird das Verhalten der Skapula am Thorax beobachtet.
  - Höhere Beschleunigung und Abstandveränderungen des Körpers von der Behandlungsbank steigern die Belastung.

▌ *Aus diesem Test kann auch eine Eigenübung entstehen!*

- Beurteilung des skapulohumeralen Rhythmus (Kap. 3.5).

Weitere spezifische Tests

Provokationstests zur Bestätigung einer Impingement-Symptomatik

▌ *Die Provokationstests beruhen auf dem Prinzip, die schmerzhaften anatomischen Strukturen im subakromialen Raum zu komprimieren.*

Beispiele:
1. *Impingement-Zeichen nach Hawkins-Kennedy (Abb. 9.36)*
Der im Ellenbogen gebeugte Arm wird in der transversalen Adduktionsebene bei gleichzeitiger Innenrotation nach vorne gebracht.

▌ *Das Zeichen ist positiv, wenn in einem bestimmten Sektor die für den Patienten typischen Schmerzen reproduziert werden.*

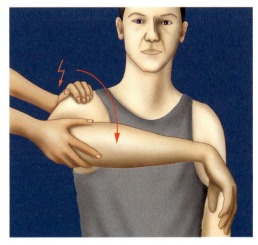

Abb. 9.36 Impingement-Zeichen nach Hawkins-Kennedy.

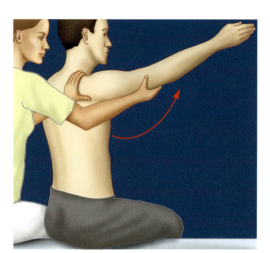

Abb. 9.37 Impingement-Zeichen nach Neer.

2. Impingement-Zeichen nach Neer (**Abb. 9.37**)
- Der gestreckte Arm des sitzenden Patienten wird in der Elevationsebene angehoben (Neer 1972).
- Gleichzeitig stabilisiert eine Hand die Skapula, um so deren physiologische Rotationsbewegung zu verhindern.

Das Zeichen ist positiv, wenn die typische Schmerzsymptomatik reproduziert wird.

Postoperativ

- Da meist spätestens ab dem 2. postoperativen Tag alle Bewegungsrichtungen erlaubt sind, lassen sich auch alle Richtungen mit abgegebenem Armgewicht prüfen.
- Neben den bereits genannten präoperativen Bewegungseinschränkungen kommen nun noch limitierende Wundschmerzen und gegebenenfalls Schwellungen hinzu.

Gelenktechniken aus der Manuellen Therapie sind von Anfang an erlaubt.

Zusammenfassung: Physiotherapeutische Untersuchung bei Patienten mit Dekompression bei Impingement-Syndrom

Präoperativ
- Patienten vermeiden Überkopfbewegungen.
- Begleitende HWS- und BWS-Beschwerden müssen mit erfasst werden.
- Schmerzlokalisation im Deltabereich, ohne dass dort die Ursache liegt. Vielmehr handelt es sich um *Referred pain*.
- Haltungsveränderungen mit Verlagerung des Schultergürtels in Richtung Protraktion können Dezentrierungen des Kopfes und damit die Entwicklung eines Impingement-Syndroms begünstigen.
- In Ruhestellung ist oft ein Hochstand des Humeruskopfes tastbar.
- Typisch ist der *Painful arc* (Schmerzen bei Abduktion von 60–120°).
- Die dominierend eingeschränkte Bewegungsrichtung ist die Abduktion.
- Bei einer begleitenden Bursitis bereitet die Abduktion unter Zug weniger Schmerz, die Kompression des Kopfes nach kranial verstärkt ihn.
- Die transversale Adduktion gekoppelt mit Innenrotation führt bei der Bewegung des Armes nach vorne in einem bestimmten Adduktionssektor zu Schmerzen (Impingement-Zeichen nach Hawkins-Kennedy).
- Passive Abduktion und Flexion mit fixierter Skapula vergrößern den Schmerz (Impingement-Zeichen nach Neer).
- Das Gelenkspiel kann durch strukturelle Veränderungen der kaudalen und dorsalen Kapselanteile reduziert sein. Die mangelnde Elastizität begünstigt die Bewegung des Humeruskopfes nach ventral-kranial und damit die Kompression des Kopfes.
- Schmerzhafte Sehnenansätze der Rotatorenmanschette; begleitend kann es zur Ruptur der Supraspinatussehne kommen.
- Die reduzierte Skapulastabilität wird mithilfe von Stützfunktionen geprüft.
- Die Beurteilung des skapulohumeralen Rhythmus gibt ebenfalls Hinweise.

Postoperativ
- In der Regel bestehen keine Limitierungen der Bewegungen.
- Langer Lastarm und Hubbelastung werden am Anfang vermieden.
- Die Belastung wird an die Zentrierung des Kopfes und die Schmerzen angepasst.

Fallbeispiel: Frau D. kommt für eine subakromiale Dekompression in die Klinik. Die Operation kann nicht sofort stattfinden, weil ihre Blutwerte nicht in Ordnung sind. Bis zur Operation soll intensive Physiotherapie erfolgen.

Die Patientin arbeitet als Entwicklerin in einer Computerfirma. Bei sitzender Tätigkeit muss sie dauerhaft den Arm flexorisch und abduktorisch belasten. Gleichzeitig benötigt sie sehr starke Konzentration bei der Arbeit.

Sie berichtet, dass sie früher zwar schon einmal Physiotherapie erhalten hatte, die ihr aber wenig brachte. Nach der Therapie hatte sie oft mehr Schmerzen, die sie vor allem am nächsten Tag bei der Arbeit störten. Die Therapie bestand nur aus Querfriktion der Supraspinatussehne.

Im Alter von 16 Jahren war Frau D. Leichtathletin. Mit 21 Jahren hörte sie plötzlich mit dem Training auf und nahm seitdem sehr stark an Gewicht zu. Bei einer Größe von 165 cm wiegt sie 127 kg. Ihre Körperform hat sich sehr verändert. Bei ihrem sehr schmalen Schultergürtel kommt es durch die große Masse am Rumpf zum Abduktionssyndrom.

Seit etwa 6 Monaten hat sie Schmerzen, jedoch nur selten in Ruhe. Allerdings kann sie nicht in Seitenlage auf der Schulter liegen.

Da sie sich bei der Arbeit sehr beeinträchtigt fühlt, entschloss sie sich zur Operation. Sie wird 1 Woche lang täglich physiotherapeutisch behandelt. Die Therapie besteht aus Mobilisationstechniken der BWS und des zervikothorakalen Übergangs, Stabilisation der HWS und Erarbeiten des Skapulasettings. Dabei erlernt sie die aktive Zentrierung des Humeruskopfes. Aufgrund ihres gut ausgeprägten Körpergefühls setzt sie die Übungen schnell um und führt sie 5–6-mal täglich als Eigenübungen durch.

Die Therapeutin erarbeitet Greiffunktionen in verschiedenen Winkeln mit Fazilitation des Kopfes. Stützfunktionen mit stabiler Skapula zunächst im unteren Winkelbereich der Flexion fördern die Aktivität des M. serratus anterior. Entlastungsstellungen des Armes reduzieren die dauernde Halteaktivität des Armes infolge der ungünstigen Konstitution.

Nach 1 Woche haben sich die Schmerzen auf der VAS-Skala von 5 bei der aktiven Abduktion und Flexion auf 2 bei Bewegung ohne Konzentration auf Skapula und Kopfzentrierung verringert. Bei bewusster langsamer Bewegung treten keine Schmerzen mehr auf.

Daraufhin entscheidet sich die Patientin gegen die Operation und möchte zunächst durch ambulante Physiotherapie weiterbehandelt werden.

Hypothesen und Maßnahmen

Die einseitige Arbeitsbelastung bei gleichzeitiger Bewegungsarmut und ungünstiger Konstitution führten zur allmählichen Schmerzentwicklung. Der Verlust der Stabilität des Rumpfes und damit der Schulter bei extrem hoher Gewichtszunahme mit dadurch veränderten biomechanischen Bedingungen der Breitenverhältnisse bewirkten eine dauernde Überlastung der Strukturen im subakromialen Raum.

Die alleinige Behandlung mit Querfriktion verstärkte die Schmerzsymptomatik noch, da sie nichts an der Ursache des Sehnenreizes veränderte. Dadurch wurde die Sehne dauerhaft weiter gereizt. Bei zusätzlich bestehender Bursitis wird sie durch die mechanische Belastung mit Querfriktion zusätzlich gereizt.

> *Eine alleinige Behandlung mit Querfriktion ohne zusätzliche zentrierende, die Pathomechanik der Schulter beeinflussende Maßnahmen ist sinnlos!*

9.8.2 Physiotherapeutische Behandlung bei Patienten mit Dekompression bei Impingement-Syndrom

Ziele

Körperstruktur/-funktion (Impairment)

- Verbessern der Beweglichkeit des Schultergelenks bei zentriertem Humeruskopf;
- Schmerzlinderung;
- Detonisieren hypertoner Muskeln;
- Resorptionsförderung;
- Mobilisation und Stabilisation der BWS und HWS.
- Haltungskorrektur.

Aktivitäten (Activities)

Verbessern der Stabilisation des gesamten Schultergürtels und Kräftigung der Arm- und Schultergürtelmuskulatur mit dem Ziel der vollen Armfunktion.

Teilnahme (Participation)

Der Patient soll lernen, ohne Angst seine neu gewonnen Bewegungstoleranzen (vor allem Flexion und Abduktion) im Alltag zu nutzen (Maßnahmen siehe Kap. 9.6.2).

Maßnahmen

- Bei eingeschränktem Joint play zunächst passive Mobilisation durch Gleiten in Behandlungsstellung (Beispiele siehe Kap. 5.6, *Omarthrose*), vor allem Erarbeiten des Kaudal- und Dorsalgleitens mit dem Ziel, die Elastizität der kaudalen und dorsalen Kapselanteile zu beeinflussen.
- Nach der passiven Gleitmobilisation Erarbeiten des aktiven Gleitens in Behandlungsstellung und anschließende Stabilisation im neu erreichten Ausmaß.
- Widerlagernde Mobilisation unterbricht die Ausweichmechanismen. Dabei unterstützt die Hand der Therapeutin bei der Bewegung die Zentrierung des Kopfes.
- Haltungskorrektur und Anbieten von Entlastungsstellungen für die Arme haben einen hohen Stellenwert. Die Korrektur der Haltung und Schultergürtelstellung fällt mit abgegebenen Armgewichten zu Anfang leichter, wie z.B. im Sitz am Tisch.
- Entlastungsstellungen für die Arme: Kapitel 5.6, *Omarthrose*.
- Maßnahmen zur Stabilisation und Kräftigung: Kapitel 3.4, *Tendopathien der Schulter*, Kap. 5.6, *Omarthrose*, Kapitel 9.6, *Schulterluxation*.
- Zur Resorptionsförderung Hochlagerung, aktiver Faustschluss, Bewegung des Ellbogengelenks, statische Aktivität des gesamten Armes und gegebenenfalls Lymphdrainage.
- Zur Schmerzlinderung eventuell Anwendung von Eis, aber nur Kurzzeiteis, um eine Störung der Wundheilung zu vermeiden.
- Einbeziehen von BWS, HWS, zervikothorakalem Übergang und der Neuralstrukturen (Funktionsstörungen des zervikothorakalen Übergangs mit Beteiligung der oberen Rippen führen manchmal zur Thoracic-outlet-Symptomatik, Kap. 3.10).

9.9 Operation nach Hohmann bei Epicondylitis radialis humeri

Indikation

- Nach Versagen aller konservativer Maßnahmen bei Epicondylitis radialis humeri.
- Wichtig ist die Differenzialdiagnostik vor der Operation. Dabei muss bestätigt werden, dass die primäre Ursache am Ellenbogen und nicht in der HWS liegt, da auch das Bewegungssegment C5/C6 einen lateralen Ellenbogenschmerz reproduziert (Kap. 3.4, *Epicondylitis radialis humeri*).

Operatives Vorgehen

- Ablösen oder Einkerben der Streckmuskulatur am Epicondylus radialis.
- Zusätzlich lässt sich eine sensible Denervierung durchführen (Freilegen des N. radialis).

Postoperative Behandlung

Nach Ruhigstellung in einer Gipsschale für die Dauer 1 Woche kann das Ellenbogengelenk in alle Richtungen mobilisiert werden.

9.9.1 Physiotherapeutische Untersuchung bei Patienten mit Operation nach Hohmann bei Epicondylitis radialis humeri

Präoperativ

siehe Kapitel 3.4, *Epicondylitis radialis humeri*.

Postoperativ

- Schmerzanamnese.
- Sensibilitätsstörungen oder bläuliche Verfärbungen der Finger deuten auf eine zu feste Gipsschale hin, wodurch der N. ulnaris irritiert werden kann.
- Prüfen der Beweglichkeit der benachbarten, nicht ruhig gestellten Gelenke.
- Differenzialdiagnostisch sollte die HWS schon vor der Operation untersucht worden sein. Ist dies nicht geschehen, muss die Beweglichkeit postoperativ geprüft werden.
- Bei Übungsstabilität Prüfen der Beweglichkeit des Ellenbogengelenks.
- Testen der Finger- und Handextensoren sowie -flexoren auf Verkürzung.
- Prüfen der Mobilität der neuralen Strukturen im Arm (ULNT 1, 2a/b u. 3, Kap. 3.9.1).

9.9.2 Physiotherapeutische Behandlung bei Patienten mit Operation nach Hohmann bei Epicondylitis radialis humeri

Ziele

Körperstruktur/-funktion (Impairment)

- Resorptionsförderung;
- Schmerzen lindern;
- Wiederherstellen der Beweglichkeit in Ellenbogen- und Radioulnargelenken;
- Detonisieren hypertoner Muskeln;
- Mobilisation neuraler Strukturen;
- Haltungskorrektur.

Aktivitäten (Activities)

Der Patient lernt das Vermeiden schädigender Situationen, damit es nicht zur rezidivierenden Tendopathie kommt.

Maßnahmen

- Hochlagern, aktiver Faustschluss, statische Aktivität des Armes.
- Eis oder heiße Rolle, auch auf die Handflexoren.
- Eventuell Lymphdrainage.
- Anleitung des Patienten zum Bewegen des Schultergelenks.
- Nach Ruhigstellung Mobilisation des Ellenbogens. Da meist keine strukturellen Einschränkungen vorhanden sind, werden in erster Linie muskuläre Techniken angewendet, wie z.B. Quer- und Längsdehnungen.
- Widerlagernde Mobilisation.
- Mobilisation der neuralen Strukturen (Kap. 3).
- Das Einbeziehen von HWS und BWS sowie der oberen Rippen ist sinnvoll!
- Die weitere Behandlung erfolgt wie bei konservativer Behandlung (Kap. 3), jedoch ohne Querfriktion im Wundgebiet.

Operationsberichte liefern Angaben über durchtrennte oder versetzte Muskelansätze. Daraus lassen sich zu beachtende biomechanische Konsequenzen ableiten.

10 Gelenkersetzende Operationen

Der Patient soll Vertrauen zum Implantat gewinnen und seine Bewegungsangst reduzieren

10 Gelenkersetzende Operationen

Allgemeines zur Implantation künstlicher Gelenke

In den letzten Jahren entwickelte sich der künstliche Ersatz sehr stark weiter und ständig verfeinern sich die Implantationsmaterialien und Operationstechniken. Im deutschsprachigen Raum werden weit mehr als 200.000 Endoprothesen pro Jahr eingesetzt, wobei mittlerweile keineswegs nur ältere Menschen betroffen sind. Etwa 5% Prozent der Patienten, bei denen ein künstliches Hüftgelenk eingebaut wird, sind jünger als 40 Jahre und etwa 30% zwischen 40 und 60 Jahre alt (Jerosch u. Heisel 2001). Ziel eines künstlichen Gelenkersatzes ist es, Schmerzen und Bewegungseinschränkungen deutlich zu verringern, die sich mit konservativen (nichtoperativen) Behandlungsmethoden nicht oder nur ungenügend beeinflussen lassen. Für den Patienten stehen eine bessere Lebensqualität und damit Fortschritte auf der Aktivitäts- und Partizipationsebene im Vordergrund, die seine Alltagskompetenz erhöhen.

Die Implantation einer Hüftprothese gehört zu den am besten standardisierten operativen Eingriffen in der Orthopädie. In Deutschland werden jährlich etwa 150.000 Hüft- und 40.000 Kniegelenke sowie 2.000 Schulterprothesen implantiert (Jerosch u. Heisel 2001). Dennoch müssen sich alle Beteiligten stets darüber im Klaren sein, dass durch die Implantation eines Kunstgelenks keine vollständige und dauerhafte Wiederherstellung der natürlichen Situation erfolgen kann. Eine Endoprothese stellt ein – wenn auch sehr hochwertiges – „Verschleißteil" mit begrenzter Lebensdauer dar.

Trotz aller Fortschritte in der modernen Endoprothesenchirurgie gibt es auch heutzutage noch Grenzen der Belastbarkeit bei den verwendeten Prothesen, da sie keine Gelenke mit eigenem Stoffwechsel sind. Daher ist das Ziel in der Entwicklung neuer Operationsverfahren und Materialien, deren Haltbarkeit durch z.B. reduzierte Reibung zu verlängern. Außerdem wird versucht, bei der Implantation immer weniger körpereigene Substanz zu entfernen. Dies ermöglicht vor allem bei jungen Patienten einen mehrfachen Wechsel der Prothese im Laufe des Lebens.

Beispiel: Im Hüftgelenk werden zunehmend superproximale Prothesentypen entwickelt, bei denen nicht mehr so viel vom Femurschaft entfernt werden muss (**Abb. 10.1a–b**). Sie entwickeln sich zunehmend zu einem reinen Oberflächenersatz, bei dem die defekte Gelenkfläche durch eine Kappe auf dem Hüftkopf ersetzt wird. Im Mannheimer Universitätsklinikum wurde eine derartige neue Prothese erstmals im Juli 2004 bei einem 32-jähri-

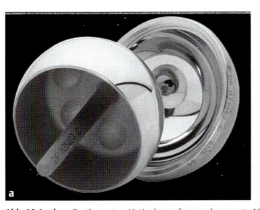 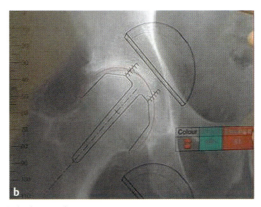

Abb. 10.1a–b a Prothesentyp (Articular surface replacement, ASR). **b** Planungsskizze.

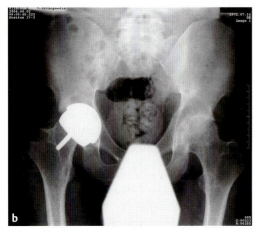

Abb. 10.2a–b Patient mit Psoriasisarthritis. a Präoperatives Röntgenbild. b Postoperatives Röntgenbild.

gen Patienten mit Psoriasisarthritis im rechten Hüftgelenk implantiert (**Abb. 10.2a–b**).
Von grundlegender Bedeutung für die statische und dynamische Belastbarkeit eines künstlichen Gelenks in der frühen postoperativen Phase ist die optimale, intraoperativ zu erzielende Primärstabilität. Für die Langzeitstabilität sind Fragen der Gelenkgeometrie, insbesondere des Implantatsdesigns entscheidend.

Jede Konstruktion miteinander artikulierender Gelenkflächen von Endoprothesen folgt dem *Low-friction-Prinzip*. Dabei wird versucht, die Reibung der Gelenkpartner so gering wie möglich zu halten. Dies erfolgt durch die Verwendung hochmolekularen Polyethylens als Partner von Metall (Titan) und Keramik. Aber auch hier kommt es im Laufe der Jahre zur Abreibung kleinster Partikel der Endoprothesenwerkstoffe. Fällt eine größere Menge an Abriebprodukten der Gelenkflächen an, kann es zu einer starken Fremdkörperreaktion im periartikulären Weichteilgewebe mit nachfolgender Dekompensation der Phagozytose und des Abtransports kommen. In die Fremdkörperspeicherung in der Implantatumgebung werden auch andere Gewebe einbezogen. Ein aggressives Fremdkörpergranulationsgewebe entwickelt sich, das das Knochenlager resorbieren und letztendlich die Implantatlockerung einleiten kann.

Spezielle Materialkombinationen kommen bei bestehender Nickelallergie verwendet werden.

> *Eine gute Passgenauigkeit bei der Implantation bewirkt eine gute Primärstabilität. Die Verbindung zwischen Knochen und Prothesenmaterial ist die kritische Zone, an der bei ungenauer Anpassung Reibung entsteht.*

Implantatsverankerung

Zementfreie Implantation

> *Vor allem bei jüngeren Patienten ist es besser, die Prothese ohne Zement zu implantieren!*

Bei der zementlosen Verankerung setzt Stabilität eine optimale Anpassung des anorganischen Implantats an das umgebende Knochengewebe voraus. Das Knochengewebe muss die über das Implantat eingeleiteten Kräfte aufnehmen und als Impuls so weiterleiten, dass sich das Gewebe funktionell anpassen kann.

Bedingungen für die zementlose Implantatverankerung
- Der operative Defekt soll so klein wie möglich bleiben, um mehr körpereigenes Gewebe zu erhalten und damit später einen häufigeren Wechsel zu ermöglichen. Bei jeder Implantation wird etwas mehr Gewebe entfernt.
- Das Einpassen der Prothese muss formschlüssig erfolgen.
- Um Relativbewegungen auch im Mikrobereich weitgehend herabzusetzen, wird das Implantat dreidimensional eingepasst.
- Die angrenzenden Strukturen sollten durch physikalische und chemische Einflüsse möglichst nicht geschädigt werden (z.B. Temperaturentwicklung).
- Das Implantat muss eine relativ große Oberfläche aufweisen, um eine punktförmige Kraftübertragung und damit eine Drucküberlastung des Knochenlagers zu vermeiden.
- Postoperativ ist das Implantat unter eine schrittweise gesteigerte Belastung zu bringen, um so einen Durchbau körpereigener Gewebe zu gewährleisten.

Viele Prothesen werden mittlerweile ohne Zement mit der *Press-fit-Technik* implantiert, die auf der formschlüssigen Integration der Endoprothesenteile in den Knochen ohne zusätzliche Fixation mit Knochenzement basiert. Ein gleichmäßige Verteilung der Kraftübertragung auf eine möglichst große Kontaktfläche soll punktuelle Belastungskonzentrationen an der Implantatknochengrenze vermeiden und eine proximale Krafteinleitung gewährleisten (Morscher 1987). Die Verwendung biokompatibler Materialien strebt darüber hinaus ein sekundäres Heranwachsen des Knochens an die Metalloberfläche und somit eine zusätzliche Stabilisierung an (Zweymüller 1987).

Während früher häufig sehr glatte Prothesenoberflächen benutzt wurden, basieren die Materialien jetzt eher auf dem Prinzip der Oberflächenvergrößerung. Im Gegensatz zur Implantation mit Zement soll hierbei der spongiöse Knochen den aktiven Teil zum festen Verbund der Endoprothese übernehmen. Es wird eine Verzahnung mit dem Knochen angestrebt, mit dem Ziel, eine Implantatoberfläche zu schaffen, die in ihrer räumlichen Struktur der Spongiosa des Knochens entspricht. Eine besondere Beschichtung der Prothesenteile mit Hydroxylapatit gewährt eine gute Knochen-Implantat-Verbindung (Mc Nelly et al. 2002).

Zementierte Implantation

Die Zementierung einer Endoprothese kann durch die vollständige Umhüllung der Alloplastik Inkongruenzen zwischen Implantat und Lager ausgleichen. Dadurch ist die Wahl der Prothesenteile unabhängig von der anatomisch vorgegebenen Form des knöchernen Lagers. Die sofortige stabile Fixation der Prothese über den Zement mit dem Knochen bewirkt eine sofortige Belastungsstabilität. Daher ist dieses Verfahren bei älteren Patienten sehr zu empfehlen. Da jedoch die Gefahr einer aseptischen Auslockerung größer ist, eignet es sich weniger für junge Patienten.

Im Zuge der Zementfixation kommen selbstpolymerisierende Kunststoffe zur Anwendung (Polymethylmethacrylat, PMMA). Für die Implantation mit Zement ist eine gut erhaltene Spongiosa ein wichtiger Faktor für das Implantatlager. Dies ist im Bereich der Tibia- und Femurmetaphyse am Knie und der Hüftpfanne oft problematisch, da hier die Spongiosa sehr weich ist. Daher werden an diesen Gelenken statt komplett zementierte oft teilzementierte Prothesen eingesetzt (Hybridverfahren). In der Regel ist der distale Gelenkpartner zementiert und der proximale zementfrei. Der Schultergelenkersatz stellt in dieser Hinsicht etwas geringere Ansprüche, da es kein gewichttragendes Gelenk ist. Diese Prothesen werden oft zementiert.

Bei der Zementimplantation ist die Lockerungsgefahr höher als ohne Zement. Dabei spielen mehrere Faktoren eine Rolle. Die kritische Zone ist die Knochenimplantatsgrenze. Der Knochenzement unterliegt Alterungserscheinungen und verliert mit zunehmender Standzeit an Stabilität.

Das PMMA verstopft bei Einbringen in die spongiöse Knochenhöhle den Markraum, verhindert so den schnellen Wiederaufbau der endostalen Durchblutung und beeinträchtigt dadurch reparative Vorgänge zur Behebung des durch Implantation des Prothesenstiels entstandenen Traumas.

Dem Knochenzement werden toxische Eigenschaften zugeschrieben, die neben einer nicht unerheblichen Wärmeentwicklung beim Vorgang der Aushärtung zu einer Schädigung des Knochengewebes führen können (Zichner 1985). Mittlerweile gehen in dieser Hinsicht aber die Expertenmeinungen sehr weit auseinander. Die Erforschung immer neuerer Materialien und Verbindungen sowie fortgeschrittene Operationstechniken beim Einbringen des Zements reduzieren beständig die genannten Nachteile, sodass auch die Langzeitergebnisse bei zementierten Prothesen immer besser werden.

10.1 Totalendoprothese des Hüftgelenks (TEP)

Bei der Totalendoprothese werden Hüftkopf, -schaft und -pfanne durch eine künstliche Prothese ersetzt, während bei der Hemiendoprothese nur Hüftkopf und -schaft erneuert werden. Eine Alternative zur Hemiendoprothese stellt die Duokopfprothese dar. Hier bewegt sich ein kleinerer Hüftkopf in einen zweiten größeren Kopf. Es entsteht weniger Reibung zwischen Hüftpfanne und Implantat. Beide Formen kommen nach Schenkelhalsfrakturen zum Einsatz.

TEP-Formen

- Bei den Modellen werden Oberflächenersatz (z.B. ASR S. 599), Kurzschaft und Standardmodelle unterschieden.
- Vollzementierte TEP: Alle Prothesenteile werden mit Zement in den Knochen implantiert.
- Teilzementierte TEP (Hybridprothese): Die Hüftpfanne wird zementfrei, Hüftkopf und -schaft werden zementiert implantiert. Dieses Verfahren

findet auch bei den superproximalen Prothesen Anwendung, z.B. bei *Articular surface replacement* (ASR-Technik), wobei nur der Kopf zementiert wird (**Abb. 10.1a–b**).
- Zementfreie TEP: Alle Prothesenteile werden ohne Zement implantiert, einsprießendes körpereigenes Gewebe sorgt auf Dauer für die Stabilität.

Indikationen
Zementierte oder teilzementierte TEP (Abb. 10.3)

> *Die Implantation erfolgt vor allem bei Patienten über 65 Jahren und bei Osteoporose!*

- Koxarthrose: Jüngeren Patienten wird bei sehr massiver Koxarthrose (z.B. Protrusionskoxarthrose) manchmal auch eine zementierte Prothese eingesetzt.
- Mit einer Koxarthrose kombiniert auftretende Schenkelhalsfrakturen.
- Metastasen im proximalen Femur.
- Beidseitige Femurkopfnekrose (wegen der früheren Belastbarkeit der Prothese).
- Bei TEP-Wechsel (häufig muss die Prothese mit einer Spongiosaplastik verstärkt werden, wodurch die Belastbarkeit sinkt).

Vorteil
Hohe Belastbarkeit von Anfang an.

Nachteile
- Ein TEP-Wechsel ist schwieriger und nicht so häufig möglich wie nach einer zementfreien Prothesenimplantation, da mehr Knochensubstanz entfernt wurde.
- Die neu implantierte Prothese muss länger sein als die alte.

Zementfreie TEP (Abb. 10.4)

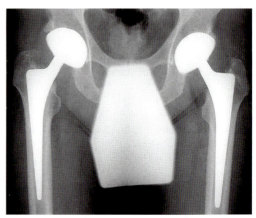

Abb. 10.4 Röntgenbild einer zementfreien Hüftendoprothese.

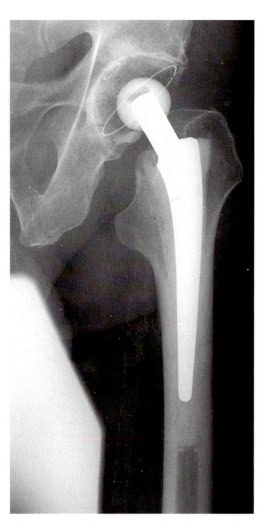

Abb. 10.3 Röntgenbild einer zementierten Hüftendoprothese.

> *Die Implantation erfolgt vor allem bei Patienten unter 65 Jahren, bei denen jedoch keine Osteoporose vorliegen sollte.*

- Koxarthrose, z.B. bei Hüftdysplasie oder nach Hüftluxation;
- Chronische Polyarthritis;
- Hüftkopfnekrose;
- Maligne Knochentumoren (je nach Größe des Tumors müssen teilweise spezielle Tumorprothesen mit einem besonders langen Schaft implantiert werden).

Vorteile
- Das Einsprießen von körpereigenem Gewebe sorgt für Stabilität und damit bessere Haltbarkeit.
- Ein TEP-Wechsel ist leichter möglich.

Nachteil
Durch neuere „Pressfit"-Verfahren besteht gute Belastbarkeit von Anfang an.

Biomechanische Aspekte

Ein Team um den Ingenieur G. Bergmann in Berlin untersuchte biomechanische Aspekte von Endoprothesen (Bergmann et al. 1989 u. 1993). Die Messungen erfolgten mittels Mikrochips in den Prothesen, die verschlüsselte Informationen an ein Empfangsgerät senden. Die Chips befanden sich in der Keramikkugel der Prothese, ohne die Patienten zu belasten. Die Temperaturen und Belastungen wurden direkt im Bereich des Hüftgelenks gemessen. Zwischen dem Kugelkopf und der Hüftpfanne entsteht durch Reibung Wärme. An diesen Stellen wurden Temperaturen von bis zu 75° C gemessen. In der Mitte der Prothesenkugel stieg die Temperatur nach 1 Stunde Gehen auf 42,5°C an. In der Gelenkflüssigkeit stieg sie bis auf 60° C, abhängig von der Verwendung unterschiedlicher Materialien. Derart hohe Temperaturen führen zu einem verstärkten Abrieb und können das implantatnahe Gewebe schädigen.

Bergmann et al. (1989 u. 1993) untersuchten weiterhin die Druckbelastungen der Prothese bei verschiedenen Aktivitäten. Bei normalem Gehen bzw. langsamem Joggen wirkte eine Kraft auf das Hüftgelenk, die etwa dem 2,5fachen bzw. 5,5fachen Körpergewicht entspricht. Außerdem stellten sie fest, dass Radfahren entgegen einer weit verbreiteten Annahme die Hüfte nur gering belastet und Gehstützen beim Gehen weit weniger als bisher angenommen entlasten (Kap. 8). Schuheinlagen mit dämpfender Wirkung und dämpfende Bodenbeläge sind ungeeignet, das Hüftgelenk (z.B. bei Arthrose) vor Stößen zu bewahren.

Sportarten mit geringem Unfallrisiko sind, sofern Sprünge und abrupte Abbremsbewegungen unterbleiben, auch für Hüftprothesenträger unbedenklich (Becker 2002).

Bei der Analyse der Kräfteeinwirkungen im Hüftgelenk in verschiedenen Übungssituationen ergaben sich folgende Ergebnisse (Bergmann et al. 1989 u. 1993):

- Übungen der Hüftmuskulatur in offener Kette (z.B. Flexion oder Abduktion) können Belastungen für die Prothese von mehr als dem 2,5fachen Körpergewicht bedeuten.
- Das Aufstützen aus der Rückenlage (Bridging) belastet die Prothese mit dem 1,5fachen Körpergewicht.
- Beim Stehen auf beiden Beinen ergab sich eine Belastung von ca. 70% auf einem Bein und beim Gehen von bis zu 300% des Körpergewichts.

Luc et al. (1997) untersuchten in vivo den Einfluss der Muskulatur auf die einwirkenden Kräfte im proximalen Femurende bei isometrischen Übungen und im Ein- und Zweibeinstand. Die größten Belastungen entstanden bei isometrischen Spannungsübungen gegen manuellen Widerstand am Knöchel (besonders bei den Abduktoren), nämlich 30fache Belastung wie beim Stehen auf beiden Beinen.

> *Ergänzend ist zu bemerken, dass Übungen in der offenen Kette extremen Stress auf die heilenden Weichteilstrukturen setzen (z.B. Sehnenansätze und Nähte der Muskulatur). Die Folgen sind dauernde reflektorische Verhärtungen und Reizzustände an den Sehnenansätzen. Daher sind individuell angepasste Belastungssteigerungen anzustreben, bei denen Becken und Rumpfkontrolle in alltagsnahen Ausgangsstellungen vor allem im geschlossenen System erarbeitet werden. Damit soll die Muskulatur ihre physiologische Belastbarkeit erreichen, ohne den heilenden Strukturen zu schaden.*

Operatives Vorgehen

- Meist ventrolateraler Zugang im Verlauf der Femurschaftlängsachse mit Längsspaltung des Tractus iliotibialis, seltener dorsolateraler Zugang mit Ablösung der Außenrotatoren.
- Längsspaltung des distalen Anteils von M. glutaeus medius und M. vastus lateralis.
- Eröffnen der Gelenkkapsel und Resektion der Hüftkapsel.
- Resektion des Hüftkopfes bei maximaler Außenrotation des Beines, bei dorsolateralem Zugang erfolgt sie über Innenrotation.
- Anschließend Entfernen der restlichen Kapsel- und Bandanteile sowie überstehenden Pfannenosteophyten.
- Der Hüftkopf wird manchmal für eine Spongiosaplastik aufbereitet.
- Entfernen der Pfanne durch Ausfräsen bis zum subchondralen Knochen.
- Knochengeröllzysten können mit Knochenspongiosa aufgefüllt werden.
- Vor der Implantation einer neuen Pfanne Überprüfen des Sitzes mit einer Probepfanne. Die neue Pfanne besteht aus Polyethylen (Kunststoff) oder Titan und wird einzementiert. Eine Kombination der Materialien Polyethylen und Titan ist besonders reibungsarm.
- Nach Erweiterung der Knochenmarkhöhle des Femurs wird eine Prothese eingeschlagen und einzementiert. Der Kopf wird auf diese Prothese aufgesetzt.

- Nach der Implantation werden Straffheit des Gelenkschlusses und Luxationssicherheit durch Prüfen des Bewegungsumfangs getestet.
- Bei einer Hemiendoprothese die alte Pfanne belassen und nur den Kopf erneuern.
- Bei zementfreier Implantation sind die künstlichen Teile mit Poren versehen. Knochenzellen können einsprießen, sodass sich der Knochen mit dem Prothesenteil verzahnt (siehe *Allgemeines zur Implantation künstlicher Gelenke*).
- Oft erfolgt intraoperativ die Entscheidung, ob eine zementierte oder teilzementierte Prothese implantiert wird.
- Bei ungenügender Kopfüberdachung (z.B. bei Hüftdysplasie) wird der Pfannenerker durch das Einbringen eines kortikospongiösen und mit Schrauben fixierten Knochenblocks aufgebaut.
- Die Beinlänge wird intraoperativ überprüft, bei großer Verlängerung wird ein Kopf mit kürzerem Hals gewählt. Beinverlängerungen > 1 cm durch die OP gelten als OP-Fehler.
- Ein TEP-Wechsel ist eine sehr individuelle Operation, die eine genaue Dokumentation des Vorgehens erfordert.

Postoperative Behandlung

- 2 Tage lang Redon-Saugdrainage und Kompressionsverband.
- Lagerung auf einer Schaumstoffschiene rotationsstabil und in leichter Abduktion.
- Manchmal erfolgt die Lagerung in Abduktion mit einem Spreizkeil zwischen den Beinen.
- Die Patienten dürfen bereits am 1. postoperativen Tag aufstehen.
- Die Belastung richtet sich nach der Implantationsform:
- Teilbelastung mit Übergang zu voller Belastung an Unterarmgehstützen bei zementierter und teilzementierter Prothese.
- Sohlenkontakt bei zementfreier Prothese.
- Oft ist auch sofortige Teilbelastung mit schmerzadaptierter Steigerung zur Vollbelastung erlaubt.

In der frühen postoperativen Phase können die Belastungen stark variieren (in dieser Hinsicht besteht keine einheitliche Meinung). Seit einiger Zeit sind Prothesen infolge der stetig verbesserten Primärstabilität früher voll belastbar.
Oft gehen auch Patienten mit zementfreier Prothese von Anfang an teilweise voll belastet. Wegen der Wundheilung und der veränderten Propriozeption und den damit verbundenen Koordinationsstörungen sollten sie aber zunächst im Drei- bzw. Zweipunktegang an Unterarmgehstützen gehen.

- Bei TEP-Wechsel kann der Zeitpunkt der Belastung unterschiedlich sein.
- Bis zur Bildung des Kapselersatzgewebes (3-6 Monate) darf das Bein nicht in Außenrotation und Adduktion bewegt werden, da sonst Luxationsgefahr besteht.
- Die Flexion ist in den ersten 6 Wochen meist auf 90° limitiert. Bei dorsolateralem Zugang sind oft nur 60° erlaubt.
- Die Abduktion ist oft freigegeben..
- Erhöhtes Sitzen ist erlaubt und hängt vom Bewegungsausmaß der Hüftflexion ab (mindestens 70° müssen erreicht werden).
- Die Seitenlage mit einem Kissen zwischen den Beinen zur Vermeidung der Adduktion und Bauchlage darf eingenommen werden.
- Hüftprothesen können etwa 10–15 Jahre halten (Standzeit). Danach müssen sie meist erneuert werden, weil sich die Materialien lockern. Verbesserte Materialien und Operationsverfahren erhöhen die Standzeit momentan auf ca. 12–18 Jahre (Jerosch u. Heisel 2001). Bei manchen Patienten ist die Haltbarkeit jedoch deutlich geringer.

Zusammenfassung: Totalendoprothese des Hüftgelenks (TEP)

- Die Hüftprothese kann mit und ohne Knochenzement implantiert werden. Die erlaubte Belastung richtet sich nach der Implantationsform.
- Alle Modelle haben mittlerweile eine gute Primärstabilität. Meistens ist Teilbelastung mit Übergang zur Vollbelastung erlaubt.
- Es kann zur Überlastung des Implantats und vorzeitiger Lockerung kommen.
- Eine zementfreie Prothese lässt sich leichter wechseln als eine zementierte.
- Nach einem TEP-Wechsel ist die Nachbehandlung mit dem Operateur individuell abzustimmen. Häufig müssen die Patienten länger entlasten, manchmal ist die Luxationsgefahr erhöht.
- Bei Endoprothesen besteht bis zur Bildung des Kapselersatzgewebes Luxationsgefahr, vor allem bei Bewegungen in Adduktion und Außenrotation bei ventrolateralem Zugang (ca. 3 Monate lang).
- Ein dorsolateraler Zugang verbietet die Innenrotation über die Neutral-Null-Stellung für 6 Wochen, vor

allem die Kopplung aus Flexion und Innenrotation. In Extension besteht weniger Gefahr, besonders nicht bei Bewegungen vom proximalen Hebel wie sie beim Gehen benötigt werden
- Die Luxationsgefahren wurden in den letzten Jahren durch bessere Materialien und größere Kopfdurchmesser deutlich reduziert..
- Bei allen gelenkersetzenden Operationen ist zu Anfang die Koordination der Muskulatur infolge der fehlenden Propriozeption gestört. Das Entfernen vieler Gelenkrezeptoren verändert die Informationsweiterleitung.
- Die postoperativ plötzlich vergrößerten Bewegungstoleranzen kann der Patient zu Beginn nicht aktiv nutzen.
- Postoperativ bestehen weiterhin die präoperativ automatisierten Ausweichbewegungen.

- Erhöhtes Sitzen ist postoperativ frühestens nach Erreichen des Bewegungsausmaßes von mindestens 70° Hüftflexion möglich.
- Seiten- und Bauchlage sind meist nach wenigen Tagen erlaubt. Bei Lagerung auf der nichtoperierten Seite verhindert ein Pack zwischen den Beinen die Adduktion. Die Lagerungsmöglichkeit auf der operierten Seite hängt von den Wundverhältnissen ab. In der Regel ist das Liegen auf der operierten Seite erst nach 6 Wochen möglich.
- In den ersten 6 Wochen wird die Flexion auf 90° limitiert, da die fehlende Kapsel eine Luxationsgefahr nach dorsal bewirkt. Ein dorsolateraler Zugang limitiert die Flexion stärker (60°).
- Ist die nichtoperierte Seite bewegungseingeschränkt und schmerzhaft (z.B. bei beidseitiger Koxarthrose) umfasst die physiotherapeutische Behandlung stets beide Hüftgelenke.

10.1.1 Physiotherapeutische Untersuchung bei Patienten mit Totalendoprothese des Hüftgelenks (TEP)

Präoperativ

Besonders wichtig ist die Prüfung der Beweglichkeit unter Wahrnehmung der Ausweichbewegungen, weil diese postoperativ weiterbestehen.

- Bei massiven Einschränkungen sind meist schon strukturelle Veränderungen vorhanden. Die Bewegungsverbesserung wird in diesen Bereichen postoperativ viel Zeit in Anspruch nehmen.
- Da sich der Körper an die Beinlänge adaptiert und sich das Bein postoperativ häufig verlängert, muss die Länge gemessen werden.
- Die Einschränkungen auf der Aktivitätsebene lassen sich mithilfe von Fragebögen (Kap. 2.1.1), standardisierten Tests (z.B. Timed-up-and-go-Test, Kap. 2.4) und der Bestimmung der Gehstrecke erfassen (Kap. 2.4).

Alle Tests sollten in verschiedenen postoperativen Phasen wiederholt werden.

- (siehe auch Kap. 5.5, *Koxarthrose*).

Postoperativ

- Schmerzanamnese.
- Lagerungskontrolle des operierten Beines:
  - Bein in Rotationsnullstellung;
  - In den ersten Tagen: leichte Hochlagerung in Kehler- oder Braun-Schiene;
  - Eventuell das Fußteil des Bettes hochstellen.
  - Nach einigen Tagen Entfernen der Schiene und Lagerung in Extensions-/Flexionsnullstellung;
  - Durch leichte Abduktion wird der Hüftkopf in der Pfanne zentriert.
- Manche Kliniken lagern die Beine des Patienten durch einen Spreizkeil in Abduktion.
  - Vorteil: Vermeiden der Adduktion;
  - Nachteil: Bei präoperativ stark eingeschränkter Abduktion bekommen die Patienten bei Lagerung mit Spreizkeil Schmerzen.

Auf starke Schwellungszunahme achten!

- Beobachten des Verhaltens bei Bewegungsübergängen (z.B. Aufstehen und Hinlegen ins Bett, Toilettengang, Gehen an Unterarmgehstützen).

Verbotene Bewegungen und Aktivitäten mit langem Hebel vermeiden!

- Bei Schmerzen in den Beinen Prüfen der Thrombosedruckpunkte, z.B. im Wadenbereich (Kap. 9.1.1).

Bei mehr als 3 positiven Punkten ist wegen Thromboseverdacht unbedingt der Arzt zu informieren! Außerdem sollte der Patient auf keinen Fall aufstehen bzw. behandelt werden.

- Starke Temperaturerhöhung im Wundgebiet ist ein Hinweis auf beginnende überschießende Ent-

zündungsreaktion. In diesem Fall ist umgehend der Arzt zu informieren!
- Der Muskeltonus ist vor allem im Bereich der Hüftadduktoren, -flexoren und -außenrotatoren erhöht.
- Prüfen der Sensibilität des operierten Beines, da eine Verletzung des N. cutaneus femoris zu einer Hypästhesie im ventrolateralen Oberschenkelbereich führt.
- Eine Sensibilitätsabschwächung im medialen Kniebereich ist die Folge einer Irritation des N. saphenus.
- Prüfen der Motorik des operierten Beines:
  - Verletzungen des N. femoralis führen zur Schwächung der Hüftbeuger und des M. quadriceps. Letzterer lässt sich in Rückenlage mit seitlichem Überhang testen. Auf stabile Lage des Oberschenkels und Vermeidung des weiterlaufenden Anhängens des Hebels bei der Knieextension muss geachtet werden!
  - Der N. peronaeus communis kann lagerungsbedingt hinter dem Fibulaköpfchen irritiert werden, mit der Folge einer Fußheberschwäche.
- Prüfen der Beweglichkeit des anderen Hüftgelenks, auch auf Dezentrierung (Kap. 5.5.2).
- Prüfen der Beweglichkeit des operierten Hüftgelenks nur mit abgegebenem Beingewicht, nach Entfernung der Redon-Saugdrainage.
- Prüfen der aktiven Hüftbeweglichkeit mit kurzem Hebel oder hubfrei.
- Die Prüfung der Kraft am anderen Hüftgelenk erfolgt mit kurzem Hebel gegen die Schwerkraft und nicht gegen starke Widerstände oder mit langem Hebel, da sich die Kraft auf die operierte Seite überträgt. Wichtiger ist die Beobachtung der Beckenstabilität beim Gehen und beim Rutschen im Bett.
- Die funktionelle Beinlänge wird in symmetrischer Rückenlage gemessen. Weil ein zu langes Bein die Entlastung des operierten Beines erschwert, ist bei Differenzen über 1 cm ein sofortiger Schuhausgleich erforderlich. Bei voller Belastbarkeit muss das Resultat im Stand überprüft werden.
- Die Adduktion und die Außenrotation werden erst nach Bildung des Kapselersatzgewebes geprüft.
- Beim transglutäalen anterolateralen Zugang werden die kleinen Glutäen meist nicht mehr am Trochanter abgelöst, sondern nur längs inzesiert. Bei Ablösung ist die Innenrotation vom distalen Hebel kombiniert mit der Flexion oberhalb der Neutral-Null-Stellung in den ersten 6 Wochen zu vermeiden.
- Beim sehr viel seltener durchgeführten dorsolateralen Zugang werden die Außenrotatoren dorsal abgelöst. Hierbei ist die Flexion kombiniert mit Innenrotation vom distalen Hebel mindestens 6 Wochen lang zu vermeiden, da neben der Kapselentfernung auch die Muskelablösung zur Luxationsgefahr beiträgt.
- Durch das Einschlagen der Hüftpfanne kommt es manchmal zu Fehlstellungen im Sakroiliakalgelenk. Bei postoperativen Schmerzen im Bereich des Sulcus sacralis muss an die Möglichkeit einer solchen Fehlstellung gedacht und daher das Sakroiliakalgelenk mituntersucht werden.
- Palpation des Sulcus sacralis.
- Menell-Test in Seitenlage (**Abb. 10.5**): Am lateralen Ilium gibt die Therapeutin mit ihrem Unterarm Druck nach medial-ventral. Die andere Hand palpiert die Bewegung dorsal am Ilium.
- In Bauchlage ist auch der Hebetest möglich (Kap. 3.3.1).
- Bei einem Ilium anterior ist der Tonus des M. iliacus erhöht und daher eine Palpation auf der Innenseite der ventralen Beckenschaufel angezeigt.

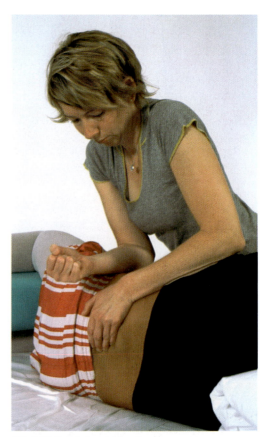

Abb. 10.5 Klaff-Test nach Menell.

- Bei einem Ilium posterior ist der Tonus des M. psoas major deutlich erhöht, weshalb eine Palpation durch die Bauchdecke (Kap. 5.2.1, *Spondylarthrose*) angezeigt ist.
- Die LWS-Beweglichkeit in der Frontalebene ist für die Bewegungserweiterung der Abduktion im Hüftgelenk vom proximalen Hebel von Bedeutung.
- Die LWS-Beweglichkeit in der Sagittalebene spielt bei der Bewegungserweiterung der Flexion und Extension vom proximalen Hebel eine wichtige Rolle.
- Die Knieflexion am operierten Bein kann manchmal infolge des eingekerbten M. vastus lateralis schmerzhaft eingeschränkt sein. In diesem Fall behindert die mangelnde Knieflexion die weiterlaufende Hüftflexion beim Prüfen der Bewegung in Rückenlage. Die Patienten erreichen die Flexion besser und schmerzfrei bei reduzierter Knieflexion.
- In der Spätphase bei voller Belastbarkeit gleicht die Untersuchung der in der präoperativen Phase.
- Nach Bildung des Kapselersatzgewebes (nach ca. 3 Monaten) sind alle Bewegungen erlaubt. In der Spätphase haben die Patienten meist Schwierigkeiten bei Alltagsbewegungen, wie Schuhe- und Strümpfeanziehen. Durch die postoperative Limitierung der Flexion auf 90° in den ersten 6 Wochen ist die Dehnfähigkeit der dorsalen Anteile des Kapselersatzgewebes häufig eingeschränkt. In dieser Phase sind zur Erweiterung auch Gelenktechniken (Traktion in Behandlungsstellung) möglich.
- In der Spätphase dominieren Tests zur Beurteilung der selbstständigen Alltagskompetenz des Patienten, z.B. Reaktionsschnelligkeit, Sturzgefährdung, Bewegungsübergänge auf den Boden und zurück, Wiederaufnahme sportlicher Aktivitäten und prüfen der notwendigen Bewegungsabläufe.

Beispiel: Das Prüfen des Reaktionsvermögens beurteilt, ob die Patienten wieder mit dem Autofahren beginnen können. Das Reaktionsvermögen ist 6 Wochen nach der Operation wieder so gut, dass dem Autofahren nichts mehr im Wege steht.
Zu diesem Ergebnis kamen Neumann et al. (2003), als sie 101 Patienten im Durchschnittsalter von 58 Jahren untersuchten, die nach Implantation des Hüftgelenkes voll belasten durften. Getestet wurde die Reaktion der operierten Extremität auf unterschiedliche variable Farbreize. Die Probanden mussten auf unterschiedliche Farbreize schnellst-

Zusammenfassung: Physiotherapeutische Untersuchung bei Patienten mit Totalendoprothese des Hüftgelenks (TEP)

- Präoperativ:
  - Die präoperative Untersuchung entspricht der der Koxarthrose (Kap. 5.5). Standardisierte Tests (Timed-up-and-go-Test, Kap. 2.4; Bestimmung der Gehstrecke, Kap. 2.4) und Fragebögen (Kap. 2.1.1) ermitteln Einschränkungen der Aktivitätsebene. Die Tests müssen auch postoperativ wiederholt werden.
  - Die Beinlänge wird gemessen und später mit der postoperativen verglichen.
- Postoperativ:
  - Lagerungskontrolle: Die Lagerung variiert in verschiedenen Kliniken (Kehler-Schiene oder Spreizkeil). Es ist auf Rotationsnullstellung und Vermeidung der Adduktion zu achten.
  - Beobachten des Bewegungsverhaltens: Verbotene Bewegungen sind zu vermeiden, wobei dem Patienten Hilfen bei der Umsetzung angeboten werden (Kap. 10.1.1).
  - Bei Thromboseverdacht: Prüfen der Thrombosedruckpunkte.
  - Sensibilitätsstörungen im Oberschenkel können auf Irritationen des N. cutaneus femoris, Kraftverlust des M. quadriceps auf Läsionen des N. femoralis hindeuten.
  - Prüfen der Beweglichkeit beider Hüftgelenke; am operierten Bein wird in der Frühphase das Gewicht abgenommen.
  - Adduktion und Außenrotation werden erst nach Bildung des Kapselersatzgewebes getestet.
  - Die Knieflexion kann durch den reflektorisch hypertonen M. vastus lateralis limitiert sein. In diesem Fall fällt den Patienten die Bewegung in Hüftflexion bei weniger Knieflexion leichter.
  - Spezifische Krafttests der anderen Extremität in der offenen Kette gegen Widerstand sind in der Frühphase ungeeignet. Sinnvoller ist das Prüfen von Kraft- und Koordination auf der Aktivitätsebene (z.B. Bewegungsübergänge, Gehen).
  - Begleitende Funktionsstörungen der Sakroiliakalgelenke oder LWS sollten schon in der Frühphase erfasst werden.
  - Die Untersuchung in der Spätphase gleicht der präoperativen. Im Vordergrund steht das Erfassen der Alltagskompetenz des Patienten (z.B. Reaktionsschnelligkeit, Sturzgefahr, Bewegungsübergänge).

möglich das jeweils passende Pedal bedienen. Nach 6 Wochen zeigten die Probanden vergleichbare Werte zu einer neutralen Kontrollgruppe. Daher gehen Neumann et al. davon aus, dass die Reaktionsfähigkeit nach 6 Wochen ausreicht.

Fallbeispiel: Der 55-jährigen Frau H. wurde vor 6 Tagen eine zementfreie Hüftendoprothese auf der rechten Seite implantiert. Seit 5 Jahren hatte sie bedingt durch eine Koxarthrose bei Hüftdysplasie zunehmende Schmerzen.

Jetzt ist sie froh, dass ihre präoperativen Schmerzen komplett verschwunden sind. Im Moment nimmt sie noch ein Spannungsgefühl im Oberschenkel wahr, das sich bei Knieflexion verstärkt. Seitdem sie selbstständig an Unterarmgehstützen gehen kann, ist sie nachmittags häufiger mit ihrem Besuch auf den Fluren der Klinik unterwegs. Danach nimmt die Spannung etwas zu. Morgens fühlt sich das Bein noch etwas steif an.

Als sie das 1. Mal in der Seitenlage liegen darf, ist sie sehr froh, hat aber auch etwas Angst.

Hypothesen und Maßnahmen

Das Spannungsgefühl im Oberschenkel wird von einem tief liegenden Hämatom verursacht, eventuell durch die Einkerbung des M. vastus lateralis intraoperativ. Der M. quadriceps ist im Moment reflektorisch hyperton geschaltet und behindert daher die Knieflexion.

Die Schwellungen nehmen postoperativ oft erst nach einigen Tagen zu, wenn die Patienten sich vermehrt belasten. Die tief liegenden Hämatome verlagern sich manchmal auch oder rutschen in den Faszien gemäß der Schwerkraft weiter nach distal.

Die Hämatome werden durch Lymphdrainage beeinflusst. Die Patientin erlernt Maßnahmen, um selbst den Rückfluss zu fördern. Selbstständig führt sie die tiefe Bauchatmung und das Hochlagern des Beines nach dem Gehen durch. Aktive Bewegung in Dorsalextension und Plantarflexion aktivieren die Muskelpumpe.

Die Therapeutin erweitert die Bewegung in Hüftflexion bei abgelegtem Bein in submaximaler Flexion. Die Bewegung des Beckens in Flexion im Hüftgelenk aktiviert gut den lokalen Stoffwechsel, und die Patientin hat dabei wenig Schmerzen. Das Bein fühlt sich anschließend lockerer an. Die neu gewonnene Elastizität lernt sie als Eigenübung im Stand vor einer Treppenstufe zu nutzen. Sie erhält den Auftrag, den Fuß auf die Stufe zu stellen, ohne dass sich der rechte Beckenkamm dem Rippenbogen annähert. Diese Übung baut sie in ihre nachmittäglichen Ausflüge ein.

Bevor die Therapeutin mit der Patientin in Seitenlage dreht, detonisiert sie in Rückenlage den M. iliopsoas mit Weichteiltechniken. Durch den Bauch bearbeitet sie den Bauch Muskel im Faserverlauf, während sie bei abgelegtem Beingewicht das Bein zunehmend in Extension bewegt. Da die Patientin leichte Gegenspannung aufbaut, lässt sie die Patientin aktiv mitbewegen und zeigt dem Muskel während der Extension durch die Weichteiltechnik, dass er sich verlängern muss (myofasziale Technik). Die Detonisierung des M. iliopsoas ist auch sinnvoll für den Lymphabfluss, da die Bahnen und Gefäße durch den Muskel ziehen.

Zusammen mit der Patientin erarbeitet die Therapeutin den Bewegungsübergang in die Seitenlage auf der linken Seite. In dieser Ausgangsstellung beeinflusst sie den M. quadriceps durch widerlagernde Mobilisation in Knieflexion. Die Seitenlage eignet sich zur Verbesserung der Extensionsfähigkeit im Hüftgelenk, z.B. durch den proximalen Hebel bei gelagertem Bein oder durch widerlagernde Mobilisation.

Bei Limitierungen infolge von Hämatomen stehen dynamische Bewegungen bei der Erweiterung im Vordergrund. Damit die Bewegungen keine Schmerzen auslösen, ist es günstig, bei abgelegtem Beingewicht über den proximalen Hebel oder die widerlagernde Mobilisation zu arbeiten. Die neu gewonnene Bewegung wird anschließend in Alltagsfunktionen genutzt, z.B. die Extension in Schrittstellung (Erarbeiten des Gewichtstransports des Körpers nach vorne über den anderen Standfuß ohne Ausweichbewegungen des Beckens, S. 616).

10.1.2 Physiotherapeutische Behandlung bei Patienten mit Totalendoprothese des Hüftgelenks (TEP)

Ziele

Körperstruktur/-funktion (Impairment)

- Schonendes Wiederherstellen der Hüft- und Beckenbeweglichkeit;
- Schmerzen lindern;
- Resorptionsförderung;
- Erhalten bzw. Verbessern der Muskelaktivität am operierten Bein und damit Prophylaxe und Abbau von Atrophien sowie Stabilisierung der neuen Bewegungstoleranzen;
- Kräftigung der Fuß- und Rumpfmuskeln, der Stützmuskulatur an Schultergürtel und Armen sowie der Muskeln am anderen Bein.

Aktivitäten (Activities)

- Der Patient soll lernen, die neuen Bewegungs- und Belastungsmöglichkeiten der Endoprothese zu nutzen, ohne sie zu gefährden.
- Erarbeiten selbstständiger Bewegungsübergänge.

- Der Patient soll lernen, Bewegungen zu vermeiden, die eine Luxationsgefahr auslösen.
- Gangkorrektur.

Teilnahme (Participation)

- Der Patient lernt, die erlaubten Bewegungsgrenzen ohne Bewegungsangst einzuhalten.
- Kenntnisse über Wundheilung und Ursachen der Bewegungslimitierungen lindern die Angst vor der Luxation.

Maßnahmen

Erarbeiten des Bewegungsverhaltens unter Vermeidung gefährdender Bewegungen

> In der Frühphase hat dieses Behandlungsziel einen großen Stellenwert.

Da die Gelenkkapsel bei der Implantation einer Hüftendoprothese entfernt wird, bestehen postoperativ bestimmte Bewegungsverbote, die jedoch nicht lebenslang gelten. Diese Information ist wichtig für die Patienten. Außerdem muss ihnen erklärt werden, warum sie die momentanen Bewegungsgrenzen einhalten müssen.

Bis zur Bildung des Kapselersatzgewebes (ca. 3 Monate postoperativ) sind Bewegungen zu vermeiden, die zu einer Luxation der Prothese führen können. Besonders gefährlich sind vom distalen Hebel ausgelöste Adduktion und Außenrotation. Die Gefahr nimmt bei steigender Hubbelastung zu. Bewegungen mit Beschleunigung und hoher Hubbelastung in Adduktion und Außenrotation sollten mindestens 6 Monate vermieden werden. Die Gefahr reduziert sich bei guter muskulärer Stabilität.

Später sollen die Patienten allmählich wieder zu ihrem normalen Bewegungsverhalten zurückfinden.

> Bewegungsverbote entsprechen nicht dem normalen Bewegungsverhalten und sind daher nicht automatisiert. Nur häufige Wiederholung kann die Automatisierung fördern.

Bewusstmachen verbotener Bewegungen

- Das Bein darf nicht als langer Hebel angehoben werden. Zu Anfang ist manchmal auch das aktive Bewegen mit kurzem Hebel nicht erlaubt (z.B. nach TEP-Wechsel mit großer Spongiosaplastik oder bei Trochanterfissur). Die verbotenen Bewegungen werden dem Patienten am nichtoperierten Bein gezeigt.
- Der Patient darf sein operiertes Bein nicht über die Neutral-Null-Stellung der Adduktion hinaus bewegen. Die Wahrnehmungsschulung erfolgt zunächst mit assistivem Bewegen aus der Abduktion bis zur Neutral-Null-Stellung. Dabei verfolgt der Patient die Bewegung visuell. Anschließend bewegt die Therapeutin das Bein, während der Patient die Augen geschlossen hat und in der Mitte *Stopp* sagt.
- Beim Aufstehen unterstützt der Patient das operierte mit dem anderen Bein, indem er den Fuß unter den distalen Unterschenkel schiebt (siehe *Bewegungsübergänge*). Bei sehr instabilen Prothesen sollte die Therapeutin das Beingewicht abnehmen, da die Bauchmuskeln und Hüftflexoren bei der Unterstützung des operierten Beines mit viel Hub arbeiten müssen.
- Sitzen ist in der Frühphase zu vermeiden. Bei ausreichendem Bewegungsausmaß kann der Patient jedoch erhöht sitzen, z.B. auf einer Stehhilfe oder an die Tischkante gelehnt.
- Beim Aufstehen und Hinsetzen achtet der Patient darauf, dass immer zuerst das operierte Bein nach vorne gestellt wird.

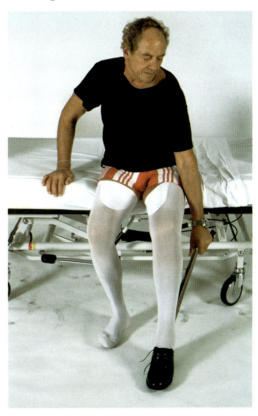

Abb. 10.6 Anziehen der Schuhe mithilfe eines langen Schuhlöffels.

- Üben des An- und Ausziehens unter Einsatz von Strumpf- und Schuhanziehern zusammen mit dem Patienten (**Abb. 10.6**).
- Beim Drehen in Seitenlage muss ein Kissen zwischen den Beinen liegen, da sonst beim Drehen das operierte Bein in Adduktion fällt.
- Drehen auf die operierte Seite erst nach abgeschlossener Wundheilung und in Absprache mit dem Operateur.

Erarbeiten von Bewegungsübergängen
- Vor dem Bewegungsübergang muss der Patient über das Ziel informiert werden.
- Liegen in Seitenlage auf der operierten Seite ist in den ersten 6 postoperativen Wochen nicht erlaubt.
- Das Abheben des langen Hebels Bein in Rücken- oder Seitenlage muss in den ersten 6 Wochen vermieden werden, da es zu Dezentrierungen des Hüftgelenkes und Scherkräften führt.
- In den ersten 6 Wochen bleibt die Hüftflexion auf 90° und die Abduktion auf 20° begrenzt. Die Extension ist im vollen Ausmaß erlaubt, da Gehen ohne Hinkmechanismen nur mit voller Extensionsfähigkeit möglich ist.

Rutschen im Bett
- Der Bewegungsübergang erfolgt über das Bridging.
- Die Therapeutin sichert das operierte Bein im *Wiegegriff* in leichter Abduktion.
- Das Kopfteil ist so flach wie möglich.
- Schwache ältere Patienten können in den ersten postoperativen Tagen den Bettgalgen benutzen, sollen aber vor der Entlassung auch ohne Bettgalgen rutschen können.
- Für den Rutschvorgang des Rumpfes werden wechselnde ventrale und dorsale Muskelaktivitäten benötigt. Beim Rutschen des Oberkörpers liegen die Arme auf dem Thorax, durch Flexion der HWS wird die ventrale Rumpfaktivität eingeleitet. Die Therapeutin kann das Rutschen am Schultergürtel unterstützen. Für den Rutschvorgang des Beckens wird die Stützfunktion des Standbeines benötigt (nichtoperiertes Bein).
- Die Standbeinfunktion kann durch Druckverstärkung in die Unterlage vorgeübt werden. Bei stabiler Standbeinfunktion stellt sich das Becken extensorisch auf dem Hüftgelenk ein. Patienten zeigen beim Abheben des Beckens häufig eine Verstärkung der LWS-Lordose und Flexion des Beckens auf dem Standhüftgelenk (veränderte Bewegungsqualität).
- Beim Rutschen ohne Hilfe der Therapeutin legt der Patient mithilfe des *Huckepackgriffs* das operierte Bein in leichte Abduktion, bevor er auf die Seite rutscht.
- Patienten mit zementierter TEP können beide Beine anstellen. Hierbei ist auch das Erarbeiten des Bridging durch Fazilitation des Beckens (PNF) sinnvoll.

| *Nur in kleinen Etappen rutschen!*
| *Der Patient soll weiteratmen!*

Aufstehen und Hinlegen

| *Am 1. postoperativen Tag mit dem Patienten nur in Begleitung von 2 Therapeutinnen aufstehen!*

- Zu Beginn mit dem Patienten immer über die operierte Seite aufstehen und wieder hinlegen.
- Den Patienten nur mit festem Schuhwerk aufstehen lassen.
- In den ersten postoperativen Tagen nur mit Rollator aufstehen.
- Abhängig von der individuellen Kreislaufstabilität und Sicherheit nach ca. 3 Tagen Erarbeiten des Gehens an Unterarmgehstützen.
- Vor und nach dem ersten Aufstehen ist eine Blutdruckkontrolle erforderlich.
- Am 1. Tag Stehen vor dem Bett, ab dem 2. Tag Bewegungsübergang an der erhöhten Toilette erarbeiten.

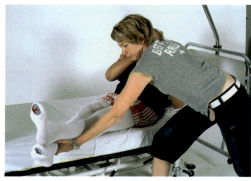

Abb. 10.7 Aufstehen mithilfe der Therapeutin.

Aufstehen mithilfe der Therapeutin (**Abb. 10.7**)
- Zuerst nahe an den Bettrand rutschen.
- Das Aufstehen und Hinlegen erfolgt über die operierte Seite, da dadurch die Gefahr der Adduktion sinkt.
- Das operierte Bein im Wiegegriff, mit dem anderen Arm den Bettgalgen simulieren, an dem sich der Patient festhält.
- Während sich der Patient aufrichtet, werden beide Beine in Richtung Boden abgesenkt.

- Bei Mithilfe einer 2. Therapeutin unterstützt diese den Patienten am Oberkörper, während die andere das Bein führt.
- Kurzzeitiges erhöhtes Sitzen am Bettrand ist erlaubt.
- Beim Hinlegen erleichtert schräges Hinsetzen am Bettrand den Rückweg. Die nichtoperierte Beckenseite ist weiter im Bett als die operierte.
- Unterstützung am Oberkörper und Bein wie beim Aufstehen.

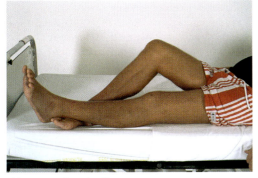

Abb. 10.8 Huckepackgriff.

Aufstehen ohne Hilfe der Therapeutin
- Das operierte Bein wird während des Aufstehens durch den *Huckepackgriff* mit dem anderen Bein unterstützt (**Abb. 10.8**). Dabei hält der Fuß des nichtoperierten Beines das operierte Bein am distalen Unterschenkel.

| *Beim Einstellen darf das operierte Bein nicht als langer Hebel abgehoben werden.*

- Der Fuß rutscht von dorsal unter den distalen Unterschenkel ohne Abheben des operierten Beines.
- Falls der *Huckepackgriff* nicht möglich ist, nahe an den Bettrand rutschen und das operierte Bein in Abduktion lagern.
- Den Unterschenkel langsam im Überhang durch Knieflexion absenken, anschließend Oberkörper aufrichten und aufsetzen.
- Falls die Patienten daheim über die nichtbetroffene Seite aufstehen müssen, wird dieser Bewegungsübergang kurz vor der Entlassung anhand derselben Prinzipien geübt. Sie müssen ein Gefühl dafür bekommen, wie weit sie das Bein in die Adduktion herüberziehen dürfen. Zu viel Adduktion lässt sich durch möglichst dichtes Heranrutschen an den Bettrand vermeiden.

Drehen von der Rücken- in die Seitenlage (der nichtoperierten Seite)

| *Der Bewegungsübergang wird ab dem 4. postoperativen Tag erarbeitet.*

- Bis zur Bildung des Kapselersatzgewebes (3 Monate postoperativ) dürfen die Patienten nur mit einem dicken Kissen zwischen den Beinen drehen.
- In den ersten 6 Wochen ist Liegen nur auf der nichtoperierten Seite erlaubt.
- Zuerst an den kontralateralen Bettrand rutschen (Bewegungsablauf siehe *Aufstehen*).
- Beide Beine hüftbreit anstellen.

| *Bei Schmerzen im operierten Bein muss es die Therapeutin in leichter Flexion im Wiegegriff sichern.*

- In den Verlauf der Unterschenkellängsachsen zwischen Knie und Oberschenkel ein Pack legen. Die Packbreite richtet sich nach der Beckenbreite

| *Adduktion vermeiden!*

- Statische, adduktorische Aktivität fixiert das Pack zwischen den Oberschenkeln.

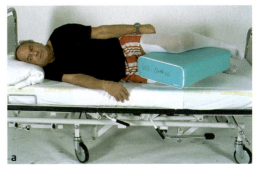

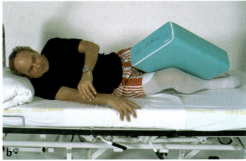

Abb. 10.9a–b Drehen aus der Rücken- in die Seitenlage. Ein Kissen zwischen den Beinen verhindert die Adduktion. **a** Lagerung. **b** Drehvorgang.

- Die Therapeutin steht auf der Seite, zu der gedreht wird und kann den Patienten – falls erforderlich – am Becken und Schultergürtel unterstützen.
- Startkommando geben.
- Drehvorgang mehrmals wiederholen.
- Der Rückweg erfolgt nach denselben Prinzipien.
- Beim Rutschen in Seitenlage bleibt das Pack zwischen den Beinen. Die Therapeutin kann den Rutschvorgang am Becken unterstützen.
- Beim Lagern in Seitenlage muss das gesamte Bein einschließlich Fuß auf dem Pack liegen, da sonst Fall verhindernde statische Muskelaktivitäten entstehen, die auf Dauer Schmerzen auslösen.
- Becken- und Skapulapattern können zur Stabilisation des Rumpfes in Seitenlage genutzt werden.

Verbessern der Beweglichkeit

> *Die Beweglichkeit darf nur sehr schonend und unter Einhaltung der erlaubten Bewegungsgrenzen wiederhergestellt werden!*

- Flexion: bis 90°.
- Abduktion: bis 40°.
- Extension: ohne Limitierung.
- Innenrotation: ohne Limitierung.

> *Ausnahme: bei dorsolateralem Zugang (S. 604)!*

- Nach 6 Wochen ist zunehmend das freie Bewegungsausmaß anzustreben. Nach 3 Monaten sind auch zunehmend Adduktion und Außenrotation erlaubt.
- Da die Bewegung präoperativ massiv eingeschränkt war, liegen oft strukturelle Veränderungen vor. Zur Detonisierung und Dehnung der verkürzten Muskeln können Querdehnungen eingesetzt werden. Postoperativ behindern Schmerzen und damit verbundene reflektorisch veränderte muskuläre Tonuszustände die Beweglichkeit.
- Bewegungserweiterung vom proximalen Hebel unterbricht die falsch eingeschliffenen Bewegungsmuster. Diese Bewegung löst keine großen Kräfte auf die Prothese aus. Da die Hauptmuskelaktivität im Bereich des Rumpfes liegt, wirken auch bei Rotationsbewegungen vom Becken keine luxierenden Kräfte auf die Prothese. Die Erweiterung ist in Seiten-, Rücken- und Bauchlage möglich.

Erweiterung vom proximalen Hebel
Flexion
- Das Bein wird submaximal ans Ende der momentanen Beweglichkeit auf Packs gelagert. Die Beckenflexion im Hüftgelenk verbessert die Flexion.
- Das Bein wird zunehmend in einem größeren Flexionswinkel gelagert; in der Frühphase ist eine Flexion von 90° anzustreben.
- Bei vielen Patienten führt die zunehmende Flexion zu einer begleitenden Außenrotation, die durch die Innenrotation vom proximalen Hebel widergelagert werden kann.
- Bei zunehmender Flexion findet die Rotation in der Frontalebene statt. Die Widerlagerung der Außenrotation erfolgt durch Verlängerung der gleichseitigen Rumpfseite. Zuerst manipuliert die Therapeutin die Verlängerung der Rumpfseite mit beiden Händen an den Beckenkämmen. Anschließend gibt sie einen taktilen Reiz am gleichseitigen Tuber, wobei der Patient bei zunehmender assistiver Flexion vom distalen Hebel den Druck konstant halten soll. Später versucht er, auch bei der aktiven Flexion eine Verkürzung der Rumpfseite zu vermeiden.
- Nach der Erweiterung kann die Flexorenkette in jedem Winkel bei abgelegtem Bein statisch aktiviert werden, vor allem in den neu erweiterten Bereichen. Dadurch kommt es zur Antagonistenhemmung der Hüftextensoren.
- Am operierten Bein wird die Flexorenkette durch Dorsalextension vom Fuß und dem Führungskontakt am ventralen Oberschenkel stimuliert. Das andere Bein kann gleichzeitig statisch in Extension aktiviert werden.

> *Die Therapeutin achtet auf Ausweichbewegungen des Beckens und des Rumpfes, da die Patienten bei mangelnder Flexorenaktivität durch überschießende Bauchmuskelaktivität kompensieren.*
> *Die Flexoren können auch durch Irradiation der Spielbeinphase aktiviert werden.*

Beispiele: Gangtypische Irradiationen
- Extension/Abduktion/Innenrotation am anderen Bein mit Approximation: Statisch oder mit agonistischer Umkehr auf der mittleren Bewegungsbahn durchgeführt, verhindert dies zu große Kräfte auf der operierten Seite.
- Am operierten Bein nur Fußpattern:
  – Dorsalextension mit Inversion, wodurch die Flexion/Adduktion/Außenrotation als Muskelaktivität auf das Bein überlaufen.

– Dorsalextension mit Eversion: Flexion/Abduktion/Innenrotation laufen auf das Bein über. Das Muster ist im Anschluss an die Erweiterung von Flexion und Innenrotation günstig.
– Über die Arme: Extension/Abduktion/Innenrotation auf derselben Seite, Skapula in *Depression posterior*, Flexion/Adduktion/Außenrotation kontralateral, Skapula in *Elevation anterior*.
- In Seitenlage sind auch Kombinationen aus Becken- und Skapulapattern möglich, am Becken *Elevation anterior* auf der operierten Seite. Die Hauptaktivität liegt in der Bauchmuskulatur und am unten liegenden Hüftgelenk, weshalb dies auch bei Entlastung des Hüftgelenks möglich ist. Viele Patienten mit TEP haben durch die lange bestehende Flexionskontraktur einen sehr schwachen Unterbauch.
- Beckenpattern sind auch bei Patienten mit TEP möglich, wobei die Pfanne dreidimensional auf dem Kopf bewegt wird. Dies entspricht der Bewegung beim Gehen. Widerstände sind dosiert zu geben und es ist auf eine stabile Lagerung des Beines ist zu achten. Sie lassen sich neben der Muskelkräftigung auch zur Bewegungserweiterung einsetzen.

> Bei starker Außenrotationstendenz wird das Bein in Seitenlage kurz vor dem Flexionswinkel gelagert, an dem die Ausweichbewegung auftritt. Das Beckenpattern Depression posterior bewegt die LWS in kontrollierte Extension und Lateralflexion (**Abb. 10.10**). Am Hüftgelenk sind die Flexion und Innenrotation die Folge.

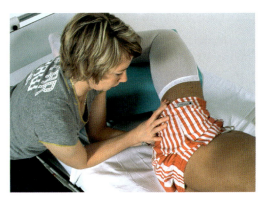

Abb. 10.10 Beckenpattern *Depression posterior* zur Verbesserung der Flexion und Innenrotation von proximal.

Extension
- In Rücken- oder Seitenlage wird das Bein submaximal in Extension gelagert. Die Beckenextension im Hüftgelenk erweitert die Bewegung von proximal.
- Zur Verkürzung des Abstands zwischen Symphyse und Bauchnabel kann die Therapeutin am Unterbauch einen taktilen Stimulus geben. In Seitenlage bei gleichzeitiger Lagerung des Kniegelenks in Flexion und des Hüftgelenks in Extension lässt sich mit dieser Technik sehr gut der M. rectus femoris detonisieren.
- Der M. rectus femoris wird über seine Kniekomponente auch mit der postisometrischen Relaxation detonisiert, was gleichzeitig auch den M. vastus lateralis detonisiert.
- Mangelnde Knieflexion kann in Seitenlage auch durch die widerlagernde Mobilisation (Kap. 5.4.2) beeinflusst werden.
- Bei starker Außenrotationstendenz wird die Innenrotation in der Transversalebene von proximal verbessert.
- In Rückenlage stellt der Patient das nichtoperierte Bein auf und lernt, zur Erweiterung der Innenrotation den Druck unter der operierten Beckenseite zu verstärken. Die Kniescheibe bleibt dabei deckenwärts gerichtet.
- Bei sehr hypertonem M. iliopsoas können Weichteiltechniken (z.B. Druckinhibition und Quermassage) den Muskel detonisieren.
- Postisometrische Relaxation dehnt den Muskel in Seiten- oder Rückenlage mit seitlichem Überhang längs. Dabei fixiert der *Thomas-Handgriff* die LWS.

Einstellung Thomas-Handgriff
- Die maximale Flexion am nichtoperierten Bein führt weiterlaufend zur Flexion der LWS und Extension des proximalen Hebels am operierten Bein. Dies verhindert die bei der Dehnung weiterlaufende Extension der LWS.
- Bei der Einstellung des nichtoperierten Beines ist die Annäherung des operierten Beines in Flexion wichtig, da nur so das Becken sauber mitlaufen kann. Ohne Annäherung kann es sich nicht in der Sagittalebene bewegen, weil das Hüftgelenk schon am Limit der Extensionstoleranz liegt. Die Folge ist eine Beckenbewegung in anderen Ebenen.
- Neben der Extension kommt es begleitend immer zur Abduktion des proximalen Hebels. Diese kann nur durch Außenrotation des nichtoperierten Beines widergelagert werden, da weiterlaufend eine Adduktion von proximal erfolgt.
- Nach der Erweiterung kann eine statische Aktivität der Hüftextensoren durch Irradiation der Standbeinphase erreicht werden.

Beispiele:
- Flexion/Adduktion/Außenrotation am kontralateralen Bein: Durch statische Aktivität oder ago-

nistische Umkehr auf der mittleren Bewegungsbahn wirken keine zu großen Kräfte auf die kontralaterale Seite.
- Fußpattern am operierten Bein: Plantarflexion mit Pronation: In Rückenlage werden die Beine in der Diagonalen in leichter Abduktion gelagert. Manche Patienten irradiieren besser symmetrisch, andere besser reziprok (Kap. 9.3).
- Symmetrisch: An beiden Füßen wird das Muster Plantarflexion mit Pronation geübt. Durch die agonistische Umkehr arbeiten die Muskeln konzentrisch und exzentrisch.
- Reziprok: Am kontralateralen Bein wird das Muster Dorsalextension mit Inversion, am operierten Bein Plantarflexion mit Pronation geübt.

Abduktion
- Der Patient lernt, seine gleichseitige Rumpfseite zu verlängern, was zur Abduktion von proximal führt. Da das Bein auf der Unterlage gleiten muss, gilt es, den Reibungswiderstand durch Unterlagerung mit einem Tuch auf glatter Unterlage zu reduzieren.
- Im Schlingentisch fällt der Reibungswiderstand komplett weg. In dieser Ausgangsstellung kann anschließend der distale Hebel dazu genommen werden. Ist nur assistives Bewegen erlaubt, unterstützt die Therapeutin die Bewegung. Dadurch lernen aktiv insuffiziente Abduktoren, mit geringer Belastung wieder zu kontrahieren.
- Nach der Erweiterung werden die Abduktoren statisch im neuen Bewegungsausmaß aktiviert, z.B. durch Irradiation der Standbeinphase. Bilaterale Fußpattern in Dorsalextension mit Eversion stimulieren ebenfalls die laterale Muskelkette und damit auch den häufig gehemmten M. vastus lateralis.

Weitere Maßnahmen zur Erweiterung
- Widerlagernde Mobilisation: Die Therapeutin unterstützt die Bewegung des distalen Hebels (Kap. 5.5.2).
- Postisometrische Relaxation:
  – Gute Unterstützung des Beingewichts;
  – Erst ab Teilbelastung erfolgt die Gabe distaler Widerstände.
- Quermassage bzw. -dehnung der verkürzten Muskeln (vor allem Außenrotatoren und Adduktoren)

| *Quermassage und -dehnung auf keinen Fall im Bereich von Hämatomen!*

- Nach der Wundheilung ist auch die Behandlung im Bewegungsbad möglich.

Resorptionsförderung und Schmerzlinderung
- Zur Schmerzreduzierung und Durchblutungsverbesserung können die Mobilisationen mit Kurzzeiteis kombiniert werden, was sich wiederum positiv auf die Wundheilung und überschießende Ödeme auswirkt.
- Bewegungen des thorakolumbalen Übergangs (Th10–L2, sympathisches Versorgungsgebiet von Becken und Beinen) reduzieren die Sympathikusaktivität. Daher sind Bewegungen des Beckens im Hüftgelenk sinnvolle Eigenübungen.
- Zur Resorptionsförderung kann das Bein ca. 30° hochgelagert und von distal nach proximal im Lymphbahnenverlauf ausgestrichen werden.
- Lymphdrainage.

Schmerzen des SIG
- In Bauchlage (frühestens nach 1 Woche) wird das Ilium nach ventral mobilisiert (Kap. 3.3.2). Alternativ kann in Seitenlage mobilisiert werden.
- Die Mobilisation des Iliums nach dorsal erfolgt in Seitenlage (**Abb. 10.11**): Das operierte Bein wird in Flexion gelagert und über das nichtoperierte durch maximale Extension das Sakrum in Nutation fixiert. Die mobilisierenden Hände der Therapeutin liegen am Tuber und von ventral am Beckenkamm und bewegen das Ilium kreisbogig nach dorsal.
- Das Gelenkspiel lässt sich auch in Seitenlage mit der Klafftechnik nach Menell verbessern (**Abb. 10.5**).

Schmerzen der LWS
- Entlastung durch Traktion nach kaudal bei in Flexion gelagerten Beinen, eventuell auch im Schlingentisch mit Becken-Bein-Aufhängung (Kap. 5.2.2);
- Entlastende Traktion in Seitenlage über das Sakrum (Kap. 5.2.2);
- Weichteiltechniken der lumbalen Rückenstrecker;

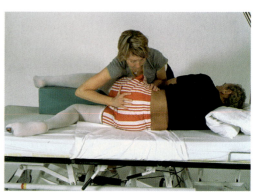

Abb. 10.11 Mobilisation des Iliums nach dorsal.

- Beckenpattern zum Detonisieren der lumbalen Rückenstrecker;
- Entlastungslagerung für die LWS (Kap. 5.2.2).

Viele Patienten mit Hüfterkrankungen haben Inkontinenzprobleme. Der Verlust der dynamischen Stabilität des Beckens und der Wirbelsäule führt zu rezidivierenden Schmerzen. Die Aktivierung der inneren Einheit der stabilisierenden Muskulatur (Kap. 5.3.2) kann schon in der frühen postoperativen Phase beginnen. In die Behandlung von Patienten mit Hüfterkrankungen werden M. transversus abdominis, Mm. mulitifidii und der Beckenboden mit einbezogen.

Thromboseprophylaxe
- Kompressionsstrümpfe müssen korrekt sitzen.
- Dynamische Aktivitäten der Füße regen die Muskelpumpe an. Dabei werden die Füße in langsamem Rhythmus endgradig in Dorsalextension und Plantarflexion bewegt; Fußpattern aus der PNF (S. 494).
- Hochlagern der Beine.
- Statisches Muskeltraining am operierten Bein.
- Die Patienten führen mehrmals täglich ein Eigenprogramm unter genauer Angabe von Wiederholungszahl und Tageszeit.
- Dürfen die Patienten bereits aufstehen, sollen sie zwar viel, wegen der Schwellungsneigung jedoch immer nur kurze Zeit gehen.

Pneumonieprophylaxe
- Atemrichtungslenkung durch manuellen Handkontakt seitens der Therapeutin oder des Patienten führt zur Atemvertiefung.
- Nasenstenose: Der Patient hält sich ein Nasenloch zu, wodurch sich die Einatmung vertieft.
- Die Lippenbremse verlängert die Ausatmung und damit indirekt auch die Einatmung.
- Viele atemtherapeutische Maßnahmen beruhigen und entspannen, senken dadurch Blutdruck und Herzfrequenz und haben so einen entspannenden Effekt. Die tiefe Bauchatmung vermindert die Sympathikusaktivität und wirkt schmerzlindernd.
- Unmittelbar vor dem Aufstehen ist die Durchführung meistens ungünstig, da zu diesem Zeitpunkt der Kreislauf angeregt werden soll.
- Vermeiden von Narbenverklebungen.
- Nach dem Entfernen der Fäden können die Patienten durch Massage die Narbe vor Verklebungen schützen.

Ökonomisieren des Gehens

Zum Gehen an Unterarmgehstützen mit Ent- oder Teilbelastung sind sowohl eine ausreichende Schultergürtelstabilität als das Körpergefühl des Patienten für die Stützaktivität unerlässlich.

- Skapulapattern, auch bilateral in Rückenlage.
- Armpattern in Extension/Abduktion/Innenrotation, auch mit mittlerem Drehpunkt, da sich dabei der Schultergürtel besser posterior in Depression verankert.
- Anleitung zum Armpattern bilateral gegen den Widerstand eines Therabands als Eigenübung.
- Statische Skapulapattern und Stützaktivität, auch im Stand an Unterarmgehstützen oder im Gehbarren (**Abb. 10.12**): Die Therapeutin gibt dabei von kaudal Widerstände an den Griffen der Gehstützen, ohne diese jedoch anzuheben.

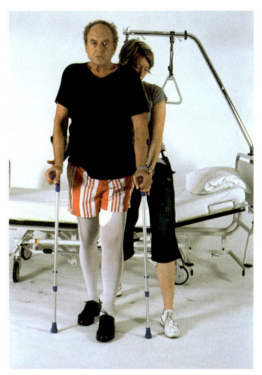

Abb. 10.12 Aktivierung der Stützfunktion an Unterarmgehstützen.

- Hilfreich ist die Vorstellung „Löcher in den Boden zu drücken".
- Bei Entlastung leisten die Abduktoren der kontralateralen Seite und die gleichseitigen Lateralflexoren ständig Fall verhindernde Arbeit. Dies führt häufig zu Tonuserhöhungen in den betreffenden Muskeln, die mithilfe von Weichteiltechniken,

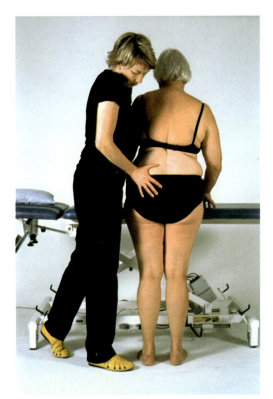

Abb. 10.13 Stabilisierendes Halten als Vorstufe des Seitwärtsgehens.

chen (**Abb. 10.14**). Die Therapeutin unterstützt mit proximalem Unterarm und Hand die Extension im Hüftgelenk vom Becken, während die distale Hand an der Ferse eine vorzeitige Knieflexion und Zehenablösung verhindert. Der Patient wird mit dieser Grifftechnik langsam in Richtung vorderes Standbein bewegt.

- Patienteninstruktion: „Lassen Sie es langsam zu, dass ich Ihr Becken in Richtung vorne stehendem Fuß bewege. Der Körper darf sich dabei nicht nach vorne neigen."

| *Vorher muss die Beweglichkeit in entlasteter Position wiederhergestellt sein!*

- Vorbereitend kann die Extension in den Halbsitz übertragen werden. Der Patient lernt die Nutzung bei vertikaler Körperlängsachse (Kap. 5.5.2).
- Bewusstmachen des Abrollweges über die funktionelle Fußlängsachse durch Gehen auf einer Linie. Zuvor werden die notwendigen Rotationstoleranzen in entlasteter Position verbessert.
- Bei erlaubter Teilbelastung (mindestens halbes Körpergewicht) ist das Gehen im Vierpunkte- und Zweipunktegang möglich.
- Bei Vollbelastung gehen die Patienten so lange an Unterarmgehstützen, bis kein Trendelenburg- oder Duchenne-Hinken mehr auftritt.

hubfreier Mobilisation der LWS und Beckenpattern detonisiert werden können.
- Bei erlaubtem Sohlenkontakt lernt der Patient das Gehen im Dreipunktegang, d.h. er rollt den Fuß des operierten Beines ohne Druckverstärkung zwischen den Unterarmgehstützen über dem Boden ab, während das andere Bein einen Schritt macht. Hilfreich ist hier Vorstellung, „über eine Torte abzurollen".
- Bei erlaubter Teilbelastung lernt der Patient das Einschätzen des Gewichts durch das Gehen über eine Waage, die sich auf gleichem Niveau befindet, also z.B. im Boden versenkt ist.
- Die Stabilität des kontralateralen Standbeins ist Voraussetzung für eine selektive Spielbeinphase des operierten Beines. Abduktoren- und Rotatorentraining auf dem Standbein kräftigt die beckenstabilisierende Muskulatur (**Abb. 10.13**).
- Da bei Entlastung des Beines keine reaktive Hüftextension zum Vorwärtstransport des Körpers über dem Standbein auftritt, gehen die Patienten meistens mit zuwenig Hüftextension. Dies lässt sich selektiv im Stand in Schrittstellung erarbeiten und dadurch dem Patienten die Bewegungstoleranz am operierten Hüftgelenk bewusst ma-

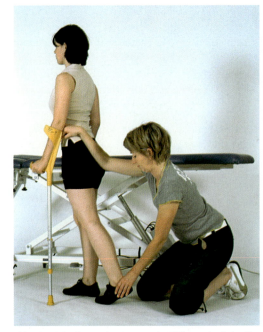

Abb. 10.14 Erarbeiten der Nutzung der Hüftextension beim Vorwärtstransportieren des Körpers.

- Bei Vollbelastung kann die Gangfazilitation aus der PNF im Stand und beim Gehen erfolgen. Dies ist sinnvoller und funktioneller als Abduktorentraining in der Seitenlage.
- Vor der Entlassung aus der Klinik sind das Treppensteigen sowie das Öffnen und Schließen von Türen mit Unterarmgehstützen zu üben.
- In der Spätphase werden Reaktionsschnelligkeit und Gleichgewichtsreaktionen geschult, z.B. durch Stehen und Gewichtverlagern auf dem Schaukelbrett oder Trampolin. Das Auslösen von „Schutzschritten" bei plötzlicher Verlagerung des Körperschwerpunkts lässt sich beispielsweise über das Becken fazilitieren.
- Die veränderte Propriozeption kann die Gangsicherheit in *Multiple-task-Situationen* (Kap. 2.4), wie z.B. im Straßenverkehr oder bei Dunkelheit beeinträchtigen. Diese Situationen können mit dem Patienten gezielt trainiert werden.

Haltungskorrektur

> *Besonders wichtig ist die Haltungskorrektur bei LWS-Beschwerden und wenn präoperativ ein Extensionsdefizit bestand!*

- Weist auch das andere Hüftgelenk ein Extensionsdefizit auf, lässt sich die Haltung meist nur im hohen Sitz korrigieren.
- Das Beinachsentraining in teil- und belasteten Ausgangsstellungen (Halbsitz, hoher Sitz, Stand) fördert die Propriozeption.
- In der Spätphase nach Bildung des Kapselersatzgewebes (frühestens nach 3 Monaten) verbessert Traktion in Behandlungsstellung die Mobilität des Gewebes (siehe *Allgemeines zur TEP-Behandlung*).
- Sportarten mit Stoß- und Sprungbelastungen sind zu vermeiden, während z.B. Langlauf, Schwimmen und Radfahren günstig sind.

Zusammenfassung: Physiotherapeutische Behandlung bei Patienten mit Totalendoprothese des Hüftgelenks (TEP)

- Das Erarbeiten des Bewegungsverhaltens unter Vermeidung gefährdender Bewegungen nimmt in der Frühphase der Behandlung einen großen Stellenwert ein.
- Da die Gelenkkapsel bei der Implantation einer Hüftendoprothese entfernt wird, bestehen postoperativ bestimmte Bewegungsverbote, die aber nicht lebenslang gelten. Diese Information ist wichtig für die Patienten. Außerdem muss ihnen erklärt werden, warum sie unbedingt die momentanen Bewegungsgrenzen einhalten sollen.
- Bis zur Bildung des Kapselersatzgewebes werden Adduktion und Außenrotation vor allem vom distalen Hebel und mit Hubbelastung vermieden.
- In den ersten 6 Wochen bleibt die Bewegung auf 90° Flexion und 20° Abduktion limitiert. Beim dorsolateralen Zugang ist zusätzlich die Innenrotation vor allem in Kopplung mit Flexion nicht erlaubt.
- In den ersten Tagen spielt das Erarbeiten des Bewegungsverhaltens bei Bewegungsübergängen eine große Rolle. Da es vom normalen Bewegungsverhalten abweicht, ist es nicht automatisiert und muss daher oft wiederholt werden. Alle Bewegungsschritte sind vom Patienten bewusst zu planen, was hohe Ansprüche an sein motorisches Lernen stellt.
- Die Bewegungserweiterung kann in der Frühphase beispielsweise sehr gut über Bewegungen vom proximalen Hebel bei submaximal gelagertem Bein erarbeitet werden. Der Vorteil ist das Unterbrechen von Ausweichbewegungen, die präoperativ bestanden. Weiterhin kommen Weichteil- und Entspannungstechniken (z.B. PIR) zum Einsatz. Die neu gewonnenen Toleranzen müssen aber gleich in Alltagsfunktionen genutzt werden. Hier bieten sich auch schon bei geringerer Belastbarkeit viele Möglichkeiten (siehe *Fallbeispiel, S. 608*).
- Rumpf- und Schultermuskulatur werden in die Kräftigung mit einbezogen, da sie eine stabile Stützfunktion und Beckenverankerung gewährleisten müssen.
- In der Spätphase erfolgt das Erarbeiten der Reaktionsschnelligkeit des Beines. Das Auslösen von Gleichgewichtsreaktionen und Übungen, die z.B. auf das Autofahren vorbereiten, gewährleisten die Alltagskompetenz des Patienten.
- Die Patienten benutzen die Unterarmgehstützen, bis sie ohne Hinkmechanismen auch längere Strecken gehen können. Die Verbesserung der Beckenstabilität wird in erster Linie im geschlossenen System im Stand und Gang erarbeitet, sobald es von der Belastbarkeit her möglich ist.
- In der Frühphase sollten die Abduktoren nicht in Seitenlage mit langem Hebel im offenen System trainiert werden. Die Gefahr einer Dezentrierung des Hüftkopfes nach lateral ist sehr hoch. Die reflektorische Hemmung der Muskeln wird vielmehr durch Kokontraktion reduziert. Approximierende Impulse in das operierte Bein als Standbein kann in Seiten- und Rückenlage die Abduktoren und Extensoren sti-

mulieren. Sobald die Belastung es erlaubt, wird im Stand und Gang gearbeitet.
- Begleitende LWS-/SIG-Beschwerden werden in Seiten- und Rückenlage durch manualtherapeutische Maßnahmen, Weichteiltechniken und Entlastung beeinflusst. Begleitend kommen stabilisierende Maßnahmen wie z.B. die Aktivierung der inneren Einheit (M. transversus abdominis, Beckenboden, Mm. multifidi) zur Anwendung. Das Einbeziehen der Beckenbewegung in die Erweiterung beeinflusst gleichzeitig die Wirbelsäule. Verbesserte Durchblutung und Wechselbelastung bekommt den Strukturen der Wirbelsäule gut.

10.2 Uni- und bikondylärer Kniegelenkersatz

Prothesentypen

Form und Design eines künstlichen Kniegelenks beeinflussen die Kraftübertragung auf den Knochen und das Ausmaß der postoperativen Beweglichkeit erheblich. Die Art der Kraftübertragung steht in Beziehung zum ausgewählten Prothesentyp. Unter mechanischen Gesichtspunkten wird zwischen form- und kraftschlüssigen Prothesen unterschieden. Die Belastung des künstlichen Gelenks hängt stark von seinem Drehpunkt ab. Weicht dieser sehr vom physiologischen Drehpunkt ab, kommt es vor allem während der Flexion zu einem Wechsel zwischen Druck- und Zugbelastung an der Auflagefläche der Prothese. Da dies Lockerungen auslösen kann, stellt die immer genauere Berechnung der individuellen Beinachse einen wichtigen Fortschritt bei der Implantation von Knieprothesen dar.

Die Operation wird teilweise mit intraoperativer Navigation durchgeführt, bei der die Vorbereitung des Prothesenbettes wesentlich genauer berechnet wird. Intraoperative Positionsfehler der Prothese, Achsenfehler und Instabilitäten lassen sich somit genau analysieren.

Die individuellen Rotationskomponenten der Tibia und des Femurs führen zu veränderten Bandspannungen in den einzelnen Freiheitsgraden der Bewegung, was das Roll-Gleit-Verhalten stören kann. Laterale Instabilitäten nach der Implantation sind häufig durch eine vermehrte Innenrotationsstellung der Femurkomponente bedingt. Die Folge ist eine vermehrte Polyethylenbelastung. Außenrotationsfehlstellungen des Tibiaplateaus führen zu einer stärkeren Beeinträchtigung des Prothesenlaufs als Fehlimplantationen in Innenrotation. Die kinematische Analyse bei der intraoperativen Navigation lässt diese Rotationsfehler frühzeitig erkennen.

Die äußere Gestaltung einer Knieendoprothese muss die Wechselwirkungen von Ligamenten und die Geometrie der Artikulationsflächen berücksichtigen. Ein Kunstgelenk mit dem Ziel der Erhaltung der Kreuzbänder verfügt über eine andere Stabilität sowie Belastungs- und Rotationscharakteristiken als eine Prothese, bei der die Kreuzbänder entfernt werden. Mittlerweile werden spezielle Prothesen für Frauen angeboten. Frauen haben einen schmaleren frontalen Durchmesser der Femurkondylen und einen größeren Q-Winkel.

- *Unikondylärer Prothesentyp:* Bei den *Schlittenprothesen* bleibt der Bandapparat komplett erhalten. Ersetzt wird nur ein Gelenkkompartment (häufiger gebräuchlich für den medialen Gelenkanteil).
- *Bikondyläre Prothesentypen:* Beide Gelenkanteile werden ersetzt.
  - Achsgekoppelte formschlüssige Scharnierprothese: Vollständige Kopplung des proximalen und distalen Prothesenteils durch einen Metallstift, der eine feste Achse bildet. Im Knochen ist eine langstielige Verankerung erforderlich. Alle Bänder des Kniegelenks werden entfernt.
  - Oberflächenendoprothese (nicht formschlüssig, nicht gekoppelt): Da sie als Kraftschlussprothese die Physiologie des Kniegelenks am besten berücksichtigen, werden sie aktuell am häufigsten benutzt. Hier bleiben die Bänder vollständig erhalten.
  - teilgekoppelte Prothese: Das Tibiaplateau ist im dorsalen Anteil erhöht. Dieses verhindert eine anteriore Instabilität bei defektem vorderen Kreuzband.

Unikondylärer Ersatz (medialer und lateraler Schlitten)

Bei medial oder lateral betonter Gonarthrose werden die Gelenkflächen von Femurkondylus (durch Metallschlitten) und Tibiaplateau (durch Polyethylenplateau) nur unilateral ersetzt.

> *Der mediale Schlitten wird häufiger implantiert als der laterale.*

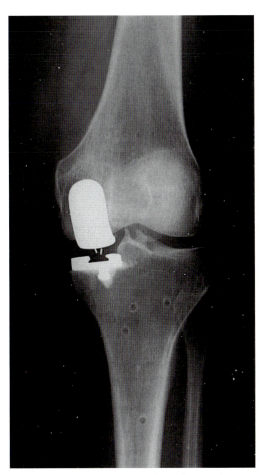

Abb. 10.15 Röntgenbild einer medialen Schlittenprothese.

Indikationen
- Gonarthrose auf der medialen oder lateralen Seite infolge von Varus- oder Valgusgonarthrose;
- Nekrose eines Femurkondylus.

Nachteil
Hohe Lockerungsrate: Der mediale Schlitten lockert sich nach durchschnittlich 7 Jahren, der laterale Schlitten sogar schon nach ca. 5 Jahren (Jerosch u. Heisel 2001). Dagegen ist die Infektionsrate am geringsten.

Operatives Vorgehen
- Haut- und Kapselschnitt sind nicht identisch, da sonst eine größere Verklebungsgefahr besteht. Der Kapselschnitt liegt weiter medial als der Hautschnitt. Als Zugangsweg wird in der Regel die gerade senkrechte und parapatellare mediane Längsinzision, die mediale parapatellare Schnittführung (medialer Payr-Schnitt) oder der laterale parapatellare Zugangsweg (lateraler Payr-Schnitt) gewählt.

| Bei der Eröffnung sind alte Hautschnitte zu berücksichtigen!

- Kapselinzision: Eröffnen des Kniegelenks durch einen Schnitt medial der Patella. Das mediale Retinakulum wird unterhalb des M. vastus medialis eröffnet, der möglichst nicht abgelöst werden sollte.
- Weggklappen der Patella nach lateral.
- Resektion des nekrotisierten Kondylus.

| Die Kreuzbänder dürfen nicht verletzt werden!

- Entfernen des entsprechenden Femurkondylus.
- Nach Entnahme eines kleinen Knochenstücks aus dem Femurkondylus werden dort die Kufen der Metallschlittenprothese eingebracht. Der Metallschlitten ersetzt die Gelenkfläche des Femurkondylus.
- Am Tibiakopf wird an der kranialen Fläche der erkrankten Seite sparsam Knochen entfernt. In das Tibiaplateau wird ein Polyethylenplateau (eventuell mit Metallunterseite) einzementiert. Die Implantation des Tibiaplateaus erfolgt um 10° nach dorsal abfallend, was der physiologischen Neigung entspricht.
- Während der Operation lässt sich auch die Beinachse korrigieren.
- Abschließend Anbringen von 2 Redon-Saugdrainagen und eines Kompressionsverbands.

| Die Schlittenprothese wird meist einzementiert.

Postoperative Behandlung
- Hochlagerung auf einer Schaumstoffschiene;
- Bereits am Operationstag passive Bewegung mit einer Motorschiene;
- Aufstehen schon am 1. postoperativen Tag;
- Teilbelastung mit Übergang zur Vollbelastung, abhängig von Reizzustand und Stabilität des Kniegelenks.

Bikondylärer Ersatz

- *Bikondylärer ungekoppelter Ersatz* (Oberflächenendoprothese, Kraftschluss; **Abb. 10.16**): Es besteht keine Verbindung zwischen dem proximalen und dem distalen Prothesenteil, wodurch der Bandapparat des Kniegelenks und damit auch die Rotationsfunktion erhalten bleiben. Seltener wird das vordere Kreuzband entfernt. Die Implantati-

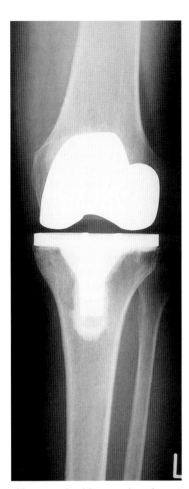

Abb. 10.16 Bikondylärer ungekoppelter Kniegelenkersatz.

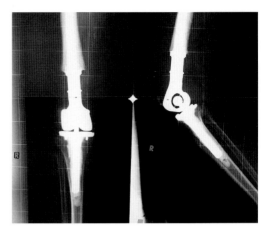

Abb. 10.17 Röntgenbild einer Tumorprothese: bikondylärer gekoppelter Ersatz nach TEP-Wechsel mit besonders langem Schaft im Ober- und Unterschenkel.

on des Tibiaplateaus bei erhaltenem vorderen Kreuzband stellt an den Operateur technisch höhere Ansprüche.
Voraussetzungen für die Implantation:
- Stabiler Kapsel-Band-Apparat;
- Achsfehlstellungen < 25°;
- Kein ausgeprägtes Genu recurvatum aufgrund von Instabilität;
- Die durchschnittliche Standzeit beträgt 10 Jahre, die mittlere Infektionsrate 2–14%.

- *Bikondylärer gekoppelter Ersatz* (achsengeführte formschlüssige Scharnierprothese; **Abb. 10.17**): Die Verbindung zwischen dem proximalen und dem distalen Prothesenteil erfolgt durch einen Metallstift. Die Rotationsfunktion des Kniegelenks wird aufgehoben, sodass eine reine Scharnierfunktion bleibt. Der 1. Schritt zu einer weniger gekoppelten Prothese ist ein Scharniergelenk mit 2 Freiheitsgraden, das eine Rotation der Tibia um ihre Längsachse ermöglicht.

Indikationen
- Ungekoppelte Prothese:
  - Mediale und laterale Gonarthrose (Pangonarthrose) mit noch stabilem Bandapparat;
  - Gelenkschädigung durch Polyarthritis;
  - Zweiteingriffe nach Osteotomien oder zum Prothesenwechsel.
- Gekoppelte Prothese:
  - Pangonarthrose mit Bandinstabilität;
  - Achsenfehlstellungen über 25° in der Frontalebene;
  - Instabiler Bandapparat;
  - Sehr alte Patienten.

Operatives Vorgehen
- Schnittführung: siehe *Schlittenprothese*.
- Nach Gelenkeröffnung und Luxation der Patella nach lateral erfolgt eine Synovektomie (Entfernen der Gelenkinnenhaut).
- Falls eine Entzündung der Synovia besteht, werden die Menisken und das Lig. cruciatum anterius reseziert. Ansonsten bleiben beim Einsatz einer ungekoppelten Prothese die Bandstrukturen erhalten, während sie bei gekoppelter Prothese entfernt werden.
- Die Gelenkflächen der Femurkondylen und des Tibiaplateaus werden entfernt und durch eine Prothese ersetzt. Bei der ungekoppelten sind es 2 einzelne Teile, die bei der gekoppelten miteinander verbunden sind
- Der Tibiateil wird immer einzementiert, die Femurprothese oft zementfrei implantiert.
- Die gekoppelte Prothese wird immer zementiert.
- Bei starker Retropatellararthrose erfolgt auch der Ersatz der Patellarückfläche.

- Die Beinachse kann bei der Implantation korrigiert werden. Hierzu sollte das Tibiaplateau 10° nach dorsal abfallen.
- Anbringen von 2 Redon-Saugdrainagen und eines Kompressionsverbands.

Postoperative Behandlung
- Hochlagerung auf einer Schaumstoffschiene.
- Bereits am Operationstag Bewegen des Beins auf einer Motorschiene.
- Aufstehen schon am 1. postoperativen Tag.
- Eine zementierte Prothese kann von Anfang an voll belastet werden. Teilzementierte werden teilbelastet und nichtzementierte erst nach 6 Wochen voll belastet.

Bei gekoppelten Scharnierprothesen keine Kniegelenkrotation erarbeiten!

Zusammenfassung: Uni- und bikondylärer Kniegelenkersatz

- Es werden verschiedene Prothesentypen unterschieden.
- Die Bewegungskomponenten und das Entfernen des körpereigenen Gewebes differiert je nach Prothesentyp. Die derzeit am häufigsten verwendeten Prothesen sind die bikondylären Oberflächenersatzprothesen, die auf dem Kraftschlussprinzip basieren. Dabei bleiben der komplette Kapsel- und Bandapparat erhalten. Seltener wird das vordere Kreuzband entfernt, vor allem bei entzündlichen Veränderungen der Synovia.
- Im Falle von sehr alten Patienten und extrem instabilem Kapsel-Band-Apparat kommen achsengeführte gekoppelte Formschlussprothesen zum Einsatz, bei denen der Kapselbandapparat entfernt wird. Durch die von einem Metallstift gebildete Achse ist meistens keine Rotationsfähigkeit vorhanden, sodass eine reine Scharnierfunktion bleibt.
- Bei neueren Prothesentypen lässt der Metallstift einen 2. Freiheitsgrad in die Rotation zu. Die Prothesenführung verhindert eine Valgus- und Varusabweichung sowie eine Anterior-posterior-Instabilität.
- In den letzten Jahren erfolgt etwas seltener die Implantation von unikondylären Schlittenprothesen. Dabei wird nur ein Gelenkkompartement ersetzt, und zwar häufiger der mediale als der laterale Gelenkanteil. Diese Implantation kommt z.B. bei Varusgonarthrose mit gut erhaltenem lateralen Gelenkanteil zum Einsatz.

Allgemeines zur Physiotherapie

- Sowohl bei der Schlitten- als auch der bikondylären ungekoppelten Prothese bleibt der Bandapparat weitgehend intakt und somit auch die Rotationsfähigkeit erhalten. Im Rahmen der Bewegungsverbesserung kann auch die Rotation geübt werden.
- Bei Genu valgum oder Genu varum wird die Beinachse bei der Implantation der Prothese korrigiert. Muskulatur und Bandstrukturen müssen sich erst wieder an die veränderte Beinachse gewöhnen.
- Je mehr Kapsel- und Bandstrukturen entfernt wurden, desto stärker ist die Propriozeption gestört.

Bei den gekoppelten Scharnierprothesen dürfen keine Gelenktechniken wie Traktion und Gleiten angewendet werden!

- Mit Scharnierprothesen können nur die Extension und Flexion, nicht aber die Rotation geübt werden (Ausnahme siehe Prothesentypen).
- Traktion und Gleiten lassen sich nur bei ungekoppelten und Schlittenprothesen einsetzen. Bei der Durchführung dürfen keine Schmerzen ausgelöst und keine Kraft aufgewendet werden. Auf sauberes Einhalten der Behandlungsebene und Mobilisationsrichtung ist zu achten, damit keine schädigenden Kräfte auf die Prothese wirken. Zur Resorptionsförderung kann in der 2. Stufe in Ruhestellung die Traktion angewendet werden. Der Zeitpunkt des Beginns der Bewegungserweiterung mit Gelenktechniken hängt von den Wundverhältnisse ab: Sie sind möglich, sobald die Grifftechniken toleriert werden.
- In der Frühphase (erste 6 Wochen) wird die Flexion meist bis 90° angestrebt und die Extension im vollen Bewegungsausmaß erweitert. Nach dieser Zeit lässt sich die Flexion bis zum vollen Ausmaß erweitern. Bei manchen Prothesentypen wird schon eher das volle Ausmaß genutzt (z.B. ungekoppelter Oberflächenersatz).
- Bei beidseitiger Gonarthrose umfasst die physiotherapeutische Behandlung stets beide Seiten (Kap. 5.4.2).
- Der Hautschnitt liegt meist lateral der Patella. Die Kapsel wird medial der Patella eröffnet und die Patella nach lateral weggeklappt. Viele Patienten haben in den ersten postoperativen Tagen medial der Patella durch den Kapselschnitt Schmerzen bei der Flexion.

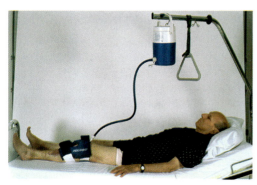

Abb. 10.18 Eis mit Kompression durch Kryocuff.

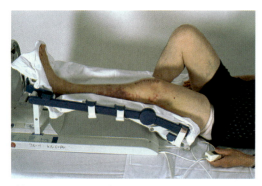

Abb. 10.19 Lagerung in der Bewegungsschiene.

- Da postoperativ eine sehr hohe Schwellungsneigung besteht, können begleitend Lymphdrainage und ein Kryocuff-Gerät eingesetzt werden (**Abb. 10.18**). Dabei handelt es sich um leichte Kühlung, ohne die Wundheilung zu gefährden mit gleichzeitiger Kompression einer Manschette. Das vom Behälter in die Manschette fließende Eiswasser bewirkt die Kühlung und Kompression. Das Gerät lässt sich sehr einfach handhaben, sodass es die Patienten auch selbst bedienen können.
- Der Einsatz einer Motorschiene bei Patienten mit einer Knieendoprothese vom 1. postoperativen Tag an steigert die Gelenkbeweglichkeit (**Abb. 10.19**). Wird die Scheine in den ersten 2 postoperativen Wochen 4 Stunden täglich eingesetzt, trägt sie auch zur Schmerzreduzierung bei (Lenssen 2003).

> *Patienten mit schmerzhaften Extensionsdefiziten müssen ihr Knie mit einer Minimalunterlagerung sichern, um erhöhten Schmerz und Schwellungsentwicklungen zu vermeiden. Die dauerhafte Flexorenspannung durch die Halteaktivität führt zur Ischämie der Muskulatur und negativen Einflüssen auf die Wundheilung.*

- Die oft verbreitete Meinung, eine Unterlagerung fördere die Entwicklung einer Beugekontraktur, widerlegte eine Studie von J. Sievers (2004), für die er den ZVK-Wissenschaftspreis erhielt.
- Weisen Patienten mit Knieendoprothesen in den ersten Wochen starke Bewegungseinschränkungen auf, sind später oft nur sehr mühsam Fortschritte zu erreichen. Sehr schnell bilden sich Fettbrücken im Rec. suprapatellaris, und die Bewegungsangst führt zu starker Tonuserhöhung der Muskulatur. Daher ist schon in den ersten Tagen eine befriedigende Mobilität erforderlich. Bei vielen Patienten wird deshalb in den ersten Tagen über einen Katheter Schmerzmittel gespritzt oder sie erhalten eine Schmerzpumpe, die sie dauerhaft schmerzfrei halten soll. In diesem Fall muss vor dem Aufstehen die Kraft vor allem im nichtoperierten Bein getestet werden, da die Betäubung manchmal zu Defiziten führt.

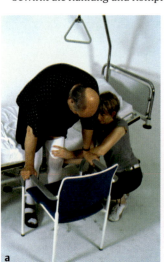
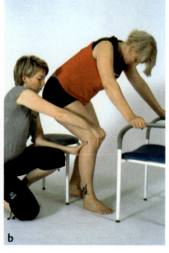

Abb. 10.20a–b Aufstehen und Hinsetzen. **a** Mit Abstützen auf einem vor dem Patienten stehenden Stuhl. Durch das starke Vorneigen wird der Körperschwerpunkt weit genug nach vorne gebracht, was die Belastung des Kniegelenks verringert. **b** Kaudalgleiten der Patella in der Funktion. Beim Hinsetzen benötigt das Knie Flexionstoleranzen und damit Elastizität des Rec. suprapatellaris.

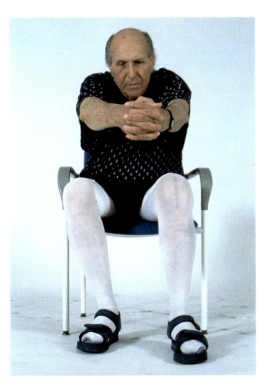

Abb. 10.21 Flexionserweiterung durch Vorneigen der Körperlängsachse.

Bestehen nach etwa 10 Tagen weiterhin starke Bewegungseinschränkungen (Flexion < 90°, Extension < 5°), kann eine Narkosemobilisation die Bewegungsverbesserung unterstützen. Danach erfolgt die Erweiterung der Bewegung mit sympathikusdämpfenden Maßnahmen und Bewegen im schmerzarmen Bereich.

- Hartnäckige Bewegungseinschränkungen in der frühen postoperativen Phase sind oft die Folge starker Bewegungsangst mit gesteigerter Sympathikusaktivität. Die Bewegungserweiterung rein auf die Körperstrukturen bezogen, bringt bei diesen Patienten oft nicht den erwünschten Erfolg. Sie sind auf ihren Schmerz fokussiert und empfinden die sich dem Knie nähernde Therapeutenhand als Bedrohung. Hier sind indirekt zur Beweglichkeit des Kniegelenks beitragende Strategien zu bevorzugen

Beispiele:
- **Erarbeiten des** Aufstehens und Hinsetzens mit Abstützen auf einem Stuhl, der vor dem Bett steht (**Abb. 10.20a–b**).
- Bewegungen des Kniegelenks in Flexion durch den Rollweg des Beckens bei der Verlagerung der Körperlängsachse nach vorne (**Abb. 10.21**).
- Vor der Erweiterung kann die Sympathikusdämpfung mithilfe des sympathischen Slump erfolgen (**Abb. 10.22a**). Dabei spannen im Langsitz Flexion, Lateralflexion und Rotation das vegetative Nervensystem. In dieser Ausgangsstellung erfolgt die Mobilisation des Kostotransversalgelenke. Kleine Bewegungsamplituden der Wirbelsäule in die Spannung hinein und wieder heraus können die Patienten selbstständig durchführen.
- Neu gewonnene Bewegungstoleranzen werden gleich in die Funktion übertragen, z.B. Nutzen der selektiven Flexion beim Treppensteigen (**Abb. 10.22b**).
- Beim Training im geschlossenen System wird zunächst in extensionsnahen Ausgangsstellungen und Winkelbereichen begonnen, da die Hauptverletzungen der Körperstrukturen im ventralen

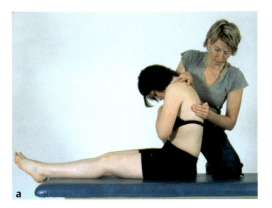
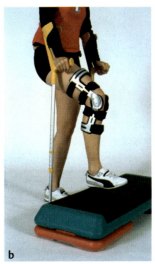

Abb. 10.22a–b Sympathischer Slump. **a** Im Langsitz spannen Flexion, Lateralflexion und Rotation das vegetative Nervensystem. **b** Nutzen der selektiven Flexion beim Treppensteigen.

Bereich liegen. Verschiedene Studien (Steinkampf et al. 1993, Grabiner et al. 1994, Gresalmer et al. 1994, Escamilla et al. 1998) stuften die folgenden Bereiche für eine frühfunktionelle Nachbehandlung als sicher ein (d.h. mit geringer Einwirkung potenziell gefährlicher Kräfte auf die verletzten/ operierten Strukturen):
- Isolierte Extension (offene Kette): 90–40°;
- Isolierte Flexion (offene Kette): voll;
- Kniebeuge (geschlossene Kette): 40–0°;
- Beinpresse (Leg press): 60–0°;
- Das Vorneigen des Rumpfes kann die retropatellaren Druckkräfte signifikant reduzieren (Bandi 1972).

10.2.1 Physiotherapeutische Untersuchung bei Patienten mit uni- und bikondylärem Kniegelenkersatz

Präoperativ

- Die präoperative Untersuchung entspricht dem konservativen Befund einer Gonarthrose (Kap. 5.4).
- Beobachten der Stabilität des Kniegelenks beim Gehen und Stehen.

Wichtig ist das Prüfen der Bewegungsausmaße, da häufig die Extension massiv eingeschränkt ist. Durch Verklebungen der dorsalen Kapsel nimmt die postoperative Erweiterung der Extension häufig längere Zeit in Anspruch.

Postoperativ

- Schmerzanamnese: Auslösen von Wundschmerzen durch den medialen Kapselschnitt.
- Lagerungskontrolle des operierten Beines:
  - Bein in Rotationsnullstellung.
  - In den ersten Tagen leichte Hochlagerung in Kehler- oder Braun-Schiene.
  - Eventuell Fußteil des Bettes hochstellen.
  - Nach einigen Tagen Schiene entfernen und Lagerung in Extensions-Flexions-Nullstellung.
  - Bei Extensionsdefizit wird das Kniegelenk mit einer Minimallagerung unterlagert, da sonst die Flexoren eine statische Daueraktivität entwickeln und einen ischämischen Schmerz mit starker Schwellungszunahme nach sich ziehen.
- Die Bewegungsschiene schützt das Kniegelenk in den ersten postoperativen Tagen vor Verklebungen.

Bei der Lagerung auf korrekte Anpassung der Schiene auf Oberschenkel- und Unterschenkellänge achten! Die Bewegungsachse des Kniegelenks liegt auf Höhe des Drehpunkts der Schiene.

- Starke Schwellungszunahme und Temperaturerhöhung weisen auf eine Entzündung hin. Das Prüfen der tanzenden Patella differenziert einen Kapselerguss von einer reinen Weichteilschwellung.
- Beobachten des Bewegungsverhaltens bei Bewegungsübergängen, beim Aufstehen und Hinlegen ins Bett, Toilettengang und Gehen an Unterarmgehstützen. Die Patienten können zu Beginn ihren Unterschenkel mithilfe des anderen Fußes unterstützen (Huckepackgriff, **Abb. 10.8**).
- Beurteilen der Beinachsen in Rückenlage im Seitenvergleich.
- Bei Schmerzen in den Beinen ist die Prüfung der Thrombosedruckpunkte (z.B. im Wadenbereich) unverzichtbar (Kap. 9.1.1).

Bei mehr als 3 positiven Punkten ist umgehend der Arzt zu informieren, da Thromboseverdacht besteht! In diesem Fall nicht mit dem Patienten aufstehen und behandeln!

- Prüfen der Sensibilität des operierten Beines, da eine Verletzung des N. saphenus zur Hypästhesie im medialen Kniebereich führt.
- Testen der Motorik des operierten Beines: Der N. peroneaus kann lagerungsbedingt hinter dem Fibulaköpfchen komprimiert werden, was eine Fußheberschwäche zur Folge hat. Bei Verwendung einer Schmerzpumpe ist auch die Motorik des anderen Beines zu prüfen.
- Prüfen der Beweglichkeit des anderen Kniegelenks und der beiden Hüft- und Sprunggelenke: Beim Prüfen der Beweglichkeit des Hüftgelenks an der operierten Seite nimmt der *Wiegegriff* der Therapeutin das Unterschenkelgewicht ab.
- Testen der Beweglichkeit des operierten Kniegelenks mit abgegebenem Unterschenkelgewicht sowie der aktiven Kniebeweglichkeit: Meist besteht ein großer Unterschied zwischen passiver und aktiver Beweglichkeit.
- Umfassende Prüfung der Kraft des anderen Beines beim stabil gelagerten operierten Bein; Beobachtung der Beckenstabilität beim Gehen und beim Rutschen im Bett; Beurteilung der Beinachse des anderen Beines unter Belastung.
- Messen der funktionellen Beinlänge in symmetrischer Rückenlage: Da ein zu langes Bein die Entlastung des operierten Beines erschwert, ist bei

Differenzen von mehr als 1 cm ein sofortiger Schuhausgleich unumgänglich. Allerdings muss eine funktionelle Beinlängendifferenz (z.B. durch Funktionsstörung des SIG) ausgeschlossen werden. Bei voller Belastbarkeit wird das Resultat im Stand überprüft.
- Die Sturzgefahr kann über den Timed-up-and-go- (Kap. 2.4) oder den Functional-reach-Test (Kap. 2.4) ermittelt werden. Die Erfassung der Gehstrecke gibt in der Spätphase Auskunft über die Selbstständigkeit im Alltag und die Belastbarkeit.

Fallbeispiel: Frau A. erhielt vor 4 Tagen eine ungekoppelte Oberflächenersatzprothese im linken Kniegelenk, nachdem sie 5 Monate lang unter sehr starken Schmerzen im linken Kniegelenk aufgrund einer Valgusgonarthrose gelitten hatte.

In den letzten 3 Monaten verschlechterte sich die Beinachse extrem. Die Patientin nahm selbst wahr, wie ihr Bein innerhalb weniger Wochen immer mehr zum X-Bein wurde. Diese Tendenz zeigt sich schon immer an beiden Beinen. Ihre Mutter hatte dasselbe Problem.

Die Patientin konnte ihre Wohnung im 2. Stock während der letzten Wochen nicht mehr verlassen, weil sie keine Treppen mehr steigen konnte. Sie lebt mit ihrem Ehemann zusammen, der den Haushalt und die Einkäufe erledigt. Er zeigt sich sehr interessiert an der Therapie und will sie in der anschließenden Anschlussbehandlung begleiten.

In den letzten Monaten legte Frau A. stark an Gewicht zu und wiegt derzeit 100 kg bei einer Größe von 163 cm. Sie sagt selbst, dass sie aus Frust zunehmend mehr gegessen hat.

Während der ersten 2 postoperativen Tage hatte sie einen instabilen Kreislauf, sodass sie nur zum Stehen vor dem Bett mobilisiert werden konnte. Seit 2 Tagen kann sie mit dem Rollator selbstständig die Toilette aufsuchen, fühlt sich danach aber sehr ermattet. Beim Bewegungsverhalten fällt die starke Schonung des operierten Kniegelenks auf, das sie sowohl beim Gehen als auch beim Aufstehen und Hinsetzen immer sehr steif hält. Beim Versuch der Bewegungserweiterung in Knieflexion zeigt sie sehr schnell Gegenspannung. Sie sagt, sie habe Angst, dass die Narbe aufplatzt. Daher vermeidet sie auch die Berührung ihrer Narbe und mag sie nicht anschauen. Außerdem fühlt sich das Knie für sie sehr fremd an.

Momentan erreicht sie ein Bewegungsausmaß von 60° Knieflexion, und es fehlen 5° Extension bis zur Neutral-Null-Stellung. Aktiv erreicht sie nur 40° Flexion. Die Extension bereitet ihr weniger Schmerzen als die Knieflexion. Sie gibt ein starkes Spannungsgefühl im Rec. suprapatellaris und im ventralen Kniebereich an. Das Knie ist noch stark geschwollen. Die tanzende Patella ist seit heute deutlich positiv.

Hypothese und Maßnahmen

Die starke Bewegungseinschränkung der Knieflexion wird durch mehrere Faktoren unterhalten. Eine wesentliche Ursache sind die Schwellung und der Erguss. In der Regel entwickelt sich ein Erguss erst nach einigen Tagen, da die Synovialflüssigkeit nach einer Operation mit Gelenkeröffnung erst langsam wieder gebildet werden muss. Die starke Bewegungsangst und noch mangelnde Identifikation mit dem Kunstgelenk, dem sie noch kein völliges Vertrauen schenkt, ist ein weiterer und vermutlich noch bedeutsamerer Grund.

Die mangelnde Belastbarkeit der Patientin aufgrund ihres instabilen Kreislaufs und ihres hohen Körpergewichts haben in den letzten Tagen die Nutzung des neuen Kniegelenks weiterhin beeinträchtigt. Die starke Berührungsangst der Narbe kann physiotherapeutische Maßnahmen auf der Ebene der Körperstrukturen stark beeinflussen.

Es besteht die Gefahr der Verklebung des Rec. suprapatellaris infolge mangelnden Gebrauchs des Knies und der hohen Sympathikusaktivität durch den dauernden Stress. Maßnahmen zur Bewegungserweiterung mithilfe von Gelenk- und Weichteiltechniken gelenknah sind erst möglich, wenn die Patientin die psychologische Barriere verliert, sonst wird sie sofort mit Gegenspannung reagieren.

Auch Maßnahmen zur Flexionserweiterung in Rücken- oder Seitenlage funktionieren bei ängstlichen Patienten oft nicht so gut. Wegen des mangelnden Blickkontakts zum Knie haben sie Angst, die Kontrolle zu verlieren. Manchmal gelingt es, das Knie mit der Unterstützung eines kleinen Pezziballs in Rückenlage zunehmend in Flexion zu mobilisieren. Die Patienten müssen sich in dieser Ausgangsstellung aber sicher fühlen, wobei die Therapeutin den Unterschenkel mit dem *Wiegegriff* trotz Auflage auf dem Pezziball unterstützt. Während des Bewegens kann die Patientin vom zu erwartenden Schmerz mit Gesprächen abgelenkt werden.

Nach Erreichen eines Weggewinns spielt die positive Verstärkung eine große Rolle. Die Aufklärung über Wundheilung und Stabilität der Prothese sind ebenso wichtig wie die Information, dass Angst und Stress Schmerzen negativ beeinflussen. Behutsames Vorgehen fördert das Vertrauen zur Physiotherapeutin. Unsicherheiten auf deren Seite wirken sich auf ängstliche Patienten negativ aus. Sie spüren die Unsicherheit im Griff und reagieren vermehrt mit Gegenspannung.

Bei Frau A. ist die Wahrnehmungsschulung für das Knie ein wesentliches Ziel, damit sie das Gelenk als Teil ihres Körpers erkennt. Dieser Prozess kann allerdings sehr lange dauern (bis zu 1 Jahr). Aktivitäten, die Druckstauchimpulse auf das Knie bringen, fördern die Wahrnehmung, z.B. wechselnde Druckimpulse gegen einen Pezziball im Sitz oder in Rückenlage (Ball gegen die Wand).

Propriozeptive Inputs über die Füße z.B. durch verwringende Weichteiltechniken oder aktive Fußpattern sind gut, bevor in teilbelasteten Ausgangsstellungen geübt wird. Im Stand erfolgt das Erarbeiten der Gewichtsübernahme im erlaubten Rahmen. Die Therapeutenhand kann am Oberschenkel und Unterschenkel die Stabilität der Beinachse unterstützen. Im Sitzen kann die Flexion durch indirekte Maßnahmen erarbeitet werden, wie z.B. Vorneigung der Körperlängsachse oder das Nutzen des Fersenrollwegs mithilfe von Fußbewegungen.

Gemeinsam mit der Patientin übt die Therapeutin auch die bewusste Kontaktaufnahme mit dem Kniegelenk. Im Langsitz oder Sitz lernt die Patientin, ihre Narbe zu berühren und das Gewebe seitlich der Narbe selbstständig auszustreichen.

Zu Beginn der Behandlung hat sich in den letzten Tagen die Sympathikusdämpfung bewährt. So erlernt Frau A., im Sitz über das Choppingmuster ihr Bein unbewusst zu belasten, durch die BWS-Bewegung kommt es zur Beeinflussung des Sympathikus. In ihren Tagesablauf baut sie die tiefe Bauchatmung in allen möglichen Ausgangsstellungen ein.

Nach weiteren 2 Tagen toleriert die Patientin die Berührung der Narbe durch die Therapeutin. Sie mobilisiert die Patella im Sitzen nach kaudal, anschließend integriert sie die Gelenktechnik in den Bewegungsablauf des Hinsetzens. Dabei stützt sie die Patientin auf die Armlehnen eines Stuhls vor dem Bett. Diesen Bewegungsablauf übt sie 3-mal täglich mit je 5 Wiederholungen. Dies fördert zusätzlich die allgemeine Belastungsfähigkeit. Die Schwellung wird mit Lymphdrainage beeinflusst.

Das Gehen an Unterarmgehstützen erfordert eine kurze Vorbereitung im Gehbarren. Da Frau A. nach 1 Woche bis zum halben Körpergewicht belasten darf, wird hier die Gewichtsübernahme mit betontem „Großwerden" auf dem Bein geübt, um die Extension zu rekrutieren.

Nach 1 Woche lässt sie die Bewegungserweiterung durch Gelenktechniken für alle Ebenen zu. Nach kurzer struktureller Vorbereitung in Rückenlage – auch zur Ergussresorption durch intermittierende Traktion – wird immer in alltagsnahen Ausgangsstellungen (Sitz, Stand, Gehen) gearbeitet. Auch das Treppensteigen wird im Gehbarren durch das Gehen über eine Stufe vorbereitet. Während des 12-tägigen stationären Aufenthalts erlaubt die konditionelle Situation das reale Treppensteigen noch nicht, sondern wird als Ziel für die folgende Anschlussheilbehandlung vereinbart.

Bei der Entlassung erreicht die Patientin aktiv 80° Flexion. Bei Bewegungsübergängen und beim Anziehen von Schuhen und Strümpfen beachtet sie ihre Toleranzen. Dabei wird sie von ihrem Mann unterstützt.

10.2.2 Physiotherapeutische Behandlung bei Patienten mit uni- und bikondylärem Kniegelenkersatz

Ziele

Körperstruktur/-funktion (Impairment)

- Schonendes Wiederherstellen der Kniebeweglichkeit;
- Erhalten bzw. Verbessern der Muskelaktivität am operierten Bein und damit Prophylaxe von Atrophien;
- Verbessern der Kniegelenkstabilität;
- Schmerzen lindern;
- Resorptionsförderung;
- Thromboseprophylaxe;
- Pneumonieprophylaxe ist meist nur in den ersten Tagen notwendig, da die Patienten vom 1. Tag an aufstehen dürfen.

Aktivitäten (Activities)

- Erarbeiten des selbstständigen Gehens mit der erlaubten Belastung.
- Bei zunehmender Belastung wird die Körpersymmetrie in belasteten Ausgangsstellungen erarbeitet.
- Der Patient muss lernen, unerlaubte Bewegungen und zu hohe Belastungen zu vermeiden.
- Kräftigen und Verbessern der Koordination der gesamten Hüft- und Beinmuskulatur (siehe *Konservative Therapie*).

Teilnahme (Participation)

Der Patient lernt, seine Bewegungstoleranzen ohne Angst zu nutzen.

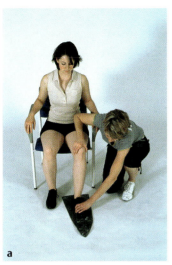 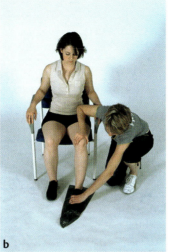 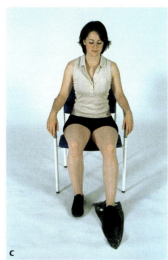

Abb. 10.23a–c Übung Scheibenwischer. a Außenrotation. b Innenrotation. c „Tütenübung": Flexion durch Nutzen des Rutschweges.

Maßnahmen

- Zur Schmerzlinderung eventuell Anwendung von Eis.

▌ *Kein Langzeiteis, sondern besser Kryocuff (S. 622).*

- Hochlagerung und Anregung der Muskelpumpe sind prophylaktische Maßnahmen vor überschießenden Schwellungen. Begleitende Lymphdrainage verhindert negative Einflüsse auf die Wundheilung.
- Widerlagernde Mobilisation für Extension und Flexion, günstig in Seitenlage (Kap. 5.4.2). Der Reibungswiderstand muss durch Unterlagerung eines Tuches und den Arm der Therapeutin reduziert werden. Rolltendenzen des Beines auf der Unterlage sind zu vermeiden.
- Bei ungekoppelten und Schlittenprothesen kann neben der Flexion und der Extension auch die Rotation verbessert werden. Funktionell gehören die Außenrotation des Unterschenkels zur Extension, die Innenrotation zur Flexion.

Verbessern der Rotation (nur bei ungekoppelten Prothesen)

- In Flexion lässt sich das Kniegelenk in beide Richtungen rotieren. Bei 90° ist die Rotationstoleranz am größten.
- Das Knie kann nur bei freien Rotationstoleranzen endgradig in Extension und Flexion bewegt werden.
- Die Rotationsmobilisation erfolgt bei Knieflexion, z.B. durch die Übung „Scheibenwischer" (**Abb. 10.23a–c**): Im Sitz wird das Kniegelenk submaximal in Flexion eingestellt. Die Fußsohle steht auf einem Tuch am Boden und wird plan auf dem Boden in Innen- und Außenrotation bewegt. Die Übung können die Patienten auch sehr gut alleine durchführen.
- Mobilisation der Knierotation über den proximalen Hebel: In Rückenlage bewegt die Therapeutin bei abgegebenem Unterschenkelgewicht den Oberschenkel im Hüftgelenk in transversale Abduktion und Adduktion. Dadurch kommt es zur Innen- und Außenrotation im Kniegelenk vom proximalen Hebel.

Verbessern der Flexion

- Zum Flexionserhalt bewegen die Patienten in derselben Ausgangsstellung wie beim „Scheibenwischer" ihren Fuß mit dem Tuch auf dem Boden nach hinten.

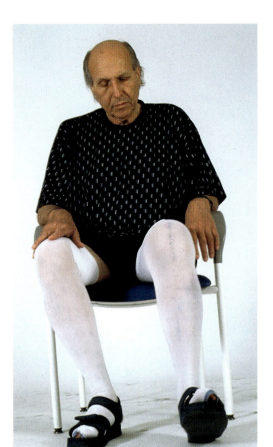

Abb. 10.24 Flexionsgewinn durch Nutzen des Fersenrollwegs.

- In der Frühphase wird die Flexion bis 90°, nach 6 Wochen zunehmend die endgradige Flexion angestrebt.
- Sofortige zusätzliche Mobilisation auf der Bewegungsschiene.

Verbessern der Extension
- Die Extension wird häufig durch strukturell verkürzte Knieflexoren (vor allem M. popliteus als eingelenkiger Muskel) und die dorsale Kapsel eingeschränkt.
- Die innenrotatorische Funktion eines verkürzten M. popliteus verhindert, dass das Knie in die Schlussrotation gelangt und somit die endgradige Extension unmöglich wird. Dehnungen des M. popliteus sind vor allem für die endgradige Extension erforderlich.
- Die reflektorisch hypertonen Knieflexoren (besonders Mm. ischiocrurale und M. gastrocnemius) können mithilfe postisometrischer Relaxation gedehnt werden. Bei Schmerzen im Knie lassen sie sich über das Hüftgelenk oder Sprunggelenk detonisieren.
- Quermassage und -dehnung dienen dem Detonisieren und Dehnen.

Nicht im Bereich von Hämatomen anwenden, da sonst die Gefahr einer Myositis ossificans besteht!

- Die Kapsel lässt sich bei Schlittenprothesen und ungekoppelten Knieprothesen durch Traktion und Gleiten in Behandlungsstellung mobilisieren.

Bei gekoppelten Prothesen ist die Mobilisation mit Traktion und Gleiten zu unterlassen!

- Die Gleitmobilisation kann anschließend auch in funktioneller Stellung in Schrittstellung wiederholt werden (**Abb. 10.25**).
- Im Anschluss an die Mobilisation mit Gelenktechniken wird in den letzten Graden dynamisch bewegt. Kleine alternierende Bewegungen am Bewegungsende haben einen guten resorptionsfördernden Effekt. Sie lassen sich gut mit Kurzzeiteis koppeln.
- Ein Führungswiderstand in der Kniekehle stimuliert die Bewegung in Extension sowie die konzentrische und exzentrische Quadrizepsaktivität in den letzten Winkelgraden. Bei Teilbelastung erfolgt die Stimulation in der geschlossenen Kette im Halbsitz mit Vorfußkontakt. Die Übung verbessert die ventrale Kniestabilität und die Koordination.

- In submaximaler Flexion können sie das Sprunggelenk in Dorsalextension und zurück zum Boden bewegen. Durch den Rollweg der Ferse wandert die Unterschenkellängsachse minimal nach hinten und damit das Knie in Flexion (**Abb. 10.24**). Die Verlagerung des Oberkörpers nach vorne bewirkt über den Rollweg des Beckens auf der Unterstützungsfläche des Stuhles eine Flexionsverstärkung. Der Femur schiebt sich weiterlaufend auf dem Tibiaplateau nach ventral (**Abb. 10.21**)..
- Kaudalgleiten in der Behandlungsstellung bei Knieflexion verbessert die Beweglichkeit der Patella. Auch in Kombination mit Alltagsfunktionen (z.B. Hinsetzen) zeigt die Therapeutenhand der Patella den Weg nach kaudal. Dadurch registriert der Körper, dass sich der Rezessus entfalten muss, was die Propriozeption fördert.
- Bei der Anwendung der postisometrischen Relaxation nur dosierte gelenknahe distale Widerstände geben.

- Für die dorsale Stabilität werden die Widerstände ventral am Kniegelenk im Halbsitz mit Vorfußkontakt gegeben. Die Knieflexoren arbeiten in den letzten Extensionsgraden in der geschlossenen Kette konzentrisch und exzentrisch.
- Beinachsentraining in teilbelasteten und belasteten Ausgangsstellungen bei Teil- oder Vollbelastung und dessen Einbinden in Bewegungsabläufe (z.B. Aufstehen und Hinsetzen). Das Vorneigen der Körperlängsachse mit Abstützen der Hände auf einem vor dem Patienten stehenden Stuhl reduziert die Belastung (**Abb. 10.20a**; S. 622).
- Die geschlossene Kette erhöht die Propriozeption und damit die Stabilität des Kniegelenks. Die Therapeutenhand kann die Stabilität taktil unterstützen.

Beispiel: Bei der Gewichtsverlagerung im Stand zeigt die proximale Hand dem Femur den Weg in die Außenrotation auf dem Tibiaplateau (**Abb. 10.26**).

- Als Eigentraining für die Extension kann der Patient in Rückenlage oder Langsitz statische Quadrizepsaktivität durchführen. Die Quadrizepsaktivität wirkt durch die Patellabewegung wie eine Pumpe auf den Kapselerguss, wodurch die Resorption gefördert wird. Außerdem dient diese

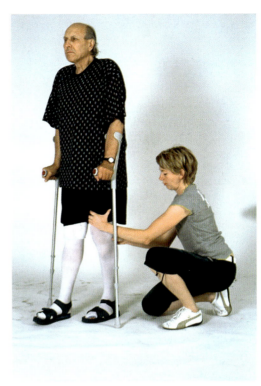

Abb. 10.26 Unterstützung der Kniestabilität bei der Gewichtübernahme.

Übung der Thromboseprophylaxe und dem Extensionserhalt. Sie ist vom 1. postoperativen Tag an möglich.
- Fußpattern aus der PNF verbessern die Sprunggelenkbeweglichkeit und sind gleichzeitig eine gute Thromboseprophylaxe. Die weiterlaufende Muskelaktivität schützt vor Atrophien (Kap. 9).
- Irradiation erhält die Muskelaktivität am operierten Bein; gangtypische Irradiation in Rücken- und Seitenlage, bei Belastungszunahme im Halbsitz und Stand (Kap. 9).
- Patienten mit Knieprothesen bewegen ihren Unterschenkel dynamisch gegen die Schwerkraft in Knieextension (z.B. im Sitz) und -flexion (z.B. im Stand Bewegung der Ferse in Richtung Gesäß).

Gangkorrektur
- Arm- und Skapulapattern verbessern die Stützkraft des Schultergürtels. Mit dem Theraband können die Patienten Stützpattern selbstständig im Bett oder im Sitz üben. Dazu wird das Band am Bettgalgen oder an einer Sprossenwand befestigt.
- Die Patienten müssen lernen, beim Gehen ihre Extensionstoleranzen zu nutzen. Ihr momentanes Bewegungsausmaß machen sie sich am bes-

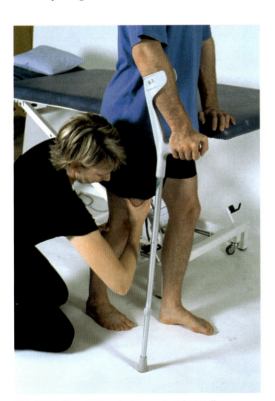

Abb. 10.25 Dorsalgleiten des Femurs in Schrittstellung.

ten im Stand mit Fersenkontakt bewusst. Zu Anfang kann die Therapeutin während der Gewichtsübernahme die Bewegung des Femurs unterstützen (**Abb. 10.26**).

> *Bei der taktilen Stimulation am Femur muss unterschieden werden, ob die Elastizitätsverbesserung der dorsalen Gelenkkapsel und die Gleitbewegung des Femurs unter Belastung oder die Stabilität unterstützt werden sollen!*

- Die Bewegung des Femurs nach dorsal mit begleitender Innenrotation fördert beim Unterstützen der Gleitbewegung die Schlussrotation und damit die Elastizität der dorsalen Kapsel (**Abb. 10.25**). Da der Femur beim Unterstützen der dynamischen Kniestabilität nicht in Innenrotation und damit in die Verriegelung geraten darf, wird er außenrotatorisch stabilisiert (**Abb. 10.26**).
- Stabilitätstraining in Extension und gangtypische Standbeinaktivität im Halbsitz oder Stand automatisieren die Extension.
- In der Spielbeinphase gehen die Patienten häufig mit zu wenig Knieflexion, mit der Folge des Einkürzens der Rumpfseite der betroffenen Seite. Die Kräftigung der Knieflexoren gegen die Schwerkraft und die Mobilisation in Knieflexion werden vorbereitend durchgeführt. Beim Gehen kann die Therapeutin kranial des Beckenkamms einen taktilen Reiz geben, der Druck darf beim Gehen jedoch nicht zunehmen. Bereitet die Flexion weiterhin Mühe, zieht die Therapeutin den Drehpunkt von ventral in Flexion und unterstützt damit die Einleitung der Flexion.
- Das Nutzen der selektiven Flexion wird durch Rekrutieren des Bewegungsablaufes vor einer Stufe erarbeitet.
- Gehen an Unterarmgehstützen wird am Anfang im Dreipunktegang mit der erlaubten Teilbelastung geübt. Bei erlaubter Belastung mit halbem Körpergewicht kann zum Zweipunktegang übergegangen werden. Im Falle starker Schwellungen und schlechter Kniestabilität mit Schmerzen ist der Dreipunktegang beizubehalten.
- Kurz vor der Entlassung aus der Klinik muss das Treppensteigen geübt werden.
- Beim Aufstehen und Hinsetzen achtet der Patient darauf, dass das operierte Bein immer zuerst nach vorne gestellt und damit nicht zu stark belastet wird.
- Patienten mit Scharnierprothesen müssen Rotationsbewegungen des Kniegelenks bei Lagewechsel und beim Stehen und Gehen vermeiden.
- In der Spätphase werden Koordination und Kraft in voller Belastung auch mit labilen Unterstützungsflächen geübt, z.B. Gehen über einer aufgerollten Matte oder Beinachsentraining auf dem Trampolin. Zusätzliche Ablenkung oder Bewegen im dunklen Raum bereiten den Patienten auf den Alltag vor (Einschätzung der Sturzgefahr: Timed-up-and-go und Functional-reach-Test, Kap. 2.4).
- Bei ausreichender Flexion, guter Stabilität und Reaktionsfähigkeit können die Patienten wieder Fahrrad fahren. Dies kann zunächst auf einem Stehtrainer geübt werden.
- Nach dem Entfernen der Fäden führen die Patienten nach Anleitung selbstständig die Narbenmassage durch.

Zusammenfassung: Physiotherapeutische Behandlung bei Patienten mit uni- und bikondylärem Kniegelenkersatz

- Viele Patienten mit Knieendoprothesen haben in der 1. postoperativen Phase Angst vor Schmerzen und Bewegung. Hier fördern behutsamer Umgang und ausreichende Informationen (Fallbeispiel S. 625) das Vertrauen. Erst dann lassen die Patienten Weichteil- und Gelenktechniken zur Bewegungserweiterung zu.
- Da sie durch das Kapselmuster oft schon präoperativ strukturelle Veränderungen der Kapsel aufweisen, sind Gelenktechniken in der Behandlungsstellung zur Verbesserung der Kapselelastizität sinnvoll. Diese werden nach der Vorbereitung im Liegen bei entspanntem Bein mit den Funktionen gekoppelt, z.B. Dorsalgleiten des Femurs mit Betonung der Schlussrotation im Stand in Schrittstellung. Dadurch registriert der Körper die neu gewonnenen Toleranzen in der Funktion am benötigten Ort.
- Der Gleitmechanismus im Knie findet vor allem unter Belastung statt. Bei gekoppelten Knieprothesen sind außer der Patellamobilisation *keine* Gelenktechniken erlaubt.
- Die endgradige Extension wird neben der dorsalen Kapsel sehr häufig durch einen reflektorisch hypertonen oder strukturell verkürzten M. popliteus behindert. Weichteiltechniken auch gekoppelt mit Gelenkbewegung fördern die Elastizität.
- Zweigelenkige Muskeln lassen sich mit Entspannungstechniken über Hüft- oder Sprunggelenk beeinflussen. Anschließend werden Bewegungsabläufe erarbeitet, die deren volle Elastizität fördern

z.B. Nutzen der Dorsalextension beim Fersenkontakt.
- Widerlagernde Mobilisation hat neben dem bewegungserweiternden Effekt zusätzlich einen guten Einfluss auf den Kapselerguss und Schwellungen. Begleitend werden zusätzlich Lymphdrainage und intermittierende Traktion und Kompression eingesetzt.
- Grundsätzlich sollte die Behandlung auch in der Akutphase nie nur im Liegen erfolgen. Sobald die Allgemeinsituation des Patienten es erlaubt, wird im Sitz, Stehen und Gehen geübt. Die neu gewonnenen Toleranzen des Kniegelenkes sollen im Alltag eingesetzt werden, z.B. beim Aufstehen und Hinsetzen, An- und Auskleiden und Treppensteigen.
- Zur Wahrnehmungsschulung muss die Stabilität der Beinachse am Anfang häufig fazilitierend von der Therapeutin unterstützt werden. Ihre Hand zeigt dem Oberschenkel bei der Gewichtsübernahme die Außenrotation auf dem Tibiaplateau, um eine passive Verriegelung in der Schlussrotation zu vermeiden. Ein dynamisch stabiles bewegungsbereites Kniegelenk darf sich nicht über passive Arretierung stabilisieren.
- Bei starkem Genu valgum und varum müssen häufig die Bewegungstoleranzen der Füße mit berücksichtigt werden. Mangelnde Flexibilität der Fußverwringungen verhindert die Einstellung einer korrekten Beinachse.
- In der Spätphase wird zunehmend unter erschwerten Bedingungen bzw. mit *Multiple tasks* gearbeitet (z.B. instabile Unterstützungsfläche, gleichzeitiges Tragen eines Tabletts, Bewegen im dunklen Raum bewegen.
- Die Sturzgefahr lässt sich anhand des Timed-up-and-go-Tests ermitteln.
- Mangelnde Stabilität der Beinachse wirkt sich auch auf die posturale Kontrolle aus (Functional-reach-Test).

10.3 Schulterendoprothesen

Prothesentypen

Die Prothesenmodelle der Schulter unterscheiden sich untereinander durch Geometrie und Verankerungsformen. Im Vergleich zu Hüft- und Knieendoprothesen ist die Zahl implantierter Schulterendoprothesen nach wie vor deutlich geringer, da für die Verankerung (vor allem der Glenoidkomponente) schwierigere anatomische Voraussetzungen vorliegen als am Hüft- oder Kniegelenk und Omarthrosen seltener sind.

Die Einteilung der Schulterendoprothesen erfolgt nach der Stabilität. Die verschiedenen Prothesentypen werden je nach Destruktion des Schultergelenks verwendet. Die Gelenkführung wird durch kraftschlüssige ungekoppelte (non-constrained), halbgekoppelte (semi-constrained) oder formschlüssige gekoppelte (constrained) Prothesenmodelle hergestellt.

Nach traumatischen Verletzungen (z.B. Oberarmkopffrakturen) kommen *Hemiendoprothesen* zum Einsatz. Bei diesem Typ wird nur der Oberarmkopf ersetzt, während die Pfanne erhalten bleibt.

Auch bei anderen Indikationen sehen viele Autoren (Irlenbusch et al. 2000) die Implantation von Hemiendoprothesen als Standardverfahren an, da der Glenoidersatz das eigentliche Problem der Schulterendoprothetik darstellt. Dagegen plädieren andere wegen der mit größerer Sicherheit zu erwartenden Schmerzfreiheit auch für den Ersatz der Gelenkpfanne, wenn die Indikation nicht nur durch eine Fraktur des Oberarmkopfes bedingt ist (Irlenbusch et al. 2000).

Für die Implantation der Gelenkpfanne steht nur ein kleines Knochenlager zur Verfügung, und auf der Pfanne lasten sehr hohe Kraftkomponenten (bei 90° Abduktion lastet ca. das 0,9fache Körpergewicht nur durch das Gewicht des langen Lastarmes Arm). Die größten Scherkräfte auf die Pfanne treten bei etwa 60° Abduktion auf. Durch eine spezielle Abstimmung der Radien von Kopf und Pfanne wird versucht, die Translation der Gelenkkomponenten zueinander zu verbessern und damit die Scherkräfte zu reduzieren. Die Gelenkpfanne kann zementiert oder zementfrei implantiert werden.

Bei den Schaftmodellen haben sich ungekoppelte modulare Systeme durchgesetzt, die sich durch unterschiedlich kombinierbare Schaftgrößen und Kopfkomponenten auszeichnen. Dabei wird die weitgehend anatomische Rekonstruktion des proximalen Humerus angestrebt (z.B. Anpassung des Retrotorsionswinkels). Der Schaft kann zementiert oder zementfrei implantiert werden. Entscheidend sind die knöchernen Verhältnisse das Patienten. Die Kopfgröße orientiert sich an den anatomischen Verhältnissen. Der Kopf sollte die Spitze des Tuberculum majus nur um etwa 3–5 mm überragen. Eine zu klein dimensionierte Kopfkomponente führt zu Kraftverlust. Die Verkürzung der Kraftarme (senkrechter Abstand Muskelverlauf – Wirkungslinie zum Drehpunkt) bewirkt die muskuläre Insuffizienz und Instabilität. Ein zu großer Kopf würde bei der Abduktion ein Impingement auslösen. Durch Verlagerung des Drehpunktes nach medial kann der Kraftarm für den M. deltoideus für die Startfunktion der Abduktion verlängert werden.

Entscheidend für den Erfolg einer Schulterendoprothesenoperation ist die Funktionsfähigkeit der Rotatorenmanschette bzw. die Möglichkeit zur Rekonstruktion. Häufig bedarf es umfangreicher Weichteilrekonstruktionen. Ist dies nicht mehr möglich, kann versucht werden, bestehende Defekte der Rotatorenmanschette mithilfe eines größeren Prothesenkopfes oder so genannter *Bipolarköpfe* auszugleichen. Immer bleiben jedoch biomechanisch ungünstigere Verhältnisse mit entsprechend negativem Einfluss auf Funktion und Langzeiterfolgen bestehen.

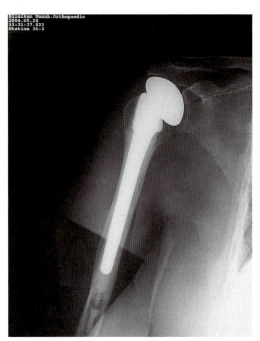

Abb. 10.27 Röntgenbild einer bipolaren Schulterendoprothese. Den Prothesentyp zeichnen große kongruente Gelenkflächen aus. Die Patientin wies eine starke Destruktion der Rotatorenmanschette infolge einer Infektion in der Schulter nach Rotatorenmanschettennaht auf.

Ungekoppelte Kraftschluss- (non-constrained) und halbgekoppelte (semi-constrained) Prothese

Hier werden Gelenkpfanne und Humeruskopf ersetzt, weshalb eine intakte Rotatorenmanschette erforderlich ist. Es handelt sich um kraftschlüssige Gelenke mit einem beweglichen Rotationszentrum (funktionelle Prothese). Aufgrund der den natürlichen Gelenkstrukturen nachempfundenen Gelenkflächen weisen die Prothesen prinzipiell von der Bauart her eine nahezu uneingeschränkte Bewegungsfähigkeit auf. Modulare Schaft-Kopf-Systeme bestimmen individuelle Retrotorsionswinkel und Kopfgröße (**Abb. 10.27**).

Da bei der Operation das Labrum entfernt wird, besitzt die künstliche Pfanne etwas mehr Konkavität. Dies bildet den Übergangsbereich zu halbgeführten Modellen (semi-constrained). Sie sind zwar auch kraftschlüssig, weisen aber große kongruente Gelenkflächen auf. Hier muss eine gewisse Einschränkung der Beweglichkeit toleriert werden.

Im Gegensatz zu den kraftschlüssigen Modellen mit beweglichem Rotationszentrum ist ein Ausweichen des Kopfes nach kranial vom Grad der glenoidalen Implantatgestaltung nur noch bedingt möglich. Da viele Patienten mit Omarthrosen (vor allem Cuff-Arthropathien = Arthrose durch Kranialisation des Kopfes) keine intakte Rotatorenmanschette mehr besitzen, bieten sich diese Prothesentypen an.

Gekoppelte Formschlussprothese (constrained = inverse Prothese)

Wenn die Schulter keine Stabilität mehr besitzt und die Rotatorenmanschette total destruiert ist, bleibt die Implantation dieser Prothese die letzte Konsequenz (**Abb. 10.28**, **Abb. 10.29**).

> *Sie ist nur für ältere Patienten geeignet, da die Lockerungsgefahr der Pfanne extrem hoch ist.*

Bei der gekoppelten Formschlussprothese sind Kopf- und Pfannenanteil vertauscht. In der Skapula werden ein konvexer Kopf und am Humerus eine Art Schnapppfanne verankert. Der Humerus umgreift den konvexen Teil, sodass durch Formschlüssigkeit eine Eigenstabilität entsteht.

Da die zu erwartende postoperative Beweglichkeit durch diesen Prothesentyp beeinträchtigt wird, stehen hier die Schmerzreduzierung und das Wiedererlangen von Alltagsfunktionen (z.B. Essen, Trinken, Haarekämmen) im Vordergrund (**Abb. 10.30**).

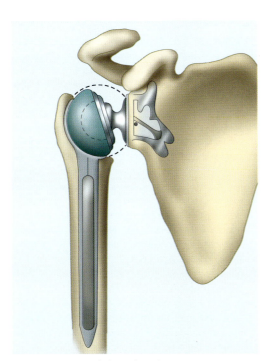

Abb. 10.28 Inverse Schulterendoprothese.

Hemiendoprothese

Bei diesem Prothesentyp werden ausschließlich Humeruskopf und -schaft ersetzt. Er kommt nur bei Frakturen zum Einsatz. Die Haltbarkeit ist besser als bei einer vollständigen Arthroplastik, da die Implantation der Pfannenkomponente den kritischen Bereich der Schulterendoprothetik darstellt.

Indikationen
- Primäre und sekundäre Omarthrosen (z.B. Folge einer langjährigen Rotatorenmanschettenruptur bzw. Cuff-Arthropathie);
- Posttraumatische Arthrosen;
- Mehrfragmentfrakturen;
- Instabilitätsarthrosen;
- Rheumatoide Arthritis;
- Seltener nach Knochentumoren;
- Defektarthropathien nach Infektionen;
- Avaskuläre Nekrosen (z.B. steroidinduzierte Humeruskopfnekrose).

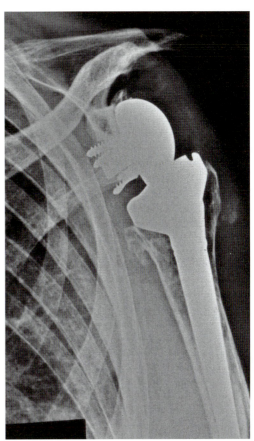

Abb. 10.29 Röntgenbild einer inversen Schulterendoprothese.

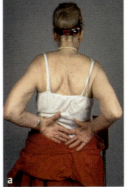 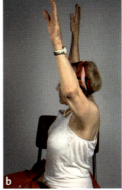

Abb. 10.30 Patientin nach der Operation: wiedererlangte Funktion und Schmerzfreiheit.

Operatives Vorgehen
- Hautschnitt für den deltoidpektoralen Zugang, der typisch bei offenen Schulteroperationen zwischen dem M. pectoralis major und dem M. deltoideus ist.
- Um neurale Schäden zu vermeiden, werden intraoperativ der N. axillaris und der N. musculocutaneus freipräpariert und dargestellt.
- Da als einzige Sehne die des M. subscapularis abgelöst wird, bleibt die Außenrotation 6 Wochen postoperativ limitiert.
- Die Sehnenablösung ermöglicht den Kapselzugang von ventral-medial.

| *Die lange Bizepssehne darf dabei nicht verletzt werden!*

- Die Rotatorenmanschette bleibt intakt bzw. wird eventuell später rekonstruiert.
- Mithilfe von Innen- und Außenrotationsbewegungen lassen sich die Ansätze der Rotatorenmanschette einsehen.
- Durch Außenrotation wird der Humeruskopf nach ventral luxiert. Der alte Kopf wird entfernt, während Tuberculum majus und Tuberculum minor mit den Ansätzen der Rotatorenmanschette erhalten bleiben.
- Die Probeprothese wird eingesetzt und Inklinations- sowie Retrotorsionswinkel und Kopfgröße bestimmt. Der Kopf soll das Tuberculum majus etwa 0,5 cm nach kranial überragen. Erst später wird die Originalprothese eingesetzt.
- Für die Pfannenpräparation wird das ventrale Labrum entfernt, das Lig. coracohumerale und die lange Bizepssehne bleiben erhalten. Zunächst wird wieder über eine Probepfanne die richtige Größe ermittelt. Der Probeschaft wird in die Probepfanne reponiert und die Beweglichkeit, Luxationstendenz und der Weichteilverschluss überprüft.
- Erst danach erfolgt die zementfreie oder zementierte Implantation der Originalprothesenteile.
- Bei Verwendung einer Modularprothese wird der Prothesenkopf aufgesteckt.
- Innenrotation bewirkt die Reposition der Schulter.
- Bei Defekt lässt sich anschließend die Rotatorenmanschette mit transossärer oder intratendinöser Naht rekonstruieren.
- Die Refixation der Sehne des M. subscapularis erfolgt in leichter Außenrotation.
- Anschließend wird die Wunde schichtweise verschlossen.

Zusammenfassung: Schulterendoprothesen

- Die Einteilung der Schulterprothesen erfolgt nach der Stabilität. Dabei werden ungekoppelte kraftschlüssige Prothesen von halbgekoppelten und gekoppelten formschlüssigen Prothesentypen unterschieden. Je nach Destruktion besonders der Rotatorenmanschette kommen die einzelnen Prothesentypen zum Einsatz. Nach Frakturen (z.B. Mehrfragmentfrakturen) werden Hemiendoprothesen implantiert, bei denen keine Pfannenkomponente ersetzt wird.
- Vor allem die Verankerung der Pfannenkomponente gestaltet sich schwierig, da anatomisch nur sehr wenig Knochensubstanz zum Verankern vorhanden ist. Daher besteht bei der Pfannenkomponente die größte Lockerungsrate, vor allem bei den formschlüssigen Prothesen.
- Bei der Operation wird als einzige die Sehne des M. subscapularis abgelöst, während die Ansätze der Rotatorenmanschette und die lange Bizepssehne erhalten bleiben.
- Aufgrund der Sehnenablösung ist die Außenrotation etwa 6 Wochen lang limitiert.

Allgemeines zur Physiotherapie

- Bezüglich der Nachbehandlung bei Schulterendoprothesen bestehen sehr unterschiedliche Angaben. Die frühfunktionelle Behandlung wird bevorzugt (Irlenbusch et al. 2000).
- Der Operationsbericht liefert der behandelnden Physiotherapeutin Angaben über verletzte Strukturen und den Zustand der Rotatorenmanschette.
- Bei der Lagerung des Armes ist darauf zu achten, dass der Ellenbogen sich etwas ventral der Schulter befindet, da sonst eine Ventralisation des Humeruskopfes mit Spannungserhöhung der ventralen Kapsel droht.
- Die Sehnenablösung des M. subscapularis benötigt eine Limitierung der Außenrotation. In der Regel darf erst nach etwa 6 Wochen über die Neutral-Null-Stellung mobilisiert werden. Diese Limitierung berücksichtig auch die ventrale Kapseleröffnung, da die Außenrotation vor allem die ventralen Kapselanteile unter Spannung bringt.
- In vielen Nachbehandlungskonzepten von Prothesenentwicklern wird das Pendeln des Armes in der Frühphase empfohlen (Irlenbusch et al. 2000). Dies ist allerdings mit Vorsicht zu bewerten, weil dabei jegliche muskuläre Führung des Glenohumeralgelenks fehlt.

- Die Flexion und Abduktion werden in den ersten 4–6 Wochen häufig bis zur Horizontalen, zur Reduzierung der Scherkomponenten auf die Pfanne nur bis 60° limitiert.
- Die Hersteller empfehlen weiterhin passives Bewegen (Irlenbusch et al. 2000). Auch dies ist funktionell nur bedingt sinnvoll, da ein Schultergelenk nur mit zielorientiertem Bewegungsauftrag zentriert bewegen kann, um das notwendige Feedforward für die dynamisch stabilisierte Bewegung zu ermöglichen (Kap. 9.6.2, *Grundlegende Prinzipien beim Erarbeiten der vollen Armfunktion*).

Um den Lastarm klein zu halten und dadurch Scherkomponenten gering zu halten, nur mit abgegebenem Armgewicht arbeiten. Erst ab der 5.–7. postoperativen Woche ist zunehmende Hubbelastung erlaubt.

- Der Arm wird ca. 48 Stunden lang im Gilchrist-Verband (Kap. 9.6.1) ruhiggestellt. Anschließend erhalten die Patienten 3–4 Wochen lang ein Abduktionskissen (z.B. Sling-shot-Verband, Kap. 9.6.1). Sie lernen, vor dem Spiegel mit dem Sling-shot-Verband die Haltung und Schultergürtelstellung zu korrigieren.
- Ellenbogen und Hand können von Anfang an bewegt werden. Hierzu eignen sich besonders Eigenübungen zur Aktivierung der Muskelpumpe, um die Resorption zu fördern.
- Von Anfang an ist Lymphdrainage sinnvoll.
- BWS- und Skapulamobilisationen mit begleitenden Weichteiltechniken können sofort zur Sympathikusdämpfung genutzt werden.
- Bei den Kraftschlussprothesen lässt sich mit intermittierender Traktion die Wundheilung der Kapsel beschleunigen.
- Mithilfe einer Bewegungsschiene (Continuous-passive-motion-Schiene, CPM-Schiene) wird der Arm von Anfang an mobilisiert. Dabei achtet die Therapeutin auf die korrekte Stellung von Arm und Schultergürtel. Auf diese Weise lernen die Patienten, die Schulterelevation zu begrenzen.
- Bei ungekoppelten Prothesen kommen Gelenktechniken zur Elastizitätsverbesserung der Kapsel zum Einsatz, sobald Schmerzen und Wundsituation dies erlauben.
- Bei assistiver Bewegung unterstützt die proximale Hand die zentrierte Bewegung des Humeruskopfes.
- Die Wahrnehmung und Korrektur der Skapulastellung (Kap. 9.6.2) beginnt sofort, z.B. im Sitz mit abgelegten Armen auf dem Tisch.

Widerstände mit langem Hebelarm sind erst bei ausreichender Zentrierung und Skapulastabilität erlaubt!

- Erst nach 7 Wochen erfolgt das Training der Rotatorenmanschette mit zunehmender Hubbelastung.
- Abhängig von der individuellen Schmerzsituation und Koordination (Rücksprache mit dem Operateur!) beginnt das sportspezifische Training frühestens nach 12 Wochen.

10.3.1 Physiotherapeutische Untersuchung bei Patienten mit Schulterendoprothesen

Präoperativ

Die präoperative Untersuchung gleicht der der Omarthrose (Kap. 5).

Postoperativ

- Schmerzanamnese: Da sämtliche Strukturen der Schulter ihre Innervation aus dem 5. Zervikalsegment erhalten, werden die Schmerzen häufig im Dermatom C5 empfunden. Dieses befindet sich am Oberarm im Bereich des M. deltoideus; besonders der Ansatzbereich ist oft ein typisches Referenzgebiet. Wundschmerzen im ventralen Schulterbereich werden ebenfalls sowohl in Ruhe als auch bei Bewegung angegeben.
- Neurale Verletzungen des N. axillaris und N. musculocutaneus sind sehr seltene Komplikationen.
  - N. axillaris: Mangelnde motorische Ansteuerung des M. deltoideus kann durch reflektorische Hemmung oder durch neurale Irritation auftreten. Bei Beteiligung des sensiblen Astes entwickeln sich sensible Störungen im lateralen Oberarm über dem Deltamuskel.
  - N. musculocutaneus: Die Ellenbogenflexion ist massiv geschwächt, da der Nerv alle Flexoren am Oberarm versorgt. Nur der M. brachialis erhält Zuflüsse vom N. radialis. Am radialen Unterarm können sensible Störungen auftreten.
- Starke Tonuserhöhungen (z.B. der Mm scaleni) irritieren den Plexus brachialis, sodass Kribbeln oder Taubheit der Finger und Hand auftreten. Starke Schwellungen im Arm können ebenfalls sensible Irritationen hervorrufen.
- Am 1. postoperativen Tag wird die Beweglichkeit von Ellenbogen und Hand geprüft. Die Ellenbogenextension ist durch reflektorische Tonuserhö-

hung des M. biceps brachii oft limitiert. Der Humeruskopf kann bei weiterlaufender Bewegung nach ventral hebeln, was sich durch die proximale Therapeutenhand verhindern lässt.
- Prüfen der Bewegung von BWS und Skapula in Seitenlage oder im Sitz.
- Testen der Gewohnheitshaltung im Sitz und Aufrichtefähigkeit des Rumpfes.
- Bei begleitenden HWS-Beschwerden wird deren Beweglichkeit untersucht.
- Prüfen des Tonus der Schulter-Nacken-Muskulatur.
- Testen der Beweglichkeit der nichtoperierten Schulter.
- Die Beweglichkeit der operierten Schulter wird in der Frühphase assistiv hubfrei im erlaubten Bewegungsausmaß getestet, um das Bewegungsverhalten des Schultergürtels und des Humeruskopfes zu bestimmen.
- Die Wahrnehmung über Stellung und Bewegung des Schultergelenks kann beeinträchtigt sein, da bei der Operation viele Gelenkrezeptoren entfernt wurden. Der Patient soll mit geschlossenen Augen Bewegungen und Stellungen des Armes, die die Therapeutin im schmerzfreien Bereich durchführt, mit dem gesunden Arm nachmachen.
- Das selbstständige An- und Ausziehen des Abduktionskissens muss geübt und kontrolliert werden.

Fallbeispiel: Frau G. (63 Jahre) erlitt vor 1 Jahr eine Ruptur der Rotatorenmanschette, die operativ genäht wurde. Danach ging sie regelmäßig zur Physiotherapie. Trotz intensiven Übens verbesserte sich die Beweglichkeit aber nur sehr wenig.

Nach etwa 1 Monat hatte sie vermehrt starke Schmerzen, woraufhin ihr Arzt sagte, sie müsse weiterüben. Da sie nicht wehleidig erscheinen wollte, biss sie sich einen weiteren Monat durch die Therapie. Die Physiotherapeutin dosierte ihre Techniken wegen der starken Schmerzen immer geringer. Nachdem sie mit dem behandelnden Arzt telefoniert hatte, wurde die Patientin in der Schulterambulanz des Klinikums untersucht.

Die Schulter zeigte eine ausgeprägte Destruierung infolge eines abgelaufenen Infekts mit zunehmender Einsteifungstendenz. Auch die Rotatorenmanschette war nicht mehr intakt.

Vor 1 Woche wurde eine bipolare Schulterendoprothese implantiert. Die präoperativen Schmerzen sind nicht mehr vorhanden. Im Moment überwiegen durch die Schwellung und die Wunde ausgelöste Schmerzen.

Frau G. benutzt 2-mal täglich die Bewegungsschiene. Die Bewegung ist assistiv bis 60° Flexion und Abduktion freigegeben. Die Innenrotation darf sie vor der Körperlängsachse (Kopplung mit Flexion) bis 80° durchführen. Wegen der ventralen Kapseleröffnung und der Ablösung der Subskapularissehne soll sie Außenrotation und Extension 6 Wochen lang vermeiden.

Seit 2 Tagen erreicht die Patientin ihr erlaubtes Bewegungsausmaß, zeigt aber noch eine veränderte Bewegungsqualität, vor allem bei der Flexion. Zu Beginn der Bewegung geht der Schultergürtel in Elevation, und der Humeruskopf zeigt eine Ventralisationstendenz. Bei der Flexion tritt häufig ein ziehender Schmerz im M. biceps brachii auf, besonders in Rücken- und Seitenlage. Bei den geführten Greifübungen im Sitzen tritt der Schmerz nicht auf. Der Ruheschmerz liegt im Moment bei 3 (VAS-Skala), beim Bewegen vor allem in der Flexion bei 6. Die Bewegung in der Bewegungsschiene in Abduktion in der Skapulaebene ist bei einem Wert von 4 deutlich schmerzärmer. Dabei kann sie mittlerweile ihren Kopf gut kaudalisieren.

Hypothesen und Maßnahmen

Die Schmerzen bei der Flexion werden vermutlich durch eine vermehrte Rolltendenz des Kopfes und Drehpunktverschiebung nach ventral ausgelöst. Dadurch entsteht Spannung im ventralen verletzten Teil der Gelenkkapsel. Der Prothesentyp begrenzt allerdings die Bewegung. Außerdem ist der M. biceps brachii reflektorisch hyperton und kann sich nicht gut exzentrisch verlängern.

Bei den Greifübungen im Sitzen tritt der Muskelschmerz im M. biceps weniger stark auf, da dieser in einen geplanten zielorientierten Bewegungsablauf eingebunden ist. Hierbei wird eine funktionelle Synergie rekrutiert. Bei der Greifbewegung handelt es sich um einen bekannten Bewegungsablauf, der subkortikal gespeichert ist und dem Muskel unwillkürlich den Befehl zum Entspannen gibt, wenn sich der Arm dem Gegenstand entgegenbewegt.

Bei den Bewegungen in Rücken- und Seitenlage benötigt der Humeruskopf noch deutliche taktile Hilfen der Therapeutin, wodurch sich auch die Schmerzen verringern. Die widerlagernde Mobilisation empfindet die Patientin als angenehm, sie fühlt sich danach lockerer. Zwischendurch mobilisiert die Therapeutin in Seitenlage die Skapula in Kombination mit Weichteiltechniken. Da die BWS eine sehr geringe Extensionsfähigkeit hat, wird sie in Seitenlage mit dem Nasengriff am Wirbelkörper hubfrei in Extension mobilisiert. Die Patientin lernt die Wahrnehmung der Bewegung durch die Vorstellung, die Haut an der Wirbelsäule in Falten zu legen, während sich das Brustbein in Richtung Nase bewegt in Seitenlage und im Sitz mit abgelegten Armen. Dadurch kann sie in kleinem Ausmaß ihre Schulter vom proximalen Hebel bewegen. Zur Flexionsverbesserung bewegt sie im Sitz am Tisch ihre BWS in Flexion. Die Therapeutin löst zwischendurch verklebtes Gewebe zwischen den Schulterblättern mithilfe der Kibler-Falte.

Dies „markiert" zusätzlich das Gebiet der BWS und macht es der Patientin präsenter.

Das Starten der Flexion mit stabilem Schultergürtel übt die Therapeutin auch im Sitzen mit abgelegtem Arm. Ein Tuch unter dem Arm reduziert die Reibung. Die Patientin umgreift mit ihrer anderen Hand den distalen Unterarm und unterstützt ihren Arm. Die Therapeutin unterstützt Arm und Humeruskopf. Die Patientin versucht, eine Tasse zu erreichen, die vor ihr auf dem Tisch steht. Beim Start achtet sie darauf, dass der Abstand zwischen Schulter und Ohrläppchen nicht geringer wird.

Vor dieser Übung stimuliert die Patientin ihre noch vorhandenen Rezeptoren durch leichte Druckverstärkung ihrer Hand senkrecht in einen Luftballon. Dabei steht sie vor dem Tisch, oder der Arm wird in Flexion auf der Bank im schmerzfreien Bewegungsbereich gelagert. Mithilfe einer höhenverstellbaren Bank lässt sich der Winkel anpassen. In dieser Ausgangsstellung übt sie einen Druck mit der Handwurzel gegen den Luftballon aus, der auf der Bank an einer Wand liegt. Die Übung bringt weiterlaufend den M. serratus anterior in Funktion.2

10.3.2 Physiotherapeutische Behandlung bei Patienten mit Schulterendoprothesen

Die grundlegenden Prinzipien beim Erarbeiten der vollen Armfunktion sind zu beachten (Kap. 9.6.2)!

Ziele

Körperstruktur/-funktion (Impairment)

- Bei Übungsstabilität Mobilisation des Schultergelenks bei zentriertem Humeruskopf im erlaubten Bewegungsausmaß;
- Wahrnehmungsschulung für die Bewegung und Stellung der Schulter und Abbauen von Schonhaltungen;
- Mobilisation und Stabilisation der BWS und HWS;
- Schmerzlinderung;
- Detonisieren hypertoner Muskeln;
- Resorptionsförderung.

Aktivitäten (Activities)

- Verbessern der dynamischen Stabilisationsfähigkeit des Schultergürtels und des Glenohumeralgelenks;
- Haltungskorrektur.

Teilnahme (Participation)

- Der Patient soll seinen Arm bei allen Aktivitäten des täglichen Lebens (Beruf, Hobby, Körperpflege) wieder voll einsetzen können.
- Der Patient soll Vertrauen gewinnen und seine Bewegungsangst reduzieren.

Maßnahmen

- Lagerungskontrolle:
  - Der Ellenbogen befindet sich vor der Schulter in der Skapulaebene, der Oberarm ist mit Kissen unterlagert.
  - Am Anfang trotz Ruhigstellung im Gilchrist-Verband (Kap. 9.6.1) den Ellenbogen unterlagern.
- Während der Ruhigstellung soll der Patient mehrmals täglich sein Hand- und Ellbogengelenk bewegen. Ein fester Faustschluss und kraftvolles Öffnen der Hand unterstützen die Resorptionsförderung.
- Ausstreichen des Armes von distal nach proximal aus leichter Hochlagerung. Vorbereitend können kleine Bewegungen des Schultergürtels proximal den Lymphabfluss anregen.
- Statische Aktivität des gesamten Armes und Schultergürtels.
- Eventuell Lymphdrainage.
- Zur Schmerzlinderung Anwendung von Kurzzeiteis im Wechsel mit Bewegen der Skapula.
- Üben des selbstständigen An- und Ablegens der Schiene bzw. des Abduktionskissens.
- Detonisieren der hypertonen Nackenstrecker durch postisometrische Relaxation und Weichteiltechniken.
- Die Wahrnehmung für die Stellung des Schultergürtels mit bewusster Korrektur reduziert die Schonhaltung und rezidivierende Tonuserhöhungen.

- Bewegen des Armes auf der CPM-Bewegungsschiene (**Abb. 10.31**).
- Auf korrekte Lagerung des Armes und Haltung wird geachtet. Wichtig ist die Anpassung der Unter- und Oberarmschale auf die individuelle Armlänge. Die Patienten achten auf Druckstellen, und am medialen Ellenbogengelenk darf keine Kompression des N. ulnaris auftreten. Beim Bewegen in Abduktion können sie bewusst den Humeruskopf aktiv kaudalisieren. Der Ellenbogen befindet sich bei der Abduktion leicht vor der Schulter, um eine Ventralisation des Humeruskopfes zu vermeiden.
- Stimulation des vegetativen Grenzstrangs durch hubfreie Mobilisation der BWS, was den Stoffwechsel im gesamten Arm positiv beeinflusst.
- Dynamische Skapulapattern führen zu besserer Durchblutung der Nackenmuskeln und der Stabilität der Scapulae auf den Thorax. Dabei wird der Arm stabil in Seitenlage mit einem Kissen auf dem seitlichen Rumpf gelagert. Die Bewegung der Skapula verbessert die Bewegung vom proximalen Hebel.
- Die Mobilisation des Schultergelenks beginnt mit abgegebenen Gewicht, z.B. im Schlingentisch. So

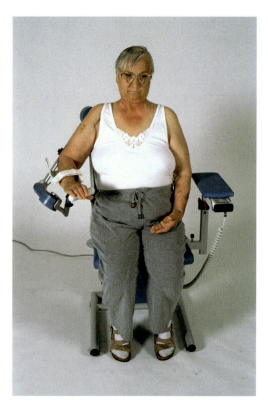

Abb. 10.31 Patientin mit bipolarer Schulterendoprothese beim Bewegen in der CPM-Schiene.

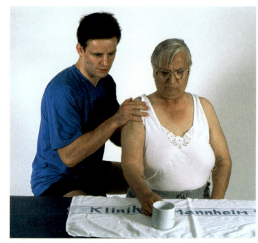

Abb. 10.32 Patientin mit Schulterendoprothese: Schon in der frühen postoperativen Phase werden die gewonnenen Toleranzen in Alltagsfunktionen integriert, wie z.B. die Greiffunktion nach einer Tasse auf dem Tisch. Da nur Bewegungen ohne Hubbelastungen erlaubt sind, muss der Therapeut den Arm unterstützen oder auf dem Tisch rutschen lassen.

schnell wie möglich muss der Transfer der neu gewonnenen Bewegungsfähigkeit in vertikalen Ausgangsstellungen erfolgen (**Abb. 10.32**). Die Lernleistung, die neuen Bewegungstoleranzen zu nutzen, erfolgt nicht durch Übungen in der hubfreien Ausgangsstellung (S. 578). Bei der Bewegung kann die proximale Therapeutenhand die Zentrierung des Humeruskopfes fazilitieren.
- Widerlagernde Mobilisation in alle Bewegungsrichtungen, wobei die proximale Hand die Bewegung des Humeruskopfes unterstützt.
- Erarbeiten der aktiven Gleitbewegung des Humeruskopfes bei ungekoppelten Schulterprothesen, z.B. nach kaudal im Sitz mit seitlich abgelegtem Arm (Kap. 9.6.2).
- Vorbereitend kann das Skapulasetting in derselben Ausgangsstellung erarbeitet werden (**Abb. 10.33**):
  - Die Hand der Therapeutin liegt im Verlauf des M. trapezius pars ascendens.
  - Die Patientin lernt die Wahrnehmung des Muskelverlaufes und lässt ihn zwischen den Fingern „anschwellen".
- Nach der Wundheilung ist die Mobilisation im Bewegungsbad möglich.
- Bei Freigabe aller Bewegungsrichtungen kann die Mobilisation in PNF-Mustern mit den Techniken *rhythmische Stabilisation*, *Hold relax* oder *Contract relax* erfolgen. Zu Beginn wird die Grifftechnik verändert, indem die proximale Hand am Humeruskopf bleibt und diesen während der Bewegung zentriert.

- Anschließend wird in diesen Mustern gekräftigt, z.B. mit der agonistischen Umkehr zum konzentrischen und exzentrischen Muskeltraining oder dynamische Umkehr mit Umschaltung vom agonistischen in das antagonistische Muster ohne Spannungsverlust.
- Bei voller Belastbarkeit lässt sich über die Stützfunktion in verschiedenen Ausgangsstellungen der Schultergürtel im geschlossenen System stabilisieren. Als Steigerung wird die Stützfunktion auf labiler Unterstützungsfläche erarbeitet (z.B. Pezziball).
- Zur Stabilisation der Skapula wird das Skapulasetting in verschiedenen Ausgangsstellungen geübt. Bei abgelegtem Arm wird begonnen, dem Patienten die Stellung der Skapula bewusst zu machen. Er nimmt die Stellungsveränderung bei veränderter Brustkorbstellung wahr und erlernt das Einnehmen einer aufgerichteten BWS und HWS. Die Vorstellung der aktiven Verlängerung des Scheitelpunktes fördert die Aufrichtung. Anschließend lernt er, diese Position zu stabilisieren, und zwar bei kleinen Bewegungen des Armes zunächst mit wenig Hub, später abhängig von der Belastbarkeit mit zunehmenden Hub und in Kombination mit Greiffunktionen oder beim Schreiben, Essen und Kämmen.

| *Immer so schnell wie möglich in alltagsnahen Ausgangsstellungen und Funktionen üben!*

- Die Wahrnehmung wird durch leichte approximierende Reize gefördert, am Anfang über eine Kopplung aus Traktion und Kompression senkrecht zur Pfannenebene mit geringer Kraftkomponente. Dies ist vor aktiven zentrierenden Maßnahmen sinnvoll.
- Selbst ausgelöste Approximationen, z.B. durch Stütz auf einem Luftballon bei noch geringer Belastbarkeit, später auf dem Trampolin oder Pezziball.
- Um die Belastung zu Beginn gering zu halten, kann die Stützfunktion z.B. im Stehen vor dem Tisch auf einem Luftballon erfolgen. Das Schultergelenk braucht dazu noch nicht viel Beweglichkeit, und es wirkt noch nicht viel Körpergewicht auf den stützenden Arm.
- Die Therapeutin führt den Arm, um im erlaubten Bewegungsausmaß Figuren nachzumalen, die der Patient mit geschlossenen Augen erraten soll.
- Feinmotorische Tätigkeiten bei kontrollierter Skapula fördern die Stabilität (z.B. schreiben, malen).
- Bei dauerhaft bestehender Bewegungseinschränkung muss die Handhabung von Hilfsmitteln geübt werden. Der andere Arm übernimmt viele Fertigkeiten. Hilfsmittel kompensieren zumindest teilweise dennoch bestehende Einschränkungen bei alltäglichen Verrichtungen.

Beispiele:
- Helfende Hand: Ein Greifer wird am unteren Ende der Zange durch das Bedienen eines Hebels mit Zeige- und Mittelfinger zum Öffnen und Schließen gebracht.
- Im Haushalt gibt es eine Vielzahl von Hilfsmitteln, z.B. zum Öffnen und Schließen von Wasserhähnen.
- Viele Geräte lassen sich mit langen Stielen verlängern, wie z.B. Haar- oder Badebürste.
- Bequeme weite Kleidung, die vorne geöffnet und geschlossen wird, erleichtert das An- und Ausziehen in der Frühphase. Kleidung mit wenigen Knöpfen ist zu bevorzugen.
- Beim Heben und Tragen bei voller Belastbarkeit der Schulter sollten die Lasten nahe am Körper getragen werden.

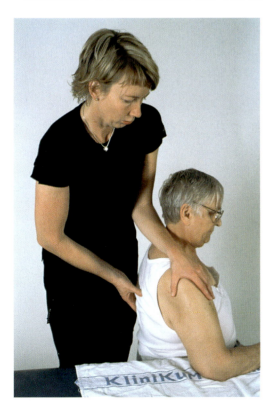

Abb. 10.33 Erarbeiten des Skapulasettings bei einer Patientin mit Schulterendoprothese.

Zusammenfassung: Physiotherapeutische Behandlung bei Patienten mit Schulterendoprothesen

- Nachdem intraoperativ die Sehne des M. subscapularis abgelöst wurde, bleibt die Außenrotation für ca. 6 Wochen limitiert. Die Bewegungen werden in den ersten Wochen primär mit abgegebenem Armgewicht erweitert. Die Vorgabe vieler Prothesenhersteller, die Schulter nur passiv zu bewegen, ist wegen der mangelnden muskulären Führung nicht sinnvoll. Aus demselben Grund ist auch die Empfehlung von Pendelübungen ungeeignet. Das Erhalten der Beweglichkeit und Stoffwechselanregung kann z.B. besser durch Bewegungen vom Rumpf bei abgelegten Armen auf dem Tisch erfolgen.
- Da das Feed-forward der primär stabilisierenden Muskeln nur mit zielorientiertem Bewegungsauftrag stattfinden kann, werden neu gewonnene Bewegungstoleranzen auch schon in frühen Phasen in Alltagsfunktionen integriert. Die Therapeutin unterstützt dabei das Armgewicht.
- Bei ungekoppelten Schulterendoprothesen wird mit Traktion und Kompression bis zur 2. Stufe die Kapselernährung und die Propriozeption gefördert. Bei Armbewegungen unterstützt die proximale Hand die zentrierte Bewegung des Humeruskopfes. Die Patienten erlernen das aktive Kaudalisieren des Humeruskopfes im Sitzen, das sie während des Bewegens mit der Bewegungsschiene selbstständig kombinieren. Außerdem können sie selbst ihre Haltung im Gilchrist-Verband oder Abduktionskissen korrigieren.
- Die Skapulastabilität wird durch Wahrnehmungsschulung für die stabilisierenden Muskeln (z.B. M. trapezius pars ascendens und M. serratus anterior) beispielsweise im Sitz mit abgelegten Armen erarbeitet. In die Behandlung werden mangelnde BWS-Beweglichkeit und dynamische Stabilität miteinbezogen.
- Mechanische Techniken dämpfen gleichzeitig den Sympathikus und lindern damit die Schmerzen.
- Die Wahrnehmung wird mithilfe von speziellen Übungen geschult: Die Therapeutin führt z.B. den Arm, um im erlaubten Bewegungsausmaß Figuren nachzumalen, die der Patient mit geschlossenen Augen erraten oder mit dem gesunden Arm nachmachen muss.
- Lymphdrainage kann von Anfang überschießende Hämatome reduzieren, die negativen Einfluss auf die Beweglichkeit haben.
- Bei den gekoppelten und halbgekoppelten Schulterprothesen stehen die Schmerzlinderung und die Fähigkeit im Vordergrund, Alltagsverrichtungen mit dem Arm mit weniger Schmerz durchzuführen.
- Die Schulter wird in der Regel nicht mehr ganz frei beweglich.

Instabilitäten und Skoliosekorrekturen sind Beispiele für die Indikation der künstlichen Gelenkversteifung

11 Gelenkversteifende Operationen

Nach Spondylodesen lernen die Patienten ihre Oberkörper en bloc zu bewegen

Gehen nach einer Hüftgelenksarthrose erfordert kompensatorische Bewegungen des Beckens

11 Gelenkversteifende Operationen

Die operative Versteifung eines Gelenks kann die letzte Konsequenz bei chronischen Schmerzen (z.B. im Bereich der Wirbelsäule) sein. An Extremitätengelenken werden Versteifungen nur noch selten durchgeführt. Die Entwicklung von Kunstgelenken hat die Indikationsstellung für Arthrodesen (Versteifungen) zunehmend reduziert. Da sie dauerhaft zu Kompensationsstrategien im Bewegungsverhalten zwingt, stellt sie oft das letzte Mittel der Wahl dar.

Vor allem bei rezidivierenden Infektionen nach Implantation von Endoprothesen oder Mehrfragmentfrakturen, die eine knöcherne Verankerung einer Endoprothese nicht mehr gewährleisten und in Gelenken, in denen die Langzeitergebnisse von Endoprothesen (z.B. Sprunggelenke) noch ungünstig sind, kommen Arthrodesen zur Anwendung.

Bei der Versteifung von Gelenken werden Kompensationsstrategien im Bewegungsverhalten bewusst in Kauf genommen und müssen teilweise spezifisch geschult werden. Hier kann der Einsatz von Hilfsmitteln erleichternd wirken.

Beispiel: Ein Patient mit einer Arthrodese des Hüftgelenks kann nicht mehr auf einem normalern Stuhl sitzen. Er kann nur noch mit extremer Flexion der Wirbelsäule oder an der Stuhlkante sitzen. Da dies auf Dauer unbequem ist und die Wirbelsäule schädigt, wird ihm ein *Arthrodesestuhl* empfohlen (**Abb. 11.1**). Durch das Absenken der Sitzfläche auf der Seite des versteiften Hüftgelenks lässt sich dieser an die mangelnde Beweglichkeit anpassen, ohne die Wirbelsäule zu überlasten.

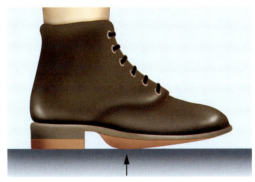

Abb. 11.2 Verkürzung der Standfläche durch eine Mittelfußrolle.

Nach der Versteifung des Sprunggelenks oder von Zehengelenken kann eine *Sohlenrolle* unter dem Schuh den Abrollvorgang erleichtern. Bei der Ballenrolle wird der Abrollvorgang der Zehengelenke kompensiert. Die *Mittelfußrolle* verkürzt die Standfläche und entlastet damit den Mittel- und Rückfuß (**Abb. 11.2**).

Jede Versteifung führt zu kompensatorischer Mehrbewegung in den benachbarten Regionen. Dies kann langfristig Schmerzen und Überlastungserscheinungen zur Folge haben. Eine gute dynamische Stabilisationsfähigkeit dieser Regionen muss spezifisch geschult werden. Die reduzierte Beweglichkeit der Nachbarbereiche ist mit intensiver Mobilisation zu beseitigen, da es sonst zu stärkerer Beeinträchtigung der Alltagsfunktionen kommt.

Patienten mit Gelenkversteifungen (vor allem in Extremitätengelenken) fühlen sich in ihren Alltagskompetenzen beeinträchtigt bzw. oft sogar „behindert". Sie fallen sofort durch ihr verändertes Bewegungsverhalten auf (z.B. Hinkmechanismen beim Gehen oder orthopädische Schuhe).

Dagegen sind Versteifungen der Wirbelsäule nach außen nicht so offensichtlich. Patienten mit kurzstreckigen Fusionen fallen auch hinsichtlich ih-

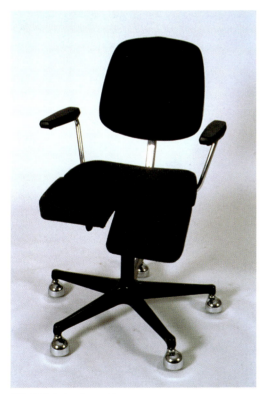

Abb. 11.1 Arthrodesestuhl.

res Bewegungsverhaltens kaum auf, während bei langstreckigen Fusionen (z.B. nach Skoliosekorrektur) die sehr langen Narben auf dem Rücken vor allem bei jungen Mädchen kosmetische Probleme verursachen können.

Arthrodesen sind meistens nur durch die Implantation großer Metallkonstruktionen möglich. In der Wirbelsäule kommen Schrauben und Stäbe zum Einsatz, wobei die zusätzliche Stabilisierung durch die knöcherne Durchbauung des Intervertebralraumes erreicht wird. Neben den Metallimplantaten dient körpereigene Spongiosa aus dem Beckenkamm der Stabilisierung.

Die Belastbarkeit der versteiften Region ist in der postoperativen Phase reduziert. Hier sind die Phasen der Knochenheilung zu berücksichtigen (Kap. 2.1.2 u. 8). Solange die Belastbarkeit vermindert ist, werden weiterlaufende Bewegungen auf die versteifte Körperregion vermieden, weshalb in der Frühphase oft die Beweglichkeit der angrenzenden Gelenke verringert bleibt.

Beispiel: Da bei der Versteifung des lumbosakralen Übergangs die Hüftflexion bis zur knöchernen Durchbauung (ca. 6 Wochen) nur bis 45° erfolgen darf, ist in dieser Phase Sitzen nicht erlaubt.

11.1 Spondylodesen

Hierbei handelt es sich um die operative Versteifung der Wirbelsäule, die zur dauerhaften Stabilisierung des Wirbelsäulenabschnitts bei schmerzhaften Veränderungen im Bewegungssegment, Destruktion der Wirbelsäule, Traumata, Entzündungen oder Tumoren sowie Deformitäten der Wirbelsäule (Skoliosen, Kyphose) erforderlich werden kann. Dabei werden durch ventralen oder dorsalen Zugang Schrauben, Stäbe oder Drahtcerclagen implantiert. Unterschieden werden *kurzstreckige* (über 1 oder 2 Bewegungssegmente) und *langstreckige Fusionen*, die die gesamte BWS und LWS umfassen. Die Versteifung kann Fehlstellungen der Wirbelsäule korrigieren oder Frakturen und Instabilitäten stabilisieren.

Spondylodesen zur Korrektur von Wirbelsäulenfehlstellungen

Mithilfe ventraler und dorsaler Eingriffe erfolgt die Korrektur und Stabilisation von Skoliosen. Die Versteifung der Wirbelsäulensegmente ist bei jeder Skolioseoperation notwendig. Die definitive Korrektur der Skoliose lässt sich nur durch die knöcherne Durchbauung halten.

Ventrale Derotationsspondylodese

Die Operation wird zur Korrektur skoliotischer Deformitäten eingesetzt und ist das einzige Vorgehen, bei dem eine Rotationskorrektur möglich ist. Sie kann isoliert durchgeführt werden, manchmal (z.B. bei neurogenen Skoliosen) erfolgt eine zusätzliche dorsale Spondylodese postoperativ nach etwa 2 Wochen. Die skoliotische Deformität wird mithilfe einer Kompression korrigiert, den ein durch die Wirbelkörper verlaufender Gewindestab auf die Konvexität ausübt. Die anschließende Lordosierung bewirkt die Korrektur in der Sagittalebene.

Präoperative Vorbereitung

- Zur Vorbereitung dient vor allem die Physiotherapie (Kap. 4.1.2).
- Der Effekt der präoperativen „Aufdehnung" der Skoliose mithilfe von *Haloextension* (Halbschwerkrafttraktion) ist umstritten (Palaka et al. 1975). Dabei setzt ein am Kopf angebrachter Metallring die Wirbelsäule für einen Zeitraum von 3–4 Wochen unter Zug. Die Gewichte werden allmählich gesteigert. Die Aufdehnung der Weichteilstrukturen soll eine intraoperative Korrektur erleichtern.

Indikationen

- Korrektur thorakolumbaler und lumbaler idiopathischer Skoliosen;
- Neurogene Skoliosen mit fehlenden dorsalen Bogenstrukturen (Myelomeningozele).

Operatives Vorgehen

- Über einen transpleuralen Zugang auf Höhe der 7.–10. Rippe gelangt der Operateur retroperitoneal an die thorakolumbale Wirbelsäule.
- Nach Spaltung des M. obliquus externus abdominis erfolgt die Resektion der Rippen.
- Anschließend werden mit dem Diathermiemesser der M. obliquus internus abdominis und der M. transversus abdominis gespalten.
- Nach Ablösen des Peritoneums Durchtrennen des Zwerchfells.
- Im Anschluss an die Entfernung des Lig. longitudinale anterius (Lage vor den Wirbelkörpern) werden die Bandscheiben ausgeräumt.

- Nach Anfrischen der Deck- und Bodenplatten der Wirbelkörper werden die Schrauben eingedreht. Die Deformität lässt sich mit einem Gewindestab korrigieren, der durch die Wirbelkörperschrauben verläuft.
- In die Zwischenwirbelräume werden Knochenspäne aus der entfernten Rippe eingebracht.
- Abschließend werden die Pleura parietalis verschlossen, das Zwerchfell refixiert, eine Bülau-Drainage in den thorakalen Raum eingelegt und schichtweise die Bauchmuskeln wieder zugenäht.

Postoperative Behandlung
- In der 3. postoperativen Woche wird der Patient in einer Rumpforthese mobilisiert, die er etwa 9 Monate lang tragen muss.

Falls die Stabilität nicht ausreicht, kann nach zwei Wochen zusätzlich eine dorsale Stabilisierung erfolgen.

Dorsale Doppelstabspondylodese (Spinefixosteosynthese)

Bei den dorsalen Spondylodesen korrigieren Distraktion und Konturierung der meist paarig eingesetzten Metallstäbe, die mittels Haken, transpedikulärer Schrauben oder sublaminärer Drähte mit der Wirbelsäule verbunden werden. Dieses Verfahren ist an allen Wirbelsäulenabschnitten durchführbar.

Indikationen
- Kombinationseingriff mit ventralen Spondylodesen;
- Spondylolisthesen (Wirbelgleiten);
- Instabilitäten durch degenerative Veränderungen;
- Skoliosen;
- Instabilität durch Tumoren der Wirbelsäule;
- Frakturen im LWS-Bereich;
- Fixierte Kyphosen im Kindes- und Erwachsenenalter.

Operatives Vorgehen
- Bei dem auf dem Bauch liegenden Patienten werden im thorakalen Bereich die Muskeln bis auf die Querfortsätze, im lumbalen Bereich bis auf die kleinen Wirbelgelenke freipräpariert.
- In den Wirbelbogenpedikel werden Schrauben eingesetzt.

> *Zu tiefes Einsetzen kann die Nervenwurzel treffen, da sie dort den Wirbelkanal verlässt!*

- Haken oder Drahtcerclagen lassen sich an den Pedikeln und auch an den Laminae der Wirbelkörperbögen ansetzen. An den Laminae werden dazu die Ligg. flava abgetrennt.
- Die kleinen Wirbelbogengelenke werden entknorpelt und die Gelenkflächen abgemeißelt.
- Anschließend Implantation des 1. Metallstabs und Fixierung mit Verschlussschrauben. Die Biegung des Stabes wird individuell eingestellt.
- Das Einbringen eines 2. Metallstabs auf der gegenüberliegenden Seite ermöglicht eine gipsfreie Nachbehandlung.
- Vor dem Einbringen der Spongiosaplastik findet bei Skoliosekorrektur ein intraoperativer Aufwachtest statt. Zeigt sich dabei eine schwerwiegende neurologische Schädigung, ist die Wirbelsäulenkorrektur rückgängig zu machen, d.h. die Implantate werden wieder entfernt.
- Anlagerung von Knochenspongiosa.
- An den Stellen, an denen die Ligg. flava entfernt wurden, wird Kollagen aufgelagert.
- Abschließend schichtweises Zunähen der Muskulatur.

Postoperative Behandlung
- Das Korrekturergebnis und der Sitz der Implantate sind am Ende der Instrumentation sofort anhand einer Röntgenuntersuchung zu kontrollieren, da sich zu diesem Zeitpunkt noch Korrekturen durchführen lassen.
- Die Mobilisation des Patienten erfolgt in Abhängigkeit von den Kreislaufverhältnissen am 3. oder 4. postoperativen Tag mit einem halbelastischen Mieder.
- Die primäre Belastungsstabilität hängt von folgenden Faktoren ab:
  - Korrigierte Deformität: Sitz, Art und Anzahl der verwendeten Implantate.
- Knochenfestigkeit: Spondylodesen über nur 1 oder 2 Etagen und Skoliosekorrekturen unter optimalen Bedingungen sind primär belastungsstabil und brauchen daher keine äußere Fixation. Bei langstreckigen Fusionen und schlechten knöchernen Verhältnissen erfolgt die Nachbehandlung im Korsett.

Spondylodesen bei Instabilitäten der LWS

Hier findet die Spondylodese mit dorsalem oder ventralem Zugang statt. Ausgeprägte Instabilitäten erfordern eine kombinierte ventrodorsale Spondylodese. Dabei wird zuerst von dorsal operiert und nach etwa 2 Wochen die zusätzliche Stabilisierung von ventral vorgenommen.

Dorsale Spondylodese

Indikationen
- Spondylolisthesen;
- Degenerative Instabilitäten der Bewegungssegmente L4/L5 oder lumbosakral;
- Postdisektomiesyndrom.

Operatives Vorgehen
- Lagerung auf dem Bauch mit ca. 30° Hüftflexion.
- Zuerst wird aus einem Beckenkamm Spongiosa gewonnen, und zwar bevorzugt aus der Seite, auf der der Patient in der Regel nicht schläft.
- Nach Separation der Muskeln von Querfortsätzen und Wirbelgelenken werden Beckenkammspäne von den Querfortsätzen bis zum Sakrum eingelagert.
- Manchmal werden zusätzlich noch Pedikelschrauben mit Stabverbindungen eingebracht.

Postoperative Behandlung
- Lagerung ohne äußere Fixation.
- Bei zusätzlicher Instrumentation mit Schrauben und Stäben ist bei genügendem Halt der Schrauben in den Pedikeln keine äußere Stabilisierung erforderlich.
- Nach der implantatfreien Fusion ist ca. 8 Wochen lang das Tragen eines Lendenkreuzstoffmieders erforderlich. Während dieser Zeit ist das Sitzen weitgehend zu vermeiden.

Ventrale oder ventrolaterale Spondylodese

Indikationen
- Spondylolisthesen;
- Degenerative Instabilitäten der Bewegungssegmente L4/L5 oder lumbosakral;
- Postdisektomiesyndrom.

Operatives Vorgehen
- Spondylodese der oberen LWS (**Abb. 11.3a–b**): Lagerung des Patienten auf der rechten Seite.
- Spondylodese der unteren LWS (unterhalb L3; **Abb. 11.4a–c**): Lagerung in Rückenlage.
- Zum Ausgleich der Lendenlordose befinden sich die Hüftgelenke immer in leichter Flexion.
- Die Schnittführung hängt von der gewünschten Operationshöhe ab.
- Obere LWS: schräger Flankenschnitt und Durchtrennen des M. latissimus dorsi und M. quadratus lumborum.
- Untere LWS: ventraler Pararektalschnitts und Durchtrennen des M. obliquus externus und internus sowie M. transversus abdominis.
- Der M. psoas ist immer medialseitig abzulösen.
- Entfernen der Bandscheibe über einen retroperitonealen Zugang.
- Nach Anfrischen der Wirbelkörperabschlussplatten werden kortikospongiöse Späne und Spongiosa eingelagert.

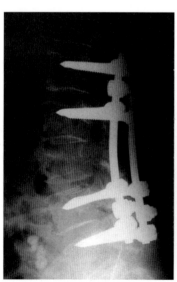
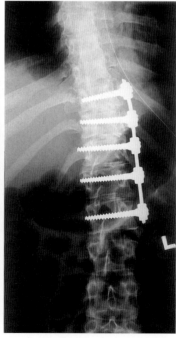

Abb. 11.3a–b Spondylodese der oberen LWS. **a** Dorsale Spondylodese. **b** Ventrolaterale Spondylodese im thorakolumbalen Übergang.

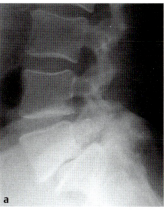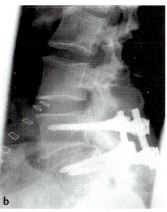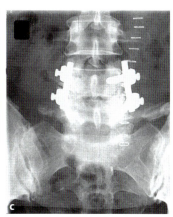

Abb. 11.4a–c Spondylodese im lumbosakralen Übergang. **a** Präoperativ: Spondylolisthesis. **b** Postoperative Ansicht von lateral. **c** Ansicht von ventral. Die anterior-posteriore Aufnahme zeigt die Lage der Schrauben in der Frontalebene.

Postoperative Behandlung
- Flache Lagerung ohne äußere Fixation.
- Zunächst Bettruhe.
- Nach Rücksprache mit dem Operateur erfolgt die Mobilisation mit dem halbelastischen Mieder oder einem festen Kunststoffkorsett (**Abb. 11.5a–b**).

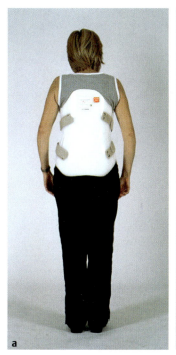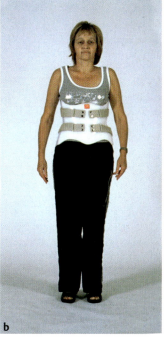

Abb. 11.5a–b Patientin mit Korsett nach dorsoventraler Spondylodese im Bereich L3–L5. **a** Von dorsal. **b** Von ventral.

Zusammenfassung: Spondylodesen

- Bei Spondylodesen handelt es sich um die operative Versteifung der Wirbelsäule, die zur dauerhaften Stabilisierung des Wirbelsäulenabschnitts bei schmerzhaften Veränderungen im Bewegungssegment, Destruktion der Wirbelsäule, Trauma, Entzündungen oder Tumoren sowie Deformitäten der Wirbelsäule (Skoliosen, Kyphose) erforderlich werden kann.
- Durch ventralen oder dorsalen Zugang werden Schrauben, Stäbe oder Drahtcerclagen implantiert.
- Unterschieden werden kurzstreckige (über 1 oder 2 Bewegungssegmente) und langstreckige Fusionen (umfassen die gesamte BWS und LWS).
- Die Versteifung korrigiert Fehlstellungen der Wirbelsäule oder stabilisiert Frakturen und Instabilitäten.
- Die Korrektur einer Skoliose mit einer versteifenden Spondylodese erfordert eine präoperative Vorbereitung der Patienten. Möglichst gute Beweglichkeit der Wirbelsäule und Elastizität der Weichteilstrukturen ermöglicht intraoperativ eine bessere Korrektur. Hierbei spielt die Physiotherapie die wesentliche Rolle. Die Wirkung von vorbereitender Haloextension (Halbschwerkrafttraktion) ist umstritten.
- Die Skoliosekorrektur erfordert eine langstreckige Fusion, deren lange Narben vor allem bei jungen Mädchen ein kosmetisches Problem darstellen kann.
- Versteifungen kurzstreckiger Wirbelsäulenabschnitte erfolgt z.B. nach Spondylolisthesis im lumbosakralen Übergang. Oft wird von dorsal und im Abstand von 2 Wochen zusätzlich von ventral stabilisiert.
- Neben dem Einbringen von Schrauben geschieht die zusätzliche Stabilisierung durch knöcherne Durchbauung. Die Bandscheibe wird entfernt und Spongiosa aus dem Beckenkamm eingebracht.
- Postoperativ stabilisiert bis zur knöchernen Durchbauung das Tragen einer Rumpforthese aus Kunststoff oder Stoff mit Metallstäben.

Allgemeines zur Physiotherapie

- Da Patienten mit Spondylodesen der Wirbelsäule postoperativ häufig Bettruhe erhalten, werden in der Frühphase Thrombose- und Pneumonieprophylaxe durchgeführt.
- Das postoperative Bewegungsverhalten erfordert vom Patienten eine hohe Konzentration und Motivation. Jeder Bewegungsablauf ist zu Beginn bewusst zu planen. Sie müssen sich kontrolliert bewegen, damit es nicht durch weiterlaufende Bewegungen zu Verzögerungen in der Knochenheilung kommt. Schon präoperativ ist das Üben des Bewegungsverhaltens *en bloc* angeraten.
- Zu Beginn wird das Bewegungsverhalten mit stabiler Wirbelsäule ebenso wie das An- und Ausziehen des Korsetts im Bett geübt.
- Bei Belastungssteigerung werden Bewegungsübergänge erarbeitet.
- Sobald die Belastbarkeit es erlaubt, erfolgt der Transfer der kontrollierten Bewegungen in Alltagssituationen.
- Versteifte Wirbelsäulenareale fordern kompensatorische Mehrbewegung in den benachbarten Segmenten. Hier ist auf ausreichende dynamische Stabilität zu achten. Da die Propriozeption im versteiften Areal dauerhaft beeinträchtigt ist, wird die Stabilität in erster Linie durch Metallimplantate und knöcherne Durchbauung gewährleistet. Trotzdem ist eine gute dynamische Rumpfstabilität sehr wichtig, damit Scherbelastungen im Operationsgebiet und Überlastungen der Nachbarregionen gering bleiben.
- Bei Extremitätenbewegungen wird auf weiterlaufende Bewegungen der Wirbelsäule geachtet. Häufig sind zu Beginn die Hüft- und Schulterbewegungen limitiert.
- Die erlaubte Flexionstoleranz des Hüftgelenks hängt von der Höhenlokalisation der Versteifung ab und muss unbedingt beim Operateur erfragt werden!
- Sitzbeginn bei Versteifungen der unteren BWS und der LWS legt der Operateur fest.
- Zu Anfang ist nur erhöhtes Sitzen erlaubt, da die Hüftgelenke maximal 90° gebeugt werden dürfen (bei Operationshöhe in der unteren LWS mit ca. 45° sogar noch weniger zulassen). Bei niedrigem Sitzen bleibt nicht genügend Bewegungsspielraum für die Vorneigung des Oberkörpers zum Aufstehen und Hinsetzen.
- Langstreckige Fusionen und isolierte ventrale Derotationsspondylodese erfordern eine Nachbehandlung mit Korsett.
- Hüftbewegungen mit hoher Hubbelastung sind bis zur ausreichenden muskulären Rumpfstabilität zu vermeiden, weil sie zu hohe Kräfte auf die Wirbelsäule übertragen.
- Die Beine dürfen nur nacheinander mit schleifender Ferse angestellt werden, da sonst durch das angehängte Beingewicht als Gleichgewichtsreaktion eine vermehrte Lordose die Folge ist.

- Zu Anfang ist nur das Üben des vertikalen Bückens erlaubt und dabei unbedingt der Hüftflexionswinkel zu beachten, weil beim horizontalem Bücken der Lastarm für die Rückenmuskeln zu hoch ist.
- Nach Korrekturosteotomie müssen sich die Rumpfmuskeln erst an die veränderte Wirbelsäulenstellung gewöhnen.

11.1.1 Physiotherapeutische Untersuchung bei Patienten mit Spondylodesen

Präoperativ

Kapitel 4.2.1.

Postoperativ

- Schmerzanamnese:
  - Patienten mit Instabilität der Wirbelsäule klagen präoperativ häufig über chronische Schmerzen und rezidivierenden Schmerzattacken, die sie in ihrer Alltagskompetenz über einen langen Zeitraum beeinträchtigen (Kap. 2.3).
  - Patienten mit Skoliosen haben präoperativ meistens keine Schmerzen.
  - Postoperativ dominieren die Wundschmerzen.
- Lagerungskontrolle: flache symmetrische Rückenlage, eventuell Lagerung in einer Gipsliegeschale, vor allem bei langstreckigen Fusionen.
- Schmerzbedingt kann die Atembewegung des Thorax deutlich verringert sein, sodass eine flache Atmung auftritt.

> Auf neurologische Ausfälle achten: Prüfung der Sensibilität in den Dermatomen!

- An den Füßen dynamisches und an den Beinen statisches Prüfen der Motorik, wobei auf weiterlaufende Bewegungen der Wirbelsäule zu achten ist

Beispiel: Bei Versteifungen des lumbosakralen Überganges ist die Hüftflexion ohne weiterlaufende Bewegung nur bis etwa 45° möglich!

- Vegetative Symptome (z.B. starke Schweißneigung und veränderte Durchblutung) weisen bei Beteiligung der BWS auf Verletzungen des vegetativen Grenzstrangs hin.

> Bei Schmerzen in den Beinen unbedingt die Thrombosedruckpunkte prüfen (Kap. 9.1.1)!

- Nach Mobilisationsbeginn und bei Kreislaufstabilität ist die Beurteilung des Gehens erforderlich:
  - Der Patient verkleinert die Schrittlänge, weil die Rotation des Beckens in der Wirbelsäule nicht möglich ist.
  - Die gangtypische Armbewegung findet überwiegend in den Ellenbogengelenken statt.
  - Fußheber- und -senkerschwächen beachten!
  - Becken- und Kniestabilität prüfen.

11.1.2 Physiotherapeutische Behandlung bei Patienten mit Spondylodesen

Präoperative Ziele

Körperstruktur/-funktion (Impairment)

- Bei Spondylodese zur Wirbelsäulenkorrektur (z.B. Skoliose) erfolgt eine schonende Mobilisation in die Korrekturrichtung.
- Elastizitätsverbesserung der verkürzten Muskeln, da sonst die Korrektur behindert wird.

Aktivitäten (Activities)

- Erlernen des postoperativ notwendigen Bewegungsverhaltens mit stabiler Wirbelsäule;
- Information über postoperativ verbotene Bewegungen.

Postoperative Ziele

Während der Bettruhe
- Intensives Vertiefen der Atmung und damit Pneumonieprophylaxe;
- Thromboseprophylaxe;
- Bei sehr langer Bettruhe auch Kontrakturprophylaxe;
- Erlernen der Bewegungsübergänge im Bett reduziert Bewegungsangst und verbessert die Stabilität;
- Stabilisation der Wirbelsäule in Rücken- und Seitenlage;
- Verbessern der neuralen Beweglichkeit.

Nach Aufhebung der Bettruhe
- Erlernen der Bewegungsübergänge beim Aufstehen und Hinlegen bzw. Hinsetzen;
- Gangschule, um die Sicherheit beim Gehen zu erhöhen;
- Verbessern der Wirbelsäulenstabilität im Stand und später im Sitz;

- Erlernen des Bewegungsverhaltens mit stabiler Wirbelsäule im Alltag;
- Üben des selbstständigen An- und Ausziehens des Korsetts.

Nach Korsett- und Miederabnahme
- Schonende Mobilisation der nichtversteiften Wirbelsäulenabschnitte;
- Leichtes Konditionstraining zur Mobilisation der Rippenwirbelgelenke und des Zwerchfells.

Maßnahmen

Während der Bettruhe
Bewegungsübergänge im Bett
Drehen aus der Rücken- in die Seitenlage (Abb. 11.6)
- Beim Drehen auf die rechte Seite wird das linke Bein im erlaubten Flexionsausmaß mit schleifender Ferse unter Abnahme des Reibungswiderstands aufgestellt. Die Drehbewegung kann durch eine Druckverstärkung der Ferse in die Unterlage begonnen werden. Dabei ist auf ausreichende ventrale Rumpfverankerung zu achten. Die ventrale Kette lässt sich mit leichter Flexion der HWS und Blick zum Bein beim Drehvorgang voraktivieren. Mangelnde Rumpfstabilität wird häufig durch Pressatmung oder Luftanhalten kompensiert.

❚ *Auf das Weiterfließen der Atmung achten!*

- Bei ausreichender Armlänge übt die linke Hand einen Gegendruck auf den linken Oberschenkel aus, wodurch sich der Rumpf leichter rotatorisch stabilisieren lässt.
- Ist keine Stützaktivität möglich, wird eine Rumpfstabilität auch durch statische Muskelaktivität des Schultergürtels erreicht. Die Arme befinden sich in 90° Schulter- und Ellenbogenflexion, die Hände umfassen den kontralateralen distalen Unterarm. Die Vorstellung „Arme auseinander ziehen, die Ellenbogengelenke bleiben aber am Ort, und die Schultern dürfen nicht in Richtung Ohren wandern!" bewirkt eine statische Muskelaktivität in die transversale Abduktion, Skapulaadduktion und -depression. Der Schultergürtel bleibt stabil auf dem Thorax, wodurch sich eine Einleitung der Wirbelsäulenrotation von kranial verringert.

❚ *Arme und Beine lösen beim Drehen eine Falltendenz aus!*

- Bei dieser Variante stabilisieren die Rotatoren der Wirbelsäule mit mehr Hub als beim Abstützen gegen den Oberschenkel. Dabei stellt der Arm eine Verbindung zwischen dem Schultergürtel und Becken her.
- Die Therapeutin kann am Schultergürtel und Becken von ventral einen Führungskontakt geben. Beide Körperabschnitte sollen sich beim Drehen gleichzeitig bewegen, um eine Rotation zu vermeiden.
- Beherrscht der Patient diesen Bewegungsablauf, leistet die Therapeutin zunehmend leichte Widerstände an Schultergürtel und Becken. Dabei sollte es sich jedoch nur um sinnvolle Widerstände handeln. Damit lassen sich Muskeln stimulieren, die Fall verhindernd aktiv sind.
- Da die ventrale Kette des Rumpfes beim Drehen aus Rücken- in Seitenlage Fall verhindernd aktiv ist, bleiben die Widerstände ventral an Schultergürtel und Becken.
- Der von der Therapeutin erteilte Auftrag für den Hinweg lautet: „Schulter- und Beckengürtel bewegen sich gleichzeitig in Richtung Seitenlage, der Druck an meinen Händen darf sich beim Drehen jedoch nicht verringern."
- Für den Rückweg heißt der Auftrag: „Lassen Sie sich nur langsam in die Rückenlage zurückdrehen!"

Lagerung in Seitenlage
- Stabile Lagerung, damit keine Rotationstendenzen durch angehängte Extremitätengewichte ausgelöst werden. Gegebenenfalls sind der obere Arm und das Bein mit Kissen zu unterlagern.
- Im Falle einer weichen Matratze muss die Taille unterlagert werden.

Drehen von der Seiten- in die Bauchlage
- Die Führungskontakte bzw. -widerstände wechseln jetzt dorsal an Schultergürtel und Becken der oberen Seite, da die dorsale Muskelkette Fall verhindernd aktiv ist.

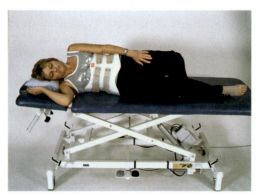

Abb. 11.6 Drehen aus der Rücken- in die Seitenlage.

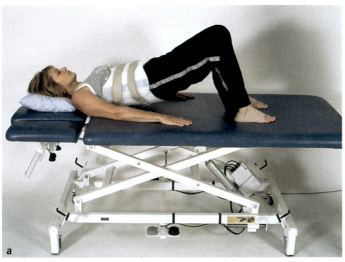
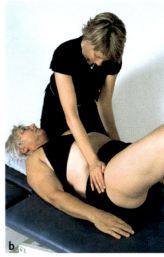

Abb. 11.7a–b a Patientin mit Korsett beim Bridging. b Taktiler Stimulus für die ventrale Rumpfanbindung.

- Sehr schwache Patienten sind von der Therapeutin ventral zu unterstützen.
- Beide Beine liegen übereinander in Extensions-Flexions-Nullstellung.
- Der Arm der unteren Seite liegt in maximaler Flexion neben dem Ohr.
- Das Becken und der Schultergürtel werden gleichzeitig in Richtung Unterlage bewegt.

Lagerung in Bauchlage
- Bei langer Bettruhe lässt sich diese Lagerung auch zur Dekubitusprohylaxe einsetzen.
- Wenn möglich, sollte das Kopfteil des Bettes leicht negativ gestellt werden.
- Bei weicher Matratze gilt es, die LWS durch leichte Unterlagerung des Bauches vor einer Hyperlordose zu schützen.

Bridging (**Abb. 11.7a–b**)

> Die Patienten benötigen das Bridging, um im Bett zu rutschen sowie für pflegerische Maßnahmen, wie z.B. das Benutzen der Bettpfanne.

- Ausgangsstellung zur Erarbeitung des Bridging:
  - Beide Beine nacheinander mit schleifender Ferse anstellen.
  - Der Flexionswinkel richtet sich nach der Operationshöhe.

> Das Abheben des Beckens mit sehr wenig Hüftflexion ist wesentlich schwieriger, weil sich die Füße vom Körperschwerpunkt entfernen!

- Die Arme liegen neben dem Körper.
- Durchführung:
  - Bevor die Patienten das Becken abheben, lernen sie ihre Bauchabstände kennen.
  - Durch Druckverstärkung der Fersen in die Unterlage verankert sich das Becken extensorisch auf den Hüftgelenken, was beim Abheben eine Verlängerung des Unterbauches verhindert.
  - Vorbereitend können Druckstauchimpulse über die Oberschenkel ins Hüftgelenk und über die Knie auf die Füße gesetzt werden.
  - Die Arme üben einen gleichmäßigen Druck in die Unterlage aus, wobei die Schultern nicht in Richtung Ohren wandern dürfen.
  - Den Spannungsaufbau der Arme und Beine können die Patienten auch ohne Bridging als Hausaufgabe durchführen.
  - Bei fehlender ventraler Anbindung besteht durch den Druck der Arme in die Unterlage die Gefahr der dorsalen Überaktivität mit Hyperextension der Wirbelsäule. In diesem Fall ist es sinnvoller, durch Blick zum Brustbein mit leichtem *Chin in* und Hilfe am Becken seitens der Therapeutin die ventrale Kette vorzuaktivieren.
  - Erst nach Spannungsaufbau der Beine und Arme wird das Becken von der Unterlage abgehoben. Zu Anfang ist eine Unterstützung am Becken seitens der Therapeutin hilfreich, da sie so eventuelle Schwächen des Patienten besser wahrnehmen kann.
  - Bei Versteifung der BWS muss beim Bridging der Bettgalgen eingesetzt werden. Der Thorax wird unter Einsatz der Arme genauso weit wie

das Becken angehoben, weil es in der BWS ansonsten zur Flexion kommt.

| *Die frontotransversale Beckenachse muss horizontal bleiben, da das Absinken einer Beckenseite zur Rotation führt.*

– In fortgeschrittenen Phasen können Widerstände an Becken und Beinen zur Verbesserung der Stabilität dienen.
– Weil durch das Bridging die Hüftextensoren statisch, konzentrisch und exzentrisch arbeiten, stellt es eine gute Vorbereitung für die Beckenstabilität beim Gehen dar.
– Die Rumpfmuskeln arbeiten mit Brückenaktivität synergistisch, wenn die Bauchabstände konstant bleiben.

| *Es ist unbedingt zu verhindern, dass Patienten mit schwachen Bauchmuskeln die Bewegung durch eine Hyperextension des thorakolumbalen Übergangs und der LWS einleiten!*

Kontrakturprophylaxe
- Das Hüftgelenk wird im erlaubten Ausmaß assistiv in alle Richtungen bewegt.
- Weiterlaufende Bewegungen auf die LWS sind aktiv zu widerlagern, um gleichzeitig ein Stabilitätstraining zu gewährleisten.

Beispiel: In Seitenlage kann das Hüftgelenk in Extension bewegt werden. Dabei widerlagert ein konstanter Unterbauchabstand aktiv die LWS-Extension.
- Die Fußgelenke bewegen aktiv, was gleichzeitig eine gute Thromboseprophylaxe darstellt.
- PNF-Fußpattern gegen leichte Widerstände fazilitieren gangtypische Muskelaktivitäten auf Beine und Rumpf.
- Falls nur sehr wenig Hüftflexion möglich ist, müssen die Kniegelenke im seitlichen Überhang oder in Seiten- oder Bauchlage in Flexion bewegt werden.
- Die Arme lassen sich aktiv bewegen und weiterlaufende Bewegungen auf den Rumpf durch aktive Widerlagerung verhindern.

Beispiel: Bei der Flexion beider Arme verändert sich der Abstand zwischen Bauchnabel und Brustbeinspitze nicht! Bei einer Versteifung der BWS gibt der Operateur die erlaubte Bewegungstoleranz des Schultergelenks in Flexion und Abduktion an. Endgradige Flexion und Abduktion sind nur mit weiterlaufender BWS-Extension möglich.
- Statische Armpattern aus der PNF (uni- oder bilateral) laufen gut auf den Rumpf weiter. Vor der Anwendung kalkuliert die Therapeutin die auf die Wirbelsäule wirkenden Kräfte.

Beispiel: Bei 90° Flexion in Rückenlage stehen die Arme vertikal im Raum. In dieser Ausgangsstellung ist der Lastarm bei distalem Widerstand an den Armen für die Wirbelsäule am längsten, die Hubbelastung für die Arme aber am geringsten. Gibt die Therapeutin keinen Widerstand, verändert sich die Situation folgendermaßen: Die vertikale Armeinstellung fällt dem Patienten leichter als etwas weniger oder mehr Flexion. Beim Verlassen der vertikalen Ausrichtung muss der Arm durch die Schwerkraft als Hebel gehalten werden, während die Rumpfabstände konstant bleiben.
- Dynamische Armpattern setzen eine gute Rumpfkontrolle voraus und werden nur mit leichten *Widerständen durchgeführt.*

Stabilisation in Rücken-, Seiten- und Bauchlage
Beispiele:
- Kapitel 3–5;
- Statische Becken- und Skapulapattern, z.B. in Seitenlage;
- Grundeinstellungen der Stemmführungen nach Brunkow (Bald u. Grossmann 1989) in Rücken-, Seiten- oder Bauchlage mit wechselnden Widerständen an Armen, Beinen, Becken- und Schultergürtel;
- Statische und dynamische Aktivitäten der Arme und Beine bei konstanten Rumpfabständen und gegen gedachte Widerstände können die Patienten selbstständig durchführen.

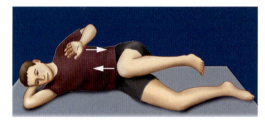

Abb. 11.8 Statische Aktivität gegen gedachte Widerstände in Seitenlage.

In Seitenlage (**Abb. 11.8**): Das obere Bein drückt gegen einen gedachten Widerstand in Richtung Bauchnabel und der obere Arm will einen gedachten Widerstand in Richtung Fußende schieben, ohne eine Bewegung auszuführen. Eine Veränderung der Hüft- und Schulterflexion steigert die Übung, wobei bei 90° Flexion die Hubbelastung für die rotatorische Rumpfstabilität am höchsten ist.

- Aktivierung der inneren Einheit (z.B. M. transversus abdominis) in Rückenlage:
  – Der Patient befindet sich in Rückenlage mit angestellten Beinen
  – Die Therapeutin palpiert jeweils 2 Querfinger medial der Spina iliaca superior die Aktivierung des M. transversus abdominis. Hier ist der Muskel durch den M. obliquus internus der Palpation zugänglich.
  – Der Patient lernt die Aktivierung, ohne die gleichzeitige Anspannung der oberflächlichen Bauchmuskulatur. Dabei hilft die Vorstellung „Vergleich mit den Schichten eines Wintermantels, bei dem das innere Fell herausgeknöpft werden kann". Der M. transversus abdominis ist das innere Fell. Er entfernt sich durch die Anspannung von der oberflächlichen Bauchdecke wie das Fell von der Innenseite des Mantels.
  – Beherrscht der Patient die Aktivierung, ohne dabei die Luft anzuhalten, kann sie mit der Beckenbodenaktivität gekoppelt werden. Hier hilft die Vorstellung „Schambein und Symphyse zusammenbringen".
  – Erst werden die einzelnen Komponenten der inneren Einheit erarbeitet (kognitive Phase), später kann die Aktivierung beim Drehen oder bei Bewegungen der Extremitäten mit eingesetzt werden (assoziative Phase; Kap. 2.4, *Phasen des motorischen Lernens*).

In der Frühphase werden keine direkten Widerstände an den Wirbelkörpern oder Dornfortsätzen gesetzt, da dies zu Scherkomponenten im Knochen führen kann!

- Bei langer Bettruhe kann die Stabilisation auch im Bewegungsbad erfolgen. Voraussetzung ist eine hydraulische Liege, mit der der Patient liegend ins Wasser gelangen kann.

Stabilisierende Maßnahmen in Seiten- oder Rückenlage sind immer abstrakte Maßnahmen. Aufgrund der fehlenden Schwerkrafteinwirkung auf die Körperlängsachse rekrutieren sie nie automatisch die stabilisierenden Muskelsysteme.

- Beim Verbessern der neuralen Beweglichkeit mit *Sliders* (Kap. 3.8.2) oder *Tensioners* (Kap. 3.9.2) ist auf weiterlaufende Bewegungen der Wirbelsäule zu achten. Die Wirbelsäule kann dabei nicht in Flexion vorpositioniert werden. Bewegungen der Neuralstrukturen erfolgen über die Knie- und Fußbewegung bei stabil gelagerter Wirbelsäule und Becken in Seiten- oder Rückenlage (Kap. 2 u. 3, *Neurale Mobilisation*).

Nach Aufheben der Bettruhe
*Aufstehen und Hinlegen bzw. Hinsetzen (**Abb. 11.9**)*
- Drehen in Seitenlage mit stabiler Wirbelsäule (S. 650).
- Beine und Rumpf bewegen sich beim Aufsetzen gleichzeitig. Die Bewegung ist mit einer Waage vergleichbar. Während sich die Beine dem Boden nähern, erhebt sich der Oberkörper von der Unterlage. Ohne Rotation und Lateralflexion stellt sich die Körperlängsachse zunehmend vertikal ein.

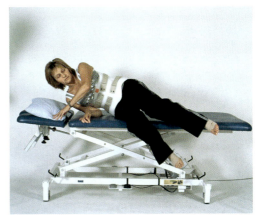

Abb. 11.9 Aufstehen und Hinlegen mit stabilisierter Wirbelsäule.

- Der Patient sollte nicht lange sitzen und die Betthöhe nur einen erhöhten Sitz zulassen.
- Durch leichtes Vorneigen der Körperlängsachse in den Hüftgelenken bei stabiler Wirbelsäule gelangt der Patient in den Stand. Falls ein Bein deutlich schwächer ist, wird es in Schrittstellung nach vorne gestellt.
- Da die Patienten nach langer Bettruhe häufig unter Kreislaufbeschwerden leiden, sollten beim ersten Aufstehen 2 Therapeutinnen anwesend sein und den Kreislauf im Bett vorbereitend anregen.
- Bei zunehmender Sicherheit des Patienten kann dieser Bewegungsübergang durch Wiederholungen und Übungssequenzen zum Stabilitätstraining genutzt werden.
- Bei zunehmender Kreislaufstabilität wird der Bewegungsübergang auf die Toilette geübt, die zu Anfang möglichst erhöht sein sollte.

Sicherheit beim Gehen
- Durch Approximation über das Becken in die Beinachsen werden die Beine vor dem Gehen auf die Belastung vorbereitet.
- Beinachsentraining im Stand, erst mit teilabgegebenem Gewicht, z.B. Stand mit dem Rücken an der Wand.
- Bridging in Rückenlage kräftigt die beckenstabilisierende Muskulatur.

Bei Versteifung der BWS ist das Bridging nur mithilfe des Bettgalgens sinnvoll!

- Kräftigung des M. quadriceps durch Kniebeugen mit dem Rücken an der Wand und Treppe.
- Bei großer Unsicherheit Üben des Gehens im Gehbarren.
- Die Therapeutin baut während des Gehens taktile Hilfen an Becken, Schultergürtel und Armen zunehmend ab.
- Das Gangtempo sollte nicht zu langsam sein, da langsames Gehen mehr Gleichgewichtsreaktionen voraussetzt.
- Im Bewegungsbad gewinnt der Patient mithilfe der Therapeutin zunehmend Sicherheit beim Gehen. Der Auftrieb verringert die Belastung auf die Wirbelsäule. Da jedoch der Wasserwiderstand überwunden werden muss, hat das Gehen im Wasser auch einen stabilisierenden Effekt.

Verbessern der Wirbelsäulenstabilität
- Begonnen wird immer mit teilabgegebenen Gewichten.

Beispiele:
- Stand mit dem Rücken an der Wand oder im Unterarmstütz (hoher Vierfüßlerstand);
- Stabilisation im Vierfüßlerstand (**Abb. 11.10**);
- Stabilisation im Bewegungsbad.
- Wenn Bewegung erlaubt ist, können bei kurzstreckigen Fusionen in der Spätphase die Skapu-

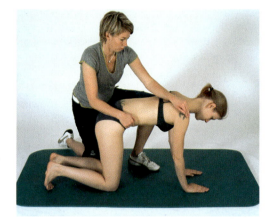

Abb. 11.10 Stabilisation im Vierfüßlerstand durch stabilisierendes Halten.

lapattern auch dynamisch durchgeführt werden, um dynamische Stabilität der Nachbarregionen zu gewährleisten (**Abb. 11.11a–b**).
- Nach Freigabe der Beweglichkeit und voller Belastbarkeit kann z. B. die Übung *Hula-hula-rechts-links* die potenzielle Beweglichkeit und die dynamische Stabilität der Nachbarregionen (z.B. nach kurzstreckiger Fusion in der unteren LWS) verbessern. Im Vierfüßlerstand kann die exzentrische Verlängerung erarbeitet werden (**Abb. 11.12**).

Bei der Bewegung des Beckens in Hüftgelenk und LWS im Sitzen darf es nicht zur Druckverstärkung der Füße kommen und die Knie bleiben nach vorne gerichtet.

Alltagsbewegungen mit stabiler Wirbelsäule
- Vertikales Bücken ist besser als horizontales, da sich der Lastarm für die Wirbelsäule verkürzt.
- Voraussetzung für eine korrekte Ausführung ist eine gute Beinkraft.

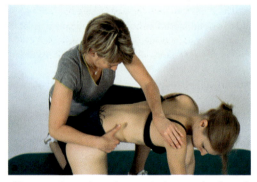 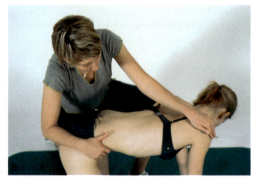

Abb. 11.11a–b a Bahnen der Rumpfverkürzung. **b** Bahnen der Rumpfverlängerung.

- Zur Vorbereitung bieten sich Kniebeugen im Stand bei gleichzeitigem Abstützen der Hände an der Wand an. Das Bewegungsausmaß der Knieflexion kann je nach Kraft vergrößert werden.
- Bei erlaubtem Sitzen lässt sich auch das Aufstehen und Hinsetzen üben. In Sequenzen durchgeführt, kräftigt es Beine und Rumpf.
- Schuhe- und Strümpfeanziehen im Sitzen durch Überschlagen eines Beines wie im Schneidersitz mit Flexion, Abduktion und Außenrotation im Hüftgelenk.

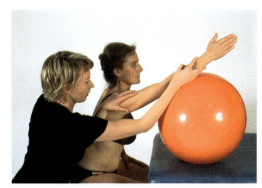

Abb. 11.13 Die Approximation in die Armachse bei Überkopfbewegungen erhöht die Kokontraktion der Rumpfmuskulatur.

- Ist das Sitzen noch nicht erlaubt, besteht die Möglichkeit des Anziehens im Stehen mit dem Rücken an der Wand. Hier können lange Schuh- und Strumpfanzieher (Kap. 10.1.2) hilfreich sein.
- Als Ausgleich sollten immer wieder Entlastungslagerungen und -stellungen eingenommen werden (Beispiele in Kap. 5.2.2).
- Bei Greifbewegungen über Kopf können sich die Patienten selbst einen approximierenden Widerstand in die Armachse setzen, um automatisch eine Kokontraktion der Rumpfmuskulatur aufzubauen (**Abb. 11.13**).

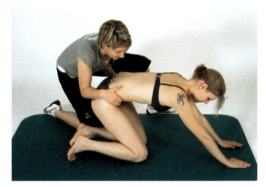

Abb. 11.12 Erarbeiten der kontrollierten exzentrischen Verlängerung der lumbalen Extensoren im Vierfüßlerstand.

Zusammenfassung: Physiotherapeutische Behandlung bei Patienten mit Spondylodesen

- Intensives Üben des Bewegungsverhaltens im Bett und bei den Bewegungsübergängen von Anfang an reduziert die Bewegungsangst der Patienten in der postoperativen Phase.
- Stabiles Bewegen vermindert Schmerzen bei den Bewegungsübergängen.
- Die Patienten müssen ihr Bewegungsverhalten bewusst planen, da es in keiner Form dem normalen Bewegungsverhalten entspricht. Erst das Vorüben der einzelnen Teilschritte und das anschließende Zusammensetzen mit häufigen Wiederholungen gewährleistet eine korrekte Umsetzung.
- Die häufige Wiederholung verbessert gleichzeitig die Stabilisationsfähigkeit und die Kondition. Mangelnde Stabilisationsfähigkeit kompensieren die Patienten häufig mit Pressatmung und Luftanhalten.
- Die Aktivierung der stabilisierenden Systeme erfolgt in Rücken- und Seitenlage nicht automatisch, weil die Schwerkrafteinwirkung auf die Körperlängsachse fehlt.
- Die Aktivierung der inneren Einheit (M. transversus abdominis, Mm. multifidi, Beckenboden) beginnt schon in der frühen postoperativen Phase, ohne an den Wirbelkörpern direkte Widerstände zu setzen.
- Sicheres Gehen wird zu Beginn im Gehbarren geübt.
- Approximationen auf die Beinlängsachse können vorbereitend in Rückenlage beim Bridging und im Stand erfolgen. Gerade nach langer Bettruhe müssen die Patienten erst wieder Vertrauen zu ihren Beinen gewinnen.
- Das Bewegungsverhalten im Alltag z.B. beim Bücktraining mit stabiler Wirbelsäule (erst vertikales Bükken) und approximierende Widerstände in die Armachsen bei Greifbewegungen über Kopf verbessern gleichzeitig die Stabilität.

11.2 Arthrodese des Hüftgelenks

Bei einer Arthrodese wird das Hüftgelenk in leichter Adduktion, 10° Außenrotation und 20° Flexion durch eine Osteosynthese mit einer Kreuzplatte versteift. Das Ziel ist die lokale Schmerzfreiheit sowie eine dauerhafte hohe Belastungsstabilität.

Die Operation wird heute nur noch selten durchgeführt, da sich bei zerstörtem Hüftgelenk (z.B. infolge massiver Arthrose) mit der Endoprothese eine funktionell sinnvollere Alternative eröffnet hat. Dennoch gibt es nach wie vor einzelne Extremsituationen, die den Eingriff erforderlich machen (z.B. rezidivierende Infektionen nach Implantation von Endoprothesen, die einen Ausbau des Hüftgelenks verlangen und den Wiedereinbau einer Prothese behindern.)

Ein versteiftes Hüftgelenk bedarf großer Kompensationsmechanismen des Kniegelenks, des kontralateralen Hüftgelenks und der LWS. Daher kann die Operation nur bei intaktem Knie- und Hüftgelenk der anderen Seite und der LWS erfolgen.

Bei Patienten mit einer Körpergröße über 175 cm entstehen Probleme beim Sitzen im Auto und auf Sitzmöbeln, die individuell angepasst werden müssen. Außerdem empfiehlt sich der Einsatz eines Arthrodesestuhls (**Abb. 11.1**; S. 643).

Die Versteifung eines großen Gelenks (z.B. Hüft- oder Kniegelenk) führt bei Patienten verstärkt zu dem Gefühl, „behindert" zu sein. Der auffällige Gang lässt sie in der Gesellschaft optisch sofort auffallen. Da diese oft negative Auswirkungen auf ihr Selbstwertgefühl hat, ist schnell ihre bestmögliche Selbstständigkeit im Alltag anzustreben.

Indikationen
- Schwerste Gelenkdestruktion mit massiven knöchernen Defekten, z.B. nach Mehrfragmentfrakturen des Beckens und Hüftgelenks;
- Vollständige einseitige Lähmung der Hüftmuskulatur mit starker Gehbehinderung;
- Unheilbare Infekte, z.B. nach wiederholter TEP-Implantation.

Operatives Vorgehen

Besonders wichtig ist eine exakte Lagerung während der Operation, da sonst die Gefahr der Versteifung im falschen Winkelbereich besteht!

- Ablösen des M. tensor fasciae latae und M. vastus lateralis;
- Entfernen des Trochanter major und Wegklappen mit dem M. gluteus medius;
- Spaltung der Kapsel ventral und lateral;
- Nach Luxation des Hüftkopfs Wegmeißeln des Knorpels an Pfanne und Hüftkopf;
- Würfelartige Modellierung des Hüftkopfs;
- Anlegen einer an Femur und Becken verschraubten Kreuzplatte versteift das Hüftgelenk in Adduktion, Außenrotation und Flexion;
- Refixierung des Trochanter major über die Kreuzplatte;
- Anlagerung des M. tensor fasciae latae und M. vastus lateralis an den Trochanter major;
- Anlegen einer Redon-Saugdrainage.

Postoperative Behandlung
- Aufstehen mit Entlastung oder Sohlenkontakt.
- Sorgfältige Lagerung, falls keine Ruhigstellung in einer Gipshose besteht.
- Statisches Muskeltraining des operierten Beines.

Beim Bewegen des nichtoperierten Beines dürfen Bewegungen nicht auf das Becken weiterlaufen!

Strenges Sitzverbot!

- Mobilisation des Kniegelenks in Rückenlage mit seitlichem Überhang ab dem 3.–5. Tag. Dabei wird der Oberschenkel unterlagert.
- Zunehmende Belastung erst bei völliger knöcherner Durchbauung nach 8–12 Wochen.
- Möglichst rascher Ausgleich der Beinverkürzung durch eine Schuherhöhung.
- Anpassen eines Arthrodesestuhls (**Abb. 11.1**; S. 643): Aufgrund der Neigung der Sitzfläche auf der betroffenen Seite lässt sich das Bein in 20° Flexion lagern. Ab wann das Sitzen auf dem Arthrodesestuhl erlaubt ist, entscheidet der Arzt.
- Generell ist eine Remobilisation durch TEP-Implantation möglich, da alle Muskeln erhalten bleiben. Zwar wird sie durch strukturelle Veränderungen der Muskeln erschwert, aber bei biomechanisch bedingten Schmerzen in der LWS, im Knie- oder kontralateralem Hüftgelenk in Erwägung gezogen.

11.2.1 Physiotherapeutische Untersuchung bei Patienten mit Arthrodese des Hüftgelenks

Präoperativ

- Prüfen der Beweglichkeit der Wirbelsäule. Besonders wichtig sind die Lateralflexion der LWS und die Rotation des thorakolumbalen Übergangs, da diese Bewegungen beim Gehen benötigt werden. Das Bein der versteiften Seite wird in der Spielbeinphase durch Anheben und Rotation der gleichen Beckenseite nach vorne gebracht.
- Testen der Beweglichkeit des kontralateralen Hüftgelenks: Die Beckenbewegung beim Gehen erfordert gute Abduktions- und Innenrotationstoleranzen des proximalen Hebels.
- Untersuchen der Beweglichkeit beider Knie- und Sprunggelenke: vor allem Extension des kontralateralen Knie- und Plantarflexion beider Sprunggelenke. Die vermehrte Knieextension am nichtoperierten Bein und Plantarflexion des Fußes am operierten Bein zum Ende der Standbeinphase der versteiften Seite bringt das Bein leichter über die Beckenbewegung nach vorne.
- Infolge der zugrunde liegenden Erkrankung am Hüftgelenk treten häufig starke Inaktivitätsatrophien auf.

Postoperativ

> Beim Sichtbefund ist die Lagerungskontrolle sehr wichtig: Bei Lagerung in einer Gipsliegeschale oder Gipshose auf Druckstellen achten!

- Ohne Gipsversorgung muss das Bein stabil im versteiften Winkelbereich gelagert werden. Hohl liegende Stellen sind zu unterpolstern, da sonst der Hebel Bein Kräfte auf die Arthrodese auslöst, die die knöcherne Durchbauung stören können.
- Das große Wundgebiet verursacht postoperativ oft massive Schwellungen.

Allgemeines zur Physiotherapie

- Solange keine Belastungsstabilität besteht, sind Bewegungen des Beckens zu vermeiden, da sonst der knöcherne Durchbau gestört wird und die Gefahr einer Pseudarthrose besteht.
- Aus diesem Grund sollte das nichtoperierte Bein am Anfang nur mit abgegebenem Gewicht bewegt werden. Bei aktiver Bewegung gegen die Schwerkraft kann durch den angehängten Hebel als Gleichgewichtsreaktion eine weiterlaufende Becken- und LWS-Bewegung entstehen.
- Die Hilfsmittelversorgung ist unverzüglich einzuleiten, um die Selbstständigkeit der Patienten postoperativ schnellstmöglich zu gewährleisten. Sie erfolgt in Zusammenarbeit mit Orthopädietechnikern und Ergotherapeuten (z.B. Strumpfanzieher, Arthrodesestuhl, Stehstuhl, verlängerter Greifarm zum Aufheben von Gegenständen, Toilettensitzerhöhung).
- Ein Schuhausgleich und ein kleiner Absatz am Schuh erleichtern das flüssige Gehen.
- Das Gehen erfordert eine gute Mobilität in der LWS, vor allem in Lateralflexion.

11.2.2 Physiotherapeutische Behandlung bei Patienten mit Arthrodese des Hüftgelenks

Ziele

Körperstruktur/-funktion (Impairment)

- Intensive Thrombose- und Pneumonieprophylaxe;
- Resorptionsförderung;
- Kräftigen der Rumpf- und Beinmuskulatur;
- Verbessern der Stützkraft;
- Schutz der angrenzenden Gelenke vor Überlastung.

Aktivitäten (Activities)

- Gangschulung: Erarbeiten des Gehens mit Hilfsmitteln (Unterarmgehstützen, Gehbarren, Schuherhöhung) sowie Schulung der Kompensationsbewegungen des Beckens.
- Üben des Umgangs mit Hilfsmitteln zur Förderung der Selbstständigkeit im Alltag.

Teilnahme (Participation)

Fördern der bestmöglichen Selbstständigkeit im Alltag, um das Gefühl „behindert zu sein" zu reduzieren.

Maßnahmen

- Dynamisch gegen leichte Widerstände ausgeführte Fußpattern kräftigen die Unterschenkelmuskeln und sind eine gute Thromboseprophylaxe. Das Pattern *Plantarflexion/Eversion/Pronation* bereitet die Abdruckphase im Liegen vor.

- Beide Beine werden in der Frühphase (noch ohne Belastungsstabilität) ausschließlich statisch gekräftigt, da sonst weiterlaufende Beckenbewegungen die knöcherne Durchbauung stören.

Beispiele:
- Das nichtoperierte Bein in das Standbeinmuster Extension/Abduktion/Innenrotation einstellen und mit Approximation und leichtem Widerstand die Muskeln statisch arbeiten lassen.
- Gegen laterale Führungswiderstände am nichtoperierten Bein und Führungskontakt am operierten Bein die Abduktoren beider Hüftgelenke statisch arbeiten lassen.
- Mobilisation des Kniegelenks im seitlichen Überhang in Flexion: Postisometrische Relaxation bei reflektorisch hypertonem M. quadriceps sowie Patellamobilisation nach kaudal verhindern eine Verklebung des Rec. suprapatellaris

| *Auf ausreichende Unterlagerung des Oberschenkels achten!*

- Die Stützkraft lässt sich z.B. über bi- und unilaterale Skapula- und Armpattern sowie Übungen mit dem Theraband verbessern.
- Das Gehen lässt sich zu Anfang gut im Gehbarren üben, da sich die Patienten durch die höhere Stabilität besser auf das Erlernen der Kompensationsbewegungen konzentrieren können.
- Die Beckenbewegung wird mit Beckenpattern im Stand erarbeitet:
  - Die „hintere Elevation" benötigen die Patienten bei der Ablösephase des Fußes. Mithilfe agonistischer Umkehr kann das Muster sowohl konzentrisch als auch exzentrisch geübt werden.
  - Die „anteriore Elevation" benötigen die Patienten beim Vorbringen des operierten Beines. Das Muster wird durch agonistische Umkehr gekräftigt.
- Alle Beckenpattern im Stand kräftigen die Hüftmuskeln der anderen Seite.
- Zehenstände im Stand mit Widerständen von kranial am Becken verbessern die Abdruckaktivität (erst bei voller Belastbarkeit).
- Statische Widerstände im Stand an Becken und Schultergürtel verbessern Becken- und Rumpfstabilität.
- Entlastungslagerungen für die LWS (Kap. 5.2.2). Da die Lagerung des Beines verändert werden muss, wird es im versteiften Winkelbereich gelagert.
- Üben von Aufstehen und Hinsetzen aus dem Arthrodesestuhl sowie von der erhöhten Toilette. Das Vorneigen des Rumpfes kann nur durch Flexion der Wirbelsäule erfolgen.
- Üben des Umgangs mit Strumpf- und Schuhanzieher.
- Bei voller Belastbarkeit können einige Patienten lernen, ohne Hilfsmittel zu gehen. Meist reicht auch ein Handstock aus.
- Üben des Treppensteigens: Da der reziproke Bewegungsablauf dauerhaft nicht möglich sein wird, sind die Patienten beim Treppensteigen langfristig auf Hilfsmittel angewiesen. Der Gangablauf findet wie bei kompletter Entlastung eines Beines statt. Das gesunde Bein bestimmt den Bewegungsablauf, während zeitgleich das versteifte Bein mitgeführt wird. Dies erfordert eine gute Kraft und Sprungkraft im nichtbetroffenen Bein.

11.3 Arthrodese der Sprunggelenke

Bei Arthrose des oberen oder unteren Sprunggelenks kann eine Versteifung des betroffenen Gelenks die Schmerzen reduzieren. In diesen Fällen wird eine Endoprothese bisher noch sehr selten eingesetzt.

Arthrodese des oberen Sprunggelenks

Indikationen
- Fortgeschrittene, häufig als sekundäre Arthrose des oberen Sprunggelenks nach in Fehlstellung verheilten Luxationsfrakturen;
- Knöcherne Destruktion bei rheumatischen Erkrankungen;
- Defektzustände nach Ausbau einer Endoprothese;
- Lähmung des N. peronaeus mit kontrakter Spitzfußstellung.

Operatives Vorgehen
- Alternativ wird eine Kompressionsarthrodese mit Fixateur externe oder eine Schraubenarthrodese durchgeführt.
- Bei Männern erfolgt die Versteifung des Fußes in Neutral-Null-Stellung, bei Frauen in 5–10° Spitzfußstellung (wegen der unterschiedlichen Schuhmode).
- Ein kontrakter Spitzfuß erfordert manchmal einen anderen Winkelbereich.

- Anterolateraler Hautschnitt mit Eröffnen der einzelnen Schichten einschließlich der Gelenkkapsel.

Auf keinen Fall der N. peronaeus superficialis verletzen!

- Entknorpeln der Gelenkflächen des oberen Sprunggelenks, bis eine gute Passform der Gelenkflächen erreicht ist.
- Ventral der Tibialängsachse wird ein Steinmann-Nagel platziert, um mit dem Zug der Achillessehne eine gleichmäßige ventrale und dorsale Lastverteilung der Arthrodese aufbauen zu können.
- Anlage eines Fixateur externe, der die Arthrodeseflächen komprimiert.
- Abtragen eines Fibulaspans, der zwischen Tibia und Talus eingepasst wird.
- Das distale Fibulaende wird mit Zugschrauben an Talus und Tibia fixiert.

Alternativ ist bei guten Knochen- und Weichteilverhältnissen auch eine alleinige Schraubenarthrodese als internes Verfahren möglich.

Postoperative Behandlung
- Sorgfältige Wundpflege der Nagelaustrittstellen.
- 6 Wochen lang Entlastung und sofortige Mobilisation mit Fixateur externe.
- Nach der Röntgenkontrolle Entfernen des Fixateur externe spätestens in der 8.–12. Woche.
- Bis zur 12. Woche Unterschenkelgehgips mit zunehmend voller Belastung.
- Je nach Durchbauungszustand findet bei entsprechender Schuhzurichtung nach 12 Wochen Teil- bzw. Vollbelastung statt.
- Bei Belastungsstabilität intensive Mobilisation des unteren Sprunggelenks und der Vorfußgelenke mit dem Ziel, dass sie die Funktion des oberen Sprunggelenks teilweise mit übernehmen.

*Kein Einsatz von Arthrodesestiefeln, da dies die Restbeweglichkeit im unteren Sprunggelenk gefährdet. Stabilität im Knöchelbereich und eine Abrollhilfe unter der Sohle erleichtern das Gehen (**Abb. 11.2**).*

Arthrodese des unteren Sprunggelenks

Hier werden beide Anteile des unteren Sprunggelenks sowie das Kalkaneokuboidgelenk versteift.

Indikation
Fußfehlstellungen des erwachsenen Patienten (Knick-, Platt- und Klumpfuß), die zu einer massiven Arthrose führten.

Operatives Vorgehen
- Nach Ablösen des M. extensor digitorum brevis und Freipräparierung der Sehnen der Mm. peronaei Eröffnen der Art. calcaneocuboidea.
- Nach Durchtrennen des Lig. talocalcaneum interosseum zwischen Talus und Kalkaneus Entknorpeln der Gelenkflächen.
- Entnahme eines Keils aus Talus und Kalkaneus sowie Anfrischen von Os naviculare, Os cuboideum, Talus und Kalkaneus mit dem Meißel.
- Adaption und Fixieren der 4 Knochen mit Kirschner-Drähten.

Ein ungenügendes Anfrischen der Gelenkflächen birgt die Gefahr einer Pseudarthrose.

- Zur zusätzlichen Stabilität Einfügen zerkleinerter Spongiosa in den Sinus tarsi.
- Abschließend Anlegen einer Redon-Saugdrainage.

Postoperative Behandlung
- Hochlagerung in gespaltenem Unterschenkllliegegips bis zum Abschluss der Wundheilung und Abklingen der Schwellung.
- Anschließend Anlegen eines zirkulären Unterschenkelliegegipses (Gesamtzeitraum: 6 Wochen).
- Nach 6 Wochen Entfernen der Kirschner-Drähte und weitere 6 Wochen lang Anlegen eines Unterschenkelgehgipses.
- Nach Gipsabnahme Versorgung mit Einlagen, orthopädischen Schuhen oder knöchelhohen Stiefeln.

Der Verlust der Beweglichkeit im unteren Sprunggelenk führt eventuell zu Unsicherheiten beim Gehen auf unebenem Boden.

11.3.1 Physiotherapeutische Untersuchung bei Patienten mit Arthrodese der Sprunggelenke

Präoperativ

Kapitel 3.13.1 und 4.6.1.

Postoperativ

> Bei der Lagerungskontrolle auf Druckstellen im Unterschenkelliegegips achten!

- Starke Schwellungsneigung;
- Prüfen der Beweglichkeit von Hüft- und Kniegelenk.

11.3.2 Physiotherapeutische Behandlung bei Patienten mit Arthrodese der Sprunggelenke

Ziele

- Resorptionsförderung;
- Thromboseprophylaxe;
- Gangschulung mit Entlastung;
- Nach Gipsentfernung und Belastungszunahme:
  - Mobilisation des unteren Sprunggelenks und der Vorfußgelenke bei Arthrodese des oberen Sprunggelenks;
  - Mobilisation des oberen Sprunggelenks und der Vorfußgelenke bei Arthrodese des unteren Sprunggelenks;
  - Verbessern von Stabilität, Kompensation und Gleichgewicht.

Maßnahmen

- Hochlagerung mit manuellem Ausstreichen im Lymphbahnenverlauf zur Reduzierung der Schwellung;
- Bei starker Schwellung Lymphdrainage;
- Kurzzeiteis gekoppelt mit statischer Muskelarbeit am operierten Bein;
- Irradiation über das nichtoperierte Bein durch PNF-Beinpattern;
- Bewegung der proximalen Gelenke (Hüft- und Kniegelenk);
- Verbessern der Armstützkraft mit Arm- und Skapulapattern sowie Übungen mit dem Theraband;
- Verbessern der Stabilisation:
  - Zuerst in teilbelasteten Ausgangsstellungen, wie z.B. Halbsitz oder Sitz; später bei voller Belastung im Stand und Einbeinstand.
  - Zu Anfang Üben auf stabiler Unterstützungsfläche, später bei ausreichender Mobilität der Nachbargelenke auf labiler Unterstützungsfläche (z.B. aufgerollte Matte).

Beispiele:
- Beinachsentraining;
- Widerstände an Beinen und Becken;
- Gangfazilitation über das Becken beim Gehen im Gehbarren.
- Mobilisation der nichtversteiften Gelenke über Gelenktechniken der Manuellen Therapie (Beispiele in Kap. 3.13.2).

Girdlestone-Operation: Hüftkopf und Schenkelhals werden entfernt

12 Gelenkresezierende Operationen

Der Patient braucht viel Zeit, sich auf die veränderten anatomischen Verhältnisse einzustellen

nach der Resektion ist die Muskulatur in einem angenäherten Zustand und entsprechend insuffizient

12 Gelenkresezierende Operationen

12.1 Girdlestone-Operation am Hüftgelenk

Bei dieser Operation werden der Hüftkopf und der Schenkelhals oder eine Totalendoprothese vollkommen entfernt und der entstehende Raum mit resorbierbaren Antibiotikaträgern oder einer Spül-Saug-Drainage aufgefüllt. Hierbei handelt es sich um einen sehr massiven Eingriff, der vor allem bei mehrfachen Rezidiven von Protheseinfekten oder nach Spätinfekt angezeigt ist. Das Ziel besteht darin, den Infektherd auszuräumen und Schmerzarmut zu erreichen.

> *Der Girdlestone sollte möglichst nur eine Übergangslösung darstellen!*

Bei manchen Patienten kann einige Wochen oder Monate nach Abklingen der Entzündung wieder eine Prothese implantiert werden, andere müssen jedoch dauerhaft mit einem Girdlestone leben. Noch nach Monaten und Jahren können nach Prothesenimplantation Spätinfekte auftreten, deren wesentliche Ursachen die Lockerung des Gelenkersatzes und Verschleißprozesse an implantierten Materialien sind. Abriebprodukte der implantierten Materialien (Kunststoffe, Metalle) werden von der umgebenden Kapsel in Form einer granulomatösen Wucherung resorbiert und organisiert. Dies stört die lokalen Abwehrreaktionen und macht die Region empfänglicher für hämatogene Infektionen.

Spätinfekte sind schwer von aseptischen Lockerungen der Prothese abzugrenzen. Die Patienten klagen zunächst über einen ziehenden belastungsabhängigen Schmerz in der Gelenkregion. Zusätzlich tritt bei der Bewegungsprüfung ein passiver Bewegungsschmerz auf, vor allem bei Rotation. Traktion und Kompression führen ebenfalls zu einer Schmerzzunahme.

Beim Spätinfekt ist im Falle frühen Erkennens der Eiterungsprozesse eine radikale Entfernung des Implantats, des Knochenzements und von Gewebenekrosen erforderlich. Oft ist in der gleichen Sitzung oder nach kurzer Zeit eine Reimplantation einer Endoprothese möglich. Bei sehr ausgedehnten Infekten wird jedoch zunächst das ersatzlose Entfernen aller Fremdmaterialien angestrebt. Meist kann nach ca. 6 Wochen reimplantiert werden. Ist dies nicht der Fall, bleibt der Girdlestone dauerhaft bestehen. In der Zwischenzeit verhindert ein Platzhalter die zu starke Verkürzung des Beines und der (Spacer) Weichteilstrukturen (**Abb. 12.1**).

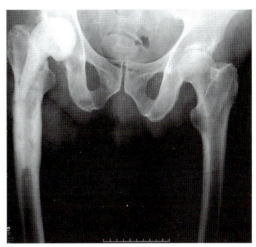

Abb. 12.1 Röntgenbild eines entfernten Hüftgelenks mit Spacer.

Nach entferntem Hüftkopf stützen sich der Trochanter minor in der Pfanne und der Trochanter major proximal davon am Becken ab. Es bildet sich ein Gelenkersatzgewebe, das langfristig belastungsstabil wird, sodass die Patienten auf dem Ersatzgewebe gehen können. Allerdings bleiben sie dauerhaft auf Hilfsmittel (Unterarmgehstützen, Rollator) angewiesen.

Im Gegensatz zur präoperativen Situation lässt sich mit konsequenter Physiotherapie eine für den Patienten funktionell zufriedenstellende Situation erreichen.

> *Auch bei intensiver Therapie können jedoch keine volle Kraft und freie Beweglichkeit erreicht werden. Die Hüften bleiben instabil (positives Trendelenburg-Zeichen) und weisen eine deutliche Beinverkürzung auf (ca. 5–7 cm).*

Indikationen
- Mehrfaches Rezidiv des Protheseninfekts, besonders bei sehr ausgedehnten knöchernen Defekten im Bereich von Schaft, Kopf und Pfanne;
- Bei Erstinfekt: nur bei stark reduziertem Allgemeinzustand ohne Besserungsaussicht;
- Entfernen osteomyelitischer Herde;
- Resektion von Fisteln.

Operatives Vorgehen
- Die ausgedehnte Infektion einer Hüftgelenkprothese zwingt zum vollständigen Entfernen folgender Strukturen:
    - Prothese, d.h. Pfanne, Femurkopf und Femurhals, häufig mit Osteotomie des Trochanter major;
    - Alle anderen Fremdmaterialien; oft muss der Zementköcher stückweise zerkleinert werden;
    - Gewebenekrosen;
    - Infizierte Narben.

Nicht infiziertes festes oder sogar verknöchertes Narbengewebe kann für die Stabilität der Girdlestone-Hüfte hilfreich sein, weshalb es manchmal belassen wird.

- Nach ausführlicher Spülung werden resorbierbare Antibiotikaketten eingelegt, um den Infekt lokal zu bekämpfen und den Defekt teilweise aufzufüllen.
- Anlegen einer Spül-Saug-Drainage.
- Als Endresultat bildet der pfannenlose Beckenknochen mit dem proximalen Rest des Femurs eine Art Ersatzhüftgelenk, die Girdlestone-Hüfte.
- Ein *Spacer* (Platzhalter, **Abb. 12.1**) verhindert eine zu starke Verkürzung der Weichteilstrukturen. Dies ist vor allem erforderlich, wenn nach Abklingen der Entzündung wieder eine Endoprothese implantiert werden soll.

Postoperative Behandlung
- Meistens 2 Wochen lang Bettruhe.
- Während der Bettruhe Gamaschenextension des Beines mit ca. 1,5 kg Gewicht. Dies soll das Höhertreten des Femurs so gering wie möglich halten, um eine eventuelle Prothesenreimplantation zu erleichtern. Beidseitige Extension vermeidet einseitige Überlastungen der LWS.
- Von Anfang an statisches Muskeltraining des operierten Beines.
- Frühe Mobilisation des Kniegelenks im seitlichen Überhang.
- Mobilisation des Patienten etwa ab der 3. Woche unter Entlastung des Hüftgelenks (Entzündungsparameter müssen rückläufig sein).
- Nach Röntgenkontrolle langsame Steigerung der Belastung (frühestens nach 6–12 Wochen).
- Das 5–7 cm kürzere operierte Bein erfordert einen Schuhausgleich oder orthopädische Schuhe.
- Wegen der Instabilität des Hüftgelenks ist eventuell zusätzlich eine passive Stabilisierung z.B. mit einer *Erlanger-Prothesenbandage* notwendig. Dabei handelt es sich um eine beckenumgreifende Bandage mit mechanischem Hüftgelenk und Oberschenkelführung, die distal an den Femurkondylen abstützt.

12.1.1 Physiotherapeutische Untersuchung bei Patienten mit Girdlestone-Operation am Hüftgelenk

Präoperativ

Der Allgemeinzustand der Patienten ist durch die Entzündung und die Schmerzen deutlich verschlechtert. Es treten schmerzhafte Bewegungseinschränkungen und Inaktivitätsathrophien auf.

Postoperativ

- Lagerungskontrolle: Die Beine sind beiderseits in einer Gamaschenextension in leichter Abduktion gelagert. Eine Hyperlordose der LWS sollte vermieden werden. Bei massiven Extensionsdefiziten wird durch Hochstellen des Bettteils eine Annäherung des Hüftgelenks von proximal ermöglicht.

Besser ist die Lagerung in Neutral-Null-Stellung: Schmerzen in LWS oder Hüfte erfordern jedoch manchmal eine Minimalannäherung in Flexion.
Die Beine sollten in Rotationsnullstellung gelagert werden.

- Bei Schmerzen in den Beinen ist eine Prüfung der Thrombosedruckpunkte anzuraten (Kap. 9.1.1).
- Beachten von Schwellungen und Temperaturerhöhungen.
- Beim Bewegen des anderen Beines kann das operierte Bein in der Extension gelagert bleiben, sodass es stabil liegt. Bis zur Belastungsstabilität der Girdlestone-Hüfte ist eine Abnahme der Gewichte angebracht.
- Beim Bewegen des betroffenen Hüftgelenks tritt häufig eine Außenrotationstendenz auf.
- Wegen der Instabilität sind die Patienten dauerhaft auf Hilfsmittel (z.B. Rollator, Unterarmgehstützen) angewiesen. Eine zusätzliche Bandage kann die Stabilität verbessern. Die starke Beinlängendifferenz muss durch eine Schuherhöhung ausgeglichen werden, spätestens ab dem Zeitpunkt des erlaubten Sohlenkontakts.
- Beim Gehen besteht dauerhaft ein positives Trendelenburg-Zeichen und häufig eine Außenrotationstendenz.

Allgemeines zur Physiotherapie

- Der entfernte Hüftkopf und -schaft verkürzt das Bein um 5–7 cm, wodurch eine aktive Insuffizienz der gesamten Hüftmuskulatur entsteht.
- Aufgrund der Muskelsituation bleibt das Hüftgelenk dauerhaft instabil.
- Wegen der Instabilität sind Druckbelastungen zu vermeiden (z.B. keine Approximation bis zur Belastungsstabilität).
- Die Mobilisation des Hüftgelenks erfolgt nach Rücksprache mit dem Operateur. Dies richtet sich nach den Entzündungsparametern, zu Anfang wird nur statisch gearbeitet. Das Hüftgelenk wird mit abgegebenem Gewicht mobilisiert, leichter Zug beim Bewegen verhindert ein zu starkes Höhertreten des Femur durch den Muskelzug.
- Umlagerungen in Seiten- und Bauchlage finden erst nach Rücksprache mit dem Arzt statt.
- Auch durch intensive Physiotherapie lassen sich aufgrund der veränderten mechanischen Bedingungen am Hüftgelenk keine volle Kraft und freie Beweglichkeit erreichen.
- Der Patient braucht viel Zeit, um sich auf die veränderten anatomischen Bedingungen (neues Hüftgelenk mit angenäherter Muskulatur, Beinverkürzung) und die orthopädische Schuhzurichtung einzustellen.
- Die weitere Hilfsmittelversorgung ist noch vor der stationären Entlassung zu veranlassen, wie z.B. Arthrodesestuhl (Kap. 11), Toilettensitzerhöhung, verlängerter Greifarm und Strumpfanzieher.

12.1.2 Physiotherapeutische Behandlung bei Patienten mit Girdlestone-Operation am Hüftgelenk

Ziele

Körperstruktur/-funktion (Impairment)

- Intensive Thrombose- und Pneumonieprophylaxe;
- Resorptionsförderung;
- Kräftigen von Rumpf- und Beinmuskulatur;
- Verbessern der Stützkraft;
- Erhalten bzw. Verbessern der Beweglichkeit: Der Patient soll sein Hüftgelenk kontrolliert bewegen und erhöht sitzen können.

Aktivitäten (Activities)

- Gangschulung: Erarbeiten des Gehens mit Hilfsmitteln (Unterarmgehstützen, Gehbarren, Schuherhöhung).
- Der Patient soll sicher gehen und das Bein dabei in Rotationsmittelstellung stabilisieren können.
- Üben des Umgangs mit Hilfsmitteln zur Förderung der Selbstständigkeit im Alltag.
- Der Patient soll angrenzende Gelenke vor Überlastung schützen.

Teilnahme (Participation)

Der Patient soll seinen Alltag selbstständig bewältigen.

Maßnahmen

- Dynamische Fußpattern gegen leichte Widerstände kräftigen die Unterschenkelmuskeln und sind eine gute Thromboseprohylaxe (z.B. Vorbereitung der Abdruckphase im Liegen durch das Pattern Plantarflexion/Eversion/Pronation.
- In der Frühphase (noch keine Belastungsstabilität) werden beide Beine überwiegend statisch gekräftigt. Zunächst kann in der Gamaschenextension begonnen werden, z.B. über Irradiation.

Beispiele:
- Das nichtoperierte Bein in das Standbeinmuster Extension/Abduktion/Innenrotation einstellen und mit leichtem Widerstand die Muskeln statisch arbeiten lassen.
- Gegen laterale Führungswiderstände am nichtoperierten Bein und Führungskontakt am operierten Bein die Abduktoren beider Hüftgelenke statisch arbeiten lassen.
- Aktivitäten des Rumpfes und Armpattern zur Irradiation nutzen.
- Das nichtoperierte Bein lässt sich auch dynamisch kräftigen (z.B. durch Beinpattern). Kleine Bewegungen in der mittleren Bewegungsbahn verhindern zu starke Kräfte auf der operierten Seite.

| *Aktivitäten mit langem Hebel in der offenen Kette vermeiden!*

- Das Kniegelenk wird im seitlichen Überhang in Flexion mobilisiert: Postisometrische Relaxation bei reflektorisch hypertonem M. quadriceps sowie Patellamobilisation nach kaudal verhindern eine Verklebung des Rec. suprapatellaris.

- Die Stützkraft lässt sich z.B. über Skapula- und Armpattern sowohl bi- als auch unilateral sowie durch Übungen mit dem Theraband verbessern.
- Die Mobilisation des betroffenen Beins kann über den proximalen, bei abgegebenem Beingewicht über den distalen Hebel erfolgen. Beim Bewegen des distalen Hebels verhindert ein leichter Zug in Verlängerung der Oberschenkellängsachse das Höhertreten des Femurs über den Muskelzug.

Beispiele:
- Die Hüftrotation (vor allem Innenrotation) verbessert sich in verschiedenen Flexionswinkeln und in Extension und Abduktion. Außerdem Bewegen über den proximalen Hebel, durch Beckenbewegung in der Frontal- und Transversalebene (Kap. 10.1.2) und über den distalen Hebel durch Entspannungstechniken (z.B. postisometrische Relaxation).
- Ist kein Hämatom vorhanden und die Seitenlage erlaubt, können Weichteiltechniken für die Außenrotatoren durchgeführt werden.

Die widerlagernde Mobilisation verbindet die Bewegung des proximalen und distalen Hebels (Kap. 5.5.2).

- Beim Aufstehen und Hinlegen nutzen die Patienten durch den Huckepackgriff (Kap. 10.1.2) die Hilfe des anderen Beines.
- Drehen in Seitenlage sollte nur mit einem Kissen zwischen den Beinen erfolgen (Kap. 10.1.2).
- Das Gehen wird zu Anfang im Gehbarren geübt. Die höhere Stabilität lässt sich die Patienten besser auf das Erlernen des Gangablaufs mit Entlastung konzentrieren. Auch Treppensteigen kann im Gehbarren vorgeübt werden (Kap. 9.2.2).
- Bei Belastungssteigerung fällt dem Patienten das Abrollen des Fußes mit starkem Schuhausgleich häufig schwer. Die Tiefensensibilität ist durch die große Entfernung der Fußsohle vom Boden und die veränderte anatomische Situation im Hüftgelenk verändert.
- Zur Korrektur der Außenrotationstendenz sind Orientierungspunkte am Körper und im Raum heranzuziehen. Die Bewegungstoleranz muss im Liegen vorbereitet werden.
- Gangschule bei voller Belastbarkeit: Die Patienten trauen sich häufig nicht, das Bein zu belasten, da kein „echtes Hüftgelenk" vorhanden ist. Gewichtsverlagerungen im Stand, Widerstände an Becken und Rumpf sowie Gangfazilitation aus der PNF (zunächst im Gehbarren) stärken das Vertrauen.
- Das Stabilitätstraining auf dem Standbein in teilbelasteten und belasteten Ausgangsstellungen fördert die Beckenstabilität.

Beispiele:
- Beinachsentraining im Halbsitz und Stand mit dem Rücken an der Wand.
- Erarbeiten der Abdruckaktivität im Halbsitz mit Vorfußkontakt durch Widerstände an der Ferse und am Oberschenkel im Muster Extension/Abduktion/Innenrotation.
- Seitliches Gehen entlang der Bankkante oder dem Gehbarren, wobei die Therapeutin von lateral Widerstände am Becken der Spielbeinseite in Richtung des kontralateralen Fußes gibt. Dabei müssen die Abduktoren der Standbeinseite stabilisieren (Kap. 10.1.2).
- Beckenpattern im Stand fördern die Stabilität der Standbeinseite und des Rumpfes:
  - Die „hintere Elevation" benötigen die Patienten bei der Ablösephase des Fußes. Mit agonistischer Umkehr kann das Muster konzentrisch und exzentrisch geübt werden. Am Standbein kommt es zu einer Abduktion und Außenrotation vom proximalen Hebel.
  - Die „anteriore Elevation" benötigen die Patienten beim Vorbringen des Spielbeins. Das Muster kann durch agonistische Umkehr gekräftigt werden. Am Standbein kommt es zur Abduktion und Innenrotation vom proximalen Hebel.
- Die angrenzenden Gelenke (vor allem LWS) sind vor Überlastung zu schützen:
  - Entlastungslagerungen für die LWS (Kap. 5.2.2).
  - Weichteiltechniken detonisieren die Lateralflexoren der Wirbelsäule (z.B. M. quadratus lumborum), die aufgrund der langen Entlastungsphase dauerhaft statisch arbeiten müssen.
- Üben des Umgangs mit Hilfsmitteln, wie z.B. Strumpfanzieher, An- und Ausziehen der orthopädischen Schuhe und der Bandage sowie Treppensteigen mit Unterarmgehstützen.

Vor dem Hinsetzen das betroffene Bein nach vorne stellen!

- Üben des Aufstehens und Hinsetzens bei erhöhter Toilette und Arthrodesestuhl.
- Haltungskorrektur im erhöhten Sitz oder auf dem Arthrodesestuhl.

Zusammenfassung: Physiotherapeutische Behandlung bei Patienten mit Girdlestone-Operation am Hüftgelenk

- Bei der Girdlestone-Operation werden Hüftkopf und der Schenkelhals sowie der Knochenzement und Gewebenekrosen komplett entfernt. Dies ist vor allem bei ausgedehnten Spätinfektionen nach Prothesenimplantation erforderlich.
- Manchmal kann in der gleichen Sitzung eine Endoprothese reimplantiert werden, oft aber erst nach Abklingen der Entzündung Wochen später und manchmal gar nicht mehr. In diesem Fall leben die Patienten dauerhaft mit einer Girdlestone-Hüfte. Dann stützen sich der Trochanter minor in der Pfanne und der Trochanter major proximal am Becken ab. Es bildet sich ein Gelenkersatzgewebe, das langfristig belastungsstabil wird. Durch die starke Annäherung der Muskulatur bleiben aber immer eine Beinlängendifferenz von etwa 5–7 cm und eine instabile Gelenksituation. Eine Bandage kann zusätzliche Stabilität geben.
- Die Patienten bleiben aber immer auf Gehhilfen (Unterarmgehstützen, Rollator) angewiesen. Die Beinlängendifferenz muss mit einem Schuhausgleich versorgt werden.
- Die postoperative Behandlung besteht nach Aufhebung der Bettruhe in erster Linie im Erarbeiten einer bestmöglichen Selbstständigkeit des Patienten.
- Das Gehen und Treppensteigen werden im Gehbarren vorgeübt.
- Infolge des großen Abstands der Fußsohle zum Boden und der starken Veränderungen im Bereich des Hüftgelenks ist die Tiefensensibilität massiv beeinträchtigt. Die Patienten benötigen eine gute Rumpfstabilität und Armkraft, die gleichzeitig zur Irradiation genutzt werden kann.

Literatur

Abelow BJ, et al. Cross cultural association between dietary animal protein and hip fracture. Calcified Tissue International. 1992;50:14–8.

Anders N, Bold S, Ingold M, Scheidhauer H. Hüftendoprothetik: Teilbelastung versus Vollbelastung. Eine vergleichende Untersuchung an zwei Kliniken. Zeitschrift für Physiotherapeuten. 2002;7:1116–1123.

Annunciato N. Therapie des Nervensystems und Entwicklungsmechanismen. Teil 1: Physiotherapie. 2004;1:18–22.

Appell HJ, Stang-Voss C. Funktionelle Anatomie, Grundlagen sportlicher Leistung und Bewegung. 3. Auflage. Berlin: Springer; 1996.

Ärzteseminar Hamm (FAC) e.V. der Deutschen Gesellschaft für Manuelle Medizin. Arbeitsheft zum W1-Kurs. 2. überarb. Aufl. Berlin: Springer; 1988.

Ärzteseminar Hamm (FAC) e.V. der Deutschen Gesellschaft für Manuelle Medizin. Arbeitsheft zum E1-E3-Kurs. 3. überarb. Aufl. Berlin: Springer; 1990.

Ärzteseminar Hamm-Boppard (FAC) e.V. Kursskript der Deutschen Gesellschaft für Manuelle Medizin. LBB 1–3, 2002; HSA 1–3, 2004.

Ayers N, Tonkin L. Overcoming the return to work barrier of poorly managed pain. International conference. Cairns, Australia; 1999.

Bacha S. Klassifikation der Muskelfunktion. Teil 1. Manuelle Therapie. 2003;3:157–166.

Bacha S. Muskelsysteme. Teil 2: Von der Muskeldysbalance zur myofaszialen Dysfunktion – Assesment. Manuelle Therapie. 2004;1:28–38.

Bader-Johanson Ch. Motorik und Interaktion. Wie wir uns bewegen – Was uns bewegt. Stuttgart: Thieme; 2000.

Bandler R, Carrive P, Depaulis A. Emerging principles of organization of the midbrain periaqueductal gray matter. In : Depaulis A, Bandler R, eds. The Midbrain Periaqueductal Gray Matter. New York: Plenum; 1991.

Bandi W. Chondromalacia patellae und femoropatellare Arthrose. Helv Chir Acta. 1972; 1(3).

Baron R, Blumberg H, Jänig W. Clinical charakteristics of patients with CRPS Type I and Type II in Germany with special emphasis on vasomotor function. In : Reflex Sympathetic Dystrophy – a Reappraisal: Jänig W, Stanton – Hicks M. (Hrsg.) Progress in Pain Research and Management; Vol. 6 Seattle: IASP; 1996:25–48.

Basmajian JV. Electromyography of two-joint muscles. Anatomy Records. 1957;129:371–80.

Basmajian JV. Grant's Method of Anatomy By Regions Descriptive and Deductive, 10th ed. Baltimore: Williams & Wilkins; 1975.

Basmajian JV, de Luca CJ. Muscles alive. Their functions revealed by Electromyography. 5th ed. Baltimore: Williams & Wilkins; 1985.

Bear MF, Connors BW, Paradiso MA. Neuroanatomy. 2nd ed. Philadelphia: Lippincott Williams und Wilkins; 2001.

Becker P. Künstliche Hüftgelenke – Belastungen am Kunstgelenk. Orthopädie-Report. 2002; Sonderheft 7.

Beckers D, Buck M. PNF in der Praxis. 3. Aufl. Berlin: Springer; 1996.

Beckers D, Deckers J. Ganganalyse und Gangschulung. Berlin: Springer; 1997.

Benedetti F. Cholecystocin Type A and Type B Receptors and their Modulation of Opiod Analgesia. News Physiol Sci. 1997;12:263.

Benini A. Die Stenose des lumbalen Wirbelkanals. Der Orthopäde. 1997;5:503–4.

Benninhoff A. Anatomie. Bd. 1 u. 2. München: Urban & Schwarzenberg; 1994.

van den Berg F. Angewandte Physiologie. Bd. 1: Das Bindegewebe des Bewegungsapparates verstehen und beeinflussen. Stuttgart: Thieme; 1999.

van den Berg F. Angewandte Physiologie. Bd. 2: Organsysteme verstehen und beeinflussen. Stuttgart: Thieme; 2000.

van den Berg F. Angewandte Physiologie. Bd. 3: Therapie, Training, Tests. Stuttgart: Thieme; 2001.

van den Berg F. Angewandte Physiologie. Bd. 4: Schmerzen verstehen und beeinflussen. Stuttgart: Thieme; 2003.

van den Berg F. Immobilisation – Mobilisation. Congress Contribution. SVMP/ASPM/ASFM Bulletin. 1995.

Bergmann G, Rohlmann A, Graichen F. In vivo Messung der Hüftgelenksbelastung. 1. Teil: Krankengymnastik. Z. Orthop. 1989;127:672–9.

Bergmann G, Kniggendorf H, Graichen F, Rohlmann A. Influence of shoes and heel strike on the loading of the hip joint. J Biomech. 1995;28:817–27.

Bergmark A. 1989. Stabilitiy of the lumbar spine. A study in mechanical engineering. Acta Orthop Scand. 1989;230(60):20–4.

Berryman C. Wie wird akuter Schmerz zu chronischem Schmerz? Zeitschrift für Physiotherapeuten. 2002;2:218–25.

Beyerlein C. Behandlung unspezifischer chronischer Kreuzschmerzen – ein strukturierter Ansatz zur Einschätzung psychosozialer Risikofaktoren. Manuelle Therapie. 2002;3:151–63.

Biefang S, Potthoff P, Schliehe F. Assesmentverfahren für die Rehabilitation. Göttingen: Hogrefe; 1999.

Bizzini M. Sensomotorische Rehabilitation nach Beinverletzungen. Mit Fallbeispielen in allen Heilungsstadien. Stuttgart: Thieme; 2000.

Bogduk N. Clinical anatomy of the lumbar spine and sacrum. 3rd ed. Edinburgh: Churchill Livingstone; 1997.

Bogduk N. Klinische Anatomie von Lendenwirbelsäule und Sakrum. Berlin: Springer; 2000.

Boner R, Gross B, Blum E. Gesunde Körperhaltung im Alltag. Forschungs- und Schulungszentrum Dr. Brügger. Zürich; 1986.

Brand PW, Hollister AM, Giurintano D, Thompson DE. External stress: effect at the surface. In : Brand PW, Hollister AM, eds. Clinical mechanics of the hand. 3rd ed. St. Louis: Mosby; 1999.

Brand RA. Knee ligaments: a new view. J Biomech Eng. 1986; 108: 106 - 110

Brandt C. Ökonomische Gesichtspunkte der Osteoporosetherapie. Orthopädie-Report, Rheumatologie und Traumatologie. Sonderheft 2002; S. 136.

Brils HJM, Brils B, Steilen A, Huisman W, Pacual G. Wie funktioniert der Kollagentyp 1? Teil 2: Ein Beispiel zur Kollagensynthese. Zeitschrift Krankengymnastik. 1999;9:1552–9.

Brinkmann P. Biomechanische Aspekte der Haut. Man Ther. 2002;2:87–93.

Brokmeier A. Physiotherapie bei Muskelverkürzungen. KG – Intern 2001;2:14–8.

Brokmeier A. Manuelle Therapie. Stuttgart: Enke; 1995.

Bronner O, Gregor E. Die Schulter und ihre funktionelle Behandlung nach Verletzungen und bei rheumatischen Erkrankungen. München: Pflaum; 1986.

Bruzek R, Bieber-Zscham M, Herz A. Die Bauchmuskulatur als ventrales Aufrichtesystem? Manuelle Medizin. 1995;8:115–20.

Buckup K. Kinderorthopädie. 2. Aufl. Stuttgart: Thieme; 2001.

Bühler M, Scheidhauer H. Triggerpunktbehandlung – Theoretische Aspekte und Beispiele aus der Praxis. Z Physiother. 2002;7:1100–13.

Burstein AH, Wright TM. Biomechanik in der Orthopädie und Traumatologie. Stuttgart: Thieme; 1997.

Butler DS. Mobilisation des Nervensystems. Berlin: Springer; 1995.

Butler DS. The sensitive nervous system. Adelaide/Australia: Noigroup Publications; 2001.

Butler D, Moseley L. Schmerzen verstehen. Heidelberg: Springer; 2005.

Carano A, Siciliani G. Effects of continuous and intermittent forces on human fibroblasts in vitro. J Orthod. 1996;18:19–26.

Cervero F, Laird JMA. One Pain or Many Pains? A New Look at Pain Mechanisms. News in Physiological Schiences. 1991;6:268–273.

Chin A, Paw JJM, et al. Therapietrouw van cystic fibrosis patienten. Nederlands Tijdschrift vorr Fysiotherapie. 1993;105:96–104.

van Cochran GB. Orthopädische Biomechanik. Stuttgart: Enke; 1988.

Cholewicki J, McGill S. Mechanical stabilitiy of the in vivo lumbar spine: implications for injury and chronic low back pain. Clin Biomech. 1996;11 (1):1–5.

Clark JA, Cheng JCY, Leung KS. Mechanical properties of normal skin and hypertrophic scars. Burns. 1996;22:443–6.

Coggeshall RE, et al. Unmyelinated fibers in the ventral root. Brain Res. 1973;57:229.

Comerford MJ, Mottram SL. Functional stability retraining: principles and strategies for managing mechanical dysfunction. Man Ther. 2001;6 (1):3–14.

Cotta H, Wentzensen A, Holz F, Krämer KL, Pfeil J. Standardverfahren in der operativen Orthopädie und Unfallchirurgie. Stuttgart: Thieme; 1996.

Dannbeck S, Auer C, Hinzmann J. Die ambulante Sturzvermeidungsschulung bei Osteoporose ist ein wirksames Konzept. In: Weiss M, Liesen H, Hrsg. Rehabilitation durch Sport – 1. Internationaler Kongress des deutschen Behindertensports 1995. Marburg: Verlag im Kilian; 1997.

de Bruijn R. Das subakromiale Impingementsyndrom der Schulter. Zeitschrift für Physiotherapeuten. 2001;6:960–967.

de Marées H. Sportphysiologie. Schriftenreihe Medizin von heute, Bd. 10. 7. Aufl. Köln: Tropon; 1992.

De Moree JJ. Dynamik des menschlichen Bindegewebes. München: Urban & Fischer; 2001.

Debrunner AM. Orthopädie, Orthopädische Chirurgie. Patientenorientierte Diagnostik und Therapie des Bewegungsapparates. 4. Aufl. Bern: Huber; 2002.

Diemer F, Sutor V. Der Weg zu 180°. Physiotherapie bei Schulterendoprothesen. physiopraxis 2008;6 (4):34–37.

Dietl H. Neuere Erkenntnisse und Ergebnisse zum Knochenstoffwechsel und Osteoporose. Journal für Orthomolekulare Medizin. 1995;1:12–35.

Berger W, Dietz V, Hufschmidt A (Hrsg.). Haltung und Bewegung beim Menschen, Berlin: Springer; 1984.

Dietzel R. Die neurophysiologische Grundlage Manueller Therapie. Manuelle Therapie. 2003; 4:179–187.

Dillmann U, Nilges P, Saile H, Gerbershagen HU. Behinderungseinschätzung bei chronischen Schmerzpatienten. Der Schmerz. 1994;8:100–10.

Dolce G, Sazbon L. The Post-Traumatic Vegetative State. Stuttgart, New York: Thieme; 2002.

Dölken M, Kubalek-Schröder S, Brils H, Gautschi R. Ein Fall für vier, Kubalek-Schröder S, Brils H, Gautschi R. Ein Fall für vier – Fallbeispiel Schulterschmerz: vier Therapiestrategien. physiopraxis 2007; 5 (3): 22–27.

Dölken M. Clinical Reasoning – Untersuchen und Behandeln als Prozess. Manuelle Medizin 2006;44:193–198.

Dölken M, Lorenz M. Manuelle Therapie für Physiotherapie-Schulen. Boppard: DGMM FAC Akademie; 2008.

Dölken M. Biomechanische und pathomechanische Aspekte des Humeroskapulargelenks und deren Auswirkungen auf die Rehabilitation der Schulter. Manuelle Medizin. 2000;48:242–7.

Dölken M. Das physiologische Dekompressionssystem des Bewegungssegments der Wirbelsäule. Darstellung am Beispiel der LWS in der Sagittalebene. Manuelle Medizin. 1999;37:152–7.

Dölken M, Lorenz M. Manuelle Therapie für Physiotherapieschulen. Herausgegeben für das Ärzteseminar Hamm-Boppard (FAC) e.V. der Deutschen Gesellschaft für Manuelle Medizin (DGMM) e.V. 2003.

Dölken M, Lorenz M. Manuelle Therapie für Physiotherapieschulen. Herausgegeben für die Deutsche Gesellschaft für Muskuloskeletale Medizin (DGMSM) e.V. Akademie Boppard 2008.

Dölken M. Was muss ein Physiotherapeut über die Physiologie des Bindegewebes und die Entwicklung einer Bewegungseinschränkung wissen? Manuelle Medizin. 2002;40:169–76.

Dorfmüller-Küchlin S, et al. Das Physiotherapeutische Assessment. Krankengymnastik. 1998;10:1712–23.

Dornhauser-Gruber U. Rheumatologie. Lehrbuch für Physiotherapeuten. München: Pflaum; 1996.

Dornholdt E. Physical Therapy Research. Principles and Applications. Philadelphia, London, Toronto: WB Saunders; 2000.

Dostrovsky JO. Proceedings of the 10th World Congress on Pain. Seattle: IASP; 2003.

Dubner R. Assessing pain in animals: In: Wall PD, Melzack R, eds. Textbook of Pain. 3rd ed. London: Churchill Livingstone; 1994.

Dudel J, Menzel R, Schmidt RF. Neurowissenschaft: „Vom Molekül zur Kognition". Berlin: Springer; 1996.

Dunn MG, Silver FH, Swann DA. Mechanical analysis of hypertrophic scar tissue: structural basis for apparent increased rigidity. J Investigative Dermatology. 1985;84:9–13.

Dvoràk J, Dvoràk V, Schneider W, Spring H, Tritschler T. Manuelle Medizin – Therapie. 3. überarb. u. erw. Aufl. Stuttgart: Thieme; 1997.

Edgar MA, Ghadially JB. Innervation of the lumbar spine. Clinical Orthopaedics and Related Research. 1976;115:35–41.

Ellis FR, et al. Incidence of Osteoporosis in vegetarism and omnivores. Am J Critical Nutrition. 1972;25:555.

Elvey RL, Hall T. Neural tissue evaluation and treatment. In : Donatelli R. (Ed) Physical Therapy of the shoulder, New York: Churchill Livingstone; 1997.

Engelhardt M. Neuromuskuläre Veränderungen nach Kniegelenktraumen und Operationen. Habilitationsschrift. Frankfurt: 1997.

Escamilla RF, Fleisig GF, Zheng N, et al. Biomechanics of the knee during closed kinetic chain and open kinetic chain exercises. Med Sci Sports Exerc 1998; 30:556–69.

Flor H, Denke C, Schaefer M. Sensory discrimination training alters both cortical reorganization and phantom limb pain. Soc Neurosci Abst. 2000; 2106

Flor H. Psychobiologie des Schmerzes. Empirische Untersuchungen zur Psychophysiologie, Diagnostik und Therapie chronischer Schmerzsyndrome der Skelettmuskulatur. Bern: Huber; 1991.

Fortin J, Falco FJE, et al. The Fortin Finger Test: an Indicator Of Sacroiliac Pain. Am J Orthop. 1997;26:477–80.

Freiwald J, Engelhardt M, Gnewuch A. Trainingstherapie auf der Basis der Motorikforschung und der philosophischen Erkenntnistheorie am Beispiel von Knietraumen. In: Binkowski H. Hoster M, Nepper HU (Hrsg.) Medizinische Trainingstherapie in der ambulanten orthopädischen und traumatologischen Rehabilitation. Ausgewählte Aspekte. Waldenburg: Schriftreihe Berufskolleg; 1998.

Frisch H. Programmierte Therapie des Bewegungsapparates. Berlin: Springer; 1995.

Frisch H. Programmierte Untersuchung des Bewegungsapparats. 6. Aufl. Berlin: Springer; 1995.

Fröhlich D, Fröhlich R. Das Piriformissyndrom: eine häufige Differentialdiagnose des lumboglutäalen Schmerzes. Manuelle Medizin. 1995;2:1–10.

Fruhstorfer H. Somatoviszerale Sensibilität. In: Klinke R, Silbernagl S, Hrsg. Lehrbuch der Physiologie. Stuttgart: Thieme; 1996.

Fukui S, Ohseto K, Shiontani M, et al. Referred pain distribution of cervical zygapophsial joints and cervical dorsal rami. Pain. 1996;68:79–83.

Funke EM. Krankengymnastik bei Koxarthrose. Stuttgart: G. Fischer; 1994.

Füßl M. Das biopsychosoziale Modell der ICF in der Manuellen Therapie. Manuelle Therapie. 2003;4:189–195.

Gallob O, Auracher M, Fietze F, Hörterer H. Postoperative Teilbelastung nach Hüftendototalprothese. Wie stark belastet der Patient wirklich? Manuelle Therapie. 1999;4:154–158.

Gentile Am. Skill Acquisition: Action, Movement and Neuromotor Processes. In: Carr JH, Shepard RB. Movement Science: Foundations for physical therapy in rehabilitations. Rockville, Maryland: Aspen Publ; 1987.

Ghez C, Krakauer J. The Organisation of Movement. In: Kandel, Schwartz, Jessell, eds. Principles of Neural Science. New York: Mc. Graw Hill; 2000.

Gibbons SGT, Comerford MJ. Kraft versus Stabilität. Teil 1: Konzepte und Begriffe. Manuelle Therapie. 2001;4:204–212.

Gibbons SGT, Comerford MJ. Kraft versus Stabilität. Teil 2: Grenzen und positive Auswirkungen. Manuelle Therapie. 2002;1:13–20.

Gifford L, Butler D. Die Eingliederung der Schmerzwissenschaften in der klinischen Praxis. ÖVMP-Zeitschrift. 1999;1:1–7.

Gifford L. Perspektiven zum biopsychosozialen Modell. Teil 1: Müssen einige Aspekte vielleicht doch akzeptiert werden? Manuelle Therapie. 2002;3:139–145.

Gifford L. Perspektiven zum biopsychosozialen Modell. Teil 2: Einkaufskorb-Ansatz. Manuelle Therapie. 2002;4:197–206.

Gifford L. Perspektiven zum biopsychosozialen Modell. Teil 3: Patientenbeispiel – Anwendung des Einkaufskorb-Ansatzes und der abgestuften Exposition. 2003;1:21–31.

Gillert O, Rulffs W. Hydrotherapie und Balneotherapie. 11. Aufl. München: Pflaum; 1990.

Gillert O. Elektrotherapie. München: Pflaum; 1983.

Gleixner C, Müller M, Wirth SB. Neurologie und Psychiatrie für Studium und Praxis. Breisach: Medizinische Verlags- und Informationsdienste; 1998.

Götte S. Qualitätsmanagement in der Osteoposediagnostik. Konsequente Diagnostik und Therapie. Orthopädie-Report, Rheumatologie und Traumatologie. Sonderheft 2002; S. 130.

Grabiner MD, Koh TJ, Draganich LF. Neuromechanics of the patellofemoral joint. Med sci sports exerc. 1994;26:10–21

Gresalmer RP, Colman WW, Mow VC, Anatomy and Mechanics of the Patellofemoral Joint. Sport Med Arthroscopy Rev. 1994;2:178–88.

Greenmam PE. Sakroiliakalgelenkdysfunktion und therapieresistentes unteres Lumbalsyndrom. Manuelle Medizin. 1997; 3:131–135.

Guanche C. Knatt Th, Solomonow M, Lu Y, Baratta R. The synergistic action of the capsule and the shoulder muscles. Am J Sports Med. 1995;23:301–6.

Guilbaud G, Iggo A, Tegner R. Sensory receptors in ankle capsules of normal and arthritic rats. Brain Re. 1985;58:29–40.

Gustavsen R, Streeck R. Trainingstherapie im Rahmen der Manuellen Medizin. 3. Aufl. Stuttgart: Thieme; 1997.

Güth V, Overbeck M, Klein D. Einführung in die Biomechanik der Hüfte. KG-Intern. 1994;6:3–10.

Haarer-Becker R, Schoer D. Checkliste: Physiotherapie in der Orthopädie und Traumatologie. Stuttgart: Thieme; 1996.

Haase H, Ehrenberg H, Schweizer M. Lösungstherapie in der Krankengymnastik. München: Pflaum; 1985.

Hamilton C, Richardson C. Neue Perspektiven zu Wirbelsäuleninstabilitäten und lumbalem Kreuzschmerz: Funktion und Dysfunktion der tiefen Rückenmuskeln, Teil 1. Manuelle Therapie. 1997;1:17–24.

Hamilton C. Segmentale Stabilisation der LWS. Wissenschaftliche Untersuchung – therapeutische Konsequenzen. Krankengymnastik. 1997; 4:614–620.

Harding V, Williams A. Extending Physiotherapy Skills Using a Psychological Approach: Cognitive-behavioural management of chronic pain. London: Chartered Society of Physiotherapy; 1995.

Hartard M, et al. Präventiver und therapeutischer Wert von Krafttraining bei Osteoporose. Sportorthop Sporttraumatol. 1995;11:160–6.

Hasenbein U, Frank B, Wallesch CW. Compliance with Medical Guidelines and Problems of Guideline Implementation. Aktuelle Neurologie. Stuttgart: Thieme; 2003.

Hasenbein U, Kuss O, Baumer M, Schert C, Schneider H, Wallesch CW. Physicians' preferences and expectations in stroke rehabilitation – results of a case-based questionnaire survey. Disability and Rehabilitation. London, Washington: Taylor and Francis; 2002.

Hauschka et al. In: Laube W., Müller K. Muskeltonus als biophysikalische und neurophysikalische Größe – Passiver Muskeltonus, Manuelle Therapie 2002;6:21–30.

Hauser-Bischof C. Schulterrehabilitation in der Orthopädie und Traumatologie. Stuttgart: Thieme; 2003.

Head H. on disturbances of sensation, with special reference to the pain of visceral diseases. Brain. 1893; 16: 1-133

Head H. Die Sensibilitätsstörungen der Haut bei Viszeralerkrankungen. Berlin: Hirschwald; 1898

Hellmeyer L, et al. Osteoporose in der Schwangerschaft. Geburtshilfe Frauenheilkunde. 2004;38–45.

Hengeveld E. Psycosocial Issues in Physiotherapy: Manual Therapists' Perspectives and Observations (Thesis). London: Universitiy of East London, Dept. of Health Sciences; 2000.

Hengeveld E. Compliance und Verhaltensänderung in Manueller Therapie. Manuelle Therapie. 2003;3:122–32.

Herbison et al. In: Laube W., Müller K. Muskeltonus als biophysikalische und neurophysikalische Größe – Passiver Muskeltonus, Manuelle Therapie 2002;6:21–30.

Hides JA, Jull GA, Richardson CA, Hodges P. Lokale Gelenkstabilisation: Spezifische Befunderhebung und Übungen bei lumbalen Rückenschmerzen. Manuelle Therapie. 1997;3:8–13.

Hochschild J. Strukturen und Funktionen begreifen. Bd. 1. Thieme: Stuttgart; 1998.

Hochschild J. Strukturen und Funktionen begreifen. Bd. 2. Thieme: Stuttgart; 2002.

Hochstenbach J. The Cognitive, Emotional and Behavioral Consequences of Stroke. Den Haag: CIP-gegevens Koninklijke Bibliothek; 1999.

Hodges PW. Is there a role for transverses abdominis in lumbo- pelvic stabilitiy. Man Ther. 1999;4:74–86.

Hodges PW, Richardson C. Altered trunk muscle recruitment in people with low back pain with upper limb movement at different speeds. Arch Phys Med Rehabil. 1999;80:1005–12.

Hohman F, Stürz H. Differentialindikation zur lumbosakralen Fusions- und Repositionsoperation beim Wirbelgleiten. Der Orthopäde. 1997;9:781–795.

Hökfelt T, Schaible HG, Schmidt RF. Neuropeptides, nociception and pain. Weinheim: Chapman & Hall; 1994.

Höntzsch D, Weller S. Die richtige Form der Kälteanwendung durch den Patienten selbst (so genannte Eisanwendung). Akt. Traumatologie. 1991; 21:223–4.

Horst R. Ungenutzte Möglichkeiten der manuellen Therapie und der propriozeptiven neuromuskulären Faszilitation (PNF). Neuromuskuläre arthroossäre Plastizität (N.A.P.). Zeitschrift für Physiotherapeuten. 2004;4:640–55.

Hummelsheim H. Neurologische Rehabilitation. Berlin: Springer; 1998.

Hüter-Becker A, Rompe G. Grundlagen der Krankengymnastik, Bd. 1. Stuttgart: Thieme; 1982.

Hüter-Becker A, Schewe H, Heipertz W. Traumatologie und Querschnittlähmung. Bd. 9. Stuttgart: Thieme; 1997.

Hüter-Becker A. Lehrbuch zum Neuen Denkmodell. Bd. 1: Bewegungssystem. Stuttgart: Thieme; 2002.

Hüter-Becker A, Schewe H, Heipertz W. Hrsg; Bandherausgeberin: Dölken M. Orthopädie. Bd. 7. Stuttgart: Thieme; 1998.

Hüter-Becker A. Integrative Physiotherapie – Was ist das eigentlich? Zeitschrift für Physiotherapeuten. 2003;12:2118–21.

Ide W. Muskeldehnung – wann und wie? Zeitschrift für Physiotherapeuten. 2002;7:1094–9.

International Association for the Study of Pain (IASP). Outline curriculum on pain for schools of Occupational Therapy and Physical Therapy. http://www.iasp-pain.org/ot-pt→toc.html. 2004.

Irlenbusch U, Nitsch S, Uhlemann Ch, Venbrocks R. Der Schulterschmerz. Diagnostik, operative Prinzipien, Physiotherapie. Stuttgart: Thieme; 2000.

Janson EE. Drei Wünsche frei – Chronischer Schmerz und Zivilisation. Zeitschrift für Physiotherapeuten. 2003;7:1153–61.

Jerosch J, Heisel J. Künstlicher Gelenkersatz: Hüfte, Knie, Schulter. München: Pflaum; 2001.

Jones MA. Clinical Reasoning: Fundament der klinischen Praxis und Brücke zwischen Ansätzen der Manuellen Therapie. Teil 2. Manuelle Therapie. 1998;1:1–7.

Jones MA, Rivett DA. Clinical Reasoning in der Manuellen Therapie. München: Elsevier, 2006.

Jozsa L, Kannus P. Human Tendons. Anatomy, Physiology and Pathology. Champaign: Human Kinetics; 1997.

Jozsa et al. In: Laube W., Müller K. Muskeltonus als biophysikalische und neurophysikalische Zustandsgröße – Passiver Muskeltonus; Manuelle Therapie 2002;1:21–30.

Jueptner M, Stephan KM, Frith CD, Brooks DJ, Frakkowiack RSJ, Passingham RE. The anatomy of motor learning. I. The frontal cortex and attention to action. J Neurophysiol. 1997;77:1313–4.

Jull GA, Richardson CA, Toppenberg R, Comerford M, Bui B. Towards a measurement of active muscle control for lumbar stabilisation. Aust J Physiother. 1993;39;187.

Jull GA, Richardson CA. Rehabilitation of active stabilisation of the lumbar spine. In Twomey LT, Taylor JR (Eds): Physical Therapy of the Low Back Pain. 2nd . New York: Churchill Livingstone; 1994.

Jull G, Richardson C, Hodges P. New advances in exercise to rehabilitate spinal stabilisation. Skript zum IFOMT preconference course , Lillehammer, Norge; 1996.

Jull GA, Richardson CA. Motor control problems in patients with spinal pain: a new direction for therapeutic exercises. J Manipulative Physiol Ther. 2000;23(2):115–7.

Jull G, Moore SM. Editorial. Evidence based practice: the need for new research directions. Man Ther. 2000;5(3):131.

Kandel ER, Schwartz JH, Jessell TM. Neurowissenschaften. Heidelberg: Spektrum; 1996.

Kapandji IA, Funktionelle Anatomie der Gelenke, Bd. 1–3. Stuttgart: Enke; 1985.

Kendall NAS, Linton SJ, Main CJ. Guide to assessing psychosocial yellow flags in acute low back pain: risk factors for long-term disability and work loss. Accident and Rehabilitation and Compensation Insurance Corporation of New Zealand and the National Health Committee. Wellington/New Zealand: Ministry of Helath; 1997.

Kirstaedter U. Der Clinical Reasoning Prozess in der Ausbildung von Schülern der Physiotherapie oder Clinical Reasoning als Schlüsselqualifikation in der Physiotherapieausbildung. Beiträge zu Unterricht und Ausbildung. Zeitschrift für Physiotherapeuten. 2004;1:1–8.

Kiselev J. Evidenz von Physiotherapie bei Gonarthrose – Ergebnisse und angewendete Therapieformen in 23 RCT. Physioscience 2008;4:107–119.

Kissling R, Michel BA. Das Sacroiliacalgelenk. Grundlagen, Diagnostik und Therapie. Bücherei des Orthopäden, Bd. 66. Stuttgart: Enke; 1997.

Klein P, Sommerfeld P. Biomechanik der Wirbelsäule. Grundlagen, Erkenntnisse und Fragestellungen. München: Elsevier; 2007.

Kleinmann A. In: Fadimann. The Spirit catches you and you fall down – a Humay, her American Doctors and the Collison of the two Cultures. New York: Farrar, Strauss Giroux; 1997

Klein-Vogelbach S. Ballgymnastik zur funktionellen Bewegungslehre. 3. Aufl. Berlin: Springer; 1990.

Klein-Vogelbach S. Funktionelle Bewegungslehre. 4. Aufl. Berlin: Springer; 1990.

Klein-Vogelbach S. Therapeutische Übungen zur funktionellen Bewegungslehre. 3. Aufl. Berlin: Springer; 1992.

Klein-Vogelbach S. Gangschulung zur Funktionellen Bewegungslehre. Berlin. Springer; 1995.

Klein-Vogelbach S. Funktionelle Bewegungslehre. Bewegung lehren und lernen. 5. Aufl. Berlin: Springer; 2000.

Knuchel S, Schädler S. Sturzprävention beim alten Menschen. „Auf Nummer sicher gehen". Physiopraxis. 2004;3:30–3.

Kokemohr H. Kibler-Falte. Anatomie und Topographie. Manuelle Medizin. 1997;3:131–5.

Kolster B, Ebelt-Paprotny G, Hirsch M. Leitfaden Physiotherapie. Befund/Techniken. Stuttgart: Jungjohann; 1994.

Kool J, de Bie R. Der Weg zum wissenschaftlichen Arbeiten. Ein Einstieg für Physiotherapeuten. Stuttgart: Thieme; 2001.

Krämer J. Osteoporose. Diagnostik, Therapie und Prophylaxe. Stuttgart: Wissenschaftliche Verlagsgesellschaft; 1991.

Krämer J. Orthopädie. 5. Aufl. Berlin: Springer; 1998.

Krämer KL, Stock M, Winter M. Klinikleitfaden Orthopädie. Kitteltaschenbuch. 2. Aufl. Stuttgart: Jungjohann; 1993.

Krause P, Windemuth D. Psychologische Schmerzbewältigung bei Osteoporose. Krankengymnasik. 1997;11:1880–7.

Krauspe R, Raab P. Morbus Perthes. Der Orthopäde. 1997;3:289–302.

Kwon OY, Jung DY, Kim Y, Cho SH, Yi CH. Effects of ankle exercise combined with deep breathing on blood flow velocity in the femoral vein. Aust J Physiother. 2003;49(4):253–8.

Kuratorium Knochengesundheit e.V. Bewegungsbehandlung Osteoporose. Kursbegleitheft zum Ausbildungskurs. 1994.

Labeit S, Kolmerer B. Titins: Giant Proteins in Charge of Muscle Ultrastructure and Elasticity. New York: Science; 1995.

Laser T. Lumbale Bandscheibenleiden. Diagnostik und konservative Behandlung. 3. Aufl. München: Zuckschwerdt; 1994.

Laube W, Müller K. Muskeltonus als biophysikalische und neurophysiologische Zustandsgröße – Passiver Muskeltonus. Manuelle Therapie. 2002;1:21–30.

Le Doux JM, Morgan JR, Yarmush ML. Proteoglycans Secreted by Packaging Cell Lines Inhibit Retroviral-Mediated Gene Transfer. J Virol. 1996;70:6468–73.

Le Doux JM, Yarmush ML. Engineering Gene Transfer Technologies: Retroviral-Mediated Gene Transfer. BMES Bulletin. 1996;20:3.

Le Doux JM. The Emotional Brain. New York: Simon & Schuster; 1995.

Leduc A, Lievens P, Isenbaert R, Wouters V. The effect of physical factors on the vasomotricity of blood and lymph vessels. In: Leduc A, Lievens P, eds. Lymphokinetics. Basel: Birkhauser; 1979.

Lee D. Beeinträchtigte Lastübertragung am Beckengürtel – ein neues Modell einer funktionellen Veränderung der neutralen Zone. Manuelle Therapie. 1999;2:53–9.

Lee D. The pelvic girdle. Edinghburgh: Churchill Livingstone; 2000.

Lehnert-Schroth C. Dreidimensionale Skoliose-Behandlung. München: Urban & Fischer; 2000.

Lehnert-Schroth C. Einführung in die angewandte Logik. München: Urban & Fischer; 2000.

Lenssen A. Motorschiene bei Knie – TEP direkt nach der OP. Physiopraxis. 2004;4:14.

Lieber R. Skeletal Muscle Structure, Function and Plasticity: The Physiological Basis of Rehabilitation. Philadelphia: Lippincott Williams & Wilkins; 2002.

Lievens P, Leduc A. Cryotherapy and sports. International Journal of Sports and Medicine. 1984;5:37–9.

Linton SJ. A Review of Psychological Risk Factors in Back and Neck Pain. Spine. 2000;25:1148–56.

Linton SJ, Buer N, Vlaeyen J, Hellsing AL. Are fear-avoidance beliefs related to the inception of an episode of back pain? Psychology and Health. 2000;14:1051–9

Linton SJ. Early intervention for the secondary prevention of chronic musculoskeletal pain. In: Campbell JN, ed. Pain 1996 – an updated review. Seattle: IASP Press; 1996:305–11.

Linton SL. Cognitive-behavioural intervention for the secondary prevention of chronic musculoskeletal pain. In: Max M, ed. Pain 1999 – an updated review. Seattle: IASP Press 1999:535–44.

Lynch ME. Man soll das Kind nicht mit dem Bade ausschütten. Rede Senior-Bobath-Instruktorin, IBITA.

Maitland GD, Hengeveld E. Banks K, English K, Maitland`s Vertebral Manipulation. 6th ed. Oxford: Butterworth-Heinemann; 2001.

Maitland GD. Manipulation der Wirbelsäule. Berlin: Springer; 1994.

Masur H. Skalen und Scores in der Neurologie. Stuttgart: Thieme; 2000.

Mc Nally SC, Sheppard J, Mann CH, Walczak J. Studienergebnisse 9 bis 12 Jahre nach Implatation hydroxilapatitbeschichteter Femurschäfte. Orthopädie-Report. 2002;Sonderheft:9–16.

Meeuwsen, R, Lievens P. The use of cryotherapy in sports injuries. Sport Medicine. 1986;3:398–414.

Melzack R. The McGill Pain Questionaire: major properties and scoring methods. Pain. 1975;(1):277–299.

Melzack R, Wall PH. The challenge of pain: New York: Basic Books; 1996.

Mense S, Simons DG. Muscle pain – understanding its nature, diagnosis and treatment. Baltimore: Williams & Wilkins; Personal communication; 1994.

Melzack R. The gate control theory 25 years later: new perspectives in phantom limb pain. In: Bond MR, Charlton JE, Woolf CJ, eds. Proceedings of Vth World Congress on Pain. Amsterdam: Elsevier; 1991; 9–21.

Melzack R, Wall PD. The Challenge of Pain. 2nd ed. London: Penguin; 1991;Chapter 9, 11.

Melzack R, Wall PH. The challenge of pain: New York: Basic Books; 1996.

Mense S, Simons DG. Muscle pain – understanding its nature, diagnosis and treatment. Baltimore: Williams & Wilkins; Personal communication; 2001.

Mense S. Neurobiologische Grundlagen von Muskelschmerz. Schmerz. 1999;1:3–17.

Mense S. Neuroplastizität und chronischer Schmerz. Beilage zum Skript NOI-Mobilisation des Nervensystems, Level II; 1995.

Merskey , Bogduk . Classification of chronic pain – task force on taxonomy. Seattle: IASP Press; 1994.

Merz U. Prothesenart entscheidend für die Nachbehandlung. Blick in die Medizin: Schulterendoprothese. physiopraxis 2008;6(4):38–39.

Merzenich MM, Nelson RJ, Kaas JH, Stryker MP, Jenkins WM. Variabilitiy in hand surface representations in areas 3b and 1 in adult owl and squirrel monkeys. J Comp Neurol. 1987; 258(2): 281–96.

Metz-Stavenhagen P, Sambale R, Völpel HJ, von Stavenhagen N. Behandlung der Spondylolisthese. Der Orthopäde. 1997;9:796–803.

Minne H. Epidemiologische und sozialökonomische Bedeutung der Osteoporose. Orthopädie-Report, Rheumatologie und Traumatologie. Sonderheft 2002; S. 127–128.

Miura T. Non-traumatic felxion deformitiy of the proximal interphalangeal joint, its pathogenesis and treatment. Hand. 1983;15:25–34.

Moog M, Zusman M. Von der Mobilisation zur Funktion. Anwendung kognitiv-verhaltenstherapeutischer Strategien als Erweiterung des manualtherapeutischen Behandlungskonzepts für subakute und chronische Schmerzpatienten. Manuelle Therapie. 2001;2:67–73.

Münzing C. Sprunggelenkfrakturen. Physiopresse – Internationale Studienergebnisse. Physiopraxis. 2003;21:8–9.

Mulder T, Cochonat P. Classification of offshore mass movements J. of Sedimentary Research. 1996;66 (1):43–57.

Mulder T. Das adaptive Gehirn. Über Bewegung, Bewusstsein und Verhalten. Stuttgart: Thieme; 2007.

Mumenthaler M. Der Schulter-Arm-Schmerz. Leitfaden für die Praxis. Bern: Huber; 1980.

Mumenthaler M, Schliack H. Läsionen peripherer Nerven – Diagnostik und Therapie. Stuttgart: Thieme; 1993.

Neer CS. Anterior acromioplasty for the chronic impingement syndrome in the shoulder: A preliminary report. J Bone Joint Surg. 1972;54:41.

Netter FH. Netters Orthopädie. Stuttgart: Thieme; 2001.

Neumann U. et al. Hüftgelenkersatz: Auto fahren nach sechs Wochen. Physiopraxis. 2004;4:13.

Nicholas M., Sharp TJ. A collaborative approach to managing chronic pain. Modern Medicine of Australia. 1999;10:26–33.

Niethard FU, Pfeil J, Weber M. Ätiologie und Pathogenese der spondylolytischen Spondylolisthese. Der Orthopäde. 1997;8:750–4.

Niethard FU, Pfeil J. Orthopädie. Duale Reihe. 4. Aufl. Stuttgart: Thieme; 2003.

Nieuwenhuys R, Voogd J, van Huijzen C. Das Zentralnervensystem des Menschen. Berlin: Springer; 1991.

Ochoa JL, Verdugo RJ. Reflex sympathetic dystrophy. A common clinical avenue for somatoform expression. Neurol Clin. 1995;13(2):351–63.

Ochoa JL. Reflex? Sympathetic? Dystrophy? Triple questioned again (Editorial). Mayo Clin Proc. 1995;70:1124–6.

Ogata K, Naito M. Blood flow of peripheral nerve: Effect s of dissection, stretching and compression. J Hand Surg. 1986;11B:10–4.

Overberg JA et al. Wie standardisiert sind Nachbehandlungsschemata für Knieendoprothesen in der Schweiz. Physioscience 2007;3:9–15.

Palaka G, Bowtschko P, Lett R. Preoperative skeletal traction in scoliosis. J Bone Jt Surg. 1975;57A:616.

Pascual-Leone A, Dand N, Cohen L, Braskil-Neto J, Cammarota A, Hallett M. Modulation of muscle responses evoked by transcranial magnetic stimulation during the acquisition of new fine motor skills. J Neurophysiol. 1995;74:3:1037–45.

Patten JP. Neurologische Differentialdiagnose. 2. Aufl. Berlin: Springer; 1998.

Pearson K. Gordon J. Locomotion. In: Kandal P, et al. Principles of neuroscience. New York: McGraw Hill; 2000.

Pescioli A, Kool J. Zuverlässigkeit klinischer ISG-Tests. Manuelle Therapie. 1997;1:3–10.

Pfeilschifter J. Prävention und Risikofaktoren in der Osteoporose – Forschung. Orthopädie-Report, Rheumatologie und Traumatologie. Sonderheft 2002; S. 132–133.

von Piekartz HJM. NOI – Mobilisation des Nervensystems. Diagnose und Management einer physischen Dysfunktion des Nervensystems in einem Rahmen der Schmerzwissenschaft und des Clinical Reasonings. Kursskript zum Kurs Level II; 2002.

Podsiadlo D, Richarson S. The timed „up & go°: A test of a basic functional mobility for frail elderly persons. Am Geriatr Sac. 1991;39:142–8.

Poeck K, Hacke W. Neurologie. Berlin: Springer; 1998.

Pollack RG. Role of Shoulder Stabilization, Relative to restoration of Neuromuscular Control and Joint Kinematics. In: Lephart SM, Fu FH, eds. Proprioception and Neuromuscular Control in Joint Stabilitiy. Human Kinetics; 2000.

Pon A, Jörger L. Praktische Biomechanik. Krankengymnastik. 1994;6:738–43.

Panjabi M. The stabilising system of the spine. Part I Function, dysfunction, adaptation and enhancement. J Spinal Disord Tech. 1992a;5:383.

Panjabi M. The stabilising system of the spine. Part II. Neutral zone and stability hypothesis. J Spinal Disord Tech. 1992b;5:390.

Pott C. Messtheoretische Grundlagen von Dokumentations- und Evaluationsinstrumenten für Physiotherapeuten in der neurologischen Rehabilitation. Krankengymnastik. 2000;8:1300–12.

Preisinger E, Wernhardt R. Osteoporoseprävention – ein Übungsprogramm für Frauen nach der Menopause. München: Pflaum; 1996.

Preisinger E, Alacamlioglu Y, Pils K, et al. Exercise therapy for osteoporo-sis: results of a randomised controlled trial. Br J Sports Med. 1996; 30 (3):209–12.

Price DD, Miling LS, Kirsch I et al. An analysis of factors that contribute to the magnitude of placebo analgesia. Pain. 1999;83(2):147–56.

Rahbek O, Overgaard S, Jensen TB, Bendix K, Soballe K. Sealing effect of hydroxyapatite coating. A 12 months study in canines. Acta Orthop Scand. 2000;71:563–573.

Rahmanzadeh R, et al. Hüftgelenksendoprothetik. Berlin: Springer; 1984.

Ren K. Wind up and the NMDA receptor: from animal studies to the humans. Pain. 1994;59:157–8.

Richardson O, Jull G, Hides J, Hodges P. Therapeutic Exercises for Spinal Stabilisation: Scientific basis and practical techniques. London: Churchill Livingstone; 1998.

Rieder H. Bewegungsgemeinschaften und ihre Bedeutung in der Rehabilitation. In: Werle J, Hrsg. Osteoporose und Bewegung. Berlin: Springer; 1995.

Ringe JD. Stellenwert der Basistherapie mit Calcium und Vitamin D3 im Rahmen der Osteoporose – Behandlung. Orthopädie-Report, Rheumatologie und Traumatologie. Sonderheft 2002; S. 138–9.

Rockwood CA, Matsen FA (Ed.) The Shoulder Volumes 1 and 2. Toronto: W.B. Saunders, 1990.

Rolf G. Bedeutung der Mobilität des Nervensystems für ein gesundes Bewegungsverhalten. Vortrag anlässlich des Kongresses Bewegung – Lernen und Lehren. Heidelberg. Krankengymnastik. 1997;4:608–13.

Rössler H, Ruther W. Orthopädie. 17. Aufl. München: Urban & Schwarzenberg; 1997.

Rydervik BL, Myers RR, Powell HC, Pressure increase in the dorsal root ganglion following mechanical compression. Spine. 1989; 6: 574–576.

Sabo D, Reiter A, Flierl S, Güßbacher A, Rompe G. Einfluß spezifischer Trainingsprogramme auf die Mineralisationsdichte des Knochens. Physikalische Rehabilitation und Kur Medizin. 1995;5:37–41

Sato A, Schmidt RF. Somatosympathetic Reflexes: Afferent Fibres, Central Pathways, Discharge Characteristics. Physiological Reviews. 1973;53:916–47.

Savvidis E, Löer F. Größe der am proximalen Femur einwirkenden Kräfte bei unterschiedlichen entlastenden Gangarten mit reduzierten Bodenreaktionskräften. Zeitschrift für Orthopädie. 1989;127:111–6.

Schaibl H-G, Schmidt RF. Nozizeption und Schmerz. In: Schmidt RF, Thews G, Lang F, Physiologie des Menschen, 28. Auflage, Berlin, Heidelberg, New York. Springer; 2000: 236-250.

Scharll M, Lohse R, Rompe G. Orthopädische Krankengymnastik. Lexikon und Kompendium. Stuttgart: Thieme; 1973.

Scharll M. Orthopädische Krankengymnastik. Stuttgart: Thieme; 1984.

Scharll M. Fußgymnastik mit Kindern. 16. Aufl. Stuttgart: Trias; 1990.

Scherer B. Schmerzmuster C2–C7 bei Diskus, Nervenwurzel und Facettengelenk. Manuelle Therapie. 2001;2:74–84.

Scherfer E. Standardisierte Tests und Assessments: Bindeglied zwischen Forschung, Praxis, Qualitätssicherung und einer ganzheitlichen Perspektive. Zeitschrift für Physiotherapeuten. 2003;7:1178–84.

Schmidt RA, Lee TD. Motor control and learning: A behavioral emphasis. Champaign/IL: Human Kinetics; 1999.

Schmidt RF, Thews G. Physiologie des Menschen. Berlin: Springer; 1997.

Schneiders A, Zusman M, Singer K. Exercise therapy compliance in acute low back pain patients. Manual Therapy. 1998;3:147–52.

Schomacher J. Ist der M. quadriceps nach Ruptur des vorderen Kreuzbandes wirklich so wichtig? Biomechanische Aspekte zur Stabilisierung des Kreuzbandes nach Ruptur des vorderen Kreuzbandes. Manuelle Therapie. 1997;1:27–36.

Schomacher J. Manuelle Therapie. Bewegen und Spüren lernen. Stuttgart: Thieme; 1998.

Schomacher J. ICIDH-2: Internationale Klassifikation der Schäden, Aktivitäten und Partizipation. Manuelle Therapie. 1999;2:81–4.

Schomacher J. Schmerz – Entstehung, Leitung, Verarbeitung und physiotherapeutische Beeinflussung. Teil 1. Manuelle Therapie. 2001a;2:93–103.

Schomacher J. Schmerz – Entstehung, Leitung, Verarbeitung und physiotherapeutische Beeinflussung. Teil 2. Manuelle Therapie. 2001b;3:112–120.

Schreiber TU, Winkelmann C. Die Visuelle Analogskala (VAS) zur Schmerzmessung in der Physiotherapie. Krankengymnastik. 1997;49;11: 1856–65.

Seel F. Kursmaterialien zum Kurs: Analytische Biomechanik nach Raymond Sohier (ABS) und Behandlungskonzept; Riehen, 1998–2000.

Shacklock M. Angewandte Neurodynamik. Neuromuskuloskeletale Strukturen verstehen und behandeln. München: Elsevier; 2008.

Shumway-Cook A, Woollacott M. Motor Control: Theory and Practical Applications. Baltimore: Williams & Wilkins; 1995.

Sievers J. In: ZVK- Kongress: „Jetzt aber los!" Physiopraxis. 2004;4:11.

Slater H, Vincencino B, Wright A. „Vegetativer Slump": die Auswirkungen einer neuen manualtherapeutischen Technik auf die Funktion des peripheren sympathischen Nervensystems. J svomp. 1998;3:3–7.

Sluys E. Patient Education in Physiotherapy: towards a planned approach. Physiotherapy. 1991;77:503–8.

Snijders CJ, Vleeming A. Transfer of lumbosacral load to iliac bones and legs. Part 1: Biomechanics of self-bracing of the sacroiliac joints and its significance for treatment and exercise. Clin Biomech. 1993;6:285.

Snijders CJ, Vleeming A. Transfer of lumbosacral load to iliac bones and legs. Part 2: Loading of the sacroiliac joints when lifting in a stooped posture. Clin Biomech. 1993;6:295.

Snijders CJ,. Vleeming A. et al. Biomechanics of the interface between spine and pelvis different postures. In: Vleeming A. Mooney V. Dorman T. Snijders C. Stoeckart R. (eds) Movement, Stability and low back pain. Edinburgh: Churchill Livingstone; 1997.

Sohier R., Sohier J.; Grundlage der biomechanischen Reharmonisation und Therapie der osteopathischen Gelenkläsionen als Einführung in das analytische Konzept; Editions Kiné – Sciences, La Louvière - Belgique 1991.

Soyka M, Meholm D. Physiotherapie bei Wirbelsäulenerkrankungen. München: Urban & Fischer; 2000.

Squire LR, Kandel ER. Memory. From mind to molecules. New York: Scientific American Library; 1999.

Squire LR, Kandel ER, Gedächtnis. Die Natur des Erinnerns. Heidelberg, Berlin: Spektrum akademischer Verlag; 1999.

Stanton-Hicks M, Janig „, Hassenbusch S, Haddox JD, Boas R, Wilson P. Reflex sympathic dystrophy: changes and taxonomy. Pain. 1995;63:127–33.

Stanton-Hicks M. Management of patients with complex regional pain syndromes. A Publication on Pain and the Sympathic Nervous System. IASP Press; 1998.

Steinkamp LA, Dillingham MF, Markel MD et al. Biomechanical considerations in patellofemoral joint rehabilitation. Am J Sports Med. 1993;21:438–44.

Sullivan PE, Markos PD, Minor MAD. PNF – Ein Weg zum therapeutischen Üben. Propriozeptive neuromuskuläre Fazilitation: Therapie und klinische Anwendung. Stuttgart: G. Fischer; 1985.

Tabary J, Tabary C, Tadieu C. Physiological and structural changes in the cat soleus muscle due to immobilization at different lenghs by plaster casts. J Physiol. 1972;149:231–44.

Teirich-Leube H. Grundriß der Bindegewebsmassage Anleitung zur Technik und Therapie. 5. Aufl. Stuttgart: Gustav Fischer; 1970.

Tonkin L. Physiotherapy: its role managing chronic non-malignant pain. Modern Medicine. 1999;12:24–9.

Trepél M. Neuroanatomie. Struktur und Funktion. München: Urban & Schwarzenberg; 1995.

Trepte T. Endoprothetik für junge Patienten. Orthopädie-Report. 2002;Sonderheft:22.

Treves KF. Understanding people with chronic pain following whiplash: a psychological perspective. In: Gifford L, ed. Topical Issues in Pain – Whiplash: science and management. Fear-avoidance beliefs and behaviour. Falmouth, Adelaide: NOI Press; 1998.

Trompetter E. Frauen leiden anders als Männer, Geschlechterspezifische Unterschiede bei Schmerzen. physiopraxis 2008;6(9):28–31.

Troup JDG, Biomechanics of the lumbar spinal canal. Clin Biomech. 1986;1:31–43.

Umphred DA. Neurological Rehabilitation. St. Louis: Mosby; 1995.

Umphred D. Neurological Rehabilitation. St. Louis: Mosby; 2001.

Vernon-Roberts , Pirie . Degenerative changes in the intervertebral discs of the lumbar spine. Rheumatol Rehab. 1977;16:13–21.

Vicenzino B, Collins D, Benson H, Wright A. An Investigation of the interrelationship between manipulative therapy – induced hypoalgesia and sympathoexcitation. J Manipulative Physiol Ther. 1998;21:448–53.

Viidik A.Adaptabilitiy of connective tissue. In: Saltin B, Hrsg. Biochemistry of exercise VI. Human Kinetics. Illinois: Champaign; 1986

Viidik A. Interdependence between structure and function in collagenous tissues. In: Viidik A. Vuust J. Hrsg. Biology of collagen. London: Academic Press; 1980

Viidik A. Biomechanical behavior of soft connective tissues. In. Akkas N. Progress in Biomechanics. Amsterdam: Sythoff&Noordhoff; 1979

Vlaeyen JWS, van den Hout J, Kole-Snijders AMJ, Heuts PHTG. Eine kognitiv-verhaltenstherapeutische Analyse chronischer muskuloskelettaler Schmerzen. Manuelle Therapie. 1999;3:101–10.

Vlaeyen JWS, Linton SJ. 2000. Fear-avoidance and its consequences in chronic musculoskeletal pain: a state of the art. Pain. 2000;85(3):317–32.

Vleeming A et al, übersetzt von Schäfer A. Evidenz für die Diagnose und Therapie von Beckengürtelschmerz – Europäische Leitlinien. Physioscience 2006; 2:48–58.

Voss DE. Proprizeptive neuromuskuläre Fazilitation. 6. Aufl. Stuttgart: G. Fischer; 1988.

Wachmann A. et al. Diet and Osteoporosis. Lancet. 1968; 958.

Waddell G. The back pain revolution. Edinburgh: Churchill Livingstone; 1998.

Wadell G. The back pain revolution; Second Edition. Edinghburgh; Churchill Livingstone 2004

Waldvogel HH. Analgetika, Antinozizeptiva, Adjuvanzien. Heidelberg: Springer; 2001.

Wall PD, Melzack R, Textbook of Pain. Edinburgh: Churchill Livingstone; 1994.

Wall PD. On the relation of injury to pain. Pain. 1979;6:253 –64.

Wall PD. Introduction. In Wall PD, Melzack R, (eds). Textbook of Pain. Edinburgh: Churchill Livingstone; 1994:224–9.

Warren CG, Lehmann JF, Koblanski JN. Elongation of Rat Tail Tendon: Effect of Load and Tempurature. Arch Phys Med Rehabil. 1971:465–74.

Weber M, Hirsch S. Krankengymnastik bei idiopathischer Skoliose. Stuttgart: G. Fischer; 1986.

Weineck J. Sportanatomie. Beiträge zur Sportmedizin. Erlangen: Perimed; 1996.

Weineck J. Optimales Training. 10 Aufl. Balingen: Spitta; 1997.

Weh L. Präarthrosen des Kniegelenks. extracta orthopaedica. 1995;4:15–9.

Wenk W. Der Schlingentisch in Praxis/Unterricht. München: Pflaum; 1989.

World Health Organization. International Classification of Functioning, Disability and Health. Geneva: World health Organization; 2001.

WHO. ICIDH-2: International Classification of Functioning and Disabilitiy. Beta-2 draft. Full Version. Geneva: World Health Organization; 1999.

Widmer C. Diskussion der Neuromatrix – Theorie des Schmerzes. Manuelle Therapie 2008;12:161–168.

Wieben K, Falkenberg B. Muskelfunktion. 2. Aufl. Stuttgart: Thieme; 1997.

Wiemann K, Klee A, Stratmann M. Filamentäre Quellen der Muskel – Ruhespannung und die Behandlung muskulärer Dysbalancen . Physiotherapie. 1999;51: 628–40.

Willet WC. Diet and Health: What should we eat? Sience. 1994;264:532.

van Wingerden BAM. Physiologie des Bindegewebes. Script der International Academy for Sportscience. 1990.

van Wingerden BAM. Cartilage in function. Basis knowledge for assessment and treatment of synovial joints. IAS Journal. 1992 (übers.u. bearb. von Haas HJ. Ein funktionelles Knorpelmodell – Zur Untersuchung und Behandlung synovialer Gelenke. IAS Journal. 1993).

van Wingerden BAM. Eistherapie kontraindiziert bei Sportverletzungen. Leistungssport. 1992;2:5–8.

Winkel D, Vleemig A, Fischer S, Meijer OG, Vroege C. Nichtoperative Orthopädie der Weichteile und des Bewegungsapparates. Bd. 1: Anatomie in Vivo. Stuttgart: G. Fischer; 1985.

Winkelmann C, Schreiber TU. Die visuelle Analogskala (VAS) zur „Schmerzmessung" in der Physiotherapie. Krankengymnastik. 1997;11:1856–1865.

Wirth CJ. Praxis der Orthopädie.Bd. 1: Konservative Orthopädie. 3. Aufl. Stuttgart: Thieme; 2001.

Wirtz D-Ch, et al. Biomechanische Aspekte der Belastungsfähigkeit nach totalendoprothetischem Ersatz des Hüftgelenks. Zeitschrift für Orthopädie. 1998;136:310–5.

Wittink , Hoskins 1997. Wittink H, Wittink M, Hoskins, T. Chronic pain management for physical therapists. Oxford: Butterworth-Heinemann; 1997.

Wolff HD. Neurophysiolgische Aspekte des Bewegungssystems. 3. Aufl. Berlin: Springer; 1996.

Wolke B, Sparmann M. Knierevisionen mit dem Navigationssystem beim Prothesenfrühversagen. Orthopädie-Report. 2002;Sonderheft:27–29.

Wright A. Hypoalgesia post – manipulative therapy. A review of a potential neurophysiological mechanism. Manuelle Therapie. 1995;1:11–26.

Wright A, Vincenzino B. Cervical mobilisation techniques, sympathetic nervous system effects and their relationship to analgesia. In: Shacklock MO (ed.). Moving in on Pain. Melbourne: Butterworth-Heineman; 1995.

Wyke BD. Articular neurology and manipulative therapy. In: Glasgow EF, Twomey LT, Scull ER, Kleynhans AM, Idczak RM, eds. Aspects of Manipulative Therapy. 2nd ed. Melbourne: Churchill Livingstone; 1985

Yarnitsky D, Kunin M, Brik R, Sprecher E. Vibration reduces thermal pain in adjacent dermatomes. Pain. 1997;69:75–7.

Zilch H, Weber U. Orthopädie mit Repetitorium. Berlin: de Gruyter; 1988.

Zilger M, Gruhn H. Die Bedeutung von Hitze bei Schwellungszuständen. Krankengymnastik. 1995;4:490–4.

Zimmermann M. Der chronische Schmerz. Krankengymnastik. 1997;11:20–3.

Zusman M. Structure – Oriented beliefs and disability due to back pain. Aust J Physiother. 1998;44:13–20.

Zweymüller K. Erfahrungen mit dem Titaniumschmiedeschaft nach Zweymüller. In: Rogge, D. H. Tscherne, H. (Hrsg.): Zementfreie Hüftendoprothesen. Grundlagen, Erfahrungen, Tendenzen. Unfallheilk. 183. Heidelberg: Springer; 1987.

Sachverzeichnis

A

Abbrechgefühl 29, 112, 193, 308, 322
Abdruckphase 227, 281, 372, 402, 570, 657, 665
Abduktionssyndrom 208
Achillessehne, Tendopathie 209, 221, 243
Activities of daily living (ADL) 40, 476
Adson-Test 248
Akromioklavikulargelenke
– Arthrose 449
– Mobilisation 460
– Traktion 459
Akromion, Formen 589
Akromioplastik 589
Algesimetrie 38
Allodynie 232
Analogskala, visuelle (VAS) 39
Anpressdruck 269
Anteposition, Zentrierung 432, 435
Anulus fibrosus 388, 391
Apprehension-Test 573
Arachnoidea 230
Armhaltetest 25
Arteriolen, epineurale 229
Arthritis, Sakroiliaka- 518
Arthrodesen 366, 643
– Hüftgelenk 656
– Sprunggelenke 643, 658
Arthrodesestuhl 643
Arthrogryposis multiplex congenita 355
Arthrosen 363
– Akromioklavikulargelenk 449
– Glenohumeralgelenk 449
– Hüftgelenk 430

– Schultergelenke 449
– Stadien 451
– Sternoklavikulargelenk 449
Arthrosis deformans 363
Arthroskopie 539
Arthrotomie 539
Arthrozeption 389
Articular surface replacement 599
Assessment 40
Atem
– Lenkung 168, 203, 309, 345
– Pattern 203, 309, 345
– Therapie 168
Aufhängung
– Einpunkt- 377
– Mehrpunkt- 377
Aufsetzen, En-bloc-Technik 412
Aufstehen, ökonomisches 152
Ausatemstellung 190
Ausdauertests 150
Äußere Einheit 409
Automobilisationen 162
– BWS 200
Azetabulum
– Plastik 319
– Winkel 318

B

Baker-Zyste 421
Bambusstabform, Wirbelsäule 519
Bandscheiben
– Biomechanik 388
– Degeneration 393
– Dehydratation 391
– Dekompressionssystem 388
– Ernährung 406
– Gewebe 391
– Pathomechanik 388
– Prolaps 388

– Protrusion 388
– Sequestration 397
– Vorfall 388, 391
  – lumbaler 398
  – zervikaler 399
– Vorwölbung 391
– Zentrierung 391
Bankart-Läsion 571
– Operation nach Eden-Hybinette 571
– Operation nach Lange 571
Barlow-Zeichen 317
Bauchlehne 377
Becken
– Kammapophyse 337
– Bein-Aufhängung, Schlingentisch 446
– Osteotomie 545
  – nach Chiari- 545
  – nach Salter 545
  – nach Tönnis 545
– Skoliose 340
Beinachsen
– Abweichungen 268
– ökonomische Belastung 290
– Training 276, 427
  – Übung Pinguin 276
Bewegungen
– Ablauf 109
– aktive 59
– Divergenz- 183, 190
– Eimerhenkel- 189
– Einschränkungen
  – reflektorische 93
  – strukturelle 94
– extraneurale 230
– intraneurale 230
– Qualität, verminderte 65
– passive 58
– Segmente
  – Biomechanik 388
  – Neuroanatomie 394
  – Pathomechanik 388

– Übergänge 610
– Verhalten
  – Einflüsse 134
  – verändertes 132
Bewegungsangst 105
Bewegungsbad 50
Bewegungslehre, funktionelle (FBL) 168
Bewegungsschiene 622
Bindegewebe
– Bestandteile 67
– geformtes 67
– kollagenes 60
– ungeformtes 67
– Wundheilungsphasen 535
Blasenlähmung 397
Blut-Nerven-Schranke 229
Bodenmagnet 417
Bodycharts 24
Bogen, schmerzhafter 160, 211, 451
Bone remodelling 500
Boston-Korsett 339
Brachialgia paraesthetica nocturna 254
Bragard-Zeichen 36
Bridging 603
Brustwirbelsäule (BWS), Syndrom 173
Bücktraining 152
Bücktypen 152
– horizontale 152
– vertikale 152
Bügelbrettwirbelsäule 522
Bursa iliopectinea 322

C

Catterall, Hüftkopfzerstörung 489
Cauda-equina-Syndrom 397
Centrum-collum-Winkel (CCD-Winkel) 297, 314, 316, 431, 547

Chêneau-Korsett 339
Chiari-Beckenosteotomie 320, 545
Chondromalacia patellae 272
Chondropathia patellae 271
Chondrose 371
Chopping 197
Claudicatio spinalis 372
Clincal reasoning 21
Cobb-Winkel 479
Compliance 4
Computertomographie, quantitative 504
Containment 475, 489
Continous-passive-motion-Schiene (CPM-Schiene) 635
Coping-Strategien 62, 543
Counter-Irritation 58
Coxa
- antetorta 312, 316
- plana 487
- valga 312
  - antetorta 314
- vara 312
Coxitis fugax 489
CPM-Schiene (Continous-passive-motion-Schiene) 635
Cross links 70, 94
Cross-linking, intramolekulares 536

D

Dehnreserve 434
Dehnungsempfindlichkeit, Muskel 74
Dehydratation 391
Dekompression, arthroskopische 589
Dekompressionssystem
- Bandscheiben 388
- Wirbelkörper 388
Demineralisierung, Knochen 498
Dermatome 34
Derotationsspondylodese, ventrale 644
Diskus 388, 391

Divergenzbewegung 183, 190
Doppelstabspondylodese, dorsale 646
Dorsalgleiten, Humeruskopf 459
Double arthrodese 283
Double-crush-Syndrom 230
Drehmoment 51
Drehpunktverschiebung 462
Dreifuß, diskovertebraler 389
Dreipunktbelastung 333
Dreipunktegang 555
Druck
- intrafaszikulärer 229
- Schmerzpunkte 549
- Trajektorien 315
Dual X-ray absorptiometry 504
Duchenne-Hinken 52, 374, 436
Dura mater 230

E

Easy Standing position 113, 265
Ebene, schiefe 160, 269
Eden, Probe nach 250
Effekte, piezoelektrische 407
Eimerhenkelbewegung 189
Einatemstellung 190
Einlaufschmerz 430
Einpunktaufhängung 377
Elektrotherapie 54
En-bloc-Technik, Aufsetzen 412
Endgefühl 367
- physiologisches 83
- Qualität 83
Endoneurium 230
Endoprothesen 366, 599, 619, 631
- inverse 632
- bipolare Schulter- 632
- formschlüssige 632
- Hemi- 631

- Knie 618
- kraftschlüssige 632
- Oberflächen- 619
- Scharnier- 619
- Schulter- 631
Enge, subakromiale 588
Engpasssyndrom 450
Entlastung
- Klammer 389
- Lagerungen 50, 376
- Stellungen 50
Entzündungsphase 60, 405, 535
Epicondylitis
- lateralis 209, 221
- medialis 209, 243
- radialis humeri 594
  - Operation nach Hohmann 594
Epineurium 230
Epiphysenspickung 548
Epiphysiolysis capitis femoris
- acuta 548
- lenta 548
Ernährungsreize 407
Etagendiagnostik, Fuß 288

F

Faktoren, psychosoziale 13
Fallhand 252
Fast-twitch 73
Faszikel 230
Faszilitation, propriozeptive neuromuskuläre (PNF) 277, 292, 345, 565
FBL (funktionelle Bewegungslehre) 277, 291
Feder, finnische 418
Feed-forward 577
Fehlstellungen, strukturelle 297
- Fuß 354
- Hüftgelenk 312
- Kniegelenk 327, 332
- Femoralisnerv 236
- Femoropatellargelenk 268
Femurosteotomie, suprakondyläre varisierende 557

Fibrosen
- epineurale 229
- intraneurale 229
Finger-Boden-Abstand 85
Fischwirbel 503
Flachrücken 163
Flaschen-Zeichen 252
Fluss
- orthograder 232
- retrograder 232
Formschluss 108
Froment-Zeichen 253
Frozen Shoulder 451
Functional-reach-Test 142
Funktionelle Bewegungslehre (FBL) 277, 291
Funktionsfragebogen 45
Funktionskrankheiten 159
Funktionsstörungen, reversible 180
Fusionen
- kurzstreckige 644
- langstreckige 644
Fuß
- Etagendiagnostik 288
- Fehlstellungen, Korrektur 568
- Heberschwäche 417
- Längsachse, funktionelle 280
- Längswölbung 278, 281
  - laterale 281
  - mediale 278
- Querwölbung 280
- Statik 278
  - Veränderungen 278
- strukturelle Fehlstellungen 354
- Wölbungen 278
  - Veränderungen 278

G

Gang, Beobachtungskriterien 148
Gapping-Test 188

Sachverzeichnis

Gate-Control-Theorie 20
Gehbarren 658, 660, 666
Gehgeschwindigkeitstest 150
Gelenke
- Bewegung, translatorische 88
- Ersatz 366
- Knorpelschädigung 363
- Spiel 88, 367
- Techniken 325
  - manualtherapeutische 162
- Verschleiß 363
- Versteifung 366
Gelenktoilette 365
Genu
- valgum 274, 299, 333, 557
- varum 299, 557
Gesäßfaltenasymmetrie 317
Geschwindigkeitshebel 428, 533
Gibbusbildung 502
Gilchrist-Verband 319
Gipsverband 319
Girdlestone
- Hüfte 664
- Operation 663
Gleitfähigkeit 233
Gleitmobilisation 98
Golferellenbogen 209, 243
Gonarthrose 419
- Stadien 419
Grenzflächenmobilisation 246
Grenzgewebe 228
Grenzstrang
- vegetativer 179, 257

H

Hackenfuß 354
- Stellung 355
Halbsitz 445
Hallux valgus 285, 568
- Operation nach Brandes-Keller 286, 569
- Operation nach Mc Bride 569

Haloextension 644
Halswirbelsäule (HWS), Syndrom 173
Haltung
- Abweichungen 159
- Analyse 144
- Auffälligkeiten 159
- Korrektur 162, 346
  - aktive 162
  - nach Scharll 346
- ökonomische 144
- Schwäche 159
- Hammerzehen 286
- Operation nach Hohmann 268, 569
Hands-on-Techniken 12, 21, 475
Hangabtrieb
- Spondylolisthesis 160
- Kraft 160, 271
Hebel
- doppelseitiger 428
- proximaler 440
Hebetest 186
Hemiendoprothesen 631
Hill-Sachs-Delle 571
Hinkmechanismen 25
- Duchenne 52, 374, 436
- Trendelenburg 317, 436
HLA-B-27 (humanes Leukozytenantigen B-27) 518
Hoffmann-Tinel-Zeichen 254
Hohlfuß 282, 284
Hornhautschwielen 285
Huckepackgriff 476, 611
Hüfte
- Dysplasie 312, 317
- Endoprothese
  - zementfreie 600
  - zementierte 601
- expulsive 435
- impulsive 434
- Gelenk
  - Arthrodese 656
  - Arthrose 430
  - Dezentrierung 432
  - gewichttragender Teil 439

- Girdlestone-Operation 663
- Operationen 545
- strukturelle Fehlstellungen 312
- Totalendoprothese 601
- Kopf
- Dezentrierung 199
- juvenile Nekrose 469, 487
- Pilzform 487
- Zerstörung nach Catterall 489
- Lendenstrecksteife 304
- Luxation 317
Hühneraugen 286
humanes Leukozytenantigen B-27 (HLA-B-27) 518
Humeruskopf
- Dorsalgleiten 459
- Kaudalgleiten 459
- Ventralgleiten 460
- Zentrierung 217
  - aktive 460
Hunter-Adduktoren-Kanal 263
Hunter-Kanal-Syndrom 263
Hyperabduktionsmanöver 251
Hyperalgesie 232
Hypermobilität 110
Hypomochlion, Technik 203
Hypoxie 229

I

Iliosakralgelenk (ISG) 173
- Bandage 174
Iliosakralstörungen 198
Ilium
- anterior 192, 606
- Fehlstellungen 198
- Mobilisation 198
- posterior 192, 606
Immobilisation 77
Impingement
- Syndrom 451, 588
- Zeichen 591, 592

- nach Hawkins-Kennedy 591
- nach Neer 592
Implantation
- zementfreie 600
- zementierte 601
Inaktivität 77
Initialphase 537
Innere Einheit 408
Insertionstendopathien 208
Intervertebralraum 376
Inversionstrauma 178
Irradiationen, gangtypische 553, 612
Ischämie 229
Ischiasnerv 234

J

Joint play 88

K

Kabelröhre 230
Kallus
- Bildung 538
- Mineralisation 538
Kalziumhaushalt, Knochen 497
Kapsel
- Inzision 619
- Muster 367, 434, 451
- Raffung 572
Kapsulotomie 357
Karpaltunnelsyndrome 243, 247, 253
Kaudalgleiten
- aktives 216
- Humeruskopf 459
Kaudalisieren, aktives 162
Keilwirbel 479, 503
Kemp-Test 183
Kette, offene 464
Kibler-Falte 179, 373, 400
Kissing spine 371
Klaff-Technik nach Menell 427
Klaff-Test nach Menell 606
Klavi 286
Klötzchenspiel 168

Klumpfuß 354, 568
– Wade 355
Knickfuß 282, 333
Knicksenkfuß 282
Kniegelenk
– Ersatz 618
  – bikondylärer 618
  – unikondylärer 618
– strukturelle Fehlstellungen 327, 332
Kniescheibe, Schmerzsyndrome 268
Knochen
– Bestandteile 497
– Demineralisierung 498
– Dichte 497
– Messung 504
– Heilung 537
– Kallusbildung, definitive 538
– Kalziumhaushalt 497
– Nekrose, aseptische 487
Kollagen
– Aufbau 71
– Synthese 407, 536
– Typen 70
Kompartment-Syndrom 559
Kompression 51, 439
– intermittierende 97, 459
– Schmerzen, radikuläre 183
– Syndrome 228, 247, 254
  – Hand 247
  – Loge de Guyon 247, 254
  – obere Extremität 247
  – obere Thoraxapertur 247
  – Unterarm 251
  – untere Extremität 260
– Test 36
Konsolidierungsphase 61, 416, 537
Konvergenzbewegung 190
Kopfgelenke 191
Korium 540

Körperblöcke 340
Korrekturlagerungen 346
Korrekturosteotomien 298, 547, 557
Korsett
– Boston 339
– Chêneau 339
– Milwaukee 339
Kostoklavikuläres Syndrom 247
Koxarthrose 430
– Protrusions- 433
– Stadien 430
Kräfte
– äußere 51
– innere 51
– Entwicklung, Bewertungsskala 90
– Messung, isolierte 90
Kraftschluss 108
Krallenhand 253
Krallenzehen 284, 286, 569
– Operation nach Hohmann 569
Krepitation 367
Kreuzgriff 200
Kriechverformung 540
Kryocuff-Gerät 622
Kubitaltunnelsyndrom 247, 253
Kyphose 165
– Skoliose 340

L

Labrum glenoidale 449
Lagerung 373
– Stufenbett 50, 376
Lasègue-Test 36
– gekreuzter 36
– umgekehrter 36, 236
Lastmoment 52
Lauenstein-Röntgenaufnahme 488
Leistenkanalsyndrom 261
Leistenschmerz 322
Leitsymptome 5, 11
– Einfluss auf Wirkorte 5
Lendenkissen 376

Lendenwirbelsäule (LWS)
– Neuroanatomie 32, 394
– stabilisierendes Muskelsystem 413
– Syndrom 173
Lendenwulst 340
Lernen, motorisches 140
Leukozytenantigen, humanes B-27 (HLA-B-27) 518
Lifting 152, 565
Load-and-shift-Zeichen 574
Lordose 160, 165
– Scheitelpunkt 165
Lowett-Regel 183
Lumenverkleinerung 235

M

M.-pectoralis-minor-Syndrom 248
Mainzer-Orthese 489
Manipulationen, Wirbelsäule 174
Massage 56, 443, 462
– mobilisierende 443, 462
Mathiass-Test 343
McGill Schmerzfragebogen 39
Mecron-Schiene 564
Megatransversus 248
Mehrpunktaufhängung 377
Menard-Shenton-Linie 318
Meralgia paraesthetica 262
Metatarsus varus 354
Michaelis-Raute 340
Mikulicz-Linie 327
Milwaukee-Korsett 339
Mittelfußrolle 643
Mobilisationen
– Bewegungsbad 447
– hubarme, Wirbelsäulenabschnitte 384
– hubfreie, Wirbelsäulenabschnitte 383
– Neuralstrukturen 411

– Ilium 198
– Patella 425
– PNF 446
– Schlingentisch 446
– segmentale 195
  – HWS-Segmente 204
– Translation 383
– Übung Scheibenwischer 426
– widerlagernde 426, 442, 463
– Wirbelsäule 416
Morbus
– Baastrup 371
– Bechterew 517
– Freiburg-Köhler 478
– Kienböck 478
– Köhler 478
– Osgood-Schlatter 469
– Perthes 469, 487
– Scheuermann 469, 478
Muskeln
– autochthone 411
– Balance 88
– Elastizität 91
– Steifigkeit 531
– Synergien 532
– System, lokales 270
– Verkürzung 74
  – irreversible strukturelle 74
  – reflektorische 74
  – reversible strukturelle 74

N

N.-ulnaris-Syndrom 254
Nachbehandlung 534
– frühfunktionelle 534
– Plan 534
Nachtlagerungsschiene 330
Nackenflexion, passive 307
Nasenstenose 345, 555, 615
Nervenstimulation, transkutane (TENS) 54
Nervensystem
– peripheres 229
– zentrales 229

Nervenwurzel 229
Neuralstrukturen 162, 228
Neurobiomechanik 234
Neurodynamik-Tests 233
Neurolyse 255
Neuropathia patellae 236
Neuropathien 228, 247, 260
– extraneurale 231
– intaneurale 231
Non-Outlet-Syndrom 589
Nozizeptoren 16
– Funktion 17
Nucleus pulposus 390

O

O'Brien-Test 584
O-Bein 299, 327
Oberflächensensibilität 37
Ödem, perineurales 395
Öffnungsklammer 389
Omarthrose 449
Operationen
– gelenkerhaltende 545, 557
– gelenkersetzende 599
– gelenkresenzierende 663
– gelenkversteifende 643
Organisationsphase 61, 537
Orthesen 124
– Rumpf-
Orthopädie, operative 531
Ortolani-Stabilitätsuntersuchung 317
Osteoarthritis 363
Osteoblasten 497
Osteochondronekrosen 478
Osteochondrosen 371, 487
– aseptische 469, 478
– Kindesalter 487
– Tibiaapophyse 469
Osteochondrosis dissecans 469
Osteodensitometrie 504
Osteodiskektomie 480
Osteoklasten 497
Osteophyten 364
Osteoporose 497
– Alters- 501
– postklimakterische 500
– primäre 500
– Risikofaktoren 502
– sekundäre 502
– Typen 500
Osteotomien
– Korrektur- 547, 557
– Mehretagen- 520
– subkapitale Rotations- nach Weber 572
– suprakondyläre varisierende Femur- 557
– Triple- 319
– Umstellungs- 298, 366, 547
– Valgisierungs- 547, 557
– Varisierungs- 547, 557
Osteozyten 497
Ott-Zeichen 84
Outlet-Impingement 588

P

Pacing 49
Pain disability index 44
Pain draw 38
Pain questionnaire 39
Painful arc 211, 451
Palm-up-Zeichen 584
Pangonathrose 419
parapatellares Syndrom 271
Parese, periphere 417
Passive neck flexion 234
Patella
– habituelle Luxation 269, 562
  – Operation nach Elmslie-Trillat 562
  – Operation nach Krogius-Roux 563
  – Operation nach Roux-Goldthwait 563
– Spitzensyndrom 271
– tanzende 81, 421
Patrick-Kubis-Test 187, 435
Periduralanästhesie 398
Perineurium 229
Peronäussyndrom 263
Pes
– adductus 354
– anserinus 209
– calcaneus 354
– cavus 282, 284
– equinovarus 357
– equinus 354
– excavatus 355
– planovalgus 282
– planovalgus congenitus 354
– transversoplanus 282
– valgus 282
– varus 355
Pfannendach
– Plastik 545
– Winkel 545
Phalen-Test 254
Phasen
– assoziative 129
– automatisierte 129
– kognitive 128
Phlebothrombose 550
Pia mater 230
Pinguin, Beinachsentraining 276
PIR (postisometrische Relaxation) 183, 310, 665
Piriformissyndrom 260
PKB-Test (Prone-Knee-Bend-Test) 234
Plastizität 19
Plattfuß, angeborener 354
Pneumonieprophylaxe 555
PNF (propriozeptive neuromuskuläre Fazilitation) 414
Polyarthritis, chronische 517
Postnukleotomiesyndrom 395
Press-fit-Technik 600
Proliferationsphase 60, 408, 536
Pronatorkanalsyndrom 247, 252
Prone-Knee-Bend-Test 235
Prothesen 599, 618, 631, 663
– Infekte 663
– Schlitten- 618
– Tumor- 602, 620
– Typen 618, 631
  – superproximale 599
Protrusionskoxarthrose 433
Provokationstests 36, 183, 187
– Phalen- 254
– Probe nach Eden 250
– Probe nach Wright 251
– Spurfing- 36, 183
Prozess, therapeutischer 4
Pseudospondylolisthesis 342
Psoriasisarthritis 600

Q

Querdehnung 57, 461
Querfriktion 57, 212
Quermassage 57
Q-Winkel 269

R

Ramus
– dorsalis 175, 400
– ventralis 400
Radfahrerlähmung 254
Ratingskala
– numerische 40
– verbale 40
Red flags 22
Redression 357
Referred pain 175
Reflexdystrophien 451
Reflexe, Prüfung 37
Reflexkriechen 324
Reize, thermische 55

Relaxation, postisometrische 183, 310, 665
Release-Zeichen 574
Reposition 319
– Bandagen 319
Resektionsinterpositionsarthroplastik 286
Reserveraum, physiologischer 66
Retention 319
Retropatellararthrose 419
Retrotorsionswinkel 571
Revaskulisierungsphase 536
Rezeptorenschmerz 28, 175
Rhythmus, skapulohumeraler 213
Rippenbewegung, Prüfung 189
Rippenbuckel, Beurteilung 343
Rippensynostosen 337
Risser-Zeichen 337
Rocking pelvis 197, 325
Rollgleitbahn 432
Rotationsosteotomie, sukapitale nach Weber 572
Rotatorenmanschette 449
– Aktivität 587
– Ruptur 583
Rückentypen 163
– Flach- 163, 166
– hohlrunder 163, 165
– Rund- 163
Rückenschule, Kinder- 170
Rücklauftest 185
Ruhigstellung 534
Rumpforthesen 339
Rundrücken 163

S

Sakroilikaarthritis 518
Sakrumstörungen 198
Salter-Beckenosteotomie 319, 545
Sauerstoffbedarf 229
Scharnierprothese 620

Schaukelfuß 354
Scheibenwischer, Mobilisation 426
Scheinmanöver 25
Scheuermann-Skoliose 479
Schlingentisch 50, 376
– Becken-Bein-Aufhängung 377
Schlittenprothese 618
Schlussrotation 424
Schmerzen
– akute 11
– Art 23
– Anamnese 24
– chronische 11
– Dimensionen 12
– Entstehung 15
– Fragebogen 39, 41
– Gedächtnis 15
– intermittierende 13
– Klassifikation 13
– Leitung 15
– Messung 38
– Ort 22
– Phasen 13
– Provokationstests 36, 211, 215
– pseudoradikuläre 398
– Qualität 23
– radikuläre 398
– Rezeptoren- 28
– Rosette 180
– Skala 399
– Syndrome
    – chronische 160
    – parapatellare 271
    – subakromiale 451
– Verarbeitung 15
– Wahrnehmung 11
– Zeichnungen 38
– zeitlicher Verlauf 23
– Zentralisation 399
Schmorl-Knorpelknötchen 479
Schneidersitz, umgekehrter 299
Schnelltests, motorische 305
Schober-Zeichen 84
Schonhaltung, antalgische 399
Schuhberatung 292

Schulterendoprothesen 631
– bipolare 632
– Typen 631
Schultergelenke, Arthrose 449
Schulterluxation
– habituelle 571
    – posttraumatische rezidivierende 571
– willkürliche 571
Schulter-Nacken-Linie 341
Schütteltest 186
Schwurhand 252
Sehnenansätze, indirekte 212
Sehnenansatzreiz 160
Sehnennaht 584
Sensibilisierung
– periphere 14
– zentrale 15
Sensibilität
– Tiefen- 37
– Oberflächen- 37
Shunts 253, 263
Sichelfuß 354
Sitzhaltung, korrekte 153
Skalenuslücke 233, 248
Skalenussyndrom 247
Skapula
– Bewegung 455
– Nachlauf 455
– Position, ideale 218
– Setting 218
– Stabilität 573
– Vorlauf 455
Skoliosen 335, 340, 347, 350, 479
– adoleszente 335
– Becken- 340
– infantile 335
– juvenile 335
– Korrektur 347
    – Konzepte 347
    – nach Lehnert-Schroth 347, 351
    – nach Scharll 347, 350
    – nach Sohier 347
– Kypho- 340
– nichtstrukturelle 335
– Scheuermann- 479

– strukturelle 335
SLAP-Läsion 583
Sliders 245
– distale 245
– proximale 245
Sling-shot-Verband 576
Slow-twitch 73
SLR-Test (Straight-Leg-Raise-Test) 116, 234
– Slump-Test 233, 236
Sohlenrolle 643
Spacer 663
Spannungstests 36, 233
Spinalnerven 229, 399
Spinalwurzeln 229
Spinefixosteosynthese 645
Spondylarthritis ankylopoetica 518
Spondylarthrose 371
Spondylitis ankylosans 518
Spondylodesen 644
– dorsale 646
– dorsale Doppelstab- 645
– ventrale Derotations- 644
– ventrodorsale 645
– ventrolaterale 646
Spondylolisthesis 164, 302
– Hangabtrieb 160, 302
– Pseudo- 302, 342
Spondylolyse 164, 302
Spondylophyten 364, 371
Spondyloptose 302
Spondylose 371
Spondylosis deformans 371
Spreizfuß 282
Spreizhose 319
Springing-Test 184, 188, 306, 435
Sprunggelenke, Arthrodese 658
Sprungschanzenphänomen 304
Spurling-Test 36, 183, 256
Stabilisation
– dynamische 112
– Komponenten 129

– Phasen 128
– rhythmische 461
– segmentale 205
Stabilität
– Tests 119
– Untersuchung nach Ortolani 317
Stauungen, venöse 229
Sternoklavikulargelenk
– Arthrose 449
– Traktion 459
Straight-Leg-Raise-Test 116, 234
– aktiver 116
Stroop-Test 142
Stufenbettlagerung 308, 376
Stufentest 25
Stützfunktion 463
Subakromialraum 588
Subluxationsstellungen 453
Sulkus-Zeichen 573
Supinatorkanalsyndrom 247, 252
Sympathikotonus 407
Sympathikusdämpfung 245
Syndesmophyten 371, 519
Syndrome, statische 159
Synovektomien 366, 566
Synovialitis 451
Synovitis 363
Systeme
– aktive 108
– geschlossene 463
– Kontroll- 107, 109
– passive 107
– Steuerungs- 107, 109

T

Taillentrimmer 413
Talus verticalis 354
Tannenbaumphänomen 471, 502
Tape 123
Tarsaltunnelsyndrom 264
– anteriores 264
– posteriores 264
T-Arthrodese 283

Tenderpoints 333
Tendinitis 208
Tendopathien 160, 208, 458
– Achillessehne 224, 233
– Handextensoren 221
– M. supraspinatus 215
– M. triceps surae 224
– Schulter 213
Tennisellenbogen 209, 213
Tendosynovitis 264
TENS (transkutane Nervenstimulation) 54
Tensioners 245
Tests
– Gapping- 188
– Hebe- 186
– Neurodynamik- 233
– Patrick-Kubis- 187, 435
– Prone-Knee-Bend- 235
– Rücklauf- 185
– Schüttel- 186
– Slump- 233, 236
– Spannungs- 36, 233
– Springing- 184, 188, 306, 435
– Spurling- 36, 183, 256
– Upper-Limb-Neurodynamik- 238
– Verkürzungs-
– Vorlauf- 185
Therapie, stabilisierende 124
Thomas-Handgriff 434, 613
Thomas-Schiene 487, 489
Thoracic-outlet-Syndrom 243, 247
Thorakalskoliose, rechtskonvexe 352
Thrombose
– Druckpunkte 549
– Prophylaxe 555
Tibia
– Apophyse, Osteochondrose 469
– Plateau 420
– Torsion, vergrößerte 274

Tibiofibulargelenk 212, 233
Tiefensensibilität 37
Timed-up-and-go-Test 149
Tinetti-Test 150
Tintenlöscherfuß 354
Tonnenwirbel 479
Tortikollis 404
Totalendoprothese, Hüftgelenk 601
Trabekelstrukturen, horizontale 431
Trajektorien
– Druck- 315
– vertikale 431
– Wirbelkörper 392
– Zug- 314
Traktion 51, 439
– Akromioklavikulargelenke 459
– intermittierende 459
– LWS 380
– Mobilisation 195, 200
– Sternoklavikulargelenk 459
– Stufen 51, 96
Trendelenburg
– Hinken 436
– Zeichen 317
Triggerpunkte 175, 381
Triple-Osteotomie 319
– nach Tönnis 545
Tubersitz 351
Tumorprothese 602, 620
Tunnelgebiete 229
Turn-over, kollagene Fasern 395

U

Überlastungsreaktionen 159
ULNT-Test (Upper-Limb-Neurodynamik-Test) 238
Umbauphase 61, 537
Umkehr, agonistische 300
Umstellungsosteotomien 298, 366, 547
– intertrochantäre nach Immhäuser 547

Unterbelastung 159
Upper-Limb-Neurodynamik-Test (ULNT) 238

V

Valgisierungsosteotomien, intertrochantäre 547
Varisierangsosteotomien
– derotierende 320
– intertrochantäre 547
VAS (visuelle Analogskala) 39
Venolen, epineurale 229
Ventralgleiten, Humeruskopf 460
Verhebetrauma 173, 398
Verkürzungstests 188, 222, 225
Vermeidungsstrategien 27
Vibration 58
Viererzeichen 472, 488
Viskoelastizität 74
Vitalkapazität 344
Vorbeugetest 341
Vorlauftest 185

W

Wachstumsstörungen 478
Wadell-Zeichen 25
Wall-Press-Test 591
WDR-Zellen (Wide-dynamic-range-Zellen) 18
Wiberg-Winkel 313
Wide-dynamic-range-Zellen (WDR) 18
Widerlagerung, aktive 446
Widerstandstests, statische 453
Willkürsynergie 532
Winkelmessung nach Cobb 479
Wirbeletage 389, 392
Wirbelgleiten, Einteilung 303

Wirbelkörper
– Dekompressionssystem 338
– Spangenbildung 519
– Trajektorien 392
Wirbelsäule
– Bambusstabform 519
– Korrektur 346, 348
– stabilisierendes System 408
– Syndrome 173

Wirkorte, Einfluss Leitsymptome 5
Wright, Probe nach 251
Wundheilung 60
– Phasen 60, 391
– Bindegewebe 60, 535

X

X-Bein 274, 299, 327

Y

Yellow flags 22

Z

Zehenfehlstellungen, Korrektur 568
Zehenstellung, Veränderungen 285
Zentralisationsphänomen 407

Zentrierungen 162, 194, 459, 460, 464
– aktive 162, 464
– Humeruskopf 460
Zentrum-Eckwinkel nach Wiberg 318
Zielgewebe 232
Zohlen-Zeichen 275
Zone, neutrale 66, 117
Zugtrajektorien 314